“十四五”时期国家重点出版物出版专项规划项目

环境毒物史

History of Environmental Poison

主　编　孟紫强

副主编　张全喜　杨振华

李君灵　李瑞金

中国环境出版集团·北京

图书在版编目（CIP）数据

环境毒物史 / 孟紫强主编 . —北京：中国环境出版集团，2022.7
“十四五”时期国家重点出版物出版专项规划项目
ISBN 978-7-5111-5109-4

Ⅰ. ①环… Ⅱ. ①孟… Ⅲ. ①环境毒理学—历史 Ⅳ. ① R994.6

中国版本图书馆 CIP 数据核字（2022）第 055708 号

内容简介

环境毒物是存在于环境中的物理性、化学性和生物性有毒有害物质，它与人类健康和生态安全密切相关。本书介绍了环境毒物研究的历程和成果，并结合当时的政治经济和科学历史背景进行系统分析，论述了环境毒物对人类健康、生态安全的影响，为当代人研究或处置环境毒物及其引发的危害事件提供借鉴。

本书除附录共七卷：第一卷记述古代对环境天然毒物的研究史；第二卷介绍近代对环境毒物的研究史；第三、第四卷论述现代环境毒物史，介绍环境毒物研究的现代历史背景，首次详细论述环境毒理学和生态毒理学从起源、诞生到成熟的发展全过程以及经验教训和研究成果；第五卷详细介绍大气颗粒物、二氧化硫、汞、铅、砷、农药、环境诱变剂、环境内分泌干扰物及持久性有机污染物等环境毒物的研究及其应用起源、历代成果、毒性危害和防治方法；第六卷论述环境生物毒物——致病微生物引发的瘟疫流行与防治的历史进程及其科研成就；第七卷介绍在环境毒物研究上历代名人的生平、成就及其学术趣事。

全书载图五百余幅，图文并茂，趣味性强，学术价值高，且为环境毒物研究提供了丰富的历史资料，可供环境保护、公共卫生、中西药物开发、毒物利用、环境毒理学及生态毒理学研究者与技术人员阅读，也可供环境保护和公共卫生科普教育者借鉴。

出 版 人 武德凯
责任编辑 宾银平 沈 建
文字编辑 解亚鑫
责任校对 薄军霞
封面设计 宋 瑞

出版发行 中国环境出版集团
（100062 北京市东城区广渠门内大街 16 号）
网 址：http：//www.cesp.com.cn.
电子邮箱：bjgl@cesp.com.cn.
联系电话：010-67112765（编辑管理部）
010-67112739（第二分社）
发行热线：010-67125803，010-67113405（传真）
印 刷 北京中科印刷有限公司
经 销 各地新华书店
版 次 2022 年 7 月第 1 版
印 次 2022 年 7 月第 1 次印刷
开 本 787 × 1092 1/16
印 张 50
字 数 1160 千字
定 价 368.00 元

主编简介

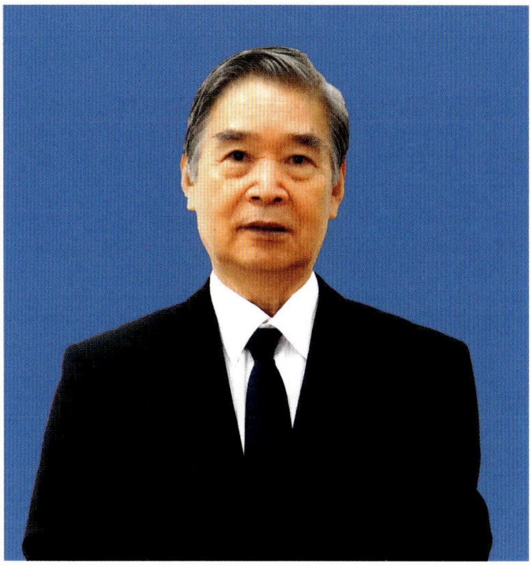

孟紫强（1939—），男，医学硕士，教授、博士生导师。山西省临汾市尧都区晋掌村人，1939 年 2 月 26 日生于尧都区官碛村。现任中国毒理学会第一届监事会监事、中国毒理学会毒理学史专业委员会学术顾问、山西省毒理学研究会荣誉理事长、山西大学环境医学与毒理学研究所所长、山西大学研究生教学指导委员会委员。1992 年起享受国务院批准的政府特殊津贴。曾任山西大学环境生物毒理学研究室主任、山西大学环境科学与工程研究中心（现名环境科学研究所）主任、山西大学环境保护科学系（现名环境与资源学院）环境生物学教研室主任等。历任社会兼职：美国纽约科学院院士（Member of the New York Academy of Sciences），美国国家科学技术促进会会士，国际 DNA 修复学会理事，美国化学学会会士，中国毒理学会第 3 ~ 第 6 届理事、第 5 届和第 6 届常务理事，中华医学微量元素学会理事、常务理事，山西省毒理学会第一届理事长、荣誉理事长，中国环境科学学会大气环境委员会委员、环境医学与健康委员会委员，中国环境诱变剂学会致突变剂专业委员会委员等，以及《环境与职业医学》、《生态毒理学报》、《中国药理学与毒理学杂志》、*Prob-Biology*、*JSM Brain Science*、*Chinese Journal of Biology* 等多种国内外学术期刊的编委或顾问。事迹被收入国内的《世界名人录》（中国卷）、《强国丰碑》、《博士生导师及成果概要》以及国外的英国剑桥大学《世界名人录》、美国《马奎斯世界名人录》（*Marquis Who's Who*）等辞书。

主要学历：1946 年 9 月—1950 年 9 月，先后在官碛村小学和晋掌村小学读书；1950 年 9 月—1952 年 6 月，在临汾县立第七高等小学校（位于金殿镇）读五、六年级；1952 年 9 月—1955 年 7 月，在临汾县第二初级中学校（现名刘村中学）读初中。1955 年 9 月—1958 年 7 月，运城农业学校（现名山西运城农业职业技术学院）学生；1961 年 9 月—1966 年 7 月，山西大学生物系（五年制）学生；1978 年 10 月—1981 年 5 月，天津医学院（现名天津医科大学）研究生，获医学硕士学位。

工作经历：1958 年 7 月—1961 年 9 月，晋北地区土壤改良试验站农业技术员，进行盐碱地改良研究；1970 年 2 月—1974 年 4 月，山西省临汾县制药厂（现名临汾市中药厂）负责人，进行中西药制剂开发研究；1974 年 4 月—1978 年 10 月，在山西省地方病防治研究所进行地方病学研究；1981 年 5 月—1986 年 3 月，中国辐射防护研究院放射生物学研究所（现名中国辐射防护研究院放射医学与环境医学研究所）助理研究员，进行放射生物学与放射毒理学研究；1986 年 3 月—1996 年 3 月，山西大学环境保护科学系副教授、教授、硕士生导师，任环境生物学教研室主任（1991—1996 年）；1996 年 3 月—2002 年 7 月，山西大学生物系（现名生命科学与技术学院）环境生物学研究所所长、教授、博士生导师；2002 年 7 月—2009 年 7 月，山西大学环境科学与工程研究中心教授、博士生导师、博士后导师，第一任中心主任（2002—2006 年）。其中，在山西大学主要进行环境医学、环境毒理学、生态毒理学教学和科研。

国际科研合作或交流：1989 年 2 月—1990 年 2 月，英国牛津大学药学系毒理学研究室高级访问学者 / 合作研究；1991 年 11 月—1992 年 7 月，德国汉堡大学环境与职业毒理学研究室与德国毒理学研究所合作研究；1995 年 3 月—1995 年 10 月，美国得克萨斯大学加尔维斯顿医学分部环境毒理学研究所高级访问学者 / 合作研究。此外，曾赴加拿大、俄罗斯、法国、意大利、比利时、荷兰、日本、芬兰、挪威、瑞典、丹麦等国进行短期学术交流。

科研领域：长期从事环境医学与健康、环境毒理学和生态毒理学教学和科研。

主要科研方向：二氧化硫及其他非金属和金属化学物毒理学与生理学、沙尘天气医学与健康、地方病学、放射生物学、实验肿瘤学、免疫核酸以及生物气体信号分子等。

主要发现和研究成果：①二氧化硫或大气细颗粒物可引起实验动物多种器官细胞染色体畸变（如微核）、DNA 损伤、脂质过氧化损伤、细胞超微结构损伤、多种基因表达失调、酶和膜损伤等毒理学效应，是对人体健康具有多种毒性作用的全身性毒物。②二氧化硫、氨、甲醛是新型生物气体信号分子。在生理试验中，二氧化硫水溶液可以作为气态二氧化硫的供体，氨水可以作为气态氨的供体。二氧化硫在生理浓度下会引起血管舒张，其机制主要与 BKca 离子通道和 NO/cGMP 信号途径有关，而高浓度二氧化硫引起的血管舒张机制与 L 型钙通道、K_{ATP} 等离子通道有关。③沙尘天气（包括沙尘暴）和沙尘颗粒物可引起呼吸和心血管系统的多种疾病或损伤效应；长期暴露于沙尘天气的农民可引起非职业性尘肺——“沙漠尘肺”。④首先将膜片钳技术应用于细胞毒理学研究，并发现和证明二氧化硫、过氧化氢、铝、铅等对海马神经元、背根神经元及心肌细胞膜钾、钠、钙离子通道具有毒理学或生物学作用。⑤二氧化硫使哮喘加重或发病率增加的分子机理及其作为促癌物的促癌作用分子机理。⑥砷对人血淋巴细胞转化和 DNA 合成的作用具有双相性，即低浓度有刺激作用，而较高浓度具有抑制作用；首次发现砷的低剂量兴奋效应。⑦硒对汞引起的细胞染色体损伤有预防或抑制作用；沙棘油对二氧化硫的细胞遗传损伤作用有防护效应。⑧电离辐射在抑制哺乳类细胞 DNA 某些区段转录（基因表达）的同时可促进另一些区段的转录，首次发现辐射生物效应的双向性和复杂性。⑨肿瘤免疫肝 RNA 对动物肿瘤的抑制作用具有肿瘤特异性，mRNA 可传递肿瘤免疫信息，而肝脏在免疫系统中具有重要作用。⑩筛选出数十种适于华北地区生长的耐空气污染树种及对二氧化硫、氟化氢、氯气敏感的可用于环境生物监测的多种植物。

获奖和著作：获教育部科技进步奖二、三等奖各1项，教育部教学成果二等奖1项，山西省科技进步奖一、二、三等奖各1、5、4项；国家发明专利1项，实用发明专利2项。出版中、英文著作21部，发表学术论文400余篇，其中SCI收录90余篇。

环境医学与环境毒理学教学：1986年在国内率先为环境科学专业本科生开设“环境毒理学”课程，并自编教材。1987年率先为环境科学专业本科生开设“环境医学”课程。2000年主编出版专著《环境毒理学》（中国环境科学出版社），填补了国内空白。2003年主编出版《环境毒理学基础》（高等教育出版社），该教材入选普通高等教育“十五”国家级规划教材，并于2010年、2018年主编第二次、第三次修订版。2015年主编出版第一部大型著作《现代环境毒理学》（中国环境出版社）。2017—2018年，组织多校教师制作了“环境毒理学慕课”，至今已在“中国大学MOOC”平台开课8次、在清华大学“学堂在线”平台开课5次。

生态毒理学教学：1987年，在国内率先为植物学和生态学研究生开设“生态毒理学”课程，并自编教材。2006年主编的《生态毒理学原理与方法》（科学出版社）为国内早期三本生态毒理学专著之一。2009年主编出版《生态毒理学》（高等教育出版社），该教材入选普通高等教育“十一五”国家级规划教材。2019年主编出版普通高等教育“十三五”规划教材《生态毒理学》（中国环境出版集团）；同时组织多校教师制作了“生态毒理学慕课”，至今已在“中国大学MOOC”平台和清华大学“学堂在线”平台各开课6次。

环境科学与工程学科建设：作为首席专家分别在1994年、1998年、2003年、2005年，以环境毒理学研究及应用为主方向组织申请并获批山西大学环境生物学（1998年国家调整为环境科学）硕士点、环境科学博士点、环境科学与工程博士后流动站、环境科学与工程一级学科硕士点。精心培养出以环境医学与健康、环境毒理学和生态毒理学为研究方向的40余名硕士、18名博士、2名博士后。

前言

环境毒物是存在于环境中天然的和人为的对人类及其他生物的生命和健康具有毒害作用的物质，包括物理性、化学性和生物性有毒有害物质。环境毒物史主要研究人类在探索环境毒物的本质、毒性作用、应用开发、中毒事件及其防护中的经历、经验和教训，为人类现在和未来应对环境毒物的危害、利用环境毒物、化毒为利提供研究基础，从而为人类健康、生态平衡、环境安全提供经验借鉴和建议，为社会安全和经济发展保驾护航。

环境毒物无时无处不在，人类与毒物存在于同一个环境中。研究人类与环境毒物相互作用的历史与经验，可以为人类的现在和未来提供启示或借鉴，为保护人类健康和生态环境的安全提供历史依据和有效对策，为人类社会持续健康发展做贡献。因此，有关环境毒物史方面的知识，对于环境管理工作的改进和公众自我防护水平的提高都是相当重要的，对于从事环境毒物研究的学者来说则可以充实专业知识，创新科研思维，提高科研水平。

环境毒物史是人类文明史的一部分。环境毒物的种类及其研究范畴和手段均随着人类社会的发展、科技的进步和经济的高速增长而不断变化。纵观人类历史，伴随着人类社会的进步和三次工业革命，环境毒物的研究发生了三次历史性大飞跃：第一次大飞跃发生在近代时期，即从古代研究环境天然毒物（有毒动物、植物和矿物质）对自然人健康的毒害作用，发展到近代研究职业环境毒物对职业工人健康的危害。第二次大飞跃发生在现代时期的 20 世纪，即从古代、近代研究环境毒物对人类健康的危害，发展到研究环境毒物对自然界生态系统及其所有生物的危害。环境毒物的种类也相应地从古代的以环境天然毒物为主，发展到近代的以职业环境毒物为主，再发展到现代的以人类生产生活活动产生的环境污染物为主。第三次大飞跃发生在第三次工业革命蓬勃发展的 20 世纪末期新时代，将对环境毒物的研究扩大到对所有环境——自然环境、工业环境、办公环境、居住环境、人体内环境（如肠胃环境）等宏观和微观环境中毒物的研究，随着新时代科学技术的高速发展，新的环境毒物不断涌现，现代物理学、化学、医学、生物学，特别是高新分子生物技术被广泛采用，环境毒物在宏观与微观研究上并行发展。从古代、近代到现代，环境毒物研究的历史在加速前进，新时代是环境毒物研究空前发展的时代。

随着人类文明的发展和人类环境的不断改变，与环境毒物研究密切相关的环境健康科学的发展史也发生了三次大转折：在古代，人类的生产尚处在初级阶段，对环境与健康关系的研究主要探讨自然界原生环境对健康的影响；而到了近代，随着工业发展、城市人口快速增长，对环境与健康关系的研究转向探讨环境卫生（特别是不清洁环境）对健康的影响，尤其是对传染病流行的影响，这是环境健康科学研究发生的第一次大转折，诞生了环境卫生学等环境健康类学科。进入 20 世纪的现代时期，随着工业生产对大自然环境的污染加剧和人类控制传染病的成功，环境健康科学研究发生了第二次大转折，转向研究环境化学污染物对健康的影响，聚焦于环境污染对非传染病（如肿瘤、慢阻肺、心血管疾病等）发生的影响。到了 21 世纪，随着病毒性传染病的多次暴发，特别是 2019 年暴发的新型冠状病毒肺炎在全球的大流行，将使环境健康科学的研究发生第三次大转折——除了重视环境化学污染物对健康影响的研究，还要重视环境生物性污染物（特别是病毒）对健康影响的研究，特别是对传染性疾病的诱发及其规律的研究。为此，本书第六卷对环境生物毒物——致病微生物引发的瘟疫流行史进行详细记述。

本书对环境毒物史的描述是按照编年史的体例，以古代、近代、现代的格式进行的。对于历史阶段的划分，是依据大多数历史学家对人类历史发展不同阶段的划分进行的。对于世界历史来说，从人类文明开始到 1300 年为古代，从文艺复兴开始的 1300 年至 1914 年为近代，从 1914 年第一次世界大战开始至今为现代。对于中国历史来说，从人类文明开始至 1840 年鸦片战争为古代，从 1840 年至 1949 年中华人民共和国成立为近代，从 1949 年开始至今为现代。中国古代又分为三个时期：远古时期（伏羲氏时期至周秦时代，公元前 4000—前 207 年）、中古时期（汉朝至金元时期，公元前 206—1368 年）、近古时期（明朝至清朝后期，1368—1840 年）。虽然 1840—1911 年中国仍然在封建王朝——清朝的统治之下，但此时的中国已沦为半封建半殖民地社会，社会性质已发生了巨变。因此本书遵循历史学家的共识，将 1840 年作为中国近代环境毒物史开始的年份。

古希腊哲学家亚里士多德（Aristotle）曾经指出："历史不能只记载一个行动，而必须记载一个时期和这个时期所发生的涉及一个人或更多人的一切事件——哪怕这些事件之间的联系有多么不连贯。"在人类历史发展的长河中，环境毒物扮演了各种各样的重要角色。在探索毒物的奥秘、与毒物作斗争或者为了利用毒物、化毒为利的历程中，历代科学家、政治家、思想家、文学家以及其他职业的专家、学者均做出了重要贡献，而成为环境毒物史上活的灵魂和伟大精神的体现。他们的事迹必将对后来者产生巨大的激励作用。因此，本书在描述环境毒物发展的历史轨迹时，尽力做到对每个环境毒物事件发生的历史背景、事件内容、时间、地点和人物贡献等进行全面记述，哪怕一个小人物的贡献也不忽略，以表达我们对历史的敬畏和对历史人物的崇敬之情。

我们撰写这本书也是一种大胆尝试，希望引起大家对环境毒物研究史的关注，抛砖引玉，以期会有更多的学者研究此类问题。同时，本书通过揭示环境毒物在人类历史上曾经产生的正、反两方面的作用，记述历代防毒、解毒、利用毒物的方法和技术，提醒大家关注科学技术和科学发明的安全性，提高政府应对环境毒物事件的管控能力，加强公众对环境毒物危害与毒品滥用的警觉性，为创造一个对环境毒物可控的、适于人类生产和生活的美好环境而努力。

我们对在环境毒物研究中做出贡献的科学家无比崇敬，但由于在环境毒物发展历史中涉及的国内外科学家众多，加之作者的时间、精力和水平有限，不足之处在所难免。在研究过程中，我们深深感到继续挖掘科学家对环境毒物研究的贡献，特别是研究中国历代科学家的历史贡献也是我们的长期使命。诚恳希望读者对本书的不足之处，甚至错误，批评指正。

最后，我们愿以此书奉献给为生态环境保护和人类保健事业做出贡献的所有环境毒物学家和从事相关职业的人们！

孟紫强
2022 年 4 月 17 日
于太原・山西大学蕴华庄

目录

第一卷　古代环境毒物史

第三卷　现代环境毒物史 I. 环境毒理学史

第五卷 典型环境毒物史

第六卷 环境生物毒物——致病微生物引发的瘟疫流行史

Volume I. Ancient History of Environmental Poison

第一卷

古代环境毒物史

本卷主编　孟紫强
张全喜
李瑞金
杨振华

引言

人类的古代历史悠久而漫长，它始于现代人远古文明开始的时代，而止于 13 世纪欧洲文艺复兴时期。相伴而行的古代环境毒物研究历程跨越了两个文明时代：人类的原始文明时代和农业文明时代。

早在远古时期，为了自身的生存和发展，人类就开始对环境天然毒物的识别、毒性作用和如何利用等进行探索。因此，人类对环境毒物的研究历史非常悠久，它随着人类远古文明的开始而起步，随着人类文明的繁荣而发展。可以说，人类文明的起始有多早，环境毒物的研究就有多早；人类的文明有多久，环境毒物研究的历史就有多久。

因为古代社会的生产效率低下，科学技术尚未发展，对环境毒物的研究仅限于针对自然环境中天然的有毒动物、植物和矿物质，研究其药用价值和毒副作用，所以，古代对环境毒物的研究和记载往往包含在对本草医药的研究和记载中。

远古时期，在文字创造之前，环境毒物的研究成果只能口耳相传，这必然导致大量研究成果的失传而影响科学的继承和发展，也使今天对古代环境毒物历史的研究困难重重，不得不依靠考古发现才能知其万一。

根据考古发现和古籍记载，古代时期对环境毒物的研究首先发生在当时经济文化发达的四大文明古国——古巴比伦、古埃及、古印度和中国，随后在古希腊、古罗马等古代国家取得很大发展，然后传播到世界其他地域而继续前行。本卷根据古代史的分期，从文明古国开始，首先论述世界古代环境毒物史，接着论述中国古代环境毒物研究的发展历程。历史证明，古代中国对环境毒物的研究遥遥领先，对世界医药与毒物学的发展做出了伟大贡献。

第 1 章 古代环境毒物研究概况与特点

1.1 古代环境毒物研究概况

1.1.1 原始文明时代对环境毒物的探索

在原始社会时期，人类的物质生产能力非常低下，对自然界的开发和支配能力极其有限。然而，人类已经作为具有自觉能动性的主体站立在自然界面前，为了自身的生存，对周围环境中的植物、动物已开始了有无毒性、能否食用或是否具有药用价值等的试探、尝试和探索，自觉或不自觉地从这些活动中总结经验和教训。这就是说，人类对环境毒物的研究从他出现的那一天起就开始了。与此同时，在原始社会，人类已经知晓如何控制和掌握火，学会了制作骨器、石器及弓箭等。火不仅可用以防止猛兽的攻击、用于食品加工，而且可用于食物等的消毒。恩格斯曾说："摩擦生火第一次使人支配了一种自然力，从而最终把人同动物界分开。"

达尔文（Charles Darwin）在其1871年出版的著作《人类的由来及性选择》（图1-1-1）中提出，人类如同其他物种一样也是从先前的物种通过自然选择进化而来的，"人类起源于多毛、有尾巴、四只脚的，可能习惯于树栖的物种"，他认为现代人类的祖先与大猩猩和黑猩猩有关。他推测人类最早可能起源于非洲。

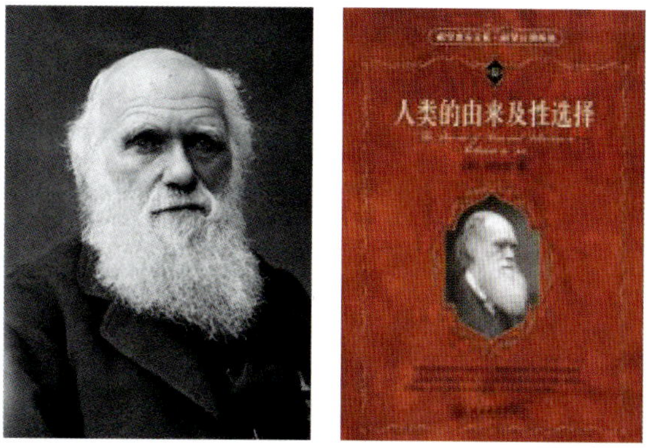

图 1-1-1 达尔文及其著作《人类的由来及性选择》（叶笃庄、杨习之译，北京大学出版社，2009）

现代对人类起源的探讨不断有新的证据和发现。化石、地层学、形态学、比较解剖学、分子生物学等证据证明，在 500 万 ~ 800 万年前，非洲人类才与猿分离，开启了人类进化的新纪元。对原始人类留下的骨骼和考古遗迹进行的推测表明，人类的祖先（类人动物）以采集和狩猎为生至少有 450 万年的历史。从解剖学上看，现代人最早出现在 13 万年前；但能够制造工具、艺术品，能够进行长途贸易的完全的现代人，从考古学上看大约出现在 5 万年前。而大约 1 万年前，也就是在最后一次冰川退去之前，人类还处在旧石器时代，是狩猎者、采集者，以野生动植物为生。

中国考古学家发现，距今约 172 万年前，中国云南就居住有会使用石器的“元谋猿人”；最晚在距今 52 万年前的北京猿人已经知晓火的应用。而火就是最好的也是最简单的消除食物中毒物的工具。

如同其他动物一样，人类从他出现的那个时代起，就要从周围环境中寻找食物，以便为自己的生存和繁衍提供足够的能量。然而，人类与其他动物有本质的差别。由于人类属于动物界进化最高级的灵长类动物，强大的大脑思维功能使他能够从采摘和食用野果及狩猎和食用动物的过程中，逐渐认识到什么生物可以食用、什么生物有毒而必须回避。我们应当相信，人类祖先具有发达的大脑和一定的辨别、分析能力，即使有的人由于误食或接触有毒植物、动物（如毒蛇咬伤）而中毒，甚至死了，他的亲属或旁边的人也有能力判断出这类植物或动物是有毒的，应当禁忌食用或必须回避，并且把这种经历或经验（感性认识）口耳相传给年轻一代或其他人。人类祖先为了自保而对周围有毒有害的植物、动物和无生命的矿物质进行的这种分析、识别，就是一种本能的或最原始的对环境毒物的研究。基于此，我们有理由推断：人类的始祖或许在 500 万 ~ 800 万年前，或者至少在 13 万年前现代人出现后，就开始对其周围的环境毒物进行识别和探索了。5 万年前，人类成为可以制造工艺品和长途贸易的完全现代人，人类在那时应当已经积累了比较丰富的环境毒物知识了。只是那时人类散居，还没有文字，获得的经验只能口耳相传，信息容易遗失，或者只是遗留下一些神话传说，以致没有证据可考罢了。总之，人类出于自我保护的本能而对环境毒物进行的探索活动可以追溯到数万年前或更早之前。考古发掘一次次证明，我们对古代人类的智慧往往会估计不足，所以，今后在环境毒物史的研究中，不可重蹈覆辙。

1.1.2 农业文明时代对环境毒物的探索

随着人类进化长河的漫长流淌，远古人类的文化发展在缓慢前行。然而，大约在 1 万年前，地球气候逐渐变暖，引起灾难性的大洪水，人类遭受毁灭性大灾难，而幸存下来的人类，智力突然得到开发，从而加速了发展的步伐，人类开始从旧石器时代进入新石器时代。这是人类从原始文明阶段跃升到农业文明阶段的大转折。最早是在中东伊拉克两河（幼发拉底河和底格里斯河）流域的肥沃土地上，人们发现泥土中的植物种子有发芽、生长、开花、结果、再产生种子的生长发育规律，从而开启了有意识地种植农作物的历史；与此同时，人类又逐渐学会了对某些动物进行驯养，在这里产生了人类历史上辉煌的古两河文明。随后，在东北非尼罗河三角洲地区产生了古埃及文明，在南亚印度河、恒河流域产生了古印度文明，在东亚长江、黄河流域产生了古代中国文明（图 1-1-2 和图 1-1-3）。

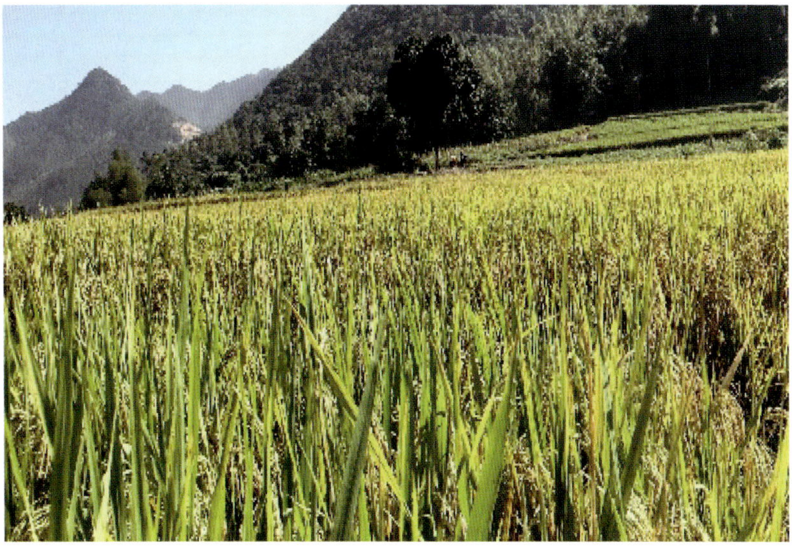

图 1-1-2　水稻种植最早起源于中国

（中国数字科技馆于 2018 年 4 月 20 日发布：植物考古学家采用植硅体分析方法，在位于浙江省龙游县的荷花山遗址中找到了距今 1 万多年前野生稻存在以及逐渐被驯化的证据，认为在距今 5 000～6 000 年的时代，稻作农业最终完全取代采集、狩猎，成为长江中下游地区经济的主体）

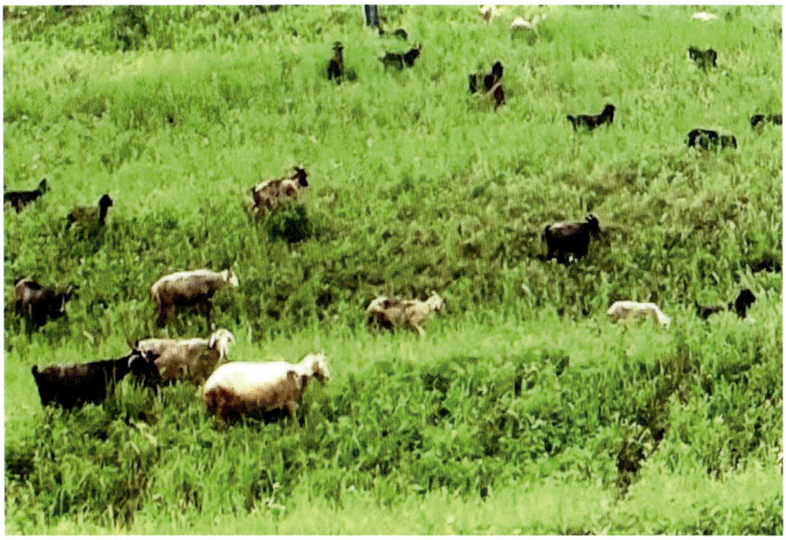

图 1-1-3　绵羊和山羊是人类常见的饲养动物

（考古发现，距今 1 万多年前，绵羊和山羊可能是在伊朗西南部扎格罗斯及周边地区最早开始被驯化的。距今 5 000～5 600 年，绵羊和山羊可能已经在我国甘肃地区饲养）

新石器时代，人类开始通过种植和畜牧来生产食物，史称新石器革命。在新石器时代，人类可以制造篮子、陶器、编织品，也学会了制造雕刻、小的雕像等，手工艺得到了发展。最近的研究表明，农业的起源最早可以追溯到 1 万年前左右，农业生产生活方式被普遍接受，这主要是人口不断增长所产生的压力所致。人口数量在农业生产方式产生之前增长非常缓慢，进入农业文明之后开始快速增长。从流动的小群狩猎者发展为比较密集的农业定居者，人类的生产生活方式发生了巨大的变化，人体的体格、体质和生理功能发生了很大的变化，人类接触的环境毒物也发生了很大的变化。

农业文明出现后，在对野生动物进行驯化和圈养中，人类进一步认识到一些植物对动物的毒性和治病作用，增加了对植物的毒性和药用知识的了解。同时，在饲养动物的过程中，动物携带的病毒、细菌及寄生虫等病原体作为恶性生物毒物也开始传染给人类。在作物栽培、土地开垦的过程中，对生态的破坏可能导致有毒有机物进入水源，从而引发疾病。在农业劳作中与土壤中有害物质（如砷、铅、汞、铜等）的长期接触也能产生中毒反应。农业人口密集定居，为病原体在人群中的传播提供了条件。老式住宅为寄生虫、昆虫、啮齿类动物提供了适宜的环境；贮存的食物易于腐烂变质产生毒物，也易于被啮齿类动物的排泄物、昆虫、细菌、霉菌及其毒素污染。此外，农业生产提高了单位土地的谷物产量，但过多偏重谷类食物，蛋白质、维生素和矿物质摄取减少，机体抵抗力下降，对毒物毒性作用的敏感性增加，导致各种毒物中毒和传染病的发生频率剧增。因此，随着农业文明的出现和发展，一些新的环境天然毒物（包括引发瘟疫等传染病的致病微生物）也不期而至，使古代人类对环境天然毒物的探索活动进入一个新的阶段。

1.2 古代对环境毒物研究的特点

古代人类对环境毒物的研究始于人类原始文明开始的时代，其研究的显著特点可归纳为五点：①研究的环境毒物为人类环境中有毒的植物、动物、微生物及无机物等天然毒物；②环境毒物的研究与本草药物的研究密切结合；③对环境恶性生物毒物——致病微生物尚不了解，对于传染病或瘟疫流行的探索处于无知状态；④采用的研究方法比较直观、简单，且主要是针对环境毒物对个体健康毒害的研究；⑤缺乏文字记载，毒物知识主要通过口耳相传的途径传递或继承，信息大量遗失。

1.2.1 古代人类研究的环境毒物——天然毒物

在工业革命之前，特别是在人工化学合成工业兴起之前，人类社会环境中的毒物主要来自天然存在的植物、动物、微生物以及矿物质。因此，古代乃至近代初期，人类对环境毒物的探索，实际上是人类对周围环境中天然毒物的探索，即对环境中植物、动物、微生物以及矿物质的有无毒性和毒性作用以及解毒方法和药用价值的探索。

据古籍记载，在人类还没有创造文字用以记录事务之前，人类就能够区分有毒的植物（如毒芹、巴豆等）和可食用的植物（如水稻、小麦、玉米等农作物）、毒蛇及其他有毒动物（如蝎子、胡蜂、蜘蛛、蟾蜍等）。人类对环境天然毒物的认识，可能要比我们能够想象的深刻得多和久远得多。

与此同时，人类也已经了解到植物或动物毒素有许多用途，动物的毒液和植物的有毒浆汁被用于狩猎、捕捞、战争和谋杀。在古代战争中所使用的毒箭往往是把箭头浸泡在有毒植物液汁中制成的，服用动植物毒素还可作为处决犯人的一种手段，其中最为人知的实例是古希腊哲学家苏格拉底被判死刑后就是口服含毒芹汁液的酒而死的。即使在现代，“凡药三分毒”的理念依然是大家的一种共识。

1.2.2 将环境毒物的研究与本草药物的研究密切结合

在古代和近代初期，人类的药物主要来自环境中的天然物质，其中又以植物药物占绝大多数。中国古代称药物为“本草”，后世称古代的传统医学为“本草医学”；而英语称药物为“drug”，是干燥草木的意思，证明人类最先是以植物为药物的。古代中国有“聚毒药以供医事”的记载，英语“drug”既有药物又有毒药的意思，而现代英语“drug”已经完全是毒物的意思，称药物为“medicine”。由此可知，在古代，毒物就是药物，而药物就是能够治病的毒物。从现代科学来看，至少可以说相当多的天然药物也属于天然毒物。

从文献或史料角度看，由于“重医药、轻毒物”观念的流行，在古代和近代的医学著作中大都把环境天然毒物作为“有毒的药物”或“药用的毒物”来论述，而很少有专门描述环境天然毒物的论著。因此，研究古代环境天然毒物的研究史，离不开对古代本草医药发展史的探讨。

1.2.3 致病微生物是一类特殊的环境天然毒物

除了环境中有毒的植物、动物之外，引起人类疾病的致病微生物也是环境中经常出现的生物性毒物，但由于其来势汹汹，往往引起瘟疫流行，危害极大，所以是一类特殊的环境天然毒物。在远古时期，农业出现之前，由于人口的数量少和密度低，那些只有在数量多、密度高的人群条件下才容易传播的病毒和细菌很少有传染的机会，所以当时并没有如天花、麻疹一类传染病的流行。但是，在农业文明到来之后，人类在食用动物或与动物接触时，动物所带的旋毛虫、非洲睡眠病、破伤风、血吸虫病以及一些致病病毒等可以传染给人类。

在农耕时期，一些野生的禾本科植物被驯化成小麦、黑麦、大麦及水稻等粮食作物，同时一些动物也被驯化，如狗、牛、羊、猪、马及家禽等。驯养的动物成为一些病原体的繁殖场所，并把这些病原体传染给人体。天花可能是最先由牛传染到人，而后在人体中长期演化为适应的产物。麻疹可能是由牛瘟或犬瘟引起的，而后在人与牛、人与狗之间来回传播。

随着古代经济的发展和人口的增加，城市开始出现。城市往往是吸引人口和病原体的地方。大量农村人口涌入城市工作，但这些务工人员的收入很低，居住和生活条件很差，生活环境长期处于脏、乱、差的状况之下，为致病微生物的繁衍创造了条件，从而导致传染病的流行。此外，战争中军队所到之处，病原体也随之扩散繁殖，引发疾病流行。医学史家麦克尼尔（McNeil）认为，从大约公元前500年开始，亚洲和欧洲的病原体已经开始影响到文明发展的进程。在那个时期，这些病原体主要是引起天花、白喉、流感及其他疾病的微生物。

在古代，发生在世界各地的、由病原体引发的恶性传染病常有发生，数不胜数。但是，在古代和18世纪之前的近代，人类对这类病原体几乎一无所知，如果说研究，只是对其所引发的疾病的症状及其预防和治疗方法进行观察和探索。直到近代的19世纪中期，随着微生物学的发展，人们才发现这些病原体实际上是致病微生物或者微小寄生虫。至此，科学家才真正开始对这些环境恶性生物毒物进行研究。

1.2.4 古代环境毒物研究方法的特点

古代对环境天然毒物危害健康的研究主要采用直观、经验、尝试和描述的朴素方法，对人类环境中自然存在的各种植物、动物和矿物质的毒性进行探索，尤其在对有毒植物的探索方面较为广泛和深入。对于肉眼看不见的而对人体危害严重的微小生物如病原体，在显微镜发明之前，甚至在19世纪中期微生物学建立之前，由于观察和研究条件的限制，知之甚少。虽然在古代时期也有对环境病原体引发的传染病的症状、预防和治疗进行人群观察和探讨，但由于流行病学和统计学方法在古代时期尚未建立，所以对病原体危害健康人群的观察和研究方法比较原始和简单。

1.2.5 远古时期医药和毒物知识的传承

随着人类社会生产力的提高、经济的发展，思想文化包括对环境毒物的探索也随之发展。哲学思想对当时当地的医学、药学和毒物学的形成和发展产生了重要影响。从人类文化出现的摇篮时期起，由于人类祖先长期的探索和经验的长期积累，在古代，人类可能在医学、药物和毒物研究方面已经有了很大进步。但由于文字尚未发明，或者即使有了文字，但由于尚无纸张的发明，这些医学和毒物学知识也只能靠一代接一代的师徒传授、口耳相传来传承，缺乏文献记载，故后世只能靠传说或者推测进行描述，难免会对古代人类流传下来的成果，或挂一漏万，或疑窦丛生。例如，中国古代《神农本草经》一书的主要内容或许在远古时期已经有口耳传书，只是到了汉朝有了文字的载体——纸，才有了成书传世的条件。

人类的文明史始于文字的发明，但最早的文字发明距今也不过七八千年，只占人类史的七八百分之一而已。古代人类对环境毒物研究的文明史是对更加远古的史前人类探索毒物的活动和成就的继承和发展。因此我们就可以理解：为什么古代的本草医药学典籍在造纸术和印刷术发明之后能够很快以非常完善的内容爆发式地呈现在世人面前，为什么古代的传统医药学著作至今仍然是我们尊崇的宝典而值得我们进一步挖掘。其原因就在于古代草本医学和毒物学的知识是人类原始文明出现以来十几万年或更长时期的艰苦探索而积累的经验和知识，尽管在口耳相传的漫长历史过程中不可避免地遗失了大量通过实践而获得的医药和毒物学知识。

第2章 世界古代环境毒物史

人类从原始社会进入奴隶社会，生产有了很大的发展。古埃及人在尼罗河流域、古巴比伦人在两河流域、古印度人在印度河和恒河流域、古代中国人在黄河和长江流域，分别建立了古代国家。在这一时期，奴隶的出现和私有财富的累积，导致社会分工和科学文化的巨大进步；人类发明了文字，从而为后世留下了大量文献，包括医学、药物和毒物方面的文献；有医病专长的医生出现，但是由于医药学尚属初级阶段，对一些疾病现象还缺乏科学认识，所以在医学中往往存在宗教色彩。

中国、古埃及、古巴比伦、古印度和古希腊、古罗马等文明古国对古代环境毒物研究的发展都有重大贡献。由于中国古代环境毒物的研究内容比较丰富，故单列专章介绍。应该说，从远古时期起，世界各地的所有人群都产生和发展了具有自身特色的各种传统医药学、传统毒物学、原始的麻醉方法等医疗技术。由于文字的发明远远落后于人类祖先开始探索环境天然毒物的活动，所以现代人难以对古代环境毒物研究史有一个全面清楚的了解。不过我们根据常识推理：古代人类对环境天然毒物、药物和医疗技术知识或经验的积累时间和丰富程度也许远远超出了我们现代人类的想象。由此可知，进一步对古代人类研究环境毒物的历程和经验进行挖掘不仅是科学史研究的需要，也是发展环境毒物学的需要，既具有史学意义，又具有实际价值。

2.1 远古时代环境毒物史

2.1.1 古埃及环境毒物史

古埃及由于其特殊的地理位置，与远近各国之间的贸易发达，其文化容易受到这些国家的影响，这也是其古代医药学包括对环境天然毒物的研究比较发达的原因之一。因此，古埃及医药学和毒物学的发展不是某一代人、某一个民族的成就，而是远古人类若干世纪以来长期共同观察和研究的结果。

（1）公元前4000—前3000年

在公元前4000—前3000年，古埃及奴隶制国家已经形成，出现了5万人口规模的城市，文化已经有了很大的发展，神巫主宰一切的思想占统治地位，因此出现了代表神灵的僧侣或巫医为人祛病除灾的现象。伊姆霍特普（Imhotep，图1-2-1）是古埃及最主要的医神，也是西方世界最早的一名医生，Imhotep的意思是“平安来到的人”。伊姆霍特普是一位真实存在的历史人物，生活在约公元前3000年，是古埃及古王国的法老（国王）左塞尔（Zoser）统治时期，即第三王朝的宰相，也是一位祭司、作家、医生和埃及天文学及建筑学的奠基人。他因设计建造了位于开罗附近的孟菲斯城（左塞尔的出生地）的埃及最古老的阶梯式金字塔——左塞尔的陵墓而闻名于世，他的陵墓也因此建在这座金字塔的旁边。他也是一位很有才能的医生。他在治疗疾病的时候，不仅使用药物，还伴以巫术，这对当时深信疾病是恶魔作祟的埃及人来说无形中起到了心理治疗的作用。由于他治病救人的高超医术，他死后的2 500年里一直被古埃及人奉为医药之神，至今在埃及的许多地方仍然建有他的神庙，供奉着他的塑像。但是，伊姆霍特普没有留下任何著作，关于在伊姆霍特普时期古埃及人对环境毒物的探索还有待进一步发掘和研究。

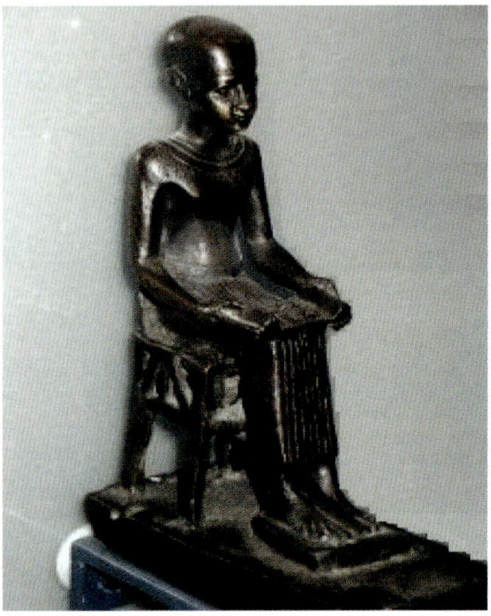

图1-2-1　古埃及医神伊姆霍特普手捧纸草文医药书

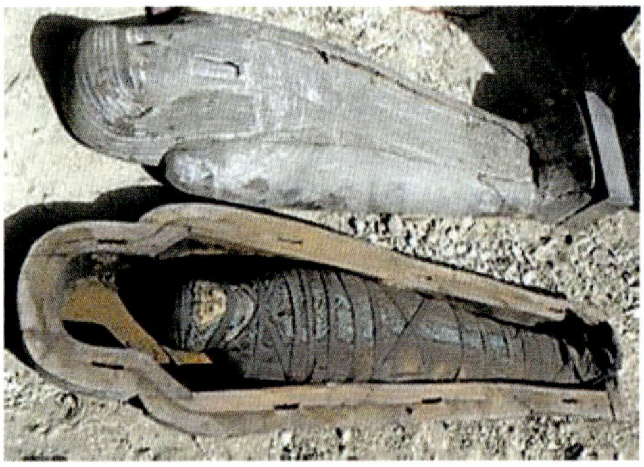

图1-2-2　公元前3000年前古埃及的木乃伊

约从公元前3000年开始，古埃及的富人出于迷信思想，为了永久保存死者的遗体，用香料涂抹尸体，并进行干化处理成为木乃伊（图1-2-2）。这对于古埃及人认识人体结构有很大的帮助。这也证明在公元前3000年前，古埃及人已经发现了香料的防腐杀菌作用，将神的医药学和经验医药学混为一体。

（2）公元前2000—前1400年

古埃及是世界上最早发明文字的国家之一，那里的早期文字是写在当地出产的一种植物——纸草上的。1888—1889年英国考古学家F.皮特里发现，在公元前2000—前1800年古埃及人就完成了主要描述内科疾病治疗的卡洪纸草文。而史密斯发现的纸草文由古埃及人完成于约公元前1700年，其记载的主要内容是外科治疗方面的。但在纸草文献中也有关于药物或毒物的记载，例如，把鳄鱼粪、蜂蜜和天然碳酸钠的混合物放入阴道内，可使妇人不孕。现代医学证明，碳酸钠导致的酸碱度改变对精子有致死或活力降低的毒性作用。由此可知，在埃及古老的纸草文中，对毒物记述的详细情况尚需进一步挖掘。

世界上关于毒物和解毒剂的第一本著作出自古埃及。约公元前 1550 年古埃及人编辑完成的《埃伯斯医药籍》（*Ebers' Papyrus*，图 1-2-3）就是写在纸草上的，后被德国古埃及学家埃伯斯（Ebers）于 1873 年在卢克苏儿（Luxor）发现，并以他的名字命名为《埃伯斯医药籍》（有的译为《埃伯斯纸草文》）。这是一部医学通论方面的文集，长 20 m，保存尚完好，现存于莱比锡大学博物馆。该书记载了 700 多种毒物和药物［植物类如毒芹、乌头、没药、红花、芦荟、茴香、亚麻籽、无花果、鸦片[1]（罂粟）、藜芦、莨菪、毒参茄、大蒜等，动物类如海马、鳄鱼、鹿、羚羊、各种鸟、爬虫、鱼等，矿物类如硫黄、明矾、苏打、铅、铜、锑等，以及蜂蜜、麦酒、油、枣等食物］，近 1 000 个药方及 47 例病史记录，对砷、汞、铅、铜等毒物引起人中毒的症状进行了描述。《埃伯斯医药籍》也记载有许多咒文、咒符，多处提到“神给我庇护”。

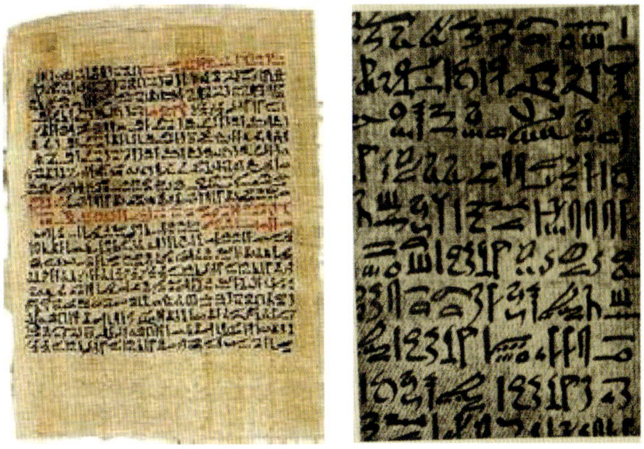

图 1-2-3　古埃及《埃伯斯医药籍》中的部分文字

古埃及人对于药物或毒物的应用价值已有很多的认知（图 1-2-4）。他们用番泻叶、蓖麻油作泻药，用从植物的虫瘿处得到的鞣酸治疗烧伤，用动物的组织（如脂肪组织）和器官（如牛脾、猪脑、乌龟胆）治疗疾病，用锑、铜等金属作收敛剂与防腐剂。对于很多药物应用的确切目的，今人尚无法确知。但是，有一些药物人类一直应用至今。

此外，已经发现的古埃及人在公元前 2000—前 1400 年编辑完成的毒物与解毒方面的医药实践文献还有多种，从这些古文献可知，古埃及医生对疾病的诊断和治疗已经很先进，知道脉诊、触诊、望诊和听诊，使用的药剂剂型有汤剂、丸剂、吸入剂、漱口剂、熏药、吐剂、灌肠剂、糊剂及软膏等，以及医生自制药剂或与药剂师或助手合作制造的药剂。

1　把罂粟花凋谢后形成的荚果割开挤出乳汁，乳汁形成的膏块命名为鸦片。其源于阿拉伯语，英文名为“opium”，意为“乳汁”。1805 年德国人从鸦片中分离出的有效成分属于生物碱，起名为“吗啡”，乃希腊神话中梦想之神莫尔普斯的谐音。

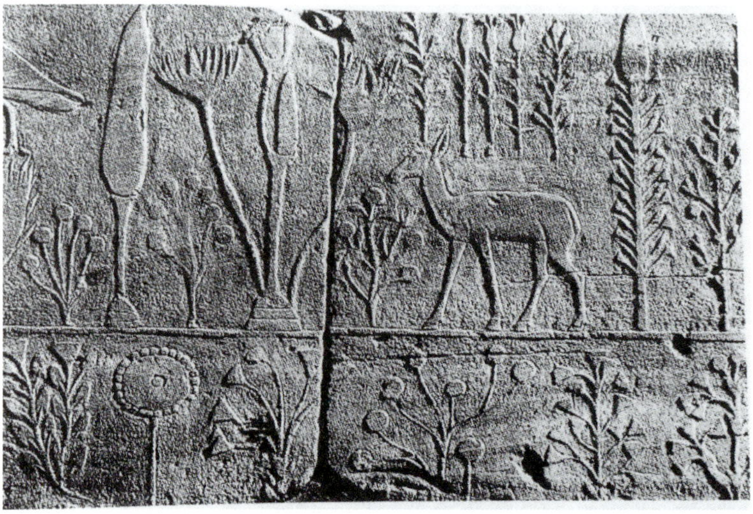

图 1-2-4　卡纳克神庙中的浮雕

［描绘了在特摩斯三世（Tuthmosis Ⅲ，公元前 15 世纪）的“植物花园”中，古埃及法老在亚洲遇见的动植物，证明早在公元前 15 世纪或更早，古埃及与亚洲在药物、毒物等方面已经有交流］

（3）公元 1 世纪

在公元 1 世纪希腊哲学家普鲁塔克的名人传记中，记载了古埃及托勒密王国的最后一任女法老，即埃及皇后克利奥帕特拉七世（后人称埃及艳后，约公元前 70—前 30 年）让眼镜蛇咬伤自己的胸部（也有人说是手臂）而中毒死亡（图 1-2-5）。从此，埃及成为罗马帝国的一部分，直到 5 世纪西罗马帝国灭亡。这一故事至今仍广为流传，这在一个侧面说明古埃及人对毒物的利用已具有很多知识。

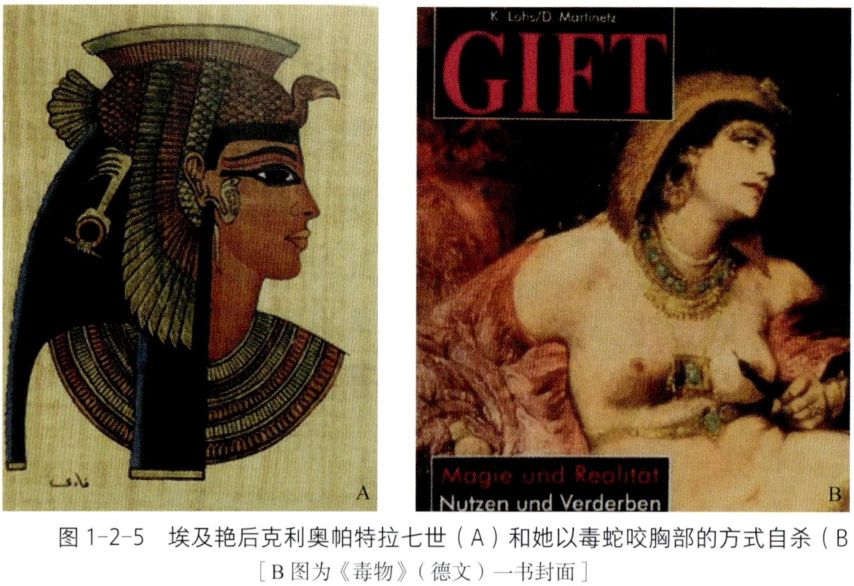

图 1-2-5　埃及艳后克利奥帕特拉七世（A）和她以毒蛇咬胸部的方式自杀（B）

［B 图为《毒物》（德文）一书封面］

2.1.2　古巴比伦环境毒物史

（1）历史地理概况

古巴比伦大致相当于现在的伊拉克地区，有两条由北向南、基本平行的河流——幼发拉底河和底格里斯河，两河之间的平原史称美索不达米亚（Mesopotamia），希腊语的意思是“两河之间的地方”。在这里居住的古老居民是苏美尔人。在公元前 3000 年前，美索不达米亚出现了 5 万人口规模的城市，并在这里形成了奴隶制的巴比伦古国。大约在公元前 7 世纪，接替巴比伦王国而兴起的是亚述王国，其领土扩大到北非和西亚，直到公元前 538 年，亚述国王向波斯帝国投降，从此美索不达米亚地区，即古巴比伦地区成为波斯帝国的一部分。

最近，检测卫星发现在古代美索不达米亚地区的沙漠之下埋藏着居住区和四通八达的道路，一些道路修建于公元前 3000—前 2000 年，连接着这一地区的城市、居住区及较远的农场。

古代的美索不达米亚人相信占星术，认为人体与天体类似，天体是大宇宙，而人体是小宇宙。这与中国古代对人体的认识非常相似。古巴比伦人相信疾病是魔鬼带来的。他们认为肝脏是人体的中心器官，所以用肝脏进行占卜以推断疾病的吉凶，他们相信使用用于祭祀的动物肝脏进行占卜更为灵验，故要求更为严格。

（2）公元前 3000—前 2000 年

古巴比伦也是世界上最早发明文字的国家之一，那里的早期文字用芦管写在软泥板上，烤干而保存起来，史称泥板文书。由于芦管端部是尖的，写出的字呈楔形，故称这种文字为“楔形文字”。

1930—1931 年，英国考古学家伍利（Leonard Woolley，1880—1960 年）在幼发拉底河口的乌尔地区发掘出土了一座古巴比伦在公元前 3000 年前存在的寺庙图书馆的废墟，内部藏有 400 多块泥板文书和 1 000 多块残片。此外，美国考古学家也在今伊拉克境内其他寺庙附近发掘出土了图书馆的废墟及多块泥板文书。对这些泥板文书的研究也许会揭示古巴比伦对毒物研究的状况。

1845—1854 年，英国考古学家莱亚德爵士（Sir Austein Henry Layard，1817—1894 年）等在伊拉克地区发掘出了一座距当时大约 2 500 年的图书馆废墟，内部藏有泥板 10 万块左右，发掘出的 3 万块左右泥板中约有 1 000 块与医药有关。据考古分析，这个图书馆是亚述王国的国王巴尼拔在首都尼尼微建造的皇宫图书馆。

这些泥板的记载说明，古巴比伦的医学与古埃及的医学一样，迷信神鬼病魔。医药事务均由庙宇里的祭司掌管，祭司分为三类，第一类祭司是“占卜者”，能通神意，表达神的意愿；第二类祭司是“驱魔者”，能驱赶病魔；第三类祭司是普通医生，懂得用药技艺。在古代医疗水平较低的情况下，前两类祭司的地位远高于第三类祭司。

根据泥板记载，古巴比伦人从经验上获得的医药知识已很丰富。泥板上记载有 550 多种药物和毒物，其中有 250 种植物、180 种动物和 120 种矿物。例如，植物性药物莨菪、蓖麻油、没药、阿魏、樟木、印度大麻、罂粟等，也是环境中自然生长的植物性毒物。与古埃及医学一样，古巴比伦人应用环境天然毒物作为药物治疗疾病。泥板记载了这些天然毒物的药用功效和毒性作用。例如，用莨菪子和乳香胶调制成的糊剂治疗龋齿引起的牙痛，这可能是世界上最早的局部麻醉术记载。又如，用印度大麻、罂粟、曼陀罗作为止痛或麻醉药物，用颠茄治疗腹痛，用硫制剂治疗疥癣等。药物的剂型有煎剂、粉剂、涂敷剂、灌肠剂等。

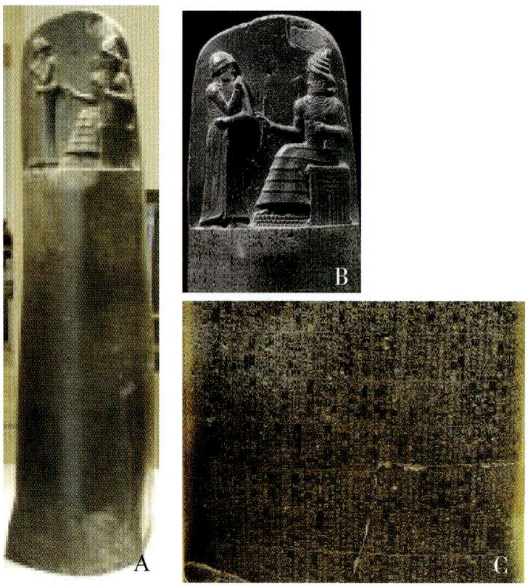

图 1-2-6 《汉谟拉比法典》
（A：整体；B：顶部；C：法典楔形文字）

1902 年，法国考古专家在伊朗的苏萨城（Susa）发掘出了公元前 2100 年的《汉谟拉比法典》（*Codex of Hammurabi*，图 1-2-6），也称《石柱法》，这是刻在黑色玄武岩石柱上的一部完整的世界最早的法典，并以巴比伦古国著名的国王汉谟拉比（Hammurabi，公元前 1792—前 1750 年在位）的名字命名。该法典至今已经有超过 4 000 多年的历史。该法典有 282 条法规，其中医事法规有 40 余条，对手术医疗事故的处罚有明确而详细的规定，是世界上最早的医学法律。这也证明在那么早的时代外科手术已很普遍，由此推测当时使用有毒植物进行局部麻醉已很普遍。

（3）公元前 1400 年

传说古代美索不达米亚人把古巴比伦神尼尼布（Ninib）的配偶古拉（Gula）称为治愈女神。据说大约公元前 1400 年，在古巴比伦大洪水过后，古拉应用草药治疗疾病（图 1-2-7），帮助古巴比伦人恢复了生命，被人们称为“恢复生命的女士”和“伟大的医师”。

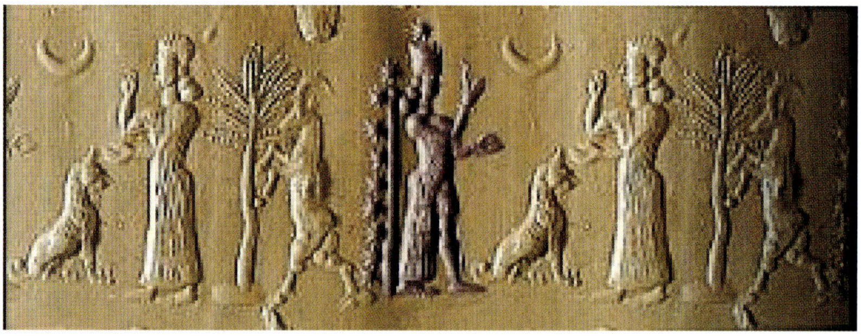
图 1-2-7　女神古拉应用草药治疗疾病

2.1.3　古印度环境毒物史

（1）历史地理概况

在公元前 4000—前 3000 年，古印度人在印度河和恒河流域形成了奴隶制国家，也就是说，这个文明古国至今已有 5 000 多年的文明史。最近出土的文物表明，在公元 1 世纪或更早，埃及、罗马与印度之间的海上贸易就很广泛，使用的船舶也主要是印度人在本国制造的。由此可知，在 2 000 年前，古印度与古希腊在医学、药物和毒物等方面应当有所交流。特别是在公元前三四世纪，印度曾被马其顿国王、亚历山大帝国亚历山大大帝（Alexander the Great，公元前 356—前 323 年）的军队所占领，虽然历时不到 2 年，但带来了印度人和希腊人的文化交流，包括医药方面的交流。

公元前 323 年，亚历山大大帝死后，印度人旃陀罗笈多（Chandragupta Maurya，图 1-2-8）建立了孔雀王朝，据说古书《政事论》（*The Artha Sastra*）就是为他而著，内容包括对药物、毒药、公共卫生等的管理条例。他的孙子阿育王（Asoka）在位期间（公元前 272—前 232 年）开疆拓土，几乎将整个印度半岛归于孔雀王朝的统治之下，孔雀王朝达到极盛。

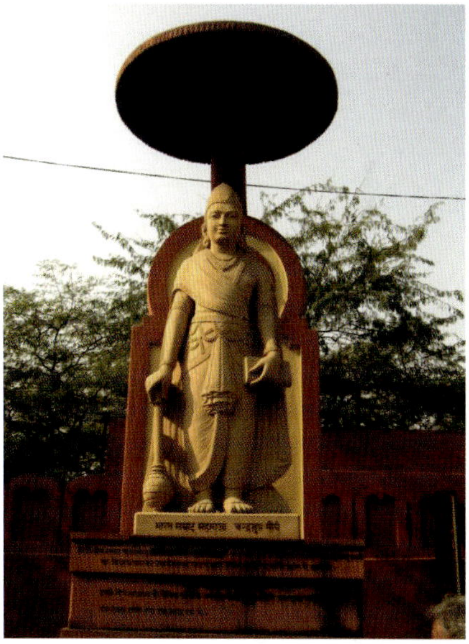
图 1-2-8 旃陀罗笈多雕像

阿育王后来信奉了在公元前 6 世纪起源于印度的佛教，命令建立免费的慈善医院。一方面佛教徒去埃及、叙利亚、希腊和中国传教，另一方面在阿育王统治期间发生过希腊人、穆斯林、蒙古人和欧洲人的入侵事件，这些都可能产生不同文化（包括医学、药物和毒物方面）的交流。虽然佛教在中国及世界其他地区广为传播，但在印度最终还是以遵循《吠陀经》（*Vedas*）教义的印度教占据主流地位。1947 年，印度和巴基斯坦脱离了英国的统治，1950 年，印度成为独立国家；巴基斯坦于 1956 年成为独立的伊斯兰共和国。

印度医学史分期

印度医学史一般分为三个时期：①《吠陀经》时期，是古印度最早的医学时期，它因那时的圣贤撰写的《吠陀经》而得名；②公元前 800—1000 年为婆罗门和佛教时期，佛教始祖释迦牟尼（生于公元前 565 年）和古印度三大名医［妙闻、阇罗迦（Charaka）和苏斯拉他（Susruta）］均出生于这一时期；③公元 10—13 世纪为阿拉伯医学输入时期。在此仅对前两个时期古印度医学发展进行介绍。

在《吠陀经》时期，古印度人相信疾病是由恶魔引起的，治疗疾病需要通过忏悔、符咒、巫术和驱邪；认为医疗技术加宗教仪式才有治疗效果。在这种医疗思想的支配下，药物也是用以毒杀恶魔的毒药。这是古代把毒物用作药物、“以毒攻毒”、“药物与毒物同源”的医学哲理的根源。

婆罗门和佛教时期是古代印度医学的极盛时期，特别是佛教时期，佛陀释迦牟尼倡导仁爱慈悲、救世济贫，故佛教徒爱好医学以治病救人，从而使此时期的印度医学很发达，出现了人体解剖、外科、整形外科、卫生及其他医学分科。古印度著名医学家阇罗迦和苏斯拉他是这个时期的杰出代表，特别是苏斯拉他更为突出，被尊为古印度的“医圣”。

（2）公元前1500—前800年：《吠陀经》时期

古印度人在公元前2000年之前就已经发明了文字。约公元前1500—前800年，是古印度《吠陀经》时期。《吠陀经》用古梵文写成，是印度宗教（婆罗门教和之后的印度教）、哲学及文学的经典，共有4部：《梨俱吠陀》（赞颂明论，*Rigveda*）最古老，在公元前20世纪已经形成，在公元前10世纪之前全部完成；《裟摩吠陀》（歌咏明论，*Sāmaveda*）、《耶柔吠陀》（祭祀明论，*Yajurveda*）、《阿闼婆吠陀》（禳灾明论，*Atharvaveda*，图1-2-9）形成于公元前10世纪上半叶。但是也有文献认为《阿闼婆吠陀》完成于公元前7世纪。这可能由于后人对《阿闼婆吠陀》不断补充修订，有文献把后人修订的时间作为成书的时间。在这4部著作中以《梨俱吠陀》和《阿闼婆吠陀》与医学的关系最为密切。

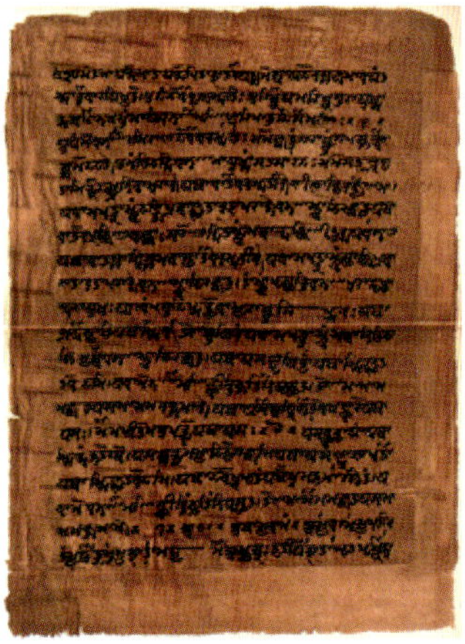

图1-2-9 《阿闼婆吠陀》中的一页

《吠陀经》是印度最古老的文献资料，它以诗歌的文学形式描述了公元前40—前10世纪发生的事务，有的内容涉及医学、药物、疾病、外伤、解剖学、医生、恶魔、咒语和符咒等，认为所有的药物均来自天堂、土地和水。根据《吠陀经》的记载，古印度人已经认识和研究了700多种药物，这些药物包括毒物在内，为来自自然界的植物、动物和矿物质。有人认为古印度人已有1 000多种由植物制成的药物，但其中有许多无法辨认或者是所谓的神药。例如，所谓梵天（Brahma，图1-2-10）创造的可以防止衰老和死亡的药物“苏摩”的配方就是一个谜，无人知晓。印度由于毒蛇多，所以很早就有专门治疗蛇咬伤的医生和药物。《吠陀经》还记载了妇产科方面的问题，如流产药，并记载了孕妇的正常妊娠期为10个月。同时，还记载有人造眼、人造齿、人造腿等。

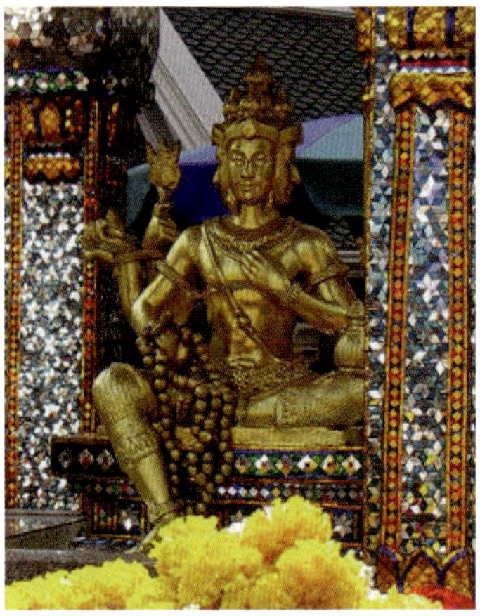

图1-2-10 印度教信仰的创造世界之神——梵天

《梨俱吠陀》是一部赞美诗集，书中提到麻风、结核等疾病以及草药疗法，并将医生分为外科、内科、巫医和中毒解救四类。这说明古代印度就已经重视对毒物的研究。

《阿闼婆吠陀》是关于巫祝及祭祀的诗集，也记载有多种病名，创伤，毒蛇伤以及治病的草药、毒物等。记载了多种疾病名称，如淋巴结、眼病、心脏病、黄疸、绞痛、腹泻、便秘、脓肿、风湿病、痛风、偏瘫、麻风及性病等。

由上可见，古印度对医学很重视，对疾病治疗、药物和毒物已经有了很多观察和研究，故推测印度的传统药物学和毒物学的起源，可能是从《吠陀经》和史前药物传说中发展起来的。

（3）公元前800—前100年：婆罗门和佛教时期起始

古印度这个时期最著名的外科医生妙闻，生于公元前五六世纪。据史料记载，古印度的外科比较发达，可能与妙闻的外科医术有关。传说妙闻曾经撰写了最早版本的外科著作——《妙闻集》，但是并无实据，可能是该书早已亡佚的缘故。而公元三四世纪著名外科医生苏斯拉他完成并流传至今的名著《妙闻集》，或许是最早版本的修订版，对此尚待考古学家发掘、验证。

公元前600—前100年（有人认为大约在公元前1000年或稍晚），在印度出现了理性的和经验性的《阿输吠陀》（*Ayurveda*）。ayur意指“生命”，veda意指“知识”，《阿输吠陀》即《印度本草医学》或《生命科学》。从此，印度本草医学代替了早期的巫术和宗教驱邪的治疗方法。按照现代的学科概念，可将《阿输吠陀》理解成一种医学体系——古代印度医学或印度传统医学。印度人至今仍在沿用这一传统医疗体系。

《阿输吠陀》认为，所谓健康，不仅是远离疾病困苦，还应该进一步达到肉体、精神、灵魂的幸福与充实状态。据印度教所说，创造世界之神梵天在很久之前就撰写了《阿输吠陀》一书，内容涉及古代医学和药物方面的资料，也有一些神话故事，讲述神赐予的神奇药物。但该书现今并无完整书籍的流传，据说只有一些残存，推测其药物的使用可能与埃及类似，只是增加了一些印度当地的药物。与《吠陀经》时期相比，这个时期的医药和毒物学更加理性，有了更大的发展。

据说在公元前6世纪，印度如火著《瞰食氏集》（*Atreya Tantra*）一书，涉及药物和毒物方面的内容，但该书也早已亡佚。

古印度的医药学是本草医药学，这个医疗体系是现今印度仍在广泛应用的传统医学的基础。它包括内科学、外科学、儿科学、毒物学、头部疾病学、恶魔疾病学、回春术和催欲术8个分支。古代印度的本草医药学中也包括对脉搏诊断的描述。

古印度医学认为，人体健康与疾病依据3种原质——气、黏液、胆汁相互配合是否正常而定，之后又受希腊医学的“四体液说”影响，增加了血液。

（4）公元1世纪

妙闻、阇罗迦和婆拜多是论述古代印度本草医药学的三位经典作家，虽然流传着许多关于他们的传奇故事，但没有任何一位的详细传记。婆拜多的著作中引用了《阇罗迦集》和《妙闻集》的内容，所以婆拜多的生活年代比他们要晚一些。但是，对于婆拜多的传记也是不详。

传说印度内科名医阇罗迦生活在公元前1000—前800年，但西方和中国学者相信他生活在公元1世纪。《阇罗迦集》（阇罗迦的著作合集，系《阿输吠陀》医学体系的内科代表著作）可能于公元1世纪问世。这是印度医学史上最早的医药学著作，其中描述了几百种本草药物并按其治疗的疾病分类。《阇罗迦集》一书还论述了治疗疾病的三种形式：符咒和宗教活动、饮食和药物或毒物、心理和精神治疗。对开业医生应当具备的医德、知识及学徒培养等方面都有论述。

公元100—700年，在婆罗门的经文中出现了有关七元素的理论（乳糜、血、肉、脂、骨、骨髓和精），对药物和毒物的作用有一些基本的解释。

（5）公元3—4世纪

公元3—4世纪，这一时期最著名的外科医生苏斯拉他完成了医学名著《妙闻集》（系《阿输吠陀》医学体系的外科代表著作），由于作者是苏斯拉他（也有人认为该书由龙树修订编撰），故此书亦称《苏斯拉他本集》（*Susruta-samhita*）。传说古代印度医圣、迦尸地区之王德罕温塔里（Dhnvantariya）对七位弟子之一的妙闻氏传授了医学知识，所以苏斯拉他将书名定为《妙闻集》。由于妙闻氏个人的神话性色彩很浓厚，《妙文集》成书年代很难确定，推测可能形成于印度传统医学的摇篮期，故有人认为《妙闻集》成书于公元前若干世纪（有人认为是公元前600—前566年）。现今一般认为《妙闻集》传世本的形成是在公元3—4世纪，该书共6卷，总计186章。其中，卷一，总论（46章）；卷二，病因论（16章）；卷三，身体论（10章）；卷四，治疗论（40章）；卷五，毒物论（8章）；卷六，补遗（66章）。书中记载了760多种药用植物，卷五专门对毒物、中毒和解毒剂进行了论述。

从《妙闻集》的记载可知，古印度的外科技术令人惊叹。在《妙闻集》中还描述了许多高难度的手术。例如，剖腹产术，断肢术，膀胱结石切除术，白内障摘除术，开胸排脓术，扁桃体切除术，腹部和小肠修补术以及对鼻子、口唇、耳朵的重建手术等。书中还记载，妙闻很重视手术前的各种手术器具的准备，并对病人和房间进行熏蒸消毒以使其保持干净，减少感染。不过，在当时的医疗条件下，这种消毒技术的有效性存在明显的问题。阇罗迦和妙闻都主张手术前用酒减轻疼痛。据说，古印度人发现了有效的麻醉剂，但是迄今这仍然是个谜。特别是吠陀时代有个神话传说，对因患有阳痿而苦恼的患者因陀罗（Indra）进行了公羊睾丸的移植，但至今仍然缺乏考证。

古印度也经常使用放血和烧灼术，妙闻认为烧灼术可以治疗出血和用药物治疗无效的疾病。用水蛭吸血被推荐为是一种温和的放血方法，认为水蛭可以识别坏血和健康的血，为了使体液达到平衡而治愈疾病，放出坏血才是有效的。欧洲也从古代就有放血治疗的方法，而且直到20世纪还在进行。但是，中国古代医学不主张用放血的方法治疗疾病。印度和欧洲由于古代战争征伐和海上贸易的关系，在医药学方面可能早有交流。

（6）古印度对环境恶性病原体——传染病的探索

古印度对环境致病微生物的危害也有一些记载。在公元前3000年前，印度河谷地带居住了大量人口，已有了放牧的牛群，天花病原体可能就是这些牛群传给人类的。古印度神庙对天花神的崇拜（图1-2-11），表明天花很早就存在于南亚。古印度似乎已发明对天花的预防接种方法。

近现代对古印度传统药物和毒物的利用和发展

19世纪中叶，印度成为英国的殖民地，直接接受英国政府的统治，直到20世纪印度独立。因此，英国殖民者把欧洲近代医药学传播到了印度，印度的本草医学也随着殖民者的流动而传播到世界各地。但是，印度学者并没有把印度的传统医学当作“纯粹的迷信”而抛弃，而是把传统医学看作医药学的宝库，从古代的医药书中探索有价值的医学思想和治疗方法。

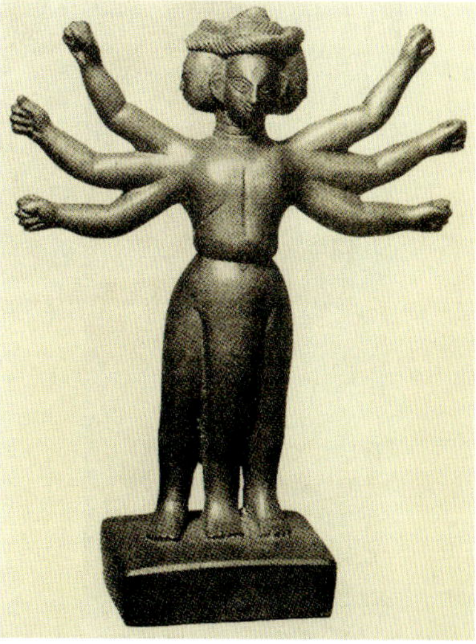
图 1-2-11 有 3 条腿、6 条胳膊的印度疟疾女神——华拉（Juara）塑像，古印度防治疾病侵袭的崇拜偶像

20 世纪末，印度有 6 000 多个本草药房、约 1 500 个本草医学医院，以及 100 多所本草医药学大学进行正规的本科生和研究生教育。目前，虽然西方科学和医学在印度占有一席之地，但印度传统医药学仍然担负着对印度人，特别是农民的生理和精神疾病的治疗。

古代的东方药物包括印度的药物，在 20 世纪的药物研究中发现了其新的利用价值。在古代，印度就把萝芙木作为特效药治疗精神错乱，这是一种生长在印度的常绿树木，由于它的根呈长蛇状且很苦，所以又称蛇根木。1950 年，印度的萝芙木作为治疗高血压的镇静药被介绍到欧洲，1952 年巴塞尔的汽巴（Ciba）实验室从萝芙木的根提取出多种生物碱，其中活性最大的成分是利血平。从此，利血平一直被用于治疗高血压、狂躁症等，其药效是通过抑制去甲肾上腺素过分活跃而达到的；但由于过量使用可以引起严重的抑郁症和反应迟钝等毒性效应而未能被普遍接受。至今，印度很多本草药物的有效成分仍未被分离出来。

2.1.4 古希腊环境毒物史

学者一般认同古希腊是西方文明源头的观点，这是因为虽然古罗马和古希腊几乎一样古老，但是古希腊的文化是当时最先进的，而古罗马相对比较落后。公元前 146 年古希腊被古罗马共和时期的王朝所征服而被纳入古罗马帝国的版图之后，古罗马全盘继承了古希腊文明，且将古希腊文明发扬光大，传遍欧洲大陆，使古希腊文明成为西方文明的起点。

（1）古希腊地理历史概况

古希腊与古巴比伦、古埃及相毗邻，它的地理范围以希腊半岛为中心，包括爱琴海诸岛、小亚细亚西部沿海、爱奥尼亚群岛以及意大利南部和西西里岛的殖民地。古希腊没有大河流域和开阔的平原，山岭沟壑连绵不断，耕地缺乏，限制了粮食的生产，迫使古希腊从事海外贸易，进行海外殖民，从而与外界的经济文化交流发达。

古希腊的历史可分为 5 个时代：公元前 21—前 12 世纪为克里特文明和迈锡尼文明时代；公元前 11—前 9 世纪为荷马时代；公元前 8—前 6 世纪为城邦形成时代；公元前 5—前 4 世纪为古典时代；公元前 4 世纪后期为古希腊城邦衰落时代。

古希腊早期的历史可分为两个阶段：公元前15—前12世纪是迈锡尼文明时期，为第一阶段；公元前11—前8世纪是所谓的黑暗时期，为第二阶段。对于古希腊早期文明的状况及其最后是如何毁灭的，历史记载都非常之少，以至于史学家感到古希腊后来的文明史似乎是突然出现的。这与古埃及、古印度和古代中国文明渐进发展形成了极大的反差。幸好在公元前9世纪左右生活的古希腊诗人荷马（图1-2-12）编撰了《荷马史诗》[1]，这是古希腊公元前11—前9世纪的唯一文字史料，反映了迈锡尼文明时期一些重要故事，其中对古希腊的医疗知识、医生和神的作用都有一些描述。

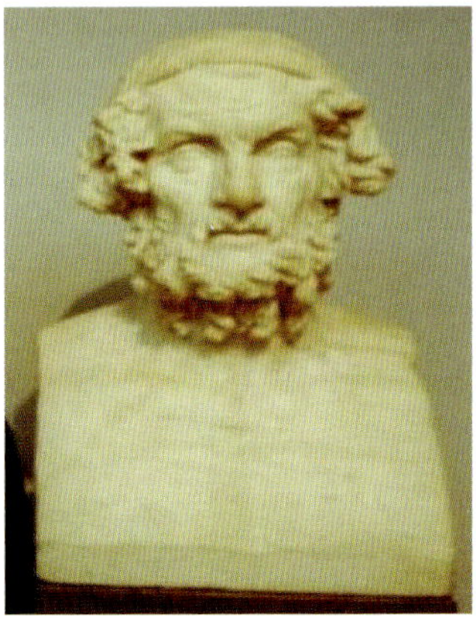

图1-2-12 荷马雕像

（2）公元前12世纪之前——迈锡尼文明时代

在《荷马史诗》之一的《伊利亚特》一书中，阿波罗（Apollo）作为掌管医药的神而出现，他可以引发瘟疫流行，他发怒时可以使人发病，同时他也可以给他喜欢的人提供镇静解毒剂。《荷马史诗》里的医术一般不涉及巫术，但医生在治疗失败时也求助于祈祷、魔法和巫术。该书记载了迷魂药、解忧药、解痛药、熏剂以及一些药方，还记载当时已有职业医生。一般认为，这一时期使用的药物配制成分大概包括水、油、酒、蜂蜜、硫黄、橘子、树脂和鸦片。这些记载证明，早在公元前12世纪或更早时期，古希腊对毒物和医药已经积累了一定的经验，但对环境毒物，特别是有毒植物及其药用价值的探索可能还处在萌芽阶段。

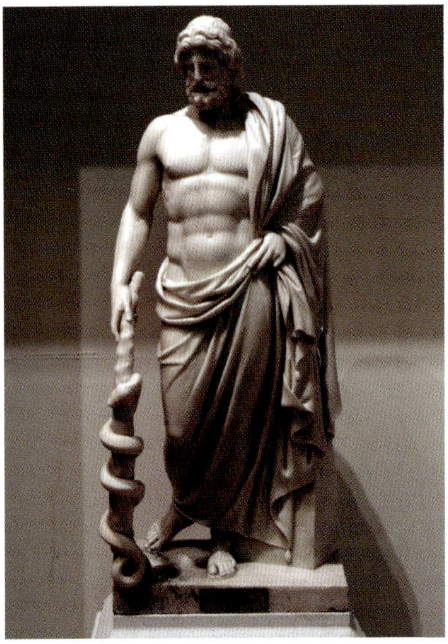

图1-2-13 手持蛇杖的阿斯科勒庇俄斯

［希腊语是Ασκληπιός，英语是Asclepius，是古希腊神话中的医神。在古希腊神话中他是太阳神阿波罗（Apollo）与塞萨利公主科洛尼斯（Coronis）的儿子。他的儿女都是主管清洁、医疗和医药的医神］

在《伊利亚特》一书中，医神阿斯科勒庇俄斯（图1-2-13）是阿波罗（Apollo）的儿子，是完美的勇士和医生，而把他抚养长大的克戎（Chiron）是一个人首马身的怪物，克戎传授给阿斯科勒庇俄斯止血药和止痛药的秘方。由此推测，止血和止痛药物可能是由异域传到古希腊的，古希腊在

1 《荷马史诗》相传是由古希腊诗人荷马（可能生活在公元前10—前8世纪）根据民间流传的诗歌收集整理的两部长篇史诗《伊利亚特》和《奥德赛》的统称，在公元前6世纪的时候才正式以文字记录下来。两部史诗均为24卷，写的是公元前12世纪希腊攻打特洛伊城以及战后的故事，是古希腊公元前11—前9世纪的唯一文字史料，反映了迈锡尼文明，所以这一时期也被称为“荷马时代”。同时期中国的朝代是西周（公元前1046—前771年）。《荷马史诗》在文学艺术上具有重要价值，对古希腊的历史、地理、医药学、考古学和民俗学等方面的研究也有重要价值。

此时期对于利用环境有毒物质治疗疾病的探索尚处于引用异域经验的阶段或自己探索的起步阶段。据该书记载，阿斯科勒庇俄斯的两个儿子也是勇士和医生，一个擅长手术治疗，一个擅长药物治疗，所用的药物可能主要是一些本草药物——植物性毒物。

（3）公元前 7—前 6 世纪

公元前 7—前 6 世纪，古希腊人在欧洲巴尔干半岛及其周围地区形成了以雅典为首都的奴隶制国家。希腊医学继承了古埃及、古巴比伦的医药学和毒物学的成就，加上自己的创造，获得了很大发展，成为之后罗马以及全欧洲医学发展的基础，许多古希腊的医学词汇沿用至今。迄今欧洲人使用的医学符号——手杖和蛇，即来源于古希腊医神阿斯科勒庇俄斯的行医故事。

（4）公元前 5 世纪

在公元前 5 世纪，古希腊在著名的伯利克里（Pericles，公元前 490—前 429 年）执政时期，繁荣富强，国运鼎盛，政治开明，学术自由，几乎在所有领域都出现了许多杰出人物，如哲学大师柏拉图及其老师苏格拉底、西方“史学之父”希罗多德，以及西方“医学之父”希波克拉底（Hippocrates）[1]。此外，哲学家恩培多克里（Empedocles，公元前 495—前 435 年）提出一切物体均由四种元素组成，即火、空气（风）、水和土，它们的不同配比形成了不同性质的物体，与中国的五行学说很相似；哲学家德谟克利特（Democrites，公元前 460—前 360 年）提出物质由极小的、不可见的微粒构成的理论，成为原子论的创始人。这些古希腊历史上杰出的人物及其学说，对世界文明的发展产生了巨大影响。

在这一时期，古希腊人对植物毒物、金属毒物和解毒剂有着广泛深入的研究，与古埃及、古巴比伦、古印度相比，古希腊后来居上而成为西方医药学发展的源头。现代西方医学理性的、科学的传统可以追溯到希波克拉底（图 1-2-14A），他被誉为西方“医学之父”、古希腊著名医学家。希波克拉底最为著名的著作是《希波克拉底文集》，是现代研究古希腊医学最重要的典籍（图 1-2-14B）。不过这部《希波克拉底文集》中一些论文的风格完全不同，因此推测该文集可能不是希波克拉底一人的著述，可能还包含许多医学家的贡献。在希波克拉底之前，古希腊哲学家就提出了由土、气、水、火构成宇宙万物的四元素学说，希波克拉底把四元素学说发展成为“四体液学说”而成为他的医学理论的基础，认为人体的四种体

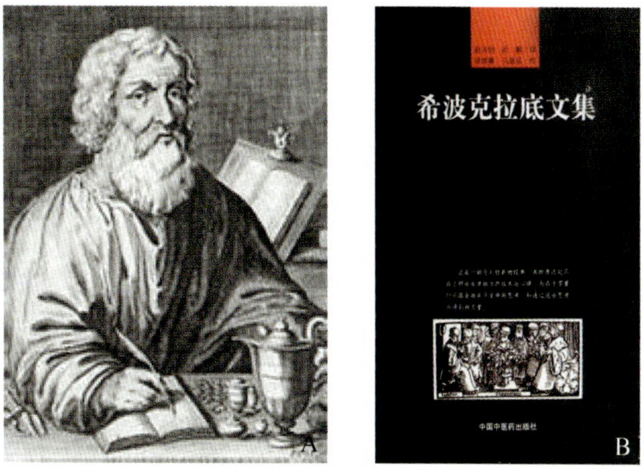

图 1-2-14　西方“医学之父”希波克拉底（A）和《希波克拉底文集》中译本（B）

1　希波克拉底（Hippocrates，公元前 460 或前 459—前 355 或前 365 年）生平介绍见本书第七卷。

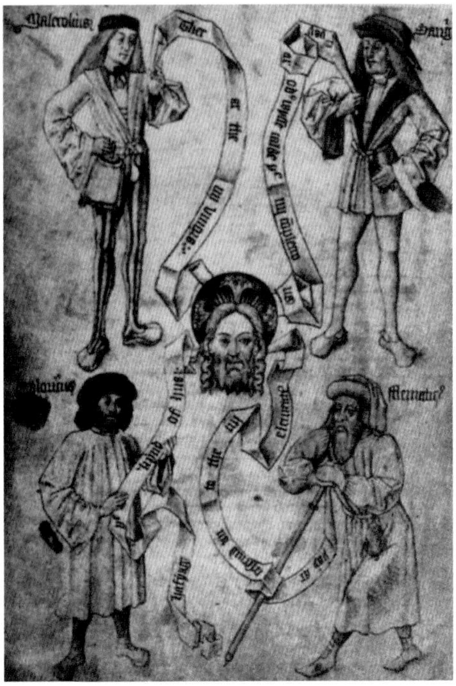

图 1-2-15 不同人的四种体质

［从右上角按顺时针方向，依次为多血质、黏液质、胆汁质和抑郁质。引自：约1500年英国的《约克郡的理发匠外科医生指南》（*Guild Book of the Barber-Surgeons of York*）一书］

液即血液、黏液、黄胆汁和黑胆汁，平衡则健康，失衡则生病。体液失调，有不足和过多之分，导致的疾病不同，治疗方法也不同。在医疗上，体液不足者可用适当的药液（如温酒）补充，而体液过多者，可采用泻下、催吐，甚至静脉放血等方法将体液排出。这种理论进一步发展为“四体液病理学说”，对医学的进步影响很大。

他认为四种体液各有不同的性质，由于每个人的体液组成比例不同而导致不同的先天素质，即体质、气质。人的素质取决于哪种体液占优势，从而在体质或气质上把人分为不同类型（图 1-2-15）。这是对人的天然素质最早的分类，受到苏联生理学家巴甫洛夫的高度评价。巴甫洛夫提出的四种“神经类型”的理论，可以看作“四体液学说”的发展。他主张统一、整体地认识人体的生理和病理过程，身体某一部位的疾病可以引起其他部位发病，甚至整体发病。他提出空气、水、土壤、气候等环境因素与疾病有关。

希波克拉底最具代表性的医学著作是教科书《古代医学》。该书认为，人体具有强大的自然治疗疾病的能力，医生的责任是应用能够与人体自然治疗疾病能力相互协调而发挥作用的医术，以促使机体恢复平衡。他的这一医疗理念一直受到后世医生的尊崇。该书对各种疾病的症状进行了正确的描述，对医学、地理学和人类学进行了探讨，还对社会组织、宗教和政府部门等社会因素对健康与疾病的影响进行了论述。他主张疾病是一个自然过程，而非神惩罚的结果，他反对迷信、占卜和巫术。在临床医学上，他主张医生应重视病人而不是疾病，应重视实际观察而不是空洞的理论，应重视事实与经验而不是照搬书本，他的这些医疗理念一直受到西方医生的推崇。

希波克拉底的医学学说是在古代朴素唯物主义和辩证法的基础上发展起来的，与中国古代医学思想很相似。和中国古代医学学说一样，限于当时自然科学发展的水平，也存在一些明显的局限性。但是，希波克拉底的很多理论属于对长期行医经验的一种思维推测，这些推测或学说无疑是非常珍贵的，它对现代的医学研究仍然有很重要的启迪作用，有待自然科学特别是生命科学和医学的进一步发展、论证和证实。

他现存的著名著作《希波克拉底文集》，由于评判标准不同，有的评论家认为包括60多篇，而有的认为包括70多篇，记载的药材达400多种，主要为草药。希波克拉底把“以毒攻毒”（同性相治）作为其重要的治病法则，这一点与中国古代医学非常类似。他精通各种毒药，使用多种有毒药物治病，如藜芦、牛膝、罂粟、毒胡萝卜根、莨菪、薄荷、蛇血、蓖麻油等；使用柏油和硫黄、明矾等矿物质制成熏蒸剂治疗妇科疾病；使用铅、铜、砷制剂医治皮肤病等。他一方面坚持“以毒攻毒”的法则，一方面又誓言“不把毒药给任何人”。由此可知，他所说的“毒药”是指药物有毒，应当合理使用，滥用药物会使药物的毒性作用显现，从而损害健康。以此誓言表明他对病人认真负责和对药物谨慎应用的从医态度。同时也证明在古代医学大师的眼里，药物与毒物具有同源性。

特别难能可贵的，也是特别令环境毒物学家崇敬的是，在公元前 370 年希波克拉底就发现并记录了采矿作业劳工的铅中毒问题。

（5）公元前 4 世纪

毒物的应用

古希腊对毒物的研究和应用还表现在把箭头浸泡在有毒植物（如毒芹、马钱子、附子根、蓖麻子等）的液汁中而制成毒箭以消灭敌人。此外，还把有毒植物作为仇杀、政治谋杀及处决犯人的一种手段，说明古希腊人对于毒物已经具备了丰富的知识。

苏格拉底之死

公元前 399 年，古希腊著名哲学家苏格拉底（希腊语：Σωκράτης，英译：Socrates，公元前 469—前 399 年，图 1-2-16）被雅典法庭以侮辱雅典神和腐蚀雅典青年思想之罪名判处服毒自杀。苏格拉底勇于坚持真理，视死如归，饮了含毒芹汁液的酒而死。

1787 年，法国著名画家雅克－路易·大卫为鼓舞革命者为信仰和真理而献身的精神，创作了《苏格拉底之死》（图 1-2-17）。画中，苏格拉底高举有力的左手继续向弟子们阐述自己的见解和观点，同时镇静地伸出右手欲从弟子手中接过毒药杯，面临死亡毫无畏惧。

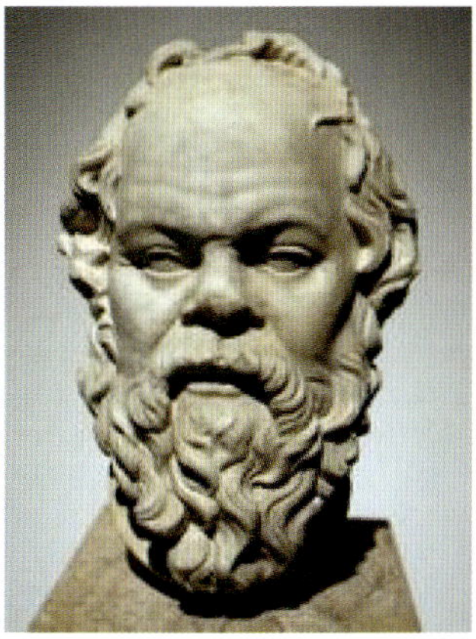

图 1-2-16　苏格拉底头像

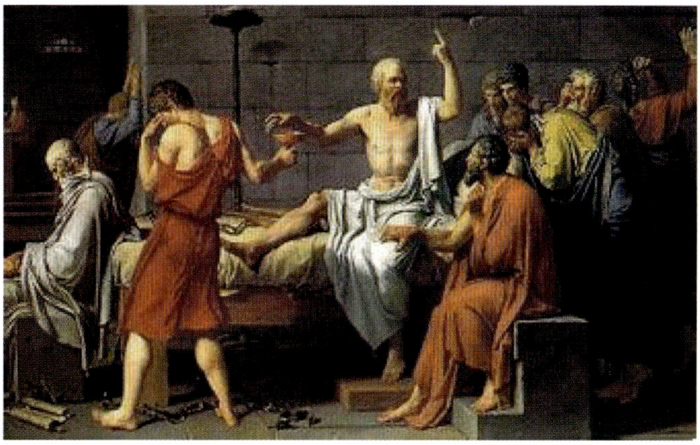

图 1-2-17 《苏格拉底之死》：狱中服毒受死的哲学家苏格拉底（雅克－路易·大卫 1787 年绘）

苏格拉底的学生、古希腊另一位著名的哲学家柏拉图（Plato，Πλάτων，公元前

427—前 347 年）在其著作《生命的终结》的最后一章里记载了他老师的最后一刻："苏格拉底服药后，在房间来回踱步，顷刻间，他说脚步沉重，随之便躺倒在地。把药交给哲人的男子开始用力压他的脚并向上检查哲人的身体，问他是否有感觉。哲人回答：'随着毒气上攻，身体会逐渐变冷变硬，一旦毒气攻心，生命也就随之完结。'过了一会儿，哲人的身体抽动了一下就去世了。"在那时，希腊人相信服用毒芹死后会升天，所以苏格拉底在服毒前感谢了医药之神，并嘱托朋友们为他准备供品。难能可贵的是，苏格拉底在被毒物致死的过程中，还把毒物对身体毒性作用的感受告诉了后世，成为植物毒物致人死亡的第一份真实记录。这可以说是苏格拉底对有毒植物毒理作用研究的一大贡献吧！

亚里士多德对毒物的记载

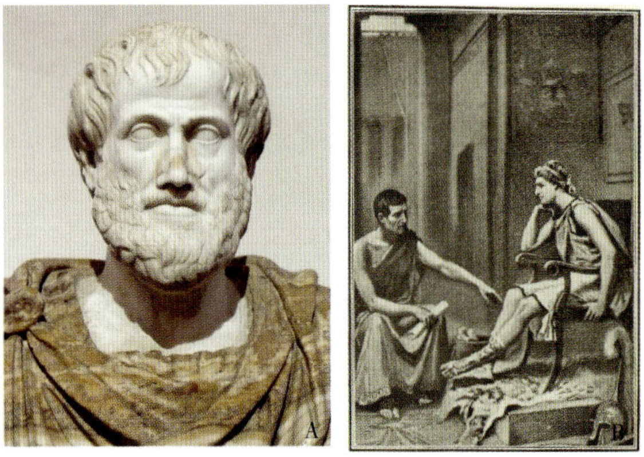

图 1-2-18 亚里士多德塑像（A）；亚里士多德与亚历山大大帝（B）

古希腊哲学家、科学家和教育家亚里士多德（Aristotle，公元前 384—前 322 年，图 1-2-18）是柏拉图的学生、亚历山大大帝的老师。亚历山大大帝对科学的重视，可能是受他的影响。他学习过医学，作为一位百科全书式的科学家，亚里士多德几乎对每个学科都做出了贡献。他在环境天然毒物方面也有贡献，例如他撰写的《动物志》中记载，把橄榄油与乳香，或与西洋杉油，或与含铅软膏的混合物，放入阴道，可使妇人不能怀孕。现代医学研究证明，这些化学物可以引起精子死亡或活力下降，使受精过程失败，产生生殖毒性作用。

（6）公元前 3—前 1 世纪

植物性毒物

公元前 4—前 3 世纪，古希腊博物学家泰奥弗拉斯托斯（Theophrastus，公元前 371—前 287 年）[1] 著有《植物史志》（*De Historia Plantarumy*），对有毒植物进行了描述。由于很多植物是食物的来源，所以他也被誉为食品毒理学奠基人。他的《植物问答录》（*Inquiryinto Plants*）一书对很多有毒植物及其药用价值进行了描述，记载了"薄荷花可用于孕妇分娩，有止痛功效，使生产顺利"。这显示了古代用植物药物进行麻醉的研究。[2]

公元前 2 世纪，古希腊阿塔卢斯三世（Attalus Ⅲ，公元前 138—前 133 年在位）统治时期，种植的有毒植物主要用于处死罪犯。

1 泰奥弗拉斯托斯（Theophrastus）生平介绍见本书第七卷。
2 王展威 . 2008. 医学的故事——从巫术到现代医学的有趣历程 . 北京：中国商业出版社 .

毒物研究系统化的开端

公元前 2 世纪，希腊医生、诗人尼坎德（Nicander）写了两篇有关毒物的长诗：《解毒舔剂》（*Theriaca*）和《解毒药》（*Alexipharmaca*，图 1-2-19）。前者介绍有毒动物咬伤的治疗方法，后者介绍毒物的解毒方法，从此，古希腊毒物研究走上系统发展的时代。

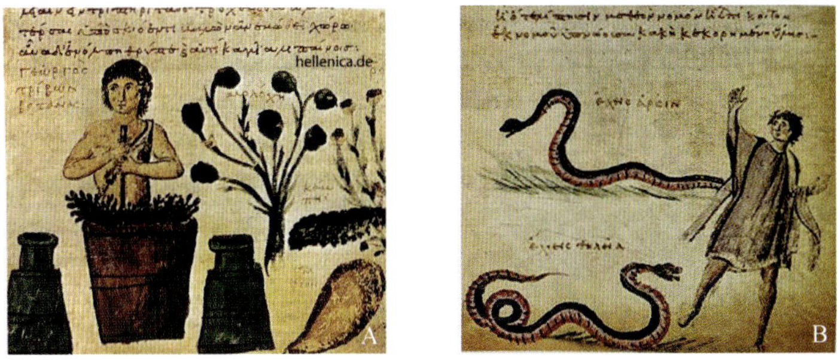

图 1-2-19 尼坎德《解毒舔剂》（A）和《解毒药》（B）手稿中的插图
（A 藏于巴黎国家图书馆；B 载于《希腊选集》，IX.211）

公元前 1 世纪前后，古希腊毒物学家克拉泰夫阿斯（Crateuas）是蓬塔斯（Pontus）国的国王米斯利德蒂斯六世（Mithridates VI）的御医。他对后世的毒理学、药理学以及医学均产生了重要影响。他绘制了世界上最早的植物图谱，对植物进行分类，并对其毒性作用和药用价值进行详细描述。他特别热衷于毒物及其解毒方法的研究，写了很多重要著作，但均亡佚，现仅能从古希腊医师、植物学家狄奥斯科里迪斯（Pedanius Dioscorides）的著作《药物论》（*De Materia Medica*，有的译为《草药学》）中所引用的克拉泰夫阿斯著作的某些章节，得以了解其成就及其对后世毒理和药理研究的影响。

国王的毒物免疫试验

米斯利德蒂斯六世（公元前 131—前 65 年）还在孩提的时候其父亲米斯利德蒂斯五世就去世了，在他整个童年时期都由母亲执掌权柄，后来他废弃了母后并监禁了她。同时，为了巩固政权，他又杀死了很多兄弟姐妹。他多次发动战争，遭到罗马帝国的干预。

米斯利德蒂斯六世爱好毒物和解毒试验，他从年轻时就开始进行预防被毒杀的试验，方法是反复服用不同种类的毒药，从亚致死剂量开始，逐步增加剂量，直至他感到可以忍受致死剂量，目的是使自身对毒药产生抵抗能力，以期获得能够使他承受毒药毒害作用的免疫力。他的试验还导致他发明了一种普遍使用的解毒剂——米斯利德蒂斯解毒剂（antidotum mithridatacum）。因此，可以说米斯利德蒂斯六世是研究毒物免疫的第一人。

公元前 88—约前 65 年，米斯利德蒂斯六世与罗马进行了三次战争，最终被庞培大帝打败。他企图用毒药自杀，但由于他对毒药长期积累的免疫力而失败（图 1-2-20），被迫让自己的一个仆人用剑刺死了他。

（7）亚历山大帝国和希腊化时代

亚历山大帝国（公元前336—前323年）是亚历山大大帝[1]（图1-2-21）开创的，其版图大致是西起古希腊、马其顿，东到印度河流域，南临尼罗河第一瀑布，北抵黑海，是历史上地跨亚、欧、非三洲的帝国。亚历山大帝国疆域包括现代的埃及、科威特、希腊、马其顿、阿尔巴尼亚、保加利亚、塞浦路斯、土耳其、叙利亚、黎巴嫩、巴勒斯坦、以色列、约旦、伊拉克、伊朗、巴基斯坦、阿富汗等全境或大部分，以及印度次大陆西北部的小部分和帕米尔高原西部的部分地区。超大的帝国疆域打破了原来不同国界的壁垒，促进了不同地域环境毒物文化的交流和发展。

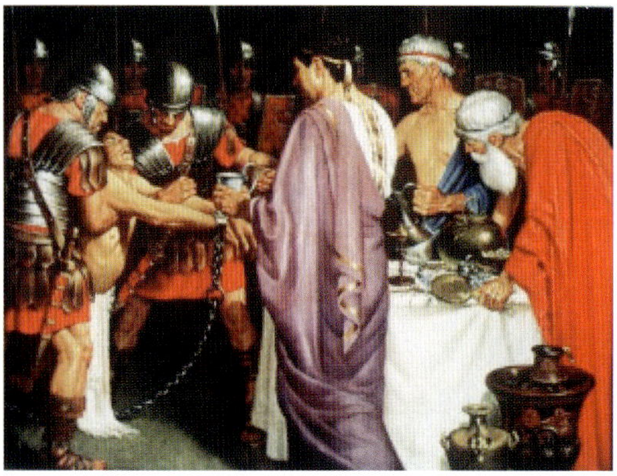

图1-2-20 米斯利德蒂斯六世用毒药自杀不死

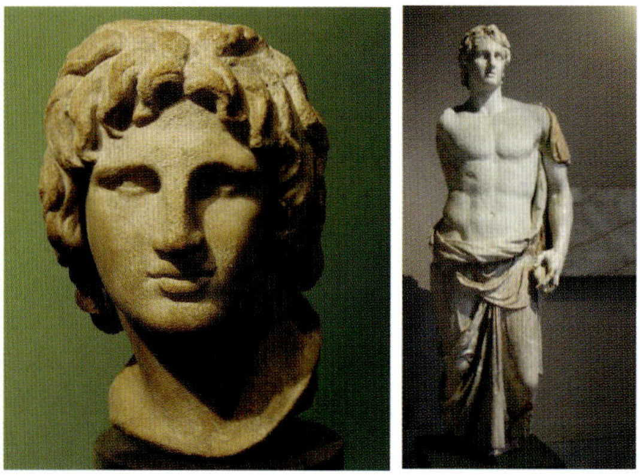

图1-2-21 亚历山大大帝塑像

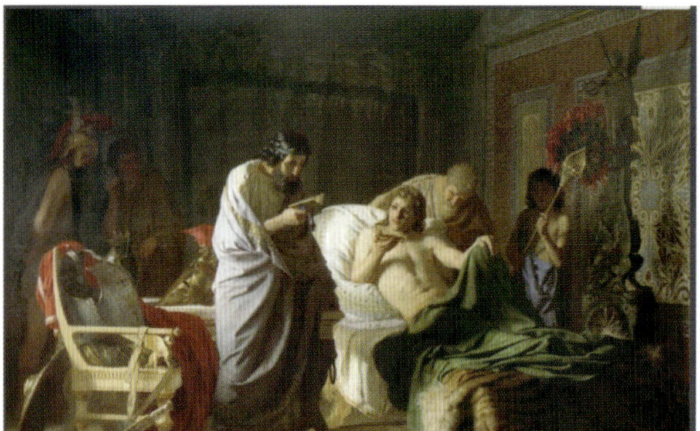

图1-2-22 亚历山大大帝之死

（他在临死前说："我的死全由于太多的医生。"从他的感受中可知，药物就是毒物，过多地服用药物不但对治疗无益，反而会加重病情，甚至导致死亡。用现代毒物学知识分析，对疾病的过度医疗、服用过多的药物，由于人体适应不了药物过强的毒副作用，人体受到损伤，对疾病的抵抗力下降，从而过早死亡）

公元前323年6月，亚历山大大帝突然病亡，帝国陷入四分五裂的境地（图1-2-22）。到公元前270年，经过吞并战争而分裂为三个国家：以马其顿－希腊为中心的卡山德王朝、亚洲的塞琉西帝国、占据古埃及和叙利亚的托勒密王国。

从亚历山大帝国开始到最后由希腊人统治的托勒密王国灭亡为止（公元前31年），这段时间史称希腊化时代。这一时期是希腊文化在北非、西亚广泛传播的时期，也是希腊文化和东方文化广泛交流的时期。

1 亚历山大大帝（公元前356—前323年），古代马其顿帝国国王、亚历山大帝国皇帝，世界古代史上著名的军事家和政治家。他率领马其顿帝国的军队先后统一古希腊全国，横扫中东地区，占领古埃及全境，荡平波斯帝国，侵占印度河流域，占据了世界四大文明古国中的三个，建立了亚历山大帝国，成为帝国的皇帝。他的征服给当地人民带来了巨大的灾难，但也促进了古希腊文化的繁荣发展和东西方文化的交流，他鼓励民族间通婚，倡导民族间地位平等，对人类社会文化的发展进程产生了重大的影响。他的远征使得古希腊文明得到了广泛传播。公元前323年6月，33岁的亚历山大大帝突然患恶性疟疾，从发病到死仅10天时间。

托勒密王国，在公元前 1 世纪，沦为罗马帝国的被保护国。末代女王，即最后一任女法老克利奥帕特拉七世在罗马内战中左右逢源，以便维持国家的存在，后因支持罗马将军安东尼，于公元前 31 年为安东尼的政敌屋大维所灭。从此，希腊化时代宣告结束（图 1-2-23）。

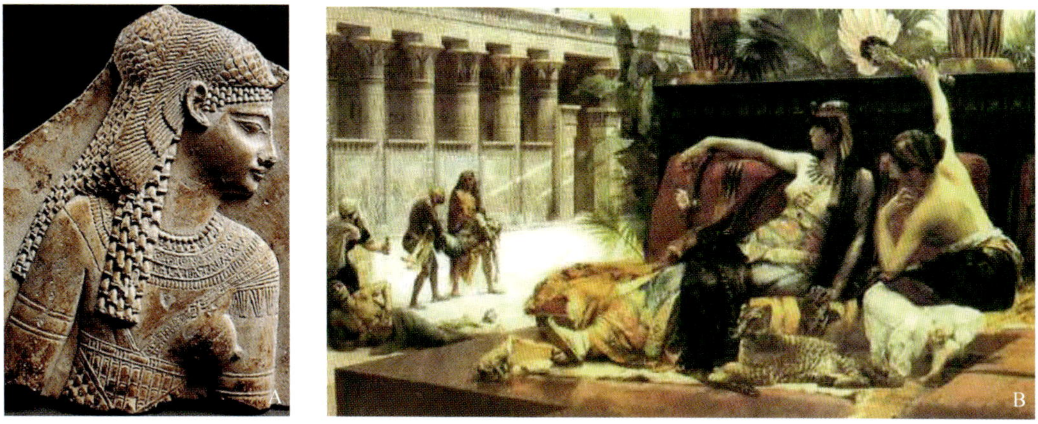

图 1-2-23　埃及艳后克利奥帕特拉七世塑像（A）;《埃及艳后克利奥帕特拉七世在死囚身上试毒》油画（B），作者卡巴内尔

亚历山大帝国的创建和希腊化，促进了东西方文化的交流，开辟了东西方贸易的通路，开拓了人们的眼界。古希腊的医药学和毒物学知识以及雕塑和建筑风格传入东方，而东方的天文学、数学、医药学和毒物学知识传入西方，从而促进了古代东西方毒物学研究的发展。因此，在对古希腊科学和医学发展史进行探讨的时候，亚历山大时代的光辉成就不能不占有一席之地。亚历山大征服古埃及以后，在古埃及建立了以他的名字命名的亚历山大城，将古埃及和古希腊的文明融为一体。亚历山大帝国崩溃之后，在古埃及建立的托勒密王国建都亚历山大城，对市区市政和文化建设很重视，修建有亚历山大图书馆和博物馆等建筑。当时的亚历山大图书馆和博物馆是地中海地区的学术中心，是医学发达的象征。据估计，亚历山大图书馆至少拥有 70 万卷手稿，包括希波克拉底的著作。在亚历山大博物馆里设有动物园、植物园、演讲厅、研究室等。为了加强学术交流，学者们在亚历山大博物馆的大厅里一起免费用餐。为了吸引科学家，国家出台了学者们由国家供养的政策。一些著名的科学家，如欧几里得、埃拉托色尼、阿基米德等都曾在这里进行过学术访问和研究。在大约 200 年的时间里，这个博物馆在科学、技术和医学上处于西方世界的最先进水平，并培养了许多科学家，包括医生和毒物学家。但是，这座著名的博物馆并没有留下关于当时医学和毒物学研究的直接证据。

在当时的亚历山大城许多学科都很繁荣，特别是医学和毒物学。对于医学和毒物学发展最有意义的是，人体解剖实践受到积极鼓励，这可能与埃及用器官祭祀和制作木乃伊的习俗有关。因此，亚历山大的科学家们通过系统的人体解剖工作，为西方医学理论的建立提供了有关人体结构和功能的资料，其科学意义无可估量。其中，最著名的是解剖学家希罗费罗斯（Herophilus，公元前 330 或前 320—前 260 或前 250 年）

和解剖－生理学家埃拉西斯特拉塔（Erasistratus，约公元前 310—前 250 年）。前者对人体解剖进行了大量研究，在公元前 300 年左右享有盛名，被后人誉为解剖学之父；后者对解剖学和生理学进行了大量研究，在公元前 290 年左右享有盛名，被后人誉为生理学之父。对人体进行系统解剖是与当时的主流思想相抵触的，因此他们对人体解剖的实践显示了一种勇于探求真理的大无畏精神。

希罗费罗斯著有《论解剖学》一书和《关于眼的解剖》专论一篇，他对神经系统进行了广泛研究，根据研究结果，他提出大脑是思维器官和神经系统的中心，并有力地批判了亚里士多德提出的心脏是智慧源泉的概念。此外，他发现并能够区分脑的不同结构，如大脑、小脑、第四脑室等。他还把神经分为运动神经和感觉神经，提出脉搏学说，测定脉搏的速率，认为脉搏与疾病有关等。在文艺复兴时期，希罗费罗斯被誉为“古代的维萨里”（Vesalius）。至于他与博物馆的关系，迄今未发现有证据证明他的解剖工作是在亚历山大博物馆进行的，他解剖使用的尸体可能是由政府批准提供的。

解剖－生理学家埃拉西斯特拉塔出生于医生家庭，但他主动放弃行医而献身于解剖学、生理学、医学和毒物学研究。他对人体进行解剖学研究，不是在亚历山大城，而可能是在位于塞琉西亚（Seleucia）的安条克斯（Antiochus）城堡。他著有 50 多种医药学和毒物学著作，其中包括发热、出血、药物、毒物、中毒和饮食方面的专著。他对心脏、血管、肝脏和胆囊等进行了详细研究，对文艺复兴时期西方近代医学的形成具有重要影响。他非常正确地把心脏比拟成一个“泵”，并认为心脏瓣膜的作用相当于“阀”，限制血液只能在心脏收缩时离开心脏，而又不会在心脏舒张时返流（回心脏）。由于当时亚历山大城的流体力学非常发达，所以推测这与埃拉西斯特拉塔生理学说的形成可能有关。

在后来的政治动乱中，亚历山大博物馆的学术气氛遭受到严重破坏，科学家们不得不去别处谋生。公元前 48 年，凯撒（Julius Caesar）率领古罗马军占领了埃及，亚历山大图书馆遭受到第一次破坏。到了 7 世纪（642—646 年），穆斯林征服了亚历山大城，使亚历山大图书馆彻底破坏，其保存的珍贵手稿遗失殆尽。

2.1.5 古罗马环境毒物史

（1）公元前 2—前 1 世纪

对古希腊的征服和文化继承

公元前 2 世纪，古罗马人攻占了古希腊。古罗马帝国以现在意大利首都罗马为中心，最强盛时的版图曾包括几乎整个欧洲、西亚和北非。许多古罗马的医生原籍是古希腊，而且古罗马对古希腊的文化包括医药学和毒物学非常推崇，所以古罗马时代的医药学和毒物学研究的发展与古希腊有继承性的联系。例如，古罗马帝国时期最权威的医学大师盖伦（Claudius Galenus）[1] 就来自古希腊。

1 盖伦（Claudius Galenus，129—210 或 216 年）生平介绍见本书第七卷。

古罗马的供水系统

古罗马对于卫生、环境、水供应和公共健康等方面的知识非常有研究。约公元前 27 年，古罗马的建筑师和工程师维特鲁威（Vitruvius）撰写的《建筑十书》中，对于水的净化和环境卫生已经有严格要求。在公元前 2 世纪，古罗马人就已经修建了供水系统，并通过水管系统把大量水引入罗马城内。在公元前 1 世纪，古罗马学者范罗（M. T. Varro，公元前 116—前 27 年）提出，在潮湿的地方可能居住着极小的动物，能进入人体引起严重疾病。为此，一些富裕的罗马人选择在城外环境良好的居室居住。

毒药的滥用和禁用

公元前 1 世纪，古罗马著名历史学家李维（Livy，公元前 59—公元 17 年）在其著作《罗马史》中描述了在罗马共和国时期（公元前 509 年—前 1 世纪）的贵族成员使用毒药谋杀犯罪达到了流行的程度。

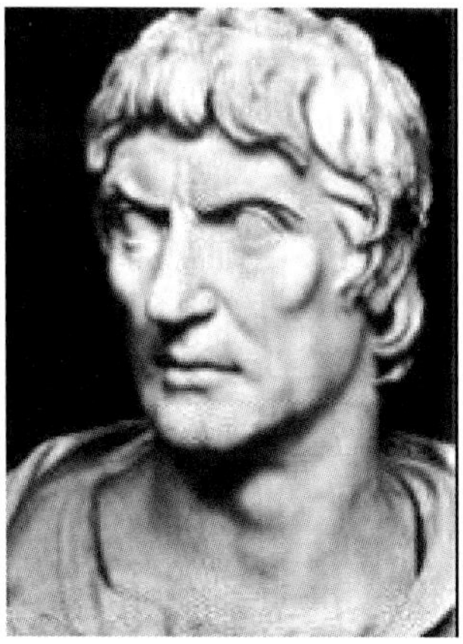

图 1-2-24　苏拉

罗马执政官苏拉（L. C. Sulla，公元前 138—前 78 年，图 1-2-24）[1] 禁止在所有罗马领土上使用毒药。他制定了关于禁止使用毒药的著名法律，其中包括 *The Lex Cornelia de Sicariis et Veneficis*，该法律禁止对任何人包括囚犯在内使用毒药，该法律还禁止购买和出售毒药。

尽管苏拉的禁毒法律严酷，但是毒杀事件依然在罗马风行。在内战时期（公元前 40—前 30 年）罗马竟有几位女性下毒者为了获取利益，精心设计下毒技巧进行毒杀犯罪。

（2）公元 1 世纪

暴君的毒杀犯罪

公元 1 世纪，最著名的毒杀犯罪者是古罗马统治者的家族成员，他们为了争权夺利而采用毒物相互谋杀。罗马皇帝凯撒·奥古斯都（Augustus，公元前 63—公元 14 年，图 1-2-25A）的妻子莉薇亚（Livia Drusilla，图 1-2-25B）为了能让自己的非皇帝亲生的儿子继位，用颠茄根和叶提取的毒药阿托品杀死了奥古斯都。而奥古斯都却完全不知情，临死前还和莉薇亚爱意绵绵。

在古罗马统治者的家族成员中，暴君尼禄（Nero Claudius Drusus Germanicus，公元 37—68 年，图 1-2-25C）及其母亲阿克利碧娜（Agrippina）更是残暴的毒杀犯罪者，他们使用乌头、天仙子、颠茄、毒蘑菇等有毒生物和砒霜毒杀了很多人。最有名的案例是，阿克利碧娜为了让自己的儿子（非皇帝亲生）尼禄继位，用有毒的蘑菇将皇帝丈夫毒死，扶持 16 岁的尼禄做了罗马国王。尼禄为了巩固自己的皇位又用毒酒毒

1　苏拉（L. C. Sulla），全名：卢修斯·科尼利厄斯·苏拉·费利克斯（Lucius Cornelius Sulla Felix）（公元前 138—前 78 年），罗马将军和独裁者。苏拉是罗马马库斯（Marcus）统治时期的著名将军，特别是在对希腊的密特拉和雅典战争中建立奇功而获得很高声望。苏拉征服了努米底亚国王贾加塔，并因此获得了重大政治支持。经过多年的战斗，后来他进军罗马并战胜马库斯而使自己当选为执政官，成为罗马的独裁者。

死了14岁的异母弟弟，甚至为了争权杀害了自己的母亲阿克利碧娜。公元68年，尼禄自杀，只活了31岁，在位11年。

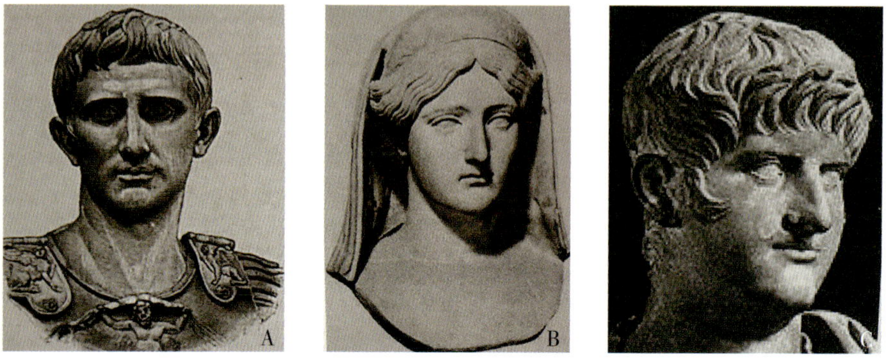

图1-2-25　奥古斯都（A）和莉薇亚（B）（A、B来自梵蒂冈博物馆）；尼禄头像雕塑（C）

老普林尼及其著作《自然史》

古罗马人对医学和毒物学也有一定研究，例如，古罗马学者老普林尼（Pliny the elder，公元23—79年）在他的著作《自然史》（*Naturalis Historia*，图1-2-26）中，赞美罗马的传统草药，记载了1 000多种药用植物和有毒动植物的效应。他描述古罗马人用酒、醋、蜂蜜、鸡蛋、碾碎的蚯蚓及猪粪作为伤口敷料，用蕨类植物治疗寄生虫病，用麻黄治疗哮喘、咳嗽和出血。此外，在古罗马时期已知道麦角的毒性很强，可致人死亡。大约有1%的黑麦及小麦的麦穗可长出1～5 cm长的褐紫色角形的东西，被称为“麦角”，其具有剧毒。在古罗马时代，庄稼歉收时，灾民为了充饥而吃有麦角的麦子，造成数万人死亡，这种病症称为“圣火病”。虽然古罗马时期对环境中的天然药物和毒物有一定研究，但其水平还不能与古希腊相比，更不能与同时代的中国相比。

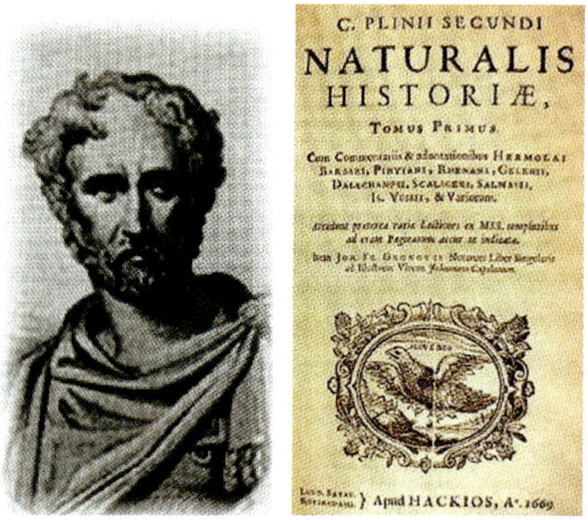

图1-2-26　老普林尼及其著作《自然史》1669年版

狄奥斯科里迪斯及其著作《论毒物》

在古罗马帝国时代，希腊裔的古罗马医生、药物和毒物学家、植物学家狄奥斯科里迪斯[1]最先将毒物分为植物毒物、动物毒物、矿物毒物。他在公元50—70年用希腊文写的《药物论》（*De Materia Medica*）是关于药物和毒物的百科全书，在该书

1　狄奥斯科里迪斯（Pedanius Dioscorides，又译为戴俄斯科利提斯，约公元40—90年）生平介绍见本书第七卷。

第六卷《论毒物》(*De Venenis*)中对毒物及其解毒方法进行了详细描述。该书几乎涵盖了当时知道的来自植物、动物和矿物质的所有药物和毒物，包括对以前从未有人提到过的药物和毒物也进行了描述，特别是矿物质如醋酸铅、氢氧化钙、氧化铜及其他铜盐类。这部书论述了约 600 种植物、近 1 000 种药物和毒物，如乌头、芦荟、鸦片、莨菪、秋藏红花、樟木、曼陀罗、毒芹、毒蘑菇、夹竹桃、生姜及芥菜等；书中记述的动物毒物有毒蛇、毒蜘蛛、蝎子、蟾蜍和有毒的海洋动物等；矿物毒物包括铅、汞、砷、铜等。书中将解毒药分为蛇毒解毒剂、“普遍”解毒药和万能解毒药三类。此外，书中列有药物和毒物的名单，并附有药物调制方法如对白柳的描述。[1] 这是欧洲第一部系统的药典，在长达 1 500 年的时间里流传很广，是环境天然毒物（或环境本草毒物）研究的一个里程碑。

该书出版不久便被翻译为各种文字，但最为著名的是拉丁文版本《药物论》(有的译为《草药学》)。该书至少在 15 个世纪中是有关植物、药物和毒物知识的基础。直到 1964 年该书的英文版才出版。该书对植物和药物进行了分类，如“香料、油膏与树木”“动物、牛乳和乳酪制品，谷类及烈性草药”“植物根、汁和草药”“草药与根”“葡萄与酒、矿物质”。虽然这种分类还较原始，且多数药物缺乏明确效应，但狄奥斯科里迪斯在《药物论》中提出的 44 种药物被 20 世纪正式的欧洲药典所保留。在中世纪，狄奥斯科里迪斯的《药物论》受到阿拉伯医学的重视，并于 13—14 世纪被阿拉伯医生翻译为阿拉伯文，直到文艺复兴之后才重新被欧洲医学所重视而重回欧洲。

此外，狄奥斯科里迪斯在公元 1 世纪就注意到铅对智力的不良影响。

塞尔苏斯及其著作《论医学》

这一时期的古罗马百科全书家塞尔苏斯(图 1-2-27)[2] 撰写了百科全书，书中将药物按功效分为泻下、发汗、利尿、呕吐、麻醉等组别，在药物中使用麻醉药鸦片丸和毒性较大的莨菪子。由于当时罗马帝国的医生几乎都是希腊人，他们看不起罗马人的著作，所以到中世纪时，塞尔苏斯仍然不大有名，直到罗马教皇尼古拉五世(1397—1455 年)重新发掘了他的医学著作，他的《论医学》(*De Medicina*)才于 1478 年在佛罗伦萨出版，在文艺复兴时

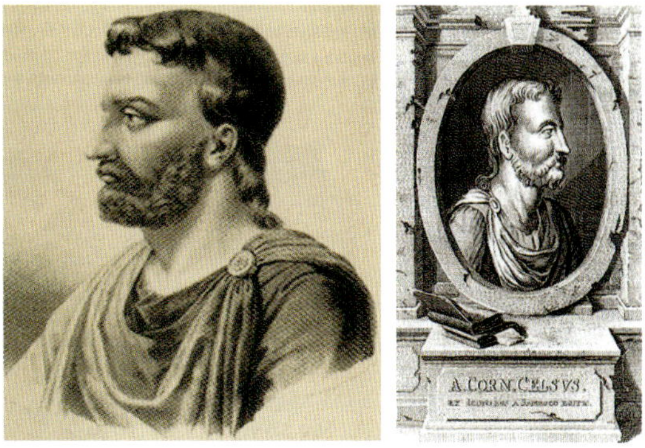

图 1-2-27　塞尔苏斯

1　在《药物论》一书中记述：“一种叶片呈白色的柳树，其叶煮过的水液可以作为热敷剂，对痛风有疗效。”欧洲一直就用这种柳杨属的白柳治疗痛风、风湿病、神经痛及牙痛等疾病。1827 年白柳治病的有效成分在法国被成功分离，并称之为“水杨苷”。1838 年从水杨苷的分解中获得水杨酸。1899 年德国拜耳公司合成乙酰水杨酸，即阿司匹林。

2　塞尔苏斯(Aulus Cornelius Celsus)，罗马人，约公元前 30—前 25 年生于罗马，死于 45—50 年，古罗马帝国时代百科全书家，所著百科全书成书于 25—35 年，现仅存医学部分(包括 8 册)。他虽本非医家，但精通医学。

代得以广泛流传。更重要的是，他最早用拉丁文写作医学论著，最早把希腊文的医学术语翻译为拉丁文术语，沿用至今。《论医学》还记载了古罗马时代的医生已经可以进行尿结石、甲状腺肿、疝气、白内障、蛇咬伤、截肢和整形等手术。塞尔苏斯还是写欧洲医学史著作的第一人，书中提到不同时期的80余名医生，有些仅在他的书中才能见到。他的这些事迹对医学包括对毒理学之后的发展都有很大贡献。意大利著名医史学家卡斯蒂廖尼[1]评价塞尔苏斯是“意大利古典医学史中最有才干、最聪明的人”。[2]

塞肯德斯及其著作《博物史》

百科全书家、古罗马人普利尼·塞肯德斯（C. Plinius Secundus，23—79年）撰写的《博物史》共37册，是一部载誉几个世纪的医学著作，其中有8册描述植物药，4册描述动物药和矿物药，描述了很多天然产物的毒性作用。书中记载做白内障手术使用海绿（anagallis）汁，19世纪的希姆利（Himly）受到这一记载的启发，在1800年研究了莨菪子和颠茄对瞳孔的效应。这再一次证明古代医药学和毒物学对近现代的影响。

维苏威火山爆发引起的环境灾难事件

公元79年8月24日，位于现今意大利那不勒斯以东9英里[3]处的维苏威火山（Mount Vesuvius）突然爆发。喷发出来的大量石块、碎石和火山灰射到高空，又像冰雹一样猛砸下来，19个小时的喷发便把山脚下的三座城市——庞贝、赫库尔兰努姆和斯塔比亚完全埋没了。熔岩喷发时形成的火山灰、碎石、浓烟和有毒气体（如二氧化硫或硫酸气体）久不消退，救援工作无法进行，不少救援者中毒身亡。罗马帝国海军司令官老普林尼将军就是在救援过程中由于吸入大量有毒气体和粉尘而丧生的。当时庞贝大约有25 000名居民，是古罗马共和国仅次于罗马的第二大城，在这场灾难中有2 000多人失去生命。这可能是人类历史上有记载以来第一次关于大气环境中的颗粒物引起急性死亡的灾难事件（图1-2-28）。

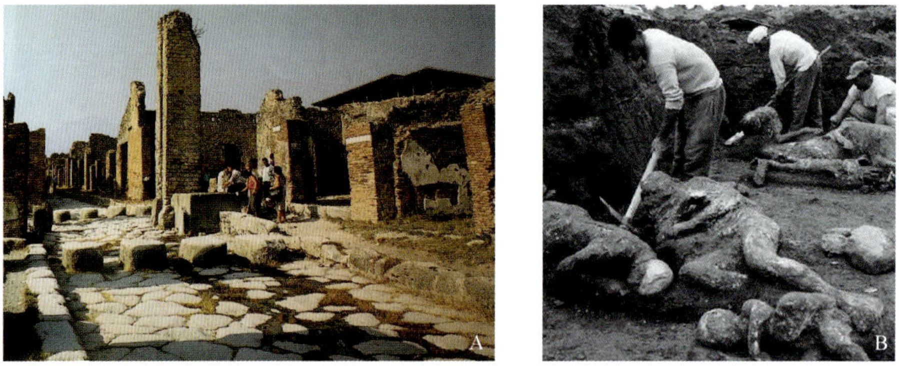

图1-2-28　庞贝古城遗迹（A）；挖掘被维苏威火山灰掩埋的庞贝古城的遇难者（B）

1　卡斯蒂廖尼（Arturo Castiglioni），意大利著名医史学家，1874年生于意大利里雅斯特，1890年到维也纳医学校习医，1896年毕业并获博士学位。在维也纳期间，受德国医史学家诺伊布格影响，他对医学史产生兴趣，之后专门致力于医学史研究，曾在锡耶纳、帕多瓦和佩鲁贾等大学教授医学史，后到美国，1953年逝世。

2　卡斯蒂廖尼 . 2003. 医学史（上册）. 程之范，主译 . 桂林：广西师范大学出版社，160-213.

3　1英里≈1.609 km。

（3）公元 2 世纪——盖伦的贡献

最权威的医学大师

在古罗马帝国时期，最权威的医学大师是希腊裔的盖伦（Claudius Galenus，图 1-2-29）。美国医学史家玛格纳（L. N. Magner）评论说："在医学史上，没有一个人能在解剖学、生理学、治疗学和哲学方面与盖伦相提并论。他是中世纪的医学教皇和文艺复兴时期的解剖学家和生理学家的导师。他留下了大量有关医学、科学、哲学、伦理学及宗教方面的著作。"遗憾的是，盖伦的藏书之地——和平神庙，在公元 191 年发生火灾，他的大部分手稿被毁，仅存的约有 20 卷保存于希腊，其他保存于阿拉伯及中世纪医学教育的书籍中。当时的罗马皇帝 M. 欧勒利斯（Marcus Aurelius）很崇拜他，称他是"医学和哲学第一人"。而批评他的人称他是"空谈家""像骡一样固执的人"。后世学者在对他的著作研究后指出，在医学上，他是希波克拉底的信徒，而在哲学上，他属于亚里士多德学派。

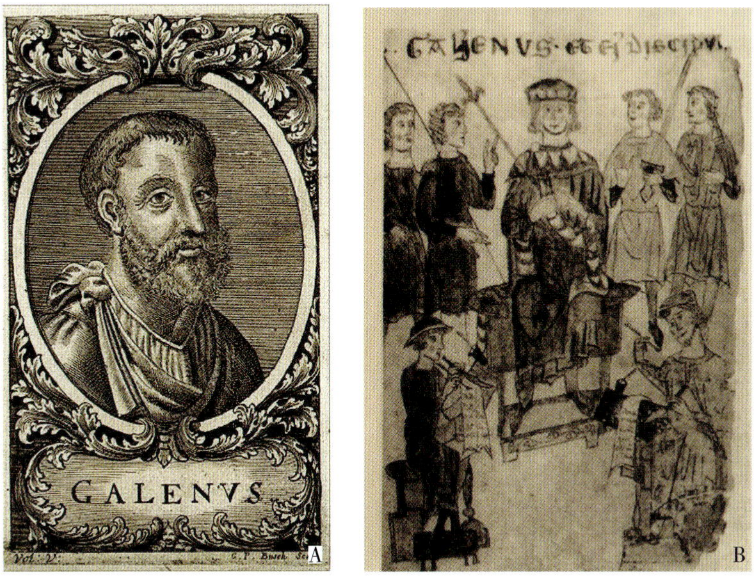

图 1-2-29　盖伦的画像（A）；一位 14 世纪艺术家所绘图画"盖伦的胜利"：盖伦端坐中间受到学子们的崇拜（B）

公元 161 年，盖伦来到罗马行医、教学和著书。5 年后，他被对手驱逐出罗马而回到他的故乡帕加蒙（Pergamon，现属于土耳其，曾经是希腊的殖民地）。不久，盖伦受到罗马皇帝的嘉奖而返回罗马并在那里定居。之后，在罗马从事医疗活动，虽然他没有任过罗马皇帝的御医，但是他与罗马皇帝及一些社会名流有很好的友谊，并受到他们的保护。

解剖学在医学和毒物研究上的价值

解剖学是医学和毒物学研究的基础，环境毒物研究离不开解剖学和生理学基础知识。盖伦非常重视解剖学在医学上的价值，对解剖学和生理学进行过许多研究，他的这些研究对当时环境毒物研究起到了促进作用（图 1-2-30）。在这些研究中，他为希

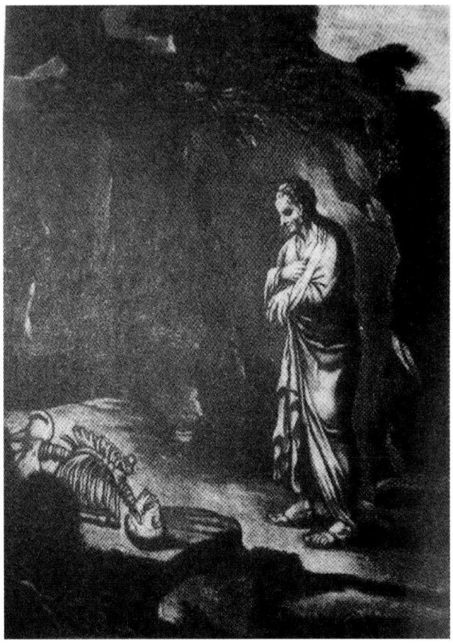

图 1-2-30 盖伦注视着一具人体骷髅
（盖伦进行过大量动物解剖，但他写了两本书反对埃拉西斯特拉塔的人体解剖工作）

波克拉底的艺术医学变成科学医学提供了理论基础。他对猪、山羊、猿进行实体解剖，发现胃壁、肠壁、子宫壁和血管壁组织是分层的，含有肌肉纤维、结缔组织和神经分支。他对感觉器官进行神经切断试验，发现感觉与神经组织有关。他发现了动脉与静脉及其区别，证明了动脉和静脉对脉搏的影响、脉搏频率与呼吸之间的关系。他研究了人体中血液流动的途径，误认为肝脏是血液循环系统的中心器官，将动脉的跳动归因于特殊的“脉搏作用力”。盖伦通过动物解剖观察，研究生命现象及其本质，在当时是很先进的，是对前代朴素唯物主义医学思想的继承和发扬，对医学的历史发展具有重要贡献。但是，由于当时自然科学的水平、时代的局限性，也由于一个学者的生命和精力有限，他未能发现心脏在血液循环中的作用，对于一些器官的解剖特征和生理功能做了推测或臆想，对于尚未能用科学理论解释的现象归因于造物主的力量和目的，他认为人体的组织、器官及构造是造物主有目的地设置的。盖伦的“目的论”观点，后来被中世纪的教会所利用，把盖伦的医学观念作为教条，为了维护教会的权威，把不同于盖伦观点的医学研究成就打入异端邪说，甚至对科学家进行残酷迫害，从而对中世纪医学的发展起到了阻碍作用。直到 16 世纪，盖伦一直被尊为欧洲的医学权威，当时的医生或学者不研究人体解剖而相信盖伦已经描述了一切可以描述的事物。

放血疗法与排出毒物

在治疗上，盖伦在他的著作《治愈的方法》一书中，认为放血疗法适用于任何一种疾病，包括出血和虚弱的患者。他认为，根据体液学说，放血可以将体内的有害物质排出。在这种放血疗法一直沿用到 19 世纪，不过在文艺复兴时期就有很多医生反对这种疗法。在古代和近代医学上放血疗法长期流行的现象说明医学理论对医疗实践的重要性，同时也说明加强基础理论（包括环境毒物学基础理论）研究的重要性。

对药物和毒物的研究

在药物和毒物的研究方面，盖伦继承和发扬了古代，特别是古希腊对环境天然毒物的研究成就（图 1-2-31）。他研究单味药、外来药和混合药物，如外来药乳香、铜和泥土等。此外，还用公牛胆汁、蜘蛛网、蛇蜕的皮以及从狐狸和鬣狗提取的油脂混合物等做药物。甚至人的粪便也被用作药物。他发现一些有毒制剂具有医疗价值，在他的《草药》一书中，他描述了一位可怜的老人得了一种可怕的皮肤病，当老人喝了一坛用毒蛇浸泡的酒以后，病就治愈了。盖伦对于环境中生物和非生物物质的药用价值和毒性作用进行了很多研究。他的药物学著作中记载了植物药物 540 种，动物药物

180 种，矿物药物 100 种。他对植物、动物和矿物的致毒和解毒功效进行了比较深入的研究。他在自己的专用药房内，利用多种植物药物配制成丸剂、散剂、浸剂、煎剂、酊剂、洗剂、膏剂等不同剂型。在治疗病人时，经常使用自己制备的草药成药或制剂。至今，医院药房制剂仍然以盖伦的名字命名，被称为“盖伦制剂”（galenicals）。

盖伦的放血疗法及对药物和毒物的认识，包括他对万灵药的研制，均反映了公元 2 世纪的古罗马在医药学和毒物学方面尚处在比较早期的阶段。

毒不死的国王——米斯利德蒂斯六世

盖伦在对毒物解毒方面的研究也卓有成就。当时的罗马帝国，应用有毒植物汁液或有毒矿物质进行仇杀和谋杀的事件常有发生，有权势的人害怕被毒害，农夫、兵士等普通民众怕有毒动植物的危害，对于毒物、毒液的恐惧很普遍。盖伦在毒物学方面的著作有《解毒剂Ⅰ》《解毒剂Ⅱ》《中毒的治疗》等。书中描述了当时小亚细亚黑海南岸的蓬塔斯国的国王米斯利德蒂斯六世研究“万能解毒剂”的过程。米斯利德蒂斯六世以丰富的草药、毒药、解毒药知识而闻名，据说他把死囚作为实验品进行试验。由他创制的“万能解毒剂”含 36 种成分，可防治多种毒物对机体的危害，如对蝰蛇、蜘蛛、蝎子等的叮咬引起的中毒均有疗效。传说他每天吃一定剂量的解毒药，最终变得可抗万毒。约公元前 65 年，他被罗马军队围困在一片树林中，他毒死了他的妻妾和女儿，但是没有毒药能够毒死他自己。根据盖伦的记载，罗马皇帝尼禄的医生安德罗马切斯（Andromachus）依据传说中的米斯利德蒂斯六世“万能解毒剂”的配方，用 64 种成分包括鸦片和毒蛇肉配制成一种万灵药，不但能解毒，而且有滋补身体的作用。后来，罗马皇帝委托盖伦研制万灵药。直到 19 世纪，在德国和法国的药房仍然可以找到毒蛇肉和其他万灵药的成分。

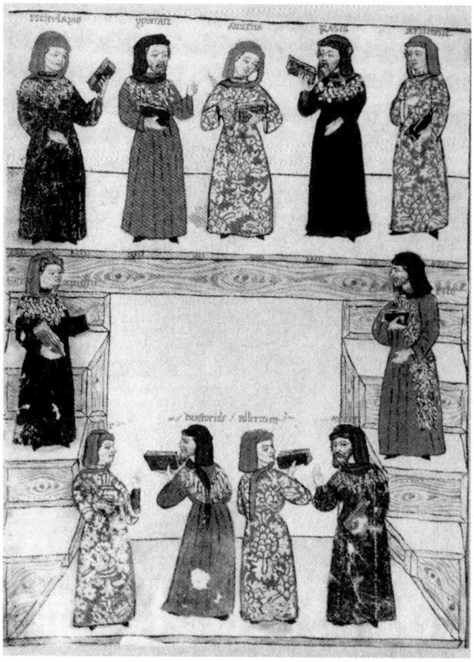

图 1-2-31 医学、药物学和毒物学之父

［从左上角起，顺时针方向依次为阿斯科勒庇俄斯、希波克拉底、阿维森纳、累塞斯、亚里士多德、盖伦、梅瑟（Macer）、马格努斯[1]、狄奥斯科里迪斯、梅苏（Mesue 或 Yuhanna ibn Masawayh），以及塞拉皮翁（Serapion）。引自：15 世纪意大利学者卡代莫斯托（G. Cademosto）手稿的卷首插图］

---

1 马格努斯（Albertus Magnus，1193 或 1206—1280 年），是以倡导科学与宗教和平共处而闻名中世纪的德国哲学家、天主教圣人，也是化学、动物学和生理学等多个领域的学者。他于 1250 年分离出砷，是西方最早分离出砷的人，但比中国古代医学家和炼金术家葛洪对砷的成功分离要晚约 900 年。

2.2 中古时代（中世纪）环境毒物史

历史学家将中世纪界定为476年西罗马帝国灭亡至1453年东罗马帝国灭亡的这一历史时期。

中世纪是黑暗时期?

古代文明高度发达的西罗马帝国[1]在476年被蛮族人（日耳曼人、法兰克人、西哥特人、汪达尔人等）灭亡，分裂成几个蛮族王国，标志着欧洲开始进入中古时代，从此欧洲文明的历史进入一个漫长的停滞时期。曾经的文明中心区域屡遭游牧民族的侵入，战火连绵，疫病流行，人口减少，加之宗教的迫害和神秘主义的控制，医学研究包括对环境毒物的探索受到严重影响。一些历史学家通常把中世纪称为黑暗时期，但是中世纪史学家拒绝中世纪黑暗时期的概念，他们认为在1000—1250年，某些地方在政治、经济和社会组织方面出现了重大改进。

古希腊-罗马文化对希波克拉底式的传统医药学持追求和尊崇的态度，而到了中世纪在基督教的专制下，西欧对医药学的态度发生了彻底改变。基督教会包括神学家把瘟疫、疾病、战争和自然灾害解释为上帝对人类罪孽的惩罚，所以忍受这样的磨难才是最好的态度。所有的非宗教学问包括医药学被认为是低于和从属于神学的。尽管如此，大多数人从未放弃对健康的追求，医生也没有完全放弃希波克拉底的医学传统。

阿拉伯医药学的兴起

欧洲历史上的中世纪，在时间上大约与阿拉伯帝国的兴盛时期相对应。据穆斯林的记载，610年，伊斯兰教先知穆罕默德（Muhammad，570—632年）在40岁的时候，开始奉真主之命在麦加传播伊斯兰教（图1-2-32）。630年，阿拉伯帝国建立。

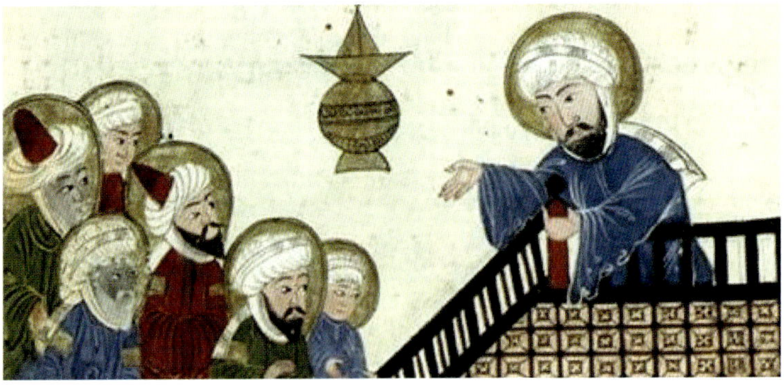

图1-2-32 伊斯兰教先知穆罕默德传教

1 286年，罗马帝国被当时的皇帝戴克里先分裂为西罗马帝国（管辖范围为意大利、西班牙、高卢、不列颠、中欧、北非）和东罗马帝国或拜占庭帝国（管辖范围为巴尔干半岛、东南欧、小亚细亚、巴勒斯坦、叙利亚、黎巴嫩、约旦、埃及）。476年，西罗马帝国灭亡；1453年，东罗马帝国被奥斯曼土耳其帝国所灭。随着西罗马帝国的灭亡，欧洲文明的发展进入中世纪黑暗时期，西罗马领土被多个外族瓜分之后而成为今天一些欧洲国家的前身，从西罗马帝国灭亡起不再有统一政权的欧洲。

伊斯兰教医学就是阿拉伯医学。许多欧洲学者认为，阿拉伯医学的意义仅仅在于在中世纪黑暗时期保存了希腊文医学文献。实际上，阿拉伯帝国不仅创造了一个长期的和平环境，而且允许多种文化并存，在文化和医学知识等方面都取得了很大成就。伊斯兰教医学在公元 9 世纪开始在整个阿拉伯帝国发展，经过欧洲中世纪时期达到了顶峰。因此，研究中世纪医学和毒物学史就不能不研究伊斯兰教医学和毒物学史。如同中医是指受中国影响的所有国家的医药学体系和实践一样，阿拉伯医学是指从西班牙延伸到印度的地理区域中各国历经 9 个世纪的医药学发展和实践。直到现在，阿拉伯医学像中医和印度医学一样，仍然被传统的医生研究和应用，具有强大的生命力。

2.2.1　中世纪基督教文化及其影响

中世纪是全世界封建制社会形成到发展的时期，也是世界三大宗教（基督教、伊斯兰教、佛教）形成并广泛传播的时期。在这一时期，基督教文化[1]在欧洲取得了统治地位（图 1-2-33）。

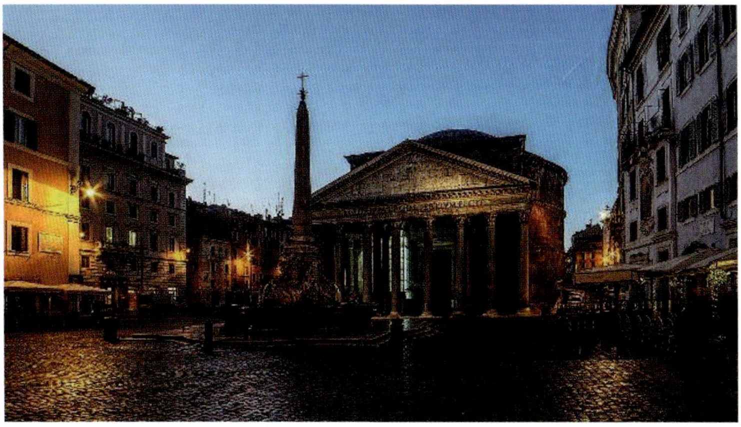

图 1-2-33　古罗马的天主教堂

随着日耳曼人的入侵，西罗马帝国在 476 年灭亡，古罗马文明在西欧也随之消亡，唯一保存下来的只是作为古代罗马帝国国教的基督教和一些失掉了文明的城市。入侵的日耳曼人的文明水平远远低于罗马人，因此他们建立的国家在初期，其社会处于混乱无序的状态，可见西欧封建主义是在这种原始状态下发展而来的。在这种社会形势下，日耳曼人国王面对有较高文明的原罗马辖区的居民，意识到要在西欧巩固政权，使社会从无序走向有序，只有依靠受过教育的基督教会的教士，在客观上造成了日耳

1　在公元 1 世纪，巴勒斯坦地区的犹太人社群中产生了基督教，并逐渐发展到叙利亚、埃及、小亚细亚、希腊及意大利等。在 4 世纪以前，基督教是受迫害的，直到罗马帝国君士坦丁大帝发布米兰敕令宣布它为合法宗教为止。380 年，罗马帝国狄奥多西大帝（Theodosius I）宣布基督教为罗马帝国的国教，所有人都要信奉。1054 年，基督教发生了大分裂，东部教会自称为正教（东正教），西部教会称为公教（天主教）。天主教以罗马梵蒂冈为中心，权力集中于教宗身上；东正教以君士坦丁堡为中心，教会最高权力属于东罗马帝国的皇帝。109—1291 年，天主教以维护基督教为名，发动了 8 次宗教战争（“十字军东征”）。16 世纪以后，欧洲各国发生了宗教改革运动，分化出许多支派，随着殖民扩张，将基督教传到了世界各地。

曼人政权对基督教会的依赖。加之，基督教的基本教义不仅适用于奴隶主，同样也适用于封建主，有利于维护封建统治。因此，从古代进入中世纪以后，基督教成为封建贵族阶级统治人民的工具。正是因为这样，在罗马帝国崩溃后，陆续建立起来的日耳曼国家，包括西哥特、法兰克、盎格鲁-萨克逊、伦巴德等国家，先后皈依了天主教（从 1054 年起西部的基督教称为天主教）。基督教在古代的传播已有几百年的历史，这时传教又得到政府的大力支持，从而在西欧很快实现了基督教化。

整个中世纪包括文艺复兴初期在内，西欧文化的主体就是基督教文化，教权高于皇权。欧洲人的生活与宗教有密不可分的关系，无论是国王还是普通百姓，只能在基督教的框架内思考与生活，绝对不能够超越。东罗马帝国（拜占庭帝国）与西欧不同，它较好地保存了古代文化，一直延续着罗马礼仪和专制政治制度，其皇权高于教权，其教会也不受制于罗马。然而，东罗马帝国在基督教的影响下，他们的全部生活也在基督教的规范之内。中世纪欧洲在基督教会的黑暗统治下，科学发展包括医学、药物学和毒物学的发展受到严重影响。而在这一时期阿拉伯帝国的兴起，为古代希腊和罗马文化包括医药学和毒物学知识的保存、传播和发展提供了良好的条件。

2.2.2 阿拉伯帝国的兴起

630 年，在阿拉伯半岛上开始以伊斯兰教为核心建立起一个统一的阿拉伯国家。从 635 年开始，在四任哈里发（caliphs，先知的继承者）的领导下，阿拉伯人完成了对叙利亚、波斯和埃及的征服。642 年，哈里发成为亚历山大的主人，整个埃及纳入阿拉伯帝国的版图。7 世纪中叶，哈里发的军队攻入印度河流域，征服了印度次大陆西北部的大小邦国。到了 8 世纪，阿拉伯帝国又征服了西班牙及北非诸国，并征服了拜占庭帝国亚洲部分的大半部分，但在进攻拜占庭帝国的首都君士坦丁堡时受阻，也被中国唐朝军队阻挡在帕米尔高原西部。732 年，哈里发的军队进攻法兰克王国失败，至此，阿拉伯帝国的大规模征服运动终于落下帷幕。因此，阿拉伯帝国的版图横跨欧、亚、非三洲，这为吸收古巴比伦、古埃及、古印度三大文明古国的科学文化，也为吸收当时人类文明高度发达的古希腊和古罗马的科学文化（包括环境毒物研究积累的知识）创造了有利条件。

750 年，阿巴斯王朝（Abbasid）的哈里发获得了胜利，并把巴格达作为阿拉伯帝国，即所谓“阿拉伯哈里发王国”的都城。阿拉伯继承了古希腊、古罗马的文化，包括医药学知识，同时与东方通商频繁，吸收了印度和中国的文化，包括医药学知识，对欧、亚各国文化交流具有促进作用。阿拉伯统治者对古希腊文化精心保护，把希波克拉底和盖伦等大师的著作翻译成阿拉伯文作为教材进行学习。到了 900 年左右至 11 世纪末或 12 世纪初，阿拉伯医学达到全盛时期。

在“阿拉伯哈里发王国”时代，阿拉伯人把古希腊的科学文化包括医学方面的文献保存下来，使其在欧洲中世纪漫漫长夜中不致散失，从而为之后欧洲文艺复兴时期乃至近、现代医学和毒理学的发展起到了承上启下的作用，历史贡献很大。而且，阿拉伯人在医学和药物学包括对环境毒物的研究方面也有重要发展，在世界医学史上占有重要地位。

1258年，蒙古人攻陷巴格达，“阿拉伯哈里发王国”灭亡，阿拉伯时代宣告结束。

2.2.3 阿拉伯对古代医药学和毒物学的贡献

由于阿拉伯地理位置的缘故，自古以来它就是东西方通商贸易的纽带、科学文化交流的桥梁。在人类环境毒物研究史上，阿拉伯不但是东西方的桥梁，而且起了承前启后的重要历史作用。

在古代对环境毒物研究的历史中，除了四大文明古国和古希腊、古罗马帝国的丰功伟绩之外，阿拉伯人也做出了杰出贡献。阿拉伯医学不仅保存了希腊的医学成就，包括希腊在毒物研究方面的成就，而且也有一些重要发现，特别是属于阿拉伯世界的古波斯帝国[1]的多位医药学家贡献很大。总之，在8—12世纪，阿拉伯在医学、化学、药物学和毒物学等方面均很发达。此外，在巴格达、开罗、科尔多瓦（Cordova，今西班牙城市，当时的西班牙由阿拉伯管辖）等大城市均先后建立了一定规模的医院和医药科学研究院。

（1）8—10世纪

在这个时期阿拉伯医生伊本·瓦赫施亚（Ibn Wahshiya）撰写了《毒物》一书，化学家伊本·海耶·贾比尔也撰写了《毒物》著作，博物学家阿尔·肯迪对本草药物的毒副作用进行研究，累塞斯是西方最先应用汞制剂治病的阿拉伯名医。

化学之父贾比尔撰写《毒物》一书

8—9世纪，阿拉伯的化学研究（炼金术）很发达，其主要代表人物是伊本·海耶·贾比尔（Ibn Haiyan Jabir，约776—803年，图1-2-34），又译为该伯（Geber），是中世纪著名的炼金术士，被誉为化学的始祖、化学之父。他发明了蒸馏器，他在实施炼金术的过程中进行了无数次的试验，发现了许多可用于医疗的化学物质，确定了一些化学规律，设计和改进了许多实验方法，如蒸馏、升华、结晶、过滤等，为药物和毒物的提取和制备提供了方法。他撰写《毒物》一书，把东方的炼金术传入欧洲，并将氯化汞、硝酸、硝酸银等毒物应用于医药。

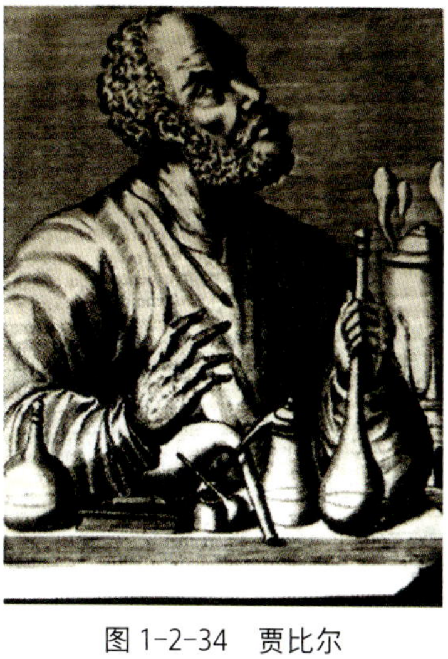

图1-2-34　贾比尔

1　古波斯帝国大约从3世纪开始，现在的伊朗、伊拉克和阿富汗都曾经属于它的版图。由于它与邻国连年征战不断，所以版图多变。651年，穆斯林势力征服了那里的萨珊王朝，建立了伊斯兰王国，被称作伊朗（Iran）。在此后的数百年中，不断有新的侵略者出现，直到16世纪伊朗人才最终收复了自己的失地。

阿尔·肯迪——研究毒物的博物学家

博物学家阿尔·肯迪（Al Kindi，约 801—约 866 年）一生著有哲学、音乐、占星术、自然科学（包括医学）等方面的著作达 270 余部（大多已经亡佚），其中《药物处方一览表》一书，对植物、动物及矿物质的药效和毒性进行论述，是阿拉伯这方面论著的代表。该书记载了希波克拉底和盖伦未知的一些波斯和印度等地的药物。对该书所载药物的分析表明，这些药物 33% 来源于美索不达米亚和闪族，23% 来自希腊，18% 来自波斯，13% 来自印度，5% 来自阿拉伯，3% 来自埃及，其余 5% 来自其他地域。

累塞斯——欧洲最先应用汞制剂治病的医生

阿拉伯医药学家累塞斯（Rhazes，约 860—932 年）被誉为伊斯兰教社会里最伟大的医生。累塞斯的阿拉伯全名很长（如同一般阿拉伯人一样）：阿菩·培克尔·穆罕默德·伊本·萨卡利亚·阿尔·拉兹（Abu Bekr Muhammad Ibn Zakariya Al Razi），简称阿尔·拉兹（Al Razi）。但是，欧洲人习惯称他为累塞斯。在他写的 237 本医学和哲学传世著作中约有一半是医学著作，他未完成的重要著作《万国医典》（又称《医学集成》）被后世一位犹太医生完成并于 1486 年出版，重达 20 多磅[1]，是一部医学百科全书，曾被欧洲采用多年。他写的《论天花和麻疹》专论是世界医学史上对天花和麻疹鉴别诊断的最早的描述。在累塞斯的一份病史中，首次以书面的形式描述了“玫瑰花粉热”（rose-fever）。他根据病人在每年春天易出现流涕或感冒的其他病症的现象，确信玫瑰的香味是致病原因，他建议病人避免接触有刺激气味的物质，如玫瑰、草药、洋葱和大蒜。这无疑是空气中玫瑰花粉引起健康问题的最早期的研究。累塞斯还应用中国自 1 世纪已使用的汞油膏治病，是欧洲最先应用毒物汞制剂治病的人。

（2）11 世纪：阿维森纳的贡献

在阿拉伯医药学家中，被西方和伊斯兰国家誉为“医学之王”和“阿拉伯学术文化之花”的古波斯著名医药学家阿维森纳（Avicenna，980—1037 年，图 1-2-35）的贡献最为突出（其生平介绍见本书第七卷）。

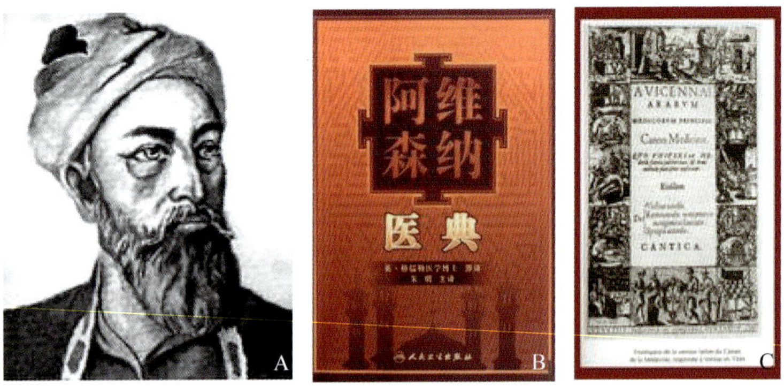

图 1-2-35　古波斯著名医药学家阿维森纳画像（A）及其《医典》（B）和科学伦理奖章（C）

1　1 磅（lb）≈0.453 6 kg。

阿维森纳的《医典》及其重要贡献

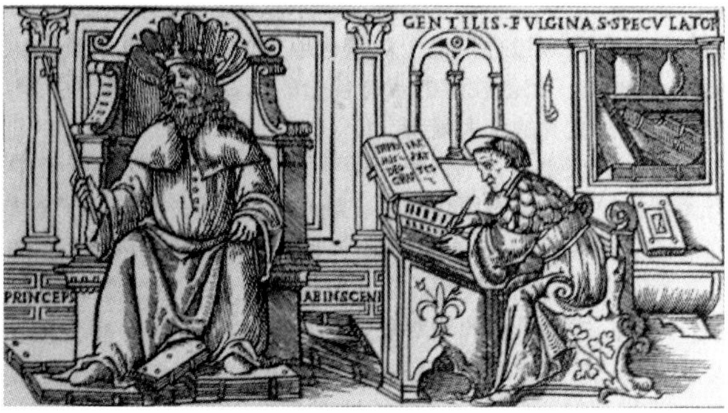

图 1-2-36　阿维森纳给他的学生福利尼奥（Gentile da Foligno）讲课
（该学生后来成为一名注释学者，死于 1348 年）

阿维森纳以罗马帝国时期希腊医生的成就和波斯医学著作为基础，吸取了中国医学如脉诊等方面的知识，汇集了欧亚两洲诸多民族的医学成果，结合他个人的医学实践，将当时的医学知识系统地总结为一部“法典”，名为《医典》，体现了当时世界医学、药物和毒物学的先进水平。图 1-2-36 展示的是阿维森纳给他的学生福利尼奥讲课。这在当时无论是在东方还是在西方，都是医学史上最著名的一部独一无二的巨著。该书分为 5 卷 100 万字，对医学知识进行了全面、深入、系统的论述，建立了较系统的医学理论体系。虽然《医典》是一部医学经典，但是由于书中多处涉及环境与健康问题，从现代的环境毒理学理念和古近代对环境自然毒物的研究角度来说，阿维森纳的《医典》有很多重要贡献，这主要体现在以下一些方面。

阿维森纳的《医典》很重视健康与自然环境的关系，对疾病与自然环境的关系进行了详细论述，在多处讨论了气候、饮水、土壤、住宅、心理情感等与人体健康和疾病的关系。为了证明不良环境对生命状态的影响和心理情感对健康的影响，他把两只体质和喂养方式均相同的小羊，一个放在平静安逸的环境中圈养，另一个却放在狼笼旁边圈养。结果是，以狼为邻的小羊逐渐消瘦，不久便死去，而在正常环境中生活的小羊很健康。这验证了不良环境引起的恐惧、焦虑、烦躁、不安等不良心理状态对健康的影响很大，有时甚至是致命的。这个试验说明阿维森纳对动物试验很重视，这对毒理学包括职业毒理学和环境毒理学早期动物试验和学科的产生都有重要启迪作用。这对今天的环境毒理学研究也有重要的启示意义，它表明环境污染造成的不良心理变化可能会导致对健康的严重危害。

在《医典》中记载了很多环境天然毒物用作治疗疾病的药物的情况，反映了古代阿拉伯人对毒物的研究和利用。该书按 28 个阿拉伯字母的顺序列出了 760 种药物，包括植物药、动物药、矿物药，对各种药物的性质、功效、毒性和用途作了详细的叙述。《医典》中这些药物知识有来自古波斯阿拉伯世界的，也有来自古希腊、古罗马和东亚地区与中国古代的药物知识，可谓集中西方药物知识之大成。

在《医典》的病理学部分，阿维森纳提出了鼠疫、肺结核、麻疹等病是由肉眼看不见的“病原体”造成的，钩虫病是由肠道寄生虫引起的，认为“病原体”是通过土壤、水和空气传播的。在当时并没有发现微生物的情况下，他能够设想存在“病原体”并认为结核病能够传染是很不简单的。这些结论和观点与现今对环境生物污染导致疾病的论述是一致的。

在《医典》中还介绍了对流行病的预防和保健卫生措施，对疾病的诊断和治疗方法，以及药物的膏、丹、丸、散、液、剂的配方、剂量、制作等作了详细介绍。《医典》介绍了多种给药方法，其中包括尿道注药法和阴道塞药法。这在毒理学试验中对染毒途径的研究和应用具有重要科学意义。

此外，《医典》记载了蒸馏水的制备方法和用汞蒸气吸入和汞剂涂擦治疗梅毒的方法，还记载了空气浴、日光浴、水疗、心理疗法等治疗疾病的方法。这些论述不但在古代和近代对环境毒物的探讨有重要价值，而且在现代对环境毒理学研究也有重要参考意义。

对《医典》的写作和成书时间尚存在不同意见，一种意见认为是在阿维森纳生命的最后 14 年中于伊斯法罕完成的，另一种意见认为阿维森纳于 1011—1013 年在里海边的戈尔丹写成。12 世纪，《医典》被译成拉丁文而传入欧洲，立即被世界医学界奉为“医学经典”。12—18 世纪，欧洲很多大学都采用《医典》作为医学教科书。《医典》不仅是现代医学产生的重要基础之一，而且也是毒理学包括环境毒理学产生的重要基础之一。《医典》对动物试验的描述表明，阿维森纳不仅重视动物试验在医学研究中的意义，而且开启了关于环境对生命影响方面的动物试验先例，不过他采用的实验动物数量有限，还处在动物试验的萌芽阶段。16 世纪毒理学启蒙时代的代表、瑞士医学家帕拉塞尔苏斯（Paracelsus，1493—1541 年）力主医学革新，当众焚毁《医典》，宣告与传统医学决裂，恰好说明他本人曾经受到《医典》的教诲，他对动物试验的重视，不能不说是受到阿维森纳重视动物试验思想的影响。

（3）12 世纪

迈蒙尼德及其著作《论毒物及其解毒治疗》

12 世纪，西班牙人、犹太著名哲学家和医生摩西·迈蒙尼德（图 1-2-37）[1] 对环境天然毒物的研究做出了重要贡献，他在 1199 年著有《论毒物及其解毒治疗》（*Treatise on Poisons and their Antidotes*）。书中记载了植物毒物、矿物毒物以及毒蛇和其他动物毒物的毒性作用，对不同毒物的解毒方法进行了详细描述并附有临证病例。因此，基于对毒理学的贡献，他被选为 2001 年《毒理科学》（*Toxicological Sciences*）第 2 期的封面人物。

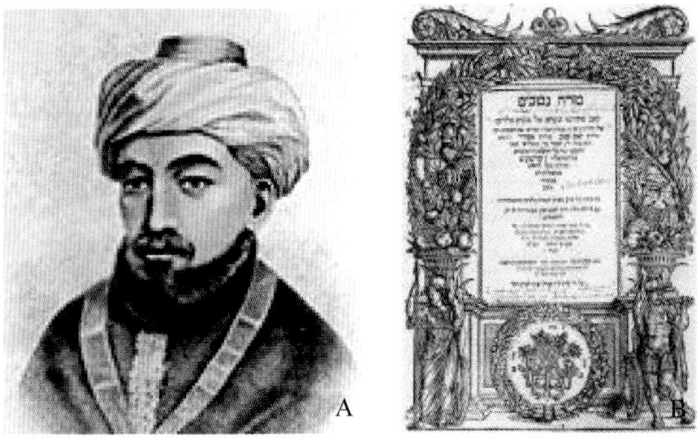

图 1-2-37 摩西·迈蒙尼德画像（A）及他的名著《困惑指南》（B）

1 摩西·迈蒙尼德（Moses Maimonides，希伯来文：Mōsheh ben-Maimōn，1135—1204 年），中世纪著名犹太教神学家、哲学家和医生，生于西班牙科尔多瓦，于 1165 年定居埃及。他的代表作《困惑指南》（有的译为《解惑指引》《迷途指津》等）一书提出了犹太教信仰的十三条原则。

（4）13 世纪

阿尔－拜塔尔及其著作《药用植物大全》

在植物药物和植物毒物领域，阿拉伯人也取得了很大进展（图 1-2-38）。13 世纪初期，西班牙马拉加（Malaga）的伊本·阿尔－拜塔尔（Ibn Al-Baitâr，1197—1248 年）是当时最杰出的植物学家，他继承了狄奥斯科里迪斯对植物药物和有毒植物的研究。他的主要著作《药用植物大全》（*The Corpus of Simples*）中描述了 1 400 多种药用和有毒植物，其中有 300 多种是新增加的，这些植物药物和毒物包含了狄奥斯科里迪斯和盖伦收集的材料，也包含了他本人的长期观察结论和经验。书中记载的药物或毒物有琥珀、麝香、樟脑、番泻叶、决明子、巴豆、马钱子、大黄、豆蔻、槟榔、血竭等。此外，书中还对各种植物在各国的名称进行标注，对当时药物和毒物的研究及贸易发挥了很大作用。

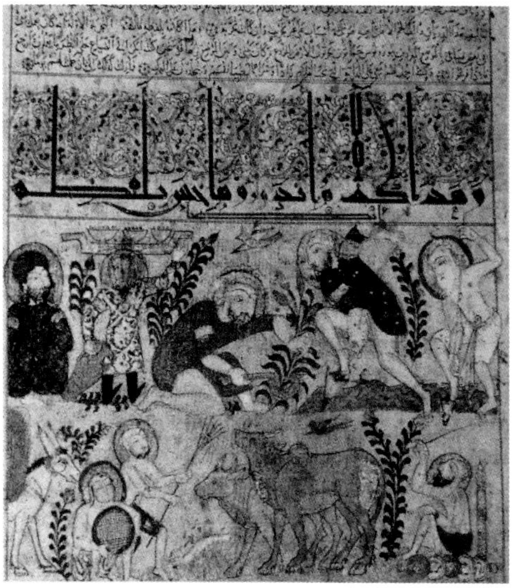

图 1-2-38 古代阿拉伯对草药的种植

（1199 年以医学大师盖伦的名义编写的《解毒药书》中的插图，该书是在伊拉克北部发现的）

13 世纪中叶，阿拉伯政权开始衰落，1258 年蒙古人侵占巴格达，一度在西班牙兴盛的阿拉伯文化也被驱逐，从而导致阿拉伯医学和毒物研究的衰退，似乎从地中海区域永远地消失了。实际上，在中世纪末期，阿拉伯医学并没有消失，而是继续发展并传播到了其他地区。

（5）古代医药和毒物学在近代和现代的继承与发展

在 19 世纪，由于西方近代医学的竞争和政府的态度，阿拉伯传统医学的行医者受到很大压力。1838 年，伊斯坦布尔建立了第一所西方式的医院和医学院，工作人员都是法国医生。接着，苏丹宣布停止传统伊斯兰教医学的实践，其他的伊斯兰国家紧跟其后，纷纷效仿。到了 20 世纪，传统的伊斯兰医学行医者由于法律的限制而转入地下行医，如法国统治下的阿尔及利亚就是这样。但是，许多病人由于相信传统的治疗方法，也为了节省费用，仍然寻求传统医学的医生看病。

然而，在英国统治下的印度次大陆，阿拉伯和印度的传统医学体系得到了保留和发展。由于西医治疗很昂贵，加之很少普及到乡村，所以虽然西医激烈反对官方认可传统医学，但印度和巴基斯坦政府仍然允许受过传统医学教育的医生注册、获得执照开业。传统医药学行医者在城镇和乡村比较活跃，他们仍然依靠脉诊，查看舌头、尿液和大便来诊断疾病，依靠传统的药物和饮食治疗疾病。传统行医者可以通过学徒学习，也可以通过在传统医学院学习而获得行医资格。传统医学院的课程包括阿维森纳的《医典》和现代医学标准教材。用现代科学方法分析表明，许多传统的药用植物确有药效，而更多的传统药物尚待研究。现在只有印度、巴基斯坦和孟加拉国把阿拉伯传统医学纳入现代卫生保健的计划之中。但是，至今阿拉伯传统医学和西方现代医学尚未完全融合，要使二者真正地融合可能还需要很长的时间。

2.2.4 中世纪医学和环境毒物研究的发展

中世纪的欧洲虽然医学发展缓慢但仍然继续前行，在药物和毒物研究上也有很多发展。

（1）医院和医科大学的创立

中世纪最大的医学革新是出现了医院。虽然中世纪的医院与现代的医院完全不同，但也为病人提供宗教性的安慰、护理和医学照顾，且为公益性事业，直到14世纪才开始尝试对住院病人收费。

中世纪的另一个主要创新是在12—13世纪建立了医科大学，作为培养医生的中心。不过在15世纪之前学校很难获得希波克拉底、盖伦和其他古代医学家的著作。许多医学知识仍然与教堂、修道院密切相关，修道院的图书馆、医务室、医院和草药园成为中世纪医学研究和实践的中心。直到16世纪，盖伦最重要的著作——《解剖程序》才被翻译为拉丁文。

（2）中世纪对医学和毒物的研究

9世纪，意大利南部的萨勒诺海湾地区建立了萨勒诺学校，该学校的前身是在7世纪末建立的允许各种医学学说并存的医院。到12世纪萨勒诺学校达到最繁盛，一直保持到14世纪末。萨勒诺学校是一所摆脱了宗教束缚，对希腊医学、阿拉伯医学、东方医学等不同医学兼容并包的学校，有“希波克拉底之国”的美誉，它是中世纪欧洲医学没有完全丧失在教会专制之下而仍然继续保持发展的一个见证。学校教师组成希波克拉底学会，其教科书以希腊和拉丁典籍中的摘要和一些篇章为主。这一时期（11世纪）最著名的医生为希腊医学家加里奥庞特斯（Cariopontus）。他著有百科全书式的文集汇编《病痛记》一书，辑录了希波克拉底、盖伦等医学名家的论述，将大量希腊医学术语拉丁化，充分表明希腊-拉丁医学传统在萨勒诺学校教学中占有优势地位。同时，这也为近、现代医学理论的建构提供了大量术语。此外，萨勒诺学校的医生在大约11世纪还编写了解毒方书，后人称此书为《萨勒诺·尼古拉的解毒方》（*Antidotarium Nicolai Salernitani*），书中记载了很多毒物及其解毒药方。

（3）中世纪对本草医学和毒物的研究

伪阿彪利阿斯及其著作《本草志》

5世纪及中世纪之初，伪阿彪利阿斯（Pseudo-Apuleius）编写《本草志》（*Hortus*）并附有插图，以抄本流行，直到文艺复兴前期——1481年第一次出版。

第一本女性写的医学著作——《医学》

德国宾根（Bingen）的希尔德加德（Hildegard，1098—1179年）是中世纪杰出的女性医生和作家。她写的《医学》（*Physica*）可能是第一本女性写的关于植物、动物、金属及其治疗价值和毒性的医学著作，也是德国第一本关于自然史的书。书中涉及许多草药、树木、哺乳动物、爬行动物、鸟、鱼、矿物质和金属的药效和毒性。

英国的草药

在英国，中世纪的草药包括狼草、天仙子、颠茄和曼德拉草等。现代药物学研究发现，狼草的种子含锰量很高，而锰缺乏与癫痫再发有关，所以古代用狼草治疗癫痫可能是有效的。又如，天仙子、颠茄和曼德拉草及其他曼陀罗属植物均含有大量生物碱（如毒性很强的阿托品、东莨菪碱、天仙子胺等），所以这些植物作为药物、毒物和迷幻剂具有很强的神经毒性。在中世纪草药治疗中也有不少错误和迷信之处，例如用马兜铃属植物治疗外部肿瘤，用旱金莲属植物治疗秃头，在白屈菜收获时诵读几遍咒文可治疗痔疮，用红色的东西环绕天花病人治疗天花等。这些反映了中世纪欧洲的本草医药学还比较落后。

麦角中毒

在中世纪的欧洲也有食用腐烂的小麦和黑麦引起坏疽，导致人群大量死亡的案例。在法国阿基坦大区，944—945 年约 20 000 人，994 年有 40 000 多人，均因此而死。在症状出现的 24 小时内就发展到肢体溃烂、剧烈疼痛，严重时致人截肢（图 1-2-39），有的还会出现神经麻木、瘫痪、痉挛和失明症状。当时人们不知道病因，故极度恐慌，以为是圣火灼烧引起，称这种病为圣安东尼之火病。直到 17 世纪，生物学研究发现致病元凶是一种称之为麦角菌的真菌，其体内的麦角碱是引起中毒的化学物质。多种禾谷类植物（黑麦、大麦、小麦等）容易受到麦角菌的感染，感染的谷物制成面粉后通常含有高浓度的麦角碱，人或动物摄食后，会产生严重影响，甚至中毒。但是，少量的麦角可以作为药物，可用于子宫、神经系统和心血管方面疾病的治疗。

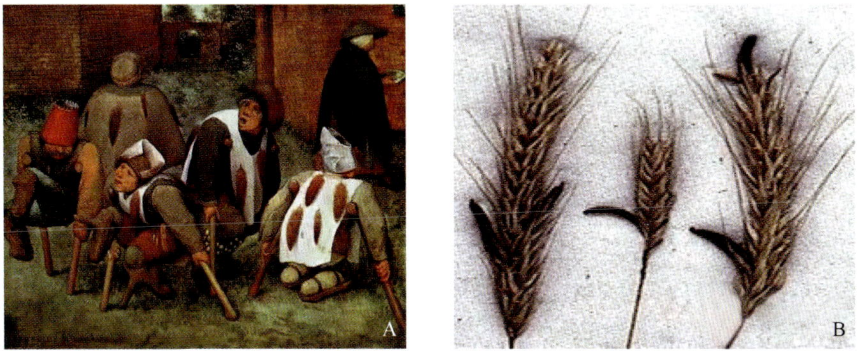

图 1-2-39　麦角中毒的受害者（勃鲁盖尔画）（A）与大麦麦角（B）

本草书《保健园地》

1484 年，舍费尔（P. Schoeffer）撰写的《保健园地》，是一本对当时医学影响很大的本草书，曾用多种文字出版。书中不但描述了药用和有毒植物，而且对动物药、矿物药、验尿方法等也进行了描述，成为中世纪末期或文艺复兴时期之前的百科全书。

由此可知，从古代到文艺复兴时期，欧洲医药学基本上与中国医药学走着类似的道路，二者均以本草作为药物和毒物的主要来源，可以说都是“本草医药学”。大约从欧洲文艺复兴时期的医学革新家帕拉塞尔苏斯（Paracelsus，1493—1541年）呼吁与传统医学决裂，主张用化学物质治疗疾病的时代开始，经过几个世纪的发展，欧洲医药学才开始逐渐改变发展方向，由本草医药学缓慢转向现代化医药学。之所以说这种转向是逐渐的、缓慢的，是因为这种转向历经数百年之后，直到19世纪有机合成化学高度发展的时期才得以完成，最后发展成一个完全不同的西方医药学；而中医药学并未经历这种转向，而是继续在本草医药学的方向发展和完善，成为今天与西方医药学完全不同的一个医药学门类。

（4）中世纪对麻醉外科的研究

出生于意大利中部城市卢卡（Lucca）的外科名医狄奥多里克（Theodoric，1205—1298年）出身医学世家，在他的著作中记载了在手术中施用麻醉剂，常用麻醉药如鸦片、曼陀罗等，平时晒干后备用。手术前，将麻醉药放入热水中，再用海绵蘸上麻醉药浸液，置于病人鼻部并使之深呼吸，直至进入睡眠状态时，才可进行手术。另有人介绍，狄奥多里克在进行手术前，先把海绵浸在罂粟、天仙子、曼德拉草汁组成的混合物中，再晾干备用。手术前将此干海绵浸在热水中，病人可以咀嚼海绵和吸入蒸汽，进入睡眠状态后再行手术。

使用蘸上麻醉药的海绵进行催眠可能更早，因为在希腊裔的古罗马医生狄奥斯科里迪斯（Pedanius Dioscorides，生卒时间大约为公元40—90年）的著作中记载有这种催眠剂。虽然直到18世纪麻醉剂和防腐剂才得以实际应用，但他如此早地使用麻醉技术应受到肯定。

（5）中世纪东罗马帝国与环境毒物研究

毒物学著作

4—7世纪，与中世纪基督教专制下的西欧相反，东罗马帝国的医学理论仍然以希波克拉底医学体系为主导，把人类体质分为血液、黏液、黄胆汁和黑胆汁四类，所有疾病均由于干、湿、冷、热四气失调所致。4世纪，朱利安皇帝的医生欧利修巴斯编撰《诊断学》。7世纪，保罗（姓失传）编撰《毒物学》《妇科学》《处方》。这些著作均与希波克拉底的理论保持一致。此外，东罗马帝国的医疗体系先进，在军队中设有医护团，在修道院设有医院可为平民患者治病。但是，东罗马帝国与周边国家特别是与阿拉伯帝国连年征战不断，加之医药资源和人才缺乏等原因，其对医学和环境毒物的研究远较古罗马帝国时代滞缓。

希腊火——环境毒物在战争中的应用

希腊火（Greek fire）是东罗马帝国所发明的一种可以在水上或水里燃烧的液态燃烧剂，为早期热兵器，主要应用于海战中。根据文献记载，希腊火多次为东罗马帝国的军事胜利做出巨大贡献，一些学者和历史学家认为它是东罗马帝国能持续千年之久的原因之一。希腊火是由叙利亚建筑师卡里尼科（Kallinikos）于 7 世纪中叶在东罗马帝国的首都——拜占庭（现名君士坦丁堡）发明的。希腊火的配方现已失传，从水无法熄灭这一事实，推测其由硝石、硫和磷混合而成，也有推测是由熟石灰、骨头和木炭等制成，其活性成分可能是磷化钙。与水接触时，磷化钙释放出磷化氢，磷化氢会自燃而成为威力巨大的武器，烧毁敌人（图 1-2-40）。

希腊火在环境毒物史上的贡献：虽然可能不像人类把环境毒物用作药物那么早而普遍，但是远在原始社会人类就已经把箭头沾上有毒植物的汁液制成毒箭而用于战争，这可能是最早把天然环境毒物用于战争的事例。希腊火是把天然的环境毒物制成威力巨大的燃烧弹，创造了人类对环境毒物应用的特殊形式。它的应用使东罗马帝国避免了像西罗马帝国那样早亡，在一定程度上说明环境毒物在人类历史发展中具有重要作用。

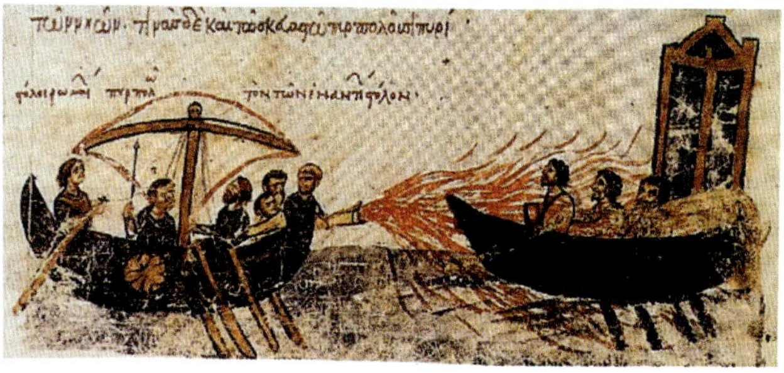

图 1-2-40　东罗马战船用希腊火攻击阿拉伯战船

（来自《11 世纪拜占庭手稿》）

2.3 古代美洲原住民对环境天然毒物的研究

历史背景

世界上每一个民族都有属于自己的璀璨文化和特色的传统医药和毒物学，美洲原住民印第安人也不例外。但是，西班牙征服者和牧师在侵入美洲的初期为了破坏印第安文化而毁坏了他们能发现的所有印第安人的文本，使后来研究美洲印第安人的历史文化和古代医药学困难重重。

在中美洲的现代墨西哥、危地马拉、伯利兹、萨尔瓦多、洪都拉斯等国一带，经过印第安人不同统治者的先后沉浮之后，14—16 世纪，阿兹特克人建立了新帝国。西班牙征服者于 1521 年占领了阿兹特克帝国的首都——特诺奇蒂特兰（Tenochtitlán，今墨西哥城的中心），并建立了新西班牙（1521—1821 年西班牙的殖民地）[1]。阿兹特克帝国有发达的人类文明（图 1-2-41）。特诺奇蒂特兰城是 1325 年阿兹特克人在特斯科科

1　新西班牙（New Spain），是 1521—1821 年西班牙在美洲的殖民地总督辖区的总称，此地名现在已不复存在。新西班牙的行政中心在墨西哥城，核心区域是墨西哥南部、巴拿马以北的中美洲及加勒比海的西班牙属岛屿（包括古巴、波多黎各、圣多明各、巴巴多斯等岛屿）；延伸地区包括墨西哥北部、美国佛罗里达州、美国西南部（包括现今的得克萨斯、内华达、科罗拉多、加利福尼亚、亚利桑那、新墨西哥等州）。新西班牙在北美洲的最大势力范围包括美国西海岸和落基山北部（包括现今的华盛顿、俄勒冈、爱达荷、蒙大拿、内布拉斯加、犹他等州）、路易斯安那地区（包括美国密西西比河下游诸州）、南卡罗来纳州。新西班牙其他辖区有委内瑞拉、菲律宾。1821 年墨西哥脱离西班牙独立，辖区解体，随后大片土地并入美国。1898 年，美西战争爆发，西班牙战败，新西班牙彻底不复存在。

湖湖心岛上建造的（图 1-2-42），它实际上是一座巨大的人工岛。根据征服者西班牙人的说法，这个首都城市的人口可能超过了 20 万人，城内建有规模宏大的建筑物和设施，包括庙宇、金字塔、纪念碑、马路、喷泉、浴室、沟渠、公共厕所及花园，在今天的墨西哥市中心还保存着某些古代的废墟。当时的阿兹特克帝国已经属于农耕时代，社会阶层分有贵族、平民和奴隶。在首都城市建有动物园和种植有不同植物的植物园，以供草药学家研究本草药物。

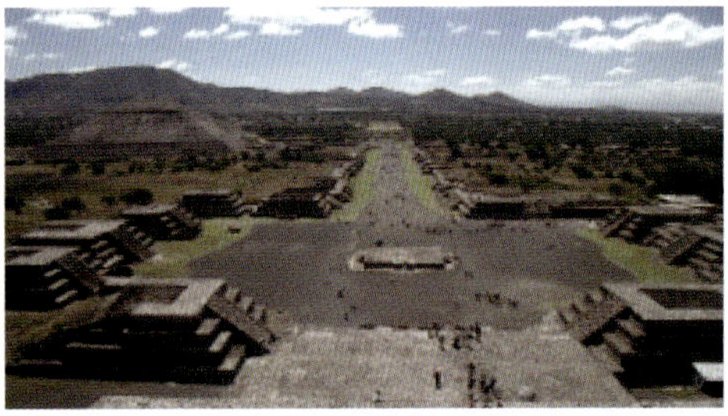

图 1-2-41 在墨西哥的阿兹特克文明遗址

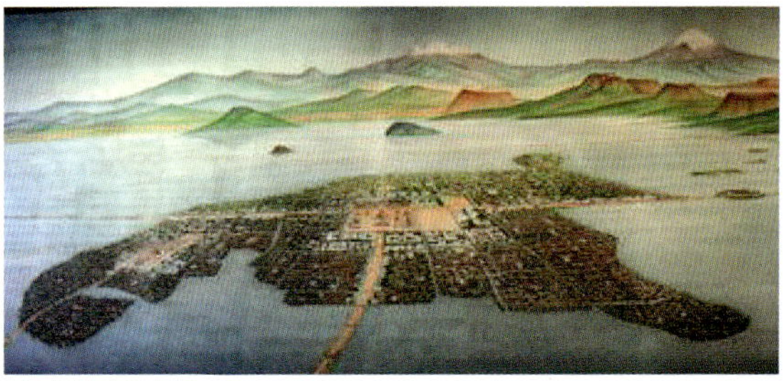

图 1-2-42 现代墨西哥城

本草药物或毒物

1570 年，西班牙医生 F. 埃尔南德斯（F. Hernández，1517—1587 年）到新西班牙收集阿兹特克的医药信息。他在接近墨西哥城的地方从土著医生和草药采集者那里获得了约 3 000 种欧洲未知的药用或有毒植物信息。他还在墨西哥医院进行临床试验以证明美洲本草药物或毒物的药效。埃尔南德斯认为，阿兹特克人已经了解 1 200 种药用植物或毒物的治疗和经济作用。这些药物包括补药、泻下药、退热药，化学师还可以从有毒药用植物中提取出麻醉药、止痛药、镇静剂、致幻剂等。除了草药知识外，本土医学被新西班牙统治者宣布为无用，实际上是“存药废医”了。

历史的期望

对与阿兹特克帝国并列为美洲三大古代文明的玛雅文明和印加帝国（阿兹特克帝国与玛雅文明位于中美洲，印加帝国位于南美洲安第斯山一带）的医药学和毒物学发展的了解更为缺乏，有待考古学家的进一步发掘。对于世界上唯一一个诞生于热带丛林而不是大河流域的古代文明——玛雅文明，它的奇迹般崛起和神秘消失，使很多历史学家和考古学家对此产生了浓厚的兴趣（图 1-2-43）。

动植物交流及其影响

西欧对美洲的殖民扩张除了引起病原微生物在洲际相互传播、导致疾病的暴发和流行之外，也促使了美洲和欧亚大陆之间在动植物方面的相互交流。美洲给欧洲提供了如玉米、马铃薯、豆类、木薯和西红柿等新的农作物，以及火鸡、鸭子、不同种类的鱼和贝壳类动物等，它们成为欧亚大陆居民的新食物；此外，也提供了大量新的药用植物如可卡因、毒马钱、通卡豆、吐根、金鸡纳树皮、烟草、半边莲、秘鲁树脂等。有人统计，现在世界上最重要的植物有 1/3 源自美洲。欧洲也带给美洲很多新的动植物，例如小麦、大麦、稻米、豆角、甘蔗和不同种类的水果，以及猪、马、牛、羊、驴、骡和鸡等动物。这样欧洲和美洲的接触带来了全世界动物、植物和微生物的分布及其他多方面的变化，对世界文化包括环境毒物的研究具有广泛而深刻的影响。

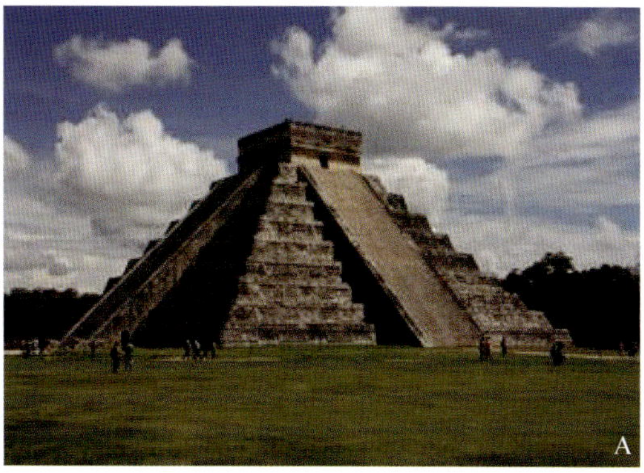
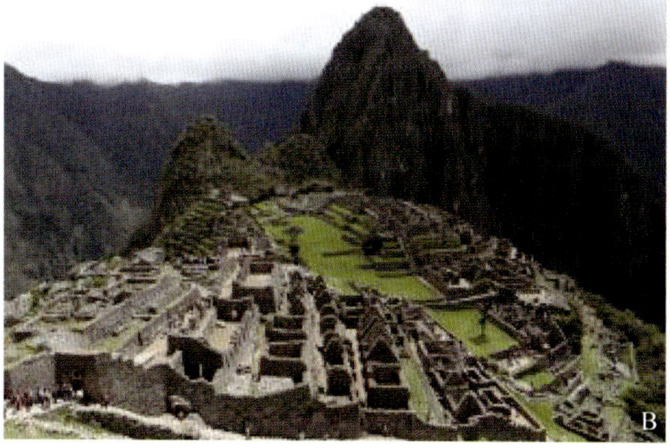

图 1-2-43　玛雅文明（A）和印加文明（B）遗迹

第3章 中国古代环境毒物史

概述

中国本草医药学（中医中药）是中国古代的一大发明。它的起源和发展与环境天然毒物研究的起源和发展密切相关。进入现代社会以来，在世界大多数国家包括西方诸国，古代医药学和毒物学体系的大多数要素已经从本质上消失了，或者仅仅存在于离奇的民间神话传说中。而中国至今仍然保存、实践和发展着它的传统医药学和毒物学体系。这主要是因为中国传统医药学和毒物学在一个稳定的环境中连续数千年持续发展，在理论和实践上自古就已经构成了一个非常严谨和完善的医学体系，至今没有任何医学哲理可以完全征服它。换言之，中国本草医药学在古代和近代中期之前远较其他国家（包括欧美西方国家）的本草医药学发达和完善，所以西方本草医药学今天几乎完全衰败，而中国传统医药学却延续至今且仍然在发展。随着对中国古代医学、药物学和毒物学发展史的深入研究，中国在世界医学史中将会越来越显示出它的光辉。

中国古代环境毒物研究的分期

中国古代对环境毒物的研究大致可分为三个时期：远古时期（伏羲氏时期至周秦时代，公元前4000—前207年）、中古时期（汉朝至金元时期，公元前206—1368年）、近古时期（明朝至清朝后期，1368—1840年）。中国史学家一般将1840年作为中国近代史的开始，而西方史学家有的以欧洲文艺复兴时期，也有的以英国资产阶级发起革命的1640年作为欧洲近代史开始的时期。马克思主义史学家认为欧洲近代史的开端就是封建主义时代的结束和资本主义时代的开始。中国明清时期仍属封建主义时代，虽然所处的时期与欧洲文艺复兴运动在同一或相似的时期，但中国在那个时代并没有像欧洲那样发生政治和思想的巨大变革，当时的中国仍然处在古代帝王的封建统治之下，故仍然属于古代时期。因此，明清时期中国对环境有毒物质的研究进程包括李时珍等的贡献均被放在古代时期论述。然而，由于明清时期在时间上接近于近代，故称为近古时期。

古代中国对毒物和药物关系的认知

根据中国传统医药古籍的记载，中国古代对环境毒物的研究，特别是对环境天然毒物的研究，与古代食物和药物的开发以及与农耕的兴起和发展密切相关，尤其与古代中医药的探讨和进步密切相关。汉代刘安[1]主持编写的《淮南子·修务训》中记载："古者，民茹草饮水，采树木之实，食蠃蚌之肉，时多疾病毒伤之害，于是神农乃始教民播种五谷，相土地宜燥湿肥硗高下，尝百草之滋味，水泉之甘苦，令民知所辟就。当此之时，一日而遇七十毒。由此医方兴焉。"最后两句表明了毒物与医药的关系，说明那时说的毒物就是药物，药物由于有毒才能医病，这也说明了环境天然毒物研究的起源。自古至今一直流传着"凡药三分毒"的千古名训，《周礼》一书明确记载"聚毒药以供医事"。由此可见，古代草本药物除了一部分补品、药物之外大多来自环境天然毒物。中医方剂和药物的研究其实就是对环境天然毒物的毒性作用和医疗效应的研究，在对方剂的研究中还包含对药物毒性之间相互作用或联合作用的探讨和研究，以使药物的毒性作用减弱而疗效作用增强，达到在治病中不伤或少伤身体的目的。因此，在探索古代对环境毒物研究的历史时，离不开对中医药特别是中药发展的探讨。

3.1 中国远古时期环境毒物史

中国远古时期指伏羲氏时期至周秦时代（公元前 4000—前 207 年）。

3.1.1 原始社会与传说

要考证古代中国文化的渊源就不得不从创造中华文明的三位天帝——伏羲、炎帝和黄帝说起。

（1）伏羲（生卒年不详）

伏羲是古代传说中中华民族人文始祖，是中国古籍中记载的最早的王，也是中国医药鼻祖之一（图 1-3-1）。伏羲又写作宓羲、庖牺、包牺、伏戏，又称青帝、牺皇、皇羲、太昊，史记中称伏牺。推测他所处的时代约为旧石器时代中晚期。

1 刘安（公元前 179—前 122 年），汉高祖刘邦之孙，淮南厉王刘长之子。公元前 172 年，刘长被废王位，在旅途中绝食而死。公元前 164 年，汉文帝把原来的淮南国一分为三封给刘安兄弟三人，刘安以长子身份袭封为淮南王，时年 16 岁。他才思敏捷，好读书，善文辞，乐于鼓琴。他是西汉著名的思想家、文学家，奉汉武帝之命所著《离骚体》是中国最早对屈原及其《离骚》作高度评价的著作。

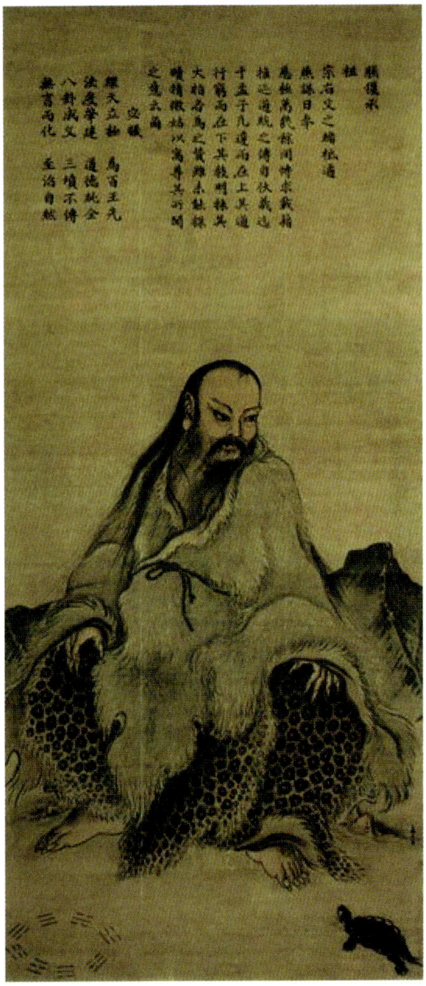

图 1-3-1　伏羲坐像

（马麟绘，图片来源于故宫南熏殿旧藏历代帝后像，绢本）

传说伏羲称王百余年，他去世后留下了大量关于他的神话和传说。传说伏羲发明了占卜八卦、渔猎和音乐，制定了婚姻制度，并创造文字，结束了“结绳记事”的历史。伏羲王创造的文字不知流传到什么时代，他那个时代用文字记载的毒物、药物和医学方面的知识或者医书，在他之后可能反复以不断发明的新文字为载体而流传和补充，或者只是口耳相传，若干代之后或许竟被后世忘记了源头，也未可考。

到了商朝，即中国的青铜器时代，用甲骨（如牛、山羊和绵羊的肩胛骨，龟壳，贝壳和鹿角等）占卜和刻字。但是，随着时代的推移、新文字的发明，这些甲骨占卜和刻的字也被后世忘怀了。直到 19 世纪末，人们发现中医医生在治疗阴虚证如肺痨时常常使用的有一种称之为龙骨的药物，其中就有这类甲骨，并称上面的文字为甲骨文。考古学家从收集的龙骨中发现了成千上万的甲骨，进行甲骨文研究，而几百年来用大量甲骨作为龙骨而捣碎入药给我们留下了永久不可弥补的遗憾。

伏羲王及其时代对古代中国医药学和毒物学的贡献，即使曾经有过古老文字的记载，也由于早已亡佚，而无法考证。其他两位天帝——炎帝和黄帝远在商代之前，既然商代的文字和故事已经被忘怀，记载他俩及其时代对古代医药学和毒物学贡献的文字自然也早已亡佚。尽管如此，我们也将在此对炎帝和黄帝的贡献进行论述，尝试还原历史的本真。

（2）炎帝（公元前 4000—约前 3500 年）

在公元前 4000—约前 3500 年，中国远古时期的部落首领炎帝，号神农氏（图 1-3-2），有一个“神农尝百草”的家喻户晓的故事。传说神农氏跑遍山野采集和尝遍各种植物，常常中毒，甚至在一天中毒 70 多次，最后因尝断肠草而不幸逝世。传说神农氏在尝百草的过程中发现茶树叶有止渴解毒的功效，于是人类历史上第一个解毒药就这样诞生了。由此可知，神农氏是中医药起源的始祖，也是环境天然毒物研究的始祖。他通过长年尝试，一生尝出了 365 种草药，通晓这些草药的毒性和药用方法，并把这些知识教化于民，使之流传于民间并通过口耳相传而代代继承和发展，成为后世《神农本草经》的渊源。

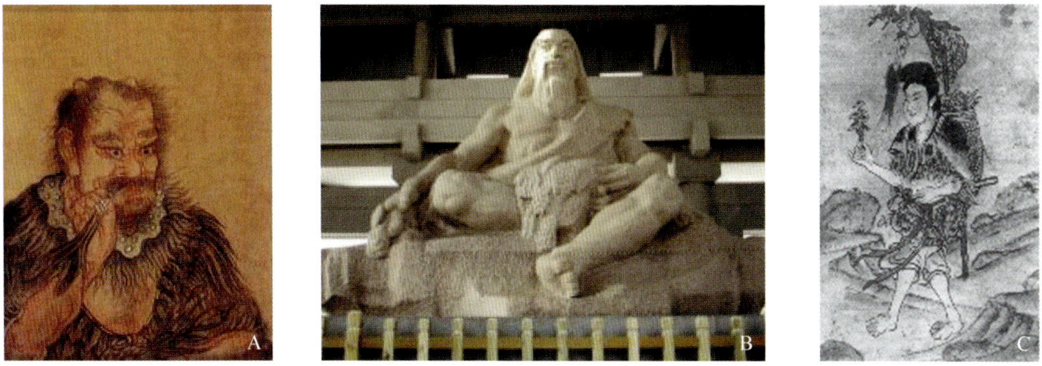

图 1-3-2　炎帝神农氏

［炎帝神农氏与黄帝同为中华民族之始祖。主要功绩：尝百草，制农具，种五谷。A 为神农氏画像；B 为神农氏塑像；C 为神农氏采药图（辽代画，藏于山西应县木塔内）］

在孔子（公元前 551—前 479 年）编订的《商书·说命》中已有商代用药物治病的记载，而在皇甫谧于 256—259 年撰写的《黄帝针灸甲乙经》（简称《甲乙经》）一书的序中称“伊尹撰《神农本草》一书”。伊尹（公元前 1649—前 1550 年）是夏末商初政治家、思想家，商朝开国元勋，说明在商代可能已出现本草著作，只是直到汉代神农氏传授的知识和历代多年广大医药本草人员补充的经验或知识才被后人用文字总结并记载、编写成书。但编者不敢贪天之功，且那时尊古贱今、托古之风盛行，故以“神农本草经”为书名。

由此可知，《神农本草经》包含的经验和知识在神农氏时期或更早时代就已经开始发展和积累了。至于传说神农氏编写了《神农百草》一书，一般人认为因为当时还没有文字，所以不会有以文字记载的《神农百草》书籍。但是，《神农本草经》包含丰富的药物和毒物知识，不可能在一个朝代创造和完成。因此，有学者推测：《神农本草经》包含的主要经验和知识可能开始形成于炎帝时代或更早，如果如传说所述，伏羲已经创造了文字，那么也有可能炎帝用古老的文字写出了《神农百草》，经过代代相传，在后世发明了新的文字以后，《神农百草》以新的文字问世，如此反复流传和增补，最后修编成汉朝的《神农本草经》，亦无不可。

即使那时没有文字，炎帝甚至伏羲及其时代创造和积累的医药学知识也可以通过口耳相传，流行于民间，直到商朝用甲骨文成书，再到汉朝用当时的文字修编为《神农本草经》，这种可能也是存在的。

另有一说认为，炎帝在距今 5 500～6 000 年生于姜水之岸（今宝鸡市境内），故部落为姜姓，但后又迁徙到山西、湖北、湖南等地，故全国有五六处炎帝故里。传说姜姓部落的首领由于懂得用火而得到王位，所以称为炎帝。从神农起姜姓部落大约共有九代炎帝，神农生帝魁，魁生帝承，承生帝明，明生帝直，直生帝氂，氂生帝哀，哀生帝克，克生帝榆罔，传位大约 530 年。由此可知，被黄帝打败的炎帝，是与黄帝同一时代的最后一位炎帝。尝百草的神农氏应为炎帝的始祖。

神农尝百草的故事反映了古代人类在生产、生活实践中通过亲口品尝的办法来辨别“百草”（植物）何者为食物、何者为药物及何者为毒物，这是一个原始而又朴素的古代对环境毒物的探索。这个历史传说说明在人类的远古文明时代就已经开始了对环境生物毒物的探索。早在原始氏族时期，古代人类已能通过生活实践，逐渐学会对植物的鉴别，并进一步利用有毒植物和其他环境有毒物质治疗疾病了。此后，中国从古至今、历朝历代都有许多杰出的医药学家对人类环境中各种自然毒物进行研究，也有多种著名著作问世，其中最著名的当推成书于汉代的《神农本草经》、南北朝时期陶弘景撰写的《本草经集注》、唐代苏敬撰写的《新修本草》、北宋唐慎微撰写的《经史证类备急本草》以及明代著名医药学家李时珍撰写的《本草纲目》。这些著作是对古代中国本草药物研究的5次大总结，也是对古代中国环境天然毒物研究的5次大总结，书中对多种植物、动物和矿物质的毒性进行了详细描述。

（3）黄帝（公元前2717—前2599年）

轩辕黄帝（公元前2717—前2599年），姬姓，号轩辕氏，建都于有熊，亦称有熊氏（图1-3-3）。史载黄帝因有土德之瑞，故称黄帝。黄帝是中华民族的另一始祖，古华夏部落联盟首领，中国远古时代华夏民族的共主，他与姜姓部落最后一位炎帝可能是同时代的。黄帝以统一华夏部落与征服东夷、九黎族而统一中华的伟绩载入史册。古书上普遍记载有黄帝的史官仓颉造字的传说，因此中国汉字的发明可能距今5 000年左右，至今经历了半坡陶文、东夷骨刻文、甲骨文、金文、小篆、隶书、楷书、行书等的演变。

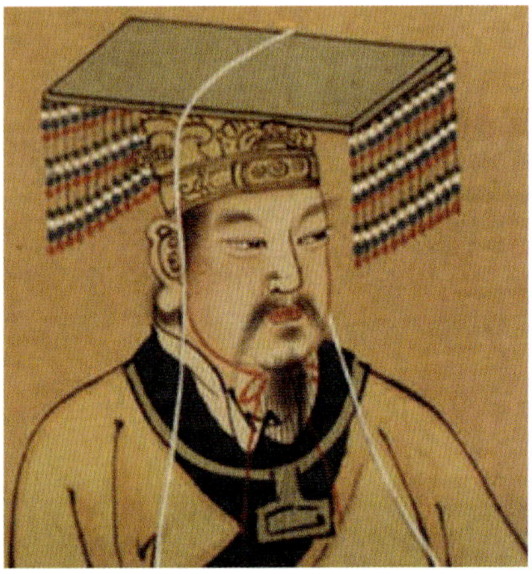

图1-3-3 轩辕黄帝

（主要功绩：统一中华，发明房屋、衣裳、车船、音乐、器具、井田及医药）

黄帝在位期间，播百谷草木，大力发展生产，始制衣冠、建舟车、制音律、创医学等。《黄帝内经》是现存最早、最重要的一部医学著作，是中医学理论体系奠基和形成之作。《黄帝内经》并非出自一时，也并非出自一人之手，如同《神农本草经》一样，一般医学史家认为当时还没有文字，所以《黄帝内经》不可能是黄帝写的。《黄帝内经》包含丰富的医药学和毒物方面的知识，不可能在一个朝代创造和完成。因此，有学者推测：《黄帝内经》包含的主要经验和知识可能开始形成于炎帝、黄帝时代或更早，如果如传说所述，伏羲和黄帝时代都已经创造了文字，那么也有可能黄帝用古老的文字写出了《黄帝内经》，经过代代相传，在后世发明了新的文字以后，《黄帝内经》以新的文字问世，如此反复流传和补充，至春秋战国时期开始以汉代文字编撰《黄帝内经》，亦无不可。

3.1.2 夏商时期

（1）夏（约公元前2070—前1600年）商（约公元前1600—前1046年）时期是私

有制出现、奴隶制社会发展的时代。古代人类为了生存的需要，对农业和畜牧业很重视，为了改良农具，冶金也有很大发展。铁制农具的出现极大地推动了农业的繁荣发展，标志着人类文明由原始文明时代进入农耕文明时代。伴随着社会经济的发展，在夏代就出现了造酒业和制陶业。推测在那时古代草药知识或经验就得到了很大发展，但尚无证据，无从考证。

在此之前，我们的祖先就有了对时间和季节的认识，出现了具有古朴的唯物辩证思想的阴阳五行的观念，对古代医药和毒物理论的产生和发展有重要影响。

商朝已经有了用甲骨文和青铜器铭文对上古文化的文字记载。本草医药和毒物理论与经验得到进一步总结和深化。具有传说中的神灵思想和一定知识的巫医掌握着那时的医术。在原始社会，人类还没有发明文字之前，可能就已经自觉或不自觉地从经验中知道环境中的天然毒物，特别是有毒植物可以作为药物以治疗病痛。但由于那时还没有文字或者文字还不够齐全，所以直到西周时期才有文字记载“聚毒药以供医事”及对一些药物的毒性作用进行文字描述。

（2）史上最早提出“药物即毒物”的理念

商朝第二十三任君主武丁（本名子昭）（？—公元前 1192 年）对大臣傅说讲：“若药弗瞑眩，厥疾弗瘳！”意思是，病人服用本草药物后，如果没有出现眩晕之类的毒性作用，说明药效不够，其病则未治愈。由此可知，在古代是以环境中的天然毒物（有毒植物、动物、矿物质等）作药物，所以毒性大。此外，传说商汤王[1]的宰相伊尹（图 1-3-4）[2]精通医药，发明了本草汤液，也就是汤药制剂的煎制方法，即通过对药物的煎煮使有效成分进入汤液内，既便于病人服用，也提高了药物的效力。这可以说是远古时期天然毒物在医疗应用方面的一大发明。在《汉书·艺文志》中托名伊尹的医药著作有《汤液经法》三十二卷，推测该书的产生可能与伊尹的传授有关。历代医家对伊尹发明本草汤液一事深信不疑。

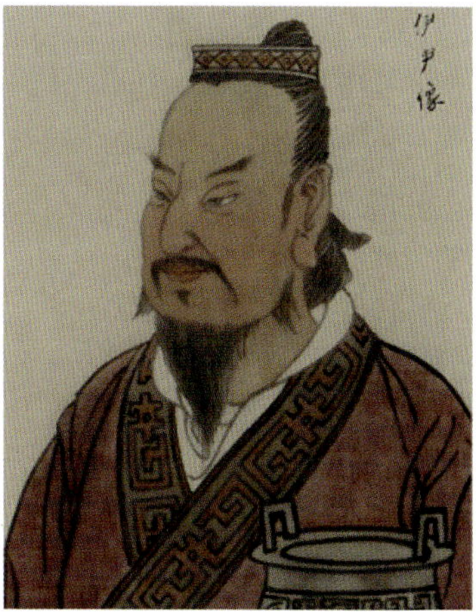

图 1-3-4　伊尹

3.1.3　西周时期

西周是由周文王之子周武王（今陕西宝鸡人）灭商后于公元前 1046 年所建立，至公元前 771 年周幽王被申侯和犬戎所杀为止，大约历经 275 年。西周定都于镐京和丰

1　汤（？—公元前 1588 年），今人多称商汤，又称武汤，商朝的创建者，儒家推崇的上古圣王之一，在位 30 余年，其中 17 年为部落首领，13 年为商朝君主。

2　伊尹：姓伊，名挚，小名阿衡，“尹”不是名字，而是“右相”的意思。夏朝末年出生，沃丁八年，伊尹逝世，终年 100 岁。伊尹为中国商朝初年著名丞相、政治家，约公元前 16 世纪初，他辅助商汤灭夏朝。他精通厨艺、医药，是中华厨祖。

京（今陕西西安市西南）。西周施行分封制，是奴隶制国家，奴隶制十分盛行，奴隶可在市场上买卖。在农业生产中，开始使用金属制造的农具，由于耕作技术的进步，农作物如稻、粱、粟、麦、菽、稷以及桑、麻、瓜、果等的品种和产量都有了增加。养蚕、织帛、缝制衣裳等也有发展。丝帛可用于抄写文字，撰写帛书。西周文化体系具有很大的包容性，对于旧日的敌人——商人，采取尊敬、合作的态度。西周已有专设的小学、大学，教育内容包括德行、技艺和仪容等方面。西周时期文献流传至今的为数不多，有名的如《诗经》《周易》等。西周青铜器和陶器的种类和数量均远超商代。西周农业经济的繁荣和文化、教育的发展对医药学和毒物学的发展具有重大影响。西周早期铜器（图 1-3-5）的发展，显示了远古时期从事铜冶炼和制作的人有可能认识到了重金属铜对健康的危害。

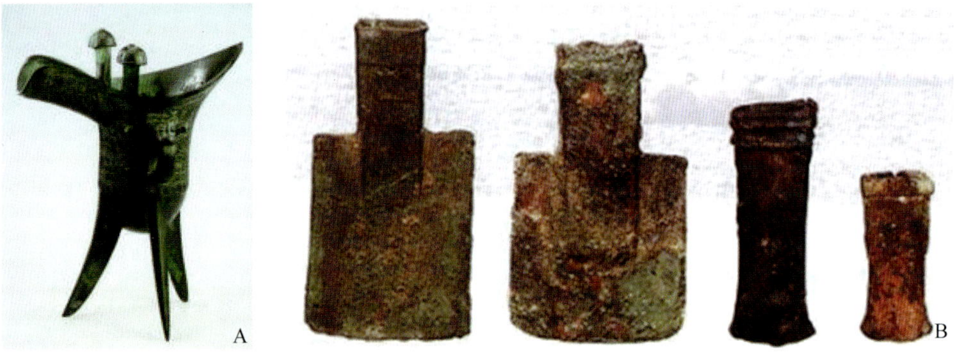

图 1-3-5　西周早期青铜礼器
（A 为盂爵；B 为铜铲、铜斧）

《诗经》（图 1-3-6）[1] 搜集了公元前 11—前 6 世纪的古代诗歌 305 首，记载了植物 140 余种和动物 100 余种，其中药物 100 余种，包括艾草、芍药、瓜蒌、苍耳、车前草、益母草、茅草根、菟丝子、贝母、合欢等有毒草药或不可食用的植物。此外，从《诗经》中可知，当时已熟知可从有毒植物中采择可以食用的无毒部分，诗歌中对酒精中毒或酒醉的症状表现刻画得很细微，用毒物比喻邪恶等。由于这些诗歌产生于公元前 11—前 6 世纪，所以它证明了早在公元前 11 世纪之前很多年或很多世纪，古代中国对有毒药用植物的研究就已经非常广泛和深入了。

医学史上“毒药”的最早提出

西周对环境毒物研究的记载可见于《周礼》一书。在《周礼·天官》中记载：“医师上士二人，下士二人，府二人，史二人，徒二十人，掌医之政令，聚毒药以供医事。”这是医学上最早提出“毒药”一词的书籍。这再次证明，在古代“毒药”就是“药物”，无毒不药。

---

1 《诗经》作者佚名，是中国最早的诗歌总集，大约成书于春秋中期，传为尹吉甫搜集、孔子编订。最初称为“诗”或“诗三百”，到西汉时，被尊为儒家经典，才称为《诗经》。

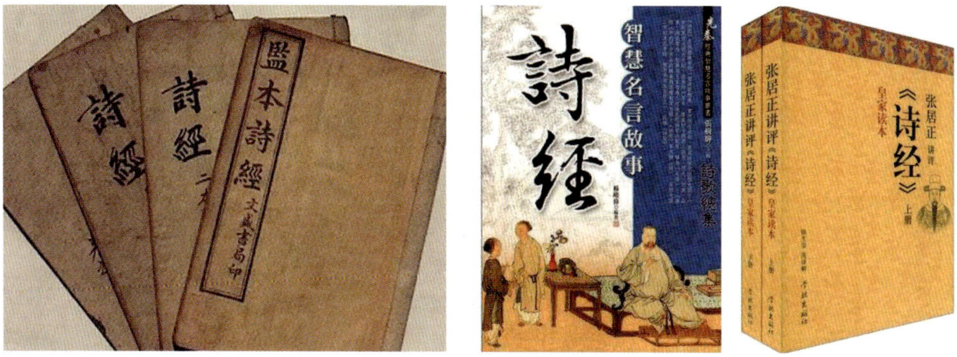

图 1-3-6 《诗经》不同版本

《周礼》传说为周公旦（图 1-3-7）[1] 所著，而实际上可能是春秋战国时期的人通过对周朝礼制的归纳创作而成。这说明，在周朝（公元前 1046—前 256 年）医学制度就已经非常完备。再次说明当时人们已经认识到药物对人体是有毒的，并利用“毒药”以毒攻毒的策略来达到医治疾病的目的。由于在西汉的古籍中有《周礼》一书的记载，故推测该书成书于春秋战国时期，但从书名可知记载的时期应是以周朝为主。

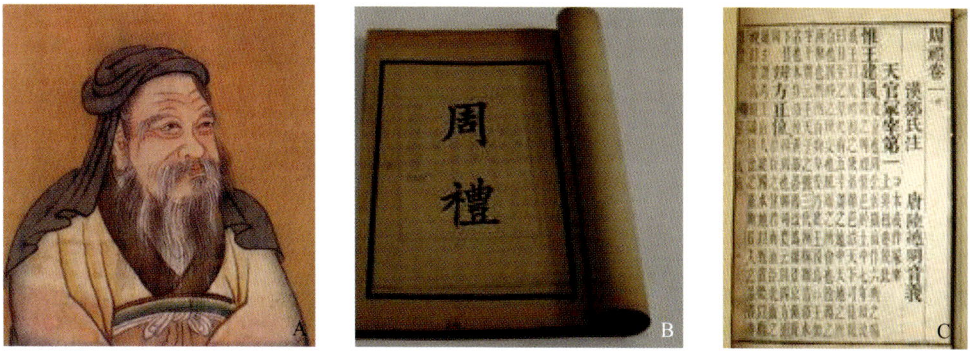

图 1-3-7　周公画像（A）与《周礼》复制本（B、C）

3.1.4　春秋战国时期

春秋战国时期为公元前 771 或前 770—前 221 年。

（1）政治历史背景

春秋战国时期又称东周时期。西周时期，周天子为天下共主。周平王将都城从镐京（今陕西省西安附近）东迁至雒邑（今河南省洛阳附近），东周开始，也是春秋时期之始，周室开始衰落，时有 170 多个大小诸侯，纷争不断，齐桓公、晋文公、宋襄公、秦穆公、楚庄王相继称霸，史称春秋五霸。诸侯国互相攻伐，许多小国灭亡，公元前 481 年“田氏代齐”，公元前 453 年，韩、赵、魏三家分晋。秦、楚、齐、燕、赵、韩、魏，战国七雄的格局正式形成。战国时期是中国历史上继春秋时期之后的大变革时期。关于战国的起始年份，有多种说法，历史学家多以周元王元年（公元前 476 年）

1　周公旦，本名姬旦，别称周公、叔旦，出生时间约公元前 1100 年，商末周初人，是周文王姬昌第四子，周武王姬发的弟弟，曾两次辅佐周武王东伐纣王，并制作礼乐。因其采邑在周（陕西宝鸡），爵为上公，故称周公。周公是西周初期杰出的政治家、军事家、思想家、教育家，被尊为“元圣”和儒学先驱。

为战国始年，而战国时期结束于公元前221年秦始皇统一六国。经过多年的征战，秦国先后战胜了其他六国，建立起一个统一的中央集权国家，统一了文字、货币、度量衡、法律、车规、服装及历法等，促进了社会思想文化的巨大变化。

（2）农耕革命的开启

春秋战国时期，铁器的使用和牛耕的推广，开启了一场农耕革命，推动了农业经济的巨大发展，新的地主阶级兴起，旧的制度和道德伦理观念被新的制度和意识形态所取代。一部分农民获得较多的自由，生产关系发生了深刻变化，兼并战争连年不断，整个社会处于大动荡、大改组的局面，导致各国变革运动的兴起和封建制度的确立，也促成了思想文化的繁荣。

（3）思想空前大解放、士阶层的形成

这个时期是中国古代历史上思想空前大解放的时期。在这个时期，一个新的社会阶层——士应运而生。他们地位虽然较低，但很多是有学问、有才能的学者或杰出人才。其代表人物如孔子（图1-3-8）[1]、孟子、墨子、庄子、荀子、韩非子以及商鞅、申不害、苏秦、张仪等，他们是著名的思想家、政治家、军事家或科学家。由于士的出身不同、立场不同，他们著书立说，争辩不休，出现了百家争鸣的局面，形成了儒家、道家、墨家、法家、阴阳家、纵横家等许多学派。其中比较重要的是儒、墨、道、法四家，而《论语》《孟子》《墨子》《老子》《庄子》《荀子》《韩非子》则是这四家的代表著作。其中，《论语》《孟子》《庄子》还具有较高的文学价值。自然科学如天文学、地理学、光学及力学等也取得了很大发展。春秋战国时期的思想大解放、文化大发展、科学大进步，对中国传统医药和毒物学理论与知识体系的建立和发展产生了巨大的影响。在医药和毒物学方面，出现了医和、医缓、医竘、扁鹊、文挚等著名医药和毒物学家，医药和毒物学理论也逐渐完整和系统，并出现了不少重要的论著，如《黄帝内经》和《神农本草经》。虽然秦始皇为了巩固秦王朝的中央专制统治，曾经发起焚书坑儒，以消除旧制度、旧礼教的影响，但所幸医药、天文、历法等著作未被焚毁，能够继续传承，为两汉及之后医药学和毒物学的发展提供了先决条件。

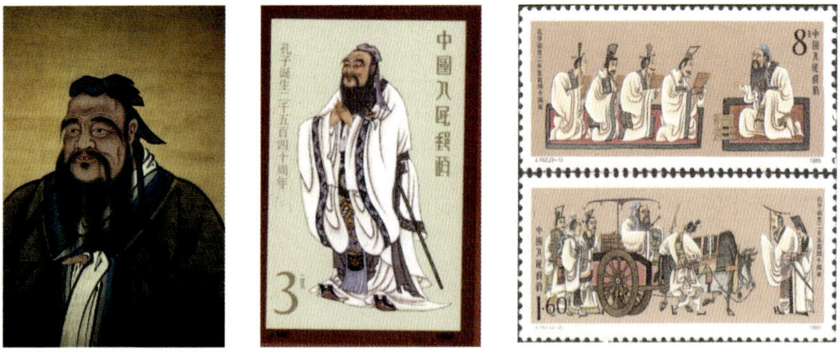

图1-3-8 孔子及其纪念邮票

1 孔子（公元前551年9月28日—前479年4月11日），姓孔，名丘，字仲尼，生于春秋时期鲁国陬邑（今山东省曲阜市）。中国古代著名的思想家、教育家、政治家，儒家学派的创始人。

（4）《五十二病方》

在春秋时期（公元前770—前476年），中国对本草药物即环境天然毒物的研究有很大发展，在西汉墓发现的帛书《五十二病方》（图1-3-9）可以为证，推测该书成书于春秋时期或更早，是目前我国现存最早的医药和毒物学集著。其记载了药方300个（复方约占一半）、药物247种，其中有毒物质100余种，包括毒堇、乌头、半夏、藜芦等植物，多种动物和矿物（如硫黄、汞），对乌头毒箭射伤中毒症也有记载。在此后完成的《神农本草经》中载药365种，而在春秋时期成书的《五十二病方》就载药247种，由此推测，《神农本草经》的撰写或完成应该在《五十二病方》完成之后不久。

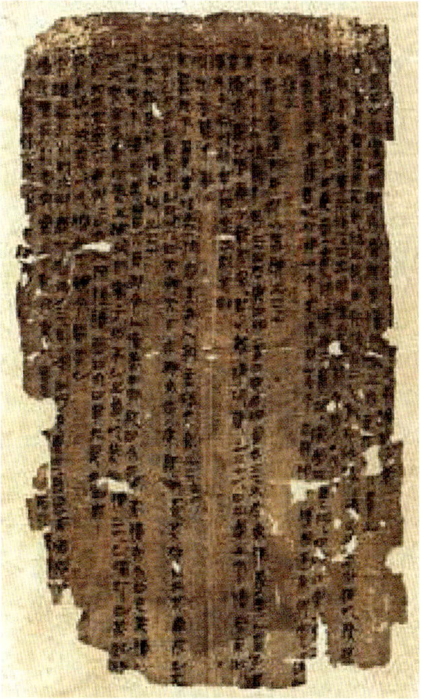

图1-3-9 《五十二病方》帛书
（1973年湖南长沙马王堆三号汉墓出土。该书以52种病为目录标题，大多为外科疾病，其次为内科疾病，少数为妇科、儿科疾病，现可辨认的医方有280多种）

（5）《万物》竹简

在春秋时代或战国初期撰写的《万物》[1]竹简记载了药物、毒物和食物70余种，治病类型30余种，每病所用药物多为一二种，该书包括玉石、草、木、兽、禽、鱼、果、米谷、菜等部，大多为人类环境常见物质。《万物》还记载有药物的炮制方法，如“煮”“焙”“筑”“啮”等。虽然炮制方法还比较原始，但也说明那时已经有了通过炮制来降低药物毒性、提高药物疗效和提取药物有效成分的医学和毒理学理念了。

（6）名医辈出

古人对中医药和毒物知识的传授顺序一般认为是，自岐伯以授黄帝，黄帝历经九师以授伊尹，伊尹以授汤，汤历经六师以授太公，太公以授文王，文王历经九师以授医和，医和历经六师以授扁鹊（图1-3-10）[2]，到扁鹊才为中医定章立句。所以推测从战国时代的名医扁鹊才开始撰写中医学专著，使

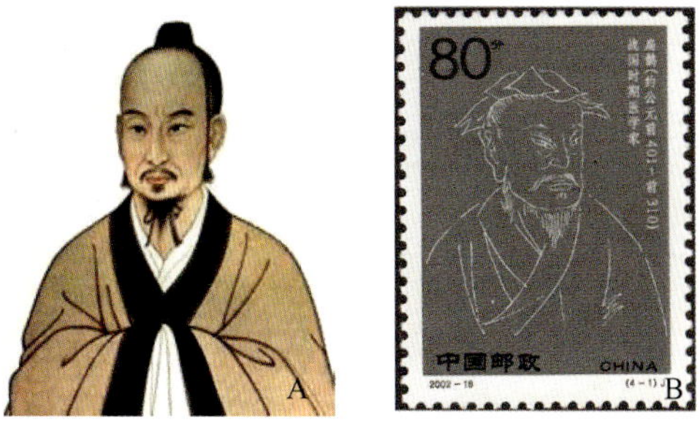

图1-3-10　扁鹊

1 《万物》是1977年在安徽阜阳双古堆第二代汝阴侯夏侯灶墓出土的竹简之一，共有残简133枚，约1 100字。夏侯氏逝于汉文帝前元十五年（公元前165年），根据竹简所书地名为春秋时期所用，推测为春秋或战国初期所撰写。由于竹简有“万物之本，不可不察也”的文句，故当代学者将其取名为《万物》。

2 扁鹊（约公元前407—前310年），又名秦越人，是战国时期渤海郡（今河北沧州市任丘市）郑人，他游历诸国后，最后也来到了秦国。据史料记载，春秋战国时期名医很多，尤以秦国最多。那个时代在秦国的名医先后有医缓、医和、医竘、尸佼等。秦国的太医李醯知道自己的医术不如扁鹊，就派人刺杀扁鹊。可见当时的秦国医师待遇佳，数量多，竞争激烈，中医药和毒物学发达，史称秦派医学。

中医知识达到完整化、系统化、科学化水平。对此，尚需进一步考证。不过有大量记载证明，扁鹊使用“毒酒”为麻醉剂可使患者麻醉三日而不醒，开创了用毒物进行麻醉的先例。这是他对环境天然毒物特别是对植物毒性研究和应用的贡献之一。

（7）《扁鹊食经》中的毒物

在战国时代食疗方面的代表作《扁鹊食经》中，记载有“杏仁不可久服，令人目盲，眉发落，动一切宿病；蓼久食令人寒热，损骨髓，杀丈夫阴气，少精；多食酢，损人骨”等食物毒性方面的内容。这些论述表明，中国古代医家对即使作为食物的植物也很重视探讨它的毒性作用。中国自古就有“病从口入”的千古明训，对主要以动植物为食物的古代，研究环境天然动植物的毒性作用，不仅是医疗的需要，也是饮食安全的需要。这也是古代研究环境天然毒物的主要动力。

（8）《山海经》中的毒物

从战国初年至汉初（约公元前476—前200年）的不同年代，多位作者撰成《山海经》（图1-3-11）。[1]《山海经》内容丰富，涉及面非常广泛，包含大量人文地理、神话故事等多方面的知识，它虽然不是医药和毒物方面的专著，但仍然对126种药物和毒物的产地、形态、性能、功效和主治病症进行了描述。在医疗方面涉及包括内科、外科、妇科、眼科、皮肤科等在内的疾病31种，反映了春秋战国时期我们的祖先对医药和毒物研究的重视。

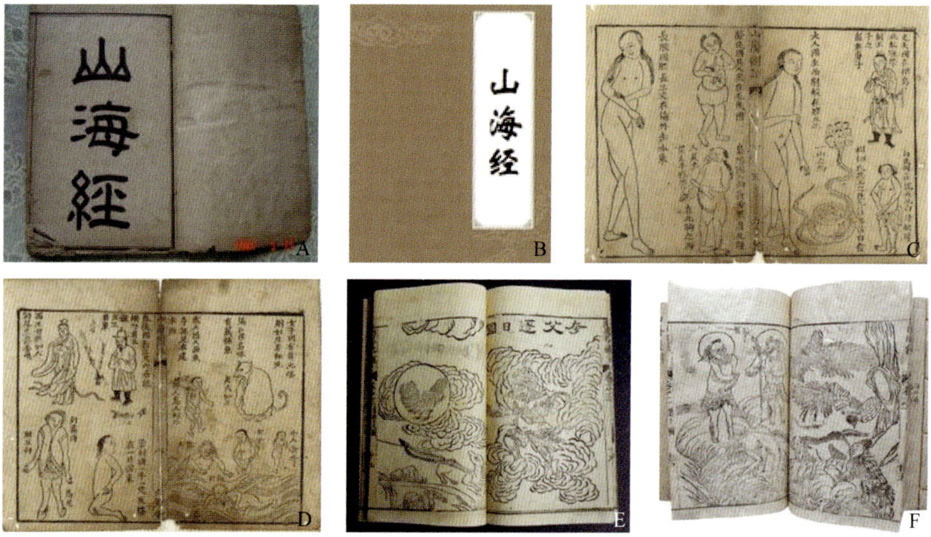

图1-3-11 《山海经》复制本及其插图

（A为古装本；B为现代本；C、D为人体插图；E、F为神话故事插图）

1 《山海经》是一部富于神话色彩的古老的奇书，作者不详，该书并非成书于一时，也非一个作者所为。《山海经》传世版本共计18卷，包括《山经》5卷、《海经》13卷，各卷著作年代无从定论，其中14卷为战国时期作品，4卷为西汉初年作品。《山海经》内容主要是民间传说中的地理知识，包括山川、道里、民族、物产、药物、祭祀、巫医等，保存了包括夸父逐日、女娲补天、精卫填海、大禹治水等相关内容在内的不少脍炙人口的远古神话传说和寓言故事。《山海经》具有非凡的文献价值，对中国古代历史、地理、文化、中外交通、民俗、神话等的研究，均有较大的参考价值。其中的矿物记录，更是世界上有关文献中最早的。

《山海经》中记载有动物药67种、植物药52种、矿物药3种、水类1种、不详类型3种，可分为补药、预防药、毒药、解毒药、杀虫药、醒神药、避孕药、种子药、美容药和兽医药等种类。有多处对环境天然毒物或药物的毒性作用进行了记载。例如，书中记载，有一种名为“萮蓉”的草药，服后无子，说明该药物具有生殖毒性。又如，书中记载“何罗之鱼，……食之已痈”“有鸟焉……名曰青耕，可以御疫”“肥遗，……可以杀虫”等。书中对药物的使用方法或对毒物的暴露途径也有多种，如服、食、佩戴、坐卧、洗浴、涂抹等。

3.1.5　两汉学者对先秦时期毒物研究的记述

广义的先秦时期指秦朝以前，即从传说中的三皇五帝时期到战国时期这个阶段。狭义的先秦时期，主要指夏、商、西周、春秋、战国这几个时期（公元前21世纪—前221年）。

秦朝（公元前221—前207年）很短暂，历时仅15年，其医药或毒物研究资料缺乏，有待进一步考证。这里仅对两汉学者关于先秦时期环境毒物方面的记载进行介绍，或许在这些记载中有的属于秦朝时期所为，但也待查考。此外，先秦时期涵盖至少近2 000年的历史跨度，这些书中记载的事件或者观念究竟发生在哪个朝代，也需要进一步考证。

西汉学者戴圣（生卒年不详）对秦汉以前汉族礼仪著作加以辑录，编纂而成《礼记》，共49篇，也叫《小戴礼记》。在《礼记·曲礼》中记载：“君有疾饮药，臣先尝之；亲有疾饮药，子先尝之。”由此可知，自古以来，我们的祖先一直用环境中的一些天然毒物作为药物来治病，而且对于这些药物的毒性还未完全了解，没有足够的把握，所以才有“君有疾饮药，臣先尝之”之类的要求。这再次证明，在古代本草医药与环境天然毒物的关系非常密切，因此对古代医药学的研究和发展在很大程度上也反映了古代对环境天然毒物的研究和发展。

在先秦时期有一部食疗本草专著名为《神农皇帝食禁》，共七卷，原书虽然亡佚，但在汉代出版的书籍《七略》（刘歆撰写）和《汉书·艺文志》（简称《汉书》，班固撰写，图1-3-12）中均载录了该书，其内容也被后来历代医家张仲景、吴普、孙思邈等在其著作中广为引用，从而可在其中看到原书的内容。《神农皇帝食禁》中记载了先秦时期中国对食物毒性作用的大量研究，这些食物大都来自天然的动植物，它反映了中国古代对环境天然毒物的研究处于领先水平。例如，书中记载：饱食桃，入水浴，成淋病。蓼食过多有毒，发心痛。和生鱼食之令人脱气，阴核疼痛求死。妇

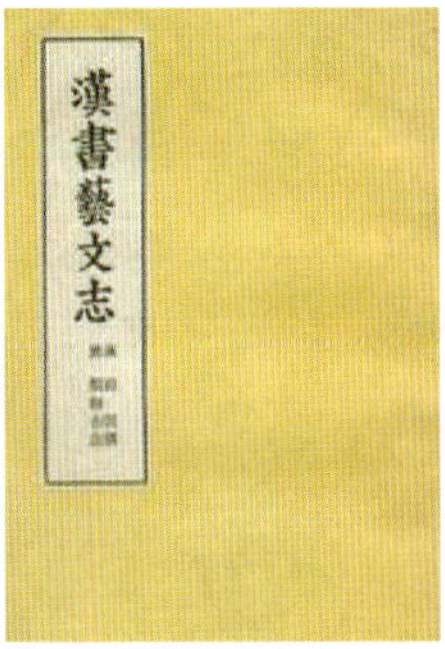

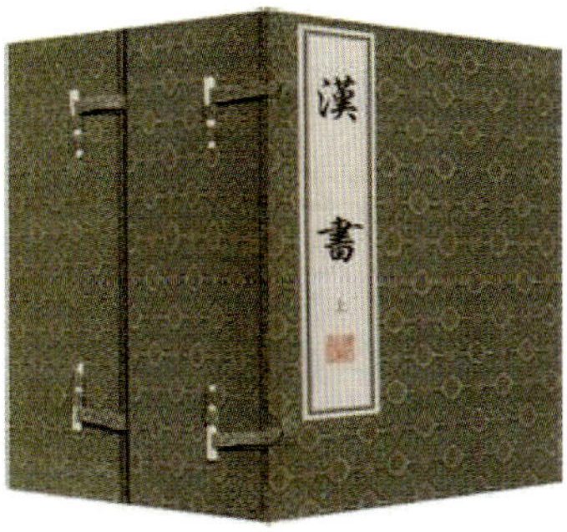

图1-3-12　不同版本的《汉书》

人月事来，不用食蓼及蒜，嘉为血淋、带下。多食生葫行房，伤肝气，令人面无色。羊肉共酢食之，伤人心；羊脑猪脑，男子食之损精气，少子，……如此等等，对于食物毒性的论述很是详细。之后，《证类本草》《食医心镜》以及日本的《医心方》等医学著作，均引用《神农皇帝食禁》的论述，可见这一先秦著作对海内外都有很大的学术影响。

3.2 中国中古时期环境毒物史

中国中古时期指汉朝至金元时期（公元前 206—1368 年）。

3.2.1 两汉时期

（1）社会背景

秦朝灭亡后，经过楚汉之争，公元前 202 年刘邦称帝，国号汉，定都长安，史称西汉（公元前 202—公元 8 年），又称前汉。告别历经 200 多年、征战不断的战国时代（公元前 476—前 221 年）而进入国家统一、经济繁荣发展的西汉时期。西汉时期是中国文化发展的一个高峰，社会经济文化全面发展，文学、史学、艺术和科技等领域的成就辉煌，对外交往频繁，是当时世界的强国。随着经济文化的快速发展，中医药和环境天然毒物的研究和发展也达到了鼎盛时期。

西汉时期冶铁业、丝织业、漆器业很发达，手工业也获得了很大发展。牛耕和铁器的使用非常普遍，水利技术和农业技术也有很大进步，农业生产有很大发展。汉武帝把私人垄断的冶铁、煮盐、酿酒等收归国家垄断经营，政府收入大增。国家的稳定和交通的发达为商业的发展提供了良好的环境。张骞出使西域，开拓了连接欧亚大陆的丝绸之路，最远到达非洲的犁轩（今埃及亚利山大港）。与东亚和东南亚如越南、朝鲜、日本等国家也有贸易往来。物质丰富、国泰民安，为医药学的发展提供了良好条件。

西汉时期在哲学、历史、自然科学等方面都取得了很大发展。司马迁（公元前 145—前 90 年，图 1-3-13）所著的《史记》，在中国的历史学和文学中占有重要地位。刘向（约公元前 77—前 6 年）所撰的《别录》是我国最早的有关图书分类目录的书，其子刘歆（公元前 50—公元 23 年）在《别录》的基础上，修订成《七略》七卷，其中《方技略》卷中的“医经”和“经方”部分是对医药和毒物研究的记载。当时的数学著作《周髀算经》《九章算术》在世界上处于领先地位。天文学研究也有很大发展，公认的人类第一次对太阳黑子的记录就是在西汉时期。司马迁的《史记》记载了战国时代

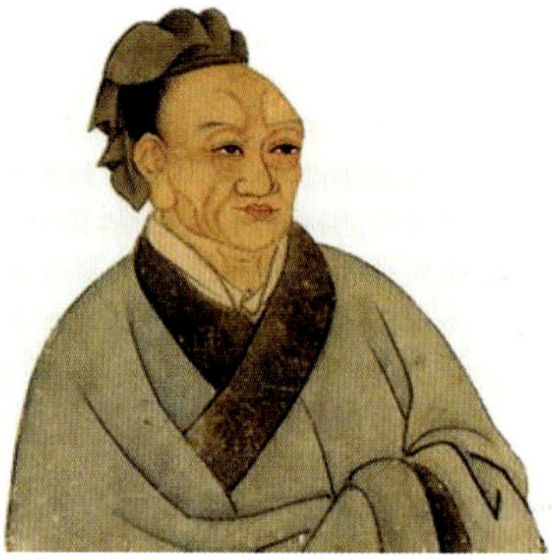

图 1-3-13　司马迁

的名医扁鹊和西汉时期的名医仓公的传记。仓公本名淳于意，西汉临淄人，著有《诊籍》若干卷和《决死生秘要》一卷。他的老师是名医公乘阳庆，而后者所学是出于扁鹊，他们都是齐国人，史称齐派医学。在汉朝，齐派医学兴起而取代了秦派医学。此外，造纸术可能是在西汉时期被发明的。

鉴于采用法家之法的秦朝的亡国教训，汉初乃用道家“无为而治”的“黄老之术”治国，直到汉武帝“罢黜百家，独尊儒术”，儒学开始对中国文化产生重要影响。西汉儒学思想家、哲学家董仲舒（公元前179—前104年，图1-3-14）宣扬“天人感应”和“天人合一”的政治哲学以及阴阳五行学说，对医药和毒物学理论的形成和发展有很大影响，以致在当时撰写的《黄帝内经》中也反映了“天人合一”和阴阳五行的观念。

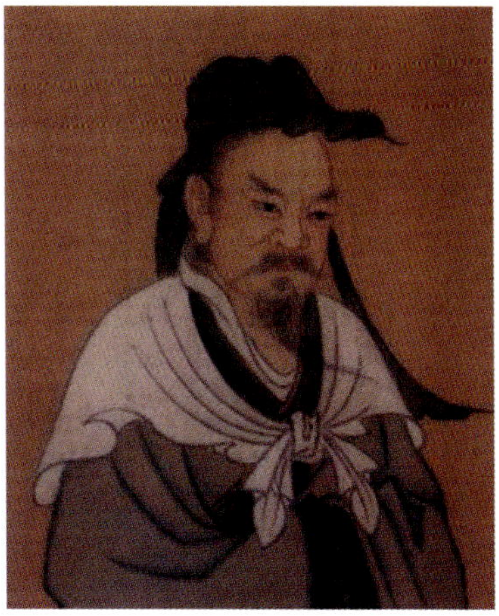

图1-3-14　董仲舒

西汉后期，政治腐败，社会动荡，外戚王莽于公元8年自立为皇帝，改国号为“新”，西汉灭亡。公元25年，刘秀称帝，仍沿用汉的国号，定都洛阳，史称东汉，又称后汉。公元220年，东汉亡，中国历史进入三国时期。

东汉沿袭了西汉的政治与政策，并做了一些调整与改革，使国家趋于稳定，在经济、文化、科学技术等方面都远超西汉时期的水平。在哲学方面，出现了唯物主义哲学家王充及其撰写的《论衡》。在文学方面，许慎所著的《说文解字》是汉字学的开山之作。在历史学方面，班固撰写的《汉书》是中国第一部断代史，他还出使西域30多年，促进了东西方文化交流，使得很多西域药物传入中原。在科学技术方面，张衡创制了浑天仪等科学仪器。张衡在天文学著作《灵宪》中第一次科学地揭示了月食的成因。

（2）造纸术的发明与医药知识的继承和发展

据《后汉书》记载，汉和帝时（公元105年），尚方令蔡伦（公元61年或63年—121年，图1-3-15）在西汉造纸工艺的基础上，总结经验，发明了用树皮、麻头、破布、旧渔网等作原料造纸的技术，使中国的文字记录方式发生了根本性的变化，同时造纸术也作为中国古代四大发明之一而流传至今。蔡伦对造纸术的改进，提高了纸的质量和产量，使得纸张日益成为普遍的书写材料，促进了我国乃至世界文化的进步，对于医药和毒物学的发展也起到了巨大的推动作用。后世所见古代医药和毒物学著作如《黄帝内经》《神农本草经》等书的保存可能与东汉蔡伦发明的造纸术有极大关系。

（3）本草医药学学科创立

在医药学方面，东汉时期是中国传统医药学学科创立的重要时期，也是环境天然毒物研究高速发展的时期。名医华佗使用麻醉术对病人进行手术治疗。中医学和本草学著作种类很多，如《本草》（蔡邕著）、《针经》（涪翁著）等，呈现一片繁荣景象，虽然由于历史变迁，这些著作大多数均已亡佚，但就现在尚存于世的《黄帝内经》《神农本草经》、张仲景撰写的《伤寒杂病论》诸书而言，它们已经为中国传统医药和毒物学的发展奠定了基础，一直被尊为医药学的经典，其学术思想和辨证论治的方法自古至今始终指导着中医药研究和治疗的实践。由于中医与本草药物的发展密不可分，而药物与毒物的发展密不可分，所以中医的发展也就标志着中国古代对环境天然毒物（有毒植物、动物、矿物质）研究的发展。再次说明，研究古代中国对环境毒物的研究史不得不涉及中医、中药的发展历史。

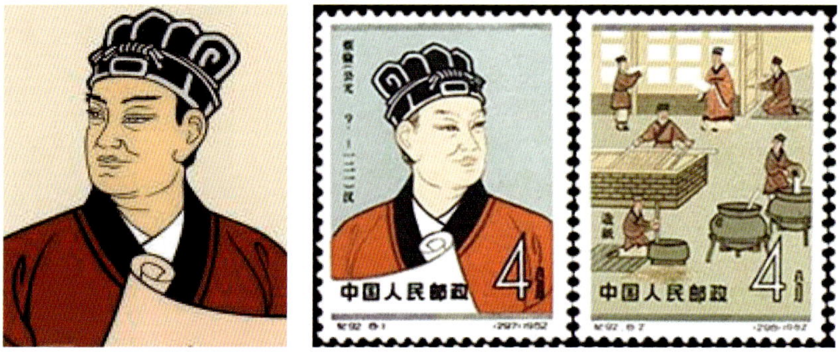

图 1-3-15　蔡伦及其纪念邮票

①“本草待诏”与《神农本草经》

《神农本草经》——本草学成为独立学科的标志

“本草”一词，最先出现在东汉历史学家班固撰写的《汉书》中。《汉书·郊祀志》记载，汉成帝建始二年（公元前 31 年），“本草待诏七十余人皆归家”。“本草待诏”是职务名称，何时设立虽无从考证，但至少在汉代就已设立，故由此可以推测，实际上本草之学可能在汉代之前就已经与中医学分离了。《汉书》记载，汉平帝元始五年（公元 5 年），“征天下通知……方术、本草……至者数千人”。不难想到《神农本草经》（图 1-3-16）可能是这些朝廷召集的方术本草者集体编写而成。因此推测《神农本草经》可能成书于西汉末期平帝登基（公元 4 年）后至王莽称帝（公元 8 年）前之间短短几年中，即公元纪年的第一个 10 年中。由于本草研究为历代医者所重视，所以发展快速，不难想象这本汉代《神农本草经》随后被东汉名医修订为新的东汉《神农本草经》版本，打上了时代的烙印，而继续流传。公元 5—8 年，《神农本草经》编撰成书以后，本草学从医学中分出成为独立的学科，本草学从此空前地高速度发展，历朝历代出现了大量本草学著作。

古代为何将药物称之为“本草”？一般认为，古代中医大多用环境天然有毒的植物、动物、矿物质作为药物来治病，其中植物占绝大多数，所以中国传统医学把药物统称为“本草”。随着古代中医的发展，药物学即本草学开始从中医分离出来而成为一门独立的学科。至于《神农本草经》的书名来源，有学者认为该书是汉代“本草待诏”们依据古今对本草累积的经验和认知所撰，由于那时托古、托圣以提高书的权威性已成风气，故以此作为书名。

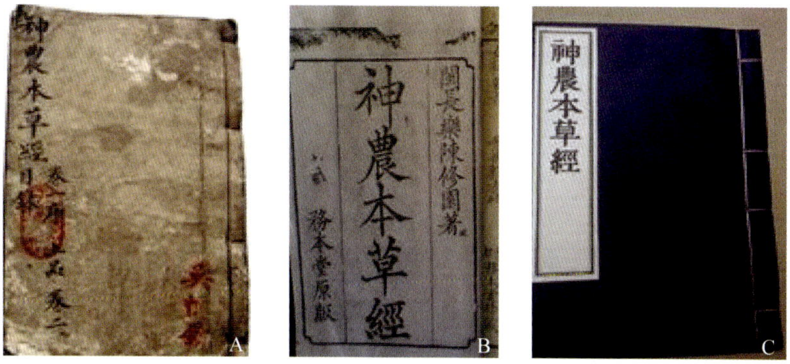

图 1-3-16 《神农本草经》的清朝版本（A、B）和近代版本（C）

《神农本草经》的成书时代之争

对于《神农本草经》的成书时代，历代有著名医者加以增补而形成新版本，导致不同时期的《神农本草经》成书年代不同。梁代陶弘景认为“此书应与《素问》同类，但后人多更修饰之尔。秦皇所焚，医方、卜术不预，故犹得全录”。《甲乙经》序中称“伊尹撰《神农本草经》一书”，说明在商代可能已出现本草著作。以此为基础，历代医者对其多次增补和修饰，不难想象在这中间会有多种本草著作产生，由于这些古书早已亡佚，故未可知。直到汉代，特别是汉平帝元始五年征召数千天下方术本草者，把汉朝之前历代本草著作以及医药本草人员补充的经验集体编写成书，后人推测该书可能就是汉代的《神农本草经》。但是，由于该书既无留存（可能与数量少、流行时期短、过早亡佚等有关），又缺乏早期古代医药书的引用，无从考证。一些医学史家根据西汉时期汉平帝元始五年（公元 5 年）朝廷召集方术本草者数千人这一历史事件，推测在西汉时期由方术本草者集体撰写了《神农本草经》。这种推测有一定可信性，但仍需进一步考古发掘，以获得直接或间接证据。

假如西汉《神农本草经》确实出现过，流行一段时间以后也完全有可能被东汉医家如张仲景、元化等进一步修订，使书中所载药物的产地均修改为东汉地名，而成为东汉版的《神农本草经》。于是，有的医学史家据此推断《神农本草经》成书于东汉时期（公元 25—219 年）也是可以理解的。由于古代交通不便，加之医道师徒相传，书籍数量很少，学术交流闭塞，一本新书的产生到广为流传必然经历很长的时期，有的新书也有可能在流传中途就过早亡佚，致使后人只能对很多古代医药学著作的成书年代进行推测。《神农本草经》原书也没有摆脱亡佚的命运，现今我们所见到的《神农本草经》是明清时期的医者从官修本草（如《新修本草》《证类本草》《太平御览》等）中辑佚而成的。

《神农本草经》——本草药物和毒物的专著

《神农本草经》记载和总结了自神农氏及其以后人们长期对本草研究的经验或认知。该书是中国第一部药学和毒物学专著，从此时起，中国传统医学中的药物学说或以“本草”为名的药物和毒物学成为中国传统医学的一个独立学科，具有了自己独特的地位。因此，此后的传统医学主要侧重于医疗研究，故在“医学经脉”类著作中对本草的论述越来越少，或仅偏重于对方剂本草组成的论述；而在传统药物方面，本草研究进入高速发展时期，大量本草著述相继而出，对环境天然毒物的著述也相伴而增。

《神农本草经》记载了365种药物，其中植物药252种、动物药67种、矿物药46种。首创按功效将药物分为上、中、下三品的分类方法。上品120种，是无毒和毒性较小的补养类药物；中品120种，有的无毒，有的有毒（毒物），为治疗疾病的药物；下品125种，副作用较大，“多毒，不可久服”，是明确的毒物。在《神农本草经》中记载的堕胎药有6种：牛膝、水银、瞿麦、鼺鼠、地胆、石蚕，它们是具有生殖毒性作用的毒物。然而，由于时代的局限，《神农本草经》也存在一些错误认识，如认为水银、雄黄等剧毒物质“久服神仙不死”，对后世医学造成了不良影响。

②《黄帝内经》与毒物研究

《黄帝内经》的产生及医学价值

在中医药学和中国环境毒物学发展的历史上，《黄帝内经》（图1-3-17）[1]是汉代时期刊行的另一部伟大经典。如同《神农本草经》一样，《黄帝内经》也是由一代又一代的古代医者经过长期体验、积累和总结而成的。但它包含的主要经验和知识可能初步形成于黄帝时代或更早，通过口耳相传，直到春秋战国时期才开始编撰，到汉代中晚期（公元前91年—前32年）成书。然而，关于《黄帝内经》的成书年代有多种说法，有战国、战国末至秦汉之际、西汉前期等，但由于在《七略》中已有记载，故不会晚于西汉末年。对《黄帝内经》的研究表明，中医学的基础理论体系在先秦时期即已臻于完备，但为何马王堆汉墓（公元前168年）出土的医书及西汉名医淳于意（约公元前215—前150年）的25则医案所反映的医学水平远低于《黄帝内经》？为何历经数百年才在东汉末年出现以《神农本草经》《伤寒杂病论》为代表的新进展？其间数百年的空白，是否东汉之前的医书包括早期的《黄帝内经》和《神农本草经》，但由于材质过重（竹刻）、过贵（丝帛）及不易保存而散佚？而东汉蔡伦发明造纸术后，纸质版本物美价廉、易保存、易传承，所以，这些古书其实是名亡佚而实未亡佚，它们的内容在东汉流传的医书中应当有所记载或传承，或有所增删、有所发展。

《黄帝内经》关于毒物“靶器官”的论述

《黄帝内经》记载有药物26种、药方13个，对药物的性味和炮制方法也有记载，依据五行学说的相配方式，提出五味与五脏的关系，即“酸入肝，苦入心，甘入

1 《黄帝内经》由《素问》与《灵枢》两部分组成。《素问》的含义为：“素者，本也；问者，黄帝问于岐伯也。”岐伯等人是上古医学家。《素问》是以黄帝与上古医学家问答的形式撰写的综合性医学文献。《素问》原为9卷，但其古书早已亡佚。后经唐代王冰订补，改编为24卷，计81篇，定名为“黄帝内经·素问”。其后，又经宋代林亿校正，孙兆改误，称《重广补注黄帝内经素问》。《素问》以人与自然统一观、阴阳学说、五行说、脏腑经络学为主线，论述摄生、脏腑、经络、病因、病机、治则、药物、毒物以及养生防病等各方面的关系，集医理、医论、医方于一体，保存了《五色》《脉变》《上经》《下经》《太始天元册》等20多种上古医籍的部分学术知识和观念。在《素问》中记载了先秦时期我们的祖先就已经开始进行人体解剖学方面的观察和研究，创立了中医理论的脏象学说。在《灵枢》中记载了全身十二经脉和三百六十五络脉，创立了中医理论的整体观念。因此，《黄帝内经》为中医学理论的形成和发展奠定了基础，是中医学的奠基之作。

脾，辛入肺，咸入肾”。这实际上是药物或毒物的靶器官学说的萌芽，比欧洲文艺复兴时期在 16 世纪由毒理学启蒙者帕拉塞尔苏斯提出的毒物作用的靶器官学说大约早了 1 600 年。

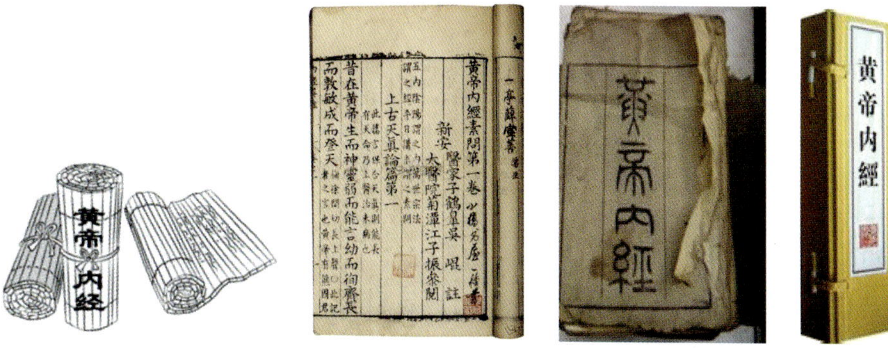

图 1-3-17　从竹简到其他不同版本的《黄帝内经》

关于“药物即毒物”的论述

古代中医认为毒药或毒物可以医病，往往把周围环境中的一些有毒的植物、动物或矿石作为药物，所以古代的药物就是环境天然毒物。[1]《黄帝内经》记载：“大毒治病，十去其六；常毒治病，十去其七；小毒治病，十去其八；无毒治病，十去其九。”这充分说明药物就是具有不同毒性的毒物，即使“无毒”的药物也有一定毒性，否则为何病去九成就要停止用药呢？从《黄帝内经》可知，中国古代对毒物毒性的研究具有深厚的中医理论基础，将环境天然毒物的研究与医疗实践密切融合是古代中医药学的一大特点。

关于人体解剖与发病机理关系的论述

《素问》中还记载：“上古圣人论理人形，列别脏腑，端络经脉”，反映了上古医者已可进行原始的人体解剖，观察内部器官，进行简单的外科手术。《素问》又说：“若夫八尺之士，皮肉在此，外可度量切循而得之，其死可解剖而视之。其脏之坚脆，腑之大小，谷之多少，脉之长短，血之清浊，气之多少，十二经之多血少气，与其少血多气，与其皆多血气，与其皆少血气，皆有大数。”说明通过解剖可以查明脏器的形态、容积和质地，经脉的长度，以及血管的生理状态和功能。对于这类解剖学资料在《黄帝内经》中多有记载，例如，对消化道的记载，从唇、口、舌、齿、会厌、咽门到胃、肠等整个消化道各组成部分的长度、宽度、重量、容积、直径、圆周等的尺寸都有详细描述。对肝、胆、肺、心、肾、脾、膀胱等脏器的解剖位置、形态、重量或

1　为了说明古代药物就是毒物的观点，举例如下：草乌是一种常见本草药，有大毒。草乌的疗效，据《本草纲目》记载，可治头风喉痹，痈肿疔毒，主大风顽痹；《本草纲目拾遗》记载，可追风活血，取根入药酒。2015 年 9 月 9 日，中国新闻网以“云南宾川县村民煮食草乌致 6 人身亡 21 人正治疗”为题发表信息：据宾川县人民政府新闻办公室通报，2015 年 9 月 8 日晚，宾川县金牛镇一村民邀约亲戚朋友到家中煮食草乌炖猪脚，就餐的亲属先后出现中毒症状，并到医院就诊，医院全力抢救，但其中 6 人抢救无效死亡。

容量等均有记载。对形体、骨骼、经脉、诸筋等均有测量。还说："诸脉皆属于目，诸髓皆属于脑，诸筋皆属于节，诸血皆属于心，诸气皆属于肺。"这证明在周秦或更早时期，我们的祖先就已经开始进行人体解剖学方面的观察，进一步结合脏器的功能、病理生理特性以及相互联系进行综合分析，即以解剖学为基础，而又不为形态解剖所限，从而抽象提升为中医独特的脏象学说。在《灵枢》中还记载"手之三阴，从脏走手，手之三阳，从手走头，足之三阳，从头走足，足之三阴，从足走腹"等，认为全身有十二经脉，三百六十五络脉，通过经络将全身联系成为一个整体，这成为中医整体思维的基础。《黄帝内经》甚至还奇迹般地论述了疾病在脏器之间的传递，它记载"肾移寒于肝，肝移寒于心，心移寒于肺"等。因此，从中古时期开始，中国医药学就已经达到了博大精深的水平，并以其独特的理论体系向前发展。《黄帝内经》不仅是医药学研究的宝库，就其辩证思维的精深，也是研究中国哲学的宝库。

关于环境病因的理念

此外，关于病因方面，《灵枢》记载"夫百病之所始生者，必起于燥湿寒暑风雨，阴阳喜怒，饮食起居"，认为疾病发生与自然环境（燥湿、寒暑、风雨）有关，也与七情（喜、怒、忧、思、悲、恐、惊）、饮食、居住环境有关。上古人类的这些理念，在今天环境医学和环境毒物学研究中都具有重要价值。

③王充论毒物

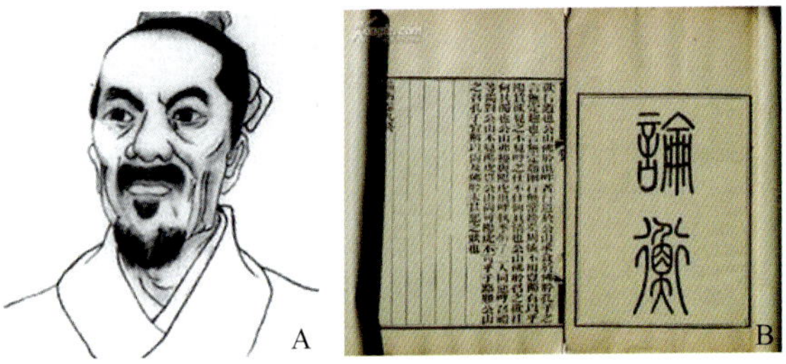

图 1-3-18　王充（A）及其著作《论衡》（B）

东汉时期（25—220 年）杰出的哲学家、无神论思想家王充（27—97 年，图 1-3-18）[1] 主张"自然无为"，意即顺应自然发展规律而不要人为加以干扰，在其名著《论衡》（大约成书于汉章帝元和三年，即约 86 年）的第 66 篇《言毒篇》中对当时关于毒物和中毒的问题做出了正确回答，他提出的"天下万物，含太阳气而生者，皆有毒螫"和"美酒为毒，酒难多饮，蜂液为蜜，蜜难多食"的观点与西方毒理学启蒙时期的代表人物、瑞士医学家帕拉塞尔苏斯（Paracelsus，1493—1541 年）提出的"所有的物质都是毒物"和"剂量决定毒物"的观点很类似，且比帕拉塞尔苏斯至少早 1 400 年。此外，王充在《论衡》中记载，冶炼时可引发灼伤，以及产生火烟侵害眼鼻。这可能是中国最早对职业环境毒物危害健康的描述了。

④华佗的麻沸散及内脏解剖图

东汉末年著名医学家华佗（约 145—208 年，图 1-3-19）[2]，字元化，沛国谯（今安徽亳州市）人，他精通内、妇、儿、针灸各科，尤擅长外科。他将毒物用于麻醉术，

1　王充简历见本书第七卷。
2　华佗简历见本书第七卷。

用几种毒物配成麻沸散麻醉患者进行腹部手术，是世界医学史上最早施行全身麻醉的人。欧美全身麻醉外科手术的记录始于18世纪初，比华佗晚1 600余年。阿拉伯人使用的麻药技术可能是由中国传去的。华佗在古代环境毒物研究中的贡献主要在于他将天然有毒物质用于人体全身麻醉术，用毒物配成麻沸散等，不但证明多种毒物具有麻醉作用，而且证明不同毒物的同时应用能够增强麻醉作用。此外，华佗晚年撰写的《华佗内视》一书，内容均为人体脏腑图及其描写，是我国最早的绘有人体内脏解剖图的医学专著。

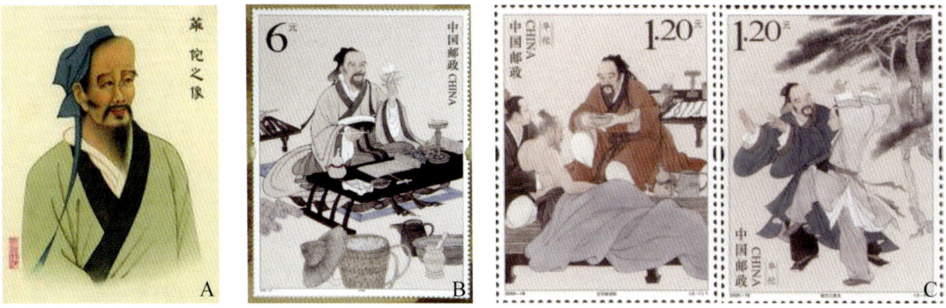

图 1-3-19　华佗（A）及其纪念邮票（B、C）

⑤张仲景著《伤寒杂病论》

东汉末年伟大医学家张仲景（150或154—215或219年，图1-3-20）[1] 在汉献帝建安十五年（210年）著成《伤寒杂病论》，系统论述了“望、闻、问、切”四诊疗法，成为中医临床医学的经典。《伤寒杂病论》共16卷，是中医史上第一部理、法、方、药均备的经典，后来经西晋名医王叔和整理成为《伤寒论》和《金匮要略》两本书。《伤寒杂病论》系统地概括了“辨证施治”的理论，为我国中医病因学说和方剂学说的发展做出了重要贡献。

毒物学方面的贡献。张仲景在环境毒物学上的最大贡献是，将具有不同毒性的药物组成方剂，通过不同药物之间的相克、相佐的关系，减少药物的毒性作用、提高药物的治疗效果。《五十二病方》所载的52个医方中复方约占一半，而《伤寒杂病论》记载的药方有262个，且大多为复方，每方用药种类少而精，一般4～6种，故后来该书被奉为“方书之祖”，张仲景也被誉为“经方大师”。张仲景的方剂一般由多种中草药配比组成，以使不同药物相互协调，提高药物的效力，减少药物的毒副作用，这包含了不同药物毒性之间的相克（拮抗）作用和促效（协同）作用，包含有现代环

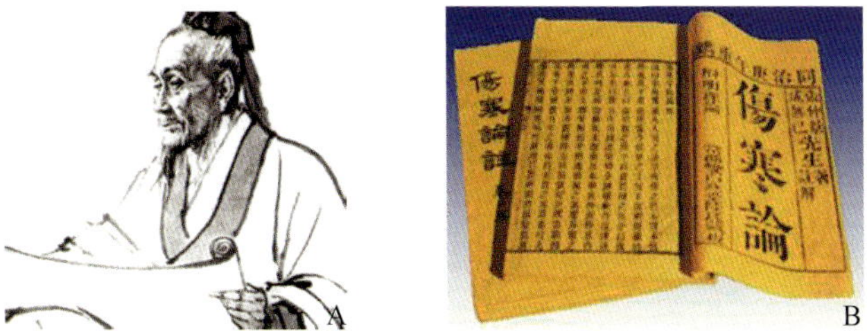

图 1-3-20　东汉伟大医学家张仲景（A）及《伤寒论》（B）

1　张仲景简历见本书第七卷。

境毒理学上的环境毒物之间毒性作用的相加、协同、拮抗作用的思想。此外，张仲景在《伤寒杂病论》中除了描述中药丸口服之外，还描述了舌下、直肠和呼吸道给药急救的方法。从毒理学试验研究的角度来看，这些方法丰富了毒物的染毒途径，这也是对环境毒物学研究的重要贡献。

3.2.2 三国、两晋及南北朝时期

3.2.2.1 历史背景

东汉末年（220 年），曹丕废汉献帝刘协，改国号为魏，称魏文帝。翌年，刘备在成都称帝，国号汉，史称蜀汉。之后，孙权在建业（今江苏南京）称帝，国号吴。至此，三国鼎立，战争不断，是为三国时代，延续 40 余年。263 年，魏灭蜀；265 年，司马炎夺取魏国政权，国号晋，定都洛阳（今河南洛阳），史称西晋（265—316 年）。280 年，晋灭吴，国家统一。西晋末期，贪污腐败成风，朝廷衰落，诸王争权，元气大伤，北方边疆内迁的诸民族乘机举兵。316 年，匈奴灭西晋，北方进入五胡十六国战乱时代。直到 439 年，北魏统一北方，北方战乱才得以停止。534 年，北魏分裂为东魏、西魏，随后又分别被北齐、北周所取代，直到 581 年，隋朝建立，中国重新统一。以上为西晋灭亡后中国北方的历史变迁。

对于中国南方，西晋灭亡，北方人民纷纷南渡。317 年，西晋琅琊王司马睿逃到建康称帝，建立政权，由于建康在洛阳之东，史称东晋（317—420 年）。之后，经历了宋、齐、梁、陈四朝，直至被隋所灭，中国重又统一。北方各朝与南方各朝对峙的年代（420—589 年），史称南北朝。

3.2.2.2 环境毒物研究的发展

从西晋建立到隋统一中国（265—581 年），历时 360 余年，中国经历了战争经久不息的动乱时代。但是，在比较安定的年代和地区，经济和文化依然取得了快速恢复和发展，科学技术遵循其特殊的发展规律，包括传统医药和毒物学，得到了惊人的发展，取得了辉煌的成就。例如，南北朝祖冲之计算出了精确的圆周率，创制了《大明历》，更符合天文实际，是中国历法发展史上的一个里程碑。北魏郦道元撰写的《水经注》和南北朝贾思勰撰写的《齐民要术》，分别是历史上著名的地理学和农业科学著作。在医药和毒物学方面，不论国家的形势如何变化，疾病预防和治疗始终是人类最基本、最重要的需求之一，所以不论是战乱时期，还是和平时期，医药和毒物学研究依然会遵循其固有的发展规律，走在科研的最前列。正因如此，在这种长期连年战火纷飞的时代，医药和毒物学依然得到了很大发展。

三国、两晋及南北朝时期是古代医药学的繁荣时期，传统医学和本草学均有很大发展，医药学人才辈出，医药名著纷呈。在这一时期，本草学方面的著作很多，在《隋书·经籍志》中记载有《吴普本草》《本草经集注》《药法》《药忌》等本草药物和毒物书籍达 29 种之多，此外还记载有炼丹术方面的一些著作。但是，在历史变迁中，其时的本草著作均已亡佚，当今流传下来的仅有《吴普本草》《李当之本草》《本

草经集注》的辑佚本。

（1）三国时期（220—280年）

《吴普本草》对毒物学的贡献

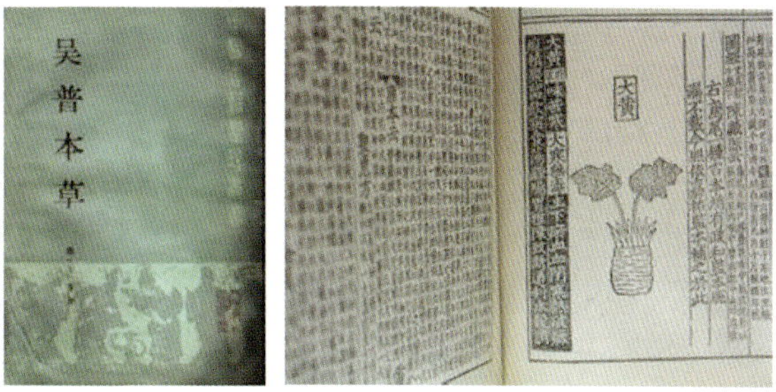

图 1-3-21　不同版本的《吴普本草》辑佚本

大约在3世纪初期，三国时期著名本草学家吴普[1]撰成《吴普本草》（又称《吴氏本草》，图1-3-21）6卷，因该书失传，故载药数不精确，大约为440种。该书最大的特点是分别记载了神农、黄帝、岐伯、扁鹊、医和、桐君、雷公、华陀弟子李氏8家对本草毒性、气味、药性等方面的论述。该书的记载表明，8家对每种药物有毒无毒均有记载，且见解较为统一，证明古代对药物的认识最重视药物的毒性。各家对药物气味（辛、甘、酸、苦、碱等）的记载很不一致，证明受到各自不同医学思想的影响。

《吴普本草》虽然载药400余种，但对药性（寒、热、温、凉、平）的记载只有22处，远不如对毒性和气味的记载详细，表明古代对药物的认识，是从毒性到气味、药性而逐渐深化的，逐渐由简单描述阶段进入理性的抽象思维阶段。

《吴普本草》继承了古代对药物毒性重视的传统，并有进一步发展。例如，该书记载“丹砂有毒”（引自黄帝）、“人参有毒”（引自扁鹊）等；在《神农本草经》中作为上品的礬石和麻蕡，被认为能轻身、增寿、不老，而吴普指出其有毒；他还进一步指出“诸石药有毒”并说明了其解毒药物。

吴普及其《吴普本草》对环境毒物学研究的贡献之一在于：特别重视不同药物的配伍宜忌，包括不同药物之间的相须、相使、相畏、相恶、相杀等内容，与现代环境毒物学中论述的不同毒物之间联合毒性作用的协同、相加、拮抗、独立作用等的论述有类似之处，很有研究、参考价值。

《吴普本草》对后世的影响

《吴普本草》流行达700年左右，后代有不少书引述其内容，如陶弘景的《本草经集注》、南北朝贾思勰的《齐民要术》、唐代《艺文类聚》和宋初太宗所修《太平御览》等，在本草学发展史上具有重要价值，起着承先启后的作用。之后，在宋朝建国后不久，此书即佚。尚志钧[2]根据《证类本草》和其他有关古书辑成《吴普本草》，共得药物231种，其中玉石类33种，草木类143种，虫兽类28种，果类8种，菜类5种，米食类14种。

1　吴普（约生于137—149年，卒于250年左右），著名本草学家，魏广陵（今江苏省扬州市江都区东北）人，曾随华佗学医。吴氏擅长五禽戏，据说活到90多岁时，仍然耳聪目明，享年百余岁。主要代表作为《吴普本草》。

2　尚志钧（1918年2月—2008年10月），安徽省全椒县人，皖南医学院教授，著名中医史学专家、本草文献学家，著有《唐·新修本草》《补辑肘后方》等。

（2）两晋时期（265—420 年）

医药学家王叔和及其贡献

东汉末至西晋年间名医王叔和（图 1-3-22）[1] 发现东汉张仲景的《伤寒杂病论》一书，由于当时连年战火纷飞，加之该书是写在书简上的，所以该书在成书不久后即毁于战乱。王叔和做太医令时，花费了很长的时间四处收集整理《伤寒杂病论》的书籍原稿，最后终于把原书的大部分书稿（仍有部分残缺不全）收集完整，并着手进行编辑整理。在修复原书的过程中，王叔和根据自己的理解，将《伤寒杂病论》分为《伤寒论》和《金匮要略》两本书，或将二者合并，名为《金匮玉函经》。虽然后来各家对王叔和整理《伤寒杂病论》一事褒贬不一，但王叔和将散佚的《伤寒杂病论》重新编整，使该书不致失传，使后人得以学习仲景之学，延续中医学发展，可谓功不可没。

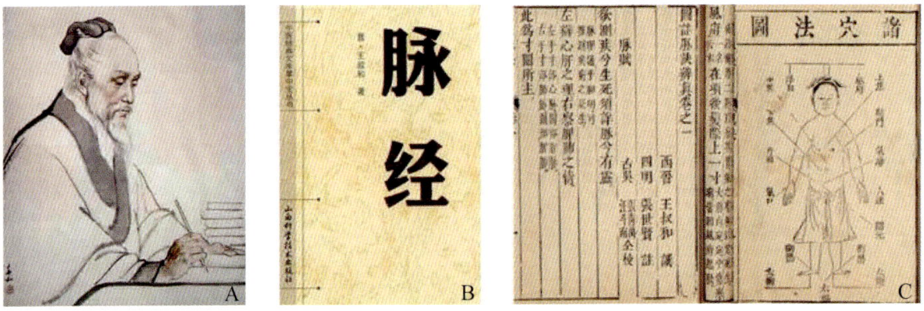

图 1-3-22　王叔和及其著作《脉经》
（A 为王叔和；B 为《脉经》辑佚本；C 为《脉经》内页）

王叔和对古代环境毒物学研究的最大贡献在于，通过对张仲景《伤寒杂病论》散稿的收集整理，继承和促进了中医对环境毒物毒性和应用的研究。此外，王叔和还汇集了从岐伯直至华佗时代的有关脉学经典理论和辨脉的重要方法，撰成《脉经》一书（共 10 卷），该书记载有 24 种脉象，内容相当精确，是我国第一部完整、系统的脉学专著，这使脉学正式成为中医诊断疾病的一门学科，对中国传统医药和毒物学研究有着深远的影响。562 年，脉学的知识就传到朝鲜、日本，10 世纪以前《脉经》一书已传入阿拉伯。1313 年，波斯医生编纂了一部中国医药百科全书，其中就将《脉经》译出。截至 17 世纪，《脉经》已被译为多种文字，在欧洲广泛流传，对世界医学的发展产生了深远的影响，足见中国古代医学的进步。

医药学家葛洪及其贡献

东晋时期著名医药学家、炼丹家、道教学者葛洪（284—364 年），字稚川，自号抱朴子，晋丹阳郡（今江苏镇江）人。葛洪一生著述颇丰，但大多失传，其代表作为

1　王叔和（210—280 年），东汉末至西晋年间著名医学家，名熙，高平（今山东省邹县，一说济宁或山西省高平）人，曾做过曹操的专职侍医，西晋时期升为太医令。王叔和出身贫寒，从小勤奋好学、谦虚沉静、喜爱医学，学会了诊脉治病的医术。他在开始行医的时候，由于家境贫穷，衣衫破旧，人们瞧不起他。他只好背着药箱四处流浪，常常食宿无着。随着他治好的疑难病人越来越多，他的名声大振，传遍了洛阳城。据说，他 32 岁就被选为太医令，从而有条件研读大量医著，并结合自己的实践，著书立说，终成一代著名医学家。在中医学发展史上，王叔和有两大重要贡献，一是整理张仲景的《伤寒杂病论》，一是著述《脉经》。王叔和还著成《论病》6 卷，但未见传世。

《抱朴子》和《肘后备急方》。《抱朴子》分内、外两篇，内篇 20 卷，外篇 50 卷，外篇论述其社会政治观点（图 1-3-23）。

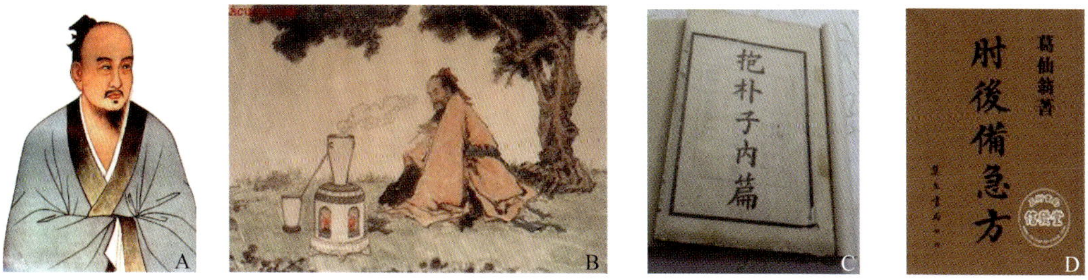

图 1-3-23 葛洪及其著作

（A 为医药家葛洪；B 为葛洪炼丹；C、D 为其著作的辑佚本）

葛洪对古代环境毒物研究的重大贡献之一在于对古代毒物化学的研究。他在《抱朴子内篇》中的《金丹》和《黄白》篇中，系统地总结了晋以前的炼丹成就，介绍炼丹方法，记载大量古代丹经和丹法，描述硫和汞化合炼丹的方法，总结了中国古代炼丹的历史梗概，提供了原始试验化学的珍贵资料，对之后的隋唐炼丹术的发展具有重大影响，成为炼丹史上一位承前启后的著名炼丹家。

葛洪对古代环境毒物研究的重大贡献之二在于他对环境天然药物毒性的研究。他在《抱朴子内篇》中的《仙药》篇中对许多药用植物的形态特征、生长习性、主要产地、入药部分及治病和毒性作用等均做了详细的记载和说明，对我国后世医药学和毒物学的发展产生了很大的影响。

葛洪对古代环境毒物研究的重大贡献之三，在于他对环境生物毒物的研究远远领先于西方。他撰写了《肘后备急方》（原名《肘后救卒方》，简称《肘后方》），书名的意思是可以常常带在身边的应急书，书中收集了大量救急用的药方。书中对环境病原生物引起的疾病及其治疗方法进行了详细的论述。现代环境毒物学认为，环境生物污染（environmental biological pollution）是指由于人类活动或自然原因而进入环境的生物病原体对暴露居民的健康造成危害或威胁的现象，对人体健康和生态环境造成不良影响的所有生物和基因均称为环境生物污染物（environmental biological pollutant）。《肘后备急方》一书中对虏疮（天花）[1]、瘴气（疟疾）、沙虱（恙虫病）、射工（血吸虫病）、溪毒（类似血吸虫尾蚴皮炎）等空气或水环境中的病毒或寄生虫引起的疾病症状及其治疗药方进行了详细记载和论述。特别是对于疟疾的治疗，不但指出以常山、青蒿治之，而且在方法上指出，取青蒿“以水二升，渍，绞取汁，尽服之”而不用一般的加

1 在关于天花是从哪里传入中国的问题上，医史界一直有着不同的看法，有人认为这种瘟疫是从西域传来的，也有人认为，它是来自中国的邻邦——古代的印度。据史书记载，汉光武帝刘秀时期，中国南疆征侧、征贰发动叛乱，自立为王。建武十八年（42 年），马援率领大军平叛，在南疆的交趾（地名）与叛军交战，经过几天几夜的激战，终于把敌军击退，将征侧、征贰斩首，并抓获了大批俘虏。可是没多久，俘虏中的一种疾病就开始流行开来，根据对病症的描述，这就是天花。因为天花是由战场上的俘虏带来，所以称它为虏疮。中国最早记述天花的葛洪也在其著作《肘后备急方》一书中认为，马援南征交趾把天花最早带入中原。

热煎煮之法，保证了青蒿的疗效。20 世纪 90 年代，经现代药物学家屠呦呦[1]及其研究团队证实，低温提取青蒿素的方法确实保证了对疟疾的疗效。此外，《肘后备急方》还记述了蜈蚣、蝎螯、蜂螯、蜘蛛、疯狗咬伤等多种生物攻击引起的症状及其治疗方法，以及药物中毒、食物中毒等的治疗方法。这些均证明，中国古代传统医药和毒物学在当时急救医学方面的先进水平及其对环境生物污染研究的重要贡献。在世界医学历史上，葛洪第一次记载了天花和恙虫病。西方医学家认为最早记载天花的是阿拉伯医生累塞斯，但其实葛洪生活的时代比累塞斯要早 500 多年。葛洪对恙虫病的记载比美国医生帕姆在 1878 年的记载要早 1 500 多年。此外，葛洪是我国最早观察和记载结核病的医学家。

葛洪对古代环境毒物研究的重大贡献之四在于他对环境天然毒物作为药物的研究。葛洪的《肘后备急方》还提出了不少治疗疾病的简单药物和方剂，其中有些已被现代医学证实是特效药。例如，松节油治疗关节炎，麻黄治喘，商陆治水肿，大黄泻下，硫黄、水银、密陀僧、铜青（碳酸铜）治疗皮肤病，雄黄、艾叶可以消毒，密陀僧还可以防腐等。葛洪无论在环境生物污染方面还是在利用环境中的天然毒物进行治病防病方面，都有重要的历史性贡献。

（3）南北朝时期（420—589 年）

医药学家陶弘景及其贡献

南朝时期著名中医药学家、道教思想家陶弘景（452 或 456—约 536 年），字通明，其名最早见于《隋书·经籍志》，南朝丹阳秣陵（今江苏南京市）人，经历了宋、齐、梁三个朝代。他隐居句曲山（今茅山，位于江苏句容市东南），潜心辑成《本草经集注》七卷（成书于 500 年前后），辑录了《神农本草经》原有的 365 种药，又辑录了《名医别录》包含的 365 种药，合计 730 种，扩展了可供使用的药物种类，是南北朝时期影响最大的一种《神农本草经》注本，也是我国古代药物学又一集大成者（图 1-3-24）。他的《本草经集注》对传统药物学和环境毒物学的贡献如下。

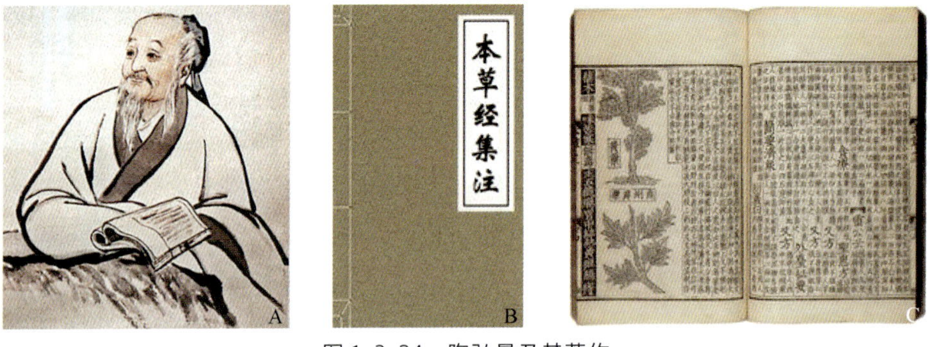

图 1-3-24　陶弘景及其著作

（A 为陶弘景；B、C 为《本草经集注》辑佚本）

1　屠呦呦（1930—），女，中国现代药物学家，中国中医研究院研究员，因首次从青蒿中提取出青蒿素并应用于临床治疗疟疾病，挽救了数百万疟疾患者的生命，而获得 2015 年诺贝尔生理学或医学奖。她是中国大陆第一位获得诺贝尔奖的自然科学家。

第一，完善了对本草药物和毒物（有毒药物）按自然属性进行分类的方法。他的《本草经集注》在《吴普本草》按药物自然属性进行分类的基础上，进一步完善，按玉石、草木、虫兽、果、菜、米食及“有名无实”分为七类，每类又分上、中、下三品。这种按药物自然属性的分类方法比《神农本草经》更科学、更便于查询和应用，在其后的 1 000 多年中，这种方法一直被使用。

第二，按本草药物和毒物（有毒药物）的功效进行分类。他的《本草经集注》根据药物的功效进行归纳分类，提出各种疾病的通用药物。例如，书中提到“祛风”的通用药有防风、防己、秦艽、芎藭等，归在同一类；“治黄疸”的通用药有茵陈、栀子、紫草、白薇等，归在同一类。这些药物大都是含有毒物质的植物。此外，在该书中还专设堕胎药 1 项，记载堕胎药 41 种，属于具有生殖毒性作用的毒物。

第三，发展了对有毒本草药物（环境天然毒物）的应用。与《神农本草经》相比，他的《本草经集注》对更多的有毒药物进行炮制，从而达到降低毒性作用、提高疗效的目的。

第四，论述不同有毒本草药物之间的联合作用：详细论述不同本草药物之间相互搭配和禁忌对这些药物毒性作用的影响。

第五，论述毒药（本草有毒药物）剂量与疗效的关系。他的《本草经集注》提到：“若用毒药治病，先起如黍粟，病去即止。不去，倍之；不去，十之。取去为度。”这清楚地论述了毒药（毒物）服用剂量与疗效的关系。

第六，论述有毒本草药物的疗效与生态环境的关系。他的《本草经集注》中对于药物的性味、产地和采集时间等与疗效、毒性作用的关系均有详细论述。

第七，详细记载各种中毒症状与解毒药物。他的《本草经集注》中记载了对蛇毒、蜈蚣毒、狗毒等的 40 多种解毒药物。

总之，《本草经集注》在环境天然毒物的研究方面与之前的本草书籍相比有更多的突破和发展。该书问世后影响很大，唐代的《新修本草》就是在此书基础上补充修订而成的。

本草学家雷敩及其贡献

南朝时期的宋朝（史称刘宋）本草学家雷敩撰写的《雷公炮炙论》（图 1-3-25），是中国古代较为完整的炮制学专著，对 300 种中草药的炮熬煮炙之法进行了详细论述，是对古代医药学家长期实践经验的总结，对后世有重要影响，至今中草药的炮制仍是以《雷公炮炙论》的方法而进行的。该书后来失传，其内容则散见于后世一些本草著作中，如在《本草纲目》中，载有录自《雷公炮炙论》的 254 种药的炮制方法。

《雷公炮炙论》虽然早在 1 500 多年前就撰写完成了，但其对药物炮制的方法，绝大部分均与现代科学知识相符合。例如，对巴豆的炮制，要求“敲碎，以麻油并酒等可煮巴豆子，研膏后用”。经此炮制，巴豆的有效成分——巴豆油溶于麻油中，再经加热煮过，其中所含的毒性蛋白质发生变性，巴豆的毒性大为减弱。对于大黄的炮制，要求“细切，内纹如水旋斑紧重，锉蒸从巳至未，晒干”，这不但利于贮存，而且使有毒的蒽醌苷受热破坏，使大黄的毒性减小。书中还要求使用蒿类药物时，勿令犯火，以防降低药效，描述用青蒿等草药鲜汁治疗疾病的原理。

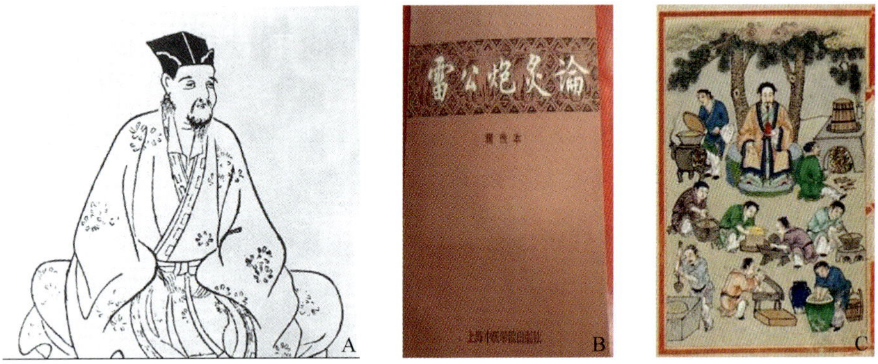

图 1-3-25　雷敩及其著作
（A 为雷敩坐像；B 为其著作；C 为古代药物炮制）

在中国本草药物的历史上，炮制药物的历史非常悠久。早在《万物》中就有“煮”“焙”“筑”“啮”等炮制药物的记载，在《黄帝内经》中记载的药物炮制的基础上又增加有炙制、酒渍等，方法更为复杂。到了东汉时期，张仲景《伤寒杂病论》对药物更有炙、炮、酒浸、姜炙等炮制方法。之后，随着本草药物的增多，炮制方法越加精细和复杂。药物炮制的历史更加证明，我们的先祖很早就知道，将环境中的天然毒物用作药物，药物就是毒物，为了既可治疗疾病，又不毒害身体，就想出了炮制的方法，使药物的毒性降低。

雷敩对环境毒物学的主要贡献在于：全面总结了历代中药炮制的技术和经验，其著作《雷公炮炙论》是中国历史上对中药炮制技术的第一次大总结，是我国最早的本草药物和毒物的炮制学专著。通过炮制改变有毒药物的毒性和疗效，促进了环境天然毒物在医疗上的应用，使本草药物和毒物的炮制成为一门学科。

本草学家陈延之及其贡献

南朝时期本草学家陈延之的主要贡献是全面总结了历代对本草药物或毒物联合作用的研究成果。他撰写的《小品方》十二卷（成书于 454—473 年，图 1-3-26），特别重视药物之间的相反、相畏、相恶、相杀作用，指出“服相反畏恶之药，虽不即毙，然久远潜害”，强调如果药物搭配犯了这些禁忌，会造成药物毒性增强，从而导致对患者的急性毒害或者慢性毒害。书中列举瓜蒌恶干姜，牛黄恶龙骨，芍药恶芒硝，甘草反海藻、大戟等多种情况的禁忌。这些记载反映了中国古代对不同药物（毒物）混合使用时所产生的联合毒性作用早有大量研究和丰富的经验总结。这些论述与现代关于不同毒物联合毒性作用的理论非常类似。这再次说明，具有几千年悠久历史的中国古代本草医药学是一个医药学和环境天然毒物学的伟大宝库，对其进一步挖掘和研究有可能获得更多新的毒物学知识和理念。

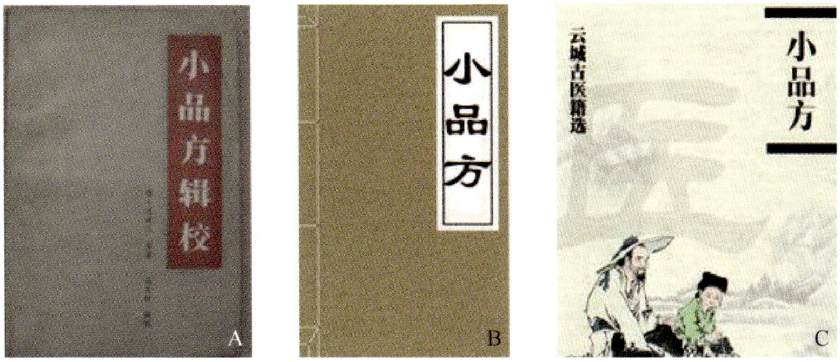

图 1-3-26　陈延之所撰《小品方》的不同版本的辑佚本

（4）中国古代对矿物质类药物和毒物的研究

石药即矿物质药物

道家服食石药修炼和医家以石药养生、治病，最早起源于战国时期，而后逐渐流行，经久不衰，直至明、清时期才逐渐减少。所谓石药实质就是矿物质类药物，是古代人类在没有人工合成或提取的化学药物的时代用天然无机类物质进行养生、治病的药物。古人在治疗实践中对石药的毒性作用及其解救方法进行了大量研究。由现代医学和毒理学知识可知，古代的石药很多是人体不必需的重金属，如金、银、铅等，或者是人体需要量很少的微量元素，如铝、硫等，有的还是剧毒物质，如雄黄、水银等，如果长期或过量服用，有可能引起金属中毒，甚至诱发肿瘤，对人体危害很大。所以在今天看来，对于石药的服用应在医生的指导下谨慎进行。但是，古代对石药的疗效、毒性和解救的研究，对古代环境毒物学的发展有重要的科学意义。

《素问》

《素问》的“腹中论”中记载：“帝曰：夫子数言热中消中，不可服高粱、芳草、石药。石药发瘨，芳草发狂。……岐伯曰：夫芳草之气美，石药之气悍，二者其气急疾坚劲，故非缓心和人，不可服此二者。”此处“石药”即为石英、钟乳石等矿物质。西汉初年已有专论石药的著作《石神》。

司马迁《史记》

司马迁《史记》中记载扁鹊说“阴石以治阴病，阳石以治阳病”，并记载淳于意《诊籍》提到“齐王侍医遂病，自炼五石服之。……论曰：‘中热不溲者，不可服五石。’石之为药精悍，公服之不得数溲，亟勿服。色将发痈”，认为石药性悍、中热者不可服的观点与《素问》一致，同时证明淳于意《诊籍》提出了“五石”药名，记载了五石具有毒性，可以引起病症“不得数溲”和“发痈”，后世医家称之为“石发”病症。

东晋葛洪《抱朴子·金丹》

东晋葛洪的《抱朴子·金丹》记载“五石者，丹砂、雄黄、白矾、曾青、磁石也”，之后道家有关五石丹成分在不同著作中的记载均与此一致。然而，隋巢元方《诸病源候论》所引道弘的《解散对治方》中的五石为钟乳、硫黄、白石英、紫石英、赤石脂。因此，道家的“五石丹”与医家的“五石散”成分不同，后者可能为东汉张仲景所创制。

《神农本草经》中的记载

在《神农本草经》中记载的金石药（矿物质类药物）有丹砂、金、银、玉硝、钟乳、云母、雄黄、曾青、磁石、石英、赤石脂、巩石、禹余粮等。由此可见，中国在两汉时期就已经开始用矿物质治病，比文艺复兴时期瑞士医学家帕拉塞尔苏斯使用矿物质治疗疾病要早 1 600 ~ 1 800 年。此外，中国古代一般把多种矿物质按配比制成药物治病，道家把多种矿物质一起炼成丹药强身或治病，而帕拉塞尔苏斯多用单种矿物质治病，说明中国古代掌握的矿物质药物的知识远远超过那时的欧洲医生。由此也可以说明，为什么欧洲的传统医药学在文艺复兴之后不久就消亡了，而中医中药却能长期存在。

汉、魏之际的医书记载

汉、魏之际的医书就已记载，石药不但可以治病、强体，而且毒性很大，所以既有治病的石药药方，也有张仲景、华佗等名医解救石毒的药方。那时的医家也已经认识到石药的作用猛烈，口服的量应当严格控制。从现代医学和毒理学角度分析石药的功效，石药的成分为金属化合物，口服适量，有增高消化道渗透压和刺激肠胃运动的作用，从而产生导泻反应，使胃肠排空，不但有利于胃肠功能的恢复，也有利于全身生理和病理生理的调节，从而产生一定暂时的疗效。现代个别江湖骗子用芒硝（硫酸钠）给人口服治病，其原理也大致如此；一旦偶有疗效，便被不知情者呼为“神医”，不知蒙骗了多少善男信女。

对石药刺激效应的记载

隋《诸病源候论》引用西晋医学家皇甫谧（215—282 年）所述“近世（魏国）尚书何晏，耽好声色，始服此药（石药），心力开朗，体力转强”，为了纵情声色“晋朝士大夫无不服饵，皆获异效”。这证明石药对体力和心智具有暂时增强的作用。现代毒理学和生物学近年来的研究发现，一些有毒金属，当小剂量给予时，往往产生刺激效应，称谓“小（低）剂量刺激效应”，这种刺激效应对机体的最终效果如何，目前还有争论。20 世纪 50 年代德国科学家发现低浓度无机汞对人血淋巴细胞 DNA 合成产生刺激作用，而高浓度无机汞则产生抑制作用。[1] 20 世纪 90 年代孟紫强研究发现低浓度砷对人血淋巴细胞转化和 DNA 合成产生刺激效应，而高浓度砷产生抑制效应。[2] 由此可知，中国古代就已经发现矿物质药物在适量口服时，对机体可产生刺激效应，现代毒理学应当对此进一步挖掘。

石药危害健康的记载

张仲景、华佗等医学家对于石药或矿物质口服后引起的病症及其治疗方法的记载中，详细描述了环境天然毒物——矿物质对健康的危害。例如，张仲景指出，对于服

1　张波，孟紫强 . 1996. 汞和镍对人血淋巴细胞转化及 DNA 合成的效应 . 中国环境科学，16（6）：452-455.

2　孟紫强 . 1993. 砷对人血淋巴细胞 DNA 合成的效应 . 中国环境科学，13（3）：174 –179.

石引发的“烦闷、欲吐不得”病症，用甘草汤治疗；对于服石引发的腹内切痛，用黄芩汤治疗等。在魏晋时期已有不少著作论述服石的危害及其解救方法，书中记载服石可引发多种病症，如大小便困难、发热、全身无力、寒热咳嗽、头痛、腹痛、头晕耳鸣、口疮、目赤、呕吐、厌食、狂躁等，并对这些病症都详述对症治疗的方法。由此可见，中国古代对环境天然矿物质毒性作用及其解毒方法的研究在当时处于世界先进水平。

3.2.3 隋、唐、五代时期

社会背景概述

581 年，杨坚夺取了北周政权，建立隋朝，称隋文帝，定都长安，加强了中央集权，经济、文化得以蓬勃发展。然而不久，隋炀帝杨广登基称帝，穷兵黩武，修运河、下扬州，苛捐杂税，民不聊生，全国各地起义不断，隋朝官僚也纷纷起兵反隋。618 年，李渊率军攻占长安，建立唐朝，史称唐高祖。不久，唐太宗李世民即位，施行一系列政治、经济方面的改革，唐朝的经济、文化和科学技术得到了空前发展。这对医药和毒物学的发展有很大影响。随着隋唐经济文化的繁荣，统治者对唐之前图书典籍的收集很重视，将很多流散于民间的医药书籍集中起来进行整理。此外，唐朝政府还设立了专门的学校，对医药学进行系统教学，为医药学的继承和发展创造了良好条件。国家的统一和繁盛，也为官方组织撰写大型医药学著作提供了先决条件。因此，在这一时期产生了名垂青史的《诸病源候论》《唐・新修本草》等医药名著和传颂千古的孙思邈、巢元方等著名医药和毒物学家。

后汉三国至南北朝期间，中医药研究虽较前有很大发展，但屡遭变乱，战祸连绵，或者医药书籍的推陈出新而使当时的医药论著大多亡佚了。到了隋唐时期（581—907 年），中医药研究有了更大进步，当时撰写的中医药著作达 100 多种，但也由于之后的历代战乱，或者医药书籍的新旧更替而大多亡佚。至今所留的传世之作——《诸病源候论》、《千金要方》（又称《千金方》）、《外台秘要》三书是隋唐时期中医药学的标志性著作。

（1）隋朝（581—618 年）

隋朝的统治年代虽然很短，但在本草药物和毒物学研究方面也有很大成就。当时著名的医药和毒物学著作《诸病源候论》就是奉诏编撰的，表明隋朝官方对医药学研究的重视。此外，隋朝在妇产科医药毒物方面的研究也有大发展，成书于东晋至隋朝期间的医药著作《产经》，记载了妇科疾病 44 种、儿科病症 90 余种；收集了 82 种妊娠禁忌药物，它们属于具有生殖毒性作用的环境天然毒物。

巢元方及《诸病源候论》的贡献

隋朝著名的中医学家、太医博士巢元方（550—630 年）奉诏率众编撰了《诸病源候论》（图 1-3-27），于隋炀帝大业六年（610 年）完成，共 50 卷，分 67 门，载列证候论 1 739 条。这是中医最早的论述以内科为主的各种疾病的病因和症状的专著，至今一直被中医奉为宝典，但书中没有记载治法和方药。《诸病源候论》对各种因为环境天然毒物而中毒的病因和症状也进行了详细论述，如蛊毒候、射工候、沙虱候、鯸鮐鱼（河豚）中毒候、蕈菌中毒候、饮酒中毒候、饮食中毒候、诸肉中毒候、水毒候、解诸毒候、解诸毒药候等。这些中毒病症的病因包括环境致病寄生虫、环境致病微生物、水环境中的毒物、致病微生物对食物的污染，或者一些地方性物理化学因素等。由此可知，《诸病源候论》对环境中生物性、物理性、化学性因素或未知因素等对人体健康的危害有深入的研究，是中国古代关于环境天然毒物的重要宝典。《诸病源候论》中记载古井和深坑多有毒气，是最早对窒息性气体引起中毒的文字记录。

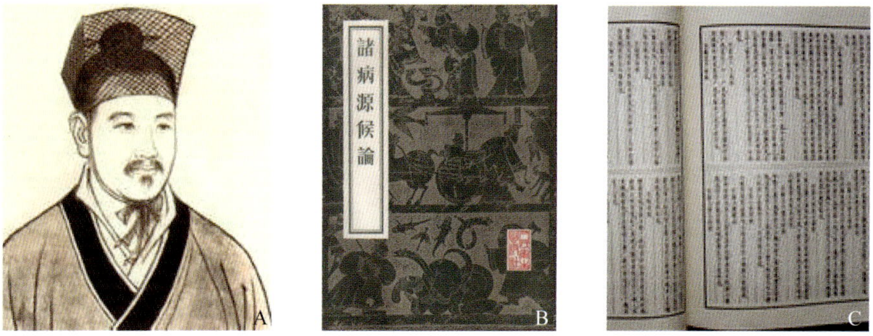

图 1-3-27　巢元方（A）及《诸病源候论》（B、C）

（2）唐朝（618—907 年）

唐朝的汉族文化，在当时居于世界文化的前列，对中医药和环境毒物的研究有很大的进展，本草药物和毒物的种类或品种增加了很多，研究内容日益丰富。唐朝对本草研究的快速发展，还反映在有关本草的著述很多，如陈藏器撰《本草拾遗》、孟诜撰《食疗本草》、萧炳撰《四声本草》、李含光撰《本草音义》及杨损之撰《删繁本草》等。从这些本草著作可见，在唐朝，本草的毒性、禁忌和药用功效的研究更加受到重视，从而对环境天然毒物的研究进展很大。

药王孙思邈对环境毒物研究的贡献

唐朝初期著名的中医药学家孙思邈（581—682 年，图 1-3-28），他的主要代表作为《千金方》。在书中他对多种药用的植物、动物、无机矿物质，特别是对本草药物的毒性和药效进行了详细论述。他发展了《周礼》关于毒药治病的思想，创立了毒物攻邪治病的理论和“以毒攻毒”的许多疗法，被世人尊为“药王”。

孙思邈的另一贡献是他对石药毒性的研究，主张服石要“将息节度”，不能长期服，也不能过量服。他本人认为服石对人体健康有益，但是他反对不加选择地服石，极力反对服“五石”。他在《千金方》（一卷）中提到：“宁食野葛，不服五石，明其有大大猛毒，不可不慎也。有识者遇此方即须焚之，勿久留也。”从现代医学观之，道家的五石丹中所含的丹砂、雄黄、白矾分别以汞、砷、铝等金属元素为主，这些元素大都毒性很大，对人体健康多有危害。孙思邈早在 1 300 多年前就指出五石毒性猛烈而坚决反对服用，对医学和毒物学都做出了重要贡献。此外，他对正确服石的支持还表现在他的身体力行，在选择钟乳石服用时，主张对乳石的产地和质量要有严格要求。现代科学已经查明，钟乳石的主要成分是碳酸钙，而补钙对于老年人有益，符合现代医学对补钙的要求。对于服石引起的疾病的治疗，孙思邈也进行了不少研究，收集、记载了很多解救石毒的药方，对于环境天然毒物的研究有重要贡献。

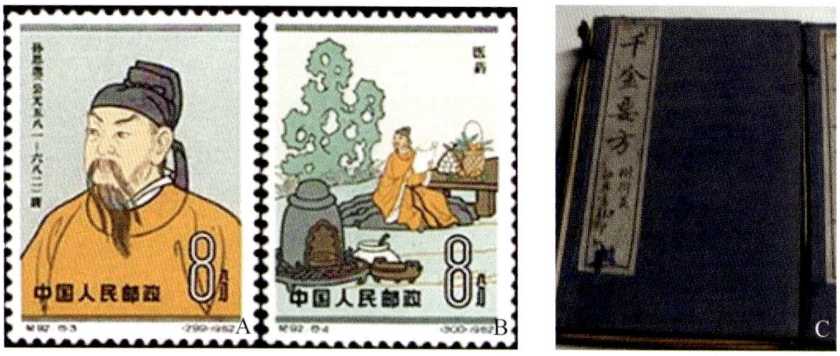

图 1-3-28　孙思邈及其炼丹、制药的纪念邮票（A、B）与著作《千金方》（C）

苏敬与《唐·新修本草》

在唐朝，由于本草药物和毒物被发现的数量不断增加，前代本草药学家陶弘景的《本草经集注》已不能满足当时的需要，于是药物学家苏敬于唐显庆二年（657 年）表请修订本草书目，唐高宗批准并命长孙无忌、李勣、许敬宗、孔志约、苏敬等 20 余人进行修订，实际上主要是由苏敬负责编修。朝廷下诏全国，征询各地药物形色，画成图形，于显庆四年（659 年）完成修订，名曰《新修本草》或《唐·新修本草》（又称《唐新本草》）（图 1-3-29）。它是世界上最早的一部由国家权力机关颁布的具有法律效力的药学专著，是用药的法律和学术依据，被认为是世界上最早的药典，比世界上有名的《欧洲纽伦堡药典》（1542 年）要早 883 年，流传达 300 年之久，直到宋代的《开宝本草》问世，《唐·新修本草》代表了中古时期中国中医药学发展的一个里程碑。

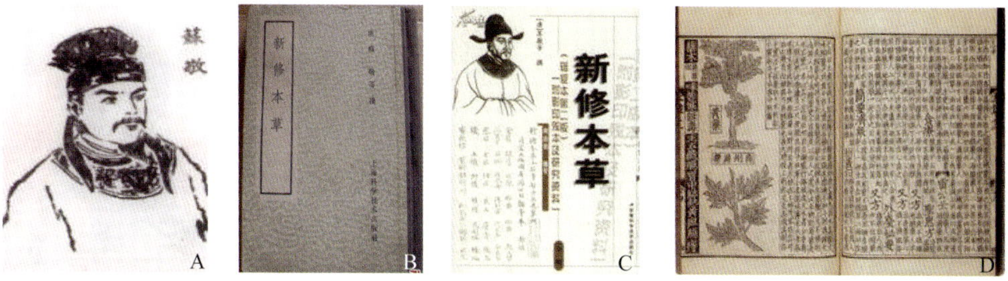

图 1-3-29　苏敬（A）与《唐·新修本草》不同复辑本（B、C、D）

唐代中外文化交流频繁，增添了不少外来药如龙脑、安息香、胡椒、郁金、诃子、茴香、阿魏等，鸦片一物就是由波斯地区传入中国的。《唐·新修本草》中还记载了用白锡、银箔、水银（汞）调配成补牙用的填充剂，这是世界医学史上最早对补牙的文献记载。

《唐·新修本草》包括本草 20 卷、目录 1 卷、药图 25 卷、图经 7 卷，计 53 卷。

载药 844 种，比《本草经集注》新增药物 114 种。书中收录有各地动植物的标本图录，全书图文并茂，开创了我国本草著作图文对照的先例，因此它不仅是一部药物学和毒物学著作，而且是一部动植物形态学著作，在生物学史上也有重要意义。

《唐·新修本草》内容丰富，一经问世，立即广泛传播，713 年日本就有此书的传抄本，对日本医学界影响很大，不久又传到朝鲜等国。

孟诜与《食疗本草》

孟诜[1]所撰《食疗本草》（图 1-3-30）成书于 701—704 年，后经张鼎于 721—739 年增补，原书早佚。今有谢海州、翁维健、马继兴等的 1984 年辑佚本三卷，包括 260 种食药，并分述其药性（温、平、寒、冷）、食疗功效、禁忌、配方，并对食药多食、久食产生的副作用等也有记载；对孕产妇的食物禁忌及幼儿疾病的食疗方法也多有论述，对保护妇女、胎儿及幼儿健康具有重要价值。该书不仅是一部古代营养学和食物疗法专著，而且也是古代关于食品毒理学方面的专著，对于研究食品毒理学发展的历史有重要价值。孟诜被后人誉为世界食疗学之鼻祖，也是世界食品毒理学之鼻祖。

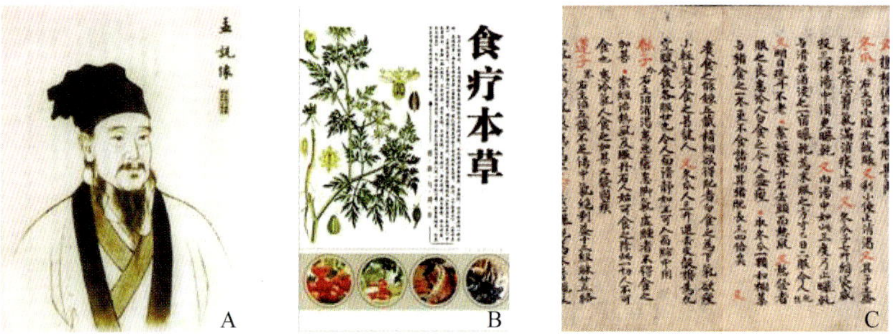

图 1-3-30　孟诜（A）和《食疗本草》今辑本（B）

（C 为在敦煌石窟发现的古抄本残卷）

王焘与《外台秘要方》

唐朝医药学家王焘（生卒年不详）收集了初唐及以前的医学著作，于天宝十一年（752 年）撰成《外台秘要方》，全书 40 卷共 1 104 门，先论后方，载方 6 000 余个。王焘对医学文献进行了大量的整理工作，把前人的中医药理论研究与治疗方药全面系统地结合起来。凡书中引用书籍都详细注明出处，从而保存了大量唐以前的医学文献，为研究传统医药和毒物学史提供了极为宝贵的资料和考察依据。

（3）五代十国时期（902—979 年）

唐朝之后，五代十国割据的局面持续了 70 余年，是我国历史上的一段大分裂时期，它起自唐末的藩镇割据。960 年，赵匡胤发动兵变，建立宋朝，统一中国。

五代（907—960 年）是指 907 年唐朝灭亡后依次定都于中原地区的五个朝代，即

1　孟诜（612—713 年），汝州（今河南汝州）人。《食疗本草》集古代食疗之大成，是世界上现存最早的食疗专著，为中国和世界医药学和毒物学的发展做出了巨大的贡献。清光绪三十三年（1907 年）英国人斯坦因在敦煌莫高窟中发现该书古抄本残卷，残卷中记载有石榴、木瓜、胡桃等 26 种食药条文，现存英国伦敦博物馆。

后梁、后唐、后晋、后汉和后周。十国（902—979 年）是指中原地区外围的十余个割据政权，它们是前蜀、后蜀、南吴、南唐、吴越、闽、楚、南汉、南平（荆南）、北汉、武平等。

李珣与《海药本草》

前蜀王衍乾德元年（919 年）李珣[1]撰《海药本草》，是中国古代第一部外来药专著，对唐末五代十国时期来自中亚、西亚和南亚各国的药物进行了描述。虽然该书已经亡佚，但北宋药物学家唐慎微的《证类本草》等古代医书多有引用。据此分析，《海药本草》记载药物 131 种，其中玉石类如玉屑、金屑、车渠、金线矾、波斯白矾、石硫黄、银屑、绿盐、阳起石、珊瑚、桃花石等 13 种，草类如芦荟、延胡索、肉豆蔻、补骨脂、甘松香、瓶香、白附子、小茴香等 38 种，木类如琥珀、返魂香、丁香、沉香、乳香、降真香、海红豆、无名木皮、皋芦叶、骇鳞竭、安息香、奴会子、藤黄、海桐皮、天竺桂、没药、落雁木、莎木、栅木皮等 48 种，兽类有象牙、象胆、犀角 3 种，鱼虫类如秦龟、郎君子、真珠、石决明、青鱼、牡蛎等 17 种，果类如豆蔻、荔枝子、海松子、橄榄等 11 种，米类 1 种。该书对于药物的产地、形态、炮制、性味、主治、用法、禁忌、畏恶等都有记载。对有毒药物的炮制是为了改变药物的性能和降低药物的毒性作用，而对药物畏恶的描述则是为了预防两种药物同时应用导致毒性增加的问题。李珣家以香药贸易为业，所以该书对香药描述较多，共有数十种，其中丁香、沉香、乳香至今仍然是常用中药，也是不可多食的有毒香料。

韩保升与《蜀本草》

后蜀主孟昶（934—965 年在位）对医药学很重视，命翰林学士韩保升组织医者对流行了 300 多年的《新修本草》进行修订，撰成《重广英公本草》（后世称《蜀本草》），孟昶作序，全书 10 卷，图文并茂，在本草药物和毒物研究上有一定影响。

3.2.4　两宋时期

（1）历史背景

960 年，后周诸将发动陈桥兵变，拥立赵匡胤为帝，废周恭帝，建立宋朝，统一中国。宋钦宗靖康二年（1127 年），北方女真族建立的金国南侵，攻占宋都汴京，徽、钦二帝被掳，史称靖康之耻，北宋覆灭。同年，宋徽宗之子赵构在宋南京（今河南商丘）登基，重建宋王朝，史称南宋，后南迁临安府（今浙江杭州），偏安江南。

1234 年，蒙古族灭金国，建立元朝。1276 年，元世祖忽必烈攻破南宋都城临安，南宋亡国。但是，宋室和广大爱国军民英勇抵抗，始终不降。文天祥在陆地组织军民反抗元军，陆秀夫等人和宋室在海上漂泊，组成行朝。直至 1279 年，宋军和元军在崖山决战，宋军大败，宋末帝赵昺随陆秀夫与皇族 800 余人以及 10 余万军民跳海自杀，

1　李珣，字德润，五代时期药物学家、花间词人，出生于梓州（今四川省三台县），生卒年不详。其祖先为波斯人，在隋代来到中国，唐初改姓李。在安史之乱期间，入蜀定居。李珣还著有《琼瑶集》，已佚，今存词 54 首。

壮烈殉国，宋朝彻底灭亡。南、北两宋共历经319年。

宋朝是中国古代历史上经济、文化、科学技术高度繁荣的时代。在经济和贸易方面，宋代的农业、印刷业、造纸业、丝织业、制瓷业以及航海业、造船业均有很大发展。海外贸易发达，与南太平洋、中东、欧洲、非洲等地区的多个国家通商贸易。在文化方面，完成了儒学复兴，产生了以南宋朱熹为代表的新儒学即理学，促进了儒、道、佛三家相互交汇的深入发展。在唐宋八大家（唐代韩愈、柳宗元和宋代欧阳修、苏洵、苏轼、苏辙、王安石、曾巩八位散文家的合称）中，宋人占了六家，宋词达到全盛，话本（评书）在中国文学史上开辟了新的纪元。最著名的话本有《三国志平话》《新编五代史平话》《大唐三藏取经诗话》《大宋宣和遗事》等，一些明、清白话小说也是根据宋朝的话本改编的。

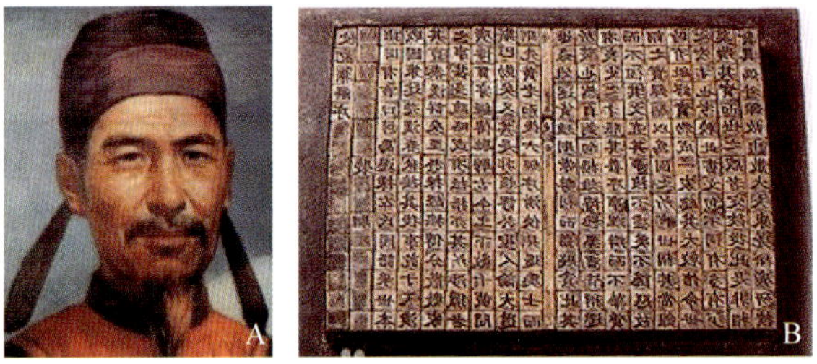

图1-3-31　毕昇（A）及其发明的活字（B）

在繁荣的经济和文化的推动下，两宋的科技成就达到了中国古代科学技术史上的一个高峰，中国的四大发明——造纸术、火药、指南针及印刷术——在宋代得到改进并应用。沈括撰写的《梦溪笔谈》对宋代文化和科技成就都有详细记载。例如，在天文学方面，创制了浑天仪、浮漏等仪器，杨忠辅创制的《统天历》与现行公历采用的数据相同，比西方《格里历》的颁行早383年。北宋毕昇发明活字印刷术（图1-3-31），是印刷史上的重大改革，对书籍的印刷、文化与科技的记载与传播等具有巨大影响，仅医药学出自宋时的书刊就达百余种，其数量为历朝之最。

（2）医药和毒物学极大发展

在宋代，医药和毒物学得到极大发展，除了全社会对医药科技的急迫需要为其强大动力之外，还得益于宋代长期国家统一、太平盛世和经济、文化、相关科技大发展的社会背景，同时也得益于朝廷上下对医药学的罕见重视。宋太祖赵匡胤在开国不久，即命撰修《开宝本草》；而后，宋太宗即位，又命撰集《太平圣惠方》；宋徽宗又主持编撰《圣济总录》。这些都是官方医药学巨著，影响很大。上行下效，宋代的大臣也有不少人重视和通晓医药学，甚至著书立说，如司马光著《医问》、苏轼著《圣散子方》等。这种文人治医的精神对后世的影响很是深远。除此之外，北宋嘉祐二年（1057年）朝廷批准成立“校正医书局”，由掌禹锡、林亿、苏颂等医药学家主持，组织人力，对宋之前的医药书进行校正、编撰和刊行，使大量古代医药书得以传播，并流传后世。由校正医书局刊行的古本草书籍如《嘉祐本草》《本草图经》等，不但对宋代，而且对后世的医药和毒物学发展均具有极为重要的作用。

宋朝陈自明撰写的《妇人大全良方》记载妊娠禁忌药物69种，对于研究环境天然毒物的生殖毒性作用具有重要价值。

宋代本草著作的大量刊行，也反映了两宋300多年对环境天然毒物研究的成就。现代毒理学家对中国传统医药学的“药物归经学说”进一步挖掘，对揭示毒物作用与机体“系统”的关系有重要科学价值。

（3）人体解剖学的发展

人体解剖在宋代也得到了重要发展。人体解剖在中国的起源很早，可能在先秦时期中国医者就已积累了一定的人体解剖知识。

《黄帝内经》记载了不少人体脏器的数据，《灵枢》最早使用“解剖”一词。《史记·扁鹊仓公列传》也对人体解剖进行了描述。西汉末，新朝太医尚方是历史上记载的最早进行人体解剖的医者。《汉书·王莽传》曾记载：“翟义党王孙庆捕得，莽使太医、尚方与巧屠共刳剥之，量度五脏，以竹筳导其脉，知所终始，云可以治病。”

北宋庆历年间（1041—1048年），朝廷命吴简对诱捕到的广西起义的欧希范等人进行解剖，据吴简记载，两日内共解剖56人，详细观察，并绘制《欧希范五脏图》。北宋崇宁年间（1102—1106年），泗州（今江苏宿迁）名医杨介（1060—1130年，图1-3-32）根据泗州处死者的尸体解剖图进行整理，撰成《存真图》，包括“肺侧图”“心气图”“气海横膜图”“脾胃包系图”“二分水阑门图”“命门、大小肠膀胱之系图”等多帧。《存真图》较《欧希范五脏图》更为详细、准确，为脏腑学说的建立和发展提供了形态学基础。虽然《欧希范五脏图》和《存真图》这两部人体解剖图谱早已亡佚，但从后世医书中可对其内容有所了解。

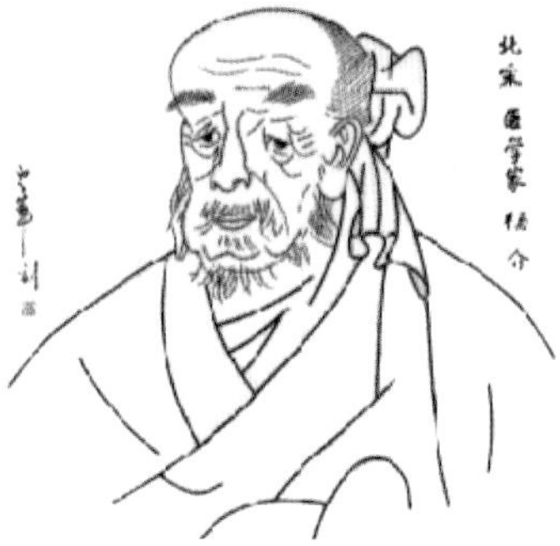

图1-3-32　杨介

（4）宋慈与《洗冤集录》

在宋代，法医学得到了显著发展。中国法医学历史悠久，早在先秦时代就出现了法医学的萌芽，中国最早的法医学著作是南北朝时期徐之才撰写的《明冤实录》，可惜早已亡佚。宋代有更多的法医学著作刊行，但是成就最大的是宋慈（1186—1249年，图1-3-33）著的《洗冤集录》，是世界上最早的法医学著作。以此书为蓝本在元代编撰的《无冤录》被译为不同文字，对国内外法医界有重要影响。《洗冤集录》是宋慈中进士后历任提点刑狱等官职期间，总结前人和自己的经验，于1247年撰成。该书分为4个部分，其中有2个部分涉及中毒、服毒的检验和治疗。因此，该书也是一部古代毒理学著作，在其《中毒篇》中记载，不仅像砒、鸩这样的剧毒物质可以致人死亡，而且药物如人参、附子之类，若服用过多也可引起出血、皮肤开裂而死。这些观点与欧洲

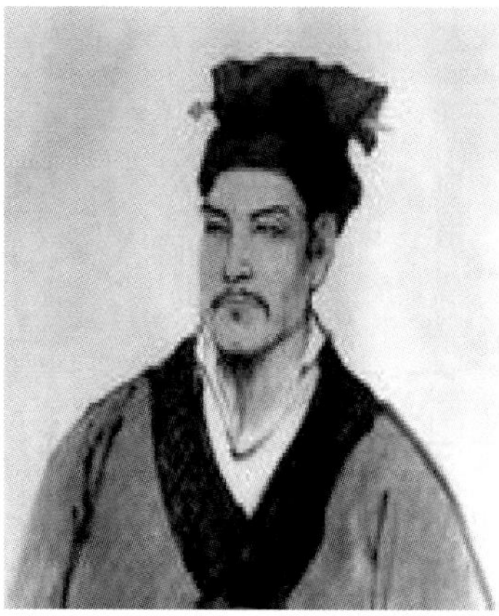

图1-3-33　宋慈

文艺复兴时期瑞士医学家帕拉塞尔苏斯在 16 世纪提出的“药物与毒物的区别主要在于剂量大小”的结论非常类似。但是，古代中医药学家对所观察到的现象缺乏深入思考和进一步抽象化的哲理分析，从而与新理论的提出失之交臂。这也许与中国古代哲学的发展有关，因为毒物学的发展离不开哲学思想的指导。

（5）宋代的药典:《开宝本草》

自唐朝《新修本草》问世以来，历经 300 余年，由于中医药研究的发展，本草数量大量增加，为了适应形势的需要，宋开宝六年（973 年）宋太祖命当朝名医刘翰、马志等 9 人参考《蜀本草》《本草拾遗》等本草著作，对《新修本草》进行编修，撰成《开宝新详定本草》，计 20 卷。翌年，即开宝七年（974 年），宋太祖再次诏命刘翰、马志等人重新修订《开宝新详定本草》，由翰林学士李昉、扈蒙等详加校勘，成书后全书合目录共 21 卷，命名为《开宝重定本草》，又简称《开宝本草》。全书共收载药物 984 种，其中新增药 134 种，对唐《新修本草》在编纂和传抄中出现的谬误进行了修订。《开宝本草》还重视吸收其他本草著作的精华，在新增药物中，近百种都是从以前多种本草著作中筛选而来，如蛤蚧出自《雷公炮炙论》，仙茅出自《海药本草》，郁金出自《本草拾遗》等。朝廷颁布《开宝本草》于天下，于是其成为宋代的药典。

（6）《嘉祐本草》

北宋嘉祐二年（1057 年），即《开宝本草》出版 80 余年之后，朝廷又命著名药物学家掌禹锡（图 1-3-34）、林亿、苏颂等以《开宝本草》为蓝本，参考历代本草著作，并搜集常用而未载的药物，补充内容和注释，进行编修。于嘉祐五年（1060 年）撰成《嘉祐寂注神农本草》(《嘉祐本草》)，共 21 卷，载药 1 082 种，药物数量比《开宝本草》增加 99 种，其中有 82 种来自古医药书记载，17 种来自民间，经过太医院讨论和鉴定无误后才补加之。书中引用医药书籍 50 多种，对过去本草书籍（包括《神农本草经》）中的疏漏进行了补证。

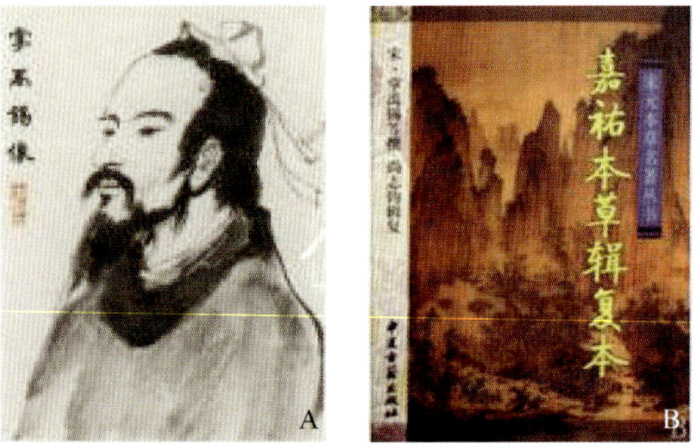

图 1-3-34　掌禹锡（A）及《嘉祐本草辑复本》（尚志钧辑复）（B）

（7）《本草图经》

鉴于唐代苏敬等编撰的《图经》七卷已经散佚，医者对本草的真伪难辨，加之新药品种日益增多，朝廷又命重新编撰本草图经，下令各地将其所产药物，一律绘图，并注明开花、结实、采收季节以及功用，送达朝廷。如系国外来源者，要辨清来源，将实物送京，供绘图之用。所有资料，由苏颂加以编辑，召集了千余名画工和医者参加编制，于嘉祐六年（1061 年）撰成，名曰《本草图经》，共 21 卷，载药 780 种，在 635 种药项下绘图 933 幅，并详细记载了各药的形态、产地、性味、功效及用药经验。此外，书中引用书籍文献 200 多种，是继唐代苏敬等的《图经》之后，对本草药物辨别的重要专著。元祐年间（1086—1094 年），四川阆中名医陈承将《嘉祐本草》和《本草图经》合编为《重广补注神农本草》，共 23 卷。读者可以图文参阅同时进行，更加方便。

（8）唐慎微与《证类本草》

不仅宋代官方对本草学的研究取得了重要成就，而且北宋民间著名药物学家唐慎微（图 1-3-35）[1] 对本草学的研究也登上了一个新的高峰。唐慎微系统地集录《神农本草经》以后唐宋各家医药名著，同时还收辑“经史传记”“佛书道藏”以及本草、方书、地志、诗赋等 243 种书中有关药物的资料，初稿完成于 1082 年，最后定稿时间约在 1098 年，名曰《经史证类备急本草》，简称《证类本草》；以后又经北宋官方校刊增订为《经史证类大观本草》，简称《大观本草》。全书正文 30 卷，目录 1 卷，载药 1 558 种（有说载药 1 746 种，新增 660 种，有药图 294 幅），附方 3 000 余个，叙述药物别名、药性、主治、产地、采集、炮炙、辨析、附方等，另外还对药物归经理论作了进一步阐明，是集宋以前本草学之大成。在明代李时珍《本草纲目》问世之前的 500 多年的时间里，《证类本草》一直是研究本草学的重要文献，在本草史上具有重要地位。

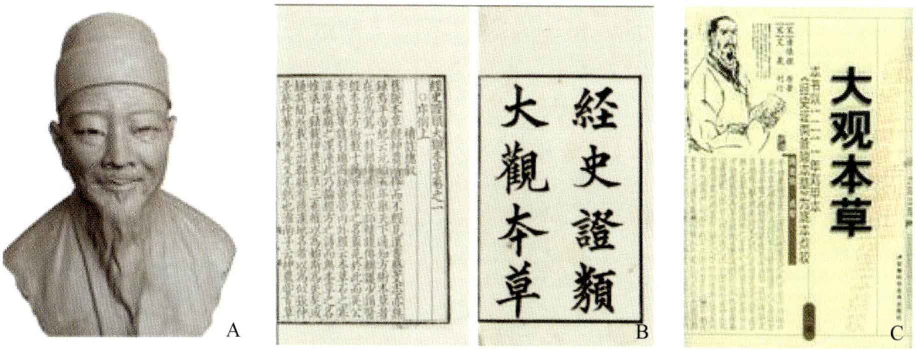

图 1-3-35　唐慎微（A）及北宋官方校刊增订的不同版本的《大观本草》（B、C）

《证类本草》取材广泛，保存了大量现在已经亡佚的文献内容，使后世可从其引文中对许多已经失传或散佚的古书有所了解。所以李时珍对它的评价是：“使诸家本草及各药单方，垂之千古，不致沦没者，皆其功也。”它不但具有很高的学术价值和实用价值，而且还具有很大的文献价值。

《证类本草》虽为民间医药学家个人著作，但由于它的学术价值和应用价值很高，流传伊始，便引起朝野各方面的重视，北宋时期曾在大观二年（1108 年）和政和六年（1116 年）先后进行两次官方校刊增订，分别为《大观本草》和《政和经史证类备用本草》（《政和本草》），它们均作为国家药典颁行全国。

北宋沦陷之后，南宋绍兴二十七年（1157 年），医官王继先受命对《大观本草》

1　唐慎微（1056—1136 年），字审元，成都人，北宋著名药学家。出身于世医家庭，对经方深有研究，知名一时。元祐年间（1086—1094 年）应蜀帅李端伯之招，在成都行医。他医术精湛，医德高尚。患者不分贵贱，有召必往，为读书人治病从不收钱，只求以名方秘录为酬，故交游甚广。

进行校订和补充，于1159年成书，名曰《绍兴校定经史证类备急本草》（又称《绍兴本草》），共32卷，“释言”1卷，载药1 748种，新增药物和毒物有炉甘石、银杏等。《绍兴本草》是宋朝最后一部本草药典。

（9）《太平圣惠方》：五脏用药和药物归经

宋代医生对本草学发展的重视，还表现在当时的医方书中也包括对本草药物学理论和应用的论述。例如，北宋王怀隐等奉命编修的《太平圣惠方》（992年成书并刊行）巨著（图1-3-36），共100卷，分1 670门，载方16 834个。其中卷二“药论”，论述了不同药物之间的畏恶相反、禁忌、“五脏用药”等，特别是“五脏用药”的观念实为药物（毒物）作用的靶器官理论，比欧洲文艺复兴时期瑞士医学家帕拉塞尔苏斯在16世纪提出的毒物作用“靶器官”的理论要早500多年。“五脏用药”的观念不仅是中国古代的药物（毒物）作用的靶器官理论，而且也是中国后世创立的“药物归经学说”的起源。中国传统医药学之“药物归经学说”的创立，不仅论述了药物（毒物）作用的靶器官理论，而且更进一步论述了药物（毒物）作用的“靶经络”或“靶系统”理论，比现代“靶器官”理论更加深刻。此外，《太平圣惠方》的组方配伍揭示了药物之间相互作用的复杂性或多元性，通过不同药物的联合作用达到有效治疗疾病的目的，书中论述的不同药物联合作用的方式有相辅相成、相反相成、阴阳调和、多面协调等，对于现代毒理学研究不同毒物之间联合作用的类型很有参考价值。因此，《太平圣惠方》对现代毒理学包括对环境毒物的研究也有重要的启迪作用。

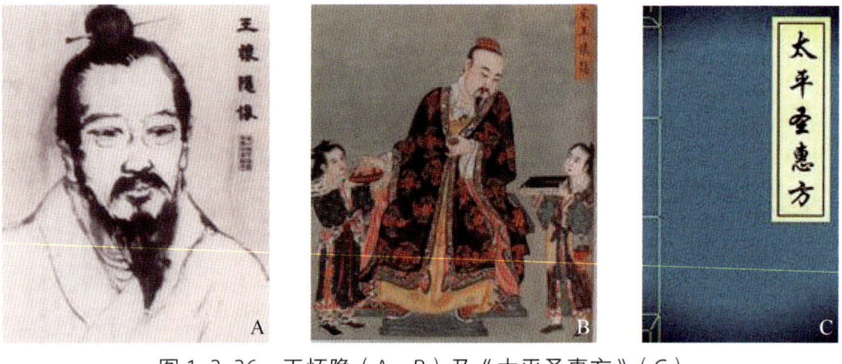

图1-3-36　王怀隐（A、B）及《太平圣惠方》（C）

（10）其他医药和毒物学著作

在宋代，除了上述官方本草学著作之外，还有不少个人本草学著作，如南宋时期寇宗奭编撰的《本草衍义》20卷、郑樵编撰的《本草成书》24卷、刘信甫的《新编类要图注本草》、陈衍的《宝庆本草折衷》20卷等本草学著作，各有特点，对本草的深入研究有很大作用。例如《本草衍义》记载了用升华方法精制砒霜，用结晶之法精制芒硝等，反对长生不老之说，认为对人工冶炼的化学品运用要谨慎，并描述了口服水银、丹砂、硫黄等药物之后对人体产生的严重危害。这些研究在毒理学发展史上有重要价值。

在南宋末年，还出现了《彩画本草》和《皇宋五彩本草图释注文》等彩色药物图书，可惜早已亡佚。现存最古老的彩色本草图，为南宋嘉定十三年（1220年）王介绘制的《履巉岩本草》，载彩图206幅，均取材于野外实物且加有文字说明，包括对药物有毒无毒、妊娠禁忌等毒理学知识的描述。此外，还新增曼陀罗、虎耳草等20多种本草药物和毒物。这证明当时对本草药物真伪辨别对药物毒性知识的重视。

3.2.5 金、元时期

（1）历史背景

在10—13世纪，元朝建立之前，中国先后被分割为辽、夏、大理、金、蒙古、北宋、南宋等王朝，相互对峙、战乱频繁，历时200余年。其中，辽、夏、大理三国未曾入主中原，与汉人文化的相互影响较小；而金国和大蒙古国先后大兵南下，入主中原，在北宋和南宋统治的国土上建立政权，继承了汉人的政治制度和文化传统，在医药和毒物学上也继承和发展了汉人的传统医药学。

金朝（1115—1234年）是中国历史上由女真族建立的北方政权。女真原为辽朝臣属，天庆四年（1114年）起兵反辽。于翌年在会宁府（今黑龙江阿城区）建都立国，国号大金，并于1125年灭辽朝，1127年灭北宋。1234年，蒙军在南宋军队的帮助下灭掉金国。至此，金朝历经107年。

蒙古族铁木真[1]于1206年（南宋宁宗开禧二年）统一了蒙古各部，建立大蒙古国，此后多次发动对外征服战争，横跨欧亚大陆，并于1234年攻灭金国。1260年，成吉思汗孙元世祖忽必烈即位，1271年改国号为大元，翌年迁都大都（今北京），1279年灭南宋，统一了中国，结束了长达三四百年的分裂局面。1368年，朱元璋率军攻占南京，随后北伐攻占北京，元朝灭亡。从1234年灭金至元朝灭亡，蒙古统治者入主中原历经134年。

金朝推行汉化政策，故其文化发展已达到很高水平，杂剧与戏曲得到了相当大的发展。金在思想上推崇儒家，而道家、佛教与法家也较流行。金朝的科学技术也有很大的发展。数学方面发展出天元术（建立高次方程的方法）；天文历算方面，赵知微的《重修大明历》比宋《纪元历》更为精确；建筑方面也有很大的发展，兴建了卢沟桥、金中都、山西大同华严寺等建筑；医学方面产生了许多医药学派，对元朝和后世的医药和毒物学有较大的影响。

与金朝不同，元朝同时推行西亚文化与汉文化，还包容和接纳欧洲文化，但提倡蒙古至上主义。欧洲著名历险家马可·波罗（图1-3-37）于1275年（忽必烈时代）来中国，后来成为元朝的重要官员。元代前期长时间没有举办科举，士大夫文化地位下降，在艺术与文学方面以庶民为对象的戏剧与艺能得到很大发展，其中以元曲最为兴盛。元曲大家有关汉卿、王实甫等，有名的作品有《窦娥冤》《拜月亭》《西厢记》

---

1 铁木真（1162年5月31日—1227年8月25日），全名孛儿只斤·铁木真，蒙古帝国可汗，尊称成吉思汗。

等。与此同时，元末明初江南则出现《三国演义》和《水浒传》等长篇小说。元朝在天文历法方面比较发达，元世祖邀请阿拉伯的天文学家来中国，吸收了阿拉伯天文学的技术，设立了远达极北、南海的 27 处天文观测站，在恒星观测方面取得了突出成就。1280 年颁行的《授时历》，沿用了 400 多年，是人类历法史上的一大进步。

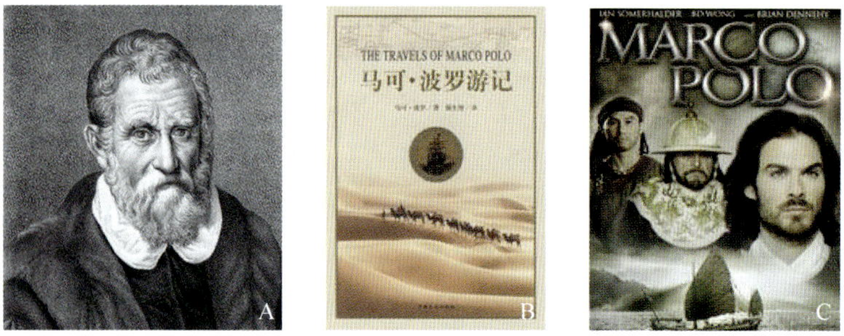

图 1-3-37　马可 · 波罗（A）及其著作（B、C）

（2）本草医药和毒物学的新学肇兴

金、元统治者施行暴政，加上自然灾害和战争频繁，民不聊生，疾病流行，促使医药学发展；又由于中国传统医药学，从先秦至北宋，已经有了几千年发展的积淀，正处于厚积薄发之际；加之改朝换代，思想变迁，促使人文思想解放，金元时期的医学思想非常活跃，产生了很多医药和毒物学流派，被称为新学肇兴的时代。当时不少医家深入研究古代的医学经典，结合各自的临床经验，自成一说，形成不同学派，著名的有金朝时期的刘完素（约 1110—1200 年）[1] 的火热说、张从正（1156—1228 年）[2] 的攻邪说和李东垣（1180—1251 年）[3] 的脾胃说、元朝朱震亨（1281—1358 年）[4] 的养阴说，他们四人被称为金元四大家（图 1-3-38），对中医药学理论的发展产生了重要的影响。

（3）本草药物和毒物研究

科学的发展遵循积累—发展—再积累—再发展的规律而不断向前。在金朝之前，已经积累了大量本草学知识和经验，而进一步将其抽象化、上升为理论的历史使命就落在了金元时期医家的肩上，促使本草药物和毒物学理论在金元时期实现大发展。金、

1　刘完素，字守真，金朝河间（今河北省河间市）人，后世又称其为刘河间，金元时期的著名医家，为后世所称金元四大家中的第一位医家。他生活在北金南宋的对峙年代，这一年代战争不断、热病流行，是其学术思想产生的临床实践基础。他认为风、湿、燥、寒诸气在病理变化过程中，均能化生火热，而火热也往往是产生风、湿、燥、寒病理的原因，此即他的“六气皆能化火”学说，也就是火热说。

2　张从正，字子和，号戴人，金朝睢州考城县部城（今河南省兰考县小宋集北四里北沙岗或河南省商丘市民权县王庄寨镇吴屯村）人。他对汗、吐、下三法的运用有丰富的经验和独到的见解，形成了以攻邪治病的独特风格，被后世称为金元四大家之一，是“攻下派”的代表。他一生著述颇丰，代表作有《儒门事亲》等。

3　李东垣，原名李杲，字明之，真定（今河北省正定县）人，晚年自号东垣老人。他学医于张元素，尽得其传而又独有发挥，提出“内伤脾胃，百病由生”的观点，是脾胃说的创始人。他的学说也被称作“补土派”。他是我国医学史上著名的金元四大家之一。其著作甚丰，有《脾胃论》《万愈方》《医学辩论》《用药珍珠囊》《药性赋》等，有些已亡佚。

4　朱震亨，元代金华（又说今浙江义乌市）人，人称丹溪翁、朱丹溪，是金元四大家之一。他受业于刘完素的再传弟子罗知悌，结合个人见解和临床所得，提出人体“阳常有余，阴常不足”的观点，认为对于治疗疾病，除了泻火、攻邪、补中益气诸法之外，还应有滋阴大法，故被后世称为“滋阴派”的创始人。

元医者在宋代大型本草著作的基础上，根据当时医者的实际需要，撰写了许多新的本草论著，对药物作用规律进行了进一步探讨和总结，特别是创立和完善了药物归经学说和药物升降浮沉理论。

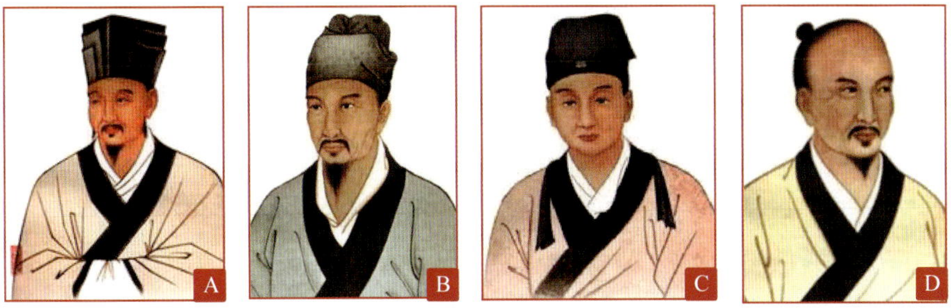

图 1-3-38　金元四大家

（A 为刘完素；B 为张从正；C 为李东垣；D 为朱震亨）

现尚存于世的金代时期的本草专著有张存惠等对宋《政和本草》校补而成的《重修政和经史证类备用本草》（约成书于 1189 年）和张元素撰写的《洁古珍珠囊》（一卷）（约成书于 1234 年），而张元素撰写的《洁古本草》和李东垣撰写的《用药法象》均已亡佚。李东垣撰成的《妊娠用药禁忌歌》记载了芫斑、水蛭、虻虫、乌头、附子、巴豆、天雄、水银等药物为妊娠禁忌，它们是一类具有生殖毒性的环境天然毒物。

元代本草专著现存于世的有王好古的《汤液本草》（三卷）（成书于 1308 年）、吴瑞的《日用本草》（八卷）（成书于 1328—1329 年）、尚存善的《本草元命苞》（九卷）（成书于 1331 年）、朱震亨的《本草衍义补遗》（一卷）（成书于 1347 年）和徐彦纯的《本草发挥》（四卷）（成书于 1368 年）等，而朱震亨的《丹溪本草》和许国祯等编撰的元代唯一官修本草专著《至元增修本草》早已亡佚。

（4）张元素及其《洁古珍珠囊》对药物（毒物）归脏归经理论的发展

中国本草医药和毒物学早在 2 000 多年前，甚至在先秦时期，就已经提出药物（或毒物）对人体脏器、经络的相对选择性作用。这些早在《内经》《神农本草经》《淮南子》中就有记载，与欧洲文艺复兴时期提出的毒物作用的“靶器官”理论非常类似。宋代医药学家寇宗奭、钱乙和沈括的论著中对古代本草药物归经理论有一定继承和发展。

到了金元时期，张元素（图 1-3-39）在前人论述的基础上，加上自己对药物作用的分析，总结出一系列药物对人体脏腑、经络的相对选择规律，建立了药物归经学说，推动了本草药物学和毒理学的发展。张元素所撰的《洁古珍珠囊》虽然载药仅 113 种，但对每种药物作用的经络及手足十二经

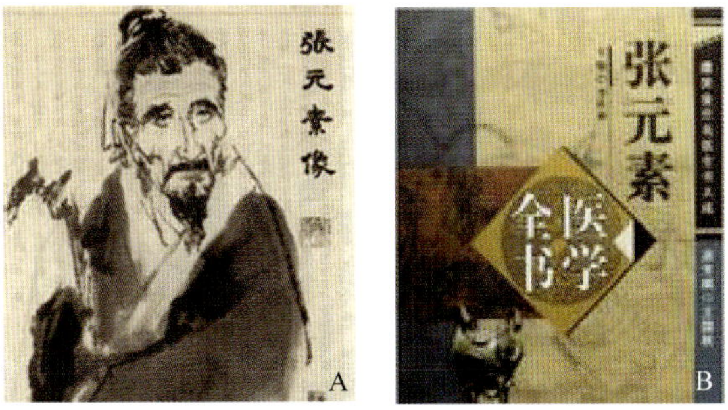

图 1-3-39　张元素（A）及其著作辑佚本（B）

通经使药均有详细论述，例如，手阳明大肠经，白芷；手太阴肺经，白芷、升麻、葛根。论及药物对脏腑的选择，张元素认为“凡药之五味，随五脏所入而为补泻，亦不过因其性而调之”。例如，不同的泻火药对脏器的选择不同，黄连主要作用于心，而使心火下降；黄芩作用于肺而降肺火，还可作用于大肠而降大肠火；白芍作用于肝而降肝火；石膏作用于胃而降胃火；木通作用于小肠而降小肠火；知母作用于肾而降肾火。

《洁古珍珠囊》认为，有些药物不但作用于一定脏腑和经络，而且还可以诱导其他药物作用于该脏腑和经络，对此在制定方药时要考虑周全。例如，阳明胃大肠经病，在上可用升麻、白芷作引，在下可用石膏作引；而太阳小肠膀胱经病，在上可用羌活作引，在下可用黄柏作引，如此种种。张元素认为，药物归经与药性有关，而药物炮制可以改变药性，所以炮制可以改变药物对脏腑和经络的作用。

张元素的《洁古珍珠囊》首次将药物归经学说具体化、系统化，达到了非常完整的水平，不仅有重要的理论意义，而且有很高的实用价值。李时珍对此书评价很高，赞张元素为“《灵》《素》之下，一人而已”。之后，张元素的弟子李东垣、王好古等发现了更多药物归经的现象，在他们的著作中对每一药物的性能、有毒无毒、归经等均有详细记载，进一步补充和丰富了药物（毒物）归经学说。

张元素及其弟子李东垣还对本草药物药理作用的升降沉浮与药物气味的关系进行了大量研究，论述了一些作用规律。这些研究和规律不但对于科学用药、提高疗效有一定作用，而且对现代药理学和毒理学的研究也有重要启迪意义。

3.3 中国近古时期环境毒物史

中国近古时期指明朝至清朝后期（1368—1840 年）。

3.3.1 明朝时期

（1）历史背景

1368 年，朱元璋率军推翻了元朝的统治，建立了明朝。明初采取轻徭薄赋政策，惩治贪官污吏，恢复生产，促使社会经济得到恢复和发展。后期因政治腐败，国力衰退，爆发明末农民起义。1644 年，李自成率农民起义军攻入北京，明思宗于煤山自缢殉国。随后，清军趁乱入关，击败农民起义军，建立清朝。明朝是继汉、唐之后长治久安的大一统中原王朝，历经 276 年。

明代中后期，粮食生产出现专业化、商业化趋势。手工业和商品经济繁荣，以较短的时间完成了手工业从官营到私营的演变，出现商业集镇和资本主义萌芽。无论是炼铁、造船、建筑，还是丝绸、纺织、瓷器、印刷等方面，都处于世界领先水平，它们的产量占全世界的 2/3 以上，民间私营经济力量远比同期西方强大。1405—1433 年，郑和[1]七次航海，远航西太平洋和印度洋，访问过 30 多个国家和地区，最远曾达红海沿岸和非洲东海岸地区。郑和的船队中有中医医生，他们每到一处常为当地人治病，把中国的医药和毒物学知识传授到这些国家，同时郑和还把这些国家特产的动物、植物和药物带回中国（图 1-3-40）。

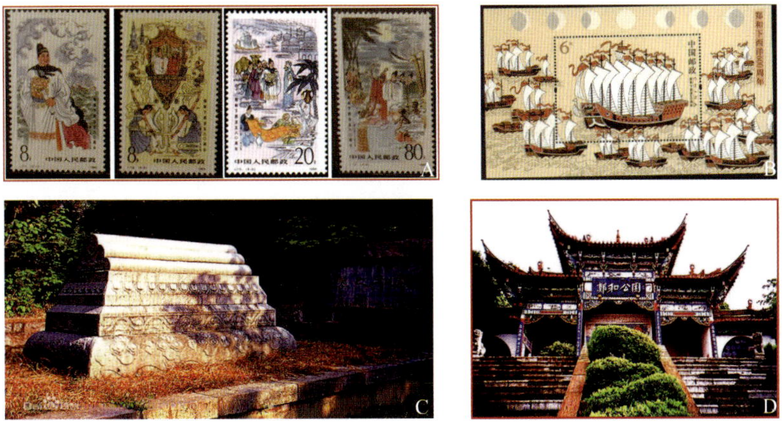

图 1-3-40　郑和下西洋 580 年和 600 年纪念邮票（A、B）及南京牛首山郑和墓（C）、云南晋宁郑和公园（D）

明代的科学技术也得到了显著发展。在天文气象方面，14 世纪出现的《白猿献三光图》载有 132 幅云图，与天气变化联系分析，是世界上现存最早的云图集，比欧洲早 500 多年；1634 年正式安装中国第一架天文望远镜——“筩”。在数理方面，1524 年王文素[2]著成《新集通证古今算学宝鉴》12 本 42 卷，近 50 万字；1607 年徐光启[3]与利玛窦[4]合译的《几何原本》[5]刊行（图 1-3-41）；方以智[6]在《物理小识》卷二中提出一种

1　郑和（1371—1433 年），明朝航海家、外交家、军事家、宦官。原姓马，名和，小名三宝，云南昆阳（今晋宁县昆阳镇）人。永乐二年（1404 年），明成祖朱棣赐姓“郑”，史称郑和。郑和有智略，熟知兵法，明成祖对郑和十分宠信，派郑和七下西洋，开创了中国通往亚非 30 多个国家和地区的海上丝绸之路，比西方著名航海家哥伦布、麦哲伦航海早半个多世纪，完成了人类航海史上的伟大壮举。宣德六年（1431 年），钦封郑和为三宝太监。宣德八年（1433 年）4 月，郑和在印度西海岸古里去世，赐葬南京牛首山。

2　王文素，字尚彬，明朝数学家。山西汾州（今汾阳市）人，生于约 1465 年，于明朝成化年间（1478—1488 年）随父王林到河北饶阳经商，遂定居。自古晋商多儒商，王文素自幼颖悟，涉猎书史、诸子百家，尤长于算法，以一生精力，完成数学巨著《新集通证古今算学宝鉴》，此书是明代数学最高水平的代表作，其中用导数解高次方程算法，比牛顿还早 140 年。

3　徐光启（1562—1633 年），字子先，号玄扈，上海县法华汇（今上海市）人，明代著名科学家、政治家，官至崇祯朝礼部尚书。毕生致力于数学、天文、历法、农学、水利等方面的研究，著有《农政全书》，译有《几何原本》6 卷等。他是沟通中西文化的先行者，为 17 世纪中西方文化交流做出了重要贡献。

4　利玛窦（Matteo Ricci，1552—1610 年），意大利耶稣会传教士，是最早来中国传教的传教士。他于明朝万历二十年（1582 年）来到中国，并于万历二十八年（1600 年）受到万历皇帝的接见，与当朝宰相徐光启等朝廷大臣也有结交，最后死于万历三十八年。

5　《几何原本》（希腊语：Στοιχεῖα）又称《原本》，是古希腊数学家欧几里得所著的一部数学巨著。它是欧洲数学的基础，是历史上最成功的教科书，也是西方仅次于《圣经》而流传广泛的书籍。书中建立知识体系的方法，在差不多 2 000 年间，被奉为必须遵守的范例。徐光启和利玛窦合译拉丁文版《几何原本》前 6 卷，后 9 卷为晚清李善兰（1811—1882 年）完成。

6　方以智（1611—1671 年），江南桐城（今安徽省桐城市）人，字密之，明代思想家、哲学家、科学家。他主张中西合璧，在其《物理小识》一书中，介绍传教士带来的欧洲解剖学知识。还著有《医学会通》等医药著作，是我国早期汇通思想医家之一，在我国近代医学发展史上有一定影响。他的存世作品数十种，内容涉及文、史、哲、地、医药、物理，无所不包。明亡后，反清复明失利，削发为僧，法名弘智。康熙十年（1671 年）被捕殉国。

朴素的光波动学说，书中对于光的反射和折射，对于声音的发生、传播，对于炼焦、密度、磁效应等诸多问题的记述，都领先于同时代的欧洲人；民间光学仪器制造家孙云球[1]制造了放大镜、显微镜等几十种光学仪器，并著有《镜史》（已佚）。在化工、冶炼方面，李时珍在《本草纲目》（1596 年）中记载了 276 种无机药物的化学性质以及蒸馏、蒸发、升华、重结晶、沉淀、烧灼等技术；宋应星在《天工开物》（1637 年）中记载了许多冶金技术方面的经验和煤矿井下通风的方法。在地理方面，《郑和航海图》于 1425 年编成，明末时期的徐霞客（图 1-3-42）[2]开始著《徐霞客游记》。在农业和生命科学方面，1376 年俞宗本著的《种树书》记载了多种树木的嫁接方法；1596 年屠本畯[3]著的《闽中海错疏》记载了沿海海生无脊椎动物和鱼类等 200 多种（包括少数淡水种类）水族生物的形态和生活习性等，是中国也是世界现存最早的海洋生物专著；屠本畯还著有《野菜笺》一书，记载了野生植物 22 种，对其形态、生物学特性和用途做了描述。1628 年徐光启开始编撰《农政全书》，在他死后 6 年（1639 年）由其弟子陈子龙修订刊行，书中内容包括他治理农业的措施和对几千年来所取得的农业技术和经验的总结。

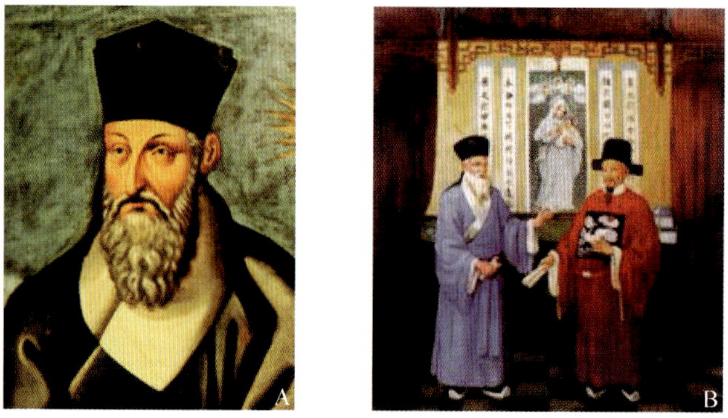

图 1-3-41　利玛窦（A）及其与徐光启论道（B）

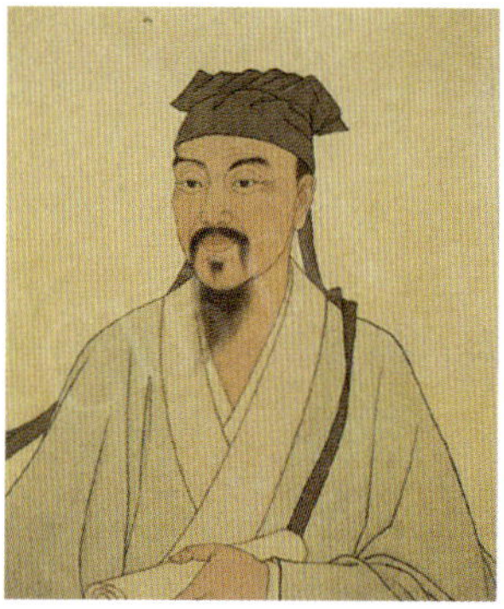

图 1-3-42　徐霞客

在医药学方面，名医朱震亨及其传人继承和发展了金元时期名医刘完素、张从正、李东垣诸家之说，使传统医学有了很大的发展，而李时珍等本草学家对历代本草学研究进行了系统总结，更具有重大贡献。1406 年周定王朱橚[4]等编成的《普济方》，

1　孙云球（1628—1662 年），明末光学仪器制造家，字文玉，或字泗滨，今江苏省苏州市吴江人。生于明崇祯元年（1628 年），卒于清康熙元年（1662 年），享年仅 34 岁。

2　徐霞客（1587—1641 年），名弘祖，字振之，号霞客，明朝南直隶江阴（今江苏省江阴市）人，著名的地理学家、旅行家。他徒步遍历今北京、河北、山西、河南、山东、浙江、江苏、江西、福建、湖南、广西、云南、贵州等 16 地，所到之处，记录观察到的各种现象，以及人文、地理、动植物等状况。

3　屠本畯生卒年不详，主要活动于明万历年间（1573—1620 年），字田叔，号汉陂，浙江鄞县（今宁波市）人。著名生物学家，著有《闽中海错疏》《海味索引》《闽中荔枝谱》《野菜笺》《离骚草木疏补》等书。内容涉及植物、动物、园艺等广阔领域。他重视调查研究，不以辑录古籍资料为主，这使他在海洋动物学和植物学上取得了巨大成就。

4　朱橚（1360—1425 年），安徽凤阳人，明朝本草学家，一生酷爱医药研究。他死后谥号“定”，史称周定王。他是明太祖朱元璋第五子，明成祖朱棣的胞弟。1370 年被封为吴王，1378 年改封为周王，1381 年就藩开封。其间，他组织医家编撰《保生余录》方书两卷。1389 年冬，他因擅自离开封地到凤阳而获罪，被太祖下令迁往云南。在这期间，他了解到民间灾荒疾苦、缺医少药非常严重，组织医者李佰等编写《袖珍方》一书，对我国西南边陲医药事业的发展做出了重要贡献。1391 年年底，他获准回到开封，为了栽培野生植物，他创建植物园，并组织名医编写《普剂方》，于 1406 年刊行。同年，他撰写的《救荒本草》刊行。

是中国古代最大的一部医方书，对后世医药和毒物学的发展有很大影响。同年，周定王朱橚著的《救荒本草》两卷刊行，这是朱橚最具影响的一部著作。1596 年李时珍著的《本草纲目》在南京正式出版刊行，该书成就巨大，历来被认为是明代本草研究水平的标志。1625 年，缪希雍著的《神农本草经疏》刊行，对本草药理和毒理学知识的论述较详细，该书与《本草纲目》被认为是明代集前代本草研究之大成的两部本草巨著，对后世本草药物、本草毒物及临床医学的研究均有重大影响。明代的本草学研究发达，本草学著作甚丰，除了《本草纲目》和《神农本草经疏》之外，还有《救荒本草》《食物本草》《滇南本草》等多种本草类著作，对本草的论述各具特色，除了对各种本草的特性、功效有不同记载外，也不乏对本草的毒性及其解毒方法的描述，对后世研究本草药理和环境天然毒物等有重要影响。

（2）朱橚与《救荒本草》

周定王朱橚（图 1-3-43）青年时期就对医药和毒物学富有兴趣，认为医药可以救死扶伤、延年益寿。1389 年他被流放到云南。在这期间，他组织本府的良医李佰等编写了方便实用的《袖珍方》一书。《袖珍方》全书 4 卷，3 000 多个药方，总结了历代医家用方经验，仅在明代就被翻刻了 10 余次，可见受医家重视的程度，对我国西南边陲医药和毒物学研究的发展做出了重要贡献。随后，1391 年年底，朱橚获准返回封地——开封。他在开封组织了刘醇、滕硕、李恒、瞿佑等医者，着手《普剂方》的编著，并于 1406 年刊行。《普济方》全书共 168 卷，61 739 个药方，239 幅图，是中国古代最全的方剂学巨著。该书对所论病症均有病因和药方记载，保存了大量明朝以前失散的文献，为后世学者的研究提供了资料，如李时珍的《本草纲目》对其中的方剂引用很多。

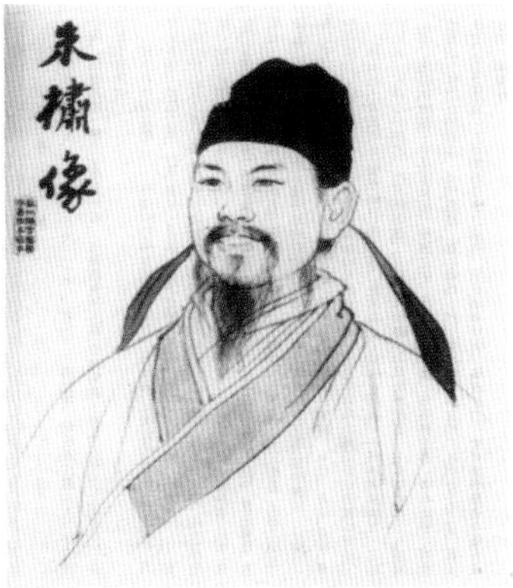

图 1-3-43　朱橚

朱橚的另一部名著《救荒本草》也于 1406 年刊行，全书两卷，共记述植物 414 种，其中近 2/3 是以前的本草书中没有记载过的。与传统本草著作不同，书中所描述的植物大多来自朱橚的直接观察，故比以往本草著作更为准确、真实。朱橚为了随时对植物进行细致的观察，建立了实验植物园，种植各种植物。在毒物学方面，书中记载了食用植物的毒性及其消除方法。例如，他记载了将豆叶与有毒植物商陆同蒸以消除后者毒性的方法。他用细土与煮熟的白屈菜同浸，再淘洗以除去白屈菜中的有毒物质，以供食用。

《救荒本草》是朱橚最有成就的著作，而《普济方》主要在于综述前人的成就，《救荒本草》开拓了新的领域，为野生植物的研究和利用提供了大量资料和方法，标志着我国本草学从药物学和毒物学研究中产生了一个食品植物学新学科，它对环境天然毒物的研究有重要价值，对食品环境毒理学史的研究更有价值。

朱橚的《救荒本草》对民众救荒救命有巨大的作用。它开创了野生食用植物的研究，在国内外产生了深远的影响。李时珍在《本草纲目》中，引用了该书的很多材料。徐光启编撰的《农政全书》将《救荒本草》全文收载。清代吴其濬在撰写《植物名实图考》时，不仅引用了《救荒本草》中的大量图文，而且仿效朱橚通过实际调查取得第一手资料。因此，朱橚的《救荒本草》对我国明清时代植物学、毒物学、医药学等学科的研究产生了巨大的影响。

17 世纪末，《救荒本草》传到了日本，引起了当时日本学者的巨大兴趣，因此，不仅对该书的研究文献很多，而且还出现一些类似的著作。例如，岩崎常正仿效朱橚建立植物园的方法，亲自到野外采集植物，带回盆栽 2 000 余种，并根据实物描述植物的形状，编辑成书。

20 世纪 30 年代，美国学者施温高（W. T. Swingle）认为《救荒本草》是世界上已知最早、最好的救荒食用植物专著。他认为中国人对救荒植物的关注，是中国今天拥有大量栽培植物的缘由。美国科学史家萨顿（G. Sarton，1884—1956 年）在《科学史导论》（*Introduction to the History of Science*）一书中认为，朱橚的植物园是中世纪的杰出成就，他的《救荒本草》可能是中世纪最卓越的本草书。英国的中国科技史专家李约瑟（Joseph Needham）等认为，朱橚等人的工作是古代中国在人道主义方面的一个很大贡献。

（3）李时珍与《本草纲目》

明朝李时珍（1518—1593 年，图 1-3-44）是一位注重实践、勇于革新的著名医药学家。经过长期的实践和研究，他发现自古本草书籍很多，记载的本草及其性能也逐年增多，但分类和论述杂乱，且遗漏和错误之处很多，特别是对于服食有毒金石药物进行修炼的记述更是误人邪说。因此，他决心通过野外采集和医疗实践对本草学进行全面研究和整理。在这个过程中，其认真和艰辛如在《本草纲目》序中云："岁历三十稔，书考八百余家，稿凡三易，复者芟之，阙者缉之，讹者绳之。"他从 1552 年开始边撰写边研究，直至 1578 年，历时 26 年，终于完成《本草纲目》这本巨著。后经他的儿子李建元 7 年的校准，于 1596 年进献朝廷，由金陵（现在的南京）的私人刻书家胡承龙刻印出版。这是一部集药物学与毒物学于一体的 52 卷 192 万字的巨著，书中论述药物 1 892 种，收集医方 11 096 个，插图 1 160 幅，将药物按照无机界、植物界、动物界三个层面分为 16 部、60 类，是中国古代汉族传统医药学、毒物学的集大成者。书中包括植物药 1 094 种，矿物药、动物药及其他药物 798 种，其中有 374 种为李时珍新增。在新增药物中，有不少是外来药物，例如阿芙蓉、大枫子、番红花、番木鳖、曼陀罗、樟脑等，丰富了中国本草药物和毒物的品种。《明史·方

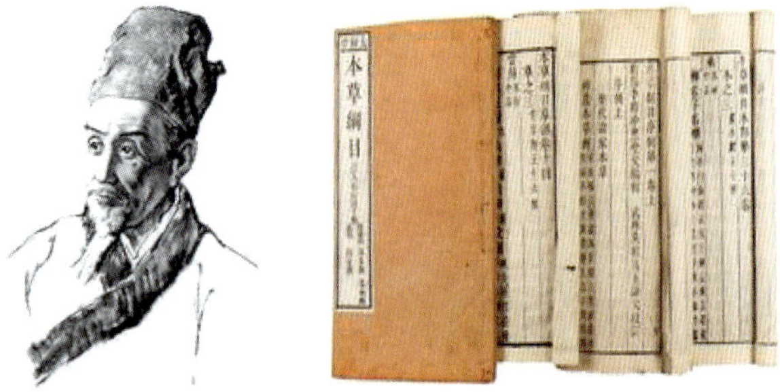

图 1-3-44　李时珍像（蒋兆和绘，1952 年）及《本草纲目》

技传》对《本草纲目》极力赞赏，称“该书集本草之大成莫过于此”。

书中对有毒药物的毒性作用进行了详细描述，记载了生活中的中毒凡例，如记载用锡做盛酒器，毒素能溶解在酒中，会使饮酒的人慢性中毒。书中对过去本草书中的一些迷信思想进行了严厉批驳，批判久服有毒金石药物如水银、黄金、雄黄、雌黄、丹砂等可以“成仙”“长生”等错误说法，指出人体是血肉之体，对于金石之物很难承受，贪生者服食，求生而丧生，是很愚蠢的。书中对历代发现的妊娠禁忌药物进行了总结：共 84 种为具有生殖毒性作用的环境天然毒物。此外，他还记载了曼陀罗植物的毒性和麻醉作用，探索了对重金属等无机毒物中毒的解毒方法，研究了有毒药物的鉴别方法等。总之，《本草纲目》的内容是李时珍在继承和总结历代本草研究成就的基础上，结合自己长期学习、采访、实践和钻研所积累的大量本草学知识，对过去本草学中的某些缺失进行了补充，对一些错误进行了修正。这是历时 26 年而编成的一部巨著，对后世本草医药和毒物学等研究具有重要参考价值。

《本草纲目》也是一部具有世界性影响的博物学著作。在药物分类上该书改变了以往的上、中、下三品分类法，把药物分为矿物药、植物药、动物药。又将矿物药分为金部、玉部、石部、卤部 4 部。植物药一类，根据植物的性能、形态及其生长的环境，分为草部、谷部、菜部、果部、木部 5 部；草部又分为山草、芳草、醒草、毒草、水草、蔓草、石草等小类。动物药一类，按低级向高级进化的顺序分为虫部、鳞部、介部、禽部、兽部、人部 6 部。这种分类法，从无机到有机，从简单到复杂，从低级到高级，明显含有生物进化的思想，受到达尔文的高度重视。《本草纲目》中也注意到环境对生物的影响，记载了鸡的 7 个品种和金鱼家化的遗传和变异现象，达尔文在《在家养下动物和植物的变异》（*The Varition of Animals and Plants under Domestication*）一书中引用了这些研究结果。《本草纲目》一书中对植物的科学分类，要比瑞典分类学家林奈（Carl Von Linné）早 200 年。在内容上，《本草纲目》涉及面极广，包括古代中国在医学、药物学、毒物学、生物学、矿物学、化学、环境与生物、遗传与变异等多种科学领域中取得的成就。因此，《本草纲目》不仅是我国一部医药学和毒物学巨著，也不愧是我国古代的百科全书。

1606 年《本草纲目》首先传入日本，后又传入朝鲜。1647 年欧洲人将《本草纲目》译成拉丁文流传到欧洲。该书先后被译成日、朝、法、德、英、俄等多种文字，不仅对中国而且对世界都有很大影响，被誉为“东方医学巨典”。1596 年的金陵胡成龙刻本《本草纲目》于 2010 年 3 月入选世界记忆亚太地区名录，于 2011 年 5 月入选世界记忆名录。

（4）宋应星与《天工开物》

明朝末年科学家宋应星（1587—约 1666 年）撰写的《天工开物》在 1637 年（明崇祯十年）初刊（图 1-3-45）。《天工开物》是世界上第一部关于农业和手工业生产的综合性著作，内容极为丰富，被誉为“中国 17 世纪的工艺百科全书”。该书对大量手工业工艺技术的描述，反映了中国明代末年出现资本主义萌芽时期的生产力状况。《天工开物》共3卷18篇，收录了农业、手工业，诸如机械、陶瓷、砖瓦、兵器、火药、纺织、染色、制盐、采煤、硫黄、烛、纸、榨油等生产工艺技术，具有极高的科学价值。书中强调人类要和自然相协调、人力要与自然力相配合的观点，与当代加强环境保护、建设生态文明的思想很一致。在环境毒物研究方面，上卷的《乃粒》（谷物篇）记载了在农作物栽培时用砒霜拌种拌秧，以防病虫鼠害，中卷的《燔石》（煤石烧制篇）记载了挖煤时为了预防煤气危害而排除煤气的方法。《天工开物》一经出版便流传到日本、朝鲜以及欧洲多国，成为世界著名科学经典著作，受到高度评价，对世界科学技术的发展有很大的影响。

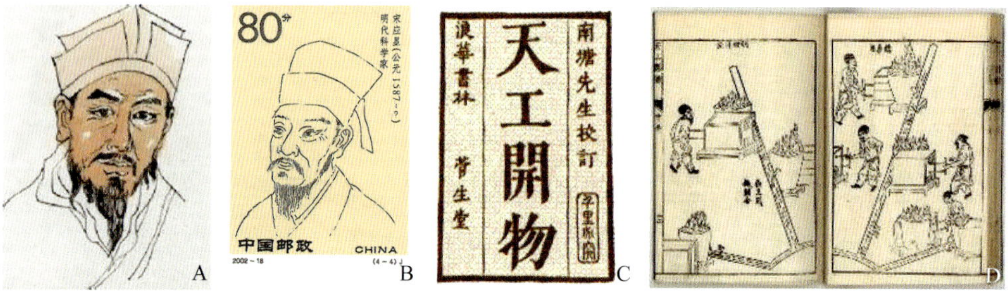

图1-3-45　宋应星（A）及其纪念邮票（B）、《天工开物》（C）及其内页（D）

3.3.2　清朝时期

（1）历史背景

清朝（1616—1912年）是中国最后一个封建王朝，共296年的历史。女真族是满族的前身，居住在今黑龙江一带。1616年，女真部首领努尔哈赤建立后金。1636年，后金首领皇太极在沈阳改国号为大清，从此灭明战争正式开始。

明王朝末期统治残酷，民不聊生，爆发了以李自成为首的农民起义。1644年，李自成率起义军攻占明朝国都北京，明亡。清军趁势入关，后经康熙、雍正、乾隆三朝，作为大一统的多民族国家发展至鼎盛，史称“康乾盛世”。在这一时期，农业生产和社会经济得以发展，明朝萌动的资本主义因素也得到了发展。乾隆之后，由于清廷政治僵化、文化专制、思想禁锢、闭关锁国、故步自封，而逐步走向衰落。与此同期，欧洲从13世纪末期首先由意大利发端的欧洲文艺复兴运动，到了17世纪已经取得了极大发展。到18世纪，欧美资本主义高度发展，对外实行侵略、掠夺、殖民政策，以小农经济为主和政治、军事落后的中国，就成了列强殖民的重要目标。1840年，英国挑起鸦片战争，中国战败，从此中国国门大开，列强竞相对中国进行经济、文化和武力侵略，中国进入半封建半殖民地社会，中国开始进入近代史时期。因此，本书把1840—1949年的中国医药学和环境毒物学研究的历史均置于第2章中国近代环境毒物研究中进行论述。

清朝末期，终因民族矛盾、阶级矛盾日益加剧，于1911年爆发辛亥革命，清朝统治瓦解，1912年清帝被迫退位，统治中国两千多年的封建帝制宣告结束。

在清朝初期，特别是康乾盛世时期，随着国家的安定、经济的发展，自然科学包括医药学和毒物学也得到了相应的发展。在清朝前期，康熙帝于1683年完成统一中国的大业之后，组织学者编撰大型图书，如《康熙字典》等四五十种，其中有《古今图书集成》万卷巨著，1726年撰成的《医部全录》（520卷）是此书的一部分，收录了医学文献120余种；乾隆帝又令太医院院判兼总修官吴谦编撰《医宗金鉴》90卷，历时4年（1739—1742年）；乾隆四十七年（1782年）又有纪昀（字晓岚）和陆锡熊撰成《四库全书》（共79 300余卷，历时10年完成），其中《医家类》收录著名医籍97部。至于民间医家自行编撰的医药学著作更是种类繁多、不胜枚举。即使在清朝中后期，封建王朝的腐败统治使社会经济和科学文化的发展非常缓慢，然而由于医药学与公众的健康密切相关，在社会需要的推动下，医家对中国传统医药学的研究依然保持积极的态度。因此，清朝时期，中国传统医药学仍然有很大进展。例如，清朝200多年间，疫病流行就达328次之多，从而促进了温病学说的发展，使张仲景的《伤寒论》得到补充和发展，对后世传统医药学的发展产生了重要影响。

清朝的文化制度对医药学的发展也有重大影响。清朝以“八股取士”，实行“文字狱”，推行对经典书籍的考据学。康熙帝、乾隆帝下令整理古籍（包括医书），编辑多种大型图书就是一种考据学工作。于是，在清朝时期，考据之风盛行。这除了朝廷的推动之外，与当局“文字狱”的残酷不无关系。文人在没有言论自由和著述自由的情势之下，埋头考据也是发挥其才智的一种出路。对此，《清史稿》曰“清代医学多重考据”。许多医家毕生致力于古代医书的整理、编辑工作，以及对《黄帝内经》《难经》《黄帝本草经》《金匮要略》《伤寒论》等经书的注释研究。一方面，使传统医药学文献得以保存和流传后世；另一方面，医家在注释、编辑古代医籍中提出了自己的理论和见解，虽然原创性有限，但对医药学和毒物学的发展也有很大的促进作用。

（2）医药学的发展与毒物学的萌芽

历史证明，不论社会条件是优是劣，历史的车轮总是在滚滚向前的。即使在封建社会当权者僵化体制的残暴、腐败统治之下，人类对文明进步的追求、对物质丰富的追求、对生活便利的追求、对身体健康的追求、对科学技术的追求，从未停止。推动人类社会发展的动力是永远存在的。世界和中国的历史证明了这一点，医药学和毒物学的发展历史也证明了这一点。不论在清朝的康乾盛世，还是在其后的衰落时期、半封建半殖民地时期，中国传统医学、本草学和毒物学的研究都在不断地向前发展。就本草学和毒物学而论，清代医家对《神农本草经》进行了辑佚、注释和进一步研究，撰写了很多本草医药学方面的著作，如《神农本草经百种录》（徐大椿，1736年）、《本草纲目拾遗》10卷并卷首1卷（赵学敏，1765年）、《本草汇》18卷并补遗1卷（郭佩兰，1655年）、《本草述》32卷（刘若金，1664年）、《本草述钩玄》32卷（杨时泰，1832年）、《握灵本草》10卷并补遗1卷（王翃，1682年）、《本草备要》8卷（汪昂，1694年）等。此外，还出现了植物学著作，如《植物名实图考》38卷（吴其濬，1848年）等。在清代本草医药学著作中，直接涉及毒物和解毒方法的内容很多，例如，《饮食须知》（朱本中，1676年）记载食物357种，每种均描述了性味、过食危害、食用禁忌、相反相忌等，对有毒之物的解毒方法也有论述。《食鉴本草》（石成金，1709年）记载药物96种，每种药物均描述了疗效、毒副作用、禁忌、辨认等。

到19世纪初期，开始打破自古以来在本草医药著作中对本草的论述一直以药物应用为主、毒物毒性作用为辅的描述方式，专门描述毒物的著作开始出现。这表明环境天然毒物研究开始从传统医药学中分离出来。中国古代环境毒物学，即本草毒物学的研究开始独立前行。例如，1808年，王学权（1728—1810年）撰写《重庆堂随笔》（上、下卷），上卷论述了六气致病和虚劳治疗方法，下卷论述了药物的毒性和解毒方法，记载了53种毒物及其中毒症状和解毒方法。王学权的曾孙王士雄[1]撰写了多种医药和毒物方面的著作，其中在《女科辑要按》中记载妊娠禁忌药物100余种，分为绝对禁用药、禁用药、慎用药三类，在传统本草医学中关于环境天然毒物生殖毒性的研究有所发展。

20世纪初期出现了论述毒物的专著，例如，1904年，光绪时期黄皖撰写的《救伤集成解毒集成》中的《解毒集成》，内容包括大毒、次毒、小毒、食毒、外毒、虫毒等中毒症状及解毒方法、剂量大小及服用事宜等。

（3）本草学家徐大椿及其《神农本草经百种录》

1736年（清乾隆元年），徐大椿[2]撰写的本草学著作《神农本草经百种录》刊行（图1-3-46）。该书从《神农本草经》中选择药物100种，仍依上、中、下三品予以注释。上品包括丹砂、云母、石钟乳、矾石、朴硝、滑石、禹余粮、紫石英、五石脂、扁青、菖蒲、菊花、人参、甘草、干地黄、术、菟丝子、牛膝、柴胡、麦门冬、车前子、木香、薏苡仁、泽泻、龙胆、细辛、石斛、蓍实、黄连、黄、肉苁蓉、防风、续断、决明子、丹参、五味子、蛇床子、沙参、菌桂、松脂、槐实、柏实、茯苓、柏木、干漆、辛夷、桑上寄生、杜仲、发、龙骨、麝香、牛黄、白胶、阿胶、丹雄鸡、石蜜、桑螵蛸、藕实茎、橘柚、大枣、葡萄和鸡头实等63种。

中品包括石硫黄、水银、磁石、阳起石、干姜、苦参、当归、麻黄、芍药、玄参、百合、白芷、黄芩、狗脊、紫草、水萍、泽兰、牡丹、吴茱萸、栀子、鹿茸、犀角、伏翼、蚱蝉和白僵蚕共25种。

---

1 王士雄（1808—1868年），字孟英，浙江钱塘人，清代著名医家，尤精于温热病学。出生于医学世家，其曾祖父为清朝著名医学家王学权。王孟英学验俱丰，著作等身。1999年8月中国中医药出版社出版的《王孟英医学全书》（盛增秀主编）收集了王氏本人及其整理参注他人的著述20种。该书共948页，详尽地介绍和研讨了王氏的生平、著述、学术思想、诊治经验以及对后世医学发展的影响等。

2 徐大椿（1693—1771年），又名大业，字灵胎，清代江苏吴江县松陵镇人。自幼习儒，通晓诸子百家，后改习武，可举300斤巨石。他年近30，因家人多病而致力医学，成为名医。他著述甚丰，如《医学源流论》（1757年）、《医贯砭》（1767年）、《兰台轨范》（1764年）、《慎疾刍言》（1767年）等，对前人观点皆有深入评论，被后人评论为中医史上罕见的医学评论大家。又著《难经经释》（1727年）、《神农本草经百种录》（1736年）、《伤寒类方》（1759年）等以及后人整理的《洄溪医案》《乐府传声》，虽然是遵经诠释之作，但也有很多独特见解。后人将其著作辑为《徐氏医学全书六种》《徐灵胎医学全书》等，在中医药学界有很大影响。

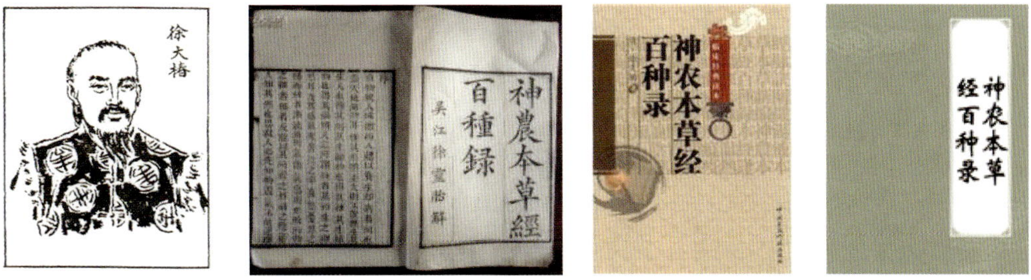

图 1-3-46　徐大椿及其不同版本的《神农本草经百种录》

下品包括附子、半夏、大黄、葶苈、旋复花、藜芦、白芨、贯众、连翘、夏枯草、水蛭和桃核仁共 12 种。

对于这个药物名单，不论是传统医学认为的毒性较小、可以久服的上品，还是毒性较大、不可久服的下品，可以看到一些剧毒化学物如丹砂（含汞）、矾石（含铝）、滑石（含石棉）、朴硝（含亚硝酸盐）、水银（汞），以及具有剧毒作用的本草如附子、半夏、大黄、水蛭和麝香等。一方面说明中国传统医药学宝库有许多宝贵的知识需要进一步挖掘，发扬光大、造福人类；另一方面也说明中国传统医药学知识也需要应用现代科学知识深入研究，做到去粗取精、去伪存真才能进一步发展。

虽然《神农本草经百种录》只论述了 100 种药物，但是由于他避免了前人注释多谈本草的效应而对产生效应的原因论述较少的不足，从本草的形色、气味、质地、性情、生时、产地等方面阐述药物疗病的道理，所以他对本草药物的一些认识很精到，受到医家的认可，至今仍被沿用，对传统本草药物药理学的发展有一定的影响。1956 年人民卫生出版社刊行了此书的影印本。

然而，《神农本草经百种录》如同中国古代多种本草医药学著作一样，其主要从医疗和药用的角度出发来描述本草的药性和功效，而较少注意本草的毒物性质和毒性作用，使本草的毒物学研究从属于药物学研究，导致本草毒物研究远远落后于本草药物研究。

（4）本草学家赵学敏及其《本草纲目拾遗》

明李时珍《本草纲目》刊行 100 余年之后，清赵学敏[1]于清乾隆三十年（1765 年）撰成《本草纲目拾遗》（图 1-3-47）初稿，此后又经过多年陆续增补之后，才予以刊行。全书共 10 卷，载药 921 种，作者参考、引据医药书 282 种、经史书籍 343 种，包括当时罕见的抄本和珍秘本，如《本草补》《采药书》《海药秘录》《百草镜》《采药志》等，结合个人采集、种植草药的经验和医疗知识，对 921 种药物进行了全面、系统的考证和论述。

1　赵学敏，字恕轩，号依吉，清钱塘（浙江杭州市）人。生卒时间为约 1719—1805 年，有文献记载为约 1723—1796 年。赵学敏幼时性好博览，凡星历、医卜、方技诸学，无不涉猎，并摘抄成册，不下数千卷。他共著成医药书 12 种，除了《本草纲目拾遗》10 卷之外，尚有《本草话》32 卷、《花药小名录》4 卷、《药性元解》4 卷、《奇药备考》6 卷等。

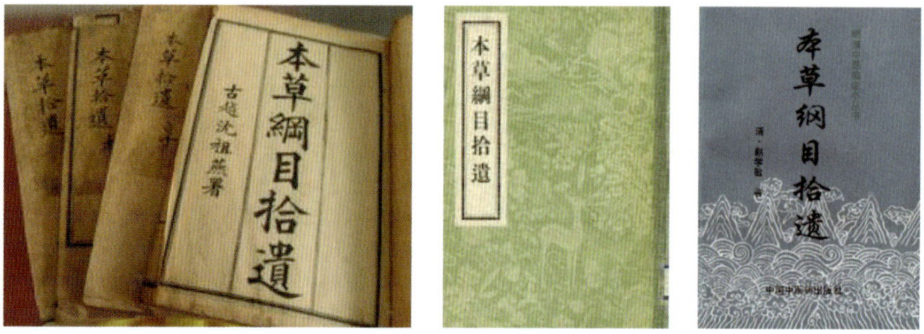

图 1-3-47 不同版本的《本草纲目拾遗》

书中载药有 716 种为《本草纲目》所未载，其中包括不少来自民间的药物（约 511 种），如冬虫夏草、太子参、鸡血藤、千里光、臭梧桐、鸦胆子等；还有一些外来药品（部分取自传教士石振铎译著的《本草补》），如金鸡勒（金鸡纳皮）、胖大海、东洋参、西洋参、鸦片烟、日精油、香草、臭草、烟草及各种药露等，增添了大量新的本草药物和毒物。

《本草纲目拾遗》除对《本草纲目》记载的 161 种药物加以补充和订正外，还在书首列出“正误”34 条，对《本草纲目》中对本草的误认、混认、误合、误分，以及对药物性味、功效、毒性的错误描述均加以订正。例如，《本草纲目》记载，粉锡（铅粉）辛寒无毒；《本草纲目拾遗》则指出，有妇人“服铅粉致死，手足皆黯”，说明铅粉有毒，纠正了这一错误。《本草纲目》把鸭跖草和耳环草误分为不同种类，把通全草与长生草误合为同一种类等错误或不当之处，在《本草纲目拾遗》中均予以改正。

《本草纲目拾遗》实际是李时珍《本草纲目》的续篇，是继《本草纲目》后，对本草药物学和毒物学的再一次总结，对中国本草药物学和环境天然毒物学研究的发展有重要贡献。它是清代最重要的本草著作之一，一直受到海内外学术界的重视。

（5）解剖学家王清任及其《医林改错》

清代王清任（1768—1831 年，图 1-3-48）[1] 是富有革新精神的解剖学家与医学家。他多次到乱葬岗中和死刑场观察人体内脏结构，历经 40 余年，绘成脏腑全图，发现古代中医药书对脏腑的描述有很多错误，于 1830 年（清道光十年）著成《医林改错》，附图 25 幅。在书中他最早记载了人的体腔由一个膈膜分为胸、腹两腔，而非古书图中由两个隔膜分为三个体腔——三焦；发现古书的图中肺有六叶两耳二十四管是错误的，指出“肺有左、右两大叶，肺外皮实无透窍，亦无行气的 24 孔”；发现肝有四叶，胆附于肝右

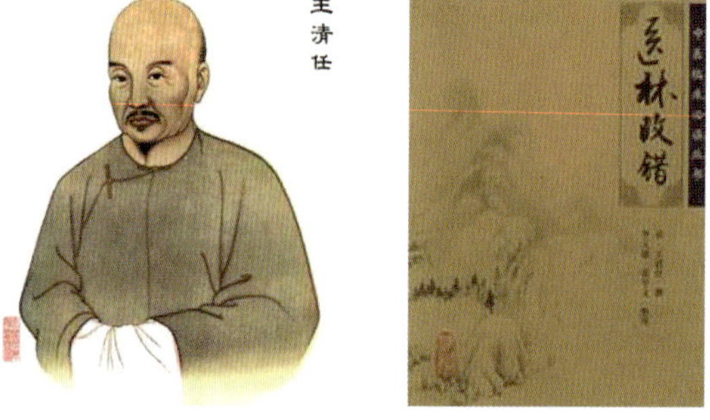

图 1-3-48 王清任及其著作《医林改错》

1 王清任简历见本书第七卷。

第二叶，纠正了古书的图中肝为七叶的错误。对人体的其他脏器如胰腺、胆管、幽门括约肌、肠系膜等的描绘也是正确的。但是由于他是对死尸进行剖验，所以他误认为动脉为行气的管道，古代欧洲在对血液循环的研究中也曾出现过类似误判。此外，他论证了思维产生于脑而不在心，指出人的视觉、听觉、嗅觉与脑有关。此外他还发现了幽门括约肌，对会厌、气管、支气管的形态结构也有详细描述。王清任的这些研究和科学结论，即使在今天也与现代解剖学及生理学理论相近。但是，多数中医学者认为，“脏腑”在中医学中是一种功能化的概念，而非实实在在的器官，因此对于王清任的“改错”持否定态度。然而，王清任的《医林改错》一书极大地丰富了中国传统医药学宝库，此书至今被多次印刷出版，并被节译成外文在国外出版，对世界医学的发展也有一定的影响。此外，王清任在疾病治疗方面所立活血化瘀方剂至今仍为中医临床所广泛采用。

王清任也是中国医药和毒物学史上进行动物试验的第一人。他用动物试验对“水铃铛”进行研究，对一只动物喂水，对另一只动物不喂水，三四日后杀死观察，对比“水铃铛”的变化。

中国传统本草医药学发展的历史，是一部实验医学和思辨医学（或哲理医学）发展的历史。王清任反对因循守旧，勇于实践革新，是中国古代传统医学发展史上伟大的革新家和实践家。

（6）植物学家吴其濬及其《植物名实图考》

清代植物学家、矿物学家吴其濬[1]博览大量古代有关植物的文献，汇集著成《植物名实图考长编》22 卷，约 89 万字，载植物 838 种，保存了许多古代的植物（本草）文献（图 1-3-49）。他在此基础上，经过多年的实地调查、植物采集，撰成了《植物名实图考》。吴其濬逝世之后，由继任山西巡抚陆应

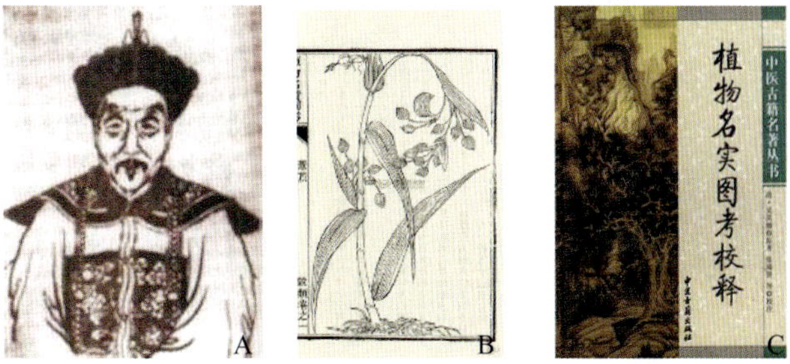

图 1-3-49　吴其濬（A）及其《植物名实图考》清刻本插图（B）及 2008 年校译本（C）

穀于 1848 年作序刻印。全书约 71 万字，38 卷，载植物 1 714 种，比《本草纲目》多 519 种，附图 1 800 余幅。书中把植物分为谷、蔬、山草、隰草、石草（包括苔藓）、水草（包括藻类）、蔓草、毒草、芳草、群芳（包括寄生在一些木类上的担子菌）、果、木 12 类，每类分若干种。对植物形态特征、颜色、性味、气息、产地环境、用途皆有记载，尤重药用价值的记述。所载每种植物均经吴其濬亲自观察、考证，修正了过去

1　吴其濬（1789—1847 年），字季深、瀹斋，别号吉兰，号雩娄农，河南固始县人。他 28 岁中进士，任翰林院编修、礼部尚书、侍郎等职，后又出任今湖北、江西、甘肃、浙江、湖南、云南、贵州、广东、福建、山西等省的学政、巡抚等职。他虽一直做官，但对植物学和矿物学研究有浓厚兴趣。足迹所到，他都留心观察、记录各种植物，采集植物标本，并向当地人请教。他在植物学与矿产学上造诣很深，他的著作除植物方面，还有《滇南矿厂图略》《滇行纪程集》等，这些书的学术价值均很高。

本草书中的许多错误，多数植物图按照实物绘出，极为精确，据此有的植物可鉴定到科和目。吴其濬利用巡视各地的机会广泛采集植物标本，足迹遍及大江南北，书中所载植物遍及我国19个省份，尤其是云南、河南、贵州等省的植物采集较多，而所载边陲云南地区的植物多达390余种，更是前所未有。该书现存有清刻本、近代铅印本、1949年后排印本。

《植物名实图考》一书在国内外均享有很高声誉，为中国乃至世界的植物学发展做出了重要贡献。1870年德国学者毕施奈德（Emil Bretschneider）在《中国植物学文献评论》中对该书评价很高，认为书中对一些植物绘画的"精确程度资以鉴定到科和目"，甚至"种"。后世在植物分类中所采用的许多中文名称来源于此书。不少著名著作如日本人松村任三编著的《植物名汇》和牧野太郎著的《日本植物图鉴》、中国植物学家裴鉴和周太炎编著的《中国药用植物志》，以及美国劳弗（B. Laufer）、米瑞（F. D. Merrill）和沃克（E. H. Walker）等的著作，有不少都取材于《植物名实图考》。

总之，《植物名实图考》是中国古代一部具有较高科学价值的植物学专著或药用植物志，在植物种类和地理分布上，均远远超过历代本草著作，对我国植物分类学、中药学和本草毒物学的发展均有很大影响。此外，该书不仅有珍贵的植物学知识，而且包含有医药、农林以及园艺等方面丰富的内容，具有很高的学术价值。

3.4 中国古代与海外各国的医药和毒物学交流

古代中国在与海外各国进行贸易往来和文化交流中，与民生关系密切的医药学也在频繁进行相互交流。由于古代各国主要研究本草医药和毒物，所以伴随着医药交流，各国在毒物和毒物学知识方面也在进行着相互交流。

3.4.1 与朝鲜、日本及南亚诸国的交流

在古代，中国周围的国家，如朝鲜、日本及南亚诸国都深受中国传统医学的影响。这些国家的医学历史与中国医学的发展密切相关。在中国文化领域范围内，在共同的医学传统之下，这些周边国家各自创造了本国的医学发展历程。与此同时，朝鲜、日本和南亚诸国所出产的本草药物也通过贸易往来和佛教的传播带入中国，并得到中国医生的采纳，丰富了中国的医药学和毒物学宝库。由于这些国家的传统医学体系都源于中国，所以对中国医学体系未曾产生明显的影响。

不论是古代的朝鲜还是日本、南亚各国，都曾经派出大量留学生来到中国学习中医、佛教文化，甚至文字，并将中国古代中医药书籍翻译为他们本国文字。他们再根据本国的具体情况和地理环境，对中国传统医药学进行增删和重新解释，从而发展本国的传统医药学。如在朝鲜刊行了《民间医学的急救治疗》（1236年）、《朝鲜本土处方编纂》（1433年）及《朝鲜医学典范》（1610年）等。在《民间医学的急救治疗》一书中，记述了传统中医关于各种疾病症状和治疗的知识，同时也论述了朝鲜地方药

物的用途。在中毒方面，如描述了食物中毒、酒精中毒、有毒昆虫和野生动物咬伤等。对于日本来说，如同朝鲜那样，不仅直接引用中国汉字以补充和丰富他们的语言和文字，而且翻译了大量中国古代医药学书籍，并称之为汉方医学，在日本广泛流行，成为该国医药学的主流。直到日本明治维新之后，汉方医学才退出日本。而到了21世纪，中医逐渐在日本复兴。

3.4.2　与印度、阿拉伯、波斯等西域国家的交流

古代中国与印度、波斯、阿拉伯及其他西域国家或地方之间的来往，虽然不像与东方各国的来往那样密切，但也很早就存在各国医药包括毒物知识的相互交流，由于当时中国和西方的医药学均属于本草医药学，且在明代和清初以前传入中国的所谓西方医药知识大多属印度、阿拉伯等亚洲国家的古代本草医药知识，所以这个时期东西方医学和毒物知识的相互交流也没有对中国传统医药学的发展产生重要影响。

西汉时期张骞（图1-3-50）[1]奉汉武帝之命，分别于建元二年（公元前139年）和元狩四年（公元前119年），两次出使西域，打通了从长安（今西安）往西到达阿富汗、巴基斯坦、印度、伊朗、伊拉克等中亚、西南亚各国的通道，最远到达地中海沿岸的罗马帝国和北非，开拓了丝绸之路，把中国的铸铁、开渠、凿井等技术和丝织品、金属工具等传到西域各国，促进了西域的经济发展。同时，西域各国的汗血马（又称天马）、葡萄、苜蓿、石榴、胡麻、核桃、胡萝卜等物种也引进中国，促进了外国药物或有毒本草向中国的传入。

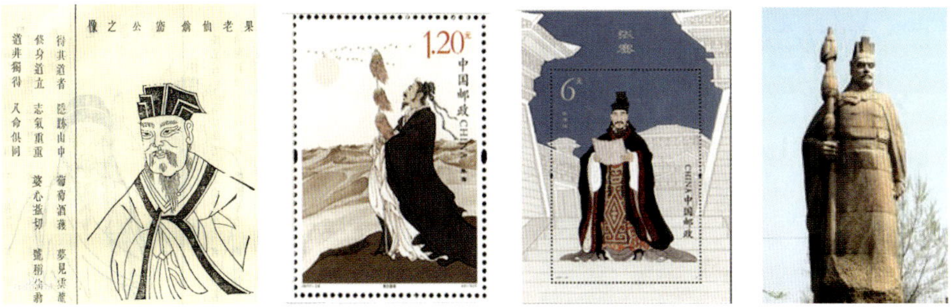

图1-3-50　张骞及其特种邮票和塑像

张骞通使西域之后，随着交通的便利，国外使节向中国王朝所献香药（其中多为不可多食的有毒物质）逐有增加。如南北朝时期（420—581年），梁天监十七年（518年）干陀利国“献杂香药”，随后陆续有婆利国、丹丹国、槃槃国等海外国家多次来献香药等物。

印度医药学随着佛教向东方的传播，通过僧侣传入中国，尤以两晋南北朝至隋唐时期为盛。在当时的中医药学著作中虽对印度医理未予吸纳，但对其药物、药方有所

1　张骞（约公元前164—前114年），字子文，陕西省城固县博望村人，中国汉代杰出的外交家、旅行家、探险家。他富有开拓和冒险精神，是丝绸之路的开拓者，被誉为“第一个睁开眼睛看世界的中国人”。

引用，并逐渐融入中国的本草学中。在《隋书·经籍志》的记载中，有印度药物、药方的著作。例如，《龙树菩萨药方》4卷、《龙树菩萨养性方》、《婆罗门药方》5卷、《婆罗门诸仙药方》20卷、《西域名医所集要方》4卷等药书。

隋唐时期（581—907年）以来，随着中国与海外各国贸易往来的增多，医药交流也随之频繁。五代时期（907—960年），波斯人后裔李珣撰写的《海药本草》一书，记载了他对海外药物和毒物的研究。

元朝时期（1206—1368年）实行多元文化，阿拉伯来华人数激增，中国古代与阿拉伯的医药交流更加频繁。当时仅从阿拉伯传入的药物就有七八十种之多，甚至在1292年还在大都（北京）和上都（多伦）分别设立了“回回药物院”。至今在首都图书馆还收藏着未知作者的《回回药方》残本4卷（原书36卷），这是古代阿拉伯医药学向中国传播的证明。如同印度医药学一样，阿拉伯医药学对中医药学的发展并未产生实质性影响。

3.4.3 郑和七次远航西太平洋和印度洋

明朝时期（1368—1644年），1405年明成祖朱棣命郑和率领船队从海上通使西洋诸国，至1433年，郑和（图1-3-51）七次远航西太平洋和印度洋，访问过苏门答腊岛、斯里兰卡、印度、索马里和肯尼亚等30多个国家和地区，打通了海上丝绸之路。郑和船队的医生不仅把中国的医学和药物学知识传播到这些国家，同时还把这些国家特产的动物、植物和药物（其中不乏有毒本草）带回中国。例如，狮子、金钱豹、大西马、长颈鹿、长角马哈兽、骆驼等。带回的香料和药物有胡椒、良姜、豆蔻、缩砂仁、八角茴香、白檀香、马芹（孜然）、黄速香、罗褐速香、降真香、丁香、沉香、大风子油、血竭、藤结、苏合香、安息香、乳香、没药、樟脑、龙涎香、燕窝等。据《明史》记载，永乐年间发生的瘟疫，用海外香料制成的“沉香阿魏丸”疗效很好。此外，郑和还把从异国他乡带回来的草药种植、培养在南京狮子山下静海寺牛首山等地，以至于李时珍也曾去静海寺考察这些花草，以充实《本草纲目》的内容。因此，郑和下西洋对中外医药学和毒物学交流，对中国古代医药学和毒物学的发展都有重大贡献。图1-3-52和图1-3-53为印度尼西亚和我国为郑和下西

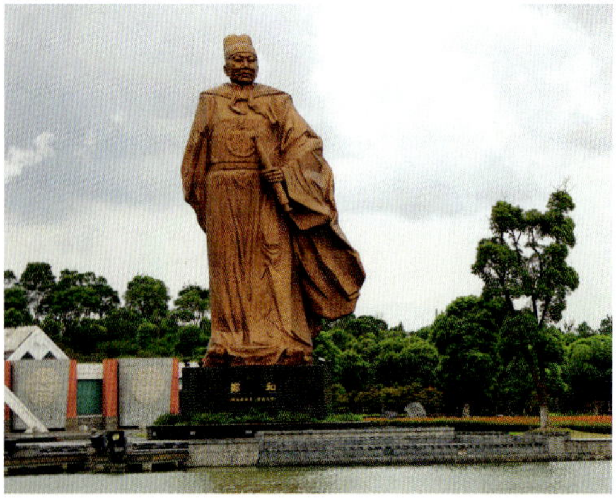

图1-3-51 郑和塑像（江苏太仓郑和纪念馆）

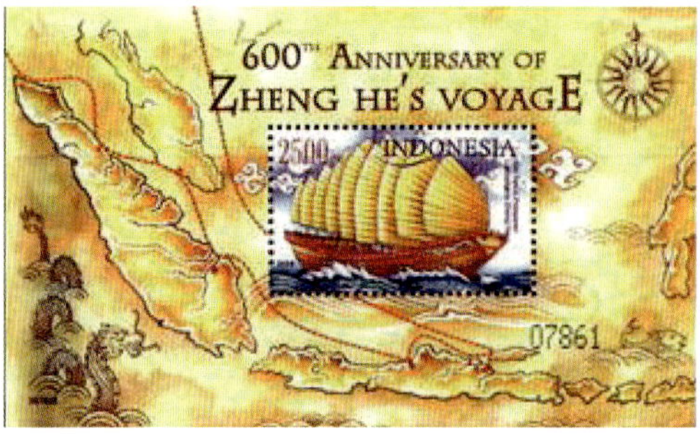

图1-3-52 印度尼西亚为郑和下西洋600周年发行的纪念邮票

洋 600 周年发行的纪念邮票。

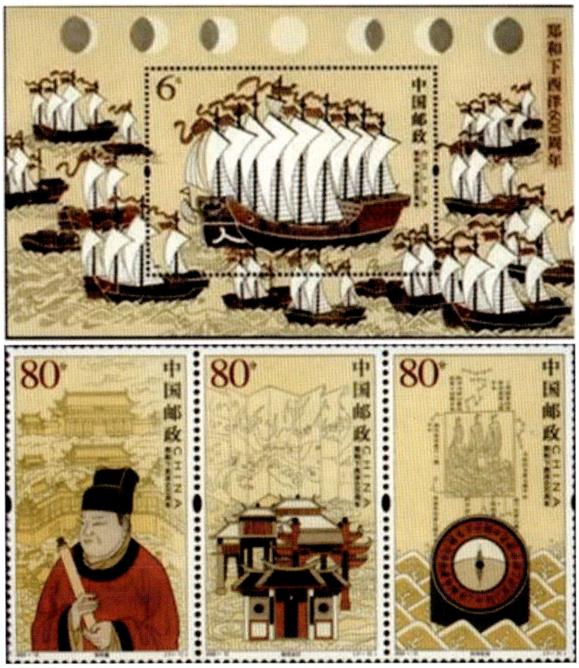

图 1-3-53　我国为郑和下西洋 600 周年发行的纪念邮票

2002 年，G. 孟席斯（Gavin Menzies）所著的《1421：中国发现美洲年》一书认为郑和的船队在 1421 年就发现了美洲，比哥伦布发现美洲更早。他认为，郑和船队的中国海员和他们的小妾仍然留在美洲，并在美洲定居，和当地人结婚生子。他强调 DNA 可以为他的论点作证。他认为，郑和对美洲的发现，没有得到中国明朝统治者的重视。对此学术观点尚待进一步考证，如果郑和很早就发现了美洲，由此可以推测中国与美洲之间可能在明代起就有本草医药和毒物知识的相互交流了。

纵观历史，古代中国医药学人对传入的海外药物或毒物均能迅速接纳，并用中国传统医学理论做出解释和用于治疗实践。因此，古代传入的海外医药知识，或者被中国传统医药学接纳、同化，化为己有，或者自行退出、销声匿迹，对中国本草医药学体系很少有影响。

Volume Ⅱ. Recent History of Environmental Poison

第二卷

近代环境毒物史

本卷主编 孟紫强

李君灵

杨振华

张全喜

引言

从14—17世纪的欧洲文艺复兴运动开始到第一次世界大战开始的1914年为止的这段时间，被史学家称为人类历史的近代时期。文艺复兴运动彻底地改变了欧洲文化。随着欧洲艺术和科学的复兴，中世纪社会、政治、经济和宗教信仰模式逐渐瓦解，商业、城市和贸易日益繁荣。但是，在文艺复兴初期的很长一段时间，依然存在着宗教崇拜、神秘主义、迷信色彩和保守狭隘思想的泛滥的现象，对艺术和科学的进步形成阻力，环境毒物的研究进度也陷于其中。直到十六七世纪，科学革命才应运而生，哥白尼、开普勒、伽利略和牛顿等伟大科学家推动的物理学变革是当时科学革命的主要标志。对于西方医学来说，医学革命与文艺复兴的关系比较复杂，广义的医学复兴开始于12世纪，16世纪有了很大发展，直到17世纪才兴起医学革命的浪潮。近代环境毒物研究与近代的科学革命，特别是近代医学研究的发展息息相关。16—18世纪，随着采矿、金属冶炼和制造业的快速发展，职业（或工业）环境毒物危害健康的研究有了很大进展，标志着环境毒物研究史上的第一次大飞跃：从古代研究人类与自然环境中天然毒物（本草毒物）的相互作用，走向研究职业环境，研究工人或职业人群与职业环境毒物的相互作用。

19世纪中期到20世纪初期是人类历史上的工业革命时期，人类陶醉于工业革命带来的物质利益，对工业化给环境和健康所带来的危害缺乏认识。但是，随着有机合成化学的快速发展和医学、生物学、化学、物理学等自然科学在理论和研究技术方面的突破性进展，生物化学和生理学方法被用于研究毒性作用机制，对有机物毒性作用及其机制的研究有了较大发展，导致毒理学科的诞生与发展，并为近、现代对环境毒物的研究提供了理论和方法支撑，从而为环境毒理学、生态毒理学、污染生态学等有关环境毒物的学科在20世纪的形成和发展奠定了科学基础。

第1章 世界近代环境毒物史

近代时期是现代毒物学的启蒙和产生时期，是环境毒物研究史上的关键时期。在这一时期，人类对环境毒物的研究发生了第一次大飞跃，从古代对环境天然毒物的研究发展到近代对职业（或工业）环境毒物的研究。在近代时期，人类对环境毒物的研究呈现以下特点：①从研究环境天然毒物走向研究人类在职业或工业活动中产生的有毒物质，即职业（或工业）环境毒物；②研究的环境是职业或工业环境，属于局部环境，它是自然环境的一部分；③研究的个体或人群是从事职业或工业劳动的职业毒物接触者；④主要采用整体动物试验方法进行毒物效应的研究，只有到了近代后期，才发展到采用化学、生物化学和生理学方法对毒物作用机制进行研究。

1.1 欧洲文艺复兴的历史意义

在欧洲，14—17 世纪史称文艺复兴时期。一般认为文艺复兴是发端于 13 世纪末的意大利并逐渐向整个西方蔓延，15 世纪扩展到西欧各国，16 世纪达到鼎盛的一场思想文化运动，是哲学、科学、文学与艺术的革命时期，揭开了近代欧洲历史的序幕，被认为是中古时代和近代的分界。马克思主义史学家认为文艺复兴是欧洲封建主义时代和资本主义时代的分界。

（1）文艺复兴为科学进步奠定思想基础

13 世纪末期，意大利的工商业发达，城市兴起，出现了资本主义萌芽，新兴资产阶级为了追求自己理想的生活方式，反对千年来教会对西欧文化的垄断统治而使人们生活在理性思维缺乏的蒙昧之中。由于当时资产阶级尚没有成熟的思想体系，一些先进的知识分子以复兴被教会视为异端的古希腊、古罗马文化为名，反对教会的统治，因此这场运动被称为文艺复兴运动。它以“人文主义”为旗帜，提倡人性，反对神性，提倡个性解放，反对盲从盲信，为近代自然科学和各种学术进步扫清了思想障碍。

（2）文艺复兴的光辉代表

欧洲的文艺复兴并不是一朝一夕能够完成的，它经历了无数曲折和困难，走过了数个世纪的漫漫征途，直到 18 世纪才得以完成。在 14 世纪，文艺复兴运动先驱者之一，勇敢的反封建反宗教专制统治斗士、杰出的意大利人文主义作家布万尼·薄伽丘（Giovanni Boccaccio，1313—1375 年，图 2-1-1）亲自经历了 1347—1348 年暴发在欧洲的极其恐怖的大瘟疫或黑死病的流行。他的代表作《十日谈》完成于这场大瘟疫高峰过后不久，他在书中对意大利佛罗伦萨黑死病流行的恐怖场面做了详细描述，对黑暗的天主教会进行了无情的批判，吹响了文艺复兴运动的号角。

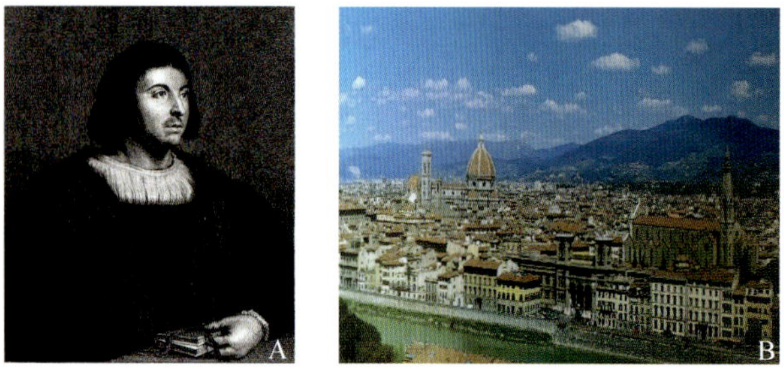

图 2-1-1　乔万尼·薄伽丘（A）及现代佛罗伦萨城市之一角（B）

在 15 世纪后期，文艺复兴的光辉代表意大利的列奥纳多·达·芬奇（Leonardo da Vinci，图 2-1-2）[1]、米开朗琪罗（Michelangelo，1475—1564 年，图 2-1-3）和拉斐尔（Raffaéllo Sanzio，1483—1520 年）突破了只能围绕《圣经》中的故事来绘画和雕刻的宗教束缚，通过写实艺术来表现人性的善良和丑恶。这对当时教会的黑暗统治及其宣扬的“神创论”都是迎头痛击，从而开创了现实主义艺术的新时代。拉斐尔的《西斯廷圣母》（图 2-1-3C）油画虽取自《圣经》，但画中的圣母像是一位温柔的普通母亲，而不像以前的圣像那样神情呆滞和遥不可及。

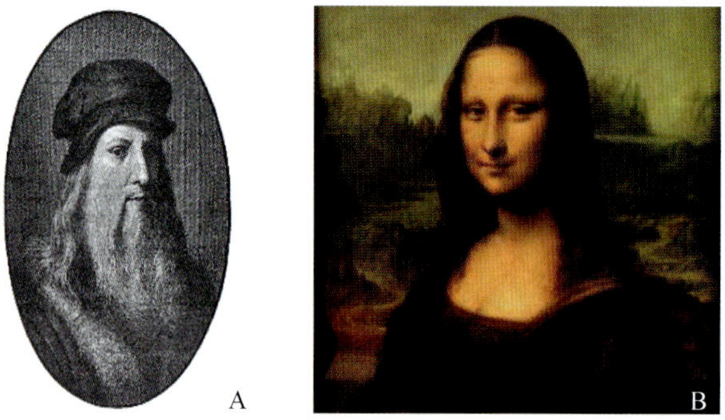

图 2-1-2　达·芬奇像（A）及其油画《蒙娜丽莎》（B）

古代时期的人们相信人体是灵魂的居所，反对实行人体解剖。因此古代医书包括盖伦的著作，解剖图谱几乎都是依据动物解剖绘制的。而绘画人体则需要了解人体解剖学知识，特别是了解骨骼与肌肉。于是，作为现实主义画家的达·芬奇首先对盖伦的解剖学产生疑问，提倡并进行人体解剖，绘制了 700 余幅解剖图，现在尚存 150 余

1　列奥纳多·达·芬奇（1452 年 4 月 15 日—1519 年 5 月 2 日），他的全名也翻译为莱昂纳多·迪·皮耶罗·达·芬奇（Leonardo di ser Piero da Vinci），意大利文艺复兴时期的三杰之一，他是多才多艺的画家、寓言家、雕塑家、发明家、哲学家、音乐家、解剖学家、生物学家、地理学家、建筑工程师和军事工程师。列奥纳多·达·芬奇是一位农妇和一位佛罗伦萨律师的私生子，跟随父亲长大。14 岁时他做了当地一位画家和雕刻家的学徒，不到 10 年，他就成为一名非凡的艺术家。艺术把他引向解剖学研究。他研究动物和人体解剖学达 50 年之久，解剖猪、牛、昆虫、猴子等，解剖过约 30 具尸体。对人体解剖的研究又促使他探讨解剖学原理、比较解剖学和生理学，但是他的大量手稿和笔记没有出版而散布在不同的图书馆或者很多已经散失掉了。有人推测，如果他的研究计划完成并发表，就有可能会引起好几门科学定律的革命。他藐视占星术、炼金术，也不相信医学，这可能是那时的医学还很落后，对健康的恢复没有太大帮助的缘故。

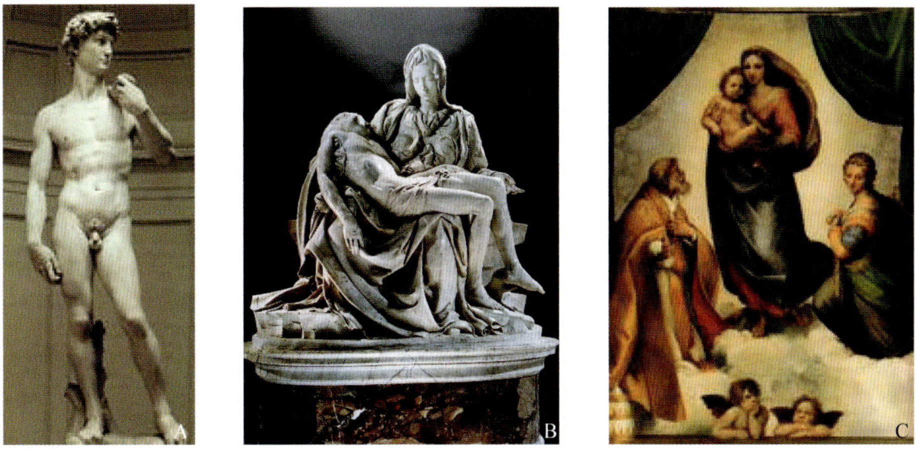

图 2-1-3　米开朗琪罗的雕塑《大卫》（A）和《悲切》（B）；拉斐尔的油画《西斯廷圣母》（C）

幅。他对心脏进行了仔细解剖观察，发现主动脉根部瓣膜及其阻止血液回流的作用。这些都对医学家和解剖学家有重要价值。虽然他认识到心脏实际上是一块强有力的肌肉，但是他还是接受了盖伦关于血液的运动和分布的观点。

在中世纪的意大利政坛，波吉亚人特别是波吉亚家庭（Borgia family）被称为第一犯罪家庭，他们使用毒药杀害了许多人，以增加他们的财富和政治影响力。列奥纳多·达·芬奇为了解惑，也对毒药进行过试验，但其获得什么成果，尚需进一步发掘研究。

（3）日心说对宗教神学的否定

在文艺复兴时期，资产阶级的兴起和欧洲思想解放的潮流催生了许多流芳百世的科学巨匠。在这个时期，具有进步思想的波兰天文学家哥白尼（N. Copernicus，1473—1543 年，图 2-1-4）经过长期研究，建立了一个新的宇宙体系——日心体系，改变了基督教宣扬的地球中心说，从根本上动摇了欧洲中世纪宗教神学的理论基础，成为思想解放和科学自由的先驱。

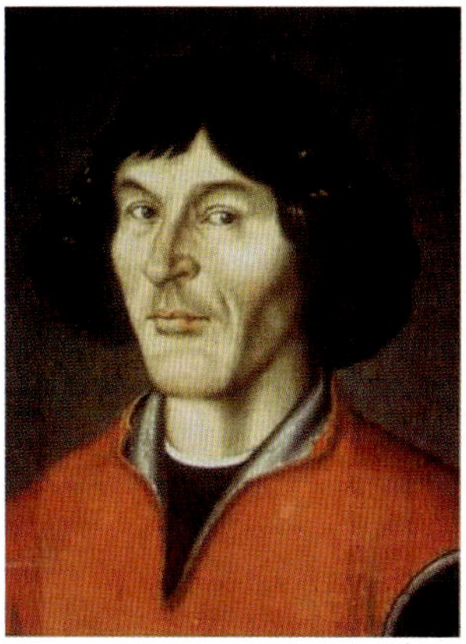

图 2-1-4　哥白尼

（4）近代科学的开创

继之，意大利数学家、物理学家、天文学家、科学革命的先驱伽利略（Galileo Galilei，1564—1642 年，图 2-1-5）创制了第一台天文望远镜（1609 年），于 1610 年发现了围绕木星旋转的四颗卫星，为日心说提供了证据。他还发现了力学上的惯性定律、自由落体运动规律（1591 年）等，开创了以实验事实为根据的近代科学，推动了科学试验的发展，被誉为“近代科学之父”。这些科学巨匠们的行动证明了争取思想自由和科学解放已经深入欧洲，他们的伟大发现激励着欧洲科学家包括

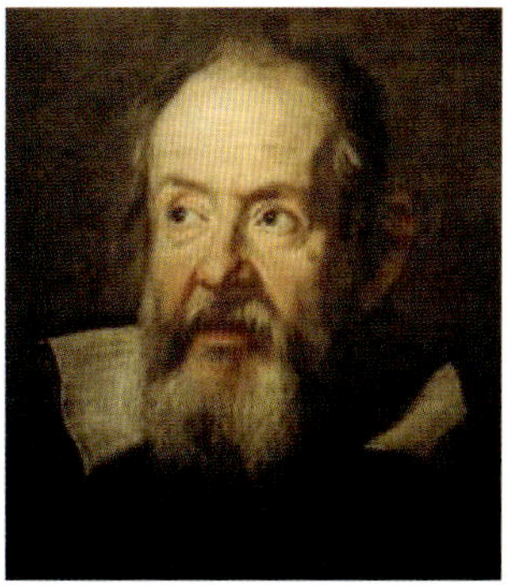

图 2-1-5　伽利略

研究毒物的学者们的科学创新。

（5）航海成就的广泛影响

在这一时期，意大利著名的航海家哥伦布（C. Columbus，1451—1506 年，图 2-1-6）受西班牙女王派遣，直向正西航行大西洋，并于 1492 年 10 月 12 日凌晨在中美洲加勒比海的帕里亚湾南岸登上陆地，发现了美洲大陆。继之，1497 年，葡萄牙航海家达伽马（Vasco da Gama，1469—1524 年）发现了非洲南端的好望角；1519—1522 年，葡萄牙航海家麦哲伦（Fernando de Magallanes，1480—1521 年）航海环绕地球一周。许多药物如鸦片、樟脑、金鸡纳、松香、可可果等陆续传入欧洲。随着海上路线的开通，航海事业的发展开启了欧洲资本主义国家的殖民掠夺、奴隶贸易、圈地运动的序幕。生产力的发展和新的社会需要又推动了科学研究的创新。在科学和经济大发展的社会背景下，欧洲的采矿和金属制造加工业快速发展，职业化学物对健康的危害也随之受到人们的重视，对职业毒物危害健康的创新性研究得到了蓬勃开展，从而工业环境毒理学或职业毒理学得到了较快发展。

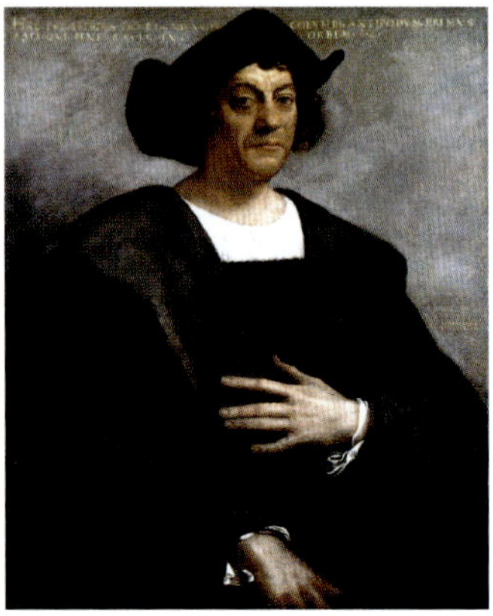

图 2-1-6　哥伦布

1.2　欧洲文艺复兴与毒理学启蒙时期

从 14 世纪肇始的文艺复兴运动，直至 15 世纪，新旧思想矛盾和斗争仍然充斥着各个领域，尤其是自然科学中尚未完全形成的化学学科。传统医药学在很多方面仍然占据统治地位，环境天然毒物仍然是人类医疗的主要药物来源，本草医学家和本草毒物学家及其著作仍然占据重要地位。虽然在近代时期涌现出很多医学改革家，但是由于当时化学学科发展的水平有限，他们也只能用自然环境中的天然物质作为医疗药物。不论是传统医药学家，还是改革派医药学家，为了治病救人，都必须要对本草药物的毒性作用，即它们的毒物性质进行研究。文艺复兴运动发展到 16 世纪时，自然科学，特别是基础医学学科获得突破性进展，新旧医学和毒物学思想的急剧演变到达一个新的起点。

1.2.1　新旧医学和毒物学思想的演变

文艺复兴发展到 16 世纪，人体解剖学、生理学及化学都得到了极大发展，当时的很多画家也很重视解剖学研究，文艺复兴时期的代表人物列奥纳多·达·芬奇就进行过多种人体解剖，画过很多解剖学图画。在此大背景之下，医生成为受人尊敬的学者，获得了重要的社会地位，医学和毒物学的研究进入了一个前所未有的伟大的变革时代。对于先进的革新派人物来说，他们的医学思想迅速从顽固、保守、反对变革的盖伦主义摆脱出来，使医学研究重新回到希波克拉底式的自由、批判与独立的哲学思想上来，通过客观观察和试验的科学方法，努力发展科学的医学和毒物学研究。主张革新的医生们放弃了读死书而更加重视对病人实况的临床研究，在疾病诊疗中把对人类机体的研究作为主要环节之一，在这方面当推帕拉塞尔苏斯和安德烈·维萨里（Andreas Vesalius）[1] 为最杰出的代表。

在文艺复兴这样一个大变革、大动荡的时期，既有主张医学革新的，也有主张保守或守旧的，有时候后者的力量比前者还要大。因此，在这一时期，医学和毒物学的教育和研究仍然处在新旧交错的形势下，旧的医学思想向新的医学思想的转化往往是逐渐的、缓慢的。在 16 世纪的医学教育中，盖伦和阿维森纳等人的教科书仍在讲授，很多医生仍然遵循盖伦的方法进行医疗实践，传统的医药学在很多地方和很多方面仍然占据优势。然而，在当时的医学教育中，人体解剖学和病理学课程开始讲授，解剖尸体成为医学课程的重要部分，而这些课程在中世纪时代是受轻视的、没有地位的，甚至是被禁止的。

总之，16 世纪欧洲医药学中的革新派摆脱了古代权威的束缚，建立了人体解剖学，对环境毒物的研究发生了重要飞跃，标志着古希腊医药学在新的水平上的复活，也标志着对环境毒物的研究由古代阶段进入近代时期的快速发展阶段。

莎士比亚

莎士比亚的全名是威廉·莎士比亚（William Shakespeare，1546—1616 年，图 2-1-7）。莎士比亚是英国乃至全世界文学史上最杰出的诗人兼戏剧家，也是文艺复兴时期最杰出的代表，他的创作代表了文艺复兴的文学高峰，他在他的剧作中也提及了毒药和中毒。例如，他在其 16 世纪的代表性剧作——《罗密欧与朱丽叶》（*Romeo and Juliet*）的第五幕中描述了毒药和中毒而死的情节。

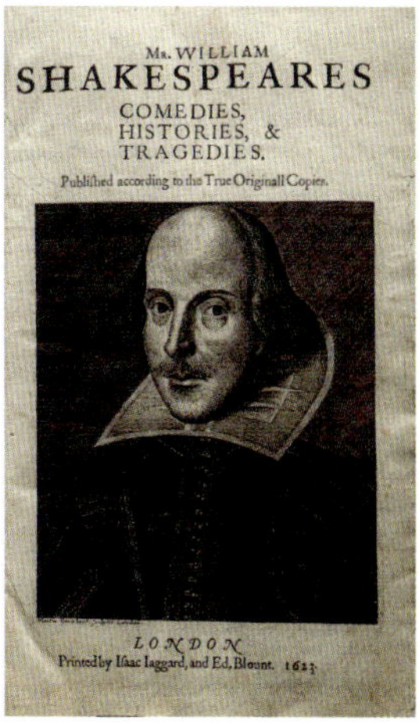

图 2-1-7　莎士比亚像

译文：

“为了我的爱人，我干了这一杯！（饮药）
啊！卖药的人果然没有骗我！
药性很快地发作了！
我就这样在这一吻中死去！（死）”

原文：

“Here’s to my love!［Drinks.］

1　安德烈·维萨里（1514 年 12 月 31 日—1564 年 10 月 2 日），著名的医生和近代人体解剖学的创始人，祖籍是莱茵河上的未塞尔，是日耳曼系统的弗莱德斯人。维萨里生于布鲁塞尔的一个医学世家，从小立志学医。1528 年，维萨里进入鲁汶大学修读美术，1533 年进入巴黎大学就读医学，学习盖伦的医学理论，并开始对解剖学产生兴趣，经常在巴黎的圣婴公墓研究骨骼。在 1536 年移居威尼斯，入读著名的帕多瓦大学，并在 1537 年取得博士学位，留校教授外科和解剖学。1538 年发表了《解剖记录》一书，1541 年参与翻译盖伦著作，1543 年发表了划时代的著作《人体的构造》，遭到保守派的激烈反对，加之担心教会的迫害，1544 年愤然离开帕多瓦，来到西班牙，担任国王查理五世的御医，度过了 20 个年头。1563 年，他往耶路撒冷朝圣，在归途中航船在赞德岛（Zante）遇险，加之他身患重病（可能是伤寒），年仅 50 岁的维萨里不幸身亡，埋葬在该岛圣母教堂里。

O true apothe cary!
Thy drugs are quick.
Thus with a kiss I die. Falls.”

1.2.2　维萨里和人体解剖学的建立

人体解剖学知识是医学和毒物学研究的基础科学。

欧洲著名解剖学家安德烈·维萨里（Andreas Vesalius，图 2-1-8）在意大利帕多瓦大学任教期间（1537—1544 年），正值帕多瓦大学处于全盛时期，新思想不受压制，他能够自由、大胆地进行人体解剖研究，注重实际观察而不拘泥于盖伦医学理论的教条。

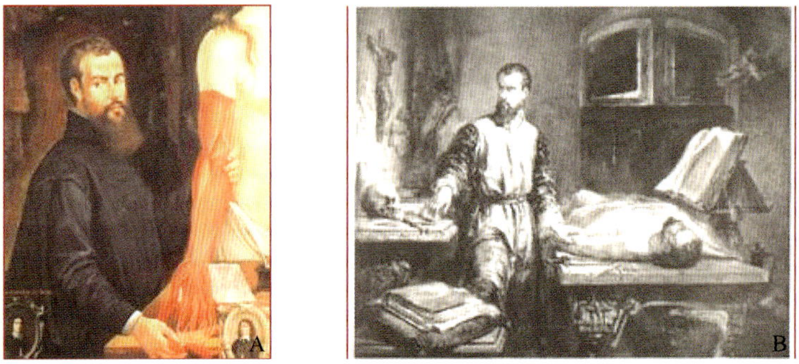

图 2-1-8　维萨里（A）及其人体解剖工作（B）

1538 年，维萨里发表了《解剖记录》一书，开始认识到盖伦解剖学与自己的观察有不同之处，当他公开自己的观点时，立即遭到盖伦派学者的恶毒攻击。

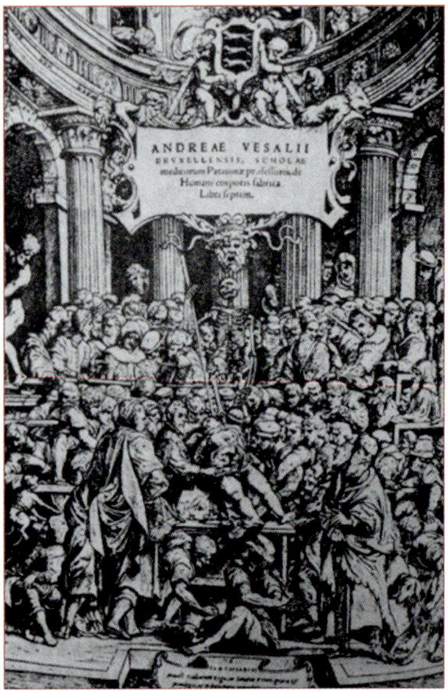

图 2-1-9　维萨里的《人体的构造》第一版卷首插图（解剖者是维萨里）

1543 年，28 岁的维萨里发表了划时代著作《人体的构造》（图 2-1-9），指出 3 个世纪以来一直被教会和医学界奉为经典的盖伦医学理论对人体构造的记述多数是不全面的或不正确的。他大胆推翻了盖伦解剖学理论，主张解剖学应从头开始。这部著作的出版，澄清了盖伦学派主观臆测的 200 多处错误，指出盖伦解剖学的错误与其把动物（如猴子）的解剖套用于人体有关，主张进行人体解剖，从而使解剖学开始步入科学的时代。那时帕多瓦大学的学者们大都是盖伦主义者，他们联合起来猛烈攻击维萨里主张的真理。然而，维萨里相信自己是正确的，不顾保守派的反对，依然在巴塞尔制作了一套人体骨骼标本，至今仍存。

1544 年，维萨里虽然被迫离开了帕多瓦和解剖学工作，但他的伟大著作《人体的构造》的新版本，于 1552 年在里昂出版，1555 年在巴塞尔出版，1568 年在威尼斯出版。他作为解剖学家的名望越来越大，尽管遭到的指责也愈加激烈，但他的支持者也越来越多。最后，他终于得到医学界的公认，至今其《人体的构造》仍然是一部具有重要学术价值的著作，而维萨里也被后人誉为文艺复兴时代精神的象征、近代科学革命的代表人物之一。

维萨里通过人体解剖实践来检验盖伦的学说，这种敢于挑战权威的精神很值得我们学习。不过他的巨著——《人体的构造》影响巨大，在很大程度上要归功于德国卡尔克（Kalker）的画家施蒂芬（John Stephen）为该书绘制的精美的解剖图。他绘画技法精湛，而且用生活化的身体姿势显示人体的各种组织结构，既有严密的科学性，也有贴近生活的趣味性，很容易被人理解和接受（图 2-1-10）。

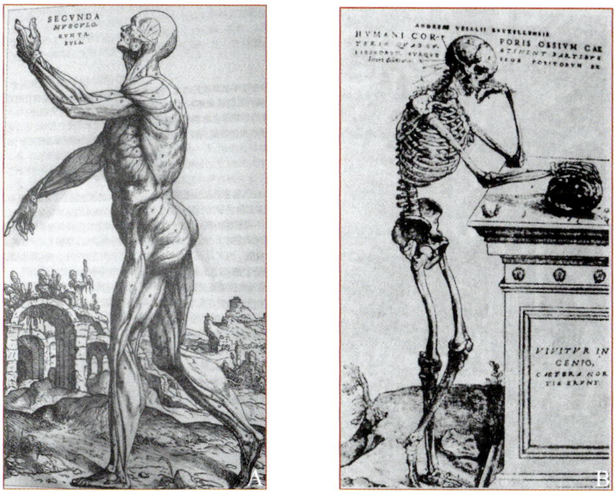

图 2-1-10 《人体的构造》中显示生活化体姿下的全身肌肉结构解剖图（A）；在维萨里的著作 *Fabrica* 中“沉思时的骨骼”（B）

1.2.3 传统本草医药和毒物研究

文艺复兴运动激起了科学家对自然界研究的热情，药物学家对环境天然毒物和药物的研究，特别是对植物及其性质的研究更加深入，治疗有了明显的复兴。

1424 年，阿多伊尼斯（Magister Santes de Ardoynis）撰写《毒物》（*Venoms*）一书，对本草毒物乌头、鸦片、泻根、月桂、毒参茄、五倍子、砒霜等多种毒物知识及其应用进行了描述。

1472 年，意大利医生阿巴诺泰（Petrusde Abano，1250—1316 年，图 2-1-11）参考希腊和阿拉伯著作撰写《论毒物》一书，把毒物分为植物、矿物和动物三类，对汞、铜、砷、铅等有毒矿物和马钱子、月桂浆果等有毒植物的制剂、中毒特征和治疗方法进行描述。

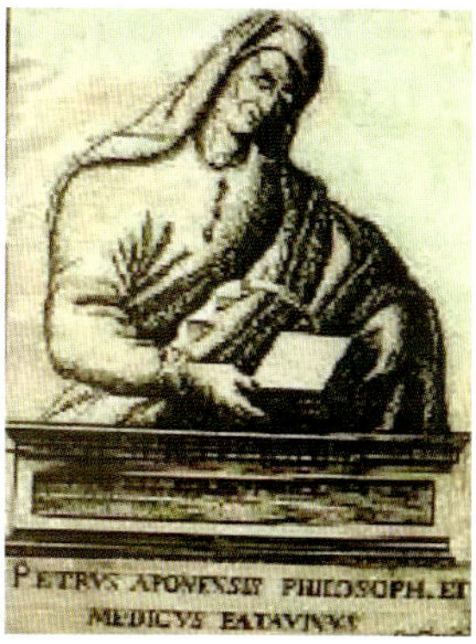

图 2-1-11 阿巴诺泰

1554 年，意大利名医马蒂奥利（P. A. Mattioli）编撰的著作《狄奥斯科里迪斯注释》（*Commentary on Dioscorides*）在

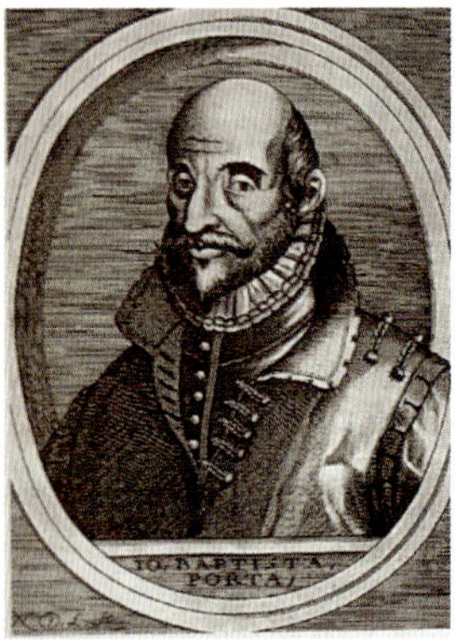

图 2-1-12　博塔

威尼斯出版，书中描述了数百种植物的药用价值和毒性作用，被认为是文艺复兴时期药物学百科全书。

1589 年，意大利哲学家博塔（Giovanni Battista Porta，1535—1615 年，图 2-1-12）撰写的《自然法》出版，这是一部百科全书，其中关于中毒和解毒的专卷对于毒物谋杀，特别是毒酒进行了详细描述。书中还叙述了一些毒性很强的本草毒物混合制剂的配制方法，例如关于用乌头、紫杉、石灰、砷、苦杏仁、玻璃粉与蜂蜜制成强毒丸剂的秘方。

文艺复兴时期意大利最著名的博物学家和生物学家阿尔多夫兰迪（Ulysses Aldovrandi，1522—1605 年）创办了植物园并编撰了著作——《自然界的宝藏》（*Storia Naturale*），共 13 卷。德国也有很多名医对植物药、动物药等天然药物进行了大量研究，并出版了很多举世闻名的本草医药学方面的著作，例如著名医生和药物学家富克斯（L. Fuchs，1501—1566 年）编撰的《植物史》（*De Historia Stirpium*）一书于 1542 年在巴塞尔出版，影响很大。其他欧洲国家也有很多医生从事本草医药学方面的研究和著述，例如瑞士著名医生和博物学家格斯纳（C. Gesner，1515—1565 年），他精通植物学、动物学、医学和哲学等，编撰百科全书《万有文库》（*Bibliotheca Universalis*），共 20 卷，于 1545—1549 年在苏黎世陆续出版。

1.2.4　医学革新与毒理学的启蒙

（1）传统本草医药学暴露的问题

虽然在文艺复兴时期的欧洲仍然以本草医学和本草药物学为医学和药物学的主流，然而在本草医药学的治疗实践上暴露的问题影响了本草医药学本身的进一步发展，例如，由阿拉伯医生传来的本草药方往往包含很多药材，有的一个药方由 40 多种药材组成，药物不能合理使用，而且对其疗效产生的机理也缺乏合理的诠释。为了探索这些问题，西方医药学家经历了一个漫长的过程，以寻找新的突破口。

（2）帕拉塞尔苏斯精神及其对毒理学的启蒙

16 世纪，在医学思想激烈变革、科学研究大发展的大背景下，加之，自古以来，许多医生、药物学家、毒物学家、炼金术士及哲学家在进行毒物、中毒和解毒研究中取得了大量成就，使环境毒物研究在理论探讨和研究方法改进等方面均发生了突破性改变。毒物研究从定性描述的古代时期走向科学试验阶段，开始采用一定规模的动物试验进行定量研究。在毒物的定义、本质、毒性作用的基本概念方面都获得了前所未有的进步。

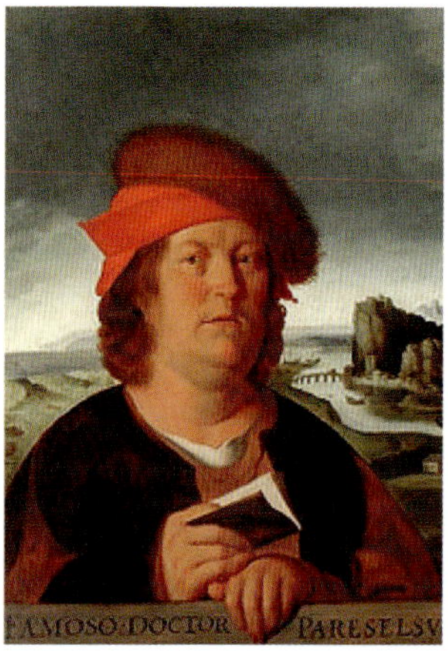

图 2-1-13　帕拉塞尔苏斯

在文艺复兴时期，最激烈的医学改革集中体现在瑞士著名炼金术士、医学家和药剂师帕拉塞尔苏斯（图 2-1-13 和图

2-1-14）身上。他是医学巨人，也是思想巨人，是欧洲文艺复兴时期的众多巨人之一。他坚决主张医学改革，主张经验高于一切，主张动物试验。他用小鸡做试验，发现乙醚具有麻醉作用。他藐视欧洲传统的本草医学，坚决主张以化学的观点和方法研究人体的功能和疾病及其治疗方法。他把多种矿物或金属用作药物，而很少像传统本草药物学那样使用动植物作为药物。他的学说后来被进一步发展为一个重要的医学学派——化学医学派。这个学派不仅对欧洲近现代医学有重要影响，而且对欧洲从古代传统本草药物转变为近现代化学药物具有重要作用。

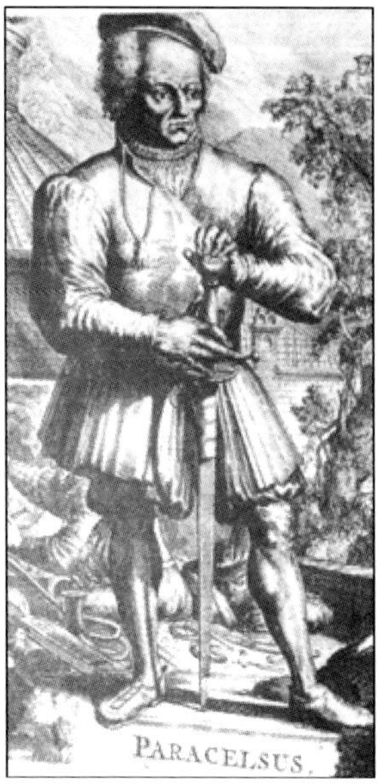

图 2-1-14　帕拉塞尔苏斯与众不同的着装

他大胆提出疾病的发生是体内三元素（硫黄、水银、盐）不平衡所导致的学说。他的三元素学说与希波克拉底 - 盖伦的人体四种体液失去平衡导致疾病的学说是完全对立的。当时是处于只承认传统观点而不承认实践和试验评价的时代，他的理论遭到了许多著名医生的激烈反对，被认为是“异端邪说”。这就更加显示他是一个划时代的伟大的医学改革家。

帕拉塞尔苏斯除了在医学和药物学的伟大贡献之外，他在毒物学史上也是一颗璀璨的明星，具有很大贡献。他以大无畏的精神藐视一切权威，最先摆脱了古代对环境毒物研究的直观和经验研究模式，提倡通过动物试验并采用分析对比和逻辑推理的方法来观察事物的本质和规律。在毒理学方面取得了前所未有的成就，他提出“所有的物质都是毒物，没有什么物质不是毒物，药物与毒物的区分在于剂量”（All substances are poisons；there is none which is not a poison. The right dose differentiates a poison and a remedy）。他还提出“毒物是化学物”“剂量 - 反应”“靶器官”等毒理学基本概念。虽然，从古代开始就有很多先贤和医生对毒物进行研究，有的还撰写了以毒物命名的著作，可是他们都没能提出毒物的科学定义，对毒物的化学本质和毒性作用规律也缺乏了解，而只有帕拉塞尔苏斯确定了毒物的定义，阐明了毒物学一些重要的基本概念，因此，后人称誉帕拉塞尔苏斯为毒理学萌芽期或启蒙期的代表人物。同时，一些毒理学史学者把文艺复兴时期命名为毒理学的“启蒙时期”。

在环境毒物史上，帕拉塞尔苏斯的《矿工病与矿工的其他疾病》（*On the Miners' Sickness and Other Diseases of Miners*）是第一本关于工业环境毒理学方面的著作，描述了矿工由于职业接触工业污染物而罹患职业病（矿工病）的状况，因此他是描述工业环境污染物引发疾病的第一人。他对矿工的纤维性肺痨[1]的详细观察和论述是职业病最早的研究之一，这也是职业环境毒理学最早的研究之一。此外，他还研究职业铅中毒、汞中毒、煤烟和烟尘的毒性危害等，并提出了职业毒理学、法医毒理学和环境毒理学的一些早期概念。

1　肺痨即肺结核。结核病是由结核分枝杆菌引起的慢性传染病，可侵及许多脏器，以肺部结核感染最为常见。排菌者为其重要的传染源。矿工、学生、糖尿病患者等是肺结核的高发人群。在生产活动中长期吸入生产性粉尘可引起以肺组织弥漫性纤维化为主的全身性疾病，如尘肺，尘肺会并发肺结核。

（3）欧洲药物或毒物研究方向的大转变

自古以来，药物就是有药用价值的毒物。因此，毒物既包括药用毒性物质（药物），也包括没有药用价值的毒性物质。药物的疗效和毒性同样受到医药学家和毒物学家的关注。

在文艺复兴时期，当欧洲医药学家对本草药物的疗效实质产生疑问的时候，帕拉塞尔苏斯提出用化学物作为药物。而当时的化学物主要是无机矿物质或金属，因为那时人工合成有机化学尚未兴起。他用铁剂、汞剂、锑剂、铅剂、硫剂、砷剂和硫酸铜等作为药物，对疾病进行治疗。虽然之前也有人使用过矿物或金属作为药物，但是没有人能够像帕拉塞尔苏斯那样广泛、大胆和有效，更为重要的是他将化学物作为药物是建立在他的医学化学学说的理论基础上的。因此，化学物（矿物质或金属）作为药物的疗效和毒性的研究引起了医药学家的重视，从而导致对化学物（矿物质或金属）的疗效和毒性作用研究的关注，直接或间接地推动了对矿物质毒物的研究。

在科学史上，炼金术士有时被认为是现代化学的先驱，有时又被贬为骗子。一般认为，炼金术的目的是把普通金属变成金子，而其实炼金术的含义并非如此。在中国医学史上，炼金术是一种寻找健康、长寿和长生不老的万能药的一种途径。在西方医学史上，炼金术是为了制备药物。为了学得炼金术知识，帕拉塞尔苏斯咨询炼丹术士、星占学家、巫师和农民，而不是向学者和教授请教。他公开指责传统的药剂师和内科医生是“被错误肯定的一群蠢驴”。他认为，生命和疾病都是化学现象，因此特定的化学物质可以作为药物，对于传统的复杂混合物的药物，可以通过炼金术的方法从非纯净物中提取出有用的纯净物作为药物。

如同古代一样，16 世纪治疗师所知的医疗材料中，毒药更受到重视，因为毒物的作用更为强烈。帕拉塞尔苏斯认为炼丹术可以将深藏于毒物中的、有疗效作用的成分分离出来。盖伦学说的支持者谴责帕拉塞尔苏斯是以毒物作为药物的危险的激进分子。帕拉塞尔苏斯则反驳他的批评者使用的泻药，解毒剂，牲畜的粪、尿等是有毒物质。他认为，所有的药物都可以成为毒药，而炼金术可以纠正其毒性。

帕拉塞尔苏斯及其追随者主张用纯化学药物替代草药，特别是用汞、钾、铅、铝、铜和硫等矿物质。纯化技术的应用促成了一些新药的产生，例如从白酒中提纯的酒精被制成了医学兴奋剂。又如，在纯化的过程中，帕拉塞尔苏斯成为名为“甜矾”的乙烷醚麻醉剂的发现者之一。除了有毒金属之外，他还应用鸦片酊剂——一种诱导睡眠的止痛药——作为药物（图 2-1-15）。

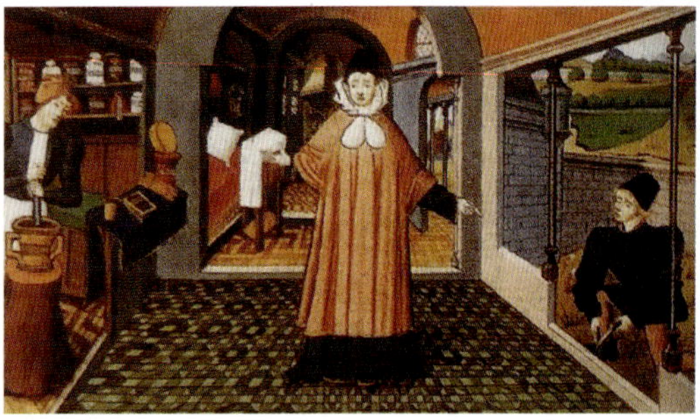

图 2-1-15 15 世纪的法国绘画

（图中间的外科医生在指导两个助手用鸦片配药，当时鸦片在欧洲是应用广泛的药物）

在帕拉塞尔苏斯及其追随者的影响下，1665 年，化学药物医师学会成立了。随着化学药物成功治疗的事例越来越多，最传统的医师也开始尝试化学药物的治疗方法。到 17 世纪 70 年代中期，生命化学哲学或化学药物学壮大为一个学派，即使是那些反对帕拉塞尔苏斯的哲学家，也开始接受新的化学药物疗法。（图 2-1-16 和图 2-1-17）。

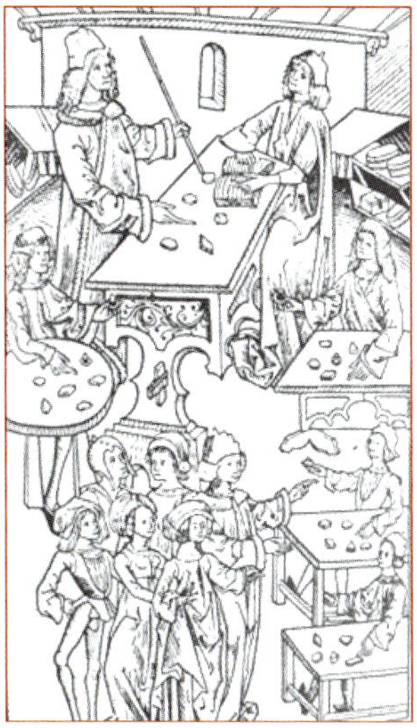

图 2-1-16　玉石店出售矿物药物（Hortus Sanitatis，1491）

（4）帕拉塞尔苏斯的划时代贡献

帕拉塞尔苏斯是欧洲文艺复兴时期激烈主张改革的重要历史人物，他敢于反对传统医学，反对盖伦、阿维森纳等所有权威。他认为医学应该从头开始。他是最早提倡使用矿物、金属、化学药物（如水银、铁、铅、铜、硼砂等无机矿物质）治疗疾病的医学家。他推荐用各种各样的矿物质作为药品，建议用水银治疗梅毒，用锑、砷、铜、铁等治疗某些疾病。他用鸦片酊剂治疗疾病可能是通过麻醉作用达到药效的。然而，当时的传统观点认为人体的体液失去平衡就会导致疾病，因此传统治疗方法是用本草药物发汗或泻下，或用放血方法，使体液达到平衡而恢复健康。而帕拉塞尔苏斯坚决反对用放血的方法治疗疾病，并大力宣扬采用矿物、金属、化学药物治疗使人体三元素达到平衡而治疗疾病。这虽然符合他自己提出的正常人体由三元素组成并相互平衡的学说，但与传统的体液学说和治疗方法完全是对立的。

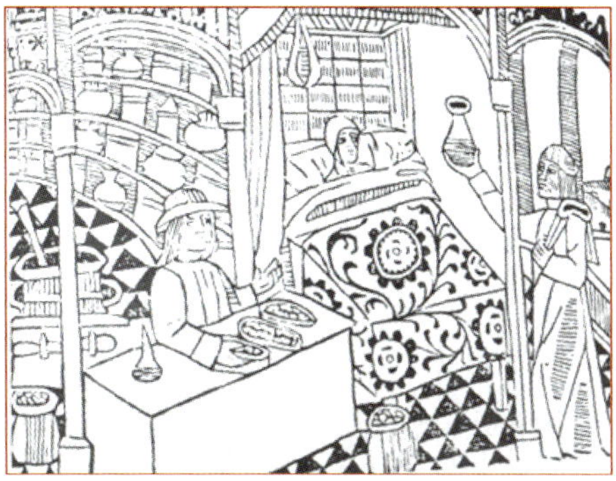

图 2-1-17　医生验尿（右）和售药商店（左）
［引自 Barto Lomeus Anglicus 编辑的西班牙木刻画（De las propriedades de las cosas，Tolosa，1494）］

帕拉塞尔苏斯不顾当时以本草医药为主的形势，以反潮流的大无畏精神，提出了用化学物作为药物的医学新思想，为传统本草药物向化学药物转折提出了新的思路或方向。这可能是西方以本草（或说环境天然毒物）为药物治疗疾病的古代传统医学转变为寻求用化学物质（包括人工合成化学物质）治疗疾病的近现代西方医学的开始。

由此可知，帕拉塞尔苏斯也是现代西方医学的启蒙者。但是，他的支持者处于少数，他受到守旧的权威医药学家们的攻击，甚至迫害。因此，欧洲医药学发展道路由本草作为药物向以人工合成化学物质作为药物的突变和转折，经历了一个漫长而艰难的过程。

然而，无论道路有多么漫长，科学的新生事物终归会取得最后的胜利，随着数学、物理学、化学和生物学等自然科学在文艺复兴后期的快速发展，寻求真理的人们的呼声日渐增高。这些都为欧洲医药学的变革提供了良好的人文环境和扎实的科学发展条件，同时也为欧洲本草医药学转向近现代化学药物学和毒物学的发展提供了机遇。

著名欧洲医学史家卡斯蒂廖尼（Arturo Castiglioni）评价帕拉塞尔苏斯说“他在医学史上是个非常重要的角色。由于他的革新精神，医学获得了新的生命、新的方向”。因此，从世界医学史上看，帕拉塞尔苏斯对医学发展的贡献非常大，他所倡导的医学思想使欧洲传统的本草医学开始转向近现代的西方医学。他对毒理学以及环境毒物研究发展的贡献只是其医学成就的一小部分。

1.3 哲学与自然科学的发展对环境毒物研究的影响

16 世纪，尼德兰爆发革命，建立了资产阶级国家荷兰。1640 年，英国资产阶级革命推翻了专制王权，建立议会制度，成为资产阶级国家。新兴的资产阶级为了发展工商业，提倡民主和宽容，支持科学技术的发展，具有历史进步作用。英国成为世界工商业和科学发展处于领先地位的国家。出现了培根（F. Bacon）和勒内·笛卡尔（René Descartes）等伟大的哲学家及牛顿（I. Newton）和哈维（William Harvey）等伟大的科学家。自然科学兴起，医学基础科学生理学等的研究取得重大突破。随着世界贸易的发展，来自世界各地的本草药物传入欧洲，欧洲的医学理论和治疗技术仍然处在与中世纪相差无几的水平（图 2-1-18）。

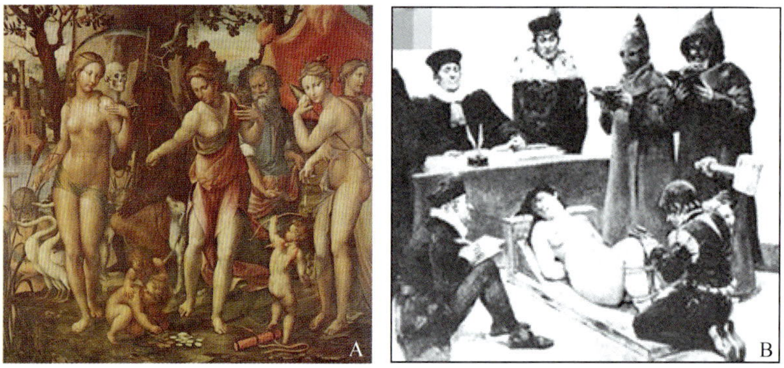

图 2-1-18　16—17 世纪的欧洲

［女巫泛滥（A），人们相信女巫是撒旦附身并具有魔鬼的力量，因此对女巫进行审判（B），如果有罪，常处以死刑。黑暗的教会常借机杀害异教徒。由此可知，即使在文艺复兴时期，落后、愚昧的思想仍然很普遍，反映了文艺复兴道路的曲折和艰难。18 世纪，在欧洲的启蒙运动中，激进分子常称这些坚持旧观念和迷信宗教的人为疯子］

1.3.1 新的哲学理论创立与自然科学兴起

16—17 世纪的欧洲是新旧思想交织的时期，更是新思想风起云涌的时期。在这个时期，英国哲学家培根（F. Bacon，1561—1626 年，图 2-1-19）对中世纪哲学存在的问题进行批判，建立了新的哲学理论，主张一切知识来自经验，提出经验主义，创立了著名的“归纳法”（从观察到的现象入手探讨事物的本质），对 17—18 世纪的科学思想产生了深刻影响，对医药学包括毒物学的实验研究及传统医学向近代医学的转化具有巨大作用。培根的名言“知识就是力量”激发了后人科学探索的热情。

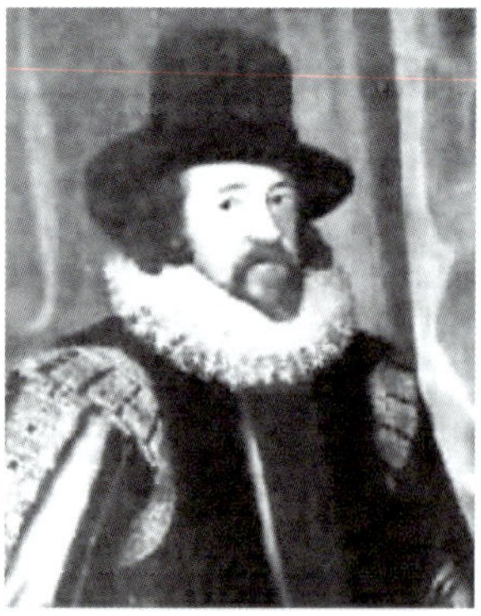

图 2-1-19　培根

在这一时期，意大利数学家、物理学家、天文学家、科学革命的先驱伽利略（G. Galileo，1564—1642 年）和法国哲学家、数学家、生理学家勒内·笛卡尔（René Descartes，1596—1650 年，图 2-1-20）都是对试验科学的积极鼓动家，对当时的科学思想和科学研究都产生了很大影响。笛卡尔是唯理论的代表，主张通过思维进而透过现象发现本质，他的名言“我思故我在”对后世有很大影响。同时，笛卡尔把机械唯物主义的观点用于生理学研究，对生命科学有较大影响。

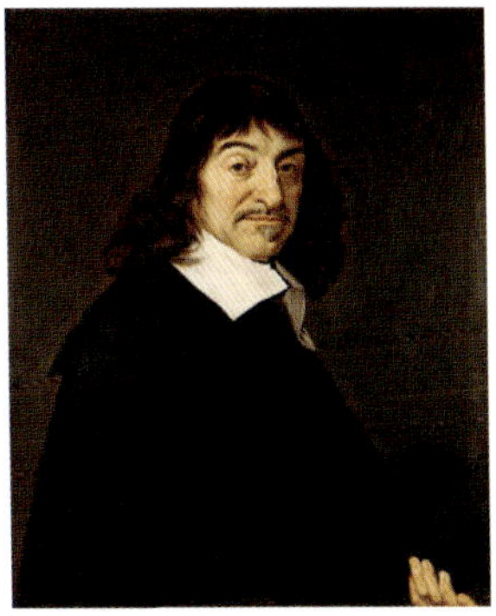
图 2-1-20 笛卡尔

物理学和数学的进步

在这一时期，英国著名的数学家和物理学家牛顿（Isaac Newton，1643—1727 年，图 2-1-21）在大量试验的基础上发现了著名的万有引力定律和牛顿力学定律，他还在 17 世纪 60 年代与德国哲学家、数学家莱布尼茨（G. W. Leibniz，1646—1716 年）分别从力学和几何学创立了微积分学。1687 年，牛顿的著名著作《自然哲学的数学原理》出版，它实现了物理学上的第一次飞跃，用数学方法和逻辑学原理把宇宙间的运动统一起来。牛顿力学的创立，标志着人类科学时代的开始。牛顿力学和热学引发了以英国工业革命为起点的第一次技术革命，使人类进入蒸汽时代。

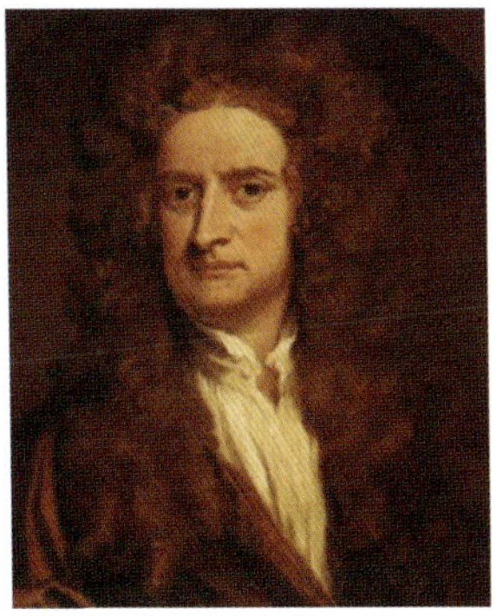
图 2-1-21 牛顿

英国化学家、物理学家波义耳（R. Boyle，1627—1691 年）认为观察和试验是唯一的研究途径，从而使化学从炼丹术中分离出来，成为一门独立的学科，并阐明空气是维持呼吸的必要物质。

在 17 世纪的自然科学研究中，具有先进思想的科学家不仅敢于挑战权威，敢想、敢干，而且重视哲学在自然科学研究中的作用，把哲学思想与科学理论相互融合，还特别重视数学在研究中的引用，依靠数学计算去发现新的规律，使自然科学走向精确科学。牛顿力学充分体现了这些 17 世纪的科研特点，在医学和毒物学的研究中也深深地打上了精确科学的烙印，由定性描述转向定量研究。

1.3.2 生命科学与技术的突破

生命科学和技术的发展及突破为环境毒物研究的发展提供了新的理论和方法，特别是生理学和细胞学的发展促进了环境毒物研究的发展。

生理学的突破

在这一时期，英国生理学家哈维（William Harvey，1578—1657 年，图 2-1-22）采用心血管解剖学和生理学试验方法，特别是采用对血液定量研究、数学计算和逻辑推理等手段，经

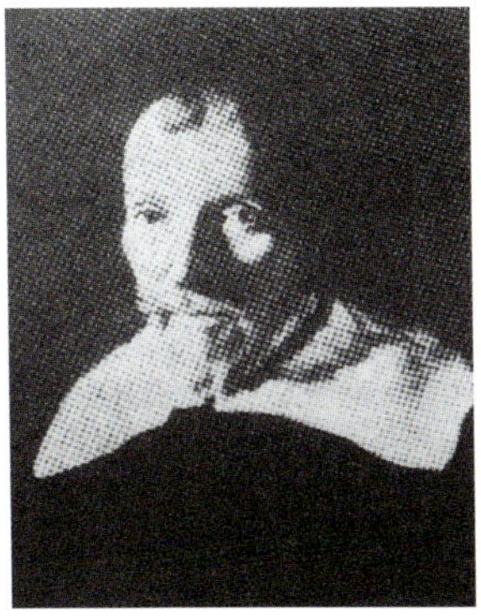
图 2-1-22 哈维

过 20 多年的潜心研究，在 1616 年确立了血液循环理论，但是他的名著《动物心脏解剖及血液运行的实验》（*Exercitatio Anatomica de Motu Cardis et Sanguinis in Animalibus*）直到 1628 年才在法兰克福出版，它完全推翻了当时学校讲授的盖伦的错误观点。如同所有科学上的革新派一样，哈维的血液循环理论发表后遭到许多保守科学家的激烈反对，当然同时也得到很多医学权威的支持，最终以真理必将战胜错误而得到学术界的公认。

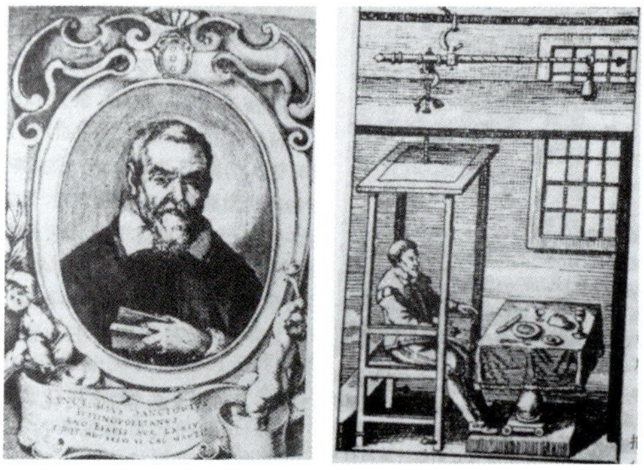

图 2-1-23　圣托里奥及其在椅秤小屋中进行代谢研究

意大利医生、生理学家、帕瓦多大学教授圣托里奥（Santorio），又名散克托留斯（Sanctorius），是物理医学派的主要代表人物，他和哈维都是定量医学试验的先驱，这使得 17 世纪的医学思想向精确科学发展，导致医学研究注重解剖学、生理学及数学计算，而之前的医学试验只注意质的定性描述。他设计了一台特别的椅秤小屋（图 2-1-23），他可在其中进食、工作、睡眠，测量自己每天的体重以及进食和大小便的量等。经过长达 30 年的试验，他发现机体的摄入量远比可见的排泄量大，这是不明显的出汗造成的。这是最早的人体基础代谢试验研究。他发明了多种医用仪器，如应用于临床的体温计（1612 年）、脉搏计（1602 年）、湿度计、套管针等。他所著的《论医学测量》（1614 年）是第一部系统研究基础代谢的著作。医学研究的进展对环境毒物的研究也产生了重要的影响。

显微镜的发明和细胞的发现

在这一时期，望远镜、照相机、显微镜也相继被发明。最早发明和使用望远镜和显微镜的人是伽利略，但他在显微镜观察方面的收获远没有用望远镜研究天文学方面的成就大。之后，英国物理学家和博物学家胡克（Robert Hooke，1635—1703 年，图 2-1-24）在显微镜下观察了用剃刀削下的一片软木塞，发现生物体是由“细胞”构成的。他在著作《显微镜研究集》（*Micrographia*）中第一次使用“细胞”一词来描述植物组织的结构和性质。从此，欧洲各国在动物、植物、微生物等各种生物学范畴内掀起了用显微镜研究细胞的热潮，推动了对器官、组织、细胞的结构和功能的研究。生命科学和技术研究的发展，对环境毒物作用机制的研究产生了很大促进作用。

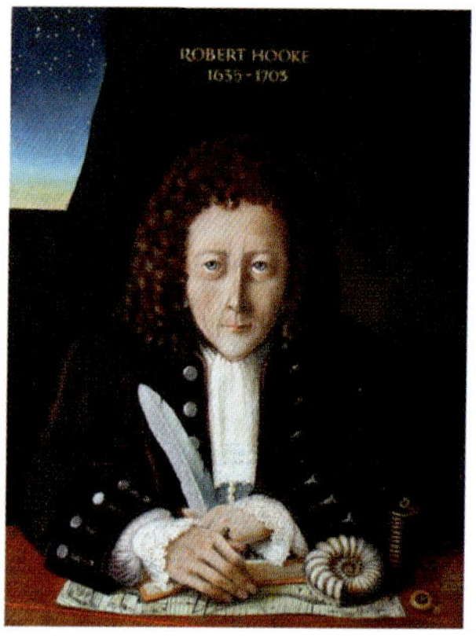

图 2-1-24　胡克

在显微镜发明和研究方面，荷兰人列文虎克（Antonie van Leeuwenhoek，1632—1723 年）也做出了很大贡献。他自制了原始简易的显微镜，磨制了 400 多个透镜，用显微镜观察的方法发现了毛细血管的功能、精子及其活动，并观察了红细胞的形态。他在 1683 年首次在显微镜下观察到了“细菌”，但在当时并未引起重视。直到 20 世纪，法国化学家、微生物学家路易斯·巴斯德（Louis Pasteur，1822—1895 年）才借助于显微镜观察发现了多种病原菌，并创立了微生物学，促使医学和毒物学研究取得了巨大进步。对此，将在第七卷他的生平中详细论述。

1.3.3　本草药物或毒物研究的进步

17 世纪的欧洲，是新旧医学矛盾和冲突的时代，但是古老的传统本草医药和毒物学仍旧占据主导地位。占绝对优势的医学思想仍然是延续古代的四体液论，与中世纪比，并没有突破性进展。

在 17 世纪，研究本草药物和毒物依然是主流。1661 年，英国医生拉姆齐（William Ramesey，1627—1676 年，图 2-1-25）用英文撰写的《毒物》出版，对毒物的类别、性质、中毒症状、解毒方法等进行了描述，甚至对过量食入大蒜、海龙、昆虫、蜥蜴等的解救方法也进行了描述。

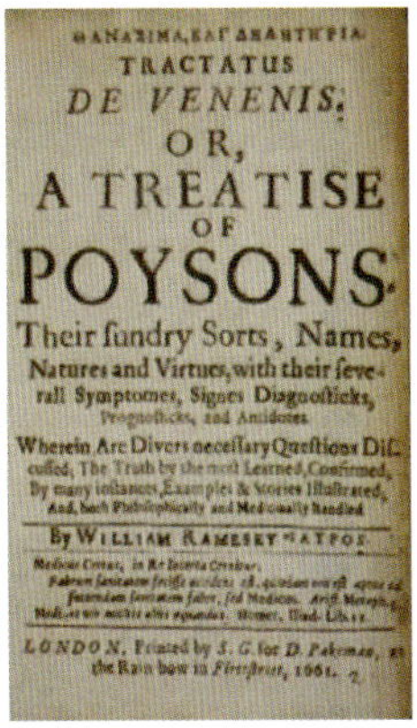

TRACTATUS
DE VENENIS;
OR,
A TREATISE
OF
POYSONS.
Their sundry Sorts, Names, Natures and Virtues, with their severall Symptomes, Signes Diagnosticks, Prognosticks, and Antidotes.
Wherein Are Divers necessary Questions Discussed, The Truth by the most Learned, Confirmed, By many instances, Examples & Stories Illustrated, And, both Philosophically and Medicinally Handled.
By WILLIAM RAMESEY
LONDON, Printed by S. G. for D. Pakeman, at the Rain bow in Fleetstreet, 1661.

图 2-1-25　拉姆齐撰写的《毒物》

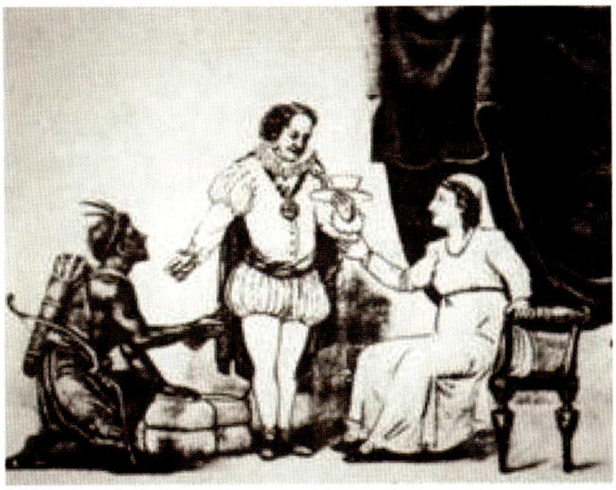

图 2-1-26　传说秘鲁土著把金鸡纳树皮献给总督（西班牙人）及其夫人

一方面随着当时化学研究的风行，受帕拉塞尔苏斯化学医学思想的影响，欧洲开始广泛采用汞、砷、锑及其他金属与鸦片治疗疾病，以及这些无机金属毒物和鸦片的毒性作用也随之被观察和研究；另一方面，从美洲和非洲等地传入了一些新的本草药物，激发了医学界守旧与革新两种思想的斗争。在这个时期，欧洲在医学理论和临床医术上还没有发生根本性改变。

1639 年，西班牙人将金鸡纳树皮从美洲的秘鲁带入欧洲，并用其治疗疟疾，以代替汞制剂（图 2-1-26，图 2-1-27）。1672 年，法国医生把巴西土著用以治疗痢疾的土根带入欧洲。非洲人用以治疗淋巴腺结核的防己和洋地黄叶也在 17 世纪被带入欧洲，以替代用锑剂对热性病的治疗。1865 年，一个在秘鲁经商的英国人莱杰尔（Charles Ledger）把药效特好的金鸡纳树的种子带回英国，并卖给荷兰和印度。金鸡纳树在这两地生长很好，且有效成分奎宁的含量很高（达 8% ~ 13%）。为此，特将这种金鸡纳树命名为“莱杰尔安那金鸡纳树”（*Cinchona ledgeriana*）。

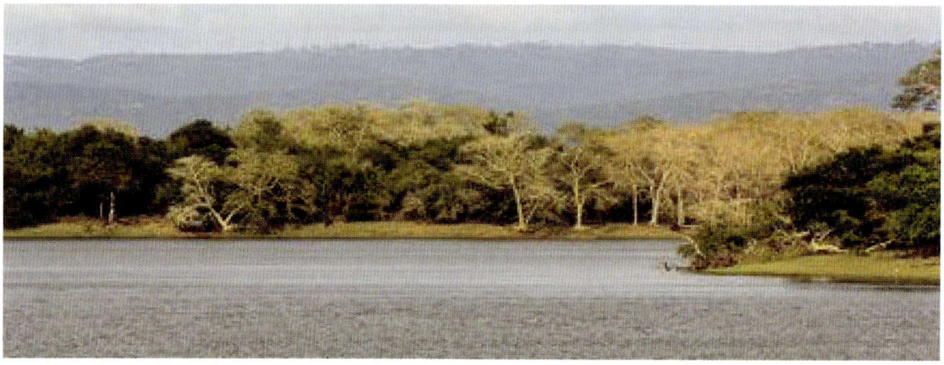

图 2-1-27 秘鲁的金鸡纳树林

金鸡纳树皮、土根等植物药物从美洲传入欧洲用以治疗疾病，很快引起了保守主义者的反对，其中包括盖伦主义支持者的激烈反对。这成为守旧与革新两种思想的斗争，远远超出了医学范围的争论。就医学界来说，金鸡纳之所以引起如此强烈的争论，不仅在于它可以治愈疟疾，更重要的是它体现出对盖伦传统医药学理论基础的挑战。传统医药学理论认为，疟疾治疗必须清除体内病态物质并使四种体液达到平衡才可以治愈，因此采用导泻治疗或放血治疗，治疗过程很复杂。而用金鸡纳治疗疟疾却不必如此，只要直接服用金鸡纳树皮粉末即可达到治疗作用，这对盖伦的疟疾是由体液过多所致的理论是一个致命打击。因此，这种新的金鸡纳树皮疗法对传统医学理论和实践具有革命性意义。

医药和毒物研究的进步还表现在 17 世纪在罗马、佛罗伦萨、英国伦敦等地相继建立医学学会组织。1680 年前后，法国巴黎最先发行医学专门期刊，并翻译为英、德文译本。各国间的关系日趋密切，医学新发明和新发现很快传播到国外，所以说 17 世纪是国际医药和毒物学真正交流的开始。

从文艺复兴开始到 17 世纪，世界交通日益发达，尤其是海上运输，促进了本草药物的输入。在医学研究方面，试验观察与数量分析方法的引入，促进了基础医学研究的发展，人们开始运用科学手段研究医药和毒物学问题。显微镜的发明和应用，以及其他方面的进步，为之后近代医学和环境毒物研究的发展奠定了重要的基础。

1.4 工业革命与职业环境毒物研究

18 世纪，医学和环境毒物研究的重大进步在于病理解剖学、职业环境毒物学、公共卫生和预防医学的建立与发展。病理解剖学产生之后，西方医学彻底抛弃了古代医学的四体液学说，开始以新的医学思想和医学理论体系快速发展，直至今日。

在这一时期，对环境毒物的研究发生了一次大飞跃（或说是大转变）：从古代研究环境天然毒物扩展到近代研究职业（或工业）环境毒物。

林奈创立了以拉丁文为生物命名的双名命名法，建立了动植物分类系统，对本草药物或毒物的分类和研究具有重要作用。

1.4.1 历史背景：第一次工业革命

1765—1840 年，史称第一次工业革命时期。1785 年，瓦特的划时代的伟大发明——改良的蒸汽机的出现，标志着人类进入蒸汽时代。

珍妮机的诞生与第一次工业革命的开端

在 1764 年一天的晚上，英国兰开郡纺织工詹姆斯·哈格里夫斯（James Hargreaves，1721—1778 年）回家开门后不小心踢翻了他妻子正在工作的纺纱机，当他弯腰要扶正纺纱机时，他看到这纺纱机还在转动，原因是原先横着的纱锭在纺纱机倒地以后扭成直立的了。他想，如果把纺纱机上横置的一个纱锭改变为几个纱锭而竖着直立排列，用一个纺轮带动，就可以成倍提高纺纱效率。好在他也是一名木工，于是，他立即动手，第二天就造出 8 个竖直纱锭而用一个纺轮带动的新纺纱机，功效提高了 8 倍。哈格里夫斯以他女儿珍妮的名字来命名纺纱机——珍妮机（Spinning Jenny），于是人类历史上第一台真正意义上的机器诞生了。1770 年，哈格里夫斯获得了发明专利；1784 年，珍妮机已增加到 80 个纱锭，珍妮机在英国得到广泛普及（图 2-1-28）。之后，在英国各行各业对机器的发明和应用均受到高度重视，一个以机器代替手工劳动的技术革命开始了。因此，历史学家把 1765 年作为第一次工业革命的开始之年。

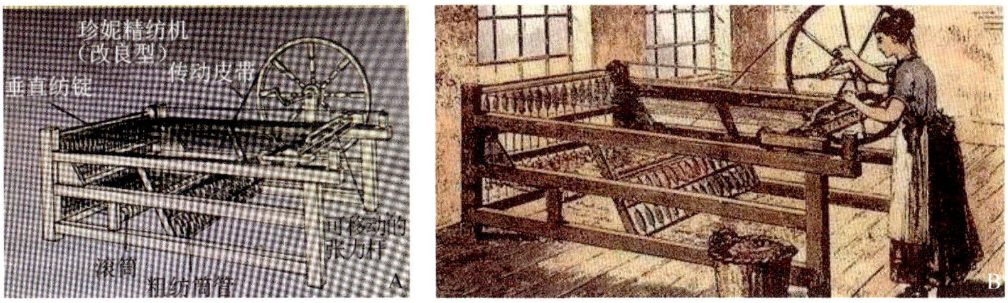

图 2-1-28 装置有 22 支垂直纺织纱锭的珍妮精纺机（A）；纺纱女工在用珍妮机纺纱（B）

第一次工业革命的标志——蒸汽机

第一次工业革命是以珍妮机的发明开始的，以蒸汽机（steam engine）作为动力机被广泛使用为其标志。

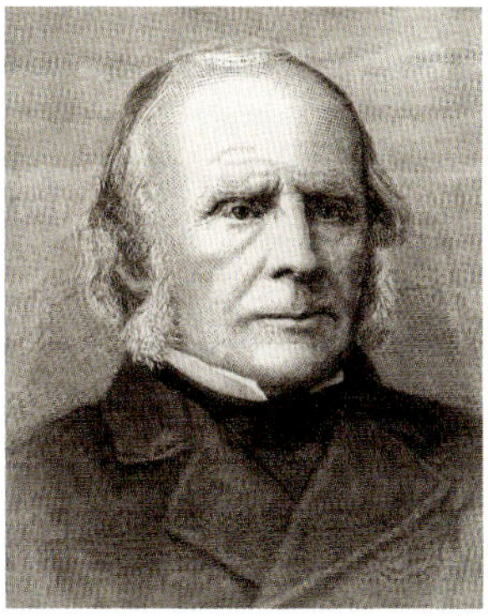

图 2-1-29 托马斯·纽科门

英国工程师托马斯·纽科门（Thomas Newcomen，1664—1729 年）仅受过初等教育，少年时代做过锻工，是一名铁匠，于 1712 年在前人发明和制造的蒸汽机基础上，首次制成可供实用的大气式蒸汽机，被称为纽科门蒸汽机，为后来蒸汽机的发展和完善奠定了基础（图 2-1-29）。

英国发明家、第一次工业革命的重要人物詹姆斯·瓦特（James Watt，1736—1819 年，图 2-1-30）[1] 在 1763 年，开始对纽科门蒸汽机进行修理，发现该机存在很多缺点。从 1765 年起，他进行了一系列发明，使蒸汽机的热效率成倍提高，煤耗大大下降，终于在 1784 年制造出能适用于各种机械运动的蒸汽机，从而使原来只能提水的纽科门蒸汽机，成为可以普遍应用的蒸汽机。从此，采矿业、纺织业、冶金业、造纸业、陶瓷业等工业部门，都先后以蒸汽机作为动力。1785 年，瓦特改进的蒸汽机首先在纺织部门投入使用，受到广泛欢迎。因此，有些著作将 1785 年作为工业革命的起始，可能就源于此。

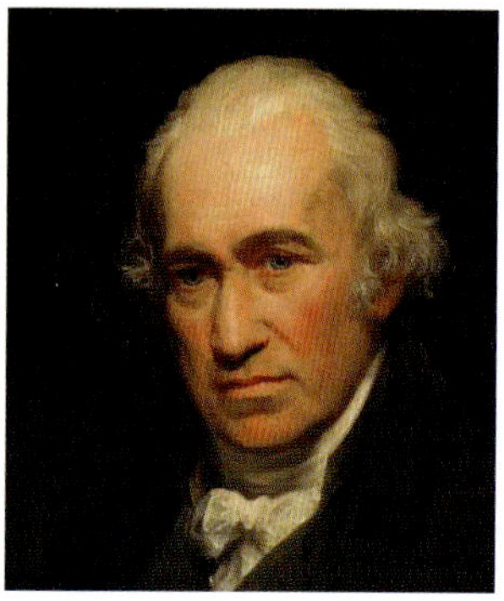

图 2-1-30　詹姆斯 · 瓦特

第一次工业革命的主要意义

第一次工业革命是指 1765 年从英国发起的技术革命，它开创了以机器生产代替手工劳动的时代。它不仅是一次技术革命，更是一场深刻的社会变革，导致工厂制代替了手工工场，用机器代替了手工劳动，使依附于落后生产方式的自耕农阶级消失了，工业资产阶级和工业无产阶级形成和壮大起来，最终确立了资产阶级的统治地位。率先完成了这次工业革命的英国，快速崛起而成为世界第一强国。

资产阶级革命及其影响

18 世纪，继 1640 年英国资产阶级革命之后，1775 年 4 月 19 日，美国反对英国殖民统治的独立战争爆发；1784 年独立战争结束，美国独立，确立了资产阶级民主体制，对拉丁美洲和法国大革命也起到了推动作用。1789 年 7 月 14 日巴黎人民起义，法国大革命爆发。随之，法国颁布了废除封建制度的 8 月法令、《人权宣言》，建立了法兰西第一共和国。新兴的资产阶级在美国和英、法等西欧国家取得政权，生产力得到解放，经济得到很大发展。这些先进的资本主义国家开始向外扩张，积极发展世界贸易。

与此同时，英、美、法等国进行的资产阶级革命带来了思想和言论自由，使人们

1　詹姆斯 · 瓦特（James Watt，1736 年 1 月 19 日—1819 年 8 月 25 日），英国发明家、企业家，第一次工业革命的重要人物。他出生于英国苏格兰格拉斯哥附近，克莱德河湾（Firth of Clyde）上的港口小镇格林诺克。其父亲是熟练的造船工人并拥有自己的船只与造船作坊，还是小镇的官员；母亲出身于一个贵族家庭并受过良好的教育。瓦特小时候因身体较弱去学校的时间不多，主要由母亲在家里教育。瓦特 17 岁的时候，母亲去世了，而父亲的生意开始走下坡路。瓦特到伦敦的一家仪表修理厂做了一年的徒工，然后回到苏格兰格拉斯哥打算开一家修理店，但由于资质问题未被批准。19 岁，瓦特离开苏格兰，到伦敦寻求仪器制造匠的培训。1757 年，格拉斯哥大学让他在校内开设了一间小修理店，并任命瓦特为"教学仪器制造师"。1763 年，瓦特得知格拉斯哥大学有一台纽科门蒸汽机，正在伦敦修理，他请求学校取回了这台蒸汽机并亲自进行修理。从此，瓦特开始研究蒸汽机，获得很多发明，最终在 1784 年制造出能适用于各种机械运动的蒸汽机，广泛应用于工业生产。1794 年，瓦特与其合伙人马修 · 博尔顿合伙组建了专门制造蒸汽机的公司，瓦特与博尔顿都赚到了不少钱。瓦特也发明了一种新的利用望远镜测距的方法、一种新的透印印刷术、蒸汽碾压机以及延续至今的机械图纸着色法。1767 年，瓦特与其表亲玛格丽特 · 米勒（Margaret Miller）结婚，此后他们共养育了 5 个孩子，其中有 2 个活到了成年。1800 年，瓦特退休。1819 年 8 月 25 日，83 岁的瓦特于英国斯塔福德郡的汉兹沃斯（Handsworth，Staffordshire）的家中去世。瓦特死后安葬于家乡汉兹沃斯的圣玛丽教堂后的公墓。多年后教堂扩建，使得瓦特的墓地处于新教堂的内部而被保持。苏格兰有一些学院也以瓦特的名字命名。在英国各地，有超过 50 条道路以瓦特的名字命名。在伦敦的西敏寺也建有瓦特纪念碑。瓦特被誉为人类历史上最著名的发明家之一。为纪念瓦特的贡献，国际单位制中的功率单位以瓦特命名。

敢于反对教条主义、形而上学以及各种保守势力，对科学（包括医学和毒物学）的发展起到了巨大的促进作用。职业（或工业）环境毒物对工人健康的危害开始受到重视，职业（工业）毒理学应运而生。

1.4.2　自然科学发展及其对环境毒物研究的影响

（1）病理解剖学产生及其影响

18 世纪病理解剖学的建立是医学发展史上的一块里程碑。16—18 世纪，医学家已对人体解剖进行了大量研究，对正常解剖学结构已经有了清楚的认识，从而为疾病状态下解剖学上异常结构的发现提供了科学基础。意大利病理解剖学家莫干尼（又译为莫尔加尼，Giovanni Battista Morgagni，1682—1771 年，图 2-1-31）投入大量精力去研究疾病在尸体上引起的肉眼可见的病理变化，他解剖了 600 多具尸体，80 岁时著成《论疾病的位置和原因》一书（于 1761 年出版）。书中描述了每种疾病对某个器官的局部损伤和相应病变，对疾病的认识从症状推到了器官，并对病因进行了科学论述。这种医学思想对整个医学领域包括毒物学的发展均具有很大影响。莫干尼从生物学的角度寻找病因，驳斥了疾病源于某种超自然力量的唯心主义观念，对医学的发展起到了促进作用。从此时起，西方医学彻底抛弃了四体液学说，开始以新的理论体系发展，直至今日。但由于时代的限制，莫干尼受机械唯物主义的影响，过度强调器官各自的独立性，而忽视了不同器官之间的相互联系和相互影响。对此，在之后的现代医学的发展中逐渐得到了修正和完善。

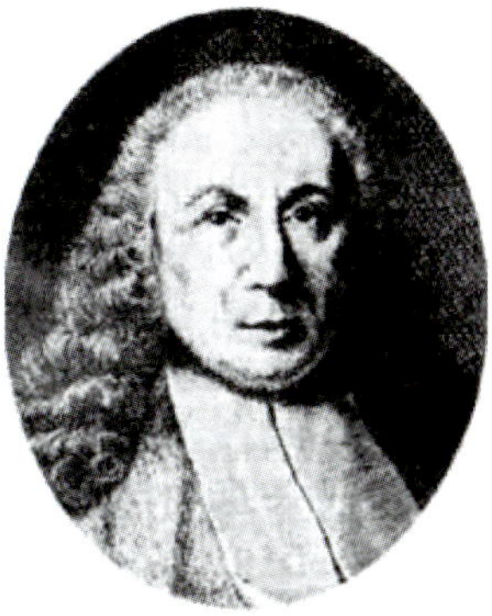
图 2-1-31　莫干尼

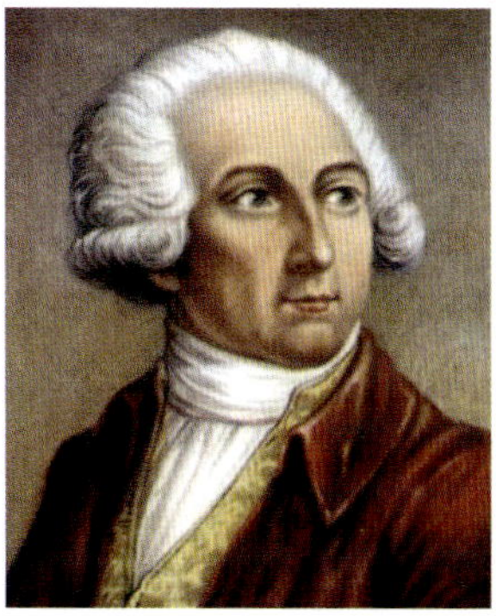
图 2-1-32　近代化学之父——拉瓦锡

（2）生理学的进步及其影响

18 世纪自然科学的进步主要体现在物理学的进步上，牛顿力学三大定律的发现标志着物理学的新起点。此外，法国著名化学家、生物学家、被后世尊称为近代化学之父的拉瓦锡（Antoine-Laurent de Lavoisier，1743—1794 年，图 2-1-32）发现氧元素，创立氧化说以解释燃烧等现象，指出动物的呼吸实质上是缓慢氧化，对呼吸生理学的研究具有很大促进作用。18 世纪后半叶（1779 年）通过对植物呼吸作用的研究发现，植物可以吸收二氧化碳，释放氧气。之后，物理学家发现了电，对生物电的研究具有重要影响。

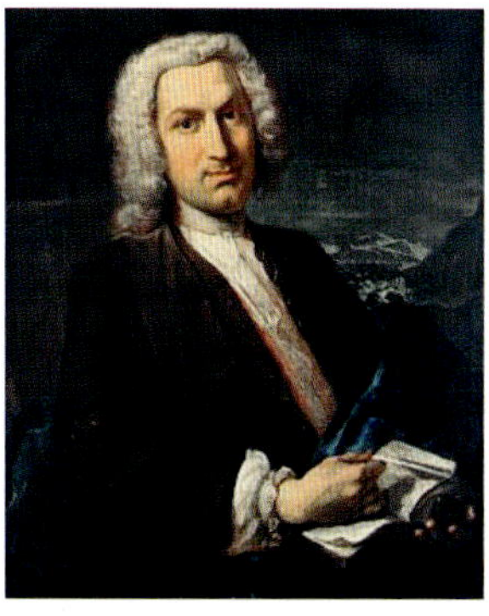
图 2-1-33　哈勒

瑞士解剖学家、生理学家哈勒（Albrecht von Haller，1708—1777 年，图 2-1-33）发表《人体生理学概论》一书，该书集当时生理学研究成果之大成，对呼吸运动、骨骼运动、胎儿的生长发育，特别是神经系统的生理功能进行了论述。因此，哈勒被誉为近代生理学之父。斯特芬（H. Stephen，1677—1761年）发现了测量血压的方法。生理学的进步为近代毒理学的产生和发展起到了重要促进作用。

（3）动植物分类系统的创立及其影响

1735年，瑞典植物学家和博物学家林奈（卡尔·冯·林奈，Carl von Linné，1707—1778年，图2-1-34）创立了动植物分类系统，把人类归为灵长类动物一类；创立了对生物的双名命名法，以拉丁文来为生物命名，其中第一个名字是属名，第二个是种名，最后也可加上发现者的名字，以此表明对该物种发现负责，同时对发现者也有纪念意义。属名为名词（第一个字母大写），种名为形容词（所有字母均小写），形容该物种的特性。他对生物的分类和命名的方法至今仍为世界所通用，林奈也因此而成为现代生物学分类和命名的奠基人。1741年，瑞典国王颁布林奈为第一位专教植物学的教授。林奈的生物分类和命名法使每一个物种在全世界有了统一的名字，避免了同一物种不同名字的混乱现象，促进了环境中有毒生物的研究和学术交流。

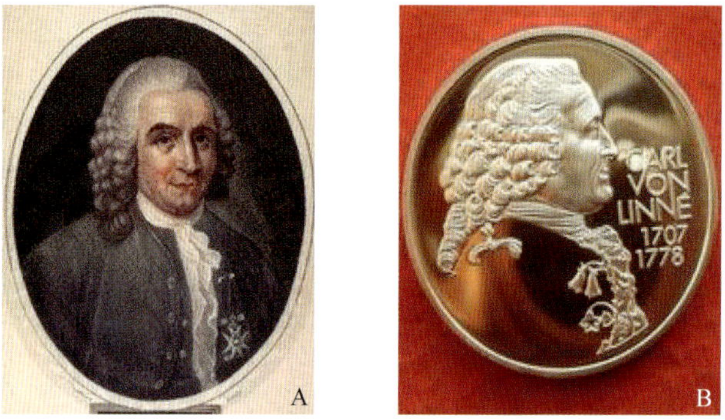

图2-1-34　林奈（A）及纪念他的硬币（B）

1.4.3　环境毒物研究的大转变——职业环境毒物研究的兴起

17—18世纪，在数学、物理学、化学和生物学空前发展的学术背景下，职业环境毒物对工人健康危害的研究快速发展。标志着环境毒物研究史上的第一次大转变：从古代研究人类与自然环境中的天然毒物（本草毒物）相互作用，走向职业环境，研究工人或职业人群与职业环境毒物相互作用。其实，随着古代采矿、冶炼和金属制造活动的出现，人类生产活动所产生的毒物的毒害，在古代的书籍就有少数记载，但只是到了17—18世纪才随工业发展而使多种职业病集中出现，导致职业环境毒物研究的兴起。例如，中国汉代的王充（27—97年）在其著作《论衡》中记载，冶炼时可产生灼伤和火烟侵害眼鼻；北宋文学家和医学家孔平仲（1044—1111年）在其著作《谈苑》中提出："贾古山采石人，末石伤肺，肺焦多死。"书中对石粉末引起肺病（现在称尘肺病的一种）的病因、病理、病位、病性及预后做了简要记载。在《谈苑》中他还记载："后苑银作镀金，为水银所熏，手头俱颤。"此句描述了在冶炼作业中汞中毒的情景。明代时期，医学家李时珍在《本草纲目》（1596年）中记载有铅矿作业的铅中毒症状。宋应星在《天工开物》（1637 年）中记载了煤矿井下通风方法，记述燃烧砒霜（三氧化二砷）的工人为了防止砷中毒，应当站在上风向操作，且要保持十丈[1]以上的距离。

在欧洲，1254 年，乌尔里希·埃伦伯格（Ulrich Ellenbog，1440—1499 年）撰写的《不良有毒湿气和蒸汽》是关于职业病和有毒气体的小册子，1932 年出版了英译本，书中指出，金饰加工作业者有发生铅和汞中毒的危险。

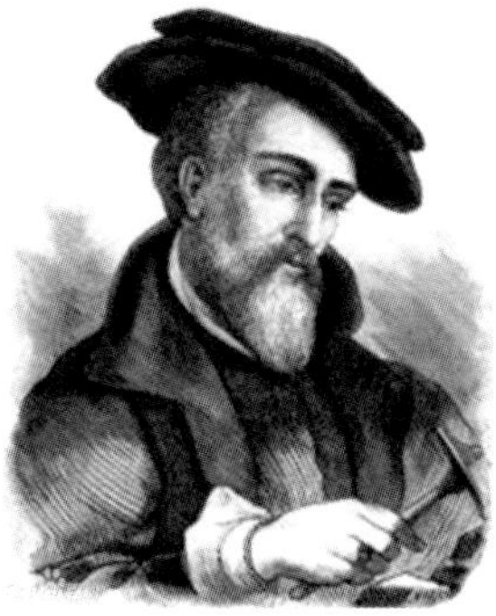

图 2-1-35　阿格里科拉

德国医生阿格里科拉（Georgius Agricola，1494—1555 年，图 2-1-35）长期在欧洲采矿和冶炼中心——约希姆斯塔尔（Joachimsthal）深入实地考察，撰写了《论冶金》（*On the Nature of Metals*）一书，该书在他去世后 6 年的 1561 年出版，一经出版立即轰动欧洲，并在 1640 年被翻译为中文出版。书中论述了金属的性质，同时也对矿山肺病和职业病进行了论述。15—16 世纪，瑞士著名医学家帕拉塞尔苏斯撰写的《矿工病与矿工的其他疾病》（*On the Miners' Sickness and Other Diseases of Miners*）在他去世后 26 年，即 1567 年才出版。这是第一本职业病学著作，该书论述了金属粉尘污染和烟雾可引起肺病和其他疾病等职业环境毒物方面的危害。然而，这些在 16 世纪或之前的医生或学者，由于受到时代的限制，对职业环境毒物的观察和论述均比较零散，缺乏系统性，且多限于采矿或冶炼方面。直到 17—18 世纪，随着工业的快速发展和工业革命的兴起，职业（或工业）环境毒物引起了医学界的重视，其中的杰出代表是拉马齐尼医生（图 2-1-36）。

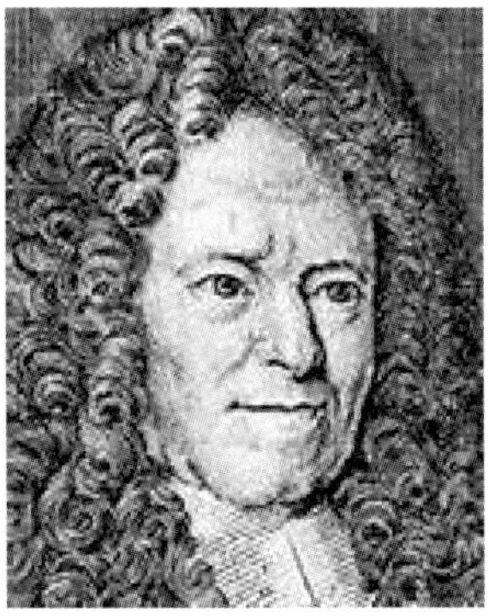

图 2-1-36　拉马齐尼

意大利医生拉马齐尼（Bernardino Ramazzini，1633—1714 年）是一位赞成医学之父希波克拉底思想的医学家，他反对脱离医疗实践的单纯医学“推理”，重视直接对病人进行治疗和观察研究。他于 1700 年出版了《职业性疾病》（*De Morbis Artificum Diatriba*，英文为 *Diseases of Workers*）专著，该书收集了几乎所有研究职业病的论著，对职工的病症表现、发病原因及其与职业的关系进行了详细观察研究，是第一部系统地论述职业病的专著，至今仍有学习和参考价值。该书所描述的刺激性化学品、粉尘、金属等对健康的危害，涉及 52 种行业 42 种职业病，把职业危害的研究范围从矿工扩展到化学、药剂、冶金、印刷、皮革、织造、陶瓷、采石、谷物筛选乃至助产士等行业。例如，他对油漆工人由于铅中毒引起的各种病症、锡矿工人的职业病、有色玻璃工人的锑中毒、汞在医药或职业中应用的健康危害以及金属在某些职业应用中对健康的损害作用等都进行了细致的观察和研究。16 世纪，梅毒的流行给欧洲带来了极大的灾难，用汞

1　1 丈≈3.333 m。

剂药膏擦洗成为主要治疗方法。拉马齐尼在《职业性疾病》中的一章“施行汞剂涂擦者的疾病”记述了汞的毒性。由于拉马齐尼对职业病的研究及其对当时和后世的职业医学和职业（工业）环境毒理学的发展的巨大推动作用，所以他被后人誉为职业医学之父。

1745 年，初期的美洲殖民地费城医生卡德瓦拉德（T. Cadwalder，1708—1779 年）在其著作《论西印度之干性腹绞痛》（*Essay on the Weat India Dry-Gripes*，富兰克林出版社）中论述了用铅桶蒸馏糖酒可引起职业性慢性铅中毒。

1760 年，英国乔治·贝克（George Baker）发现，苹果压榨机部分由铅制成，使苹果汁和苹果酒在生产中受到铅污染，从而导致饮用者铅中毒而引起腹绞痛。在整个 17—18 世纪，这种中毒一直影响着英国德文郡的居民，所以称为德文郡绞痛（Devonshire colic）。到 19 世纪 20 年代中期，这种苹果酒引起的铅中毒事件才完全消失。

1775 年，英国外科医生珀西瓦尔·波特（Percival Pott，图 2-1-37）[1] 报道了烟囱清扫工的阴囊癌与煤烟接触有关，引起人们对工业环境化学污染诱发癌症的关注。

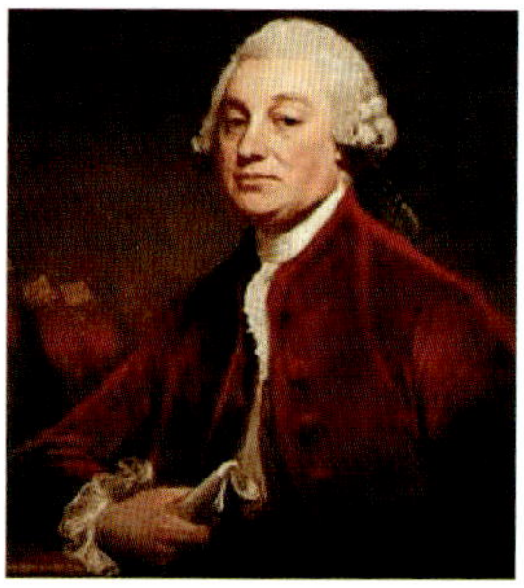

图 2-1-37 珀西瓦尔·波特

虽然在 18 世纪世界对环境毒物的研究方向发生了大扩展或大转变，走向对工业环境毒物的研究，但是有些临床疗效特别有效的有毒的天然药物的毒性作用仍然被医药学家所重视。英国威尔士牧师、医师约翰·琼斯（John Jones，1644 或 1645—1709 年）广泛研究了鸦片的毒性和药理作用，并于 1701 年编著出版了《揭开鸦片的奥秘》一书，论述鸦片的毒性作用及其对霍乱、呕吐和腹泻的治疗作用（图 2-1-38）。

英国医生理查德·米德（Richard Mead，1673—1754 年，图 2-1-39）在 17 世纪末或 18 世纪初，撰写了第一本关于毒蛇和有毒动植物毒素毒性作用的英文专著《毒物机理论述文选》（*A Mechanical Account of Poisons in Several Essays*）。

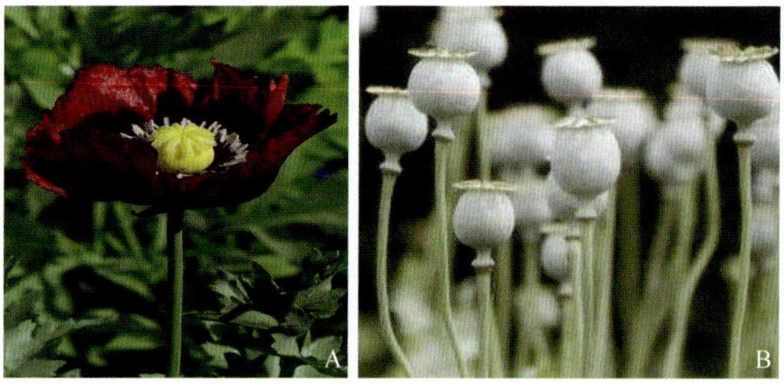

图 2-1-38 罂粟的花（A）与果实（B）
（注：鸦片即从此果实割取乳汁而得）

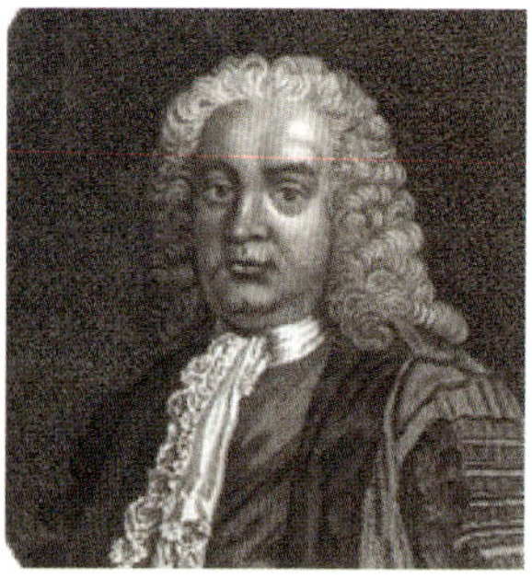

图 2-1-39 理查德·米德

1 关于波特的生平见本书第七卷。

1.5 科学时代与毒理学的创始

17 世纪，新的科学得到了蓬勃发展，启蒙运动使得新科学广为传播。到了 19 世纪才是真正的科学时代，各国系统性地鼓励科学研究，奖励科学进步并设立科学基金，促使医学、药物学包括环境毒物学研究取得了巨大进步。

1.5.1 政治和社会进步与自然科学的发展

19 世纪，继英、美、法之后，主要欧洲国家先后爆发了资产阶级革命，建立了资本主义国家，英、美、法、德、俄等国也相继完成了工业革命，封建势力被彻底摧毁，生产力大为提高，欧美政治、经济、思想文化迅猛发展。这对自然科学的发展具有巨大的促进作用。

1799 年 11 月，拿破仑发动“雾月政变”，1804 年 12 月加冕称帝，建立法兰西第一帝国；拿破仑政权为了维护资产阶级的利益，颁布《民法典》（史称《拿破仑法典》），多次发动对外战争。美国独立之后，经济、科学和文化得到了快速发展，各国之间的科学交流也日益频繁。1861 年，俄国沙皇亚历山大二世改革，废除了农奴制度，建立了资本主义制度。1870—1871 年的普法战争使普鲁士完成了德意志统一，取代了法国在欧洲大陆的霸主地位，同时也促成了意大利统一。1868—1873 年，日本为了建立独立自主的近代化国家而进行改革，史称“明治维新”。英、美、法及其他欧美国家进行的资产阶级革命带来了思想和言论自由，使得人们敢于反对教条主义、形而上学以及各种保守势力。在这种思想文化氛围中，自然科学（包括医学和毒物学）得到了很大发展。

1846 年，马克思和恩格斯在布鲁塞尔建立共产主义通讯委员会，第二年成立了共产主义者同盟，成为人类历史上第一个无产阶级政党。1848 年 2 月，《共产党宣言》的发表，标志着马克思主义的创立，从此在欧洲兴起了无产阶级革命，社会各阶层特别是工人阶级的思想更加活跃。所有这些政治和社会制度的变化不但对社会发展产生了巨大的影响，而且对 19 世纪科学技术的高速发展具有巨大的有利影响，而科学技术的发展又推动了工业革命的发生和发展。

19 世纪，科学技术空前大发展。美国人发明了蒸汽轮船，英国人发明了蒸汽火车，把蒸汽时代推向巅峰；接着法国人发现磁力产生电力的机理，比利时人发明了发电机，大大推动了工业革命的发展。自然科学的进步也很巨大，在物理学上，发现了能量守恒定律，电学和光学仪器有了很大发展；在化学上，元素周期律被发现，有机物人工合成突飞猛进；在生物学上，创立了细胞学说、进化论，重要的遗传定律被提出。总之，在 19 世纪科学技术的发展远超过从前，大量科学研究成果涌现，许多自然科学学科（包括医学、生物学）创立了，毒理学学科也应运而生，环境毒物的研究有了很大发展。

19 世纪，虽然基础医学进步很大，但在上半叶，治疗学的进步较小，一些落后的医疗方法依然在使用。

1.5.2 第一次工业革命的继续和第二次工业革命的开始

第一次工业革命的继续

18 世纪英国开创的第一次工业革命，到了 19 世纪依然方兴未艾。历史上把 1765—1840 年，称为英国工业革命，又称第一次工业革命，或蒸汽技术革命。继 1765 年英国发明与使用第一部机器——手摇珍妮机（标志工业革命的开始），1785 年英国人瓦特发明了改良蒸汽机，标志着人类进入蒸汽时代。到 18 世纪末，多种工业部门都采用蒸汽机作为动力。1807 年，美国人罗伯特·富尔顿（Robert Fulton，1766—1815 年）发明了蒸汽轮船，结束了帆船时代（图 2-1-40）。1814 年，英国人乔治·史蒂芬逊（George Stephenson，1781—1848 年）发明了蒸汽火车（图 2-1-41）。到 19 世纪三四十年代，蒸汽机被欧美各国广泛采用，蒸汽时代步入巅峰。

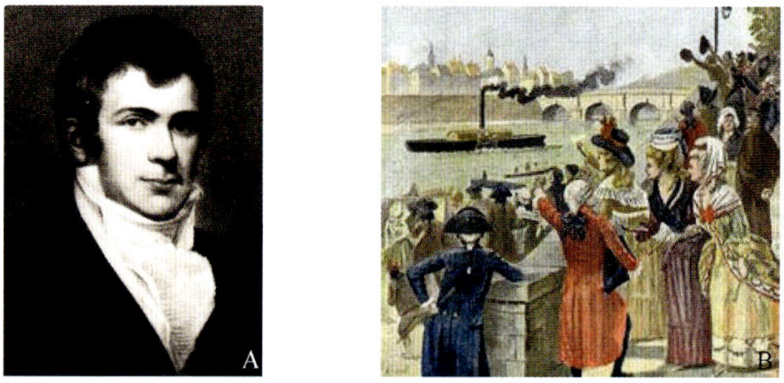

图 2-1-40　富尔顿（A）及其设计制造的蒸汽轮船（B）

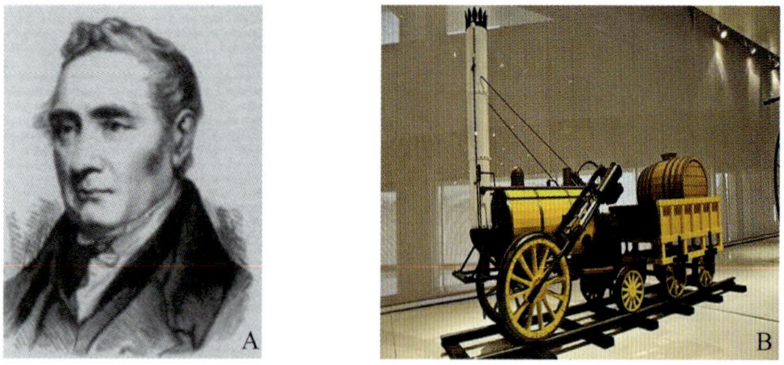

图 2-1-41　史蒂芬逊（A）及其设计制造的蒸汽火车（B）

第二次工业革命开始

19 世纪后期，蒸汽动力方兴未艾，电力又作为新的能源登上了世界工业的舞台。1831 年，英国物理学家和化学家迈克尔·法拉第（Michael Faraday，1791—1867 年）对电磁学做出了重大贡献，他发现了“磁力可产生电流”的现象，为发动机的制造奠定了科学基础（图 2-1-42）。

根据法拉第的发现，科学家们开始研究如何设计发电机。1866 年，德国发明家维尔纳·冯·西门子（Ernst Werner von Siemens）（1816—1892 年）发明了自动式直流发电机（图 2-1-42）。1869 年，比利时发明家齐纳布・格拉姆（Zénobe Théophile Gramme，1826—1901 年）发明了环形电枢发电机，用水力转动发电机转子，经过反复改进，得到了 3.2 kW 的输出功率。1873 年奥地利维也纳世博会上，格拉姆在布展中，偶然接错了线，把别的发电机发的电接在了自己发电机的电流输出端。他发现，当发电机发出的电流进入另一台发电机电枢线圈时，另一台发电机迅速转动起来，发电机变成了电动机。这一发现直接促成了电动机（马达）的问世，预示着一个崭新的电气化时代来临了。

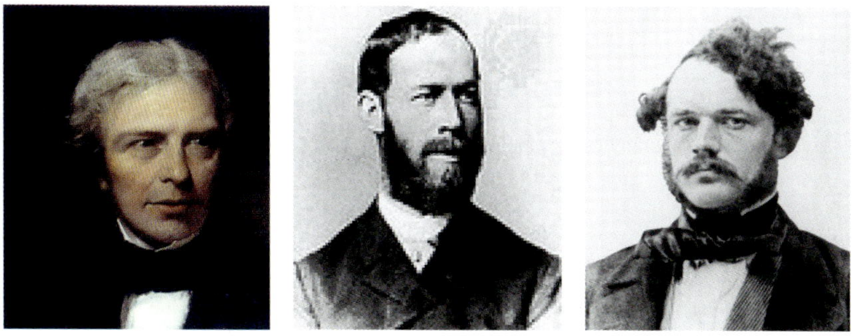

图 2-1-42　从左到右：法拉第、格拉姆、西门子

随着 1866—1870 年有实际应用价值的发电机的发明，更为强大、便捷和廉价的电力，成为补充和取代以蒸汽机为动力的新能源，极大地推动了工业生产的发展。随后，电灯、电车、电影放映机相继问世，人类进入了“电气时代”。

因此，第二次工业革命又称电力技术革命。历史上一般将发明发电机的 1870 年作为第二次工业革命的开始，但也有历史学家将法拉第发现“磁力可产生电流”现象的 1831 年作为第二次工业革命的开始。

工业发展对环境毒物学科的催生作用

19 世纪七八十年代，以煤气和汽油为燃料的内燃机相继诞生，内燃汽车、远洋轮船、飞机等也得到了迅速发展。内燃机的发明，推动了石油开采业和石油化工工业的发展。1870 年，全世界生产了大约 80 万 t 石油，而 1900 年的生产量猛增到了 2 000 万 t。工业的发展推动了社会变革和科学文化的进步，从此世界科学进入高速发展的快车道。但是工业的高速发展，也造成了工业化学物对环境的污染，最终在 20 世纪引发了环境保护运动，催生了环境科学、环境毒理学和生态毒理学等多种环境类学科。

1.5.3　奥尔菲拉与毒理学的诞生

18 世纪，物理学、化学、生物学、医学，特别是公共卫生、职业医学和职业毒物毒害作用研究取得很大进步。到了 19 世纪初期，有机化学、分析化学及实验药理学和生理学取得了很多重要成果，加之，公众迫切希望了解大量出现的新药物、有机化合物有无潜在毒性，促进了科学家对药物和化学物毒性作用及其机制

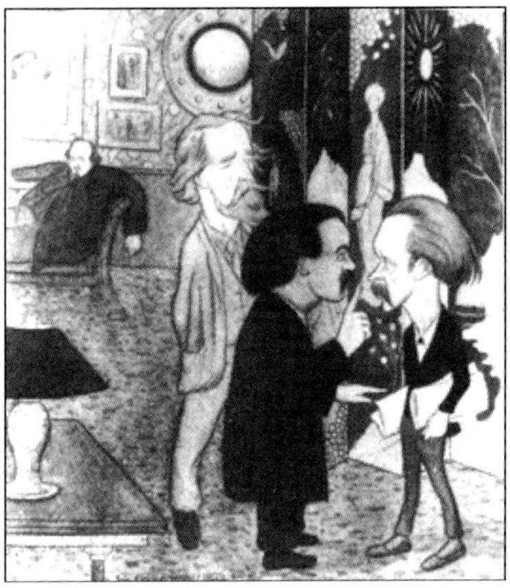

图 2-1-43　19 世纪制造的某些新药引起了严重的毒副作用

［镇静药氯醛引起诗人罗塞蒂（Dante Gabrid Rossetti）（图左后）神经衰弱。图中展示：文学批评家邓顿正在批评小说家凯恩，说他的作品太刺激了，会导致失眠症。以此比喻新药的毒副作用。引自：比尔博姆（M. Beerbohm）《谁是看守的看守》（1916 年）］

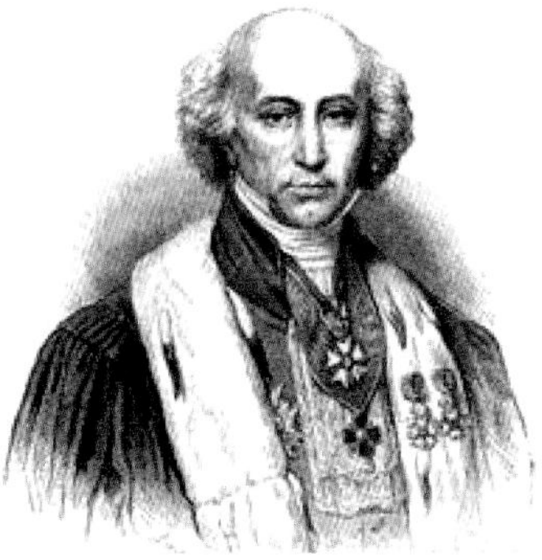

图 2-1-44　奥尔菲拉

的研究，促使了在 18 世纪初期毒理学学科的诞生（图 2-1-43）。

西班牙裔的法国生理学家、毒物学家和化学家奥尔菲拉（Mathieu Joseph Bonaventure Orfila，1787—1853 年，图 2-1-44）是应用化学方法研究毒理学的先驱。他对毒理学的最大贡献之一是，在 1813—1815 年出版了专著《普通毒理学概论》（*Traité de Toxicologie Générale*）。他在该书中指出了研究毒物效应的新途径和新方法，并首次提出毒理学是一门独立的学科，从而被誉为毒理学的奠基人。他用几千条狗进行动物试验，研究毒物与生物体之间的“剂量 - 效应”关系，标志着毒理学由描述阶段进入试验阶段。此外，他还发展了靶器官毒理学概念和法医毒理学。这些成果为现代毒理学包括之后环境毒理学的发展奠定了基础。

1866 年，维尔皮安（E. F. A. Vulpian，1826—1881 年）的著作《普通生理学教本》（*Leçons de Physiologie Générale*）出版，该书对他所进行过的大量毒理学试验进行了总结。因此，维尔皮安也是论述毒理学并建立毒理学早期研究方法的先驱，对毒理学学科的建立和发展具有重要贡献。

19 世纪到 20 世纪初期，毒理学研究的特点表现在：对有毒物质（毒物或药物）毒性的研究由对毒性作用现象的描述阶段进入到毒性作用机理的研究阶段；很多杰出的生理学家、药理学家进行毒物或有毒药物的研究；研究的对象主要是人工提取的生物化学类物质（特别是用于药物的生物碱类）以及一些人造化学物；对于化学物污染环境而影响人群健康的问题很少触及。但是，19 世纪对有毒化学物，特别是人造化学物或工业化学物研究所取得的成就，对 20 世纪后期环境毒理学的创立和发展具有不可忽视的作用。

1818 年的《法国药典》和 1820 年的《美国药典》等近代早期药典相继颁布，表明当时存在严重的药物毒性作用或药物安全问题，也表明当时社会对药物毒理学研究的迫切需要。1851 年英国议会通过《砷法》（*The Arsenic Act*）。当时砷被广泛用作颜料和用于农副产品的加工，该法的颁布是为了引起公众对意外和故意砷中毒问题的关注。违反该法律条款或提供虚假信息者最高罚款为 20 英镑，相当于 2010 年的 12 000 英镑。但是值得注意的是，在 19 世纪到 20 世纪初期，人们的注意力都集中于工业化的发展，人类陶醉于工业革命带来的物质利益和生活的便利，没有认识到工业化给环境和健康所带来的危害，对工业毒物或环境毒物毒性作用的研究，没有也不可能会有兴趣。因此，在这一时期，对职业毒物或环境毒物危害健康的研究处于较为滞缓的时期，有关工业化学物毒性作用方面的一些重要发现对毒理学发展起到的促进作用很有限。直到 1883 年在德国、1897 年在英国和 1910 年在美国颁布劳工保险法之后，职业毒理学的意义才逐渐开始受到应有的注意，而环境毒理学研究则到 20 世纪 60 年代才开始受到重视。

1.5.4 医学的进步对环境毒物研究的推动作用

从 19 世纪中期到 20 世纪初期，许多欧洲生理学家、药理学家和医学家为毒理学的发展做出了杰出贡献。他们的研究虽然大多是在生理学或药理学实验室进行的，但他们在对药物或化学物的疗效进行研究的同时，也进行了大量毒性作用的研究，对毒理学的发展具有推动作用。一种药物或化学物在低浓度或生理浓度下往往引起了生理学变化，随着浓度的增加可能会引起病理生理学改变，而浓度进一步增加并超过一定的阈值后就可能引起毒理学效应。因此，对于一种化学物生理学作用的研究与其毒理学作用的研究之间往往没有绝对的界限，只有相对的区别。在很多情况下，我们很难分辨他是生理学家、药理学家，还是毒理学家。这就是为什么一些生理学家、药理学家和医学家往往有意或无意地对毒理学的发展做出了贡献的原因。

在医学发展的历程中，治疗学是最古老的学科，而传统的治疗学不仅包括疾病的诊断和治疗，还包括药物学、药理学和毒物学诸方面的内容。到了 19 世纪，在筛选药物的过程中使用动物试验对大量人造的和从植物中提取的化学物的疗效和毒副作用进行研究，从而使药理学从治疗学中分离而成为一门独立的学科，并为从药理学中进一步分离出毒理学学科做出了贡献。

在这一时期，人们也对日益增多的动植物药和矿物药进行动物试验，发现欧洲历代通用的药品中有一些确实有效，而大部分并没有疗效，这一度使欧洲的医生们对他们传统的本草医学产生了虚无主义思潮，而事实上在传统的本草药物中确有一些有良好疗效的药物。因此，对传统医药学采取完全否定的态度是不正确的。

（1）实验生理学和生物化学对环境毒物研究的贡献

19 世纪，医学家、生物学家应用物理、化学的理论与方法研究机体的生理现象，从而逐渐兴起实验生理学。19 世纪初期，医学的革新实际上发端于法国。法国医生、生理学家布鲁塞（F. J. V. Broussais，1772—1838 年）于 1816 年出版了《医学学说的检查》著作，倡导生理学的医学，这对医学发展，特别是法国的医学发展产生了巨大影响。

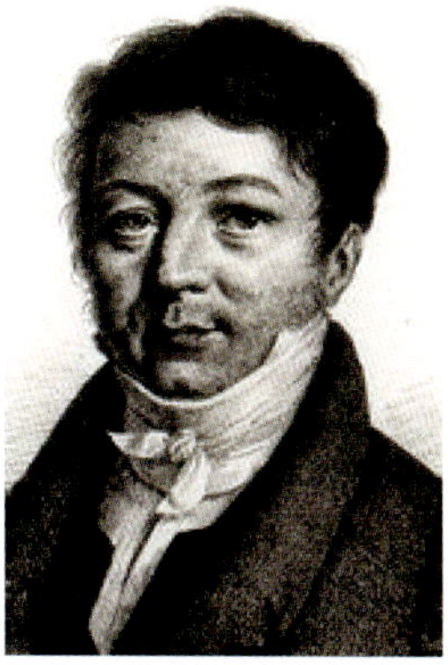

图 2-1-45 弗朗西斯 · 马根迪

弗朗西斯 · 马根迪

法国生理学家弗朗西斯 · 马根迪（François Magendie，1783—1855 年，图 2-1-45）是生理学研究方法的批评家和改革家，他创建了实验生理学。他通过动物试验证明脊髓前根传递运动信号，而后根传递感觉信号，从而建立了贝尔－马根迪法则。他对多种毒药和催吐剂的毒性作用的研究，都对药理学和毒理学做出了重要贡献。他在对大量药物作用研究的基础上撰写了《处方学》（*Formulaire*，1821年）一书，为临床应用士的宁（又名番木鳖碱）和吗啡以及含溴和碘的化合物等药物提供了科学依据，开创了用科学方法研究药物疗效和毒副作用的先河。

马根迪对箭毒的实验研究（1809）被称为是实验药理学的开端，因此他被认为是该学科的奠基人，实际上这也是实验毒理学研究，所以马根迪也应该是实验毒理学的奠基人。

克劳德·贝尔纳

马根迪的学生贝尔纳（又译为伯纳德，Claude Bernard，1813—1878年）是现代生理学的奠基人之一（图2-1-46）。贝尔纳对神经系统的功能、各种消化液的作用、肝脏的糖代谢功能以及交感神经对血管运动的作用等进行了系统深入的研究。他发现箭毒有阻断神经冲动向肌肉传递的作用（1850年、1856年），首次阐明了一氧化碳（CO）中毒的机制是CO与血红蛋白结合而使后者失去与氧结合的能力，从而导致组织缺氧而中毒（1858年）。CO是常见的气体污染物，因此贝尔纳也是环境毒理学研究的开山鼻祖。

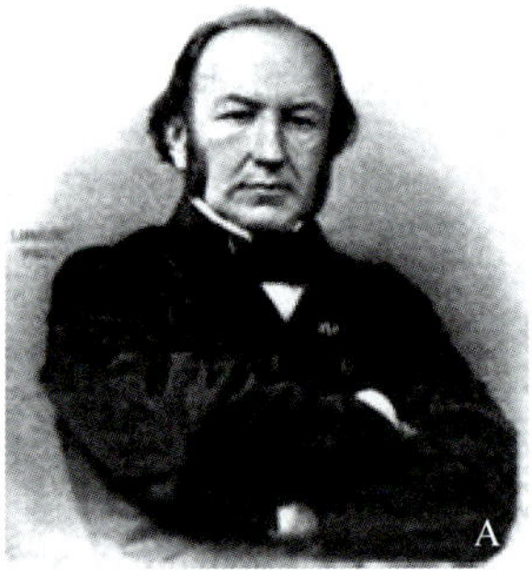

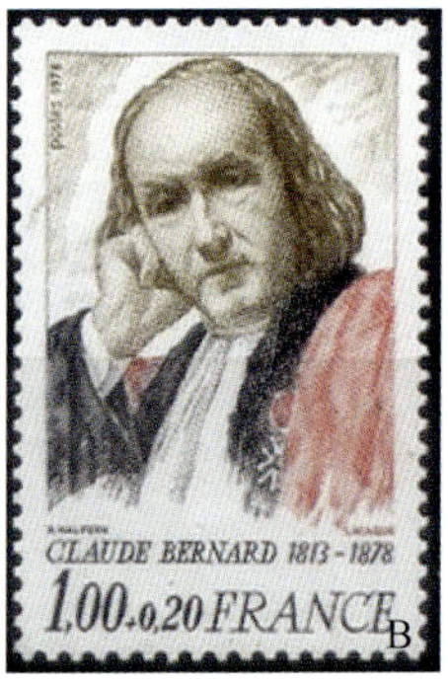

图2-1-46　贝尔纳（A）及其纪念邮票（B）

贝尔纳最著名的发现是肝脏具有糖原生成作用（1848—1850年），他的最伟大的生物学概念是他在1857年提出的生物“内环境”的概念，认为生物生存在它所习惯的外环境中，而生物体内的各种组织却生活于生物的“内环境”里。“内环境”的稳定是生命存在的前提，“内环境”要经常同外环境保持平衡，否则生命现象就要发生紊乱。他的这一学说在当时并未引起足够的重视，而今天它已成为生理学和毒理学最基本的概念之一，对现代生理学和毒理学的发展已产生了重大影响。

此外，贝尔纳还发现胰液对脂肪和蛋白质的消化作用。同时他是医学史上第一次提出“内分泌”这一概念的人。他于1865年出版的《实验医学研究导论》（*Introduction à L' étude de la medicine expérimentale*）一书被认为是生理学发展史上的一个里程碑。

李比希

1824年，德国著名化学家李比希（J. Liebig，1803—1873年，图2-1-47）建立化学研究所，倡导以定量分析的方法研究生命体的化学组成，开辟了生物化学研究领域，促进了对毒物毒性作用的生物化学机理的研究。催化学说的建立、酶促反应及糖类、核酸、蛋白质研究的深入，奠定了生物化学的基础性工作，促进了20世纪生物化学的飞速发展，推动了基础医学和毒物学的研究。

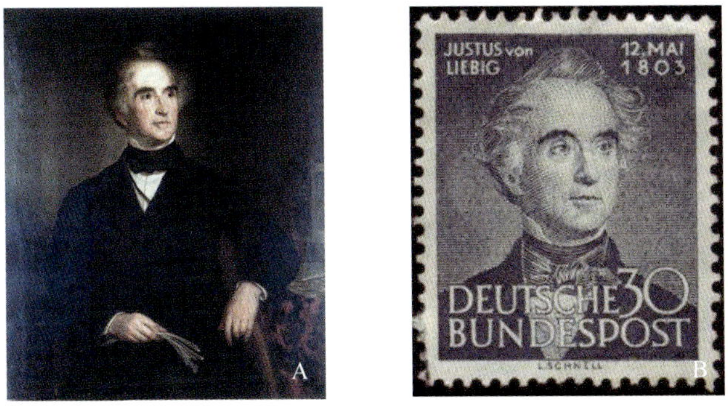

图2-1-47　李比希画像（A）及其纪念邮票（B）

（2）药理学对环境毒物研究的贡献

自古以来，本草药物被视作能够治病的毒物，欧洲文艺复兴时期的医学革命家帕拉塞尔苏斯提出用化学物治疗疾病以代替传统本草药物，这对欧洲医药学影响很大。由于本草体内植物成分复杂，所以从本草药物中提取单一有效的化学物质就成为19世纪药物学家的一个研究热点。

在19世纪中期之前，西方的药物学与中医相仿，也是采用生物药和矿物药，即主要为本草药物。由于化学学科的进步，在19世纪初期就开始从药用植物中提取出了生物碱和植物的有效成分，从而出现了药理学。19世纪中期开始，随着有机化学的发展，化学家从煤焦油中合成了大量染料和药物。多种化学药物的提取和合成成功，促进了药学家以动物试验为手段对药物功效和毒性进行研究，逐渐导致实验药理学的产生和发展。

从植物中提取化学药物及其毒理学研究

19世纪上半期，许多从植物药中提取的单一化学物被发现并用于治疗疾病。例如，1806年，22岁的德国药剂师助手塞特纳（Friedrich W. Sertürner，1783—1841年，图2-1-48）从鸦片中分离出吗啡；1818年，法国生理学家马根迪和药物学家佩列蒂耶

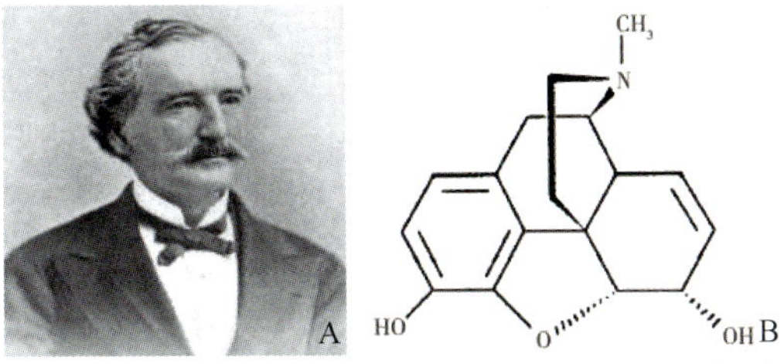

图2-1-48　塞特纳（A）及吗啡的分子结构（B）

（P. J. Pelletier，1788—1842年）、卡文图（J. B. Caventou，1795—1877年）从马钱（一种印第安小树）籽中提取出士的宁，之后又从巴西的吐根中提取出吐根碱，他们还在

1820年从秘鲁金鸡纳树皮中提取出奎宁，从咖啡豆中提取出咖啡因[1]；1832年，罗比凯（P. J. Robiquet）分离出可待因；1850年，默克（G. F. Merk）分离出罂粟碱。所有这些提取物都可以与酸反应生成盐，所以称之为生物碱。这对于探讨本草药物毒性作用的机理有很大促进作用。

首先将药理学从传统的治疗学或药物学中分离出来的是德国教授布克海姆（R. Buchhem，1820—1879年），他研究了生物碱、麦角、茄科植物提取物以及多种化学药品的药性和毒性作用，写成名著《药理学教科书》（*Lehrbuch der Arzneimittellhre*），书中对药品的分类是按其化学结构与药理作用，而不是疗效分类。这对后人研究环境毒物的构效关系有很大启迪作用。

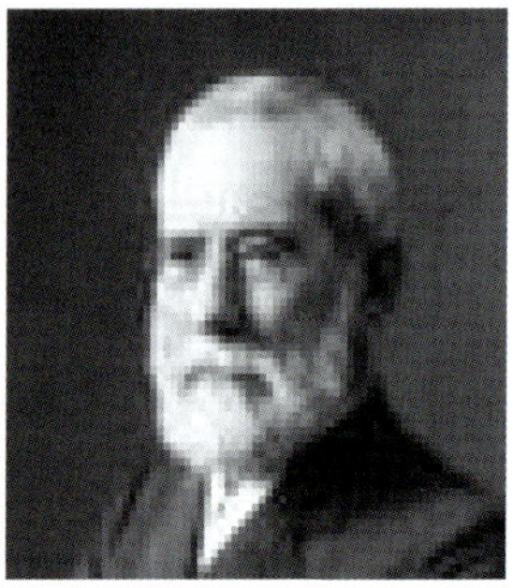
图 2-1-49 施米德博格

布克海姆的学生、德国最著名的药理学家施米德博格（Oswald Schmiedeberg，1838—1921年，图2-1-49）是第一位进行药物解毒和排泄研究的专家。他用青蛙心脏进行毒素试验，对洋地黄、龙葵等药物的作用和毒性进行了研究，并发现马尿酸在肾脏的生理合成。他受布克海姆的影响对这些药物或毒物的化学结构与生物效应的关系进行研究，这种研究模式至今仍然在药理学和毒物学，包括环境毒理学和生态毒理学研究中被广泛应用。这是布克海姆和施米德博格对环境毒物研究的一大贡献。

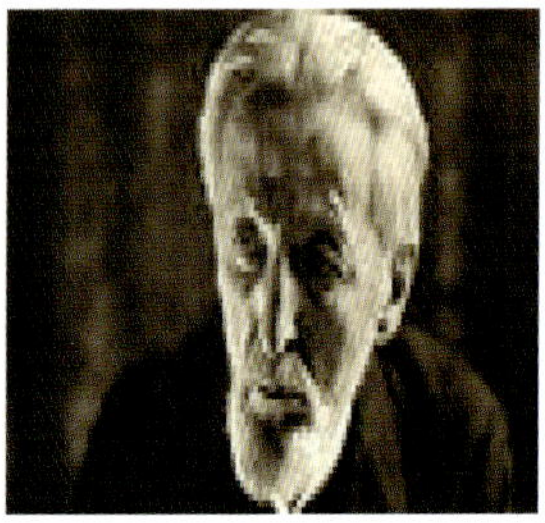
图 2-1-50 迈耶

1873年，施米德博格与诺尼恩创办了著名期刊《实验病理学和药理学学报》（*Archiu für Experimentelle Pathologie und Pharmakologie*），促进了对药物或毒物毒性作用研究的发展和学术交流。

施米德博格和他的学生迈耶（Hans Horst Meyer，1853—1939年，图2-1-50）发现葡萄糖醛酸在外源性化学物代谢中参与第Ⅱ相反应——结合反应。这也是环境毒物在生物体内代谢转化最重要的生物化学反应。他们还发现蕈毒碱对心脏的效应与电对迷走神经的刺激效应类似，还发现乙烷有麻醉作用等。

迈耶和他的学生研究了铁、铝、铋等金属以及麻醉剂和利尿剂的药理作用和毒性效应，同时对急性磷中毒也进行了多方面的研究。因此，迈耶也是一个卓有成就的毒理学家，对环境毒物的研究有重要贡献。

德国药理学和毒物学家考伯特（Rudolf Kobert，1854—1918年）研究了麦角碱、东莨菪碱、皂角苷以及不同植物和动物性毒物，他还发现了银中毒症。

药理学和毒物学家弗雷泽（S. T. R. Frazer，1841—1920年）在1867年就进行了药物的化学结构与其生理作用之间关系的研究，也是早期对多种药物和生物碱（如毒扁

1 也有文献认为获得诺贝尔奖的德国化学家埃米尔·费舍尔（Emil Fischer，1852—1919年）在1895年率先从植物提取物（一种兴奋剂）中分离出咖啡因。

豆碱、毒毛旋花子、箭毒、蛇毒等）研究的学者之一。

意大利著名药理学和毒理学家科莱蒂（F. Coletti，1819—1881 年）在帕瓦多建立了药理学博物馆，他撰写了大量著作，尤其在毒物效应方面，是毒理学研究的先驱之一。

人工合成化学药物（或化学毒物）

19 世纪中期到 20 世纪初期，有机合成化学有了巨大进步，染料、制药工业蓬勃发展。1831 年，德国化学家李比希首次合成氯仿成功。到 19 世纪中期，氯仿、乙醚被用于全身麻醉。1884—1894 年，德国化学家在实验室利用煤焦油蒸馏的产品合成了多种治疗疼痛与发热的药物，如非那宗（phenazone）、乙酚苯胺（acetanilide）及非那西丁（phenaceti）等。其中，有些药物由于毒性大而后来被淘汰。在此，阿司匹林的发明作为化学合成药物值得讨论一下。

1828 年，慕尼黑大学药物学教授约瑟夫·布什纳（Joseph Buchner）根据欧洲古代使用一种白色柳树叶片煮过的水液治疗风湿病的记载，从白柳的树皮中成功提炼出黄色结晶体状物质，并称之为水杨苷。1838 年，意大利化学家拉斐尔·皮尔（Raffaele Piria）在进行水杨苷的水解反应中制得水杨酸，水杨酸可以缓减发热与风湿病的疼痛。1852 年，法国蒙彼利埃大学化学教授热拉尔（Charles Gerhardt）发现了水杨酸的化学结构，并首次通过化学方法合成乙酰水杨酸。然而，该化合物不纯，也不稳定，导致长期无人问津。1859 年，德国马尔堡大学的化学教授科尔贝（Hermann Kolbe）发展了一种合成水杨酸的方法，使水杨酸的合成简单易行。1897 年，德国拜耳公司旗下的药物研究所的化学研究员菲力克斯·霍夫曼（Felix Hoffman）通过对水杨酸分子的修饰而合成了高纯度的乙酰水杨酸，证明后者对疼痛、发热、炎症等病症有临床疗效。1899 年，拜耳公司的临床试验研究证明该化学物具有抗风湿病、解热、止痛、消炎作用，拜耳公司申请了专利，并命名此新药为阿司匹林[1]。从阿司匹林的发现到确认其为一种有效的药物，用了约半个世纪。

19 世纪中期之后，越来越多的化学合成药物或毒物被发现，西方近代药物学进入了一个新的时代，对毒物的研究也进入了一个全新的时代。德国药理学家和毒物学家勒温（Louis Lewin，1850—1929 年）开展了对甲醇、甘油、丙烯醛及氯仿毒性的早期研究。这些对药物或毒物生理学作用机制的研究，不但对 19 世纪毒理学研究具有很大的推动作用，而且也为 20 世纪现代毒理学包括环境毒理学的发展创造了科学技术条件。

1879 年，时任约翰·霍普金斯大学艾拉·雷姆森实验室的博士后研究员、俄裔美国人康斯坦丁·法尔伯格（Constantin Fahlberg，1850—1910 年）在研究煤焦油衍生物时没洗手就去擦嘴，意外发现第一种人工合成的甜味剂——邻苯甲酰磺酰亚胺，它的

---

1 1971 年，英国医学家约翰·韦揭示了阿司匹林药效的机理：细菌及白血球等产生的发热物质会在人脑内生成前列腺素激素，可引起体温上升。而阿司匹林可以抑制这种前列腺素的生成，从而具有解热的作用。近年来发现阿司匹林还有其他医疗作用和毒副作用，显示阿司匹林是药物，也是毒物。

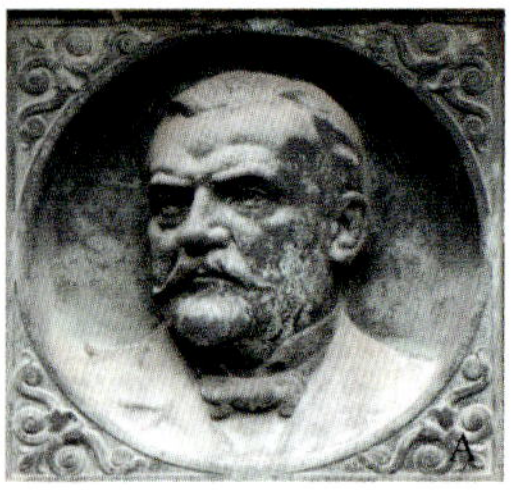
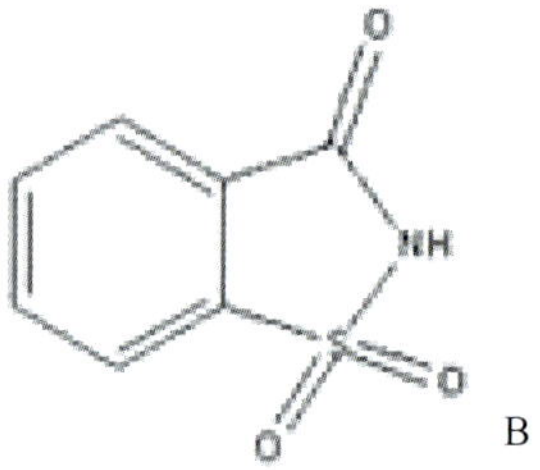

图 2-1-51 康斯坦丁·法尔伯格（A）和糖精的分子结构（B）

甜度是蔗糖的 300～500 倍。法尔伯格将邻苯甲酰磺酰亚胺的商品名定为“Saccharin”，希腊语词根“sakcharon”的意思就是“超甜”，中文意译为糖精（图 2-1-51）。之后，又有其他化学家发现多种甜味剂。研究发现，摄食糖精过量对健康有损害作用。

化学合成与现代麻醉术

随着化学合成的发展，人工合成化学物中具有麻醉作用的化学物——麻醉药也逐渐被发现，从此外科学才真正地诞生了。化学物的麻醉作用也是化学物对人体，特别是对神经系统的一种毒性作用。因此，麻醉药也是毒物，如果使用不当就会导致生命危险。早在 16 世纪，帕拉塞尔苏斯就已经用小鸡做试验，发现乙醚具有麻醉作用，然而直到 19 世纪中期这一发现才用于外科实践。美国乡村医生，26 岁的威廉逊·朗于 1842 年 3 月 20 日在用乙醚麻醉的情况下给一名颈部长有两个肿瘤的患者切除了一个肿瘤，几天后又在乙醚麻醉状态下切除了另一个肿瘤。但是，他直到 7 年后才把自己的研究报告发表在美国《南方内外科杂志》，当时并没有引起人们的注意。

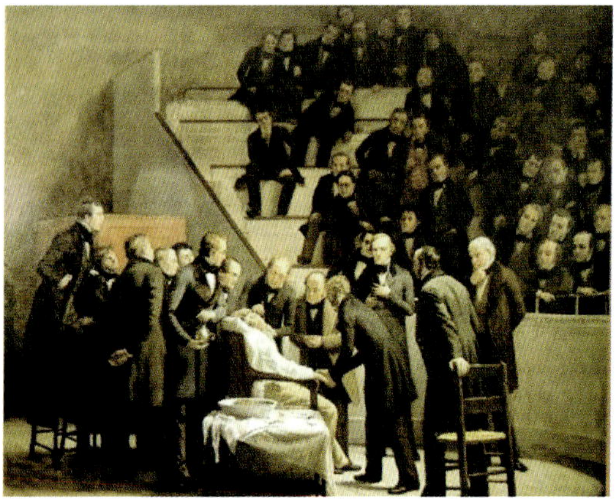

图 2-1-52 乙醚麻醉下的第一次公开手术

［1846 年 10 月 16 日上午外科教授沃伦和麻醉师莫尔顿对青年阿波特的颈部肿瘤在乙醚麻醉下行切除手术。此图为美国艺术家欣克利（Robert C.Hinckley）于 1891—1894 年对此次手术绘制的油画］

1846 年 9 月 30 日，美国医生莫尔顿（William Thomas Morton，1819—1868 年）采用乙醚麻醉的方法对一名患者进行了无痛拔牙。在莫尔顿的申请和要求下，1846 年 10 月 16 日上午，在美国波士顿马萨诸塞州总医院，由哈佛医学院外科教授沃伦（John Collins Warren，1778—1856 年）主刀，在莫尔顿用乙醚麻醉的情况下，对青年阿波特（Gilbert Abbot）的颈部肿瘤行切除手术，手术共 25 分钟（图 2-1-52）。这是手术史上的里程碑。

关于人工合成化学物的麻醉问题，1772 年英国化学家普利斯特合成的氧化亚氮至少在 1799 年就已经被发现具有麻醉作用，且还可以引起欣快感而被称为“笑气”。正是在氧化亚氮麻醉作用的启示下，才引起莫尔顿等人对乙醚麻醉的研究而最终应用于临床，开启了外科学新时代。对于环境毒物史来说，也开启了对环境化学毒物麻醉作用研究的新领域。从此之后，人们发现很多环境毒物具有麻醉作用。

1.5.5　生命科学的进步对环境毒物研究的推动作用

生物学各个学科的发展为环境毒物的研究提供了理论依据和技术方法，特别是生理学、生物化学、细胞学、病理学、解剖学等学科与毒物毒性作用机理探讨的关系更为密切。这些生命科学学科在 19 世纪的重大发展，使环境毒物的研究发生了深刻变化，使之由描述毒物的毒性作用现象转变为探讨有毒物质毒性作用的本质或机理。因此，在研究环境毒物研究发展历史的时候，必须探讨这个时期生命科学各个学科所取得的重大突破及其对环境毒物研究的推动作用。

（1）达尔文与生物进化论的创立

1859 年，英国生物学家查尔斯·罗伯特·达尔文（Charles Robert Darwin，1809 年 2 月 12 日—1882 年 4 月 19 日，图 2-1-53）[1] 出版了震动当时学术界的名著《物种起源》，创立了科学的生物进化学说，摧毁了唯心的"神创论"和"物种不变论"在生物学中的统治地位，使生物学发生了革命性变革。生物进化论对与生物学有关的学科如医学、药理学、毒物学等的发展都产生了巨大影响。此外，进化论对人类学、心理学、哲学等多种学科的发展也都有不容忽视的影响（图 2-1-54）。恩格斯将进化论列为 19 世纪自然科学的三大发现之一（其他两个分别是细胞学说和能量守恒定律）。

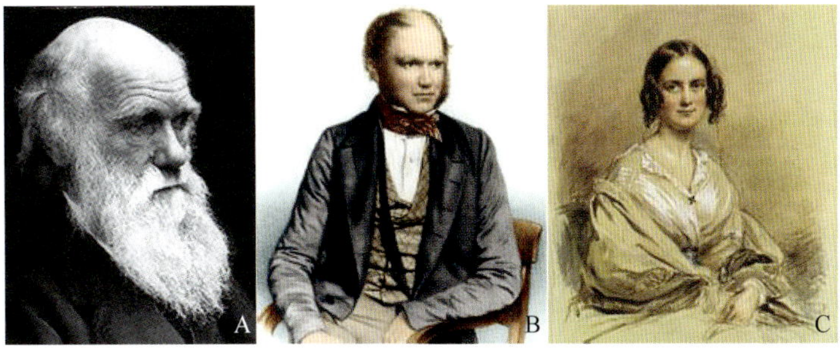

图 2-1-53　达尔文（A、B）与妻子艾玛（C）

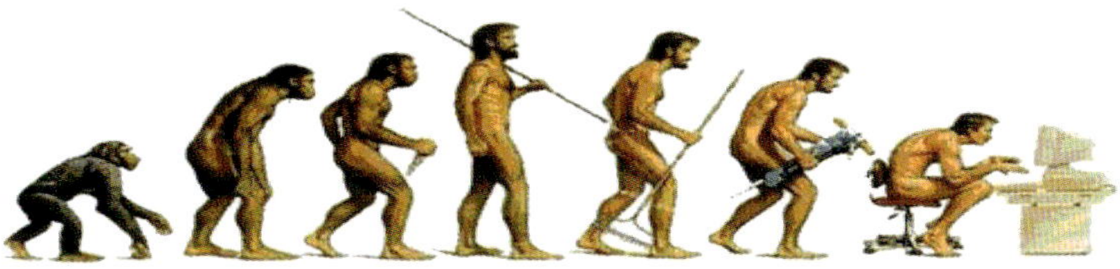

图 2-1-54　达尔文主义的人类进化

1　查尔斯·罗伯特·达尔文出生于英国，他的祖父和父亲都是当地的医生，也具有进化论的思想。1825 年，16 岁的达尔文便被父亲送到爱丁堡大学学医，由于他无意学医，所以在 1828 年被送到剑桥大学，改学神学。但是达尔文对自然历史的兴趣越来越浓厚，结识了当时著名的植物学家亨斯洛和著名地质学家席基威克，并接受了植物学和地质学研究的科学训练。1831 年，他从剑桥大学毕业后，他的老师亨斯洛推荐他以"博物学家"的身份参加同年 12 月 27 日英国海军贝格尔号舰环绕世界的科学考察航行。这次航行 1936 年结束，历时 5 年，达尔文对动植物和地质结构等进行了大量的观察和采集。1838 年，达尔文阅读了托马斯·马尔萨斯的著作《人口论》，这对他提出物种竞争的理论有一定影响。

（2）细胞学说的创立

1838年，德国植物学家施莱登（Matthias Jakob Schleiden，1804—1881年，图2-1-55A）提出细胞是一切植物的基本构造；1939年，德国动物学家施旺（Theodor Schwann，1810—1882年，图2-1-55B）提出一切动物组织均由细胞组成，从而建立了动植物统一的细胞学说。1858年，德国病理学家魏尔肖（又译为微尔啸，R. Virchow，1821—1902年，图2-1-55C）提出所有的细胞均来自细胞，彻底否定了生命自然发生说的观点。至此，细胞学说成为比较完善的学说。细胞学说证明了整个生物界在结构上的统一性，以及在进化上的共同起源。从1665年英国物理学家罗伯特·胡克（Robert Hooke）发现细胞到1839年细胞学说的建立，经历了170多年。细胞学的建立为在细胞学水平上研究毒物提供了理论和技术。

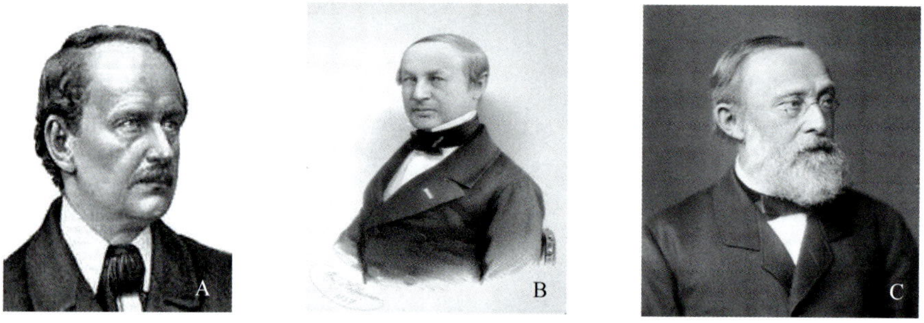

图2-1-55　施莱登（A）、施旺（B）、魏尔肖（C）

魏尔肖基于细胞学和18世纪莫干尼创立的病理解剖学，于1858年著成《细胞病理学》一书，创立了细胞病理学，使形态病理学发展到了一个新的阶段。其基本原理为：细胞来自细胞，机体是细胞的总和，细胞是基本自主的生命单位，一切病理是细胞病理，将疾病或症状归因于细胞形态结构和功能的异常改变。细胞病理学对后世的医学和病理学的发展有很大推进作用，但由于时代的限制，该学说强调局部细胞病变，忽视了局部与全身的关系；重视病变结局，忽视了病变过程。这再次启示我们，在自然科学发展的历史中，任何一种理论或学说都会受到当时科学发展水平的局限，为后世留下了进一步提高和发展的空间。

1.5.6　有机合成化学的进步对环境毒物研究的推动作用

19世纪以前，对环境毒物的研究主要聚焦于本草药物，或有毒的植物、动物和矿物质。到了19世纪，由于化学工业的进步，人们不但可以从植物中提出生物碱和其他有效成分，而且人工合成了上万种有机化学物作为药物或用品。于是大量提取的和人造的化学物进入人类的生活，也进入了人类的环境。阐明和确定这些化学物的潜在毒性就成为近代工业环境毒物研究的科学基础。为了阐明这些化学物的药性、毒性及其作用机理，生理学、药物学和毒物学者开始进行大量的试验研究，从而促使了药理学和毒理学的产生和发展，同时也推动了对环境毒物的研究。

19 世纪上半期——有机化学发展的初期

19 世纪的工业革命，极大地推进了有机化学的发展。

在有机化学发展的初期，有机化学主要研究从动、植物体中分离有毒有机化合物。在 19 世纪上半期，许多从植物药中提取的单一化学物被发现并用于治疗。例如，1806 年科学家从鸦片中分离出吗啡，1900 年左右可自由买卖海洛因（图 2-1-56）；1818 年从马钱籽中提取出士的宁；1820 年金鸡纳树皮的有效成分奎宁被提取成功，图 2-1-57 为金鸡纳树及其花序；1833 年盖格（Geiger）和赫斯（Hesse）提取出颠茄的有效成分阿托品。1858—1959 年，尼曼（A. Niemann）从南美洲土著人称为“印加的圣木”的古柯树[1]中分离出生物碱，并命名为可卡因。1884 年，科勒（K. Koller，1857—1944 年）将可卡因用于局部麻醉，此后，可卡因被广泛用于眼科及牙科手术中。

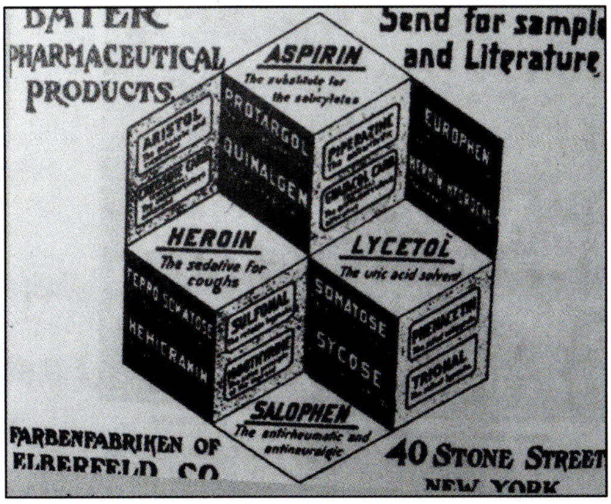

图 2-1-56 1900 年左右自由买卖海洛因的海报，而今天海洛因是被禁止的毒物

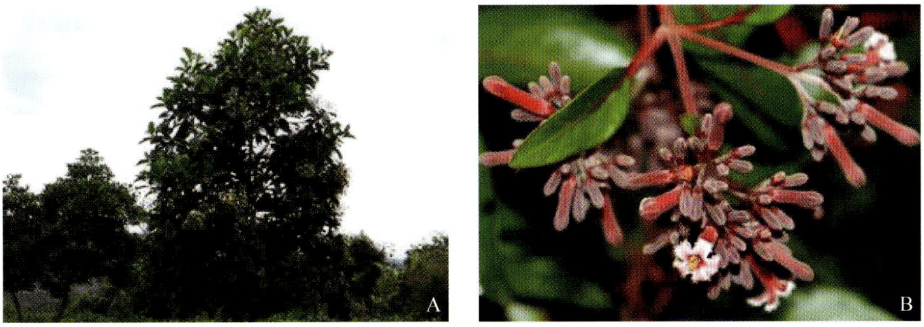

图 2-1-57 金鸡纳树（A）及其花序（B）

19 世纪中期——有机合成化学的巨大发展

1828 年，德国化学家维勒（F. Wohler）在实验室条件下利用无机化学物氰酸铵合成了有机化学物尿素，打破了“生命力”学说。1831 年，德国化学家李比希首次合成氯仿成功。1849 年，全身性麻醉剂乙烯首次被南尼利（T. Nunnely，1809—1870 年）

---

1 古柯树是一种高大的乔木。公元 500 年前，南美洲印加帝国就通过咀嚼古柯树叶消除疲劳、愉悦心情。

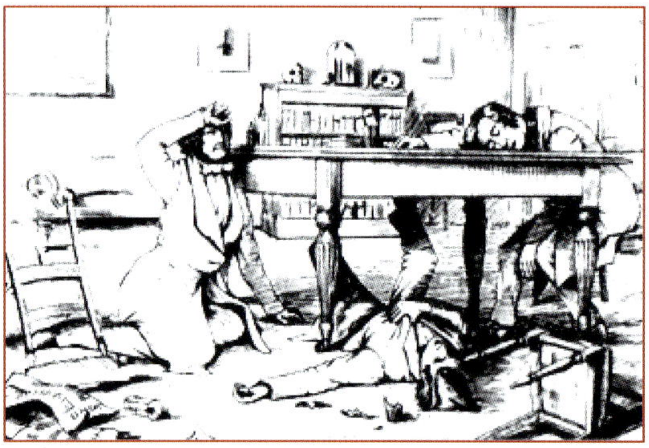

图 2-1-58　1847 年 11 月 4 日苏格兰产科医生辛晋森（James Young Simpson）偶然受到氯仿的麻醉作用

所应用，而后乙醚或氯仿吸入被用于全身麻醉（图 2-1-58）。1853 年 4 月 7 日英国维多利亚女王分娩时接受医生的建议使用氯仿麻醉，虽然受到一些医家的反对，但女王感觉很好。在 1857 年女王再一次分娩时仍然使用了麻醉剂。现在已有数百种化学物可供选择用于不同要求的麻醉。

从 19 世纪中期到 20 世纪初期，有机合成化学有了巨大发展，有机化学工业逐渐转变为以煤焦油为主要原料合成芳香族化合物和杂环化合物，使染料、制药工业蓬勃发展。英国化学家威廉·亨利·珀金爵士（Sir William Henry Perkin，1838—1907 年，图 2-1-59）在 18 岁时，即 1856 年，发现首个苯胺染料——苯胺紫，这是第一个合成染料。从此有机化学物合成的发展，特别是从煤焦油合成化学品的发展极为快速。尤其是在德国，珀金的发现开创了 19 世纪后半叶德国的染料工业及合成化学技术，并且到 19 世纪末，这些技术与染料均被用于药物制造。

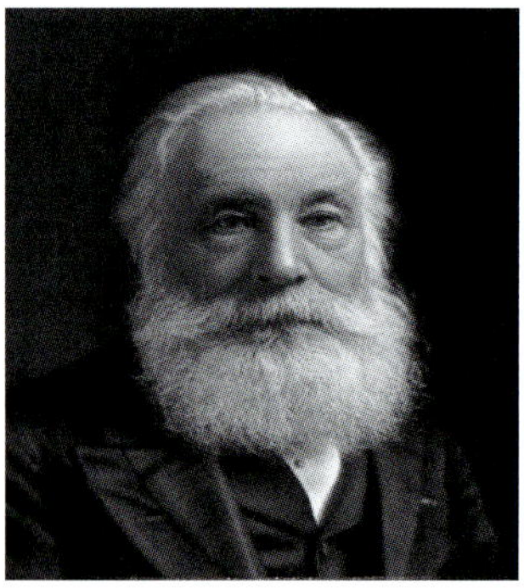

图 2-1-59　珀金爵士

在 19 世纪后半期，人工合成有机化合物的数量已达万种，已开始出现氯仿、四氯化碳、石油和煤炭气化产品的商品贸易。许多新的化学提取和人工合成药物已经用于临床治疗，例如氯仿、氯醛、毛果芸香碱、氯乙烷、氨基比林、海洛因、奴佛卡因、亚硝酸戊酯等。大量化学物进入人类的生活，社会的急迫需求促进了药物的筛选及化学物毒性作用的研究，从而促进了毒理学的产生与发展，也为环境毒物的研究提供了科学基础。

1.5.7　有机合成毒气与化学武器

近代研发合成的毒性剧烈的有机气体化合物中，最常用于战争的莫过于光气和芥子气。

（1）光气

化学性质和毒性作用

光气，又称碳酰氯，学名为二氯化碳酰，化学式为 $COCl_2$，常温下为无色气体，剧毒，不燃，遇水迅速水解而生成氯化氢，有强烈腐蚀性。工业上由一氧化碳与氯气在活性炭催化下制备，是一种典型的窒息性毒剂。主要伤害呼吸器官，引起肺水肿以致缺氧、窒息。人在 0.5 mg/L 的光气中，暴露 10 分钟便可致死。

光气发现和使用的历史

1812 年，达维（John Davy）用光照射一氧化碳和氯气的混合物，首次合成了光气。由于光气的密度比空气重 2.5 倍，又是窒息性毒气，第一次世界大战期间，德军于 1915 年 12 月，首先把光气用作战争毒剂。其后，几乎所有的交战国都使用过这种毒气。1916 年 6 月，奥匈部队对意大利军队使用了近百吨光气和氯气的混合物，造成意军 500 多人死亡，6 000 多人受伤害。第二次世界大战期间，日本军队侵略中国，多次使用代号为青白的色弹（90% 光气、10% 三氯化二甲胺或三氯化二苯醌），造成中国军队数百人死亡、数千人受到伤害。[1]

第二次世界大战后，科学家发现光气可用作农药、药物、染料及其他化工制品的中间体，从此，光气的每年用量很大。环境中的光气污染主要来自染料、农药、制药等生产工艺。

（2）芥子气

化学性质和毒性作用

芥子气（mustard gas），学名为二氯乙基硫（2,2′- 二氯二乙硫醚，dichlorodiethyl sulfide），化学式为 $C_4H_8Cl_2S$，因具有挥发性，有大蒜或芥末的气味而得名。它是迄今生产、储存乃至使用量最多的一种化学武器，其杀伤占已知化学战伤亡的八成以上，被称为“毒剂之王”。属糜烂性毒剂代表，大鼠静脉半数致死量为 0.7mg/kg。皮肤接触后能引起红斑、水肿、起疱、糜烂、坏死并容易造成二次感染，伤口愈合缓慢。较大剂量芥子气经皮肤、呼吸道、消化道吸收后可致全身吸收中毒，因此芥子气中毒的临床表现呈多样性。至今对芥子气没有特效抗毒药物，仅能采取对症治疗措施。此外，2017 年，国际癌症研究机构公布的致癌物清单中，芥子气属于人类的一级致癌物。

第二次世界大战之后，芥子气主要用于有机合成、癌症化疗药物及制造军用毒剂。

芥子气发现和使用的历史

1822 年，德斯普雷兹（Despretz）发现芥子气。

1886 年，德国的迈耶（Meyer）首次人工合成纯净的芥子气。

1917 年 6 月 12 日，已是第一次世界大战的后期，德军在比利时的伊普尔地区（Ypres）首次对英军防线使用芥子气，伤亡 2 000 余人。

在第一次世界大战中，交战各方共有 12 000 t 芥子气被用于战争，由于士兵只配备简单的呼吸面具，造成了 130 万人伤亡，伤亡率占毒剂总伤亡人数的 80% 以上。

至今，芥子气仍然是一种化学武器。

1935—1936 年，在第二次世界大战期间，意大利军队在进攻埃塞俄比亚时使用了芥子气。

侵华日军在淞沪战场、徐州战场、衡阳保卫战等战役中使用过芥子气，造成中国军民死亡近万人。

（3）《禁止化学武器公约》

1993 年 1 月 13 日，为维护国际和平与安全，国际社会签订了《关于禁止发展、

1　雷粮林，等 . 2017. 我国光气及光气化产品概述 . 第六届全国农药交流会论文集，144-155。

生产、储存和使用化学武器及销毁此种武器的公约》（*Convention on the Prohibition of the Development, Production, Stockpiling and Use of Chemical Weapons and on Their Destruction*），简称《化学武器公约》（*Chemical Weapons Convention*，CWC）或《禁止化学武器公约》（*Convention on the Banning of Chemical Weapons*）。公约于1997年4月29日生效。这是第一个全面禁止、彻底销毁一整类大规模杀伤性武器并具有严格核查机制的国际军控条约，截至2018年10月，共有193个缔约国。

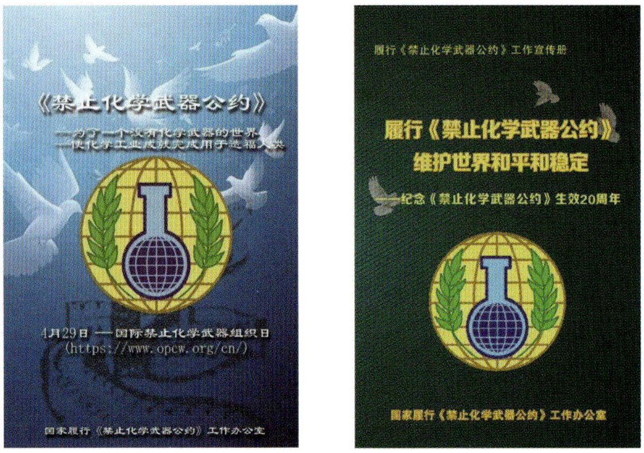

图2-1-60　中国积极参与全面禁止和彻底销毁化学武器的行动

1997年4月7日，中国批准了《禁止化学武器公约》，成为该公约的原始缔约国（图2-1-60）。

2019年11月25日，《禁止化学武器公约》第24届缔约国大会在荷兰海牙召开，为期5天。

1.5.8　近代环境毒物研究的重要成就

在欧洲近代史的文艺复兴时期，瑞士著名炼金术士、医学家和药剂师帕拉塞尔苏斯确定了毒物的定义，提出“毒物是化学物”“剂量反应”“靶器官”等毒理学基本概念，对毒理学科的产生起到了启蒙作用，推动了毒理学的发展，也推动了环境毒物研究的发展，为环境毒物研究从古代的天然毒物转移到职业（或工业）毒物研究铺平了道路。

1813—1815年，法国生理学家、毒物学家和化学家奥尔菲拉（M. J. B. Orfila，1787—1853年）出版了他的专著《普通毒理学概论》，首次提出毒理学是一门独立的学科，从而他被誉为毒理学的奠基人，是国际上公认的近代毒理学的创始人。从此开启了近代毒理学100余年发展的辉煌历程，近代环境毒物研究也得到了快速发展。随着医药学和自然科学的发展，环境毒物研究从不同学科吸纳先进的理论和技术，不断完善，逐渐从古代的定性描述进入近代后期的定量试验阶段。

近代环境毒物研究的重要成就之一是把分析化学方法引入毒物研究，使对环境毒物的探讨不再停留在对毒物的形态观察和描述的初步认识的阶段，而是建立在精确定量化学分析的基础之上。1836年，化学家詹姆斯·马什（James Marsch）发明了测定小剂量砷的方法。到了1830年，几乎所有无机化学毒物均可以通过化学分析查明，使用砷、汞等无机毒物进行毒杀犯罪的行为无处藏身。

1851年，比利时分析化学家斯塔斯（Jean Servais Stas）发明了从尸体组织中分析植物毒物尼古丁，从此各种环境生物毒物成分的化学分析快速发展，使毒物研究不仅可以定量分析无机毒物，还可以对有机毒物进行化学分析，从而使利用有毒植物毒杀犯罪的行为急剧减少。

近代环境毒物研究的另一重要成就是将生理学方法引入毒物研究，从而使毒物毒性作用机理的探讨获得重大进展。1850 年，法国生理学家贝尔纳（Claude Bernard，1813—1878 年）发现箭毒有阻断神经冲动向肌肉传递的作用；1858 年，他首次阐明了 CO 中毒的机制是 CO 与血红蛋白结合而使后者失去与氧结合的能力，从而导致组织缺氧而中毒。

同时，环境毒物作用“靶器官理论”的建立也是近代环境毒物研究的重要成就。早在 1775 年英国医生波特就发现清扫工人的阴囊在接触工厂烟囱中的烟尘以后可引起阴囊癌，成为“靶器官理论”的最先提出者。之后，帕拉塞尔苏斯、奥尔菲拉也提出了“靶器官理论”；方塔纳（Fontana）证明毒蛇的毒液通过对血液的作用而引起中毒症状；马根迪（F. Magendie）通过青蛙试验证明士的宁的毒作用靶器官是骨髓。

此外，近代环境毒物研究的快速发展得益于毒理学、化学、生理学、生物学等多种学科的渗透，也得益于毒物学与药物学的分离发展，从而使环境毒物研究逐渐自成一体，形成独立的理论体系，为现代环境毒物研究打好了基础。

第 2 章 中国近代环境毒物史

中国近代时期，饱受帝国主义列强侵略和国内军阀混战之苦，国家积贫积弱，人民大众在水深火热之中煎熬，在西方文化的巨大冲击下，在近代历史大变局面前，涌现出一批先进人物，他们一方面从西方文化中寻求、探索强国之道；另一方面，对传统文化进行了批判和更新，提出了“教育救国”“科学救国”“实业救国”等口号。纵观中国近代史，人民群众和爱国知识分子寻找和实践强国富民之路的活动从未停止，使得中国近代时期不但在政治、文化方面具有很大发展，而且在教育、科学和民族工业等方面也取得了一定进步。中国近代时期，特别是辛亥革命推翻帝制之后的发展速度，虽然远远落后于欧美列强，但远比古代中国封建王朝时期的发展速度更为迅速。当时的中国医学家对西方近代医药和毒物学先进理论与技术的学习和引入均非常重视，努力赶超国际先进水平，在对环境天然毒物——主要是本草药物或毒物及其提取物的疗效和毒性作用的研究方面，取得了一定进展，有些达到了国际领先水平。

多数史学家认为欧美的近代史始于文艺复兴时期，而中国近代史则始于 1840 年鸦片战争爆发。对于世界近代史的发展，与欧美相比，中国是一个后来者、落伍者，所以才有了西方诸国侵略中国的百年史，也才有了西方近代医药学对中国输入的百年史。

2.1 近代中国社会及其思想文化的转变

中国近代医药和毒物学的发展和对外交流深受政治、思想和文化背景的影响，因此在探讨中国近代环境毒物研究的历史时，不得不首先对中国近代社会政治和思想文化的变迁进行简要分析。

2.1.1 鸦片战争、国门大开

在特定条件下，毒物有时可以改变一个国家的命运，甚至也可以改变世界发展的格局。100 多年前，英帝国主义为了强行推销毒物——鸦片到中国而发动的鸦片战争就是一个典型的历史证明。

17 世纪以来，世界资本主义高速发展，疯狂扩张世界市场。与此相反，中国在清王朝的统治之下，政治上君主专制，经济上重农轻商，文化上八股取士和文字狱，外交上闭关锁国，国家的发展远远落后于世界大潮，而昏庸腐败的清政府却沉醉在“歌舞升平”“天朝上国”的迷梦之中。但是，长期以来，中国的茶、丝织品、瓷器等货物广受欧洲各国的欢迎，而欧洲各国的货物却很少受到中国的欢迎，导致中国的对外贸易出口超过进口。以英国为首的西方国家绞尽脑汁、千方百计企图扭转逆差，于是向中国大肆走私鸦片，导致白银大量外流。据估计，1835 年中国烟民已达到 200 万以上。鸦片泛滥使国库亏空，吏治更加腐败，军队失去战斗力，烟民不仅倾家荡产，而且健康受到严重摧残，鸦片走私产生的巨大危害引起朝野的广泛关注。清雍正之后，历代皇帝施行禁烟，但屡禁不止，直到道光皇帝下决心禁烟，任命林则徐为钦差大臣赴广州查禁鸦片。林则徐迫使英、美商贩交出鸦片 110 多万千克，并于 1839 年 6 月 3 日在虎门海滩当众销毁（图 2-2-1）。消息传到英国，英国政府以中国禁烟为借口发动侵华战争，1840 年 6 月，鸦片战争爆发，史称第一次鸦片战争。林则徐被道光皇帝革职查办。清政府由于制度腐败、军备落后而战败，签订了中国近代史上第一个不平等条约——中英《南京条约》。中国被迫开放广州、福州、厦门、宁波、上海为通商口岸，香港岛被迫割让给英国。1844 年，美、法相继强迫清政府签订了中美《望厦条约》和中法《黄埔条约》。俄、德、奥、日、意等国也趁火打劫，争夺在华利益。列强取得了领事裁判权、片面最惠国待遇、居住及租地等特权。自此，中国国门大开，中国的历史进程发生了重大转变，过去独立发展的道路被迫中断，西方资产阶级文化、西方近代科学包括近代医学和环境毒物学知识大量涌入中国，西医东渐的进程加速进行。

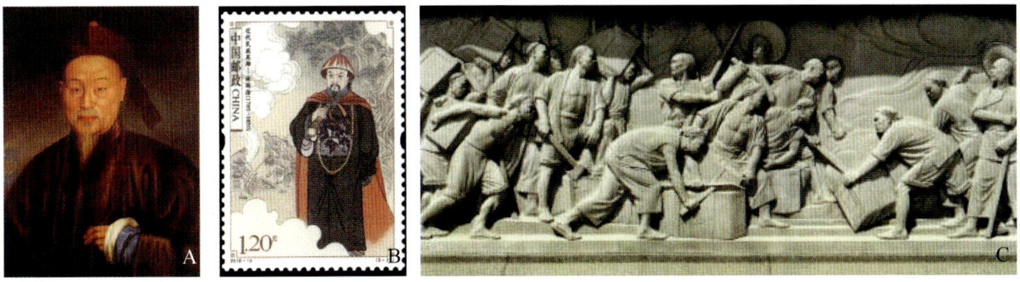

图 2-2-1　林则徐（A）及其纪念邮票（B）、虎门销烟浮雕（C）

1854 年，英国提出修改《南京条约》，具体包括中国全境开放通商、外国公使常驻北京、鸦片贸易合法化等 18 项条款遭到清政府拒绝。1856 年 10 月，英、法两国联合发动侵华战争，史称第二次鸦片战争。1860 年英法联军攻入北京，火烧圆明园，享有“万园之园”美誉的圆明园毁于侵略者之手，清政府战败求和。1858 年 6 月和 1860 年 10 月，清政府被迫与英、法、俄分别签订了屈辱的《天津条约》和《北京条

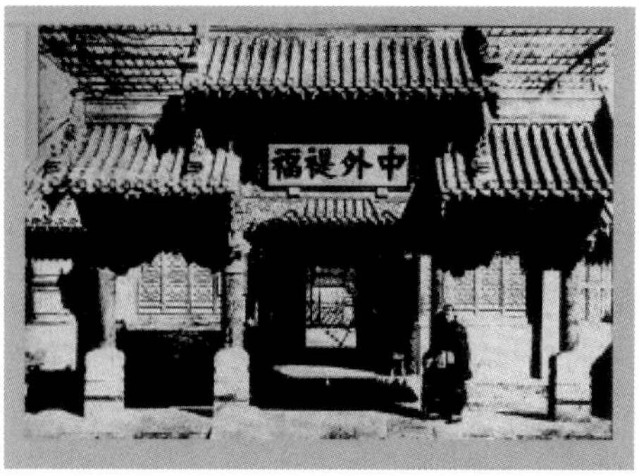

图 2-2-2 京师同文馆

约》，列强获得了在中国通商、传教、游历等权益，清政府赔偿英、法各 800 万两白银。第二次鸦片战争的失败，对中国的官僚士大夫阶层和思想界产生了很大刺激，兴起了振兴王朝的洋务运动，主张学习西方科学技术，设立京师同文馆（图 2-2-2）[1]，翻译西方科技书籍包括医药学和毒物学方面的著作。欧美各国进行的传教活动，同时也把西方文化和西方近代医学知识输入中国。

1894 年 7 月，日军在朝鲜半岛海域丰岛海面偷袭清军运兵船，不宣而战，挑起中日甲午战争。清政府终因制度腐败、军备不足而战败，被迫在 1895 年接受了丧权辱国的《马关条约》，允许日本在华设厂、赔偿日本 2 亿两白银等。《马关条约》是对中国危害最严重的不平等条约，巨额赔款使中国更加贫困，严重阻碍了中国民族工业的发展。日本的得逞对列强产生了极大的刺激，列强疯狂在中国划分势力范围，中国的主权受到严重破坏，人民不堪重负，各阶层民众和知识界奋起开展各种形式的挽救民族于危难的斗争。在民族危亡的形势下，随着西方近代思想的传入，变法维新思想在一些知识分子中进一步发展，尤其是康有为[2]的思想，被称为“思想界之大飓风”，影响很大。1898 年（戊戌年），光绪帝任用康有为、梁启超[3]（图 2-2-3）等推行变法维新，维新派明确提出效仿西方资本主义政治制度，但由于以慈禧太后为首的保守派的反对而最终变法失败。1899 年，以发端于反对洋教的反对帝国主义侵略的义和团农民运动在中国北方爆发。1900 年（清光绪二十六年）6 月，帝国主义列强以镇压义和团而“救护驻华使馆”为借口，组成八国（英、美、法、德、俄、日、意、奥）联军，在英国海军中将西摩尔率领下从天津侵犯北京，遭到义和团奋勇抵抗。8 月，八国联军攻陷北京，慈禧太后携光绪帝逃往西安，清政府被迫签订《辛丑条约》，向各国赔偿白银 4.5 亿两，国库更加亏空，民众苦难深重，中国民族工业和科学研究包括对环境毒物的研究均受到严重影响。

1 京师同文馆，简称同文馆，清代最早培养外语人才的洋务学堂和从事翻译出版的机构。由恭亲王奕䜣于咸丰十年十二月（1861 年 1 月）奏请开办。其前身是乾隆二十二年（1757 年）设立的培养俄语人才的俄罗斯文馆。1900 年因庚子事变被迫停办，1902 年并入京师大学堂。

2 康有为（1858—1927 年），广东省南海区丹灶苏村人，中国近代史上政治家、思想家、教育家，光绪二十一年（1895 年）进士，资产阶级改良主义的代表人物。曾与弟子梁启超合作戊戌变法，倡导维新运动，变法失败后，流亡海外。辛亥革命后，于 1913 年回国，主编《不忍》杂志，宣扬尊孔复辟，反对共和制，一直谋划清废帝溥仪复辟。

3 梁启超（1873—1929 年），字卓如，号任公，广东新会茶坑村人。清光绪年间（1889 年）举人，中国近代思想家、政治家、教育家、史学家、文学家。青年时期和康有为一起推行变法维新，变法失败后出逃，在海外推动君主立宪。辛亥革命后，担任袁世凯政府司法总长，反对袁世凯称帝、张勋复辟，并加入段祺瑞政府。他提倡新文化运动，支持五四运动，提倡文体改良的“诗界革命”和“小说界革命”。其著作合编为《饮冰室合集》。

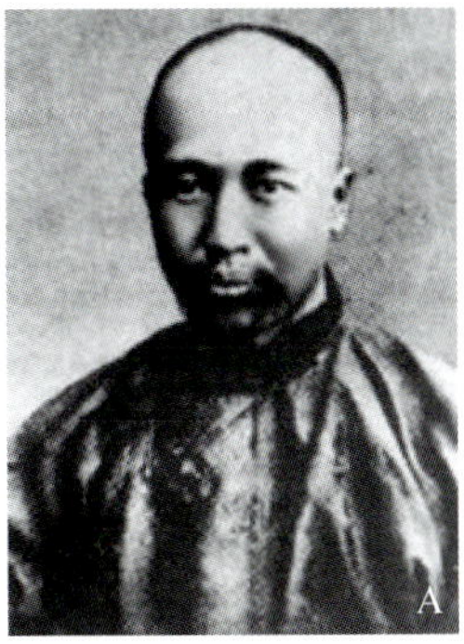
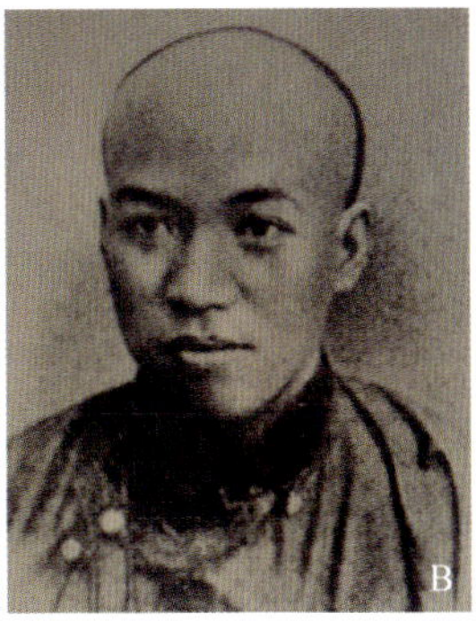

图 2-2-3 康有为（A）和梁启超（B）

2.1.2 辛亥革命[1]与新文化运动

辛亥革命推翻封建专制

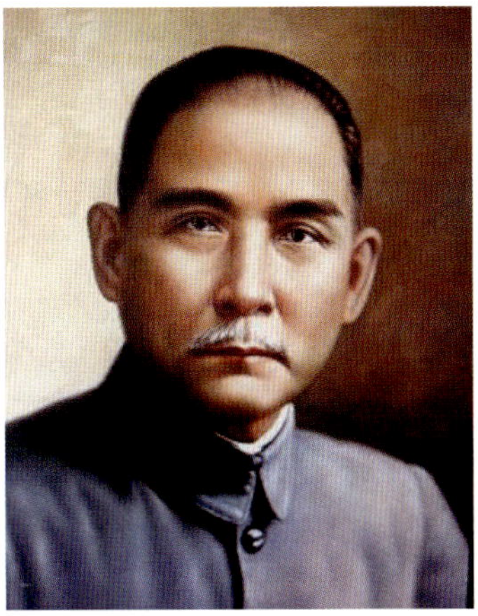

图 2-2-4 孙中山

义和团运动失败以后，列强加紧对中国的侵略和掠夺，清政府的腐朽统治积重难返。1894 年，孙中山（图 2-2-4）[2]在檀香山成立中国第一个资产阶级革命团体——兴中会，决心推翻清王朝的统治，建立资产阶级共和国。1905 年，孙中山又在日本东京成立中国第一个资产阶级革命政党——中国同盟会，以“驱除鞑虏，恢复中华，建立民国，平均地权”为宗旨，提出“民族、民权、民生”三民主义学说，从此开启了辛亥革命运动。以孙中山为代表的革命党人，一方面大力宣传革命理论，与康有为、梁启超等改良派进行思想论战；另一方面在广州等地多次发动武装起义。1911 年（农历辛亥年）10 月 10 日，武昌地区的革命党人发动起义，占领武昌，成立湖北军政府，黎元洪任都督，定国号为“中华民国”。继之，在一个月内，全国有十几个省先后宣布独立。1912 年 1 月 1 日，中华民国临时政府在南京成立，史称南京临时政府，孙中山任临时大总统，建立了资产阶级民主共和国，推翻了中国 2 000 多年来的君主专制制度，辛亥革命宣告成功。中国翻天覆地的改变，使全国上下发生了一场思想大解放，民主

---

1 辛亥革命，一般指发生于中国农历辛亥年（1911 年，清宣统三年）至 1912 年初，旨在推翻清朝专制帝制、建立共和政体的全国性革命。狭义的辛亥革命，指的是自 1911 年 10 月 10 日（农历八月十九）夜武昌起义爆发，至 1912 年 1 月 1 日孙文就职中华民国临时大总统前后这一段时间中国所发生的革命事件。广义的辛亥革命，指自 19 世纪末（一般从 1894 年兴中会成立开始，但也有学者认为从 1905 年同盟会成立算起）至辛亥年成功推翻清朝统治在中国出现的一系列革命运动。

2 孙中山（1866—1925 年），名文，字载之，号日新，又号逸仙。广东省香山县翠亨村（今中山市南朗镇翠亨村）人。中国近代民族民主革命的开拓者，中国民主革命伟大先行者，中华民国和中国国民党缔造者，三民主义的倡导者，创立《五权宪法》。辛亥革命后被推举为中华民国临时大总统（任期 1912 年 1 月 1 日—4 月 1 日）。他为了改造中国耗尽毕生的精力，在历史上留下了不可磨灭的功勋。1940 年，国民政府通令全国，尊称其为“中华民国国父”。

共和的观念从此深入人心。

新文化运动

南京临时政府虽然名义上是中央政府，但还没有实现国家的真正统一，全国局面还很混乱。武昌起义后，同盟会成分非常复杂，思想涣散，很多人把推翻帝制的希望寄托在手握清政府军政大权的袁世凯身上。1912 年 2 月，在袁世凯的逼迫下，清宣统帝退位，孙中山把中华民国大总统之位让给袁世凯，政权落入军阀手中。随着中华民国的建立，西方启蒙思想进一步传入中国，要求在中国实行民主政治的呼声在思想界逐日增高，而作为民国总统的袁世凯却大搞尊孔活动，掀起旧思想、旧道德卷土重来的逆流，并在 1916 年元旦宣布废除民国，复古称帝，激起了全国人民的强烈反对。1916 年 3 月，袁世凯被迫取消帝制，出现了军阀混战的局面。一批进步的知识分子认识到要真正实现共和与民主，必须对旧思想、旧文化进行彻底批判。于是，从 1915 年（或 1917 年）开始，在中国掀起了一场波澜壮阔的新文化运动[1]。1915 年 9 月，陈独秀（图 2-2-5）[2]在上海创办《青年杂志》（从第二卷起更名为《新青年》），大力宣传民主（democracy）与科学（science）（旧称“德先生”与“赛先生”）。这对唤起青年的觉醒、解放人们的思想起了巨大作用。陈独秀和其他新文化运动的倡导者们猛烈抨击文化专制主义和旧纲常伦理，为了彻底铲除统治中国几千年的意识形态、思想体系、文化传统，树起了“打倒孔家店”的大旗。

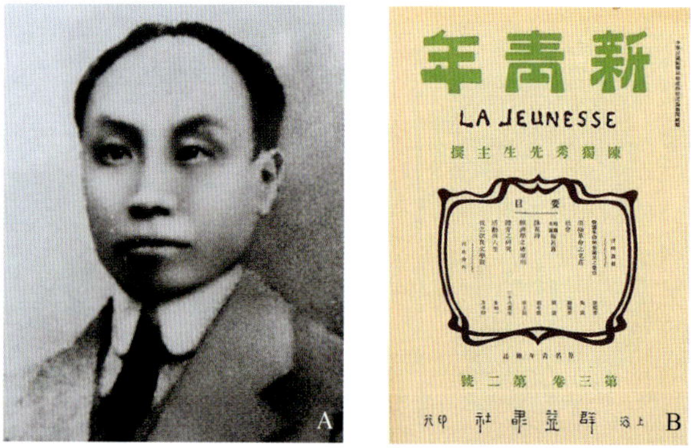

图 2-2-5 陈独秀（A）及其主编的《新青年》杂志（B）

为了使新文化、新思想在人民大众中传播和普及，以通俗易懂的文字取代旧的文

1 新文化运动是由陈独秀、李大钊、胡适、鲁迅、钱玄同等一些受过西方教育（当时称为新式教育）的人发起的一次“反传统、反孔教、反文言”的思想文化革新、文学革命运动。这次运动沉重打击了统治中国 2 000 多年的传统礼教，启发了人们的民主觉悟，推动了现代科学在中国的发展，为马克思主义在中国的传播和五四爱国运动的爆发奠定了思想基础。新文化运动的时间断限存在不同说法，狭义的说法认为是 1917 年到 1921 年。广义的说法则主张 1915 年到 1923 年。1915 年，陈独秀在其主编的《新青年》（原名《青年杂志》）刊载文章，提倡民主与科学（旧称“德先生”与“赛先生”），是为新文化运动之始。

2 陈独秀（1879—1942 年），字仲甫，号实庵，安徽怀宁（今安庆）人。他是新文化运动的发起者和马克思主义的早期传播者之一；是中国共产党最重要的创始人。1920 年初，他前往上海成立共产党早期组织，并发起成立中国共产党。1921 年 7 月在中共一大被选为中央局书记，是第一至五届中共中央领导人。1927 年 7 月离开中央。1929 年 11 月因就中东路事件发表不同意见而被开除党籍。1931 年 5 月被推选为中国托派组织的中央书记。1932 年 10 月被国民政府逮捕，判刑后囚禁于南京。抗战爆发后，他于 1937 年 8 月出狱，晚年进行文字学研究，取得重要学术成果。他也是杰出的政论家，主要著作收入《陈独秀著作选编》等。

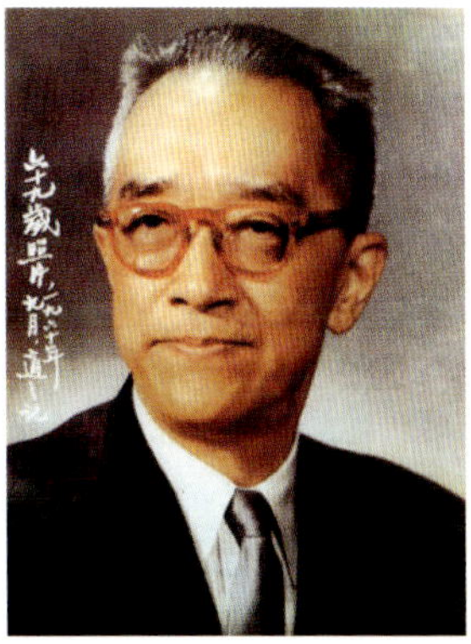

图 2-2-6　胡适

言文势在必行。1917 年，胡适（图 2-2-6）[1] 在《新青年》发表《文学改良刍议》一文，系统地提出文学改革的主张，“提倡白话文，反对文言文，提倡新文学，反对旧文学”。胡适的倡议得到广泛响应，从此之后，白话小说、白话诗、散文大量涌现。1919 年 5 月 4 日，五四运动爆发，从北京扩展到全国 20 多个省份的 150 多个城市，出现了工人罢工、商人罢市、学生罢课的革命高潮。1921 年，中国共产党成立。1923 年，孙中山提出“联俄、联共、扶助农工”的主张。1924 年，国共合作，建立国民政府。1927 年，蒋介石在南京另立国民党中央和国民政府，与在武汉的国民党中央和国民政府相对抗。1931 年，中国共产党在瑞金成立中华苏维埃共和国临时中央政府。

新文化运动是辛亥革命在思想文化领域的延续，使得人们的思想获得空前大解放，从而促使人们摒弃旧的传统和观念、追求真理、追求变革，这不但为马克思主义在中国的传播创造了条件，推动了五四运动，而且也促进了西方近代医药学包括环境毒物学在中国的传播，同时对中医药学和毒物学的发展也产生了巨大影响。

2.1.3　抗日战争胜利与中华人民共和国成立

正当中国知识界为了富国强兵、振兴中华，积极学习和引入西方近代科学，包括西方近代医药学的时候，蓄谋侵华的日本关东军于 1931 年 9 月 18 日制造借口，炮轰沈阳北大营的中国东北军，发动了“九一八事变”。次日，日军侵占沈阳，到 1932 年 2 月侵占了东北全境。从此拉开了中国人民抗日战争的序幕。1937 年 7 月 7 日夜，日军在北平西南卢沟桥附近演习时，制造借口，突然向中国守军开枪射击，炮轰宛平城。中国守军国民革命军第 29 军奋起抗战。这就是震惊中外的“七七事变”，又称“卢沟桥事变”。这是日本帝国主义全面侵华战争的开始，也是中华民族全面抗战的起点。国共再次合作，建立抗日民族统一战线。中国人民经过 14 年浴血奋战，终于在 1945 年打败了日本帝国主义。中国抗日战争为世界反法西斯战争的胜利做出了伟大贡献，中

1　胡适（1891—1962 年）著名学者，诗人，思想家、史学家、作家等。原名嗣穈，学名洪骍，字希疆，后改名胡适，字适之。安徽徽州绩溪县上庄村人，出生于江苏省松江府川沙县（今上海市浦东新区）。以倡导“白话文”领导新文化运动而闻名于世。1910 年，留学美国，入康奈尔大学选读农科。1915 年，入哥伦比亚大学哲学系，师从约翰・杜威。1917 年，在《新青年》上发表《文学改良刍议》，通过哲学博士学位的最后考试，回中国任北京大学教授。1918 年加入《新青年》编辑部，大力提倡白话文，宣传个性解放、思想自由，与陈独秀、李大钊、鲁迅等同为新文化运动的领袖人物。他于 1917 年发表的白话诗是现代文学史上的第一批新诗。“五四运动”后，同李大钊、陈独秀等接受马克思主义的知识分子分道扬镳，倡导改良。1927 年正式取得哥伦比亚大学哲学博士学位。1938—1942 年出任国民政府驻美大使。1946—1948 年任北京大学校长。1949 年去美国。1958 年返台湾任“中央研究院院长”。1962 年在台北病逝。胡适一生的学术活动主要在史学、文学和哲学几个方面，主要著作有《中国哲学史大纲》（上）、《尝试集》、《白话文学史》（上）和《胡适文存》（四集）等。他在学术上影响最大的是提倡“大胆地假设、小心地求证”的治学方法。晚年潜心于《水经注》的考证，但未及写出定稿。

国人民在这场反对法西斯战争中付出了巨大的民族牺牲，这是中国近代史上反对帝国主义列强侵略取得的第一次完全彻底的伟大胜利（图 2-2-7）。

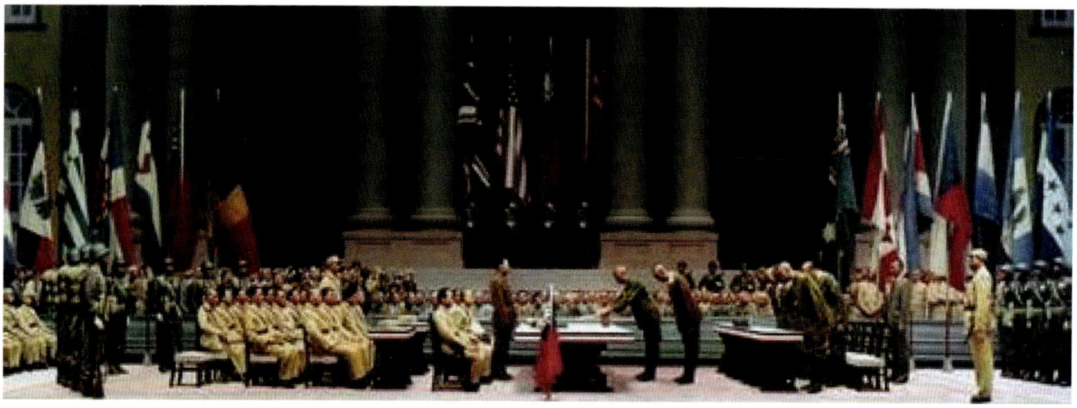

图 2-2-7　1945 年 9 月 9 日日本向中国投降的南京仪式场景
（油画作者陈坚，此画是作者献给纪念中国人民抗日战争胜利 60 周年的一份珍贵礼物）

经过 3 年国内战争，中华人民共和国成立，毛泽东当选为国家主席。中国从此成为一个独立、自主的国家，中华民族开始了振兴之路，中国现代史开始。

2.2 中西医药学的并存与博弈

2.2.1 概述

人类为了保护身体健康而不断探寻预防和治疗疾病的方法，从古代至近代，在医药发展的历程中，人们对医学比对药物学更加重视，而对药物学比对毒物学更加重视。因此，毒物知识总是在药物学中被记载，毒物学的发展总是包含在医学和药物学的发展中。为此，在对近代环境毒物史的探讨中，离不开对近代医药学发展历程的研究。

中国近代医学的发展

中国近代医学的发展主要包括西方医药和毒物学的传入、近代医疗卫生体系的建立及对中国传统医药学的反思等过程。近代医疗卫生体系主要包括医疗卫生行政机构、医院、医学院校、医学团体、学术期刊等。这与古代中医师徒传授、开堂行医的模式完全不同。

西方医学向中国传播的方式

在西方文化对中国传播或渗透中，贸易和宗教是其两大推手。然而就医学而言，由于西方列强对华的商业贸易是以获利为目的，所以对中国的医学影响不大；而通过为民治病的医学途径进行基督教传播，即“以医传教”的宗教传播活动具有公益化和大众化的作用，容易得到民众的接受，既有利于西方宗教的传播，也利于西方医学的输入。因此，这种活动，对中国医药学的发展也产生了很大影响。由此可知，西方近代医药学能够迅速进入中国，除了它本身的先进性和科学性之外，还与西方文化渗透和基督教传播密切相关。

中西医学发展的不同道路和环境毒物研究的第一次大转变

在长达数千年的历史中，中国的文明从未因时代的变迁而断裂，中国人的生活环境也未因朝代的更替而改变，这种相对稳定的信仰、文化和社会环境对于传统的中医药学的保持和发展极为有利——本草医药学的理论框架可以长期稳定并不断得到补充，医药经验可以不断累积，使传统的本草医药学的理论和方法越来越趋于完善，形成了一个逻辑严密的、系统化的哲理性本草医药学理论；加之，在封建专制制度长期统治下，人民没有思想自由，革新精神被扼杀，从而导致医学思想僵化、保守而少有变革。虽然西方的古代医药学如同中国一样是本草医药学，甚至在欧洲文艺复兴时期仍以传统的本草医药学占据统治地位，但是他们在 13 世纪末或 14 世纪就开始了反对“神创论”、提倡思想解放的文艺复兴运动，使自然科学大发展，也使欧洲传统的哲理性本草医药学向以观察和试验的科学方法为基础的近代医药学大转变，摆脱了欧洲传统本草医药学的思维模式，使传统的哲理性医药学逐渐转变为近代化医药学，环境毒物研究也由对自然环境中的天然有毒物质（有毒动植物）毒性作用的研究转变为对化学物特别是对人工提取的化学物和职业环境毒物的研究。这是环境毒物研究史上研究方向的第一次大飞跃。

西方近代医学向中国输入的时序

在明代以前传入中国的所谓西方医药知识大多属印度、阿拉伯等亚洲国家的古代本草医药知识，因此这个时期东西方医学和毒物知识的相互交流并没有对中国传统医药学的发展产生重要影响。自明代开始至清初，伴随着天主教耶稣会传教士的来华传教，西方医药和毒物学的知识开始传入，其本质属西方古代传统本草医药体系，对中国医药学的发展影响很小。实际上，在 19 世纪之前，西方医药学与以中国为代表的东方医药学均属同一个体系——本草医药学体系，直到 18 世纪欧洲人仍然认为每一种疾病都有一种标记性的药物来治疗：黄色的植物如橘黄色的番红花可治疗黄疸，红色的物质如铁锈或红酒可治疗贫血，肺草叶子上的白点表明该植物对肺部疾病有益。在英国，用白柳树皮治疗疟疾，是因为这种树生长在潮湿的环境中，那种地方疟疾多发。正如英国牛津郡的斯通（R. E. Stone）在 1763 年给伦敦皇家学会的观察报告中写到：“药品总与疾病相距不远，并且这也许是上帝的意图。”[1] 由此可见，18 世纪的欧洲医药学（至少在内科治疗方面）远比中国落后。直至 1840 年鸦片战争之前，虽然有英国医生合信（Benjamin Hobson）等来华传教的同时，把欧洲文艺复兴以后的人体解剖学知识传入中国，但由于人数很少、不成规模，对中国医药和毒物学发展的影响很有限。

---

1 英国波特（R. Portey）. 2007. 剑桥插图医学史 . 张大庆，主译 . 济南：山东画报出版社，162.

欧洲对有机化学合成的研究直到19世纪才有重要突破，在19世纪中期之前西方对疾病的治疗仍然以本草药物占据统治地位，对毒物的研究也是与本草医学相结合的环境天然毒物研究。因此，在19世纪中期之前，西方传统医药学向中国的传入，对中国传统医药学包括环境毒物的研究没有产生明显影响。

19世纪中期之后，西方对麻醉法的发明使其外科手术取得突破性进步，而当时西医对内科疾病的治疗远不如传统的中医，于是中国民众有“西医长于外科，中医长于内科”的说法。在19世纪末，西方医学发现了多种致病微生物，并发明了一些预防疾病的新方法。1895年，伦琴发现X射线并在西医诊断上很快得以应用。这些发现和发明及其在医疗上的应用，使西医在治疗细菌性传染病方面有了重大突破，也只有在这个时期西方近代医药学相对于中医药学才在这些方面具有一定的优势。

1840年，英帝国主义挑起的鸦片战争打开了中国的大门，西方近代医药学知识大量涌入中国。西方医药学的巨大进步及其在内科和外科疾病治疗上的良好效果，使越来越多的中国民众乐于接受，使西方近代医药学在中国得到较大发展，几十年就在中国发展成为一个独立的医学体系。在中国医药学史上第一次出现了中医学和西医学两种不同医学模式并存的局面。受西方近代医学对环境毒物研究的影响，中国开始从对有毒植物和动物（本草药物）的研究发展到对其纯净化学提取物的疗效和毒理作用的研究。

2.2.2 中国与欧洲近代医药学的交流

西方近代医学的飞速发展是在19世纪中期之后，在17—18世纪（明末清中），西方医药学仍然以传统的本草医药学为主，且来华的传教士大多不懂医学，所以他们不可能把西方文艺复兴以后兴起的近代医药学知识传来中国，即使有极为个别的欧洲著名医学家可以带来先进的文艺复兴后的医药学知识，但由于这样的来华医生传教士人数极少，所以西方医药知识对中国的输入未能形成规模，对中国医药学的影响也非常有限。然而，此时期欧洲的医学基础学科如解剖学、生理学等已经有了突破性发展。例如，维萨里在1543年发表了划时代著作《人体的构造》，生理学家威廉·哈维（William Harvey）在1628年出版了《动物心脏解剖及血液运行的实验》，发表了他在血液循环方面的伟大发现。

1600年以后，欧洲和中国随着商贸和宗教活动的增加，欧洲来华的传教士兼学者逐渐增多，在医药学和毒物学知识方面的交流活动也开始增加。最早来华传教的传教士是意大利耶稣会传教士利玛窦（Matteo Ricci，1552—1610年），他于明朝万历十年（1582年）来到中国，与当朝大学士徐光启等朝廷大臣也有结交，最后死于万历三十八年（1610年）。然而，利玛窦时期来华的西方人对中国的医药学和环境毒物研究并没有产生什么影响。

1619年，天主教耶稣会德国传教士、医生邓玉函（图2-2-8）[1]来到中国澳门行医传教，并进行病理解剖，是西方医生在华进行的首次人体解剖。他把博欣（Gaspara Bauhin）的著作《解剖学》编译为中文著作《人身说概》（又名《泰西人身说概》），该书在他死后13年（1643年）在中国刊印。[2]这是传入中国最早的人体解剖学和生理学著作，但由于传播的范围和规模很小，故无论对中国社会还是对中国传统医药学都影响不大，只能说是西方近代医学传入中国之开端。

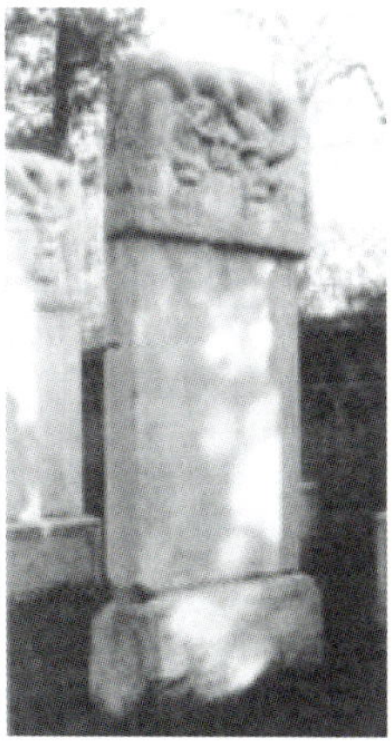
图2-2-8 邓玉函墓碑
（埋葬在北京滕公栅栏）

1693年（清康熙三十二年），法国耶稣会传教士洪若翰（Jean de Fontaney，1643—1710年）、刘应（Claude de Visdelou，1656—1737年）等用金鸡纳树皮治愈了康熙皇帝所染疟疾，大受赏赐。

18世纪的欧美临床医学、本草医学仍占统治地位，医学理论或治疗实践都远比同时期中国传统医药学落后。下面以1799年美国开国总统乔治·华盛顿（George Washington，1732—1799年，图2-2-9）[3]逝世前的治疗为例，来说明当时西方医药学的落后状况。根据华盛顿的医生在报纸上公开发表的华盛顿死亡的详情，华盛顿由于在去弗农山庄时在马背上淋了雨而患上“咽峡炎”，引起寒战、发烧，为此采用放血法治疗，从胳膊上抽取了12～14盎司[4]的静脉血。第二天，医生担心这种疾病的致命性，对他进行了两次大量的放血，导致咽喉起泡；医生又给华盛顿服用甘汞和灌肠剂发现没有任何效果，又再一次放血32盎司，并服用更大剂量的甘汞、吐酒石、浓醋和水。医生还采用了进一步的治疗措施：应用使四肢发泡的药、对咽喉采用糠与醋的糊剂，但病人“没有任何挣扎而死亡”。从对华盛顿总统的治疗可知，1799年，西方医药学还很落后，远比不上当时中国传统的本草医药学。

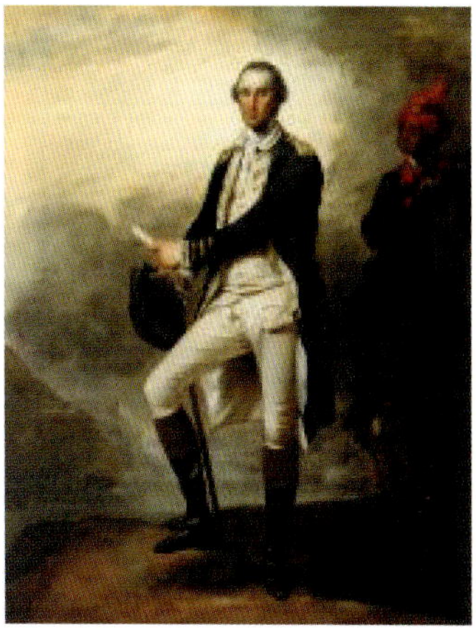
图2-2-9 乔治·华盛顿
（由约翰·庄柏所绘，1780年）

---

1 邓玉函（Johann Schreck，1576—1630年），日耳曼人，著名医学家、数学家，伽利略的朋友。作为传教士他在1619年7月22日抵达澳门，同行的传教士还有日耳曼人汤若望（Johann Adam Schall Von Bell，1591—1666年）等。1621年他到杭州传教，1623年到达北京传教并结识了明朝宰相徐光启，1630年病逝于北京，享年55岁。著有《远西奇器图说》。他第一个把天文望远镜带进中国。他的外文姓名和出生年在中文各书记载有不同，有的为（Johann Terrentius，1576—1630年），有的为（Jean Terrenz，1575—1630年）。

2 甄橙在《中国医学通史：近代卷》（邓铁涛，程之范主编，2000，人民卫生出版社）第311页记载：邓玉函等译著的《人身说概》（约成书于1642年）和罗雅谷等译著的《人身图说》（约成书于1640年），由于1643年明朝亡，社会动乱，二书均未出版，只有少数手抄本流传。1954年，物理学史家北京大学教授叶企荪告知他藏有该二书的清代手抄本，并借于李涛、程之范进行原样手抄。今北京图书馆存有该书的显微胶卷。

3 乔治·华盛顿，美国开国元勋，他在1787年主持制宪会议，制定了沿用至今的美国宪法。1789年，他被选为美国第一任总统。在两届任期结束后，他自愿放弃权力不再谋求续任。

4 1盎司≈28.35 g。

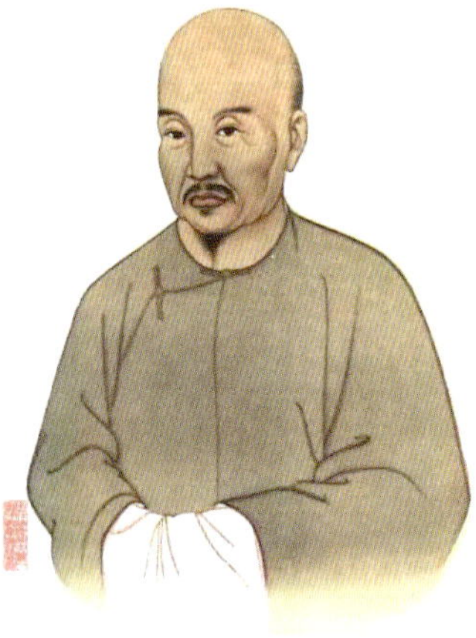
图 2-2-10 王清任

由此可知，邓玉函（Johann Schreck，1576—1630 年，图 2-2-8）传入中国的主要是欧洲文艺复兴时期发展起来的近代医学的基础学科方面的知识，严格来说这尚不是真正意义上的西方近代医学的传入。不过邓玉函对近代解剖学和生理学知识的传入，对于中国传统医学思想和医学体系的改变，具有不同程度的早期启蒙作用。例如，清代王清任（1768—1831 年，图 2-2-10）[1]尊重实践，不盲从古人，为了查清人体脏腑的结构，他经常解剖尸体，致力于人体解剖学研究，最终著成《医林改错》一书，认为《黄帝内经》和《难经》中对脏腑的论述有很多错误。他从解剖特点论述“灵机记性在脑”，否定了传统医学“心主思”的说法；他对气管支气管、多种动脉、静脉的形态结构做了正确的描述，发现了幽门括约肌等。《王清任传》的作者范行准等认为，王清任的医学思想可能受到同时代刊行的西人邓玉函的《人身说概》、罗雅谷的《人身图说》二书的影响。[2] 又如，清代医学家赵学敏（约 1719—1805 年）撰写《本草纲目拾遗》（1765 年刊行），辑录《本草纲目》中未收载的药物共 716 种，对《本草纲目》中的误记和疏漏进行纠正。他虽然生活在清朝前期，但对国外科技知识能够积极吸收，如明万历年间西方传教士、意大利人熊三拔（Sabbatino de Ursis，1575—1620 年）等将欧洲炼制药露的方法传入中国，并撰有《药露法》一书，是传入中国最早的西药制造法著作。赵学敏在《本草纲目拾遗》书中对此进行了介绍：用甑或壶将药物蒸馏，得药露。该书记载的药露有玫瑰露、蔷薇露、金银露、薄荷露、佛手露等 20 余种。赵学敏、王清任等清代医学家被认为是最早善于接受西方医学思想的中国传统医药学家，是中西汇通说的先行者。

17—18 世纪，西方近代医学基础学科知识向中国的传播，对环境毒物毒性作用机理在中国的研究有一定的促进作用。

2.2.3 西方近代医药学的输入

随着欧美传教士来华进行医学传教人数的增多，也随着 19 世纪以后欧洲近代医药学和毒物学的快速形成和发展，欧洲近代医药学知识向中国的传入逐年加速，对中国传统医药学和毒物学的影响开始逐渐加大。依据传入的规模可以分为两个阶段。

（1）第一个阶段（1800—1840 年）

在 19 世纪之初，西方医学理论和实践在很多方面仍然未摆脱源于古代自然哲学

---

1 王清任生平详见本书第七卷。

2 据甄橙在《中国医学通史：近代卷》记载，《人身说概》和《人身图说》二书并未出版，仅有极少手抄本流传，故王清任是否受其影响还有待考证。

的“四元素”（地、水、火、风）和“四液”（血液、黏液、黄胆汁、黑胆汁）之说，仍然停留在希波克拉底与盖伦的理论模式框架内，对于不明病因的疾病也只能用“邪气作祟”进行解释（图 2-2-11）。这些医学理论比起中国古代医药学还有很大差距。在这个时期，西方医学对中国医学，不论科学性或先进性，都没有多少优势，而西方的解剖学和生理学虽然较东方先进，但由于传入规模小，速度慢，只能对个别医家起到启迪作用，对中国传统医药学体系并未构成很大影响。直到英国医生琴纳发明的接种牛痘预防天花传染病的医疗技术传入中国，西方医疗管理模式——西医诊所才开始传入中国。

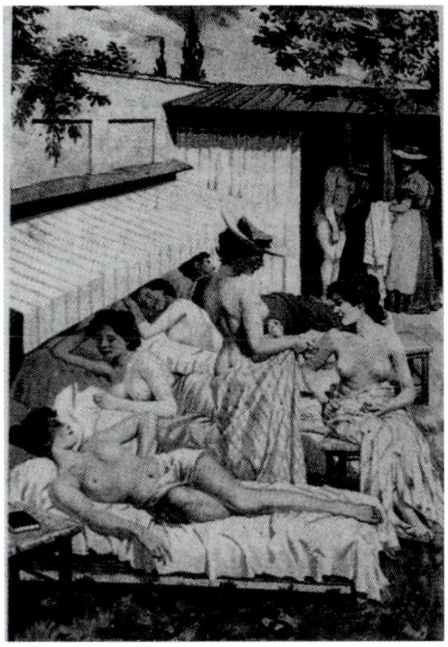

图 2-2-11　欧洲在 19 世纪初期，很多人不相信医疗手段，而对疾病采用自然治疗方法
（引自：Anna Fischer-Dückelmann.1903.《德国国内医学导读》）

接种牛痘预防天花

对西方近代医学早期传入中国记载较为详尽的是关于牛痘接种法传入的描述。1796 年，英国医生琴纳发现人体接种牛痘可预防天花疾病，并在 1798 年将此研究结果公布于众。1805 年（清嘉庆十年）在澳门开始对人体接种牛痘为传入中国之始。在中国推行牛痘接种法的重要人物皮尔逊（A. Pearson 1780—1874 年，图 2-2-12）是英国东印度公司医生，他也于 1805 年到达澳门，随后在广州进行牛痘接种，在 12 个月内接种了数千人，并传授中国生徒，最知名的生徒名为邱熺。皮尔逊还编写《种痘奇法》一书，由斯坦顿（G. T. Stannton）译为中文，于 1815 年出版。这是我国最早的西医痘症专著，邱熺将该书加以诠释改名为《引痘略》，于 1817 年印行。因此，最早传播牛痘接种法的中国人是邱熺和郑宗谦，二人都不是医生。邱熺之子邱旭，继承父业，接受他们种痘的人不计其数。1805 年之后，许多外国诊所和医院在中国各地陆续开设。在初期，西方医药尚未在中国形成影响时，种痘是传教士医生行医的主要方式。

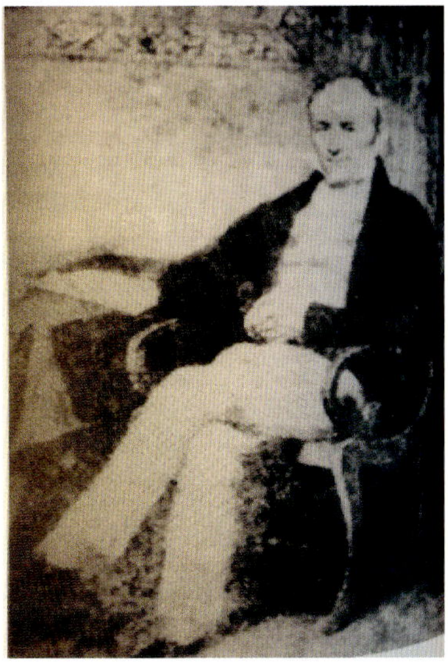

图 2-2-12　皮尔逊

西医诊所创立

广州是近代中国最早接触西方列强的前沿，也是西方医药学在内地最早输入和发展的城市。1834 年 10 月，美国新教传教医生伯驾（Peter Parker，1804—1888 年，

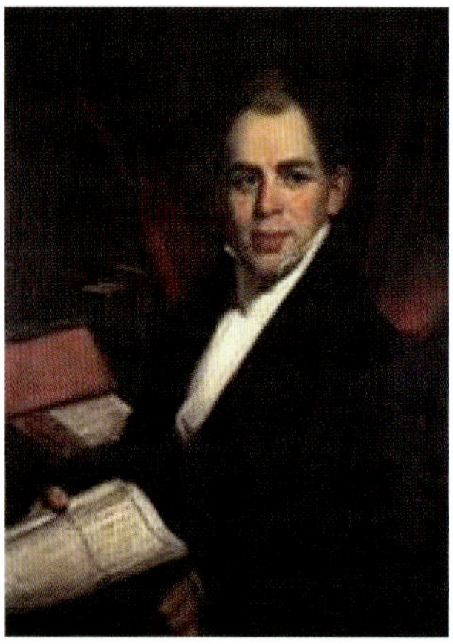
图 2-2-13 伯驾

图 2-2-13）[1] 来到中国，1835 年伯驾在广州创立西医诊所"眼科医局"治疗内科、外科各种疾病，被认为是近代西医正式进入中国的标志。同年，伯驾开始训练中国生徒为其助手，被认为是中国人开始学习西方医药学的标志。该眼科医局是中国最早的教会医院。

（2）第二个阶段（1840—1949 年）

第二个阶段为鸦片战争之后的中国近代史时期。从 19 世纪中期开始，西方医学在 16 世纪解剖学、17 世纪生理学、18 世纪病理解剖学、19 世纪细胞学、微生物学及临床治疗等重大突破和突飞发展的基础上，已经摆脱了古代传统医学的影响而建立了系统的、崭新的近代医学理论和医疗技术，许多疾病的致病因素已经被发现，新的治疗方法和外科手术也有了很大进步。在这个时期，西方近代医药学以其科学性和先进性的巨大优势，具备了大量输入中国的学术基础。在帝国主义列强的大炮轰开中国国门的情况下，西方近代医药学的涌入之势一日千里，对中国医药学及毒物学研究产生了巨大影响。

开设医院和医学学校

1840 年鸦片战争之后，中国沦为半封建半殖民地社会，中国国门大开。清朝政府被迫签订大量不平等条约，列强在华取得一系列特权，包括允许其在华开设医馆或医院等。此时的传教士大多属于基督教新教派，其中的医生也大为增多，西方列强企图采取大炮、宗教、医药、商贸合为一体的策略，加快对中国的侵略。加之，西方近代医药学的科学性和先进性为其传播提供了学术基础。在这种社会和科技背景下，西方近代医药学大量涌入中国，英美等国纷纷在华开设各种医院。

1843 年 11 月，美国浸礼会传教士医生麦高恩（D. J. Maegowan）在宁波建立一所医院，设立内外科治疗。为了传播西医知识，他于 1845 年在医院开办了一个医学班，招收了几名学生和当地开业医生，进行解剖学、生理学等课程的教学。

1853 年，嘉约翰（John Glasgow Kerr，1824—1901 年，图 2-2-14）[2] 从美国来到

1 伯驾（Peter Parker，1804—1888 年）是美国基督教派到中国的第一个传教士，兼医生、外交官，在华 23 年，是美国利用宗教侵略中国的代表。1835 年，他在广州创立西医诊所"眼科医局"，被认为是近代西医正式进入中国的标志，除了治疗眼科疾病外，还治疗内科、外科各种疾病。他是第一个在中国使用乙醚麻醉（1847 年）与氯仿麻醉（1848 年）的医生。1856 年因爆发第二次鸦片战争，医局遭到焚毁而停闭（1859 年被美国传教士嘉约翰重建并更名为博济医院）。1855 年，美国政府正式委任伯驾为驻华全权公使，是近代中美关系史上的重要人物。

2 嘉约翰（John Glasgow Kerr，1824—1901 年）是美国基督教派到中国的传教士、兼医生，1853 年从美国来到中国行医传教。1856 年因第二次鸦片战争爆发，伯驾创立的"眼科医局"遭到焚毁而停闭。1859 年 11 月，嘉约翰在广州找到新址重建"眼科医局"并更名为博济医院（今中山大学附二院），是中国最早的教会医院。1862 年，该医院开始招收学生；1866 年，该医院内设立博济医校，并聘请我国最早留美学医者黄宽教授生理学等课程。1879 年，该校更名为南华医学校，并招收了中国第一位医科女生入校学习。孙中山先生即为该校 1886 年招收的学生，著名的"戊戌六君子"之一康广仁也是该校学生。1904 年该校改名为华南医学院，1949 年以后合并其他医科学校成为广州中山医学院，今称中山医科大学。嘉约翰一生为中国培养了 150 余名西方医药学包括毒理学方面的栋梁之才。1898 年，嘉约翰还在广州建立了第一所精神病医院。他一生在中国医治门诊病人 74 万人次，住院病人 4 万人次，为 4.9 万人做了外科手术，是中国人民的好朋友。1901 年 8 月 10 日，嘉约翰在中国从事和传播西方医药学近半个世纪之后，在广州逝世。

中国传教，翌年到广州开始行医传教。1859 年，他重建“眼科医局”并更名为博济医院（今中山大学附二院），它是中国最早的教会医院。1866 年，他在该医院内设立博济医校，它是中国最早的教会医科学校，也是外国人在中国最早设立的医学校，为中国培养了早期的西医人才。嘉约翰一生在中国编译的医药学方面的教材和专著有 34 种，其中与药物或毒物有关的著作，如《化学初阶》《西药略释》《卫生要旨》（也有说还有《西药大成》《万国药方》等）为西方医药学在中国的发展做出了重要贡献（图 2-2-14、图 2-2-15）。

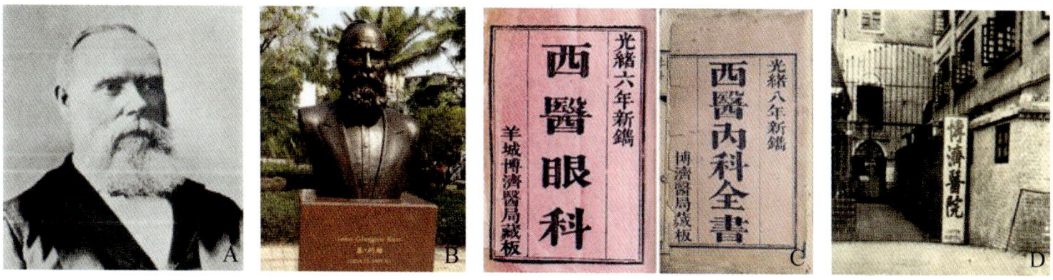

图 2-2-14　嘉约翰（A）及其塑像（B）、他编译的部分医书（C）与博济医院（D）

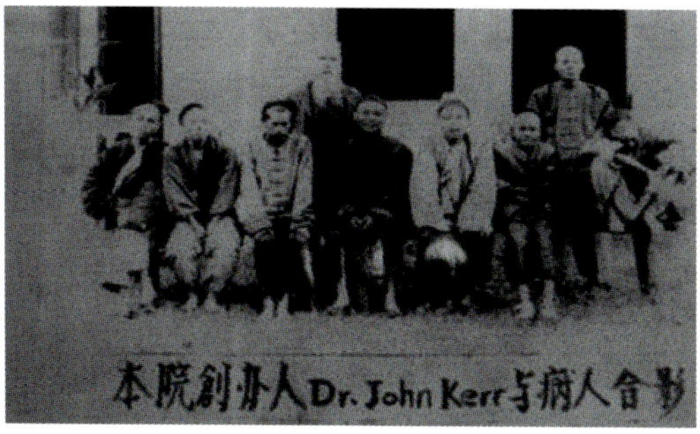

图 2-2-15　患者与嘉约翰（后排中间站立者）合影

1862 年，英国医生雒魏林[1]在北京开设医院（北京协和医院前身）。到了 20 世纪，欧美医生开设的医院和建立的医学校快速增多，例如 1901 年在广东设立的夏葛医学校，1903 年在北京设立的协和医学校，1904 年在济南设立的齐鲁医学校，1905 年在成都成立的华西协和大学等。这些西医学校招收中国学生，传授西方医药学知识，培养西方医药学人才。据统计，1915 年全国有医院和诊所 553 个、全年就诊达 150 万人，有教会兴办的医学学校 23 所、护校 36 所。西方近代医药学在中国的快速发展，得到了中国各界的广泛支持。[2]

编译西方医药著作

为了满足国人对西方医药学学习、研究、应用和实践的需要，通过中西学者合

1　雒魏林（William Lockhart，1811—1896 年），生于英国利物浦，早年在伦敦盖氏医院学习，1843 年成为英国皇家外科医生学会会员。1839 年年底到广州，加入中华医学传道会，行医传教。1844 年他在上海开设上海第一家西式医院——中国医馆（今仁济医院前身）。1862 年在北京开设医院（现在的北京协和医院的前身），同年在北京建立了第一座新教教堂。1864 年在他的提议下，德贞（John H. Dudgeon，1837—1901 年）博士受聘从英国来到这个医院工作。同年 4 月雒魏林回到英国。他著有《在华行医传教二十年》等。

2　见《岐黄医道》（廖育群著）。

作编译，把西方医药著作编译成中文医书或教材成为清末时期的一种潮流。在西方学者中，比较出名的有英国传教医生合信（Benjamin Hobson）、英国传教士傅兰雅（John Fryer，图 2-2-16A、B）[1] 和美国传教医生嘉约翰等。

傅兰雅是在华外国人中翻译西方科技书籍最多的，仅医药学方面的著作就有 20 余部，与赵元益（图 2-2-16C）[2] 译著的《西药大成》为当时最巨医药学译著，《法律医学》是中国第一部法医学译著。傅兰雅在华 35 年，其中 28 年在艰辛地翻译科技书译著中度过，把一生最美好的时光奉献给了中国，在西方近代科技输入中国的历史进程中，没有任何外国人比他做得更多。

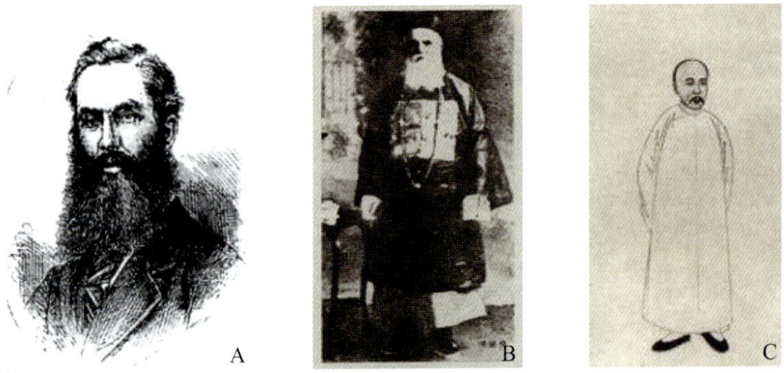

A B C

图 2-2-16　傅兰雅（A、B）；赵元益（C）

1839 年，英国医生合信（Benjamin Hobson）[3] 受伦敦布道会派遣携家眷来华传教。他先后在澳门、香港及广州行医和传教，诊治疾病非常认真。经过在中国多年行医以

1　傅兰雅（John Fryer，1839—1928 年），英国圣公会教徒，翻译家。生于英国肯特郡海斯（Hythe）小镇，受牧师父亲的影响，从小向往中国。1861 年他从伦敦海伯雷师范学院毕业后，立即来到香港的一所教会小学——圣保罗书院任教。傅兰雅很有语言天赋，他很快掌握了汉语。同治七年（1868 年），受雇任上海江南制造局翻译馆译员，达 28 年，单独翻译或与人合译英文科技书达 100 余部，包括数、理、化、工程、农学、医学等多个方面。清政府曾授予其三品官衔和勋章。光绪二十二年（1896 年）去美国担任加利福尼亚大学东方文学语言教授，卒于美国加利福尼亚州奥克兰城。

2　赵元益（1840—1902 年），字静涵，号高斋，新阳（今江苏昆山）人。光绪年间举人，晚清著名藏书家、翻译家，精通医学。光绪二十三年与董康等人创立上海"译书公会"，同年与吴仲韬创立"医学善会"。清同治八年（1869 年）应邀入江南制造局翻译馆任职，侧重译著西方医药、卫生保健方面，如《儒门医学》《光学》《西药大成》《法律医学》等。所藏书籍毁于战火。

3　合信（Benjamin Hobson，1816—1873 年），医学家、翻译家、传教士。1816 年出生于伦敦，医学硕士，英国皇家外科学会会员。1839 年来华，在澳门伦敦布道会任医师。1843 年在该会香港医院任院长，后在广州开设惠爱医馆，就医者甚众，他为人谦逊和蔼，有古君子之风。1857 年任上海仁济医院医师。1859 年退休回国，1873 年病逝。他一生将不少西方的生物学、解剖学、内外科理论、妇婴卫生等自然科学著作译介到中国，为西方近代科学特别是医药学向中国的传播做出了重要贡献。1849 年，合信最早编译的著作《博物新编》刊行，该书不是医学著作，而是一部介绍西方近代科学常识的书，全书分三集。第一集分为地气论、热论、水质论、光论和电气论等篇。地气论第一次向中国介绍了氢气、氧气、硫酸、硝酸和盐酸等性质和制法的近代化学知识。"水质论"介绍了元素理论。热论介绍了蒸汽机的原理及其应用。第二集为《天文论略》，对哥白尼的日心说和牛顿力学及万有引力定律进行了介绍，并对 1846 年新发现的海王星也做了介绍。第三集为《鸟兽论略》，介绍了大象、虎、狮、豹、熊罴、骆驼、貂兽、哺乳类胎生鱼（如鲸鱼），以及鹰类、无翼禽、涉水鸟等。其中有一些是中国少见的新奇动物。《博物新编》对近代科技知识在中国的传播起到了很大的推动作用，是中国近代科技史上最有影响的著作之一。中国早期的科学启蒙人物如徐寿父子、华蘅芳兄弟等，以及民主主义革命家和先锋人物如孙中山等都因为读过该书而对他们的人生产生了重要影响。

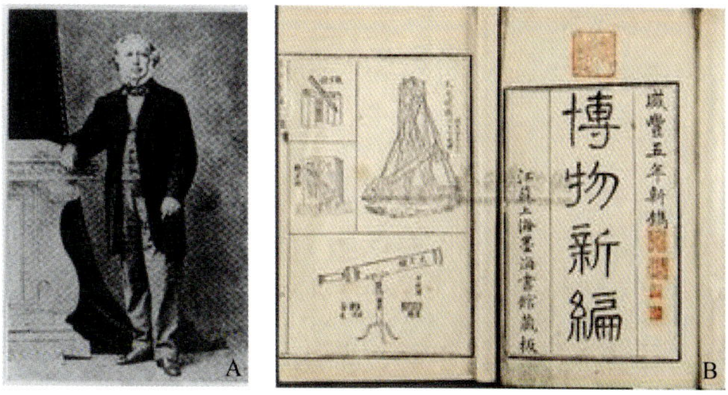

图 2-2-17 英国传教医生合信（A）及其译著《博物新编》（B）

后，他认为，中医还不及西医在希波克拉底时代所达到的水平。为了把西医知识介绍到中国，他编译了《博物新编》和《全体新论》，并与管嗣复合译有《西医略论》《妇婴新说》《内科新说》三种，共计 5 种。这些译作不仅在中国医学史上，而且在中国近代科技史上产生了不可低估的影响（图 2-2-17）。

合信对待译述十分认真。他与中国人陈修堂合译并在 1851 年出版的《全体新论》介绍了解剖学知识，对骨骼、韧带、肌肉，以及大脑、神经系统和五官，脏腑、血液循环及泌尿器官等进行简明论述，图文并茂。1857 年，他译出《西医略论》共 3 卷，上卷总论病症，中卷论述不同病症，下卷专论方药。同年，《妇婴新说》编译出版，对西医妇产科和儿科疾病的治疗进行论述。1858 年，《内科新说》编译出版，以脏腑为纲，论述头痛、癫狂、心肺病、胃病、肝胆病症、肾病、小肠病、大便泄泻或秘结等病症与方药。上述医书是近代西医药学在中国最早、最系统的著作，其影响直至 20 世纪初，极大地推动了西方医药和毒物学在中国的传播。1858 年，合信还编辑出版《医学英华字释》，它是最早的英汉医学词典。中国医学史著名学者陈邦贤认为，合信医学著作的出版是“西洋医学学说输入中国的起点”。

2.2.4 中国对西方医学的学习和引进

（1）中西医汇通的提出

鸦片战争以后，为了富国强兵、抵御侵略，朝野出现了“中学为体、西学为用”的洋务派和提倡维新变法的改良派。以李鸿章、张之洞为代表的洋务派在不同程度上认识到西方科学的进步性，在操办军事工业、铁路、钢铁、纺织等近代企业的同时，提出了中西医学汇通的观点。1890 年，李鸿章为《万国药方》作序。他在序中写到：“倘学者合中西之说而会其通以造于至精极微之境，与医学岂曰小补！”医学史学者赵洪钧认为这是至今发现的最早“中西医汇通”观点。[1]

（2）兴办西医学校

在洋务运动的影响下，为了将西方的最新医药学和环境毒物学知识及时介绍到中国，中国官方也开始兴办医学校，最早的是 1862 年在北京成立的同文馆，特设科学系，1865 年增添医科，并于 1872 年聘英国医生、传教士德贞为医学和生理学教习。这是中国自己最早开办的西方医学教育机构。1881 年，李鸿章在天津创办天津医学馆，

1 赵洪钧 .1986. 中西医汇通思想初考 . 中华医史杂志，（3）：145.

1893年改称北洋医学堂，这是中国第一所官办的近代西医学校。继之，在中国各地有越来越多的医学学校建立。到了20世纪初期，中国已有6所国立大学医学院，且开设的课程基本与欧美一致，如1927年6月成立的国立中央大学医学院，先后设有解剖学、生理学、生物化学、药理学、病理学、细菌学、寄生虫学、公共卫生、法医等课程、科室和研究所。其他医学院如国立同济大学医学院、国立北平大学医学院、国立河南大学医学院、国立中正医学院、国立沈阳医学院、国立贵阳医学院等所设课程和从事的研究均与中央大学医学院处于类似水平。这在一个侧面反映了中国对西方医学的包容之大、接受之快。

（3）兴办药学教育

自古药物和毒物的研究相伴而行。19世纪中期，外国传教士在中国开设医院，开始以师徒传授的方式教学，有少数人学习西药调配。这是培养西药人员的开始，之后，逐渐发展为设立中级药科学校或培训班。然而，高等西药学教育是由中国政府开始创办的，而不是由外国教会所举办。

1902年，袁世凯出于军队的需要，在天津设立北洋医学堂；1906年更名为陆军医学堂，同年设立药科专业，学制为3年，后改为4年。以后发展为药学专科或系。1912年，该校更名为陆军军医学校。截至1948年，共有毕业学生33届、400余人。

之后，浙江公立医学专门学校、齐鲁大学、中法大学、华西协和大学理学院、上海医学院、北京大学医学院，分别在1913年、1920年、1929年、1932年、1936年、1943年设立了药科或药学系。此外，还有其他一些医学院也在这一时期设立了药科，但开办时间较短、影响不大。

在中国近代时期，由于政府重医轻药，药学和毒物学的发展很迟缓。当时教育部门规定药学属于丙类学科，不准建立药学院，所以整个中国没有独立的药学院。直到1936年，中国才在南京建立了一所药学专科学校，即国立药学专科学校（今中国药科大学）。它是当时中国唯一独立设置的高等药学教育机构，学制4年，孟目的为首任校长。

直到1948年才成立东北药学院（现沈阳医科大学）。药学教育没有统一的学制、专业、培养目标和教材，规模小、学生少、师资力量薄弱。据1949年统计，全国专任药学教师仅100余人，1906—1948年累计培养药师仅2 000人；全国只有药学院、系（科）共11所。尽管如此，中国近代药学（西药）教育，对传播西方药学知识和培养药学人才也发挥了重要作用，为科研、教育、医院、企业等部门输送了掌握近代科学理论和技术的人才，促进了中国近代药物学和毒物学的研究，也为之后现代中国环境毒物研究的发展创造了条件。

（4）医药著作编译

1868年，清朝官办的翻译出版机构——江南制造局翻译馆[1]被创办。翻译馆先后聘

1　江南制造局翻译馆，简称翻译馆，隶属于江南机器制造总局（简称江南制造局）。1865年曾国藩、李鸿章奏准在上海兴办晚清最重要的军事企业——江南制造局，专门制造军舰和枪支。在制造过程中，需要翻译大量的外文资料，因此1868年成立了一所翻译馆，负责翻译和引进西方的科技类书籍。该馆先后共译书160种，其中包括兵学、工艺、兵制、医学、矿学、农学、化学、地学等。最早的译著如《开煤要法》（傅兰雅、王德均合译）在1871年出版。

请中外学者59人参加译书，其中外国学者9人，中国学者50人。中国翻译家赵元益和英国翻译家傅兰雅编译出版了《儒门医学》《内科理法》《西药大成》等书。西方医药学大量著作的翻译出版，加速了西医向中国的输入。

此外，中国民间的医学家也开始进行编译西方医书。有名的如赵元益的学生、医学家丁福保（图2-2-18）[1]翻译的日本西医书籍多达68种，集成为《丁氏医学丛书》，以适应当时对西医知识的需求。此外，1905年中国博医会内设编译委员会从事翻译工作，1932年与中华医学会合并后，继续翻译西医著作，出版医药书籍60余种，供全国的医学院校用作教材或参考书。

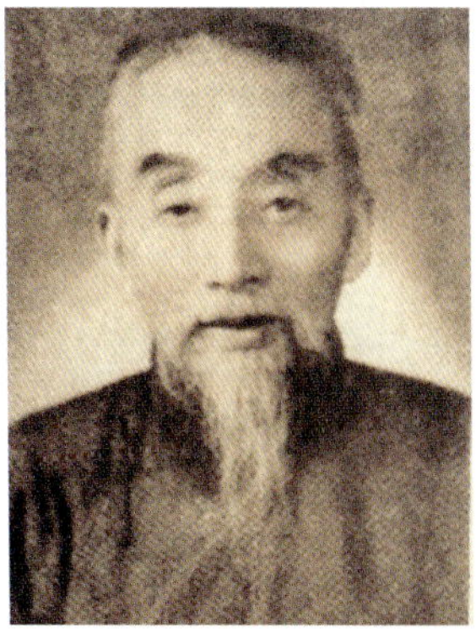
图2-2-18　丁福保

（5）出国学医

除了传教士对医学知识的输入外，中国人也开始主动赴英美等国学习西方医学知识。黄宽（1829—1878年，图2-2-19）[2]是最早到国外学医的中国人，他于1850年赴英国爱丁堡大学学习医学，1857年获博士学位并回国行医。他是中国早期的医学家、教育家，也是中国最早进行西医教学的教师之一。黄宽是自费留学学医，之后，清政府开始派遣留学生出国赴欧美和日本学医。据《光绪政要》记载，光绪三十二年九月，对医学留学归国人员谢天保、徐景文、陈仲篪等赐医科进士出身，有的赐医科医士出身。1907年，政府开始派遣留学生赴日本学习医学。由此可见，中国政府和民众对于引进西方医药学知识的重视。

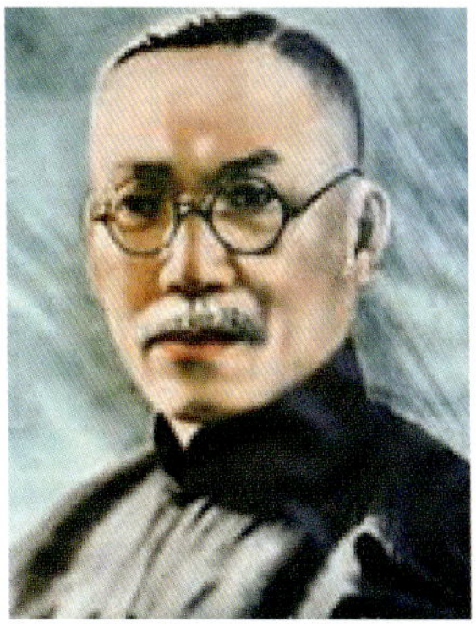
图2-2-19　黄宽

赴西方学习西医，并在回国后取得重要功绩的医学家中，当首推公共卫生学家、中国检疫、防疫事业的先驱伍连德博士（1879—1960年，图2-2-20）[3]。1896年，17岁的伍连德赴

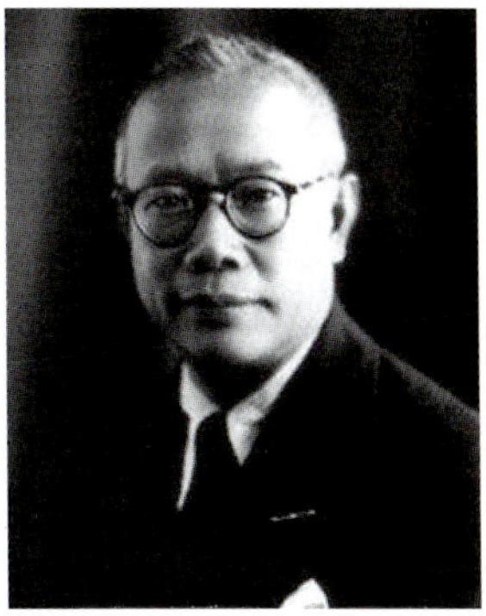
图2-2-20　伍连德

1　丁福保（1874—1952年），医生、医学翻译家和教育家，江苏无锡人。精于数学和医学，曾任京师译学馆算学和生理学教师多年。曾被公派赴日本考察医学，回国后在上海行医，组织中西医研究会，创办丁氏医院、医学书局。除了编撰西医著作外，他还编写了《佛学指南》《佛学初阶》《佛学大辞典》《说文解字诂林》《古钱大辞典》《历代诗话》等多种著作。生前编成而未及出版的《四部总录》遗稿经其学生周云青整理后，由商务印书馆出版了“医药编”“天文编”“算学编”“艺术编”4种。

2　黄宽（1829—1878年），字绰卿，广东香山（今中山）人。1841年赴澳门，入马礼逊教会学校读书，1842年随学校迁至香港继续学习。1847年随该校校长赴美，入麻省曼松学校学习4年，后赴英国爱丁堡大学学习医学。1855年获爱丁堡大学学士学位，留英研究病理学和解剖学，1857年获博士学位并回国行医。1862年参与博济医院培养中国医生的教学工作。1866年被聘至博济医院创设的华南医学校执教解剖学、生理学和外科学，是中国最早进行西医教学的教师之一。1867年任博济医院代理院长，同年由黄宽进行该院的首次尸体解剖。他医术精深，擅长外科，1860年首次在中国施行胚胎截开术。当时被称颂为好望角以东最负盛名的优秀外科医生。黄宽终身忙于诊务与教学，英年早逝，著述不多。

3　伍连德生平见本书第七卷。

英国剑桥大学伊曼纽尔学院（Emmanuel College，Cambridge）留学，先后在英国、德国和法国进行医学学习、实习和研究，获医学博士学位。1910年12月（清光绪三年），肺鼠疫在东北大流行，黑龙江、吉林两省死亡人数达39 679人，占当时两省人口的1.7%。在当时疫情非常严重的局势下，清政府选派伍连德为全权总医官，亲赴东北领导防疫工作，不到4个月就控制了这场震惊中外的鼠疫大流行。伍连德一时被国内外誉为防疫科学的权威。通过抗疫实践和研究，伍连德提出"肺鼠疫"学说（著有《肺鼠疫论述》，1926年，日内瓦国际联盟卫生组织印发，英文版），发现野生啮齿类动物如蒙古旱獭为疫菌宿主、"呼吸"和"飞沫"是肺鼠疫的传播方式，为公共卫生学、检疫学、防疫学、疾病社会学等相关学科提供了理论基础，创造性地丰富和发展了人类流行病科学理论。

1915年2月，伍连德与颜福庆等创建了中华医学会，任书记，同时受命创刊《中华医学杂志》，并任总编辑。他在一生中创办了多所医学校、医院、防疫研究所，对中国的医学教育、医疗事业、流行病防疫、学术交流起到了推动作用。

2.2.5 中西医学并存与中医废止风波

在近代中国，西方近代医药学知识和医疗技术的大量输入，使中国传统医药学受到很大冲击，正如著名医学史专家陈邦贤所说："欧风东渐，中国数千年来哲学的医学，一变而为科学的医学。新医学的蓬勃，有一日千里之势。"中国社会从此出现了中西两种医学并存的局面。随之，也出现了三种截然不同的对待中国传统医学的态度：一是国粹派坚守传统医学的理论和疗法，对西医持排斥态度；二是提倡新医学而对中医持否定态度，主张废止中医；三是中西医汇通派，主张中西医结合，用西医的理论对中医进行阐述。

（1）中西医汇通派

在洋务派倡导的"中学为体、西学为用"思潮的影响下，一部分中医医生开始研究西医、参照西医，并试图将西医应用于中医理论体系。持这种态度的中医医生被称为"中西医汇通学派"。

清代名医唐宗海（1862—1918年）[1]在《黄帝内经》《难经》《伤寒杂病论》等传统医学经典的启发下撰写的《血证论》，对血证论治有深入研究和独到见解，在这方面他对中医学的丰富和发展有一定贡献（图2-2-21）。在对待中西医学的态度上，他主张兼取众家之长，"好古而不迷信古人，博学而能取长舍短"，他试图以西医理论来解释传统中医问题，提倡中西医理论的汇通，他甚至认为汇通中西乃是医家应对中国医学

---

1 唐宗海，字容川，四川省彭州市三邑镇人，中医七大派"中西医汇通派"创始人之一。他16岁为秀才，23岁开始钻研医学，光绪十四年，中三甲进士。他认识到西医、中医各有所长，力主汇通中西，修正医道。他以中国古代医学理论为基础，吸取西医解剖学生理学知识，撰成《中西汇通医经精义》，在光绪十八年（1892年）刊行，成为中国医学"中西汇通"先驱者。他的《中西汇通医书五种》，包括《中西汇通医经精义》《伤寒论浅注补正》《金匮要略浅注补正》《血证沦》《本草问答》等。他虽然是明清正史唯一有传的四川医家，但他的生卒年记载不一，如有的记载为1846—1897年，有的记载为1862—1918年。

“大变局”的责任。他于 1892 年出版的《中西汇通医经精义》，以西方解剖学和生理学知识求证中医经典。他的《中西汇通医书五种》《血证论》等医学著作，在近代中国流行甚广，对“中西医汇通”思想的普及有很大推动作用，是中国中医界提倡中西医汇通的第一人。

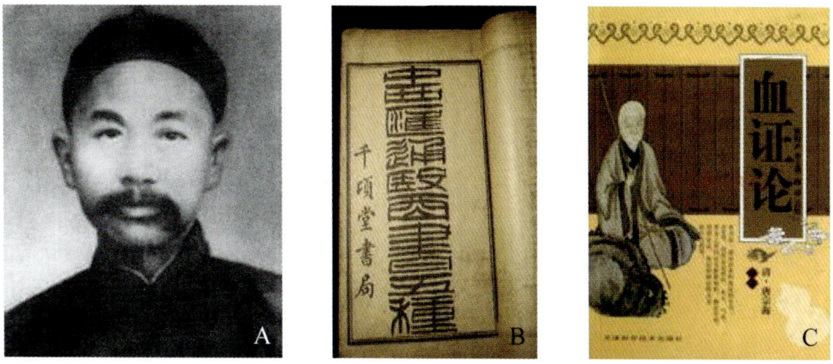

图 2-2-21　唐宗海（A）及其著作《中西汇通医书五种》（B）和《血证论》（C）

在这一时期，四川的罗定县、广东南海县（今广东南海区）的朱沛文等中医医生也将西医的解剖学知识用于中医体系的描述。

此外，中医名医、河北盐山人张锡纯（1860—1933 年，图 2-2-22A）在 1918—1934 年分期刊行他撰写的《医学衷中参西录》，以中西药联合治疗疾病而著称。

著名中医学家、江苏武进孟河人恽铁樵（1878—1935 年，图 2-2-22B），通晓英文，在中年之前从事编译工作，对中西医学有深入研究，中医著作甚丰，他在《药庵医学丛书：伤寒论研究》一书中认为：“中医而有演进之价值，必能吸收西医之长，与之化合，以产生新中医。”事实上，在中国近代时期，主张中西医学“汇通”或“汇参”已经形成一种学术思潮，故有不少中医学家开始不同程度地接受西医学说，虽然未取得具有重大意义的学术成果，但其勇于接受新的西学知识、促进中医完善的精神是非常可取的。

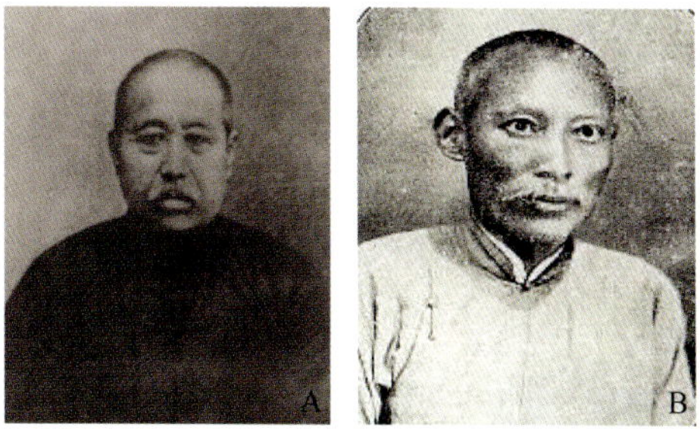

图 2-2-22　张锡纯（A）、恽铁樵（B）

（2）西医救国论

中国在中日甲午战争中的战败，宣告了洋务运动的失败，导致资产阶级改良派逐渐登上政治舞台，发动维新变法。改良派在政治上主张君主立宪、废除君主专制，在文化上主张全面引进西方科学，在医学上主张“医学救国论”，实质上就是西医救国论。当年的孙中山先生、戊戌变法“六君子”之一的康广仁，以及秋瑾、鲁迅等最初都选择了学习西医。改良派力倡医学维新的原因在于他们认为强国必先强种，强种必先强体。当时的报纸有“富强始于卫生”论，文称“强体之法，西人医学大昌”，力主发展西医。改良派代表梁启超在力倡振兴医学的同时，对中国的传统医学进行猛烈抨击。

在改良派的呼吁下，光绪皇帝下旨："另立医学堂，考求中西医理。"在这种形势下，研究西方医学的人数急剧增加，民间兴办"新医"的热情高涨，很多地方出现"自新医学堂""函授新医讲习班""医学研究会"等各种介绍西方医学知识的组织和团体。戊戌变法在推动政治改革的同时，也推动了西方近代医学向中国的传播。

（3）废止中医风波

戊戌变法虽然失败，但其变法维新的思想已经深入人心，对于医学维新的影响也不例外。西医在中国的传播不再是中西汇通的问题，而是西医作为独立的医药学体系在中国快速发展壮大起来。例如，1903年，清末医科大学的医学专业设有29门课程，其中中医课程只有1门；而药学专业设有课程17门，其中中药课程只有1门。中医药学在当时中国官方医学教育中已被边缘化，失去了传统的主导地位。

1911年辛亥革命之后，新医学的发展更加蓬勃，加之，受到日本明治维新后废除汉方医学[1]的影响，废止中医的思潮开始在思想界产生。对于废止中医的起始，最早可以追溯到1879年清末国学大师俞樾发表的《废医论》。之后他又发表了《医药说》，提出"医可废，药不可尽废"的"废医存药"观点。随着新文化运动的发展和西方近代医学的大量输入，到20世纪初期，中国思想界否定中医的思潮与日俱增。当时最有影响的思想家如陈独秀、胡适、鲁迅、梁启超等都倡导废止中医。在北洋政府及国民政府执政期间，出现了三次政府当局主张废止中医事件。

第一次废止中医事件：民国元年（1912年）7月，北洋政府举行教育会议制定《学制》，并陆续发布。1912年11月颁布的《医学专门学校规定》和1913年1月颁布的《大学规程》中均无中医药学的内容，没有把"中医药"列为教育学科，而是只提倡专门的西医学校。这就是近代史上著名的"教育系统漏列中医案"。首先提出抗议的是上海神州医药总会会长余伯陶（德埙）等人，他们联合各地中医组织中医救亡请愿团，并于1913年11月23日赴京，向国务院及各部呈递请愿书，请求保存中医中药。1913年12月29日北洋政府教育总长汪大燮（1859—1929年）在接见要求为"北京医学会"立案的代表时，竟说："余决定废止中医、不用中药。所谓立案一节，难以照准。"此言一出，群情激奋，在抗议人士不断请愿的形势下，北洋政府被迫回应"非有废弃中医之意"，事情算是不了了之。

第二次废止中医事件：1929年2月23—26日，国民政府中央卫生委员会在南京召开第一次会议，与会者包括褚民谊、颜福庆、伍连德等当时的医界名流共17人。会

1 中国医药书籍最早传入日本据说是公元563年前后，此后大量中医书纷纷传入。但明治维新以后，西医迅速且大量传入日本。1875年日本政府规定，未经医学校毕业者，必须经过西医课程的考试合格，才可行医。1883年，日本取缔了汉医学校。

议讨论并通过了余岩（图 2-2-23）[1]起草的《废止旧医以扫除医事卫生之障碍案》，其中规定：限期登记中医执照、对中医补充教育 5 年、禁止登报介绍中医、禁止建立中医学校等。该决议立即在全国中医界引起轩然大波。

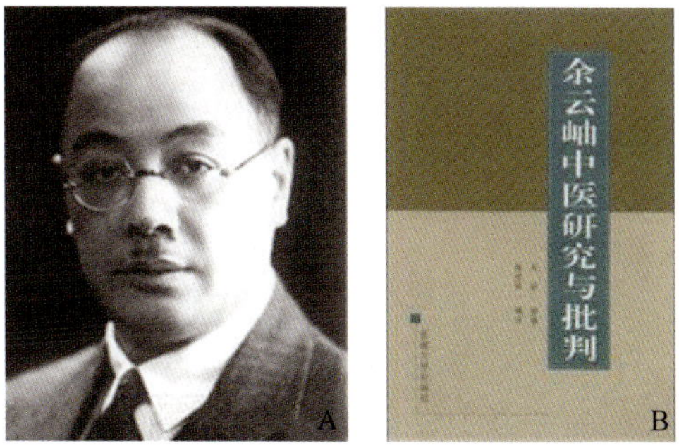

图 2-2-23　余岩（A）及其论著（B）

1929 年 3 月 11 日，上海医界春秋社等 8 团体发表通电，指责余岩利用卫生部和中央会议等行政手段，打压中医界，将其废止中医上升到“摧残国粹学术”的高度。3 月 17 日，在上海中医协会等团体的筹划下，全国医药团体代表大会在上海总商会礼堂举行，15 省 132 个团体的中医代表共 262 人。会上推选发起并主持此次大会的谢利恒为首席代表，隋翰英、蒋文芳、张梅庵、陈存仁四人也当选为代表，并聘请沪宁两地经常为高官医病的著名中医陆仲安和张简斋两人当顾问（图 2-2-24），组成晋京请愿团赶赴南京，要求国民政府取消废止中医的决议。中医界掀起的全国性抗争活动，引起了全社会的关注，对社会安定与政府威信有很大影响，迫使废止中医的决议未能实施。

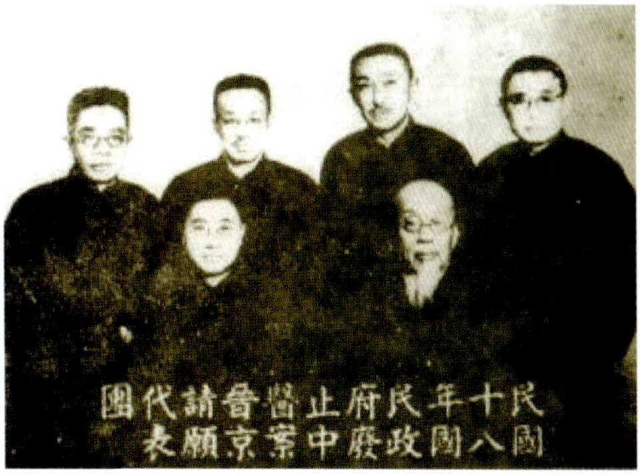

图 2-2-24　抵制“废止中医提案”的请愿代表团

第三次废止中医事件：1933—1936 年，在是否颁布“国医条例”问题上，把持国民政府行政院的汪精卫主张：“凡属中医不许执业，全国中药店限令歇业。”致使“国医条例”的提案不能通过。在全国中医界的坚决反对、请愿声中，直到 1936 年 1 月 22 日国民政府把“国医条例”改称为《中医条例》而颁布，这标志着中医在医药卫生系统取得了合法地位。至此，民国时期立法废除中医的运动宣告失败。经历了这几次生死抗争，加之当时对整体传统文化的抨击和中国社会、文化的近代化大趋势，中医界不少有识之士进一步意识到，为了中医的生存和发展，不得不对中医理论进行学术革新。

1　余岩（1879—1954 年），近代医家，字云岫，浙江镇海区为人。1905 年赴日留学，1908 年入大阪医科大学学医，1911 年辛亥革命爆发后回国参加救护工作，1913 年返日继续在该校学医，1916 年毕业并回国。他曾在国内研读中医药，有一定训诂学基础。1917 年年初，他发表《灵素商兑》，率先对中医基础理论进行系统批评，社会反响很大。他历任公立上海医院医务长、上海医师公会首任会长、国民政府中央卫生委员会委员、教育部医学教育委员会委员、《中华医学杂志》编辑主任等职；1949 年以后历任全国卫生科学研究委员会中医委员会委员、卫生部教材编审委员会委员、《中华人民共和国药典》编委会委员等职，对西方近代医学的传播和教育起到过一定作用，但其大半生时间用于所谓的“医学革命”，主张废医存药，是废止中医派的代表人物。他批判中医理论，力证阴阳、五行、六气、脏腑、经脉等种种是“谬误”，批判脉法的“不科学”，并指出中医不能预防传染病的流行。断言只有通过废除中医，才能使中国医学走上正轨。他还著有《医学革命论》《医学革命论续集》《古代疾病名候疏义》等。他大力译介西方医学，所著广为流传。1937 年他组建了研究室，对许多中药材进行研究，以后又成立制药厂，生产了“余氏止痛消炎膏”“余氏止咳糖浆”“治下灵”等中成药。

由于中医药学几千年对中华民族的有效保健作用已经深入人心，有着雄厚的社会和群众基础，所以在近代中国，传统的本草医药治疗仍然占据重要地位。更由于西方医学本身尚未发展到对所有生命神秘现象都能彻底查明的水平，对中医的主要理论或学说还难以做出最后的评判。因此，“废止中医”和“废医存药”的主张是行不通的。

1949 年，中华人民共和国成立之后，提倡中西医结合，投入了大量的人力、物力研究中医中药。在 1950 年 8 月北京召开的中华人民共和国成立后的第一届全国卫生工作会议上，在国家对待中医政策的影响下，余岩发表《团结》长文，放弃了他多年来废止中医的主张。1954 年 10 月 12 日《人民日报》发表《贯彻对待中医的正确政策》社论以后，许多省、市成立了中医院，并开展西医向中医学习等。1955 年 12 月，中医研究院在北京成立。1956 年夏，许多省市开始成立中医学院。至此，中西医间的社会性矛盾得到解决，中西医之间相互学习、取长补短、共同提高的方向已经指明，而其间存在的学术之争只有通过长期的科学研究来解决了。

2.2.6 学会、期刊及著作

我国近代西医药学书刊的出版和医药学术团体的建立，是中西医药学文化交流的产物，反映了近代西方医药学包括环境毒物学在中国发展的轨迹。随着西学东渐的发展，受西学科学学会林立、西学期刊和著作繁多的影响，从 20 世纪初期始，在中国大地，成立医学学会、创办医学刊物以及出版医学著作，势如雨后春笋，对中西医药学包括对环境毒物学的研究和进步具有重要而深远的影响。

学会

1838 年，传教士医生郭雷枢（T. P. Colledge）、伯驾（P. Packer）等在广州发起成立了在华医学传教会（Medical Missonary Sociaty in China），鼓励外国医生来华，为中国人提供免费医疗。鉴于该会活动多局限于广州，而传教医学已经扩展到中国各地，1887 年在上海的美国传教医师文恒理（H. W. Boone）发起成立了中国教会医学会（China Medical Missionary Association），中文简称中国博医会。1909 年，在华工作的外籍护士成立了中国护士会。上述三个团体均为外籍医护人员发起成立并以外国医护人员为主的团体，其影响深远。

1907 年，中国留日学生在日本发起成立中国药学会，王焕文为首任会长。这是由中国学者成立的最早的全国性自然科学团体，于辛亥革命成功后，1912 年迁回北京，当时有会员 100 余人。

1910 年，丁福保创建中西医药研究会（1934 年改名为中西医药研究社），并发行《中西医学报》20 年。

1915 年（民国 4 年）2 月和 5 月分别在上海和北京成立了中华医学会和中华民国医药学会。

此外，在中华民国时期相继成立的有中华卫生教育会（1915 年或 1916 年）、中国生理学会（1926 年，北京）、中国解剖学会（1920 年，北京）、中国病理学会、中华国医学会、中华民国药学会、中华民国拒毒会及中国健康学会等。这些学术团体在学术交流、出版刊物、人才培养以及学科发展等方面均起到了重要作用。

期刊

医药期刊是传播医药知识和信息的重要载体，对于医药学的发展有重要作用，同时也是医药科学发展水平的重要标志。

1871 年，以英文出版的《海关医报》由外国人把持的上海海关创刊，登载对中国的疾病调查等医学论文，每年 2 期，到 1904 年停刊，主编由海关医务官贾米森（R. A. Jamieson）担任。

1880 年，广州博济医院出版的《西医新报》创刊，每年 4 期，由美国传教士医生嘉约翰主编。

1907 年，中国留日学生在日本创刊《医药学》和《卫生世界》。1908 年，《卫生白话报》《医学卫生报》分别在上海和广州创刊。1910 年，《上海医报》《中西医学报》等创刊。

1911 年，辛亥革命后风气大开，加之新文化运动的影响，西医药期刊蓬勃兴起。据不完全统计，1912—1937 年约有 237 种西医药期刊出版，几乎都是国人自办。其中卫生类期刊有 50 余种。出版地区也由 8 处扩展为 25 处。例如，1915 年，中华医学会主办的《中华医学杂志》创刊，伍连德为第一任总编辑，至今仍在出版。又如，《中华医学》（中华医学会主办）、《中华药学杂志》《中国药学杂志》《药报》《药讯》（以上 4 种期刊均由中国药学会主办）、《新医药》（中华民国医药学会主办）、《拒毒月刊》（中华民国拒毒会主办）、《公共卫生半月刊》（卫生署主办）、《中西医药》（中西医药研究社主办）等。

1938—1949 年，抗日战争期间至中华人民共和国成立，处于战争非常时期，医药书刊编辑出版困难很大。1938—1945 年抗战期间国统区新创办西医药期刊不到 40 种，沦陷区仅 17 种。到 1948 年年底，出版的现期期刊只有约 30 种。1949 年之后，如同其他自然科学期刊一样，中西医药期刊均得到了迅速发展。

著作

根据医史学家陈邦贤编撰的《中国医学史》一书对中国明清时期医药学书目的记载，共有 375 种，其中从欧美医学编译的医书 15 种，从日本医学编译的医书（均为丁福保编译）有 45 种，如果把从欧美和日本医学编译的 60 种医书归为西方医学著作，其仅占全部医书的 16%，而中医类医书占 84%；就药物学而论，本草药物医书有 35 种，而西药医书仅有 7 种。这在一定意义上说明在明清时期中国仍然以传统的中国医药学占据绝对优势。

到了中华民国时期，西方医药学在中国的发展锐不可当，其著作出版的数量急剧增加，著述的种类涉及各个方面，覆盖了医药学的各个领域，与中国传统医药学著作相比，已经占据绝对优势。据对陈邦贤《中国医学史》一书的统计分析，人体解剖学方面的著作有6种，组织学方面有4种，生理学方面有12种，病理学方面有10种，微生物学与免疫学方面有8种，卫生学方面有15种，药物和药理学方面有28种，药物化学方面有7种（包括黄鸣驹撰写的《毒物分析化学》和伊博恩撰写的《毒理学》），内科学和诊断学方面有25种，治疗学和处方学方面有27种，外科学方面有16种，本草药学方面有5种，其他如妇产科、小儿科、神经系统疾病、传染病、急救、看护、皮肤病、性病、眼科、口腔科、法医、医学史、医药词典以及医学改革等方面的近代西医药学著作有110余种。另据徐维则和顾燮光两人统计，1899—1904年，中国早期西方医药学和解剖学著作和译著共计111种。

中国博医会是中国学术团体最早编译出版西方医药学书籍的学会。从该会成立至1918年，该会编译出版的中文西医书籍和小册子共103种。1932年，博医会并入中华医学会以后，截至1949年编译出版西方医药学著作共70余种，且多用于医药学校教材。其中，在毒理学方面有李雨田译《毒理学》、伊博恩编译《伊氏毒理学》；在药理学方面有伊博恩编译《药科学撷要》、于光元译《艾古二氏实验药理学》、朱恒璧编《药理学》；生理学类有启真道、易文士编《实验生理学》，易文士、启真道等译《哈氏生理学》；生物化学类有李缵文译《康氏生物化学》，陈覆恩、江清译《浮氏生物化学实验本》；病理学方面有孟合理译《史氏病理学》、侯宝璋编《实用病理组织学》；卫生学类有胡宣明、黄贻清译《罗氏卫生学》（新版由李涛译）、《公众卫生学》；法医类有《基氏法医学》。从这些有关的教材可知，在中国，20世纪30年代毒理学及其相关学科已经有了很大发展，从而为中国近、现代环境毒物研究和发展培养了人才，奠定了科学基础。

商务印书馆是近代时期出版西医书籍最多的出版商。1897年，商务印书馆在维新运动的浪潮中诞生。从该馆成立到1935年，出版西方医药卫生方面的书籍达121种。中华书局自成立至1949年，出版西医书籍约有104种，大多数属一般性医药卫生读物。

政府行政部门主持编辑出版的仅有几种。例如，1930年卫生署颁布的《中华药典》，载药708种；1932年，教育部编审出版的《药学名辞》，载药物和制剂名词1 400个；1935年，卫生部成立编审委员会，进行医学图书编审工作，出版了《理学实习指导》《公共卫生学》等教材。

其他团体、书商或私人也有零星医药书籍出版，其中留日回国的医学家丁福保最为突出。1906年，他在家乡无锡组织了译书公会，致力于通过日文转译西医书籍。1910年，他自设“上海医书局”，印刷出版他所编译的书籍。截至1914年，他由日文编译成的医药书有68种，自著医书10余种，总计80余种。1900—1933年，丁福保译述和编著的医书达160余种，选译的西方医药学著作大都是著名医学家的最新著作，代表了最新成就，应用价值较高。丁福保编译的医药书比早期传教士医生的译述，不仅内容新、水平高，而且全面、系统，中文流畅，对于普及近代西方医药学知识、沟通中西医学起了一定的作用。

2.3 中国近代对本草药物或环境天然毒物的研究

如前所述，本草药物就是环境天然毒物在医疗方面的应用。

在环境毒物的研究方面，在近代中国，仍然以研究本草药物即环境天然毒物为主。由于当时中国工业，特别是有机合成化学工业落后，所以对职业环境毒物的研究滞缓，对人工合成化学物的应用和毒理学研究也落后于欧美各国。中国近代时期职业环境毒物研究发展缓慢的原因，除了工业发展落后之外，也与列强入侵、封建统治、军阀混战等社会复杂因素导致的国民经济落后、资金贫乏、没有余力发展科学有关。

在中国的近代时期，虽然在西方近代医药学大量输入的影响之下，中国传统医药学受到很大冲击，但是由于本草药物的医疗效果显著，所以不论当时的社会贤达还是中西医者，对本草药物的研究依然重视，均认为中国传统本草药物学是传统中医的精华，中医的近现代化有待于对本草药物研究的突破。于是，在“中医科学化”和中药“化学化”的思潮中，本草药物的研究被推到了中医药变革的最前沿，许多杰出的中医药学工作者积极投身于中药学研究之中，涉及本草药物的多个方面，突破了前人的研究范畴，并吸收了近代西方在生物学、生理学、药物化学等方面的科研成果，本草药物或环境天然毒物的研究得到了较大发展。

2.3.1　对《神农本草经》的辑佚和注释

《神农本草经》是一部实用价值较高的本草学著作，原书在公元八九世纪亡佚，其内容虽然被历代本草学著作收录，且自南宋至明清均有辑佚本，但医家多有异议。在近代，在考据学的影响下，不少医家对《神农本草经》重新辑佚、注释和研究，其著作多达 20 余种。在重辑方面，以顾观光（字尚之，江苏金山人）于 1844 年和姜国伊（字尹人，四川岷阳人）于 1892 年先后完成的《神农本草经》重辑本较具特色。在注释、阐发方面，中西医药学家和教育家阮其煜（1891—1946 年，浙江杭州人）既通西方医学又精于中医药学，主张按照中药特点进行中西医药的沟通，认为不可单纯依靠化学分析方法确定中药的疗效。他与名医王一仁、阮其煜、董志仁于 1933 年著成《神农本草经新注》一书，运用西医病理学和药理学知识，对《神农本草经》中 200 余种药物进行系统的注释和阐发（图 2-2-25）。这是一部新型本草学著作，对后世有一定影响。近代著名中医和医学教育家蔡陆仙（江苏丹阳人）主张研究本草应以《神农本草经》为基础，对历代医籍精心整理，于 1937 年撰成《中国医学汇海》一书，在书后有“历代药物作家考”等资料，为研究中国药物学史和环境天然毒物研究史提供了宝贵资料。

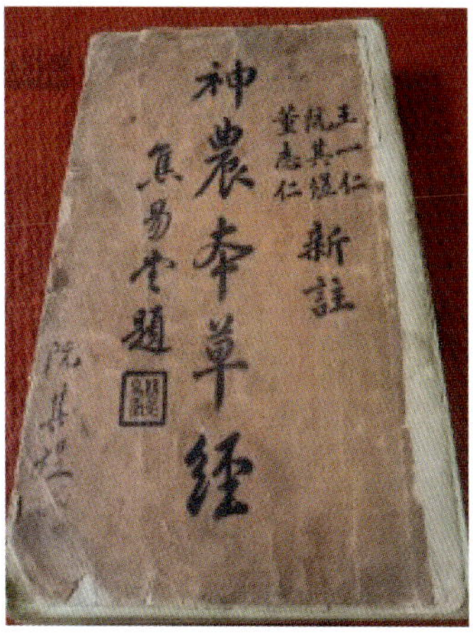

图 2-2-25　王一仁、阮其煜、董志仁《神农本草经新注》（1933 年版本）

2.3.2 本草药物或毒物的鉴别研究

自古以来，中医医者大多兼通医药。到了近代时期，随着医药分科的精细，一些医者不辨药物的真伪，不仅导致疗效不佳，而且对中医药学科的发展不利。为此，不少学者致力于药物鉴别的研究。

在传统药物鉴别方法的研究方面，主要有浙江鄞县（今浙江鄞州区）人曹炳章（1877—1956 年）撰的《增订伪药条辨》，于 1928 年出版，载药 110 种，注重形态与真伪，强调产地、采摘时间对药效的影响。之后，有陈仁山的《药物出产辨》（1931 年）、汪雪轩的《鉴选国药常识》（1936 年）、沈稼征的《中国药物形态学》以及刘亚农的《古今药物别名考》等鉴药专著。此外，在其他中医药学著作中也散有论述。

随着近代生物学，特别是近代植物分类学的发展，不少学者对药用植物进行实地考察，并对其科属、形态、化学成分及其药物和毒性作用进行论述。例如，吴其濬（1789—1847 年）的《植物名实图考》（1848 年），是中国古、近代之交时期一部具有较高科学价值的植物学专著或药用植物志，在植物种类和地理分布上，均远远超过历代本草著作，对我国植物分类学、中药学和环境天然毒物学的发展均有很大影响（详见第一章清朝时期）。通过图谱鉴别本草的著作还有高砚五的《本草简明图说》（1887 年）、王声的《药用植物图考》（1922 年）、刘翰臣的《药物学备考图说》（1935 年）等。

近代本草学家、江苏武进人赵燏黄（1883—1960 年），留日回国后曾任北京大学医学院药学系教授和国立北平研究院生理学研究所生药学研究员，他认为“旧本草所载之药物，大有科学上研究之价值”。他采用科学方法研究本草学，先后撰成《中国新本草图志》（1930 年）、《祁州药志》（1936 年）、《蒙古本草药之原植物》（1941 年）等本草专著。书中除了介绍古代对药物药性、毒性和功效的知识外，还有对植物的普通摄影、显微摄影、写生或标本图片等，对于药物成分提取、生理学、毒理学试验方面的结果也着重介绍，称得上是中西药理汇通的本草图鉴。

2.3.3 有关本草药效和毒性的论著与食物本草

自古以来，由于本草药物的误用而致病致死的事件常有发生，所以本草药物毒性与功效的研究历来备受重视。随着近代生物学、化学等学科的发展，药物学家不仅应用传统的理论和方法，而且采用近代生物学和化学方法，对本草药物毒性和功效进行研究，并取得了一些进展。

近代药物学家在总结前代经验的基础上，对本草药物按功效进行分类有了突出进展。医药学家屠道和（字燮臣，湖北孝感人）参考本草名著 20 余部，精心钻研药物功效和毒性，于 1851 年著成《本草汇纂》3 卷，载药 560 种。该书按药物的药性分为温补、平补、补火、滋水、温肾、温涩、寒涩、收敛、镇虚、散寒、祛风、散湿、散热、吐散、温散、平散、渗湿、泻湿、泄水、降痰、泻热、泻火、下气、平泻、温血、凉血、下血、杀虫、发毒、解毒、毒物，共 31 类。书中又以药物自然属性另分出谷、菜、果、禽兽、鳞 5 部。在另一卷中，又仿古代通用药之例，以病为纲，对各病症均列出所用药物。因此，本书可从多角度查找、适于临床应用的本草著作。《本草汇纂》是近代按药物功效分类的本草学著作的代表。由于按照功效分类的本草学著作易于学习和应用，所以 20 世纪 20 年代前后多以此体例编著教材和专著，如卢朋著在 1935 年为中医药学校编写的自编教材《药物学》和《本草学讲义》，以及周志林在 1941 年编写的《本草用法研究》等。有的专著和教材虽然不是采用上述按功效分类，仍然按照药物的自然属性进行分类，但是书中对药物功效做了详细阐发，如周岩（字伯度，浙江绍兴人）在 1904 年编写的《本草思辨录》、丁泽周（字甘仁，1865—1926 年）在 1915 年为中医学校编写的《药性辑要》自编教材等。这些本草学专著和教材证明，中国近代对本草药物毒性和疗效的研究有很大发展。

近代对药食同源、食物本草的研究也很重视，在食品毒理学方面取得了一定进展。这方面的专著主要有吴汝纪撰写的《每日食物却病考》（1896 年）、陈寿凡的《食物疗病法》（1917 年）、丁复康的《现代食疗本草》（1930 年）、张若霞的《食物治病新书》（1932 年）、陆观豹的《食用本草学》（1935 年，图 2-2-26）等。这些著作对多种食物本草的性味、功效、毒性以及食用禁忌进行了探讨和论述，为后世对环境天然毒物的研究提供了重要科学资料。

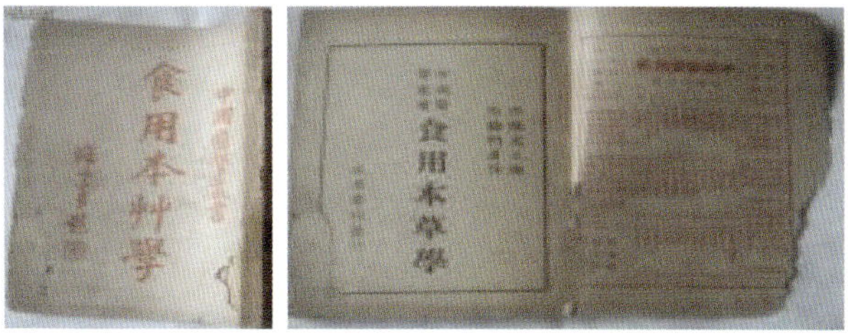

图 2-2-26 《食用本草学》
（陆观虎主编，陆观豹著，1935 年出版、1943 年印刷，永寿医社）

2.3.4　本草论著的发展

近代时期，在西方近代医药学输入的形势下，中医药科学化的思潮逐渐兴起，药效研究也突破了原来的框架，开始对本草采用化学分析和提取有效成分的方法，阐明本草疗效的化学本质，开创了本草功效和毒性作用研究的新途径。

留日学者丁福保（1874—1952 年）兼通中西医药学，提倡中医科学化。1908—1933 年翻译日文西医书籍百余种，介绍西医药学知识。同时，他认为对中药的研究当有突破性发现，主张用化学分析、提取等方法研究本草功效，于 1930 年著成《中药浅说》，载中药 136 种，按功效以西方医药学理论将本草药物分为 10 章，每药介绍产地、原植物（也包括原动物、矿物）、形态、成分、应用五项。药物用量，皆以克计算。论述了当时已经分析和提取的 51 种中药化学成分与功效和毒性作用的关系（图 2-2-27）。

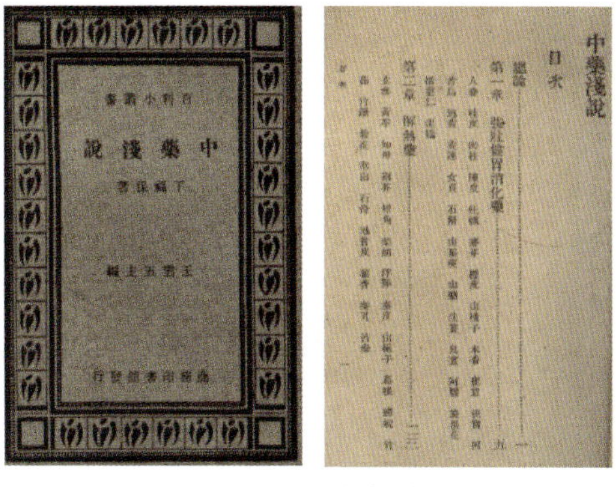

图 2-2-27 《中药浅说》
（1933 年商务印书馆版本）

1935年，近代医药学家、山东牟平的杨华亭参考中西药学著作撰成《药物图考》，该书共6卷，载药291种，药图246幅，大多经过尝试和验证，特别是对于毒性强的药物以及"本草十八反，俗传入腹可以致命"的药物，都要亲自尝试以了解真实情况，得出正确结论。因此，该书对药物的毒性和功效有独到的论述。例如，对莨菪子毒性的论述，除了引用《神农本草经》《名医别录》的描述外，增述"中其毒者初则眩晕如醉，咽喉干燥，瞳孔放大，舌根蹇涩，言语不清，终则狂乱奔走。其性与颠茄及曼陀罗相似"。书中采用近代西方医药学术语对本草中毒症状进行描述。

1936年前后，赵体乾撰写的《中药新说绎解》出版，书中对从生药提取的30多种化学成分及其效应进行介绍，如吗啡、可待因、奎宁、麻黄素、黄连素、毛地黄苷等。此外，1934年蒋玉伯编写的《中国药物学集成》、温敬修编写的《实验药物学》等均以功效对本草分类，汇集古今对药效的论述，结合近代试验成果，对药效详细描述。这些著述对中药近代化、科学化及其研究有一定影响。

2.3.5 本草药理和毒理作用的研究

从20世纪初期至中期约40年间，对本草药物的研究比较重视的是对提取的单种中药化学成分的分析及其药理和毒理作用的探讨。据统计，在这个时期，对100余种本草药物的化学成分、药效和毒性作用等进行了研究，其中研究较系统、深入、获得较多成绩的有麻黄、当归、延胡索、防己、使君子、常山、鸦胆子、贝母、三七、芫花、蟾酥等。这些研究为21世纪本草药物的重新兴起和发展创造了条件。

20世纪初—30年代

20世纪早期从事中药研究的主要是一些自欧美或日本留学回国的留学生，如陈克恢[1]、赵承嘏、经利彬等。最早发表研究论文的是王焕文，他于1909年在日本《药学杂志》327号上发表论文《关于茯苓的成分》。1912年，赵燏黄进行了"川厚朴挥发油的结晶成分研究"。

20世纪20年代，北京协和医院药理系对中药的化学与药理作用的研究盛极一时，取得了很多成果。1923年，他们对当归粗制浸膏的药理作用进行了研究。1924年，陈克恢等在美国医学期刊发表了他们关于麻黄素提取和药理作用的论文，图2-2-28为麻黄及麻黄节。也在1924年，在该系工作的美国药学家伊博恩（B. E. Read）研究了大枫子油。1928年，赵承嘏报告从延胡索提取出延胡索甲、乙、丙、丁、戊5种生物碱，并对延胡索乙和丙的药理作用进行了研究。

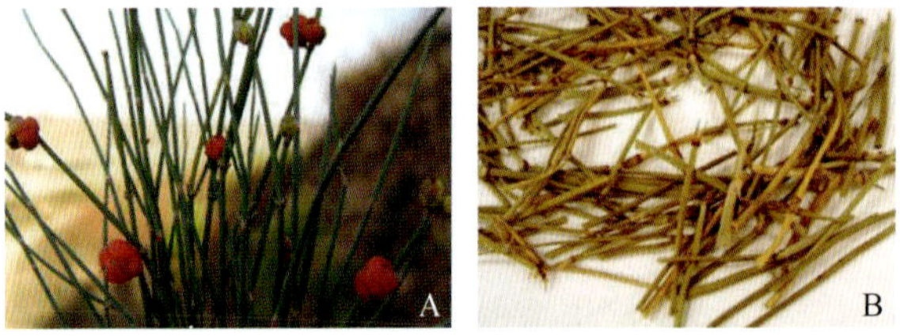

图2-2-28 麻黄（A）及麻黄节（B）

1 陈克恢生平详见本书第七章。

1928年在南京成立的国立中央研究院（图2-2-29）[1]对医药卫生方面的研究很重视。中央研究院所属有机化学组和生物化学组对独活、柴胡、前胡、防己、益母草、淫羊藿、桔梗等的化学成分（如益母草、防己的生物碱）进行了研究。此外，中央研究院物理研究所和镭学研究所对12种中国窗户纸进行透光性研究，发现窗户纸能透过16%～41%的紫外线，而玻璃不能透过紫外线，认为这与国人患软骨病比西方人少有关。研究结果在美国期刊《光学月刊》发表，引起中外医学和物理学界的注意。

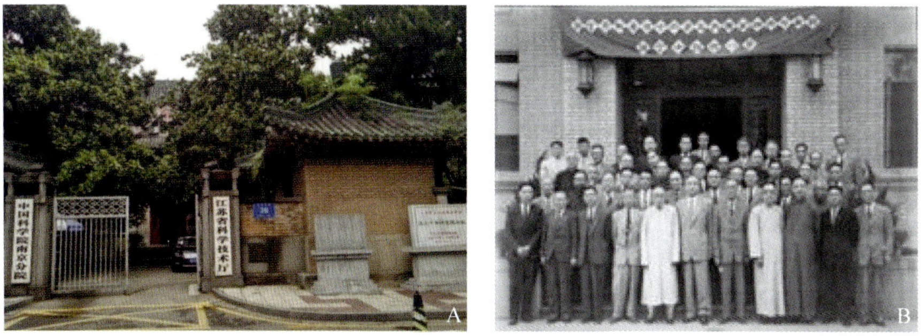

图2-2-29　国立中央研究院旧址（A，现属于全国重点文物保护单位，位于南京鸡鸣寺南侧，现为中国科学院南京分院、江苏省科学技术厅所在地）及国立中央研究院第一届院士合影（B）

1929年，在北平（今北京）成立的国立北平研究院（图2-2-30）[2]，于同年10月设立生物学研究所，该所于1933年更名为生理研究所，1938年迁至昆明，1945年迁至上海。在北平期间，其对本草药物效应和毒性作用进行研究，发表论文数十篇，其中有在经利彬所长主持下，对川芎、党参、粉防己、常山、半夏、知母、车前、茵陈、柴胡、黄连、三七、地黄等的生理作用和药理效应等进行的研究；对中国北方食物与人血钙磷水平的关系研究。在昆明期间，对当地食物营养进行分析，对药用植物进行调查。在上海期间，由朱冼、李煜瀛主持工作，主要进行蛙、金鱼等动物的生殖发育生理学研究。研究结果大多在该所出版的《中西文报告汇刊》上发表。

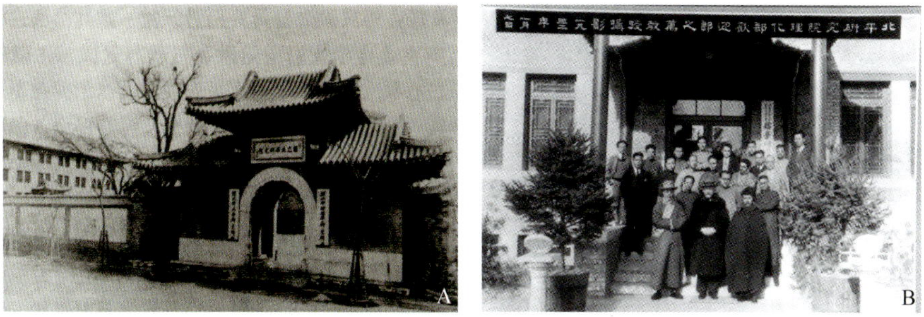

图2-2-30　国立北平研究院旧貌（A）及国立北平研究院理化部欢迎法国物理学家郎之万（B），（摄于1932年1月7日）

1　国立中央研究院（Academia Sinica），简称中研院，是中华民国时期中国最高学术研究机关。第一任院长为蔡元培。
2　国立北平研究院是1929年9月9日中华民国时期民国政府在北平（今北京）成立的学术研究机构。1949年10月，国立北平研究院被中华人民共和国中国科学院接管。

国立北平研究院于1932年9月设立药物研究所，该所于1936年迁至上海，1941年被日军侵占，工作被迫停顿。该研究所主要用理化方法对本草药物进行有效成分分析、提取、药效和毒性作用研究，并以药物有效成分制成制剂。研究结果大多发表在《中国生理杂志》上。在北平期间，该所在赵承嘏主持下曾对本草药物如麻黄、细辛、贝母、木防己、人参、三七、延胡索、雷公藤、钩吻、远志等进行研究，其中从麻黄中提取出麻黄素，从除虫菊中提取出克利生新（Chrysanchine）和克利生纯（Chrysanthene），从细辛中提取出蒎、甲基丁香油酚、酚酮等化学物，从木防己中提取出防己素甲、防己素乙，从钩吻中提取出钩吻素，还分离出人参皂苷、三七皂苷、远志皂苷等，并对这些提取物的药理和毒理作用进行了研究，确定了它们的分子式、熔点、比重、旋光性等理化特性。该所附设的制造部还制造有麻黄素、大枫子油露、止血素、维生素B等。

国立中央卫生实验处所属化学药物系的刘绍光、孟目的、冯志东等对贝母、木防己、黄芩、远志、益母草等本草药物进行研究，并试制了一些化学药品。

从上可知，在20世纪20—30年代，中国对本草药物的研究在很多方面已接近当时世界的先进水平，如陈克恢等对黄连素的提取和研究处于世界领先水平，在国际学术界影响很大，陈克恢也一举成为世界有名的科学家。

全面抗战期间（1937—1945年）

1937年，抗日战争全面爆发以后，科研人员处境艰难，经费断绝，研究陷于停顿。只有抗战后方如重庆、昆明、成都等地开展一些研究工作。当时在西南各省疟疾、痢疾流行，而西药来源断绝，迫切需要药物自救，不得不从本草中寻找适宜的药物。迁至重庆的国立中央卫生实验处的药理室，在张昌绍的主持下，研究了大麻、常山、鸦胆子、使君子、黄花夹竹桃等。迁至昆明的国立中央卫生实验处的药物室，在刘绍光的主持下研究了瘴灵、新灵、鸦胆子、保险子。迁至重庆的中国特效药研究所（原为国民党中央政治学校医务室）对常山（图2-2-31）进行了深入研究，1944年刊行了《常山治疟初步研究报告》，发现常山治疟不亚于奎宁，但由于对肠胃副作用很大，未能临床应用。

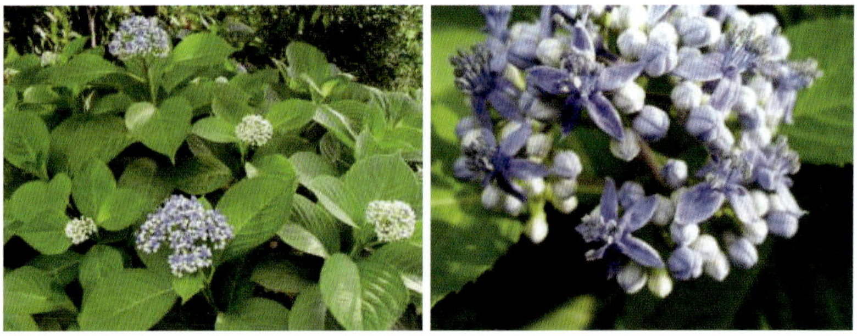

图2-2-31　中药常山

抗战期间内迁的一些药学校系也对本草药物进行了一些研究。如迁至成都的华西大学药学系的汤腾汉对万年青、金银花、冬虫夏草、开喉箭等进行化学分析和药理试验；齐鲁大学药学系薛愚等对中药的挥发油成分进行研究。迁至重庆的国立药学专科学校的雷兴汉等对金钱草的成分进行了研究。迁至贵州安顺的军事学校药科的楼之岑等研究了黄精的化学成分。

1945 年，抗日战争胜利后，各研究机构、学校忙于回迁、复员，直到 1947 年才逐渐恢复工作。但紧接着又因为战争，经费断绝，研究工作陷于停顿。1949 年 10 月中华人民共和国成立以后，政府提倡中西医药学结合发展，我国对本草药物的研究才逐渐进入快速发展的轨道。

2.3.6 对急性中毒及其防治的研究

20 世纪初期，近代医学对毒物中毒的抢救和治疗尚未有重要突破。

铅、钡中毒

有学者在 1917 年和 1918 年的《中华医学杂志》发表论文，对在武昌及湖北省级医院就诊的铅中毒进行论述，指出铅中毒的主要症状为腹部绞痛、便秘、上下肢麻痹、腕垂以及齿龈可见蓝色斑等，铅的主要来源一般为酒壶、酒瓶、炊具、颜料、化妆品（增白粉）、假银元等。抗日战争期间，有学者研究了钡盐对动物的急性中毒试验，并探讨钡中毒与四川流行的地方性痹病的关系。

一氧化碳、生物碱、金属等急性中毒抢救治疗

1916 年，《中华医学杂志外文版》对个别金属（金、砷）、植物碱（鸦片、巴豆油、颠茄）及一氧化碳中毒的治疗方法进行了介绍。当时的抢救方法仍然处于经验医学的阶段，如针刺颞部、眼球上方，静脉放血、引吐等。毒物的检查主要是分析患者衣服、周围器具、吐出物等。对于砷中毒，采用鸡蛋、明矾、黑铅粉等混合物引吐的方法。对于吞金自杀的抢救，采用驴的脂肪将金软化，再给予甘汞使之从便排出等方法，抢救效果令人质疑。对于鸦片中毒的抢救，采用鸭血或鸽血引吐的方法。对于巴豆油中毒的抢救，采用口服大量大豆油、大黄等方法。对于一氧化碳中毒的抢救，采用口服大青叶、冷水喷面、将患者移至室外呼吸新鲜空气的方法。1931 年，张孝骞的报道中对一氧化碳中毒的抢救新增了吸入氧气和二氧化碳、进行人工呼吸等医疗技术。此外，这一时期对戒除鸦片慢性中毒的方法也有报道。

2.3.7 近代中国本草药物的海外传播和兴起

1840 年，帝国主义列强的炮火轰开中国的大门之后，西方近代医药学涌入中国的同时，中国本草药物研究成果向海外传播的途径也被打开。1914 年，英国将大黄收录入该国《药典》之中。继之，意大利人将大黄等十几种中药浸泡为药酒广为流传。

中国传统本草医学的研究和实践证明，自然环境中的天然毒物具有重要的、不可取代的保健和医疗价值。不论在医学理论上还是在实践上，中国传统医药学不仅是现代医药学研究的伟大宝库，也是现代毒物学包括环境毒物学研究的伟大宝库。

本草药物的对外传播

1924 年，著名药理学家陈克恢（1898—1988 年，图 2-2-32）[1]在北京协和医院从中药麻黄中成功提取出左旋麻黄碱，并发现麻黄碱有类似肾上腺素的作用，对中枢神经系统和心血管系统等具有多种药理效应，具有中枢神经兴奋和止喘、散瞳的作用。他的成果在美国医学刊物（Proc. Soc. Exp. Biol. Med. 21 卷及 J. Am. Med. Assoc. 87 卷）发表后，引起了世界医学界的轰动，为近、现代药理学，特别是本草学药理和毒理学研究做出了重要贡献。他的研究也发现，只有中国和东南亚产的麻黄才含有较高浓度的左旋麻黄碱。1927 年，中国出口麻黄就达 21 万余千克，此后中国麻黄大量出口海外诸国的情况一直保持了 19 年，直到德国化学家合成麻黄素成功、麻黄素化学合成兴起为止。著名科技史家、英国学者李约瑟对此做出了很高评价："中国药物学的一大贡献是从麻黄中提炼出了麻黄碱，其疗效已得到公认。"[2]1925 年之后，陈克恢定居美国，继续对多种中药进行研究，长达 50 多年，成为 20 世纪国际药理学界的一代宗师，对中国本草药物的科学化和对外传播做出了重要贡献。

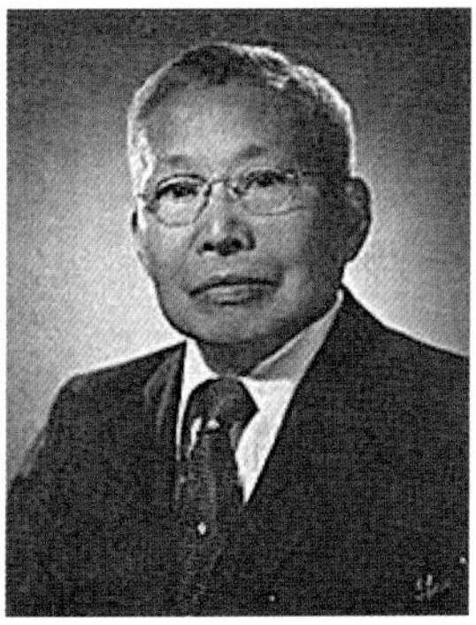

图 2-2-32　陈克恢（摄于 1981 年）

1939 年，德国将当归制成流浸膏和片剂，畅销世界各地，对妇科疾病的疗效甚佳。在第二次世界大战期间（1939—1945 年），为了寻找可以代替奎宁的抗疟疾药物，托马斯·沃克对中国古代关于本草药物常山抗疟疾功效的记载进行了研究，证明常山确是一种有效抗疟药物。也是在第二次世界大战期间，身在美国的陈克恢及其美国同事从中药常山中提取出常山碱丙，并发现常山碱丙的抗疟作用为奎宁的 148 倍，但其致吐作用很强，且可引起肝脏水肿性变性，因而未能成为药物。

近代时期，中国本草药物的对外传播还体现在中国古代本草典籍的外文翻译和辑佚、出版方面。本草学巨著《本草纲目》的部分内容被德国人达科茨（Dakutzsch）和罗斯（Ross）译为德文并于 1928 年出版，被法国学者罗伊（J. Roi）译为法文并于 1943 年出版。英国人里德（B. E. Read）和米尔斯（Ralph Mills）等也把《本草纲目》部分内容译为英文，由北平博物学会出版发行。日本医学家森立之（1807—1885 年）重辑《神农本草经》4 卷，于 1854 年在日本刊行。

传统本草药物的重新兴起

在中国近代时期，尽管不少中国药物学家长期进行从有毒本草中提取有医用价值的单一化学物或生物碱的工作，但是可能他们对中国古代本草书籍关于中药青蒿的液汁有抗疟功能的记载并不了解，从而失去了从青蒿中提取有效抗疟药物青蒿素的机会。直到中国进入现代时期，中国医药学家屠呦呦从东晋葛洪撰写的《肘后备急方》将青

1　陈克恢生平介绍见本书第七卷。

2　潘吉星，等 .1986. 李月瑟文集·世界科学的演进 . 沈阳：辽宁科学技术出版社 .

蒿“绞汁”用药治疗疟疾的记载中得到启发，在 1971 年成功提取出青蒿素，挽救了世界数以百万计疟疾患者的生命。她也因此获得 2015 年诺贝尔生理学或医学奖。

中国传统医药学的理论体系，其建立以后缺乏巨大突破性改革和发展，除了多种社会、文化、思想等因素外，一个重要的因素是由于近代自然科学发端于欧洲，对中国传统医药学的影响有限。中西方医药学都是研究和阐明致病因素和机理，以预防和治疗疾病为最终目的，它们的共同点理应比分歧之处更多，但是至今对二者相互汇通的研究很不够。随着既精通传统医药学又精通西方医学的新一代学者对中西医药学的深入研究，一个崭新的医药学科一定会屹立在世界的东方。早在人类远古时期就已经开启的并已经持续了几千年的环境天然毒物或药物的研究，将被现代人类继续推进和发扬，在人类保健事业发展的未来历程中再造辉煌。

Volume Ⅲ. Modern History of Environmental Poison I.
History of Environmental Toxicology

第三卷

现代环境毒物史 I.
环境毒理学史

本卷主编 孟紫强
张全喜
李君灵
李瑞金
杨振华

引言

从 1914 年第一次世界大战开始，世界历史由近代时期进入现代时期。

科学技术经过古代漫长而缓慢的发展岁月，又历经近代 18 世纪以发明蒸汽技术为标志的第一次工业革命（又称第一次科技革命）和 19 世纪以发明电力技术为标志的第二次工业革命（又称第二次科技革命），到了现代时期——20 世纪，以原子能、计算机、生物工程和空间技术的发明和利用为主要标志的第三次工业革命（又称第三次科技革命）兴起。现代科学技术的发展促进了现代环境毒物研究的进步，使 20 世纪的环境毒物研究在各方面都有了巨大改变。

在现代时期，随着现代工业化和城市化的高速发展，新的人类生产生活产生的环境毒物不断涌现，为现代环境毒物研究带来新的挑战。古代对环境毒物的研究主要聚焦于环境天然毒物（来自植物、动物、矿物质）对人类个体的毒性作用及其应用；近代对环境毒物的研究扩展到探讨职业环境中的毒物对职业接触者的毒性作用及其防护。当人类迈入现代时期以后，工业化人造毒物大量产生并进入生态环境和人居环境，对环境造成严重污染，对所有生物（包括人类）的健康造成很大影响。于是，环境污染物成为现代环境毒物研究的主要对象。

在现代时期，几乎所有学科的科学家都参加到了对现代环境毒物研究的队伍中。这也是现代环境毒物研究有别于古代或近代环境毒物研究的地方。在现代环境毒物研究者中，不仅有医学家、毒理学家，还有物理学家、化学家、生物学家、生态学家，甚至还有文、史、哲方面的专家学者。他们的研究促成了许多新的与环境毒物密切相关的新型交叉边沿学科的诞生。例如，环境毒理学、生态毒理学、环境生物学、污染生态学、环境心理学、环境伦理学、环境行为学等与环境污染相关的多种自然科学和社会科学学科应运而生。本书分两卷对现代环境毒物史进行论述：环境毒理学史与生态毒理学史，其他有关现代环境毒物学科的历史尚待进一步研究和考证。

环境毒理学史是现代环境毒物研究历史的重要组成部分之一。环境毒理学是一个现代新型交叉学科，从 20 世纪 60 年代诞生到现在已有 50 多年的历史。但是，文献仅有关于历年环境毒物灾难事件的记载，而缺乏对环境毒理学发展内在规律和逻辑关系的探讨。为此，笔者对历年来有关环境毒理学研究的文献进行了长期查阅、分析和探索。在此基础上，孟紫强在《世界毒物全史》一书中首次对环境毒理学学科的启蒙、诞生、形成和发展进行了论述。[1] 本卷是对环境毒理学史的进一步细化，很多资料和分析是首次发表，收集的文献资料更加翔实，论述更加充分，以期对后人研究环境毒理学及其历史有所裨益。

长期以来，很多科学家把环境毒理学和生态毒理学当作同一个学科。笔者经过 20 余年对这两个学科历史的研究，发现它们是两个完全独立的学科，本卷将对此研究过程进行论述。简言之，环境毒理学是研究环境污染对人类健康危害的学科，而生态毒理学是研究环境污染对非人类生物（动物、植物、微生物）及其生态系统危害的学科。因此，孟紫强在本书中设立两卷分别对二者的历史进行论述，这在国内外尚属首次。

环境毒理学学科是由于环境污染对健康危害所引发的社会需要而产生，由于公众和政府的推动而发展，由于古代和近代人类对环境毒物研究取得成果的支撑而快速成长，也由于现代医学、现代生物学和现代毒理学等现代学科的渗透、融入而形成的一个现代化学科。因此，环境毒理学既是理论科学，又是应用科学，在一定意义上也是社会科学。

本卷将分 7 章对环境毒理学史进行论述。为了探讨环境毒理学研究进程与社会政治、科学文化之间相互促进、密不可分的关系，首先对现代环境毒物研究的历史背景与特点进行简要论述。随后，论述环境毒理学在其启蒙期、诞生和形成期及发展期的各个阶段中环境毒物研究的历史进程，探讨现代环境毒物飞跃发展的前因后果，希望对本学科未来发展有所启迪，为人类建设一个安全的、没有健康威胁的环境而努力。

1　孟紫强，等 .2016. 第 55 卷　环境毒理学史 // 史志诚 . 世界毒物全史 . 西安：西北大学出版社 .

第1章 现代环境毒物研究的历史背景与特点

1.1 现代环境毒物研究的政治经济历史背景

1.1.1 政治背景

进入20世纪，人类社会取得了空前进步和巨大发展，同时也经历了前所未有的苦难。在20世纪前半期，人类经历了两次全球性的世界大战，这给人类带来了极为深重的灾难。第一次世界大战期间（1914—1918年）共死伤约3 000万人，第二次世界大战期间（1939—1945年）共死伤约9 000万人。经过两次世界大战之后，世界日益成为密不可分的整体，历史进程渐趋国际化。第一次世界大战后建立了新的国际关系体系，即凡尔赛－华盛顿体系。1917年俄国共产党领导的“十月革命”爆发，诞生了第一个社会主义国家，到1922年成立了社会主义加盟共和国——苏联。20世纪30年代，德、意、日法西斯国家为摧毁凡尔赛－华盛顿体系、称霸世界，挑起了第二次世界大战。直到1945年，战争以法西斯的彻底失败而告结束。第二次世界大战后，1945年10月联合国建立，和平与发展成为时代的主题。帝国主义殖民体系全面崩溃，独立后的民族国家在政治、经济、科技等诸方面取得了很大进步。

1.1.2 第三次工业革命

在两次世界大战期间，与战争相关的自然科学得到了快速发展，如战争毒气的研究和生产、有机磷和有机氯杀虫剂及有机化学合成工业的进步、治疗技术和外科手术的改进等。20世纪后半期，即第二次世界大战在1945年结束以后，世界进入自然科学空前大发展时期，科学和技术一日千里，许多科学领域发生了革命性的变化。正如英国哲学家罗素在1923年曾说的：“使我们的时代与过去时代所不同的就是科学。”

在人类文明史上，20 世纪 40 年代出现了原子能等一系列高新科技技术，开始形成第三次工业革命。第三次工业革命以原子能、电子计算机、空间技术和生物工程的发明和应用为主要标志，是涉及信息技术、新能源技术、新材料技术、新生物技术、空间技术和海洋技术等诸多领域的一场科学技术革命。

1.2 现代环境毒物研究的科学技术历史背景

近代生物学和医学经过 16 世纪人体解剖学的突破，17 世纪生理学的飞跃，18 世纪病理解剖学的进步，19 世纪医学基础学科的大发展，到了 20 世纪，生物学和医学与现代自然科学技术相结合，发展形成现代生物学和现代医学，极大地促进了现代环境毒物研究的发展。

1.2.1 药物化学合成与环境毒物研究

20 世纪，药物学获得了巨大发展，数千种化学合成药物被人工合成，并被广泛应用于医疗实践。例如，德国化学家、生物学家埃尔利希（P. Ehrlich，1854—1915 年）及其合作者日本生物学家秦佐八郎（1873—1938 年）于 1909 年化学合成有机砷化学物，并从中筛选出第 606 号化合物“606”（德文 Salvarsan，胂凡纳明），它对梅毒螺旋体有很强的杀伤作用，因此得到“魔弹”的美誉（图 3-1-1）。埃尔利希开创了化学治疗的先河，作为第一种抗菌类化学药物的发明者，而被公认为化学疗法之父。化学疗法推进了化学药物的研究。沿着化学药物的研究方向，20 世纪初，法国研制出治疗疟疾的药物——普疟奎宁厄地平。在第二次世界大战中，厄地平为预防和控制英、美军队中疟疾流行起到了很大作用。

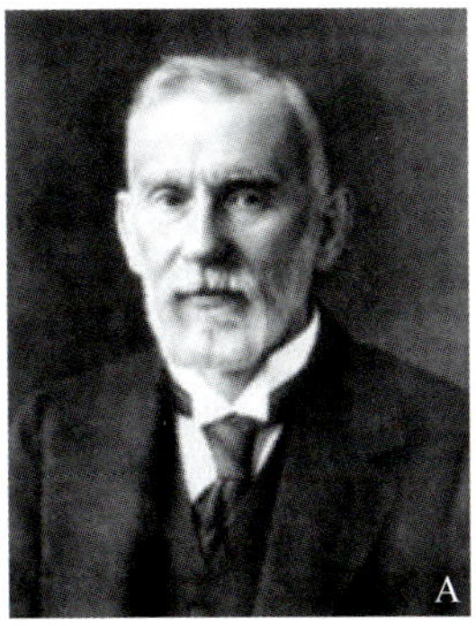
A

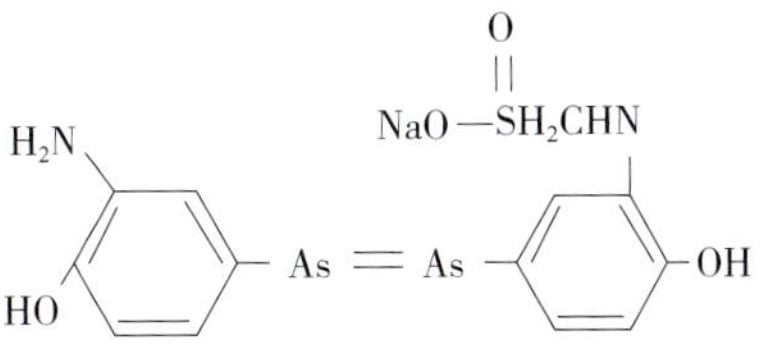

B

图 3-1-1　埃尔利希（A）及其发明的“606”（B）

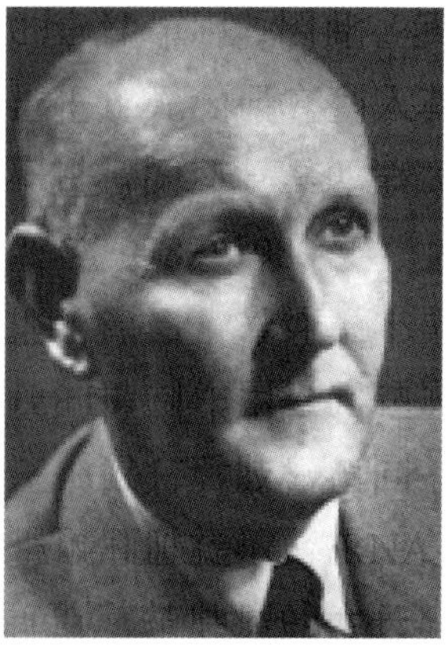

图 3-1-2　多马克

德国生物化学家多马克（Gerhard J. Domagk，1895—1964，图 3-1-2）[1] 在 1927 年德国拜耳公司实验室的研究，继续了埃尔利希（P. Ehrlich）从染料中寻找药物的研究，并且不久就发现一种橘红色染料——对氨基苯磺酸的衍生物，俗称百浪多息（Prontosil），对小鼠感染的链球菌很有杀伤作用，临床试验在 1935 年也获得了极大成功，从而开辟了人工合成磺胺类药物的新途径。磺胺类药物可以治疗多种细菌引起的疾病，是一种广谱抗菌化学药物，除了链球菌外，还对葡萄球菌、肺炎双球菌、脑膜炎双球菌、淋球菌等有杀伤作用。磺胺类药物的出现对 20 世纪治疗学产生了很大影响。

1928 年，英国细菌学家亚历山大·弗莱明（Alexander Fleming，1881—1955 年）首先发现了世界上第一种抗生素——青霉素（图 3-1-3）。1941 年，英国病理学家 H. W. 弗洛里（H. W. Florey，1898—1968 年）和德国 - 英国生物化学家 E. B. 钱恩（E. B. Chain 1906—1979）从英国来到美国，建立了世界上第一家青霉素生产厂。1943 年，青霉素在医疗中被公开使用。青霉素对猩红热、梅毒、白喉、脑膜炎、淋病等传染病都有明显的疗效，挽救了世界亿万人的生命。

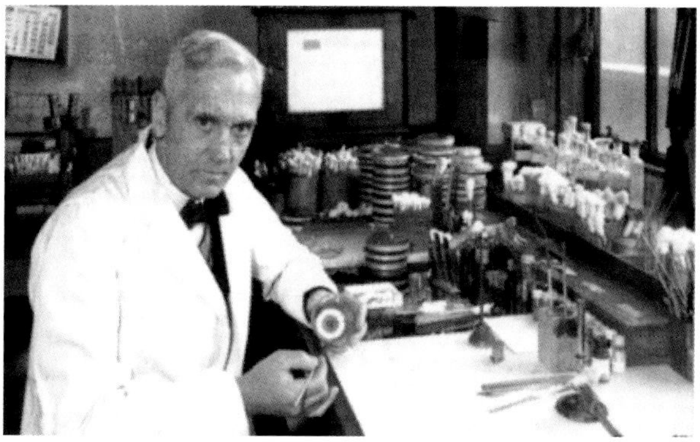

图 3-1-3　亚历山大 · 弗莱明在工作

青霉素在杀菌应用上的成功，掀起了对抗生素研制的热潮，多种抗生素在 20 世纪被发现和应用，如链霉素、氯霉素、金霉素、土霉素、庆大霉素等。这些抗生素使往

1　多马克 1895 年 10 月生于德国勃兰登堡（现属于波兰）的拉戈小镇。在寻求新药物的研究中，他觉得某些化工染料可能可以应用于医学。他和同事们先后合成了 1 000 多种偶氮染料化合物，但总是失败，可他并不放弃。1932 年，他们终于发现了一种名为百浪多息的橘红色化合物对受链球菌感染的小白鼠有很好的疗效，而其对人体的毒性很小。更巧合的是，多马克的女儿感染上了链球菌，生命垂危，无药可救。他给女儿使用了大量的百浪多息，奇迹般地挽救了女儿的生命！他们进一步研究发现，百浪多息在生物体内可以水解成一种有活性的化合物——磺胺。磺胺和细菌生长所需要的一种物质在结构上很相似，所以容易被细菌吸收，但对细菌没有营养作用，导致细菌“饥饿”而死。第一种磺胺药物百浪多息的发现和临床应用成功，使得现代医学进入化学医疗的新时代。后来百浪多息逐渐被更廉价的磺胺类药物所取代，并沿用至今。1939 年，多马克获得了诺贝尔生理学或医学奖。但希特勒禁止德国人接受诺贝尔奖，直到第二次世界大战之后，多马克才于 1947 年赴斯德哥尔摩补领奖章和奖状。这样的经历是所有诺贝尔奖得主中独一无二的。

日猖獗一时的致病菌感染性疾病得到了明显的控制。中国也先后研制出多种抗生素，如万古霉素、博莱霉素、创新霉素、正定霉素和庆大霉素等。中国现已被列入世界抗生素研制大国。

现在的许多抗生素是人工合成的，其与天然霉菌产生的抗生素并无不同。但是，青霉素却很难人工合成，用霉菌培养更为经济。目前，人们可以对青霉素的化学结构做一些人为改变，以用于不同的目的，故今天临床使用的主要是一些青霉素半合成品。

20 世纪对抗生素生物学效应的研究已经发现，抗生素对人体健康具有毒性作用，大量提取或人工合成的抗生素流入环境，已经形成一类新的环境毒物。

总之，这些人工合成的化学药物和工业生产的抗生素药物逐渐成为 20 世纪药物学中的主要药物，不像古代的和近代的药物学以环境天然毒物作为药物的主要成员。随着这些化学合成药物和抗生素药物包括兽药通过广泛的医疗应用而进入人体或饲养动物体内，并最终向环境排放，成为一类新型的环境毒物，对生态环境形成严重危害，给人体健康带来严重威胁。

1.2.2 医学进步与环境毒物研究

治疗学的进步与新环境毒物的出现

19 世纪前半期，由于化学的进步，人们已可从植物药中提取生物碱。19 世纪中期，科学家发现了麻醉药，法国的外科医师查尔斯（P. Charles，1791—1853 年）发明了皮下注射法和注射器，从此药物的使用和毒物的染毒又多了一种方法，即注射法。1853 年乙酰水杨酸合成成功，1899 年乙酰水杨酸用于临床并取名为阿司匹林，20 世纪阿司匹林的疗效逐渐被认识，主要用作解热镇痛药和抗风湿药，标志着对疾病的化学疗法占据主要地位。

20 世纪前半期，化学疗法和抗生素的发明，使治疗学发生了划时代的进步，评价药物的观点发生了很大改变。在 20 世纪前 10 年中，一般认为较有临床价值的药物主要有 10 种：①乙醚和其他麻醉剂；②鸦片及其衍生物；③洋地黄类药物；④白喉抗毒素；⑤天花疫苗；⑥铁制剂；⑦奎宁；⑧碘剂；⑨乙醇类；⑩汞剂。到了 20 世纪中期，1945 年有人提出新的 10 种重要药物为：①青霉素、氨苯磺胺及其他抗生素；②血浆及其衍生物和替代品；③奎宁及其衍生物；④乙醚和其他麻醉药、鸦片及其衍生物；⑤洋地黄类药物；⑥“606”；⑦免疫抑制剂，包括各种抗毒素和疫苗；⑧各种肝精；⑨激素；⑩维生素。由此可知，在古代和近代许多药物中，一些临床疗效不明显的药物在 20 世纪已经被淘汰了。从 20 世纪起，西方医学彻底摆脱了其古代和近代时期盛行的本草医药学理论，在科学化的现代医药学道路上突飞猛进。

但是，随着治疗学划时代的进步，新的环境毒物出现。这表现在两个方面：一是到 20 世纪末，由于抗生素及其他化学药物在人体和饲养动物上的滥用，随着人畜粪便排放到环境，变成了威胁生态环境和人体健康的环境污染物，新的环境毒物亟待现在的人类去解决；二是 20—21 世纪，随着大量化学合成药物和许多抗生素的应用于临床，细菌耐药性越来越严重，加之新的病毒性传染病不断出现，人们对于疾病的防治期待着再一次发生新的突破。

另外，自从19世纪中期巴斯德（Louis Pasteur）等科学家发现病原菌与疾病的关系以来，在这100多年中人们往往以病原学的观点看待微生物，忽略了微生物有益的生理作用。研究发现，在正常情况下微生物对人体是普遍存在的、有益的、必需的，而致病性是在宿主、环境、微生物三方面失衡或者宿主微生物生态平衡破坏的情况下发生的。抗生素消灭病原菌的同时，也消灭了正常的微生物菌群，对宿主微生物平衡造成了影响。现在越来越多的医家认为，对于疾病的防治，一方面要培养人体的抵抗能力，另一方面要借助正常生物菌群之间的拮抗作用，校正生态失调，保持宿主微生物生态平衡，间接排除病原体，达到预防和治疗疾病的目的。这似乎又回归到“扶正祛邪”的医学理念，但在新的高度上发生了质的飞跃。

诊断学进步与环境毒物研究

在诊断学方面，1895年，德国物理学家伦琴（W. K. Röntgen，1845—1923年）发现了X射线，到了20世纪初X射线成为重要的医学诊断手段。此后，心电图、脑电图、超声波检查、X射线断层成像（CT）及核磁共振成像等物理诊断技术被广泛应用。生物和化学诊断方法如酶活性测定法、抗体测定法、染色体检查以及美国医学物理学家R. S. 耶洛（Rosalyn Sussman Yalow，1921—2011年，图3-1-4）在20世纪70年代创立了多肽类激素的放射免疫分析法等技术，对提高疾病的诊断水平有很大作用。这些诊断学技术的发明为现代环境毒物的研究提供了强大的理论和技术支撑，至今仍然是环境毒物毒性作用及其机理研究的重要工具和方法，对现代环境毒物学的研究具有很大促进作用。

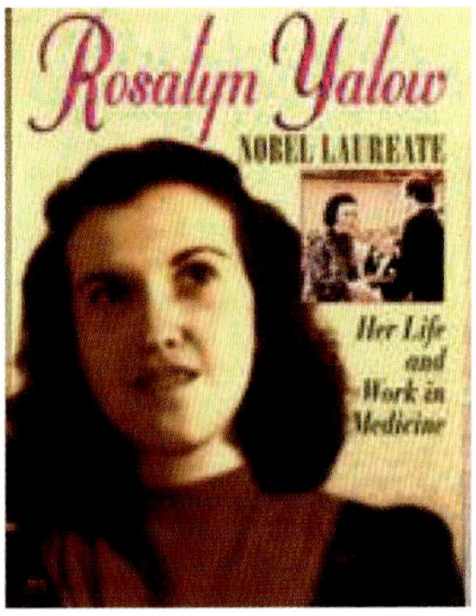

图3-1-4 耶洛

内分泌学的进步与环境毒物研究

20世纪，在内分泌学方面，许多内分泌激素被发现并被提取和纯化，且被发现具有体液调节功能，揭示了由于内分泌紊乱而引起的疾病如甲状腺肿（缺碘导致甲状腺素缺乏）、糖尿病（胰岛素缺乏）、黏液性水肿（甲状腺机能减退）、侏儒症（垂体分泌生长素不足）、阿狄森氏病（肾上腺皮质激素分泌不足）等及其治疗方法。1905年，英国生理学家贝利斯（W. M. Bayliss，1860—1924年，图3-1-5A）和斯塔林（E. H. Starling，1866—1927年，图3-1-5B）认为激素在血液中起到化学信使的作用，提出第二信使学说。这些成就为环境毒物对内分泌功能干扰的研究奠定了基础，为环境内分泌干扰物的发现和研究提供了理论和技术支撑。

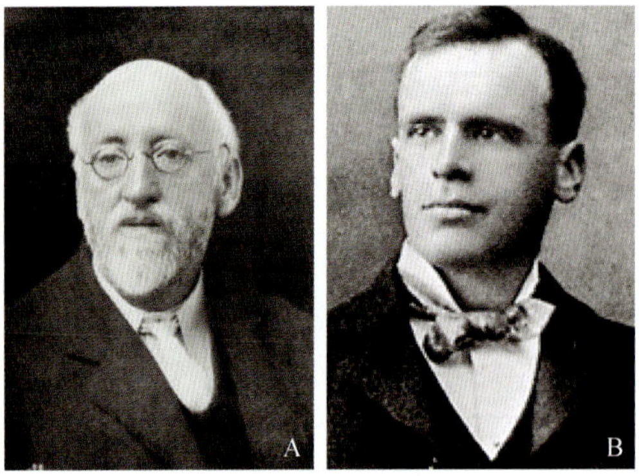

图3-1-5 贝利斯（A）与斯塔林（B）

1.2.3　生物学发展与环境毒物研究

1865 年，奥地利牧师、遗传学家孟德尔（Gregor J. Mendel，1822—1884 年，图 3-1-6）在植物杂交试验中发现了遗传的分离定律和自由组合定律，提出遗传因子“颗粒性”概念，但是他的这些研究结果并未得到重视。1900 年，欧洲三位生物学家各自独立地发现了孟德尔的论文，孟德尔定律才得到科学界的重视。孟德尔被后人誉为遗传学奠基人、现代遗传学之父。1906 年，基于孟德尔的遗传因子“颗粒性”概念，科学界提出遗传“基因”的概念，遗传学正式诞生。

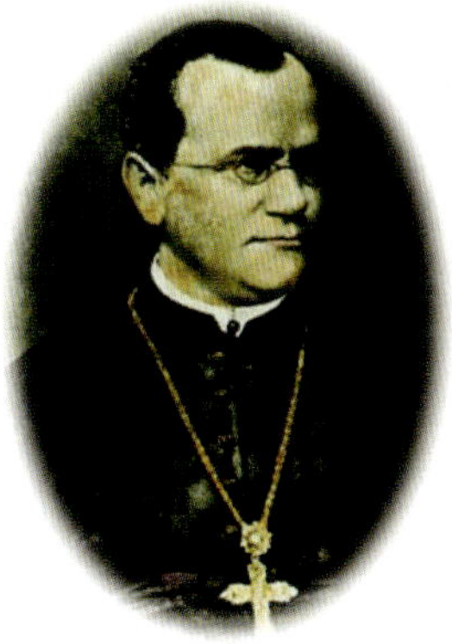

图 3-1-6　孟德尔

20 世纪初期，摩尔根（Thomas Hunt Morgan，1866—1945 年，图 3-1-7）通过对果蝇的遗传形状的研究，提出染色体是基因载体的理论。1956 年，美籍华裔学者蒋有兴（J. H. Tjio）和瑞典学者莱文（Levan），确定了人类染色体的数目。50 年代中期至 70 年代初期，完善了染色体鉴别方法和标准。从此，环境毒物对人和动物细胞染色体损伤的研究开始广泛开展，产生了环境遗传毒理学这门新型学科。

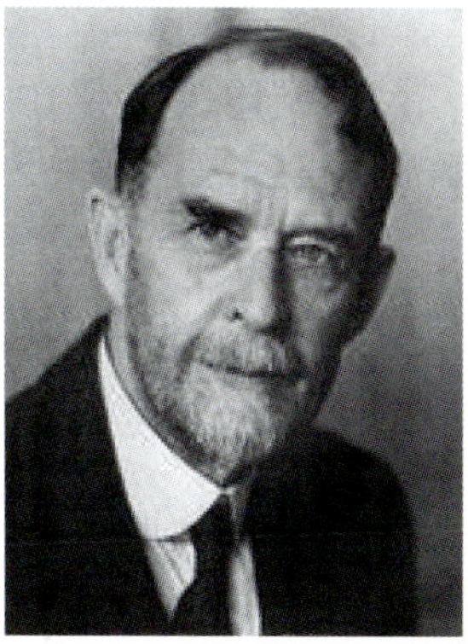

图 3-1-7　摩尔根

1.2.4　分子生物学发展与环境毒物研究

1953 年，25 岁的美国遗传学家 J. D. 沃森（J. D. Watson，1928—）和 37 岁的英国生物化学家 F. H. C. 克里克（F. H. C. Crick，1916—2004 年）合作，提出了 DNA 的双螺旋结构学说，阐明了 DNA 的基本结构、如何复制、怎样传递生物遗传信息等。他们的发现成为一门新的学科——分子生物学，这一发现是生物科学中具有革命性的发现，是 20 世纪最重要的科学成就之一。分子生物学逐渐渗透到生物学和医学各个领域，对于环境毒物的研究来说，在分子生物学理论及其技术的影响下，在 20 世纪后半期开始出现环境分子毒理学、分子生态毒理学等前沿学科。在 20 世纪末期，随着现代分子生物学高新技术的发展，关于环境毒物研究的环境基因组学、毒理基因组学、蛋白质组学、代谢组学等现代环境分子毒理学研究快速发展。

总之，环境污染物对生态环境与人体健康危害的研究，是 20 世纪以来生物学和医药学发展的重要特点之一。人们越来越认识到环境毒物对生态环境和人类健康的危害很大，现代环境毒物研究的发展快速，但是目前对环境毒物学史的研究尚较薄弱，有待进一步加强。

1.3　现代环境毒物研究与环境保护运动

20 世纪五六十年代，科学家们研究发现 DDT、六六六等化学杀虫剂在欧美国家广泛地不合理使用或滥用，导致环境严重污染，对生态环境和人类健康造成了严重威胁，从而掀起了全球性环境保护运动，直至今日，依然方兴未艾。

1.4 环境毒物研究的三次飞跃与现代环境毒物研究的特点

1.4.1 环境毒物研究历程上的三次大飞跃

人类对环境毒物的研究，自古至今经历了三次转变或大飞跃。古代漫长时期人类进行环境天然毒物对人类个体健康毒害作用的研究，随着人类社会进入近代时期，对环境毒物的研究发生了第一次大飞跃——从古代对环境天然毒物的研究，扩大到对职业环境毒物危害职业环境和职业接触人群健康的研究；经过 19 世纪医学、生物学的大发展产生了独立的毒物学学科，随着人类社会进入现代时期，到了 20 世纪在环境污染灾难频发的催生下，环境毒物研究发生了第二次大飞跃——对环境天然毒物和职业毒物的研究发展到对大自然环境污染物危害生态环境和公众健康的研究；到了 20 世纪末，随着第三次科技革命的发展，人类对环境毒物的研究又发生了第三次大飞跃——对环境毒物的研究扩大到对所有环境包括自然环境、工业环境、办公环境、居住环境、人体内环境（如肠胃环境）等宏观和微观环境中毒物的研究。现代环境毒物，按其来源可分为天然的和人为的毒物，按其特性可分为物理性、化学性和生物性毒物，而人为的环境化学污染物是现代环境毒物研究的主要对象。

1.4.2 现代环境毒物研究的特点

现代对环境毒物研究的显著特点主要包括以下 5 个方面：①研究自然环境中天然的和人工合成的有毒物质，涉及的环境泛指所有自然的和人为的环境，涉及的毒物主要指环境污染物；②研究环境毒物对人群特别是对普通或非职业人群健康的危害和防治；③不仅研究环境毒物对人类健康的危害，而且研究环境毒物对非人类生物——动物、植物、微生物及其生态系统的危害；④采用的研究方法既包括对所有生物层次（生态系统、生物整体、离体、细胞、分子等）进行调查和试验的现代高新生物理论和技术，也包括物理性、化学、医学、生态学、毒理学以及计算机、生物统计、地理学、气象学等学科的现代方法和技术；⑤对环境毒物的危害进行多方面、多领域研究，不仅涉及多种门类的自然科学，而且涉及文史哲社会科学。

由上可知，现代环境毒物学与现代自然科学技术，特别是与现代医学、生物学、化学、物理学、技术科学、计算科学等学科的结合，使现代环境毒物研究的分科越来越细，研究领域更加广泛深入，形成了多种研究环境毒物的分支，共同构成现代环境毒物学科。本书论述的环境毒理学史和生态毒理学史只是现代环境毒物学史的一部分，其他部分尚待有识之士继续开拓研究。

第 2 章 环境毒理学的启蒙时期

环境毒理学是一个具有广泛而扎实社会基础的学科。这是因为环境毒理学不仅植根于历史悠久的经典毒理学学科，而且更植根于环境污染对公众健康危害的灾难事件之中。没有环境污染对健康的损害，就没有环境毒理学。环境毒理学的早期研究就是从环境灾难的发生而开始的。

依据学科发展的历程，我们将环境毒理学的历史分为启蒙期（19 世纪后期—1962 年）、诞生和形成期（1963—1968 年）及发展期（1969 年至今）。

2.1 大气污染事件与健康的早期研究

随着 1765 年在英国开端的工业革命的发展，到 19 世纪先后迎来了蒸汽时代和电气时代，欧美国家的工业化快速发展，作为能源的煤炭和石油的消耗急剧增加。随之而来的是大气污染公害事件频发且严重，从而最早引起医学家的关注和研究，大气环境污染物对健康毒性作用的早期研究从此开始。1873—1962 年，英国伦敦曾发生过 6 次重大的大气烟雾灾难事件，每一次灾难事件都给居民健康造成严重影响，而这些刻骨铭心的灾难就为现代环境毒物的研究和有关学科的产生与发展提供了强大的社会基础，远远超过科研论文的作用。

2.1.1 20 世纪 20—30 年代

1924 年，拉塞尔（W. T. Russell）在英国著名医学期刊《柳叶刀》（*Lancet*）报道了伦敦烟雾事件可引起呼吸系统疾病死亡率增加的严重危害，[1] 开启了环境医学与环境毒理学早期研究的先河。

1928 年，在美国俄亥俄州克利夫兰医院，含有硝酸纤维的 X 线片在大火中燃烧，产生大量氰化物、一氧化碳和二氧化氮有毒气体，污染空气环境，97 人当场死亡，随后几个月内又有 26 人死亡。

---

1 Russell W T. 1924. The influence of fog on mortality from respiratory diseases. Lancet, 2: 335-339.

1930年12月1—5日，比利时马斯河谷烟雾事件中，根据调查研究报告，1周内有63人死亡，6 000人患病。根据尸体检查发现，呼吸道内壁有刺激性化学物质损害。

1931年，纽约医学科学院在当年的公共卫生联系委员会的报告中，论述了空气污染对健康的影响，[1] 空气污染引发的健康问题引起医学界的高度重视。

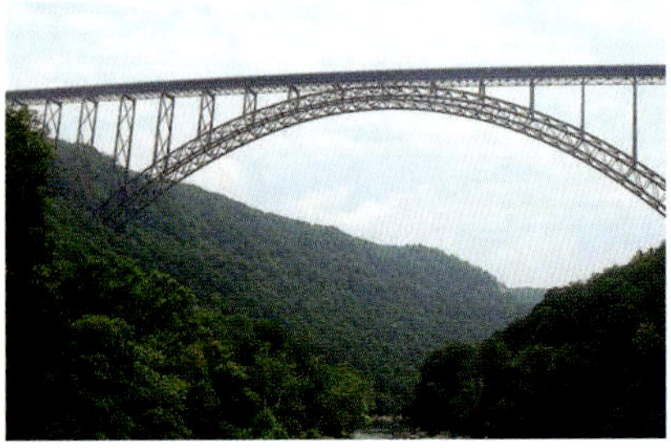

图 3-2-1　美国西弗吉尼亚州的高利桥

1927—1935年，美国发生鹰巢隧道灾难事件（The Hawks Nest Tunnel Disaster）[2]。在西弗吉尼亚州的高利桥（Gauley Bridge，图 3-2-1）附近建造鹰巢隧道（The Hawks Nest Tunnel）的过程中，数百名非裔美国工人在开发二氧化硅矿物时，由于没有防护而发生硅肺病，造成大量人员伤亡。这是美国历史上最严重的工业灾难事件之一。

1937年，美国一个制药公司（SE Massengill Co.）制造了一种使用二甘醇（DEG）作为溶剂的磺胺制剂，于1937年9月开始销售和分发这种药物，到10月11日，在一个月的时间内就导致了105人死亡。研究发现，这是二甘醇对健康的毒性作用引起的。1938年，美国国会通过《食品、药品和化妆品法》来回应公众的愤怒，该法要求公司对其生产的新药必须进行安全性测试，并将数据提交给食品药品监督管理局（FDA），经批准才能允许销售其产品。这些情况说明，在20世纪30年代，美国尚没有确保新药安全的联邦监管措施，从而使新药中毒的情况经常发生。

1939年10月11日，圣路易斯烟雾事件发生。由于烟雾太浓以至于白天走路都需要提灯笼，这种情况持续了一个星期。这件事被《圣路易斯邮报》（*ST. Louis Post-Dispatch*）报道，史称此报道为第一次环境报告，该报也因此在1940年获得了第一个普利策奖（Pulitzer Prize）。

2.1.2　20世纪40年代

1943年5—10月，美国发生洛杉矶光化学烟雾事件。这是最早出现的由汽车尾气造成的大气污染事件（图 3-2-2）。根据调查研究报告，当年该市有汽车达250万辆，每日有1 000 t碳氢化合物、433 t NO_x 化合物和4 200 t CO通过汽车尾气排至大气中。该

1　New York Academy of Medicine. 1931. Report of the committee on public health relations：effect of air pollution on health. Bull. New York Acad. Med.，2d series 7：751-775.

2　鹰巢隧道灾难事件：从1927年开始，承包商 Rinehart & Denny 开始在西弗吉尼亚州的高利桥附近建造3英里（4.8 km）长的隧道（鹰巢隧道），目的是通过该隧道将一条河引到高利山（Gauley mountain）下。在隧道的建造过程中，工人发现了二氧化硅矿物，并被要求开采以用于电加工钢。但工人在采矿时并未使用口罩或采取其他防护措施。由于接触二氧化硅粉尘，许多工人患了硅肺病，严重者甚至在一年之内就死了。鹰巢隧道灾难事件造成的死亡人数的确切数据无法统计。根据现场记录，有109人死亡。美国国会听证会上公布的死亡人数为476人。其他信息认为在隧道做工的2 500人中，有764人死于急性肺病，另有1 500人最终罹患疾病。现场的许多工人是来自美国南部的非裔美国人，他们生病后返回家园或离开该地区，故难以对死亡人数进行精确计算。

市三面靠山、一面临海，大气污染物很难扩散，在天气明朗的情况下，紫外线的强烈辐射导致大量以 O_3 为主要成分的光化学烟雾形成。该烟雾事件引起居民眼、鼻、喉及呼吸道刺激，导致眼睛红肿、流泪、喉痛、咳嗽、胸痛及红眼病的流行，甚至引起呼吸衰竭而死亡。1943 年以后，该市不断出现光化学烟雾事件。在 1953 年该市发生的一次光化学烟雾事件中，65 岁以上老年人中就有 400 人由于呼吸衰竭而死亡。1970 年再度发生的光化学烟雾事件使 3/4 的居民发生了上述眼睛和呼吸道疾病。

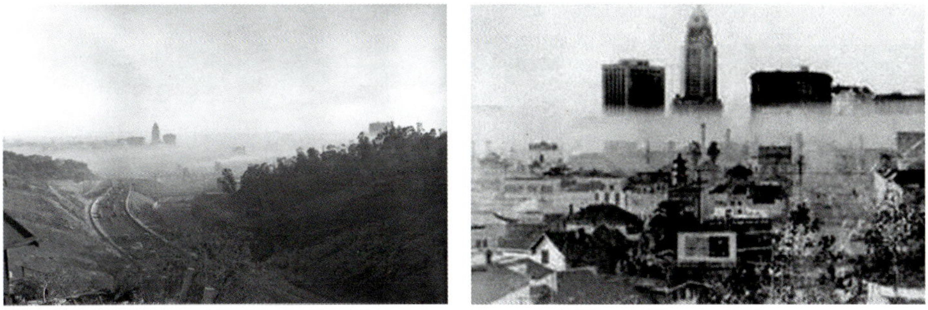

图 3-2-2　洛杉矶光化学烟雾事件

1948 年 10 月 26—31 日，在美国宾夕法尼亚州发生了多诺拉烟雾事件。据估算，大气中 SO_2 质量浓度为 1.31 ~ 5.24 mg/m^3，粉尘浓度明显增加，蓄积在深谷不散。经调查研究，在全镇人口中，43% 发病，轻症者表现为眼痛、喉痛、流鼻涕、干咳、头痛、肢体酸软等症状，占居民数的 15.5%；中度者表现为咳嗽、胸闷、气喘、呕吐、腹泻等症状，占 16.8%；重症者表现为呼吸和循环机能障碍的症状，占 10.4%，死亡 17 人，5 190 人生病（有的报道为 6 000 人）。这个事件现在被作为宾夕法尼亚州的标志性教训而被纪念。

1948 年，英国伦敦烟雾事件发生，根据调查研究报告，该烟雾事件引起 600 人死亡。同年，洛根（W. P. D. Logan）在《柳叶刀》报道了伦敦烟雾对死亡率的影响[1]。

1949 年，兰扎（A. J. Lanza）在《燃烧》（*Combustion*）学术期刊发表了他关于空气污染对健康影响的研究。[2] 同年，美国斯坦福大学斯坦福研究所基欧（R. A. Kehoe）在第一届全国空气污染讨论会上发表了空气污染与公共卫生的讲演，把空气污染与公众的健康联系起来。[3]

2.1.3　20 世纪 50 年代

1950 年，美国杜鲁门总统（President Harry Truman）发表演说，提出政府和行业应该投入力量与致人死亡的烟雾作斗争。同年 11 月 24 日，墨西哥波萨里卡（Poza

1　Logan W P D. 1949. Fog and mortality. Lancet，1：78.
2　Lanza A J. 1949. Healtlh aspects of air pollution. Combustion，21：56-57.
3　Kehoe R A. Air pollution and community health. Proc.，First National Air Pollution Symposium，Nov. 10-11，1949，Stanford Research Institute，Stanford University，Calif.，The Institute，1950：115-120.

Rica）由于炼油厂的烟气发生了急性烟雾事件，造成22人死亡，数百人住院。

1950年，在美国密歇根州大学公共卫生学院开设的空气污染训练课程中，约翰斯顿（H. F. Johnstone）讲解了空气污染的性质和行为，[1]对大气环境污染引起的行为学方面的问题进行了早期的研究；麦考德（C. P. McCord）讲解了空气污染在生理学方面的影响，[2]提出空气污染可引起生理学效应，表明当时对空气污染引起的亚致死效应已经引起教学和科研的重视。同年，哈根－斯密特（Arie Haagen-Smit）的研究表明，洛杉矶烟雾是碳氢化合物（汽车尾气是最大来源）和氮氧化物相互作用引起的。

1950年，海曼（H. Heimann）等编辑出版了专著《空气污染的生物状况》（*Biological Aspects of Air Pollution*），开始研究空气污染的生物学问题。[3]同年，坎贝尔（I. R. Campbell）等于1950年出版专著对有关氟及氟化物对人、动物及其环境的影响包括对植物的效应方面的书目进行分类，标志着在20世纪50年代对氟化物环境毒理学和生态毒理学方面的研究已经在进行。[4]

1951年，亚当斯（E. M. Adams）在美国化学家协会出版的《空气污染防治手册》（*Air Pollution Abatement Manual*）一书的第5章中论述了空气污染的生理效应，表明空气污染引起的亚致死效应已经引起学术界的广泛关注。[5]

1952年，拉森（G. P. Larson）在《美国公共卫生杂志》发表论文对有关空气污染的医学研究成果和治理问题进行综述。[6]

1952年12月5—8日，英国发生伦敦烟雾事件（图3-2-3），根据调查研究报告，空气中SO_2质量浓度达3.8 mg/m^3，烟尘质量浓度达4.5 mg/m^3，分别为平时的6倍与10倍。雾的硫酸含量达680 μg/m^3。一周之内死亡人数比往年同期多4 000人，45岁以上死亡数为平时的3倍，1岁以下婴儿死亡数也增加1倍，急诊病人和入院治疗患者大增。在之后的两个月时间内，又有8 000人陆续死亡。这是20世纪世界上最大的由燃煤引发的城市烟雾事件。

---

1 Johnstone H F. 1950. Properties and behavior of air contaminants//Lectures presented at the inservice training course in air pollution. University of Michigan School of Public Health. Ann Arbor，the School，17-25.

2 McCord C P. 1950. The physiological aspects of atmospheric pollution//Lectures presented at the inservice training course in air pollution. University of Michigan School of Public Health. Ann Arbor，the School，7-11.

3 Heimann H，Brooks H M Jr，Schinidt D G. 1950. Biological aspects of air pollution. An annotated bibliography. Washington，D. C.，U. S. Public Health Service.

4 Campbell I R，Christian M R，Widner E. 1950. Classified bibliography of publications concerning fluorine and its compounds in relation to man，animals，and their environment including effects on plants. Cincinnati，Ohio，Kettering Laboratory Library，Department of Preventive Medicine，University of Cincinnati.

5 Adams E M. 1951. Physiological effects//Air pollution abatement manual. Washington，D. C.，Manufacturing Chemists' Association，Inc.

6 Larson G P.1952. Medical research and control in air pollution. Am. J. Pub. Health，42：549-556.

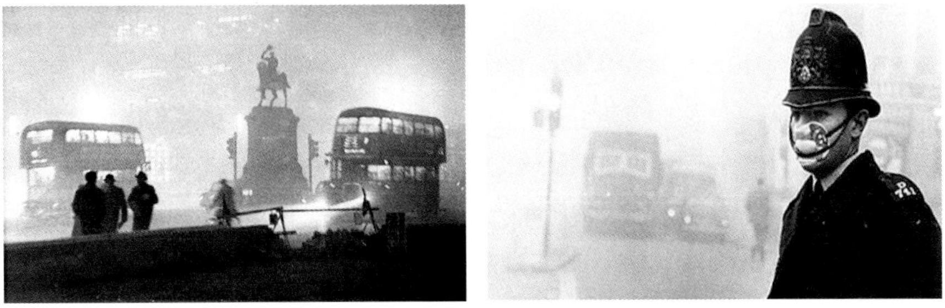

图 3-2-3　伦敦烟雾事件

1953 年 11 月，美国纽约发生烟雾事件，据估计，有 170 ~ 260 人死亡。

1953 年 12 月 8 日，在匹兹堡召开的美国医学教育国家基金医学顾问委员会（The Medical Advisory Committee of the National Fund for Medical Education）和美国医学协会工业卫生委员会（The Council on Industrial Health of the American Medical Association）的会议上，沃尔默（C. R. Walmer）提出一个专业术语：工业环境医学（environmental medicine in industry）。[1] 虽然当时的工业环境医学所指的环境是“工业环境”而不是非职业的一般环境，但是，从“职业医学”“工业医学”发展到“工业环境医学”无疑是一个进步，它标志着向“环境”与“医学”二者交叉产生“环境医学”的方向前进了一步。

1954 年，里维尔（H. R. Leavell）在美国公共卫生协会第 82 次年会上的报告指出：“在 20 世纪 50 年代，科学家就已经知道，工业社区的空气中含有大量的、不同种类的有机的和无机的污染物，水蒸气、气体污染物与颗粒物污染物之间可以发生光化学反应，使空气污染物更加复杂。其中，在空气中存在大量金属元素污染物，例如硅、钙、铝、铁、镁、铅、锰，少量的有锌、铜、钛、锡、钒、镉、铍等，这些元素污染物占空气颗粒物总重量的 10% ~ 20%。虽然发现工业区的已知的致癌物浓度较高，但是仍然没有充分的证据证明空气污染与肺癌有联系。在多诺拉事件和马斯河谷事件中，引起居民死亡的污染物不是一种污染物，而是多种污染物协同作用的结果，任何一种污染物的浓度都不足以引起居民死亡。受害的主要是患有呼吸系统或心血管系统疾病及哮喘症的暴露居民。”[2]

在 1954 年召开的第 121 届美国科学促进协会年会上，费尔（J. J. Phair）和汤姆森（M. L. Thomson）[3] 指出，当时空气污染对人群健康影响的资料主要来自三个方面：工业毒理学、人群过量暴露的大灾难事件的流行病情况以及发病率和死亡率的记录

1　Walmer C R. 1954. Environmental medicine in industry. Public Health Reports（1896—1970），69（6）：585-587. Published by Association of Schools of Public Health。沃尔德医生从 1951 年以来一直是美国工业卫生基金会（The Industrial Hygiene Foundation of America）常务董事，1941—1946 年他是该基金会的毒理学顾问和匹兹堡（美国宾夕法尼亚州西南部城市，是美国的钢铁工业中心）威斯丁豪斯电气公司（Westinghouse Electric Corporation）医学部负责人。

2　Leavell H R. 1954. The practice of public health，a special section. Public Health Reports（1896—1970），70（2）：115-239。里维尔是医学博士和哲学博士，1953—1954 年为美国公共卫生协会主席。

3　费尔是美国俄亥俄州辛辛那提大学医学院（University of Cincinnati College of Medicine in Ohio）预防医学教授和研究室主任。汤姆森是该医学院预防医学副教授以及英国伦敦卫生学和热带医学院应用生理学资深讲师。

分析。这三方面的资料都不能对城市空气低水平污染的问题提出令人可以接受的解决方案。他们指出，在低水平空气污染暴露下可引起社区人群产生亚健康的、暂时性的反应，但是很多工人并不相信低浓度的空气污染是疾病发生的主要原因，认为它们只可能是一些影响因素而已。为了研究低浓度空气污染物对人体健康可能产生的影响，他们对流行病学的研究方法进行改良，可以说这开启了环境流行病学研究的先河。

1954 年 10 月，洛杉矶再次发生光化学烟雾事件，由于烟雾很重，洛杉矶各个行业和学校在 10 月的大部分时间处于关闭状态。

1955 年，美国希契科克（L. B. Hitchcock）发表论文对洛杉矶光化学烟雾事件的成因进行探讨。他指出，洛杉矶是一个面积仅为 1 630 m^2 的盆地，三面环山，来自太平洋的风力很小，污染物不能散发。在洛杉矶当时居住有 500 万人口，有 2 361 000 辆机动车，每天消耗约 58 000 t 天然气、石油、汽油等燃料，每天有 3 000 t 以上的污染物释放到空气中。在 1954 年的严重的烟雾天（bad smog days）中，被污染的空气除了含有多种颗粒物（总颗粒物质量浓度为 43.5 ~ 105.2 $\mu g/m^3$）外，还含有大量看不见的气体污染物，例如臭氧、碳氢化合物、氮氧化物、乙醛、一氧化碳等。在烟雾天受伤害的植物高达 64%，对眼睛的刺激达到了严重的程度（44 单位）。他还指出，这些污染物在空气中可以低浓度长期共存、相互发生化学反应，包括光化学反应。当时对机动车排放的废气中的多种气体污染物、气溶胶进行测定，发现 SO_2 在汽车废气中的含量较小。[1]

1955 年，吉莉安姆（A. G. Gilliam）报告了他们对工业环境空气颗粒物污染诱发肺癌的研究。[2]

1955 年，普里斯（D. E. Price）报道：从 1955 年开始，美国公共卫生局（Public Health Service）为了减轻居民区空气污染的危害，设立空气污染项目以资助空气污染方面的研究和培训。工业卫生学者已经认可“工作环境的空气污染是有害的”，怀疑长期低浓度空气污染的暴露可能是有害的，但是认为仍然没有结论性的证据。因此，他提出在工厂的、全社区性的流行病学调查对研究低水平空气污染暴露对健康的影响是有益的。虽然对污染程度不同的地区进行的流行病学研究已经发现污染严重的城市死亡率和患病率高于污染比较轻的农村，但是普里斯博士认为没有结论性的证据可以证明低水平空气污染的暴露对健康的危害。当时美国公共卫生局资助田纳西州纳什维尔市（美国田纳西州首府）采用社区流行病学观察和污染空气采样分析相结合的方法进行研究。美国公共卫生局对汽车尾气的问题也进行了资助研究。该研究由美国辛辛那提市（美国俄亥俄州西南部城市）罗伯特·A. 塔夫脱卫生工程中心（The Robert A. Taft Sanitary Engineering Center in Cincinnati）启动进行，包括汽车尾气对植物和动物

1 希契科克，弗吉尼亚大学化学工程教授，洛杉矶空气污染基金会主席和常务董事。引自：Hitchcock L B，Marcus H G. 1955. Some scientific aspects of the urban air pollution problem. The Scientific Monthly，81（1）：10-21。

2 Gilliam A G. 1955. Some aspects of the lung cancer problem. Mil. Med.，116：163-174.

的效应。[1]

1955 年，美国开始启动空气污染培训项目，开设 7 ~ 10 门课程，每门课 1 周或 2 周，培训了 2 000 多名主任工程师和化学工作者，他们大部分来自管理部门和工业领域。随着进行空气污染培训的大学和学院数量的增加，美国公共卫生局对开设这些课程的大学和参加学习的大学生进行奖励或资助。当时美国已经有 14 所大学提供空气污染方面的研究生课程。

1955 年，美国国会通过《空气污染控制法》（*Air Pollution Control Act*），这是 1963 年《清洁空气法》（*Clean Air Act*）和随后有关环境保护立法的先驱。同年，国际空气污染大会（International Air Pollution Congress）在纽约召开。

1956 年，费尔（J. J. Phair）和汤姆森（M. L. Thomson）报道了空气污染对心血管系统和呼吸系统健康的影响。他们深信低水平环境污染物的长期存在可能会给人群健康带来危害，于是他们提出一整套严谨的流行病学调查方法，力图证明他们的设想。他们的研究开启了环境流行病学研究的先河。[2]

1956 年，英国人彭伯顿（J. Pemberton）采用流行病学方法研究空气污染诱发支气管炎问题。劳泽（P. J. Lawther）综述了英国 1955 年和 1956 年关于空气污染对临床状况影响的研究。[3]

1956 年，伦敦另一起烟雾灾难事件发生，引起 1 000 人死亡。同年，英国国会通过《清洁空气法》，美国国会通过《水污染控制法》（*The Water Pollution Control Act*）。

1958 年 11 月，美国召开了全国空气污染大会（The National Conference on Air Pollution），聚焦全国性的空气污染问题。会议将不同观点的讨论全文收集出版，并发给约 90 个政府、非政府和工业部门。这对工业界、其他非政府部门起到了促进作用，使他们注意研究和控制空气污染问题。

1959 年，美国开始重视非工厂的社区空气低水平污染对居民健康的影响。但是一直到 1962 年蕾切尔·卡森出版《寂静的春天》一书之前，大多数人不相信所提出的研究证据可以说明环境低水平污染可以导致暴露居民发生疾病。尽管如此，这些研究开启了环境流行病学的早期研究，为环境毒理学学科的诞生提供了重要的科学依据。

2.1.4　1960—1962 年

1961 年，日本发生四日市哮喘病事件（图 3-2-4）。四日市位于日本中部东海岸，是日本著名的石油城。它的石油化学工业始建于 1956 年，汽油和石油化工产品占日本总产量的 1/4。流行病学研究表明，从 1961 年起，当地患哮喘病的人数激增，1964 年

1　Price D E. 1959. Is man becoming obsolete? Public Health Reports（1896—1970），74（8）：693-699。作者普里斯博士是美国公共卫生局助理外科医生、国家服务办公署（The Bureau of State Services）主任，本文是作者于 1959 年 4 月 27 日在芝加哥举办的美国政府工业卫生学者大会（American Conference of Governmental Industrial Hygienists）第 21 届年会上的报告。

2　Phair J J，Thomson M. L. 1956. Measuring reactions to air pollution. Public Health Reports（1896—1970），71（1）：87-93.

3　Medical Research Council. Annual Report，1955-6. 又见：1957. The British Medical Journal，1（5034）：1524-1527.

连续3天烟雾不散，出现死亡病例；1967年出现哮喘病患者因不堪忍受疾病的折磨而自杀的事例。据四日市东南部的Isozu区常年监测资料，大气SO_2浓度可达1 ppm[1]，来源主要是燃烧含硫量很高的重油。全市每年排放的SO_2、尘粒总量高达13万t。日本四日市这种哮喘患者到1970年已达500多人，1972年已达6 376人。1979年10月底，当地确认患有大气污染性疾病的人数达775 491人，其中典型的呼吸系统疾病有支气管炎、哮喘、肺气肿和肺癌。

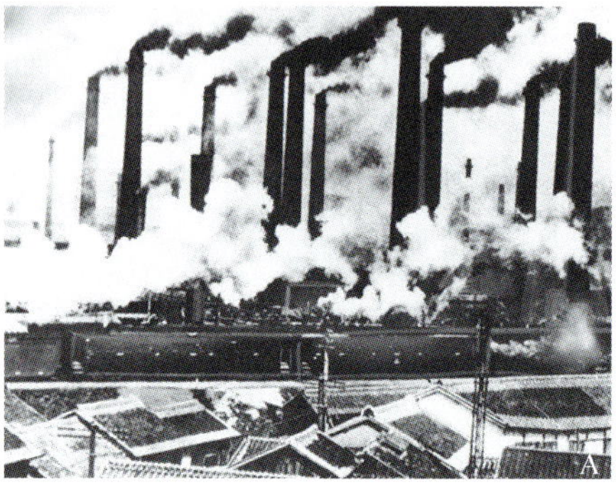

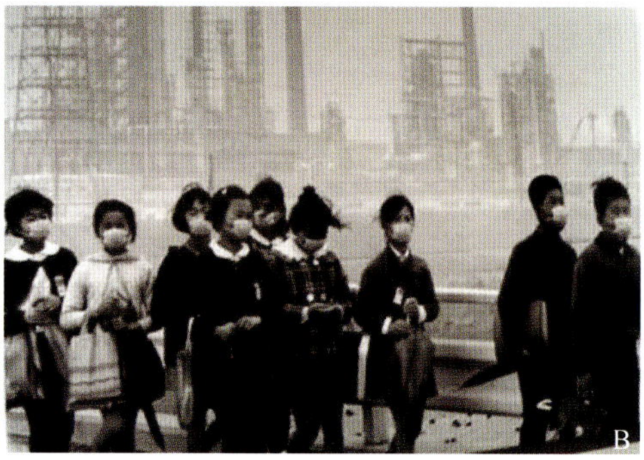

图3-2-4 四日市哮喘病事件
（A. 四日市污染状况；B. 小学生戴口罩预防空气污染对呼吸道的危害）

1962年，另一起伦敦烟雾事件发生，引起750人死亡。这一年，美国生物学家蕾切尔·卡森（Rachel Carson，1907—1964年）的名著《寂静的春天》出版，对全世界的环境保护运动和多种环境类学科（包括环境毒理学）的产生起到了巨大的推动作用。

2.1.5 早期环境毒理学研究的遗憾

从上述对大气污染与健康早期研究的发展历程可知，这个时代是环境科学家特别是研究环境污染对健康危害的医生和毒理学家们最纠结的时期。虽然在20世纪环境灾难事件频发，但是一般相信只有高浓度的工业环境污染才会引起疾病，从而导致工业环境医学较早地产生；而对于非工业环境或社区环境，即自然环境中低浓度污染物对健康的危害因缺乏直接证据或证据不足，这导致大多数公众不相信环境低浓度的污染物会引起健康危害。虽然在20世纪50年代，甚至在20世纪60年代早期，科学家们专注于寻找环境低水平污染物对健康毒害作用的直接证据，但是有说服力的证据终归难以获得，从而使得“环境污染”与“医学”或“毒理学”迟迟不能交叉融合，导致“环境医学”和“环境毒理学”的诞生姗姗来迟。20世纪90年代或21世纪的环境毒理学家们在讨论为什么20世纪50—60年代初期的科学家迟迟不把“环境的”（environmental）冠于“毒理学”（toxicology）术语前，而使“环境毒理学科”早日诞生的时候，常常感到迷惑不解和遗憾，其原因可能就在于当时大多数科学家不相信环境中低浓度污染物会引起疾病的发生。

1 ppm（英文parts per million的缩写）在本书为体积浓度，是每百万份中的一份，即表示百万分之一，或称百万分率。我国现在已经不使用这个单位。

然而，20 世纪 30—60 年代，频发的大气污染灾难事件及其对健康危害的早期毒理学研究为环境毒理学的产生和发展起到了极大的推动作用。因此，这个时期是环境毒理学的启蒙期或萌芽期。

2.2 水污染事件与健康的早期研究

2.2.1 20 世纪 40—50 年代

早在 20 世纪 40—50 年代，早期工业废水对河流、湖泊和海洋的污染就引起研究者的注意，尤其是水体污染引起的异常的味道和气味最先被注意。随之，真菌、放线菌和藻类对水质的影响，特别是对水体耗氧量的影响受到重视，并提出了一些治理办法。[1] 水体污染对鱼类生长和对海洋（如加利福尼亚 Alamitos 海湾）生态的损伤也在 20 世纪 50 年代早期开始研究，并提出了一些水体生物污染的治理办法。[2] 但是，鉴于当时大多数工业只在少数工业发达国家进行，工业发展的规模还不够大，工业生产的产品还不够多，工业废水的污染仅在局部范围发生，对生态的危害没有那么普遍和严重，所以废水、废气对环境的污染和健康危害还没有引起全社会的足够重视。总之，在 20 世纪 40—50 年代前半期，人们对水体污染的关注点主要停留在对野生动植物及其生态的危害方面。

2.2.2 工业废水排放引发水俣病流行

全世界对水环境污染危害人类健康的高度关注，始于 1959 年 7 月科学家研究发现日本发生的水俣病（Minamata disease）的病因是甲基汞对海洋的污染。水俣病是最早发现的由于工业废水排放造成的公害病（图 3-2-5、图 3-2-6）。

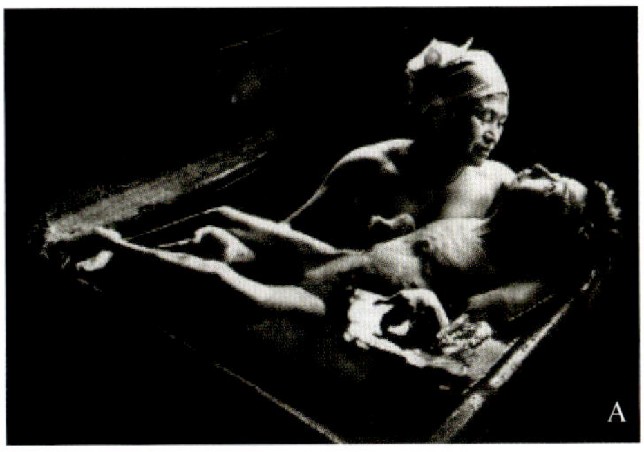
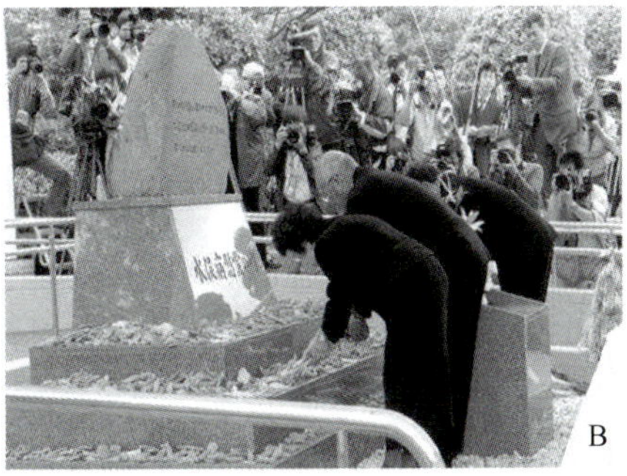

图 3-2-5 “智子入浴”图片：母亲为患水俣病的智子洗澡（A）及对因水俣病而逝世的患者之祭拜（B）

［图 A 为尤金·史密斯（W. Eugene Smith）于 1971 年摄。由于智子妈妈在怀孕期间吃了甲基汞污染的鱼而使尚在胎儿期的智子患上先天性水俣病，1976 年智子因患水俣病而逝世］

1 Heukelekian H，et al. 1955. Water pollution. Sewage and Industrial Wastes，27（6）：659-87.

2 Privolnex T I，et al. 1953. The Critical content of oxygen in water for fish at various temperatures according to seasons Compt Bend Acad Sei..（USSE）89：175；Eeish D J，et al. 1954. The Ecology of alamitos bay，California with special eeference to pollution. Calif. Fish and Game，40：105.

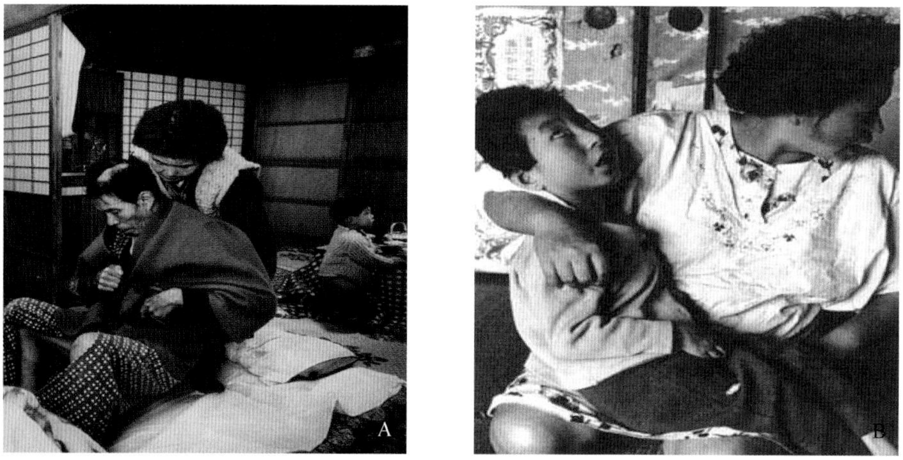

图 3-2-6　妻子扶起卧床不起的水俣病患者丈夫（A）；水俣病儿童患者与母亲（B）
［尤金 · 史密斯（W. Eugene Smith）于 1971 年摄］

水俣病事件因发生于水俣镇而得名。水俣镇是位于日本熊本县（Kumamoto）的、邻接水俣湾东部的一个工业小镇，当时有 4 万多人居住。水俣湾海产丰富，是渔民们赖以生存的主要渔场。鱼是当地居民的主要食物。该镇的主导工厂是氮素株式会社（Chisso Corporation，又译为智索公司）。氮素株式会社从 1925 年开始向水俣湾倾倒废水，破坏了捕鱼区域的生态环境。

1953 年，在水俣湾附近发现首例怪病，症状初始是口齿不清、步态不稳、面部痴呆，进而耳聋眼瞎、全身麻木，最后精神失常、身体弯弓、高叫而死。1955 年 5 月又出现了 50 多例，患者由于脑中枢神经和末梢神经被侵害，轻则口齿不清、步履蹒跚、面部痴呆、手足麻痹、感觉障碍、视觉丧失、震颤、手足变形，重则失去知觉或不由自主地动作，或酣睡，或兴奋，身体弯弓并不由自主地喊叫，直至死亡。这种“怪病”就是轰动世界的“水俣病”。

1956 年 5 月 1 日，氮素株式会社附属医院的院长细川护熙（Hajime Hosokawa）第一次对水俣病报道，“一个不明确的中枢神经系统疾病暴发”，并把该病和进食的鱼类联系起来，认为该海域被氮素株式会社排出的毒物所污染。细川护熙博士是勇敢证明氮素株式会社应该为他们排放工业废物而引起疾病负责的第一人。氮素株式会社否认了这一指控，并继续他们的生产。

1959 年 7 月，日本的熊本大学研究人员得出结论——甲基汞是水俣病的发病原因。氮素株式会社否认并驳斥这一结论。

1965 年，日本新潟县县内的阿贺野河下游发现水俣病流行，称第二水俣病或阿贺野河病等。根据流行病学调查资料，患者都有长期大量吃阿贺野河河鱼的历史，46% 的患者家庭以捕鱼为生。借鉴熊本水俣病的经验，研究者认为是工厂废水引起的。但工厂方面提出反驳，他们主张这是由于地震而发生的洪水将含汞农药冲入水系造成的。工厂的这些说法被调查和试验的证据否定了。

2.2.3　水俣病引起全球关注

1956 年和 1960 年，在伊拉克发生了经食物引起的严重乙基汞中毒事件。这使公众联想到，经食物引起烷基汞中毒其本质与甲基汞中毒引起水俣病是相同的，从而更加深了甲基汞是水俣病病因的认识和理解。

1965—1970 年，水俣病的致病因素是甲基汞对水体污染的观点在学术上和公众舆论方面均逐渐占据上风，在全世界范围内掀起对甲基汞污染环境、生物富集及危害健康的研究热潮。这对环境毒理学的产生起到极大的推动作用。例如，1965 年，瑞典首先注意到在农业上使用烷基汞化合物会引起许多鸟群急剧减少；对工业汞污染进行细查发现，瑞典的淡水鱼、海鱼中含有大量汞，且发现在生物样品中的成分主要是甲基汞。在这个时期，丹麦、英国、法国、意大利等欧洲各国和美国、加拿大均积极开展对环境汞污染及其对鱼类和鸟类的影响的调查研究。

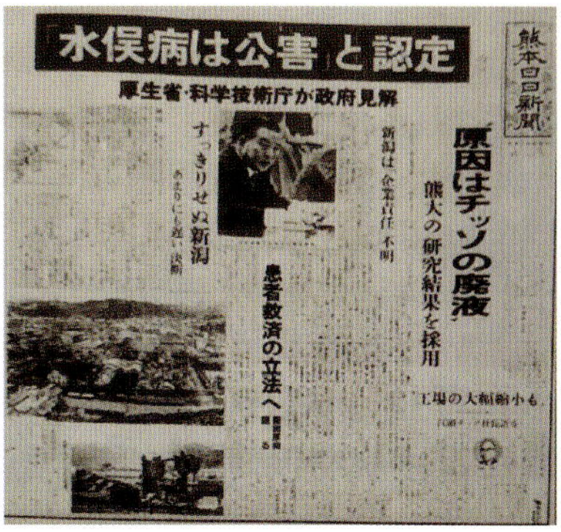
熊本日日新聞
水俣病は公害と認定
厚生省·科学技術庁が政府見解
原因はチッソの廃液
熊大の研究結果を採用
すっきりせぬ新潟
患者救済の立法へ

图 3-2-7　日本政府对水俣病的认定
(《熊本日日新闻》，1968 年 9 月 27 日)

在事实和科学面前，日本政府终于于 1968 年 9 月认可水俣镇氮素株式会社排放废水中的汞是引起水俣病的病因，该株式会社不得不对受害者进行赔偿（图 3-2-7）。

2.2.4　环境无机汞生物甲基化的发现

1967 年，研究发现一些未确定的微生物能够使无机汞甲基化。1969 年，对无机汞生物甲基化的精细研究结果公开发表，从而进一步证明，水俣镇氮素株式会社即使向海水中排放的是无机汞也可以在海洋微生物的作用下转化为甲基汞，从而进入食物链，在鱼体内积累到高浓度而导致长期食鱼者罹患水俣病，因此必须减少有意或无意的汞对环境的污染。

2.3　土壤污染事件与健康的早期研究

2.3.1　工业废水对土壤的污染

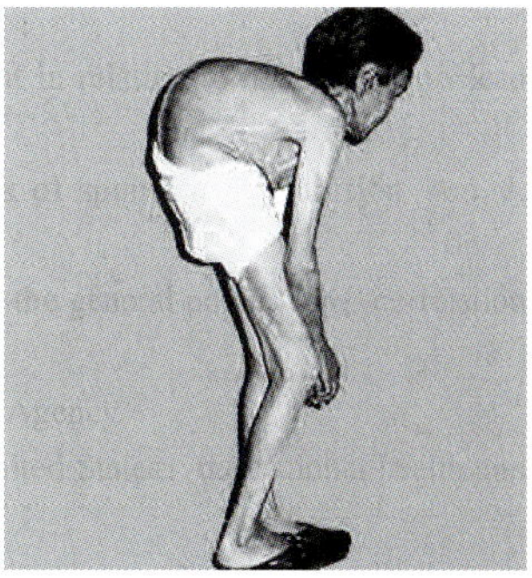
图 3-2-8　痛痛病患者

明治天皇在位期间（1868—1912 年），日本进行明治维新，使其近代工业迅速崛起，富山县神通川上游的神冈矿山随之快速兴起。从明治末年开始，神冈矿山所排废水带来的神通川水质污染，一度成为阻碍水稻发育和致使捕鱼量减少的原因。1911 年，富山县神通川流域已经出现了最初的痛痛病患者（图 3-2-8）。1955—1967 年，位于神冈的三井矿产企业公司对铅、锌矿的开采和冶炼更加快速，在采矿过程及堆积的矿渣中产生的含有镉等多种重金属的废水长期流入周围的环境，注入神通川中。高浓度的含镉废水污染了水源，在当地的水田土壤、河流底泥中均产生了镉等重金属的沉淀堆积。

2.3.2 痛痛病[1]的发现过程

由于神冈矿山所排废水对神通川水质污染造成农业及渔业损害问题的长期存在，1950 年当地农民为和神冈矿山进行每年补偿金方面的交涉，成立了神通川矿毒对策委员会。1960 年，由于矿山方面要求减少赔偿额度，神通川矿毒对策委员会于同年 8 月委托名古屋的私立同朋大学农业经济学家吉冈金市教授（1902—1990 年）进行矿害调查。

吉冈金市不仅调查了农业受害情况，而且对当地多发的痛痛病也进行了考察。通过对痛痛病患者进行年度和地域调查，他发现患者主要生活在使用神通川水进行灌溉的地区；通过对土壤、植物、鱼类的比较分析与患者标本的分析，尤其对镉异常现象多发的地区进行调查，他发现痛痛病患者数量的增加与神冈矿山生产量增加之间成正比关系。他通过文献调查，发现国外报道的慢性镉中毒引起的骨病变事件中也出现了与痛痛病患者同样的症状。吉冈金市于 1961 年 6 月向神通川矿毒对策委员会提供报告，得出“痛痛病是神冈矿山流出的镉引起的慢性中毒”为主体的结论。

吉冈金市委托水质化学分析专家小林纯教授（1909—2001 年）进行分析发现，在样本中不仅检测出了亚铅和铅，还有大量的镉，从而强化了痛痛病的镉因说。

1961 年 6 月，在札幌举办的第 34 届日本整形外科学会上，萩野和吉冈联名首次报告了痛痛病的镉因说。其实，早在 1957 年 12 月的第 12 次富山县医学会上，当地医生萩野昇（1915—1990 年）就发表了痛痛病的病因——矿毒说。但由于萩野的亚铅引起的矿毒说证据薄弱，没有被大家接受。因此，痛痛病被确定为镉中毒，萩野昇、吉冈金市和小林纯三位专家起到了非常重要的作用。

2.3.3 镉引起痛痛病的机理

为了确定痛痛病的病因，必须对镉诱发痛痛病的机理进行研究。镉是对人体健康有害的重金属物质。用镉污染的水来浇灌农田可造成镉对土壤的污染，而水稻对土壤和水中的镉有很强的富集能力，因而生产出来的稻米含镉增高。当地人把这种含镉高的大米称为“镉米”。镉通过稻米进入人体，首先引起肾脏功能障碍（如使维生素 D 不能转化为对人体钙吸收有重要作用的维生素 D_3）和器质性损伤，逐渐累及骨骼系统，引起骨软化症状，进一步发展为痛痛病，也叫骨痛病。1931—1968 年，神通川平

1　痛痛病的病症表现为腰、手、脚等关节疼痛。病症持续几年后，患者全身各部位会发生神经痛、骨痛现象，行动困难，甚至呼吸都会带来难以忍受的痛苦。到了患病后期，患者骨骼软化、萎缩，四肢弯曲，脊柱变形，骨质松脆，就连咳嗽都能引起骨折。患者不能进食，疼痛无比，常常大叫“痛死了！”，有的人因无法忍受痛苦而自杀。这种病由此得名为“骨癌病”或“痛痛病”。

原地区被确诊患此病的有 258 人，其中死亡 128 人。

2.3.4 痛痛病案件在日本环境运动中的作用

1967 年 12 月，为了让痛痛病患者健康的丧失得到必要的赔偿，松波淳一[1]在富山县和金泽县组建律师辩护团，准备对三井矿产企业公司提起诉讼。1968 年 1 月 6 日，痛痛病的律师辩护团在东京成立，有律师 12 或 13 名。同年 3 月，9 位痛痛病病人和 20 个患者亲属提起诉讼，要求三井矿业公司赔偿 6 100 万日元。痛痛病案件诉讼进程的深入，对日本全国和世界各国产生了广泛的影响，不仅对环境保护运动的兴起，而且对环境毒理学早期研究和学科的产生起到很大的推动作用。直到 1971 年日本法院才首次确认富山县神通川上游痛痛病的病因是工业生产引起的镉对当地河流和土壤的污染。但是，被告三井矿产企业公司不服上诉，1972 年该公司再次败诉，不得不对受害者进行赔偿（图 3-2-9）。

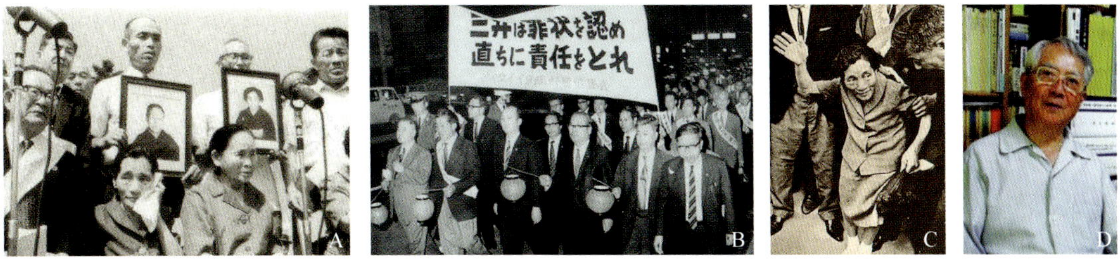

图 3-2-9 痛痛病患者为合法权益而抗争（A、B）；1971 年 3 月赢得赔偿诉讼的一位痛痛病患者，体格矮小（C）；痛痛病的辩护律师——松波淳一（D）

2.4 化学杀虫剂毒性作用的早期研究

在第二次世界大战于 1945 年结束之后，人工合成化学杀虫剂，尤其是有机氯杀虫剂和有机磷杀虫剂的生产和应用快速发展。在 1962 年之前，科学家对杀虫剂的毒性作用进行了很多研究，特别是对 DDT[2]危害各种水生和陆生动物（如野生鸟类）的毒性作用及其机制进行了大量调查和分析。这些早期研究为卡森写作《寂静的春天》一书及其观点的形成提供了大量、直接的科学证据。

2.4.1 DDT 杀虫作用的发现和初期应用

DDT 是奥地利维也纳药理学家蔡德勒（Othmar Zeidler）在 1874 年首先合成的。

---

1 松波淳一，日本律师，1930 年生于富山县冰见市。1962 年从中央大学第二法学部毕业后通过司法考试。1997 年在新潟大学理学部兼任外聘讲师。2001 年退休，着手写关于痛痛病的著作。他对环境毒物史的贡献在于他为痛痛病和水俣病的受害者辩护，著有《痛痛病受害百年回顾与展望》。痛痛病诉讼案件发生时，他是一个刚从学校毕业的律师。随着案件诉讼进程的深入以及环境保护运动的兴起，越来越多的律师加入辩护团，到最后共有 345 名律师为痛痛病患者辩护。作为律师的松波淳一在法庭上力辩，最终取得胜利。松波淳一在结束痛痛病的官司之后，又加入了水俣病的律师辩护团。

2 DDT 又叫滴滴涕、二二三，化学名为双对氯苯基三氯乙烷（dichlorodiphenyltrichloroethane），化学式为（ClC_6H_4）$_2$CH（CCl_3），是有机氯类杀虫剂。

1939年9月，瑞士化学家穆勒（Paul Hermann Müller）发现DDT是一种有效的杀虫剂。瑞士政府和美国农业部的试验，肯定了DDT对多种虫害（包括蚊子、虱子、跳蚤等）有效。

人类对DDT的暴露始于1942年，当时仅限于军事人员使用DDT，用以预防疟疾、伤寒和瘟疫等疾病的传播。

2.4.2 DDT毒性作用的早期研究

1945年第二次世界大战结束后，普通民众开始使用DDT来防治农业害虫和预防疟疾等疾病，且其用量迅速增长并演变为不同程度的全球性滥用，从而导致DDT对环境的严重污染和对生物与人体健康的严重危害。

1945年，英国科学家凯斯（R. A. M. Case）[1]研究报道DDT对人体健康的急性毒性效应，发现DDT对神经系统有损害作用，可引起多种神经损伤症状。

1948年，史密斯（R. F. Smith）发现，用含DDT的饲料饲喂的牛所产的牛奶中含有DDT。

1949年，谢泼德（J. B. Shepherd）等给牛饲喂被DDT及其降解物污染（平均为0.023 ppm）的饲料后，实验牛分泌的奶脂内残留的DDT及其降解物为0.68 ppm，是正常饲料牛的30倍。此后其他研究者的大量验证性试验均证明，杀虫剂DDT可以通过牛奶对人体造成危害。[2,3]

1950年，M. J. Brynson等发现，饲喂不同水平DDT后，鸡蛋和组织中DDT的含量增高。同时，在喷洒过DDT的地区生活着的各种鸟（如知更鸟、雉）和哺乳动物（如老鼠、豚鼠、鹿）的睾丸中有大量DDT积累，饲喂DDT的小公鸡，其睾丸只有正常大小的18%，依靠睾丸激素发育的鸡冠和垂肉只有正常大小的1/3。[4]

1950年，郎格（E. P. Laug）等报道，食物中的DDT（1 ~ 50 ppm）引起的大鼠体脂贮存的DDT可对肝细胞造成损伤。第2年他们又报道，在人乳和脂肪中也残留有DDT。

1952年，布罗迪（T. M. Brody）研究发现，一些植物化学生长刺激剂对大鼠肝脏线粒体氧化磷酸化有抑制作用，对细胞能量代谢可产生不利影响。

1954年，沃克（K. C. Walker）等报告，DDT和其他杀虫剂可以在食物中残留，从而通过食物进入人体。

1955年，萨克（J. A. Sacklin）等研究发现，DDT对生物氧化和磷酸化作用有抑制

---

1 Case R A M. 1945. Toxic effects of DDT in Man. Brit Med J，2：842-845.

2 Street J C，Wang M，Blau A D. 1966. Drug effects on dieldrin storage in rat tissue. Bull. Environ. Contam. Toxicology，1（1）：6-15

3 Williams A K，Sova C B. 1966. Acetylcholinesterase levels in brains of fishes from polluted waters. Bull. Environ. Contam. Toxicology，1（2）：198.

4 Burlington H，Lindeman V F. 1950. Effect of DDT on tests and second sex characters of white Leghorn Cockerels. Proc Soc Exper Biol Med，74：48-51.

作用，可减少细胞内 ATP 的生成。

1958 年，海斯（W. J. Jr. Hayes）等报道，DDT 和 DDE 可以贮存于人体的脂肪组织，对人体造成潜在的危害。

1960 年，美国最早的环境致癌研究专家休珀（W. C. Hueper）报道，一些自然的和人工合成的环境污染物可引起肿瘤。

2.4.3 DDT 对鸟类和陆地生态系统的危害

在环境污染的早期发现历史中，对鸟类的生态毒理学研究起了非常重要的作用。20 世纪 50 年代，密歇根州立大学的动物学家华莱士（George J. Wallace）和威斯康星州立大学野生生物生态学家希基（Joseph J. Hickey）最早报道，DDT 的大量使用导致美国中西部鸟类急剧死亡。华莱士还发现，DDT 对神经系统的损害是不可逆的。[1]

1957 年，卡尔纳凡（Carnaghan）和布拉克兰（Blaxland）研究发现，氯代烃类杀虫剂和甲基汞的应用使陆地生态系统对其也产生了有害的生物积累。[2]

1960 年，亨特（E.G. Hunt）和比肖夫（A. J. Bischoff）研究发现，DDT 在加利福尼亚 Clear 湖的使用，导致该湖栖息鸟的数量急剧下降，他们第一次证明在水生生态系统中存在化学物的生物富集现象。[3]

总之，虽然在 1945 年以后，尤其是 20 世纪 50 年代，科学家对 DDT 等化学杀虫剂危害公共健康的问题进行了大量研究和报道，但是直到 1962 年《寂静的春天》出版之前，大部分科学家们仍没有意识到环境问题，更没有把 DDT 和环境污染联系起来，也很少把环境污染与公众健康危害联系起来，DDT 对人体慢性毒性作用的研究也很少。[4]

2.5 卡逊对环境运动的推动作用

美国生物学家蕾切尔·卡逊（Rachel Carson，1907—1964 年）用了 5 ~ 6 年的时间，参考了数千篇有关杀虫剂，特别是 DDT 使用和危害等方面的科研文献和研究报告，完成了《寂静的春天》一书，仅参考文献就多达 54 页，由美国霍顿·米夫林出版

1 Wallace G J. 1959. Insecticides and birds. Audubon Mag，61：10-12，35.

2 Carnaghan R B，Blaxland J. A. 1957. The toxic effect of agricultural seed dressing on wild and game birds. Vet. Rec.，69：324；Ratcliffe D A.1967. Decrease in eggshell weight in certain birds of prey. Nature，215：208；Borg K，Wanntorp H，Erne K，et al. 1969. Alkyl mercury poisoning in terrestrial Swedish wildlife. Viltrevy，6：301.

3 Hunt E G，Bischoff A J.1960. Inimical effects on wildlife of periodic DDT applications to Clear Lake. Calif Fish Game，46：91.

4 DDT 是一种人工化学合成的有机氯杀虫剂，作为多种昆虫的接触性毒剂，有很高的毒效，尤其适用于扑灭传播疟疾的蚊子。第二次世界大战期间，仅仅在美国军队当中，疟疾病人就多达 100 万，特效药金鸡纳供不应求，极大地影响了战争的进展。后来，有赖于 DDT 消灭了蚊子，才使疟疾的流行逐步得到有效的控制。然而，卡逊在《寂静的春天》一书中根据大量的科学调查和研究指出，应用 DDT 这类杀虫剂，就像是与魔鬼做交易：它杀灭了蚊子和其他的害虫，使作物提高了产量，但同时也杀灭了益虫。她还指出，在接受过 DDT 喷洒后，许多种昆虫能迅速产生抗 DDT 的种群；由于 DDT 会积累于昆虫体内，这些昆虫被其他动物摄食后，则会引起中毒。因此，喷洒 DDT 虽然获得了近期利益，但牺牲了长远利益。

社于 1962 年出版（图 3-2-10）。

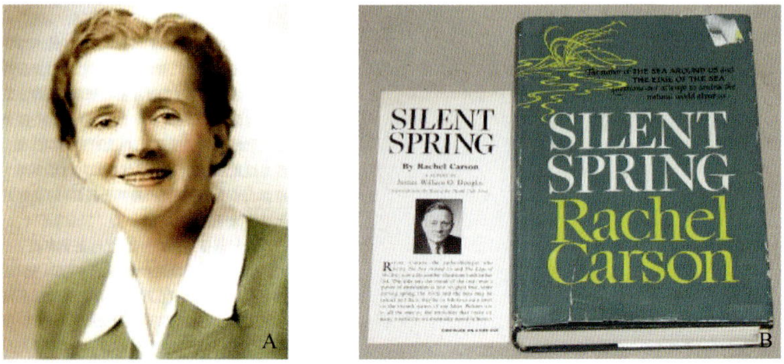

图 3-2-10　卡逊（A）及其名著《寂静的春天》（B）[1]

2.5.1　人类首次提出和关注环境问题

《寂静的春天》是人类首次提出和关注环境问题的标志性著作。在 1962 年以前的文献、报纸或书刊中，找不到“环境保护”这个词，美国的公共政策中还没有“环境”这一术语，环境保护在那时并不是一个存在于社会意识和科学讨论中的概念。相反，长期流行于全世界的口号是“向大自然宣战”“征服大自然”，在那个时代，大自然仅仅是人们征服与控制的对象，而非保护并与之和谐相处的对象。人类的这种主流意识大概起源于工业革命年代，一直持续到 20 世纪，在此期间几乎没有人怀疑它的正确性。卡逊在《寂静的春天》一书中第一次对这一人类意识的绝对正确性提出了严厉的批判，向人类的基本意识和社会传统公开挑战。因此，它不仅受到与之利害攸关的生产与经济部门的猛烈抨击，而且也强烈震撼了社会广大民众。

在此值得提出的是，恩格斯在 19 世纪中期就发现了毁灭森林的农耕活动对自然界的不良影响，并向人们发出警告：“不要过分陶醉于我们人类对自然界的胜利。对于每一次这样的胜利，自然界都对我们进行报复。”但是，由于当时的环境问题尚不突出，所以他的观点没有引起人们的重视。

2.5.2　对美国环境运动的影响

《寂静的春天》的结论是严峻的，在美国引起了极大的震荡。当作品先期在《纽约客》杂志上连载发表时，就引发了 50 多家报纸的社论和 20 多个专栏的文章评论。全书于 1962 年 9 月出版后，当年就销售出 10 万册。

到 1962 年年底，美国各州的立法机关向政府提出了 40 多件有关限制使用杀虫剂的提案。1962 年以后，联邦和各州都从杀虫剂的毒性方面出发，通过了数十条法律、法规，那种可拖延 5 年的所谓“异议注册”于 1964 年被停施，DDT 也于 1972 年被禁

1　此处的《寂静的春天》的封面和封底的照片是 The Book-of-the-Month Club 版本，在书的封底（背面）有美国最高法院法官道格拉斯（William O. Douglas）签注的有关本书的文件。该版第一次印数为 15 万册。卡逊的个人简介详见第七卷。

止使用。随之，公众的辩论也从杀虫剂是否有危险性，迅速地转向阻止化学工业生产杀虫剂上来。

2.5.3 对世界环境运动的影响

卡逊的《寂静的春天》也对全世界产生了深刻的影响。1963 年，英国上议院就多次提到她的名字和她这本书，导致艾氏剂、狄氏剂和七氯等杀虫剂的限制使用。此书还被译成法文、德文、意大利文、丹麦文、瑞典文、挪威文、芬兰文、荷兰文、西班牙文、日本文、冰岛文、葡萄牙文以及中文[1]等多种文字，激励着所有这些国家的环保立法。同年，她因在保护环境方面的成绩得到了承认，被授予以著名美国鸟类学家约翰·詹姆斯·奥杜邦的名字命名的"奥杜邦奖章"，她是第一位获此殊荣的美国女性。即使在她去世之后，赋予她的名声和荣誉仍在继续。1970 年，以她的名字命名的"蕾切尔·卡逊全国野生动物保护地"在缅因州建立；1980 年，美国第 39 任总统杰米·卡特授予她"总统自由奖"；1990 年她被美国《生活》杂志选为 20 世纪 100 名最重要的美国人之一。由此可见，卡逊对世界环境运动的兴起产生了非常深远的作用和影响。

卡逊的《寂静的春天》引发了公众对环境问题的密切关注，是一本引发和推动全世界环境保护事业的书，促使环境保护问题摆到各国政府面前，各种环境保护组织纷纷成立，从而促使美国在 1970 年成立了国家环境保护局，也促使联合国于 1972 年 6 月 12 日在斯德哥尔摩召开了人类环境大会，并由各国签署了《人类环境宣言》，开始了世界性的环境保护事业。

耶鲁大学（Yale University）历史学家丹尼尔·凯维勒斯（Daniel J. Keveles）写到："卡逊的书大概比任何出版物或事件都更有效地启动了从 20 世纪 60 年代兴起的新的环境运动。"

2.5.4 《寂静的春天》在美国的历史意义

纵观美国的现代历史，对美国舆论产生巨大催化作用并进而引发变革的作品屈指可数。卡逊的《寂静的春天》的影响力可以和托马斯·潘恩（Thomas Paine）相提并论。潘恩 1776 年出版的小册子《常识》（*Common Sense*）激发了美国公众支持脱离英国而独立的决定。具有同样影响力的美国作品或许还包括哈丽雅特·比彻·斯托（Harriet Beecher Stowe）的《汤姆叔叔的小屋》（*Uncle Tom's Cabin*，1852 年），以及厄普顿·辛克莱（Upton Sinclair，1878—1968 年，图 3-2-11）的《屠场》（或译为《丛林》，*The Jungle*，1906 年）。《汤姆叔叔的小屋》一书激励了美国人民反对奴

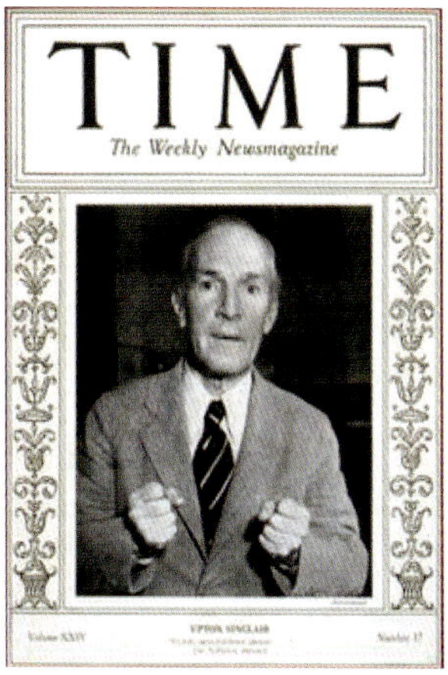

图 3-2-11 厄普顿·辛克莱

1 在中国，卡逊的 *Silent Spring* 一书的中译本《寂静的春天》于 1979 年由科学出版社出版，译者吕瑞兰，2008 年由吕瑞兰和李长生进行了修订再版。

隶制度的斗争，而《屠场》一书描写了芝加哥屠宰场的不卫生状况，引起公众对肉类加工质量的担心，最终促成美国国会于 1906 年颁布了《纯食品和药品法》。如同空气、土壤和水一样，食物也是人类的环境。对由于环境问题而引起的食品污染及其毒性作用的研究也属于环境毒理学的范畴。

2.6 卡逊对环境毒理学学科的启蒙作用

《寂静的春天》对 1940—1962 年关于杀虫剂，尤其是以 DDT 为代表的氯化烃类杀虫剂对环境的污染、对野生动植物的危害以及对人体健康的影响等方面的大量文献进行了全面系统的总结，可以说它是这方面研究成果的集大成者。

该书以充分的科学文献和大量的研究论据证明，由杀虫剂所引发的环境污染正在美国各地发生，杀虫剂破坏了浮游生物—鱼类—鸟类（或人类）这一食物链，也破坏了植物叶片—蚯蚓—鸟类—人等多种食物链。指出，围绕我们的环境已经被大量致癌物所污染，使人患上慢性白血球增多症和各种癌症。尤其可贵的是，她指出：低浓度的环境污染物虽然未见引起急性中毒症状，但是它们可以随时间的延长逐渐在体内积累到中毒水平而对健康造成危害，或者它们可以通过对线粒体、染色体这些细胞成分的损伤而直接或间接引起健康危害，甚至引起肿瘤。她甚至指出，像 DDT 这种“给所有生物带来危害”的杀虫剂，“它们不应该叫作杀虫剂，而应称为杀生剂”。她认为，所谓的“人类控制自然”，乃是一个愚蠢的提法，那是生物学和哲学尚处于幼稚阶段的产物。她呼吁，通过引进昆虫的天敌等方法来控制昆虫。书中明确提出和论述了“环境污染”“环境污染物”及“环境污染物对健康的危害”等术语。这些术语的确立，就意味着以“环境污染物”为研究对象、以“环境污染物对健康危害”为研究内容的科学——环境毒理学开始酝酿它的诞生。因此，在卡逊和她的时代毒理学从研究药物或毒物对人类的毒害转向研究自然环境中的污染物对人类及其他生物的危害。这在毒理学科学史上是一次大飞跃、大发展。就环境毒理学来说，卡逊的最大贡献是对环境毒理学学科产生和发展的催化、激励和启蒙，她的《寂静的春天》的出版是环境毒理学学科启蒙的标志。

环境毒理学是毒理学学科的分支，也是环境科学的分支。环境污染的存在是环境毒理学学科产生的先决条件。只有认识到人造化学物对环境的污染已经成为一个普遍的事实，同时也认识到这些环境化学污染物对人体健康及其生存环境造成了严重的危害，才能唤起人们对环境污染物毒性作用了解和研究的兴趣，也只有通过研究才能逐渐积累环境毒理学知识，最后促使环境毒理学学科的诞生、形成和发展。《寂静的春天》一书正是从环境污染及其危害这两个根本问题上极大地激发了公众、社会以及政府对环境问题的关注。

因此，从环境毒理学学科的角度来说，卡逊的《寂静的春天》唤起了科学家、公众和政府对环境污染物，特别是对环境化学污染物毒理学效应研究的紧迫性、兴趣和热情，从而为环境毒理学学科的建立和发展奠定了扎实的社会基础、政治基础和舆论基础。这也是为什么环境毒理学一直是当代发展最为快速的学科的主要原因。

在《寂静的春天》发表之前，科学家们把杀虫剂危害野生生物的问题当作局部的、偶然的问题而加以研究，且把研究的目标定位为学术探讨。在该书发表之后，科学家们开始自觉地将杀虫剂及其他化学污染物危害人体健康和野生生物的问题，提升为一个普遍的、必然的问题而加以研究，并把研究的目标定位为环境保护的实际行动。如果说《寂静的春天》发表前杀虫剂对人类健康和野生生物的危害还只是少数科学家进行学术探讨的话，那么该书发表后这些研究就成为全社会关心、政府推动、政治家支持、更多科学家加入的一个空前绝后的环境保护运动。这就是该书发表前后环境毒理学和生态毒理学研究形势、内容和目标的根本区别。因此，《寂静的春天》促进了世界各国对环境污染物危害人类及野生生物的研究，为环境毒理学学科的诞生积累了知识、创造了条件，也为生态毒理学学科的产生积累了知识、创造了条件。2004 年，伦敦大学出版的由克里斯蒂（D. A. Christie）和泰西（E. M. Tansey）编辑的文集——《环境毒理学：寂静的春天的遗产》（*Environmental Toxicology*：*The Legacy of Silent Spring*）一书中，很多 20 世纪亲身经历过《寂静的春天》一书出版和争论过程的权威科学家认为，卡逊是环境毒理学启蒙时期的代表人物，是环境毒理学学科之母，环境毒理学学科是《寂静的春天》一书的遗产（图 3-2-12）。[1] 同样，卡逊也是生态毒理学启蒙时期的杰出代表。

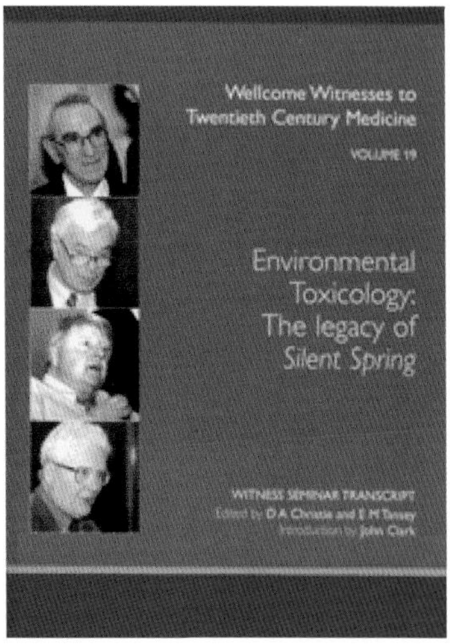

图 3-2-12　克里斯蒂和泰西编辑的文集——《环境毒理学：寂静的春天的遗产》

1 《寂静的春天》发表 40 年以后，克里斯蒂和泰西编辑的文集《环境毒理学：寂静的春天的遗产》属于“对 20 世纪医学的见证”系列丛书第 19 卷，2004 年由伦敦大学 The Wellcome Trust Centre for the History of Medicine 出版。在该书中，20 世纪医学领域权威科学家一致认为环境毒理学学科是《寂静的春天》的一个遗产。

第 3 章 环境毒理学诞生的前夜（1962—1968 年）

3.1 概述

在 1962 年以前，在所有的著述中从没有“环境保护”这一术语，几乎所有的科研论文和著作都没有把工业化学物的中毒与自然环境联系起来，科学家走过了几十年的探索之路才最终把“环境的”（environmental）与“毒理学”（toxicology）结合成为“环境毒理学”（environmental toxicology）。

虽然 1962 年卡逊在其名著——《寂静的春天》一书中，引用了大量的证据证明自然环境在受到污染后，对人体健康和生态环境存在严重危害，但是直到 1968 年，经过了 6 年的历程，科学家们才提出“环境毒理学”这一术语。以至于后来的科学家非常惊奇，1968 年以前的科学家为什么迟迟不把“环境的”标签贴在“毒理学”上，而只是将职业的“occupational”标签贴在“毒理学”上，甚至贴在医学（职业医学，occupational medicine）、中毒（职业中毒，occupational poisoning）或疾病（职业性疾病，occupational diseases）上？从而导致环境毒理学的诞生远远晚于职业毒理学。[1]

为此，我们在论证环境毒理学学科诞生之前，首先论述在 1962—1968 年的这段时间究竟是什么因素，发生了什么事件，最后促成了这个难产学科的产生和形成。这些问题的研究，不仅对该学科产生历史真相的揭示有重要价值，而且对新学科产生规律的探讨有重要意义。也就是说，对在环境毒理学诞生前夜的政治社会背景、科学家思维和科学活动进行研究，不仅可以还原学科产生的原貌、追思科学家的贡献，还能够为未来新学科的产生提供启示或借鉴。

---

1 Sellers C C. 1997. Hazards of the Job：from industrial disease to environmental health science. University of North Carolina Press.

3.2 环境毒理学诞生前夜——对“环境”认识的质变过程

从 19 世纪末期环境污染灾难事件出现之始，环境毒理学的早期研究就应运而生。然而，直到 1962 年卡逊的《寂静的春天》出版以后，环境毒理学才得以启蒙而进入诞生的前夜。从 1962 年开始历经 6 年才迎来环境毒理学的诞生，为什么环境毒理学如此难产，其间经历了怎样的历程，我们从以下几个方面进行分析。

3.2.1 环境毒理学是自然科学和社会科学的交叉学科

20 世纪 60 年代之前，人类的主流意识是自然环境对人类是友好的，因为从人类出现的那一天起，自然环境就一直为人类的生存和发展提供源源不断的、丰富的资源。因此，生物体与环境是统一的，人类和环境是统一的，已经成为人类传统的绝对观念。

人类的习惯和认知是保守的，科学家也是保守的。科学研究已经发现地球环境几乎全部被工业化学物污染了，如果有人提出“环境是有毒性的”，或“污染的环境是有毒的”，必然要遭到来自各方的猛烈攻击。如果坚守环境对生物、对人类健康是绝对无毒的传统观念，那么“环境毒理学”何以产生？因此，环境毒理学学科的产生必须打破对“环境”的传统观念。

此外，在 20 世纪欧美国家正在经历城市化和工业化高速发展的时代，而“环境毒理学”的理念认为工业合成的有毒化学物能够对环境造成污染，且环境污染对人类和生态环境有严重危害，这种观点似乎有“去工业化”的嫌疑，因此很难得到当时企业家和政治家的接受。由此可知，环境毒理学学科产生伊始首先需要说服政治家和工业企业家，得到他们的支持。

如果承认环境污染对人类健康存在严重危害，公众就会产生恐慌情绪，社会的稳定就会受到影响，政府就必须对环境污染进行治理，这么浩大的系统工程如何进行？因此，环境毒理学的产生涉及社会许多方面，需要得到公众的理解和政府的认可。

上述这些难题为环境毒理学学科的诞生和形成设置了重重障碍。由此可见，环境毒理学不仅是一门揭示自然规律的自然科学，而且也是一门与政治经济密切关联的社会科学。只有用大量科学的事实证明环境污染对人类和生态环境的严重危害是确实存在的，彻底推翻人们对“环境”的传统观念，才能够为环境毒理学学科的诞生和形成扫清障碍、水到渠成。从 1962 年《寂静的春天》出版时起到 1968 年环境毒理学学科产生为止，科学家、政治家、企业家和广大公众经历了五六年的激烈争论、大量调查和研究，才达到一个基本的共识，至此科学家们才不约而同地提出“环境毒理学”术语，环境毒理学学科才得以诞生和形成。

现在我们对那时的人们如何自觉或不自觉地通过哪些方面的努力，才达到对“环境”认识的改变，进行回顾性的分析，其过程如下。

3.2.2 对自然环境认识的质变

纵观自然科学发展的历史，不难发现许多的新理论、新学科都是在与传统的社会－政治观念博弈中产生的，“环境毒理学”学科的产生也经历了与传统观念的决裂。

（1）《寂静的春天》引发的科学大辩论

早在《寂静的春天》出版之前，医学家、公众和政府部门都已经认可职业或工业环境污染对工人健康的危害，所以很早就有职业医学或工业医学方面的研究和著作，在19世纪还有《工业环境医学》专著出版。《寂静的春天》出版之后，进入自然环境中的工业化学污染物对健康的毒害作用才开始受到大家的关注。尽管卡逊在《寂静的春天》中，已经引用大量的证据证明自然环境在受到工业化学物污染后，对人体健康和生态环境存在严重危害。但是，医学界、公众和政府部门对此仍然存在尖锐的分歧，甚至完全对立的观点，有的人积极支持，而有的人坚决反对，从而在美国引发了有政府官员、企业家、科学家和广大公众参与的前所未有的广泛的科学大辩论，以至于引起美国总统和国会的注意，专门召开由卡逊参加的国会听证会。

美国的一些化学公司和一些思想僵化的保守主义者，特别是制造DDT之类农药的化学公司出于自身的利益，极力反对农药和工业化学物污染环境及其对健康的影响之说，利用他们的权势和资金优势，在各种场合，包括利用报刊、电视辩论，对卡逊公开指责、漫骂，甚至人身攻击。

美国化工业对《寂静的春天》的发售，如临大敌。美国化工业巨头“杜邦公司”在看到书的第一时间，对该书的媒体和舆论影响做了全面预测。DDT最大的生产商西科尔（Velsicol）把《寂静的春天》的出版商——《纽约客》杂志和支持卡逊的奥度邦爱鸟协会一并告上法庭，说卡逊要美国人民停止使用一切化工产品，是“开历史的倒车”，“阻碍人类的科学进步”，要求他们停止出版，取消宣传活动。美国氰胺公司生化学家罗伯特·怀特·史蒂文森攻击卡逊说：“如果人类按照卡逊小姐说的，停止使用先进的化工技术，我们将回到黑暗的中世纪，面对大自然的威胁将束手无策。”史蒂文森与卡逊进行电视辩论，高声指责卡逊的学术错误，是“科学疯子”云云。美国农业部长给当时的美国总统肯尼迪写信攻击卡逊为“个人问题没有解决，因为长得丑至今单身，心理不同于常人”，甚至说“卡逊有可能是共产党员”，意思是她和她的书都可能来自境外敌对势力对美国的攻击（当时是“冷战”高峰期）。

卡逊在强大的压力之下毫不退缩，表现了她维护真理的坚强决心和大无畏精神。

经过长期反复的辩论，在大量科学事实面前，越来越多的科学家、政府官员和公众相信环境污染对人群健康和生态环境是有严重影响的，从而为卡逊的最后胜利，也为环境毒理学的诞生奠定了政治和社会基础。

（2）环境灾难事件频发：环境污染对公众健康的危害的有力证明

1962年，《寂静的春天》出版之后，环境污染事件继续频发，人群健康受到严重威胁。

20 世纪 50 年代末期，在日本，工业化学物甲基汞污染引发的水俣病灾难事件震惊全球，1965 年在日本新潟县内的阿贺野河下游又发现了第二水俣病流行。水俣病发病病因及其机制的阐明激发了对重金属特别是有机汞污染环境、危害健康的研究热潮。

同时，在日本富山县神通川，由于土壤镉污染引发的痛痛病灾难事件接踵而至。1961 年，富山县成立了富山县地方特殊病对策委员会，开始对镉污染与痛痛病的发生进行调查研究。1967 年研究小组发表联合报告，表明痛痛病主要是由重金属尤其是镉引起的。1968 年开始，患者及其家属对金属矿业公司提出民事诉讼，1971 年法院判决原告胜诉。

1962 年，伦敦再次发生烟雾事件，引起 750 人死亡。至此，伦敦已经发生了多次严重的大气污染灾难事件，受到健康危害的人数已经数以万计。

在日本，石油化学工业排放二氧化硫引起空气污染而导致的四日市哮喘病灾难事件，在 1961 年暴发之后，一直在持续扩大，到 1964 年连续 3 年烟雾不散，出现多个死亡病例；1967 年出现哮喘病患者因不堪忍受疾病的折磨而自杀的事例。

总之，在 20 世纪 60 年代频发的环境污染对公众健康危害的灾难事件，一次又一次地把公众对环境污染与健康问题的关注热情推向新的高潮，从而为环境毒理学的产生奠定了广泛的群众基础。

同时，这些频发的环境污染灾难事件一次又一次激起公众、企业和政府部门向科学家们发出疑问：环境中低浓度的化学污染物是否可以引起暴露居民发生疾病或健康危害？全社会的压力使对环境污染物毒性研究的迫切性骤然增加，从而导致环境毒理学学科的加快形成。

3.3 环境毒物研究的第二次大飞跃

3.3.1 对大自然环境毒物研究的起始

在近代时期，世界对环境毒物的研究方向发生了第一次大飞跃，即从古代对环境天然毒物的研究领域扩展到近代对职业环境毒物的研究领域。而人类进入现代时期，即 20 世纪，特别是 1962 年《寂静的春天》出版之后，世界对环境毒物的研究领域发生了第二次大飞跃，即从近代研究职业（或工业）环境毒物领域扩展到现代对大自然环境毒物的研究领域，从研究环境毒物对人类健康的影响扩展到对大自然环境下野生生物健康的危害。

工业化学物对自然环境和对工业环境的污染情况大不相同。其中最重要的区别是，在工业环境污染中污染物的浓度高，对职业接触者的健康危害很容易被认识和理解；而自然环境或非职业环境有广大的空间，因此自然环境中的污染物浓度很低，大多数人甚至很多医学家也在怀疑这么低浓度的化学污染物是否会对公众的健康产生毒害作用。

为了论证环境化学污染物是否对公众健康有影响，越来越多的生物学家、医学家及毒理学家加入到环境污染对健康影响研究的队伍中来，环境的工业化学物污染对公众的健康究竟有无危害的问题成为科学家空前关注和研究的热点。

加之，全社会对环境污染物毒性知识的急切需要，激发了不同行业科学家对自然环境的工业化学污染对健康毒性作用的研究。

这个阶段的研究方向主要体现在：与以往自发的研究不同，越来越多的研究者主动地、有目的或有意识地把研究焦点从职业环境化学污染物的毒害作用转移到非职业自然环境的化学污染物的毒害作用中；从重视工业环境高浓度化学污染物对职业接触者的健康危害，转移到重视自然环境低浓度化学污染物对非职业暴露公众的健康危害。当时，杀虫剂特别是 DDT 对生态环境和人体健康危害的事件在西方发达国家特别是在美国不断被媒体曝光或揭发，激发了当时对杀虫剂，特别是对 DDT 污染环境、损害健康和危害动植物及其生态系统的研究热潮。

3.3.2 大自然环境毒物研究初期时序

1963 年，一些研究证明，氯代烃类杀虫剂和甲基汞在陆地生态系统中也能产生生物富集和放大，从而对食物链营养级较高的生物和人类健康造成严重威胁。[1]

1964 年，德巴赫（Paul DeBach）描述了 DDT 对农业生态系统来说是一种高度毁灭性的物质，因为 DDT 能够杀死害虫的天敌而引起一些害虫和介壳虫的暴发。[2]

1966 年，凯梅尼（kemeny）和塔里安（Tarian）研究证明，DDT 能干扰体内正常生物化学代谢，能对实验小鼠诱发肿瘤。[3] 希基（J. J. Hickey）等发现密歇根湖被 DDT 及其代谢物（DDE）严重污染，指出这是世界污染最严重的湖之一。[4]

1966 年，詹森（S. Jensen）应用新的化学分析方法，首次发现多氯联苯（PCBs）对环境的污染和对野生生物的危害。[5] 当时很多化学家积极参与环境污染物的研究，他们创造了新的更灵敏的化学分析方法，从而发现了许多新的低浓度的环境化学污染物，证明了工业化学物对环境污染的普遍存在。典型的例子，如研究发现工业化学物多氯联苯将全球环境包括人迹罕至的北极以及在那里生存的海豹都污染了。

这些自然环境中化学污染物对人类健康及其生态环境影响的科学研究，逐渐使学术界认识到工业环境和自然环境的化学污染均可引起广泛危害，从而为环境毒理学学科的诞生奠定了扎实的科学基础。

---

1 Turtle E E，Wright Taylor A，Thearle E N，et al. 1963. The effects on birds of certain chlorinated insecticides used as seed dressings. J. Sci. Fd. Agric.，14，567.

2 DeBach P. 1964. Biological control of insect pests and weeds. Reinhold Publishing Corp.，New York，pp. 844.

3 Kemeny T，Tarian R. 1966. Investigations on the effects of chronically administered small amounts of DDT in mice. Experientia，22：748-749.

4 Hickey J J，Keith J A，Coon F B. 1966. An exploration of pesticides in a Lake Michigan ecosystem. J. Appl. Ecol.，3（Suppl.）：141-154.

5 Jensen S. 1966. Report of a new chemical hazard. New. Sci.. 32，612.

21 世纪，美国毒理学家布莱恩·巴兰坦（Bryan Ballantyne）等认为：第二次世界大战结束之后有机氯杀虫剂开始广泛使用，而这类杀虫剂在环境中很难降解，可以长久存留在环境中，危害人体健康和生态环境，从而极大地促进了环境毒理学的产生，卡逊的《寂静的春天》的出版就是环境毒理学孕育过程中的一个主要的里程碑。[1]

3.4 学术期刊创刊对环境毒理学诞生的影响

全社会对环境污染物危害健康知识的急切需要，以及不同领域科学家对环境化学污染物毒性作用的大量研究，激发了作为知识传播和学术交流平台的专业期刊大量创刊。

创刊的主要学术期刊

1962 年，不定期学术刊物《残留物评论：杀虫剂和其他外来化学物在食物和饲料中的残留》（*Residue Reviews*：*Residues of Pesticide and Other Foreign Chemicals in Foods and Feeds*）在纽约创刊，第一任主编为美国加利福尼亚州大学昆虫学系弗兰西斯·冈瑟（Francis A. Gunther）博士，由纽约施普林格出版社（New York：Springer-verlag）出版发行。该期刊主要发表有关农药对环境的污染及其在食物和饲料中残留方面的论文。从 1987 年出版的 98 卷起该期刊更名为《环境污染与毒理学评论》（*Reviews of Environmental Contamination and Toxicology*），截至 2016 年已出版到 227 卷，发表学术论文的范畴也转变为有关环境科学、生态学和化学污染物（包括杀虫剂）、毒理学方面的综述性论文等（图 3-3-1A）。

1963 年，《国家野生生物》（*National Wildlife*）双月刊由美国野生生物联盟创刊。该期刊主要发表自然环境污染对野生动植物危害的研究论文。

1966 年 5 月，《环境污染与毒理学通报》（*Bulletin of Environmental Contamination and Toxicology*）在纽约创刊（图 3-3-1B），该期刊快速发表有关空气、水、土壤和食品污染以及环境污染物对人或其他生物毒理学效应方面的论文。该期刊的第一任主编是美国夏威夷大学约翰·海林（John Hylin）博士。该期刊由纽约施普林格出版社出版发行，月刊，每年约 1 000 页，到 2012 年

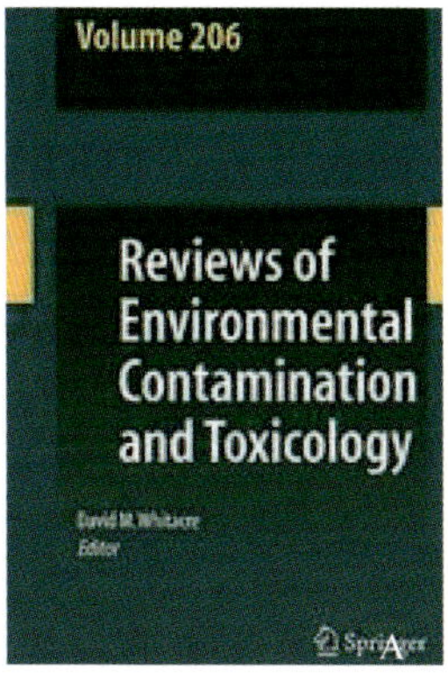

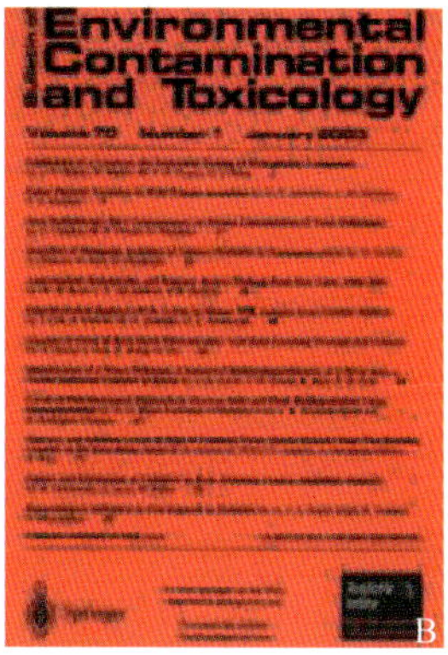

图 3-3-1　1962 年创刊《环境污染与毒理学评论》（A）；1966 年创刊《环境污染与毒理学通报》（B）

1　Ballantyne B，Marrs T C，Syversen T. 2000. Fundamentals of toxicology//Ballantyne B，Marrs T C，Syversen T. General and applied toxicology. London：Macmillan Reference Ltd.，1-32.

已经出版 88 卷。

在《环境污染与毒理学通报》第 1 卷第 1 期共发表 5 篇研究论文，内容包括杀虫剂的化学分析方法、杀虫剂在哺乳动物体内的分布和在食物链中的积累。[1,2] 在第 2 期就有生物化学毒理学方面的论文刊登。[3]

由上述可见，《环境污染与毒理学通报》发表的论文是以环境污染、环境污染物对人群或动植物及其生态环境的毒性作用方面的研究为主要内容，该期刊名称中的“environmental contamination and toxicology”，似乎可以分析或理解为其实质是“环境污染（environmental contamination）与环境毒理学（environmental toxicology）”。如果这种理解成立，1966 年就应当是环境毒理学诞生的时期。但是，该期刊并未正式提出“环境毒理学”（environmental toxicology）学科术语及其含义，因此，严格地说，1962 或 1966 年尚不可定义为环境毒理学的正式诞生，从而把这个阶段（1962—1967 年）确定为环境毒理学诞生的前夜或孕育期比较科学和稳妥。

1967 年，《杀虫剂》（*Pesticide*）月刊创刊，每年约 720 页，由伦敦拉加万出版社（London：R.V. Raghavan）出版发行。同年，《杀虫剂监测杂志》（*Pesticide Monitoring Journal*）季刊由美国国家环境保护局技术服务室创刊发行。

1968 年，《化学 - 生物相互作用》（*Chemico-biological Interactions*）月刊在比利时阿姆斯特丹创刊，由爱思唯尔科学出版社（Elsevier Scientific Publishing Co.）出版发行。

这些学术期刊的创立不仅对环境污染物毒害人群和其他生物的科学研究有促进作用，而且为这类研究提供了一个知识传播和学术交流的平台，为环境毒理学的形成提供了科学和舆论的准备。

期刊载文内容广泛

从上述环境毒物方面的科学研究和相关期刊发表的学术论文可知，在环境毒理学诞生的前夜，由于受《寂静的春天》的影响，对环境毒物研究的范围非常广泛，包含对人类的危害、对动植物的危害、对环境污染物的化学分析等方面的内容。

这些期刊一方面发表的论文既包括环境毒理学（环境污染与健康）方面的研究，又包括环境化学和生态毒理学（环境污染对动植物的效应）方面的研究，另一方面却未给出环境化学、环境毒理学和生态毒理学的明确定义、研究任务和范畴。由此可知，这一时期是对环境污染物多方面研究的相互交叉、融合的时期，这个时期的研究为之后环境毒理学、生态毒理学和环境化学各自发展为独立学科奠定了科学基础，也为之后这三个学科相互交叉、重叠，甚至成为很多科学家理不清环境毒理学和生态毒理学

---

1 Brown W H, Witt J M, Whiting F M, et al. 1966. Secretion of DDT in milk by fresh cows. Bull. Environ. Contam. Toxicology, 1（1）: 21-28.

2 Street J C , Wang M, Blau A D. 1966. Drug effects on dieldrin storage in rat tissue. Bull. Environ. Contam. Toxicology, 1（1）: 6-15.

3 Williams A K, Sova C B. 1966. Acetylcholinesterase levels in brains of fishes from polluted waters. Bull. Environ. Contam. Toxicology, 1（2）: 198.

二者界限的历史渊源。

3.5 国家环境立法对环境毒理学诞生的影响

1962 年，《寂静的春天》出版之后，欧美环境立法兴起。

20 世纪，环境污染引起的灾难事件的频发，以及 1962 年之后环境运动的发展，使政府部门对环境污染及其防护也非常关注，从而导致在 20 世纪 60 年代后期欧美西方国家颁布了一系列环境法，防止工业化学物对空气、水和食品的污染，从法律法规的层面加强对环境的保护，为持久推动环境保护运动提供了法律保障。这些法律和规定，也在立法层面和资金方面为持续研究环境污染物对健康的危害提供了保障，为环境毒理学的诞生创造了良好的政治和社会条件。

20 世纪的美国也是环境灾难事件频发的国家之一。世界八大环境公害事件中就有两件发生在美国，一件是 1943 年的洛杉矶烟雾事件，另一件是 1948 年的多诺拉烟雾事件。这两大公害事件都是由严重的空气污染造成的。美国国家和社会痛定思痛的选择是建立清洁空气法以保障空气质量的改善。早在 1881 年，芝加哥和辛辛那提市就开始了保护空气质量的立法尝试。1955 年美国颁布了《空气污染控制法》，1963 年修订颁布《清洁空气法》，到 1967 年进一步修改并颁布为《空气质量控制法》，确立了一系列行之有效的原则，并明确联邦政府将为控制空气污染提供研究资金。1965 年，联邦德国通过了《空气净化措施法》，1967 年，日本制定了《公害对策基本法》，而英国早在 1956 年就颁布了《大气净化法》。

1965 年，美国国会对 1948 年颁布的《水污染控制法》进行了修订，增加了一些新的重要规定，要求各州确定水质标准及达到此标准的具体实施计划。联邦德国也在 1957 年通过了《联邦水利法》。

固体废物也是主要的环境污染物，严重污染土壤、水、大气，危害人体健康。为此，在 1965 年，美国国会制定了《固体废物处置法》。

3.6 历史的经验：科学家的素质——求变

环境毒理学诞生前夜的历史过程，实际上不仅是科学家，而且是全社会对“自然环境”或“非职业环境”认识的一个漫长过程。由于职业（或工业）环境化学污染物浓度高，职业工人对化学物的接触量大，受到的健康危害大，甚至常常发生职业中毒或急性毒害。职业（或工业）环境的毒性容易被科学家、企业家、政府部门所认同，因此职业（或工业）毒理学在很早时期就已经产生了。但是，由于自然环境（或说非职业环境）对进入的工业化学物有很巨大的稀释作用，这些工业化学物在自然环境中浓度很低，对公众健康的毒害主要是长期的、慢性的毒害，引发的疾病是慢性病（例如支气管炎、肺炎、COPD、肿瘤等），公众往往在不知不觉中发病，因此自然环境的毒性很难被科学家和公众发现，以至于长期以来很多人（包括医学家）不相信环境污染会引发疾病。他们认为自然环境的污染最多只是一种发病的影响因素。这种在很长时期内对自然环境污染存在毒性与否的不同认识，导致了环境毒理学迟迟难以产生。这可能就是在 20 世纪 70 年代之前，科学家们一直不把“环境的”标签贴在“毒理学”上的一个主要科学原因。

20 世纪，频发的环境污染灾难事件，特别是在卡逊的《寂静的春天》的启蒙之下，科学家对自然环境污染危害健康的大量研究、论证和宣传以及政府的环境立法和大众的环境运动，共同促进了关于“人与环境”现代观念的形成，颠覆了人们对环境的传统理念。自古以来，人类把自然环境当作自己取之不尽的生存资源，从来没有怀疑环境对健康的毒性。随着对“环境”研究的深入，直到 1968 年，人们才认识到“自然环境”对地球生物是一把“双刃剑”，原来环境并不是在任何状态下对人类都是有益的，生物体与环境的统一不是绝对的，而是相对的。正常的环境对人类是有益的，但是工业化学物污染了的环境对人类健康和其他生物是有毒害作用的。也就是说，科学家们，特别是生物学家、医学家和毒理学家研究发现，不仅是工业化学物高浓度污染的工业环境，而且工业化学物低浓度污染了的自然环境（或说非职业环境）对人类和其他生物也是有毒性的、有严重危害的。这种对人与环境关系的认识所产生的质的突变，不仅得到了科学家们的支持，而且也得到了广大公众、企业家、政治家和政府部门的支持。至此，研究环境毒性对人类健康及其生态环境危害的学科——环境毒理学，就水到渠成、呼之欲出了。

实际上，工业革命和经济的高速发展以及社会事件催生了环境毒理学学科的诞生。它是在社会认可的前提下产生的，国家的政治与社会发展对于环境毒理学学科的进步极为重要。环境毒理学从其启蒙时期开始，就不仅是一门自然科学，而且也是一门社会科学并在其中发挥自己的作用。因此，社会和经济条件对于环境毒理学的产生和发展是至关重要的，而环境毒理学对于社会和经济的发展也是极其重要的。

从环境毒理学姗姗来迟的历史事实中，我们认识到，人类思维惯性的顽固性、思想认识水平发展的迟缓性才是人类思想文化的进步速度远远落后于物质生产或生产力发展速度的哲学渊源。环境毒理学艰难产生的历史教训启示我们，变革的哲学在自然科学发展中起着重要的领跑作用。科学家的素质就是求变，志于求变的精神永远是科学发展的原动力。

第 4 章 环境毒理学的诞生与形成（1968 年）

4.1 概述：没有公认的创始人

1968 年是环境毒理学发展历史中最关键的一年。

自 1962 年以来，经过科学家特别是生物学家、毒理学家的持久努力，环境污染危害作用终于获得社会各界的认可。1968 年，不同背景的科学家提出了“环境毒理学”这一学术术语。这是人类科学史上第一次将“环境的”标签与毒理学结合在一起，标志着环境毒理学学科的诞生，是毒理学发展新的里程碑。

经过对环境毒理学最早文献的追根溯源，孟紫强发现环境毒理学并没有公认的创始人，也没有标志性的开篇之作，更没有一个权威科学家在环境毒理学诞生伊始就对它的概念、研究范畴和发展方向进行公开论述。于是，不同背景的科学家对环境毒理学的概念和研究范畴有完全不同的理解。因此，环境毒理学的概念和范畴非常宽泛，它既包括环境污染对动物、植物及其生态系统危害的研究，也包括环境污染对人类健康危害的研究范畴，以致在环境毒理学诞生的第二年，法国生态学家提出“生态毒理学”之后，长期以来这两个“学术名称”经常被混用不清。直到 38 年之后，即 2006 年，孟紫强才系统论述了环境毒理学和生态毒理学二者的历史轨迹、研究内容和研究主体人员等方面的差异，确定各自是独立的学科（也见本书附录 2）。他提出：环境毒理学是研究环境污染对人类健康毒性作用及其机理的科学，而生态毒理学是研究环境污染对非人类生物（动物、植物、微生物）及其生态系统的损害作用及其机理的科学。[1] 从而，为这两个学科的独立发展创造了条件。教育部在批准孟紫强主编的《环境毒理学基础》（高等教育出版社，2003）为普通高等教育“十五”国家级规划

1 孟紫强 . 2006. 生态毒理学原理与方法 . 北京：科学出版社 .

教材[1]之后，又批准孟紫强主编的《生态毒理学》（高等教育出版社，2009）为普通高等教育“十一五”国家级规划教材[2]，从而使这两个学科率先在中国独立发展。本书根据孟紫强上述关于环境毒理学和生态毒理学的定义、任务、内容和范畴的论述，在第三卷和第四卷，对各自的历史进行挖掘、探讨和研究，详细描述二者的发展历史。

4.2 环境毒理学诞生与形成的三大标志性学术事件

关于环境毒理学学科发展的历史，在 1968 年发生了三个重要学术事件：美国加利福尼亚州大学成立了环境毒理学系并开始着手博士生培养工作；瑞典成立了环境毒理学工作组并立即对甲基汞、DDT 等环境污染物的毒理学作用进行评价；美国毒理学家卢米斯（Ted A. Loomis）和海斯（A. Wallace Hayes）著的《基础毒理学》（*Essentials of Toxicology*）一书把环境毒理学列为毒理学学科的三大部分之一。他们首次公开以“环境毒理学”作为“系”名称、工作组名称，或者作为著作的重要部分。他们都是以研究环境污染物对人体或人群及其生态环境的毒性作用为主要研究范畴的，其主要目的是保护人类健康免受污染物的危害。

这三大学术事件标志着环境毒理学学科在 1968 年正式诞生和形成。

4.2.1 第一个环境毒理学系成立及研究生培养

1968 年，美国加利福尼亚州大学戴维斯分校（University of California，Davis；UCD）成立了世界上第一个环境毒理学系，从而使其成为世界上研究环境毒理学最古老和最有名望的院系之一。在蕾切尔·卡逊《寂静的春天》一书出版之前很久，加利福尼亚州大学和加州立法机构就承认杀虫剂和其他有毒化学物质可能会对我们的健康和环境有负面影响。

20 世纪 50 年代中期，环境毒理学方面的问题主要在加利福尼亚州大学洛杉矶分校、河滨分校、伯克利分校、戴维斯分校的个别生物学系进行研究。现在的戴维斯分校的环境毒理学系是源于 1957 年在昆虫学系设立的杀虫剂残留研究实验室（Pesticide Residue Research Laboratory），该实验室的主要目的是为加利福尼亚州农业发展提供农药残留和毒性的资料。部分原因是公众对牛奶中农药残留的关注，所以加利福尼亚州立法机构就拨出款项给加利福尼亚州大学进行杀虫剂残留的分析和健康方面的研究。为此，戴维斯分校建立了这个杀虫剂残留研究实验室，由一个系间委员会代表不同的系（植物学、昆虫学、线虫学、植物病理学、兽医）领导该实验室。该实验室设在一

1　孟紫强 . 2003. 环境毒理学基础 . 北京：高等教育出版社 .
2　孟紫强 . 2009. 生态毒理学 . 北京：高等教育出版社 .

个昆虫学系旧的车库里，经过刷新，具备了基本研究条件，科研设备均来自国家健康研究所（National Institutes of Health，NIH）的资助。

1962 年，该研究室更名为农业毒理学和残留研究实验室（Agricultural Toxicology and Residue Research Laboratory），主要进行杀虫剂残留的常规分析、针对环境与健康危害相联系的基础研究，以及为了在亚微克（量）水平分析有机和无机化学物而开展分析方法和仪器方面的研究等。1964 年该研究室获得 UC 董事诺顿 · 西蒙和美国国家科学基金（UC Regent Norton Simon and the National Science Foundation）的资助，从此有了较大发展。虽然他们的早期研究主要是为了农业试验场的需要，但是他们的化学分析研究和环境与毒理学研究很快就得到美国国内的注意和国际上的认可。

之后，经过 6 年的课程教学和研究生科研，1968 年该实验室最后转变为环境毒理学系（Department of Environmental Toxicology），负责全部的教学、科研与服务。该系当时在专业教师的领导之下，有 7 个正式学院人员、2 个研究专家、1 个合作专家、7 个助理教学人员。建立了生物化学毒理学、风险评价及分析 / 环境化学研究团队，对不同化学物进行广泛的研究，包括杀虫剂及其他经济毒物、自然毒物和化学污染物。研究方向主要为化学物质的环境命运及其对生物系统的影响。

1969 年该系从美国国家环境健康科学研究所（NIEHS）获得毒理学博士前和博士后训练资助项目，该项目旨在指导研究生获得高级学位而进行的科研。美国的第一批毒理学训练资助项目被该系获得，迄今仍然在进行着这个项目。

1974 年美国加利福尼亚州大学戴维斯分校环境毒理学系建立了环境毒理学大学本科生教育项目，这是美国也是全世界第一个授予环境毒理学学士学位的单位。包括主修环境毒理学学士学位的课程，主修生物化学、化学、昆虫学、微生物学以及其他领域而兼修环境毒理学的课程，以及许多实验课程，共有 20 个正式课程被该系提供以支持研究生水平和本科生水平上的训练。这成为其他大学环境毒理学本科专业课程设置的一个模板。

该系的服务活动包括痕量分析实验室（主要进行杀虫剂残留分析）、美国西部微量杀虫剂应用清洁项目的主实验室、农业和自然资源全国杀虫剂合作署的办公室、合作毒理学者办公室及环境毒理学文件中心。文件中心始建于 1967 年，是该系的一部分，它可以提供美国西部全面的和最新的杀虫剂信息，以支持该系的研究和教学的需要，也是政府部门和私人组织可以使用的地方性资源。

1987 年秋，该系迁入该校食品与农业科学大楼，研究条件得到改善。多年来，环境毒理学系作为农业与环境学院的独立学术单位，其研究人员、教师及服务活动不断增加。在农业研究方面该系参加了农业试验场的研究和推广工作。为了促进公共健康方面的工作，他们加强了与医学、兽医学、灵长类动物中心等方面研究人员的交流。现在该系还对生态毒理学表现出浓厚兴趣，主要包括海洋生态毒理学和水生毒理学方面。[1]

4.2.2 第一个环境毒理学工作组成立及对甲基汞的评价

1968年，瑞典自然科学研究参议会生态研究委员会环境毒理学工作组成立，瑞典斯德哥尔摩大学生物化学系放射生物学室主任罗夫洛斯（Göran Löfroth）任组长。1969年3月该工作组以罗夫洛斯和伦德霍尔姆（Bengt Lundholm）两位博士的名义发表了《甲基汞》报告第一版，第2年发表了第二版，该报告对汞化合物释放到自然环境中以后引起的健康问题和其他负效应问题进行了综述。[2] 该报告从以下8个方面对甲基汞的毒性进行了全面、深入的评价。主要内容包括：①甲基汞对人的毒性，论述水俣病、严重甲基汞中毒的病理学和临床特征、脑损伤的长期效应；②瑞典拌种中的甲基汞；③瑞典鱼中的甲基汞，描述鱼体甲基汞水平、原因、鱼体本底甲基汞水平、无机汞甲基化、汞污染水体的修复；④水体甲基汞污染的瑞典官方评价；⑤从植物、果蝇、小鼠的试验资料论述甲基汞的遗传效应和对肝脏解毒机制的干扰效应；⑥动物毒理学数据；⑦在人体汞水平方面，论述了甲基汞的摄取和人体汞浓度的关系、汞在人胎儿的积累及人体内甲基汞的生物半寿期；⑧烷基汞的职业暴露等。

瑞典生态研究委员会（Swedish Ecological Research Committee）主任伦德霍尔姆（Bengt Lundholm）博士在该报告第一版的序言中说："在瑞典，汞问题一直是一个环境的试验判例（an environmental test case），该化学物有突出的、潜在的危险。科学家在不同生态系统对汞污染的危害做了很多研究，认为这些研究不仅对瑞典而且对其他国家也是重要的，认为这些问题具有普遍意义。最近几年在此领域做了大量科学研究，现在仍然在继续，所以此报告不是终结，而只是1969年3月20日该领域研究的现状。本环境毒理学工作组正在对其他生态重要物质撰写类似报告。"

4.2.3 第一本把环境毒理学列为毒理学组成部分的重要著作

1968年，美国毒理学家卢米斯（Ted A. Loomis）[3] 和海斯（A.Wallace Hayes）著的《毒理学基础》（*Essentials of Toxicology*）第一卷（第一版）出版（图3-4-1），该书第一次把环境毒理学列为毒理学的一部分，但是没有对环境毒理学学科提出明

1 资料来源：http：//www.envtox.ucdavis.edu/。

2 Göran Löfroth，Bengt Lundholm. Methylmercury（1st Edition，March 1969；2nd Edition. Sept. 1970）.Bulletins from the Ecological Research Committee，No. 4，Methylmercury（1970），pp.1–57.

3 卢米斯，1946年于耶鲁大学医学院获得医学博士，研究方向为药理学和毒理学，从1946年他在美国公共卫生局海军医院担任实习医师开始，他一直从事这一方向的工作。1953年他成为美国军事医学署一名上校。军队服役结束后，他成为华盛顿大学医学院药理学和毒理学教授直到1987年，共发表论文100余篇。1976年获毒理学教育、毒理学和毒理学进展论坛奖，1986年获毒理学会Merit奖。他参加过多种职业活动，例如1963—1977年为华盛顿州农业杀虫剂委员会成员，1980年为美国国家环境保护局健康研究科学评议成员。

确的概念或者定义。在该书第一章绪论中把毒理学分为三大部分：环境的、经济的和法学的，认为环境毒理学效应产生于大气、水或食品或职业中的化学物，因此往往是意外的或不可避免的。他写到，随着工业革命和人口增长，化学物从它们的产生地转移到了环境中，由于环境极大的稀释作用，所以就以为这些化学物消失了，这些化学物的毒性也不重要了。但是，当环境超载了，化学物对人体便产生了毒性作用，例如工业区的烟雾和工业废物甲基汞在鱼体内的富集并被人食用。该书论述了环境化学物对人体健康的危害。

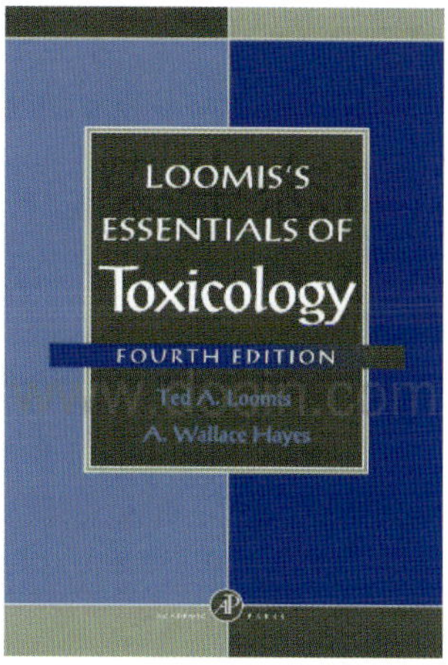

图 3-4-1 *Essentials of Toxicology* 第 4 版（1996）（作者：Ted A. Loomis，A.Wallace Hayes。第一卷第一版 1968 年出版，到 1978 年该书共三卷全部由费城 Lea & Febiger 出版社出版）

4.3 促进环境毒理学学科形成的科学和社会因素

医学研究的历史表明，一个新学科被提出或诞生之后，其学科知识体系往往需要较长或一定时期才能逐渐形成或成熟。但是，“环境毒理学”专业术语一经提出，或说环境毒理学学科一诞生，就已经形成或成熟了。为什么环境毒理学学科的诞生和形成是同时完成的呢？这是因为环境毒理学不仅是一门自然科学，而且也是一门社会科学，从而导致它的孕育期很长，它在诞生的漫长过程中能够把现代毒理学和工业（职业）医学等的成熟理论和技术引人到自身的研究和发展中，最终使环境毒理学诞生伊始，便具有其系统的知识体系而形成一个比较成熟的学科。

由此可知，工业医学或毒理学的长期研究和现代毒理学的产生和发展，不仅使环境毒理学一诞生就处在一个高水平的平台上，而且也为环境毒理学学科的形成提供了丰厚的科学基础。诸多因素导致环境毒理学在 1968 年诞生之时就已经成为一个独立、系统的学科。

4.3.1 工业医学和环境卫生学为环境毒理学提供基本理论和方法

“毒理学”“工业（职业）医学”“环境卫生学”早在环境毒理学学科产生之前数十年甚至百余年前就已经产生了。这些学科在长期研究中，积累了大量毒理学特别是职业毒理学的基础理论、专业知识及研究技能，其中有相当一部分可以直接和间接拿来作为环境毒理学的理论和技术。早在 1873 年，就有《公共卫生论文和报告》（*Public Health Papers and Reports*）期刊在美国创刊。《环境卫生杂志》（JEH）和《英国工业医学杂志》（*Br J Ind Med*）期刊也于 1938 年、1944 年相继在美国和英国创刊。1954—1956 年，梅里韦瑟（E. R. A. Merewether）著《工业医学与卫生》（共三卷）在英国伦敦出版，该书几乎涵盖所有工业化学品的毒性作用，内容丰富、影响很大。对于新兴的环境毒理学来说，这些期刊和专著介绍的科研成果，有相当一部分可以直接或间接用于构建它的学科知识体系，进而加速它的形成。

普通毒理学，特别是由工业医学分化产生的职业毒理学（或工业毒理学、工业环境毒理学），在基本理论、基本概念和基本研究方法上与环境毒理学有很多交叉或相似甚至相同之处。例如，它们具有相同的化学－生物作用机理，均遵守毒物剂量－效应相关关系等。此外，它们的研究对象也有很多共同的地方。例如，普通毒理学除了研究药物的毒性作用之外，也要研究天然化学毒物和工业化学毒物的危害。而职业医学或职业毒理学所研究的对象在大多数情况下与环境毒理学相同或相似。例如，二者均研究工业生产产生的废气（如 SO_2、NO_2、HF、Cl_2 等）、有机物、颗粒物、重金属等化学毒物对健康的危害，不同之处主要在于：职业毒理学主要研究职业环境（如工厂生产环境、矿山生产环境等）较高浓度的化学污染物对职业接触者健康危害的毒理学效应及其机制；而环境毒理学主要研究大自然环境较低浓度的化学污染物对普通人群健康危害的毒理学效应及其机制。虽然同一种化学物质在高浓度下与在低浓度下的毒性作用或对健康的影响可能有很大的区别，年轻力壮的工人与自然人群对毒物的反应也有很大差别，工人和普通人群对同一种化学物质的暴露也可能有不同，但不论在毒性作用性质方面还是在作用机制方面也都有很多相同或相似之处。因此，环境毒理学在学科形成和发展中，在很多情况下可以借鉴，甚至应用毒理学和职业毒理学的基础理论和技术知识来搭建自身的知识体系。毒理学特别是职业毒理学对人造化学物毒理学的研究有较长的历史和厚实的知识积累，所以这就使环境毒理学的形成和发展具备了得天独厚的科学基础。

4.3.2 现代毒理学的发展为环境毒理学提供现代理论和方法

现代毒理学也为环境毒理学这个现代学科的产生和发展提供了坚实的科学基础。

随着 1850 年工业革命的蓬勃发展，医学、生物学、合成化学和物理学进入快速发展的现代科学时期，这些学科的交叉、渗透以及它们的发展对人类健康带来的影响，使先进的现代科学研究方法和理论知识快速融入毒理学领域，从而产生了现代毒理学。可以说，现代毒理学的形成和发展与 19 世纪后期和 20 世纪以来现代医学和其他自然科学的发展密切相关。

19 世纪后期，随着合成化学的发展，有机化合物（如苯、甲苯和二甲苯）的生产和应用越来越广泛。食品添加剂（如苯甲酸钠）和药物的滥用，使食物和药物中毒事故在美国频发，对公众健康造成很大危害。时任美国农业部化学局局长和首席科学家的威利（Harvey Washington Wiley，图 3-4-2B）[1] 对此深恶痛绝，进行了大量调查研

---

1 哈维·华盛顿·威利（Harvey Washington Wiley，1844 年 10 月—1930 年 6 月），其死后 26 年美国政府特地发邮票纪念他对威利法的贡献。

究工作。鉴于威利的努力和媒体的强大社会舆论压力，在西奥多·罗斯福（Theodore Roosevelt，1858—1919 年）总统（图 3-4-2A）的提议下，美国国会于 1906 年通过了第一部关于食品和药物的法规——《纯食品和药品法》，史称威利法，该法后来又促进了举世闻名的美国食品与药品管理局（Food and Drug Administration，FDA）的成立，并在《纯食品和药品法》的基础上制定了一系列相关法规。威利法是社会对食品和药物所引起的灾难性危害所做出的第一次反应，它推动了现代毒理学的发展。

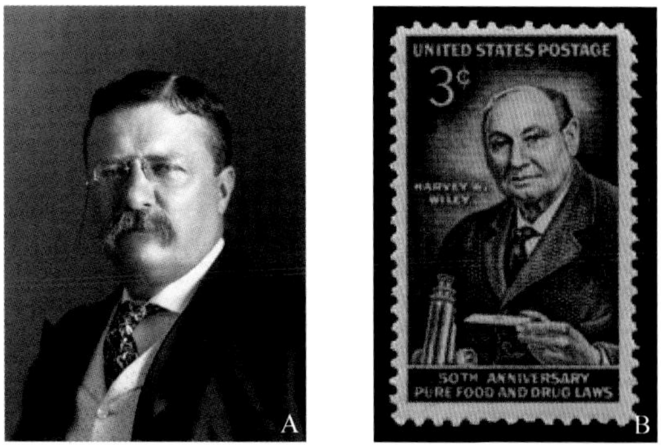

图 3-4-2　罗斯福总统（A）；威利纪念邮票（B）

20 世纪早期，开始采用非灵长类和灵长类动物模型进行药效和毒性评价，这一时期的毒理学与药物学、化学及医学的发展密不可分。20 世纪 20 年代的许多有毒物质的毒性研究，例如对治疗梅毒的砷剂毒性和存在于违禁酒中的磷酸三邻甲苯酯（TOCP）、甲醇和铅的神经毒性以及维生素、雌激素等毒性的研究，促进了现代毒理学的发展。许多早期的毒理学实验方法，都是由霍克（Hawk）和他的助手伯纳德·奥泽（Bernard L. Oser）建立的。经过培育和改良的纯种啮齿类实验动物（纯系动物）的应用，使化学物的毒性测试更加科学和精准。

1930 年，第一个实验毒理学专业期刊《毒理学之穹》（*Arch for Toxicology*）在欧洲问世。同年美国正式成立美国国家卫生研究院（National Institute of Health，NIH）。20 世纪 30 年代，在第二次世界大战之前，美国和德国都把制药工业的重点置于抗生素的研制方面。磺胺的发现是人类与细菌性疾病斗争的重大进步，然而用乙二醇（有说是二甘醇，diethylene glycol）作溶剂的磺胺制剂使一些病人服用后引起急性肾衰而死亡。这种灾难性事故加上 1906 年通过的《纯食品和药品法》促使美国于 1938 年通过了《食品、药品和化妆品法》，成立了 FDA。尤金·盖林（Eugene Maximillian Geiling）和 FDA 的雷曼（Arnold J. Lehman）等毒理学家对磺胺药和乙二醇的毒性机制进行了一系列研究。这些研究也成就了盖林和雷曼等人成为当时毒理学学科的领袖人物。盖林的科研创新精神和雷曼在公共卫生决策中对实验毒理学研究成果的广泛应用对美国毒理学的发展起到了重要作用。

第二次世界大战时期，药物、农药、军火、合成纤维和化学物生产的大量增加，使现代毒理学也得到迅速发展。在战争期间，盖林的研究团队对有机磷化合物的药理和毒理、抗疟疾药物及放射性核素等进行研究。其间重要的进展之一是发现有机磷酸酯类是乙酰胆碱酯酶抑制剂。杀虫剂 DDT 和苯氧除草剂也在这一时期被发现，这也导致了毒理学的快速发展。著名的美国“曼哈顿计划”为放射毒理学发展提供了优先条件，芝加哥研究团队和田纳西州研究团队分别研究放射性的内照射和外照射毒理学效应，而罗切斯特大学放射学系主任沃伦（Stafford Warren）的团队开创了吸入毒理学。他们的研究为早期对生物大分子与外源化学物的相互作用、细胞突变、毒物中毒治疗以及金属毒性等的认识做出了贡献，从而使第二次世界大战期间毒理学的发展产生了一次飞跃。同时，这为环境毒理学提供了现代化理论知识和方法。在第二次世界大战之后，20 世纪 40 年代米勒夫妇（Elizabeth Miller 和 James Miller）发现位于内织网中的混合功能氧化酶的作用，导致了有关细胞色素 P450 蛋白家族的大量研究。1947 年，威廉姆斯（Williams）的论著——《解毒机制》发表，从而开创了一些新的毒理学研究领域。

1947 年，美国第一部农药方面的法律——《杀虫剂、杀菌剂和杀鼠剂法》签署，该法第一次对既非药物又非食品的物质的安全性提出要求。1951 年，艾伯特（Adrian Albert）的《选择毒理学》出版，阐述了化学物质在不同器官和不同部位的毒性作用原理。

1955 年，雷曼团队建立了关于食品、药品和化妆品安全的实验评价程序。1958 年，美国国会通过《食品添加剂修正案》，即 Delaney 条款，规定在美国食品中不得使用任何对人或动物具有致癌性的化学物质，极大地促进了定量毒理学的发展，并引起关于“一次击中”致癌学说的广泛争论。与此同时，著名的 Gordon 学术组织举办了毒理学和安全评价研讨会。这标志着毒理学的发展进入一个新的阶段。美国第一个毒理学专业杂志《药物学与应用毒理学》由弗雷德里克·科尔斯顿（Fredrick Coulston）、雷曼和哈里·海因斯（Harry Hayes）共同创刊。继之，科尔斯顿等毒理学家发起成立了美国毒理学会。1959 年，肯尼斯·杜布瓦（Kenneth Dubois）和盖林主编出版了《毒理学教科书》。

1957—1961 年，德国制造的沙利度胺（商品名为反应停）由于可以治疗孕妇晨起呕吐、恶心等妊娠反应而风靡欧洲、加拿大、日本和澳大利亚等地区和国家。美国 FDA 雇员凯尔西（Frances Oldham Kelsey）由于怀疑反应停的安全性，拒绝批准反应停在美国上市。1961 年 12 月，澳大利亚产科医生威廉·麦克布里德在《柳叶刀》杂志上发表文章，指出反应停可致婴儿海豹肢症畸形。在全世界有 1 万 ~ 2 万名海豹肢症婴儿[1]诞生。为此，化学物对健康的危害受到广泛关注，并开始探讨化学物质对胚胎、胎儿及对整个环境的影响。这对 1962 年卡逊出版《寂静的春天》一书也有很大的科学支撑作用。

《寂静的春天》的出版激起了毒理学新的大飞跃、大发展，多种与环境污染有关的科学研究快速发展，毒理学的研究领域进一步拓宽，一些新的毒理学期刊创刊，毒理学的应用价值得到越来越多的公众、科学家和政治家的认可。

20 世纪 60 年代，环境和生物组织中化学物分析方法也发展到了一个新的水平，检出灵敏度由百万分之一（ppm 级，10^{-6}）提高到十亿分之一（ppb 级，10^{-9}），检出低浓度化学物的灵敏度大为提高。许多实用、快捷和经济的毒理学试验方法建立，尤其

1 海豹肢症婴儿：是一种婴儿四肢发育不全的出生缺陷，因为新生儿四肢短如海豹的鳍足而被称为海豹肢症。

是细胞和基因突变试验方法的建立，促进了对化学物致癌机制的研究和认识。现代毒理学的这些发展都为环境毒理学提供了试验研究方法。

总之，上述这些现代毒理学的学术成果和发展氛围为环境毒理学学科的快速形成创造了良好的条件。

4.3.3 政治－社会需求

卡逊的《寂静的春天》一书发表之后，立即引起全社会对环境污染及其危害的关注。在美国，围绕杀虫剂特别是 DDT 是否可以造成环境污染以及对人类健康和动植物生长有无危害等问题进行了广泛的讨论，甚至尖锐的辩论。政府、公众及社会各个方面，特别是许多政治家出于对环境安全的考虑、制定政策的需要以及选民的切身利益，对环境污染危害健康的问题特别重视。于是，在当时观点不一，甚至对立的情势下，为了了解真实情况，全社会急切希望获得各种环境污染物对健康影响的毒理学知识，促使了环境毒理学研究蓬勃发展，从而也促进了环境毒理学学科的快速形成。

4.4 环境毒理学诞生的科学意义

4.4.1 对毒理学学科发展的影响

环境毒理学的产生是毒理学发展史上的一个大转折、大飞跃，这表现在以下几个方面：

（1）使毒理学由以研究毒物对人体或人群健康的毒性作用为唯一内容发展到以研究毒物对生态环境的危害为重要内容，研究范畴发生了改变。

（2）使毒理学由原来的以研究药物和毒物急性作用，特别是对人的急性作用为重心的毒理学，转移到以研究化学物对非靶生物种类的长期慢性作用为重心的毒理学。

（3）使毒理学由原来的以研究自然化学物（主要是植物化学物）为重心转移到以研究人工合成化学物为重心。

（4）使毒理学由原来的以研究一般毒性作用为主转移到以研究特殊毒性（致癌变、致畸变、致突变）为主。尤其是自 20 世纪后期以来，大量资源用于化学物致癌潜在性的研究，而且用体外研究替代动物试验。[1]

4.4.2 对环境类新型学科诞生的影响

《寂静的春天》出版之后，“环境保护”成为许多社会团体维护公共健康的战斗口号，极大程度地唤醒了许多科学工作者对环境污染与人体健康和环境污染与生态损害关系研究的重视，吸引了前所未有的众多的医学、毒理学、生物学、生态学、化学特

---

1 Ballantyne B，Marrs T C，Syversenn T. 2000. Fundamentals of toxicology//Ballantyne B，Marrs T C，Syversen T. General and Applied Toxicology. London：Macmillan Reference Ltd.，1-32.

别是分析化学方面的专业人士进入环境毒物研究领域，这些学术背景不同的科学家均为环境污染方面不同学科的诞生和发展做出了很大贡献。这些新型学科的共同特点是，都是 20 世纪 60 年代之后创立的现代学科，都是研究环境污染效应的学科，都是与环境保护有密切关系的学科。在这些学科中，除了环境毒理学外，最重要的还有环境化学、环境医学、环境流行病学、生态毒理学、污染生态学、环境生物学、环境微生物学以及综合性学科（如环境科学等）。进一步延伸，还产生了环境污染治理方面的新型学科，如环境工程、生态工程、环境生态工程等。

第 5 章 环境毒理学发展期（1969 年至今）

5.1 20 世纪 70 年代环境毒理学快速发展

20 世纪 70 年代，环境污染灾难事件仍在频发，对环境毒理学研究形成了强大的社会推动力，促使科学家对多种环境污染物危害健康的毒性作用进行研究，使环境毒理学进入快速发展的年代。这一时期，中国的环境毒理学研究开始起步。

5.1.1 环境毒理学发展的社会基础和动力

（1）世界地球日和《人类环境宣言》

世界地球日的发起

1970 年 4 月 22 日，是第一个世界地球日（World Earth Day），也是美国举行的第一个全国性的地球日活动，它是由参议员盖洛德·尼尔森（Gaylord Nelson）和哈佛大学法学院学生丹尼斯·海斯（Dennis Hayes）发起和组织的，他们因此被誉为“地球日之父”（图 3-5-1）。当时美国空气污染和水污染严重，环境保护没有得到政府的足够重视。在这一天，美国全国有 2 000 多万人，包括 1 万余所中小学、2 000 多所高等院校和 2 000 多个社区、各大团体以及很多科学家、社会活动家、政治家，参加了这次环境保护活动。美国国会当天被迫休会，其中，大部分议员也去参加了这项活动。人们举行集会、游行、讲演和其他多种形式的宣传活动，高举着受污染的地球模型、巨幅画和图表，高呼口号，要求政府采取措施保护环境。这次“地球日”

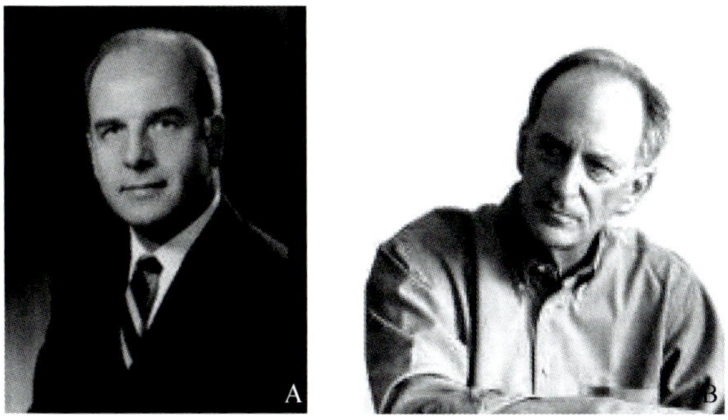

图 3-5-1　尼尔森（A）和海斯（B）

活动声势浩大，是现代美国环境保护运动诞生的标志之一，并推动了美国国家环境保护局的建立，促进了清洁空气、清洁水和濒危物种法案等环境保护方面的立法。同时，对环境科学及其相关学科的发展，包括对环境毒理学学科的发展，产生了深远的影响。

《人类环境宣言》

1972 年 6 月 16 日，在斯德哥尔摩召开的第一次国际环境保护大会——联合国人类环境会议（图 3-5-2）全体会议上，通过了《联合国人类环境会议宣言》（*United Nations Declaration of the Human Environment*）（以下简称《人类环境宣言》），阐明了与会国和国际组织所取得的 7 点共同看法和 26 项原则，呼吁各国政府和人民为维护和改善人类环境、造福全体人民、造福后代而共同努力。环境毒理学研究作为环境保护事业的主要组成部分之一也受到了极大的鼓舞。该宣言是由来自 113 个国家的政府代表和民间人士就世界当代环境问题以及保护全球环境战略等问题进行研讨后共同制定的。中国派代表团参加了这次会议。1992 年发行了纪念邮票（图 3-5-3）。

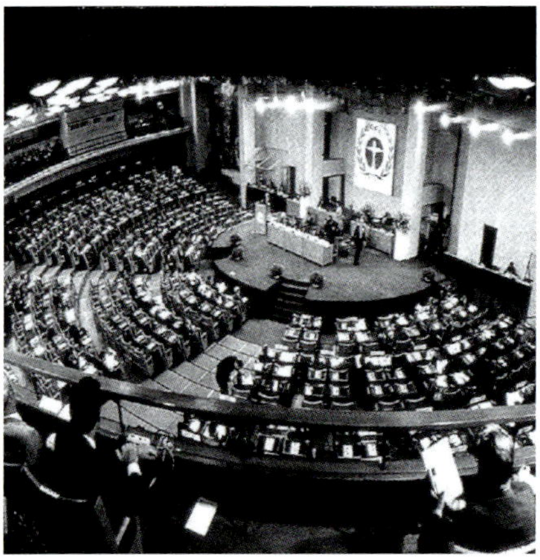

图 3-5-2 第一次国际环境保护大会会场

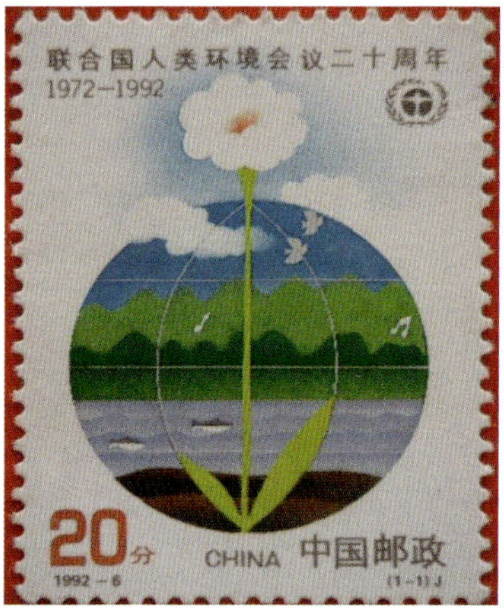

图 3-5-3 联合国人类环境会议 20 周年中国邮政纪念邮票

《人类环境宣言》表明，保护环境已经成为世界各国的共同呼声。这为环境毒理学的发展创造了良好的国际和国内条件。

（2）20 世纪 70 年代环境灾难事件继续频发

1971 年，在伊拉克因误食拌有含汞杀真菌剂的粮食种子，4 万人受到了严重的健康影响。

1972 年，据日本环境省统计，日本全国患四日市哮喘病的人累计 6 376 人。日本工业生产普遍用高硫重油作能源，致使 1961 年在四日市暴发哮喘病并蔓延全国。

1973—1975 年，在美国弗吉尼亚州詹姆士河（James River），十氯酮杀虫剂的使用，导致 148 名工人发生神经系统异常症状。

1975 年，在美国得克萨斯州的埃尔帕索（El Paso），一座冶金厂大量排放有害废气，引起周边 6.6 km 范围内生活的儿童血铅超过 60mg/L；同年，在美国爱达荷州，冶金厂排放有害气体，导致在其附近生活的 1 ~ 9 岁儿童血铅超过 40 mg/L。

1976 年 7 月 10 日，意大利米兰塞韦索（Seveso）郊区的化工厂发生化学爆炸，释放的二噁英引起约 30 人直接受伤，导致超过 300 名小学生患氯痤疮。事隔多年后，当地居民的畸形儿出生率大为增加。

20 世纪 70 年代，孟加拉国饮用井水中砷含量过高，导致约 200 万人发生地方性饮水砷中毒，被世界卫生组织称作“人类历史上最大规模的中毒事件”。此外，还有多达 2 000 万人面临砷中毒的危险。

这些环境灾难事件的不断发生，推动了环境毒理学研究的快速发展。

（3）日本公害事件的诉讼震惊世界

在 20 世纪环境污染引发的震惊世界的八大公害事件中，四大公害事件（水俣病、痛痛病、四日市哮喘、米糠油事件）发生在经济高速发展的日本。公害受害者的集体诉讼、律师团的辩护、法院的裁决过程及受害者获得最后胜利，历经曲折和困难。在这个过程中，日本的电视、报纸、广播、杂志社都详细报道了被害者的惨痛经历，激起了日本全国和全世界的反对公害的运动。全世界，特别是日本公众对这些公害事件及其法律裁决的密切关注和积极参与，使得全社会的环境意识空前高涨。

在日本发生的四大公害事件之中，对新潟发生的第二水俣病的法律裁决是最早使用法律手段解决环境灾难问题的。1967 年 4 月，新潟水俣病的特别研究团体发表了“昭和电工鹿濑工厂的废水引起了第二水俣病”的声明。同年 6 月，受害者提起诉讼。9 月，四日市二氧化硫烟雾污染引发的哮喘病患者提起诉讼。1968 年痛痛病患者提起诉讼。1969 年熊本水俣病患者提起诉讼（图 3-5-4、图 3-5-5）。

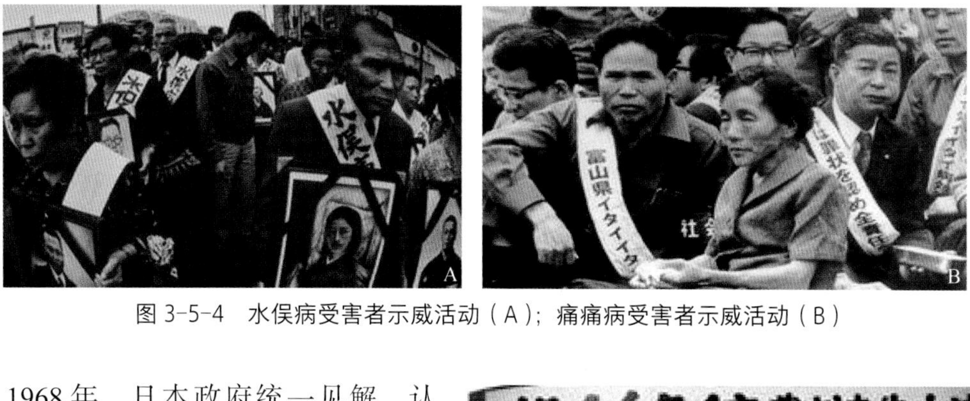

图 3-5-4　水俣病受害者示威活动（A）；痛痛病受害者示威活动（B）

1968 年，日本政府统一见解，认为第二水俣病与昭和电工鹿濑工厂排出的甲基汞有关，应作为公害病处理。1972 年 8 月 9 日痛痛病患者获得胜诉。1973 年 3 月 20 日水俣病患者获得胜诉，同期，日本四日市哮喘病患者也获得胜诉。

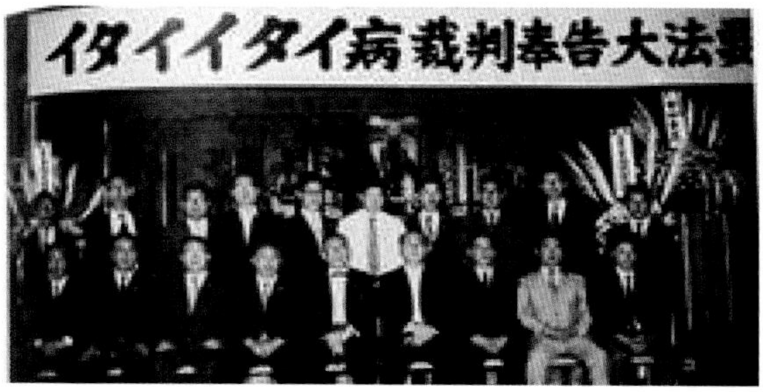

图 3-5-5　痛痛病律师辩护团合影

随着公害事件对公众健康危害研究的深入和媒体宣传的推动，日本全国公害反对运动继续盛行，令执政党和在野党不得不正视环境问题。1970 年 12 月，在执政党、在野党的支持下，多项环境法规被制定。1971 年日本环境省成立，迫于公众的环境保护运动的压力，日本朝野思想开始统一：开始从重视经济增长转变为重视环境保护。

从上述可知，日本公害受害者的诉讼过程是对日本，也是对世界公众环境保护意识的教育和提高的过程，直接导致环境运动不断掀起新的高潮。这不仅影响了政府部门的环境立法和决策，也促进了科学家对环境污染物危害健康的毒理学研究，成为环境毒理学学科发展的社会基础和强大动力。

（4）多种环境保护部门成立和环境立法颁布

1962 年，《寂静的春天》一出版在全美就引起了强烈的反响，开启了关于人与自然之间关系非常强有力的在国家水平上的对话，从而引起政治家和政府部门的高度重视，多种环境保护部门成立和环境立法颁布再反过来推动环境毒理学、生态毒理学及其他环境学科的发展。

1969 年，美国颁布国家环境政策法（NEPA），对环境保护事业的发展影响深远。

1969 年，美国国家环境卫生科学研究所（National Institute of Environmental Health Sciences，NIEHS）成立，该所以研究环境与健康方面的问题为主旨。

1970 年，美国国会将 1967 年颁布的《空气质量控制法》修订为《清洁空气法》[1]，之后又于 1977 年再次修订，对大气环境毒理学的发展有很大推动作用。

1970 年，美国国会将 1965 年颁布的《固体废物处置法》修订为《资源回收法》[2]。

1970 年 10 月，美国国家海洋和大气管理局（NOAA）成立。

图 3-5-6　美国国家环境保护局的标志

1970 年 12 月 2 日，在理查德·尼克松（Richard M. Nixon）总统的授权下成立了美国国家环境保护局（The U.S. Environmental Protection Agency，EPA，图 3-5-6），被授权“防止和消除对环境和生物圈的破坏”，既定目标是“保护人类健康和环境”，责任十分重大，以至在美国掀起了一股环境立法的浪潮。EPA 主管空气、陆地及水的清洁问题与环境污染物问题，直属美国联邦政府领导。该局囊括了包括国家

1　美国国会于 1955 年通过《空气污染控制法》，1963 年修订通过了首部《清洁空气法》，1967 年修订为《空气质量控制法》，到 1970 年又修订为《清洁空气法》，之后又于 1977 年、1990 年和 2011 年进行了多次修订。根据规定，美国国家环境保护局每 5 年对《清洁空气法》进行审查，并根据审查结果决定是否修订。

2　固体废物是美国主要环境污染物之一，全美每年排放固体废物大约 39 亿 t，这不仅占用大量土地，而且严重污染土壤、水、大气，危害人体健康。为此，美国很重视用法律手段管理固体废物。1965 年美国国会通过了《固体废物处置法》，1970 年国会修正了该法，并更名为《资源回收法》，将废物资源化提上议事日程，1976 年国会通过《资源保护与回收法》，1980 年通过《固体废物法修正案》和《综合环境反应、赔偿与责任法》，1984 年国会对 1976 年的《资源保护与回收法》做了重大修正，扩大了适用范围，规定了执行期限。

空气污染控制管理部门（The National Air Pollution Control Administration，NAPCA）和内政部下属的水质管理部门（The Federal Water Quality Administration，Department of the Interior，FWQA）在内的 15 个关键联邦计划部门。目前该局在美国全国的雇员有 18 000 余人。

1970 年，死于美国牲畜栏和避难所的狗和猫的数量到达峰值——每 1 000 只中有 115 只，2002 年降至 15.7 只。

1970 年 12 月，美国在劳动部成立职业健康和安全管理局（OSHA），职责包括制定员工接触有害物质的标准。

1972 年 2 月 22 日，美国国家环境保护局宣布所有加油站需要使用无铅汽油，但延迟到 1973 年才制定标准，之后被含铅汽油公司起诉。

1972 年，美国国会通过了《水污染控制法》[1]、《海岸带管理法》、《海洋哺乳动物保护法》、《海洋保护、研究和禁猎法》（EPA 授权规范海洋倾倒工业废料、污水污泥、生物制剂、放射性废物和其他废弃物）、《杀虫剂、杀菌剂、杀鼠剂法（FIFRA）修正案》（从美国农业部 1947 年制定的法案过渡到 1972 年 EPA 的法案，在这以前，研究发现美国市场商业生产或销售的杀虫剂对公共健康和环境有不良影响）。

1972 年，美国国家毒理研究中心（US National Center for Toxicology Researeh，NCTR）成立，属于美国 FDA 的一个研究所，位于阿肯色州杰斐逊（Jefferson）城附近。该研究中心以研究化学物质的毒理学作用机制，建立评价有毒物质对人类健康影响的有效方法为主要目标。

1974 年，美国国会通过由美国国家环境保护局管理的《安全饮用水法》。

1977 年，吉米·卡特（Jimmy Carter）总统设立美国能源部。

1977 年，美国国会通过《水土保持法》（*Soil and Water Conservation Act*）和《地表采矿行为控制和垦荒法》（*Surface Mining Control and Reclamation Act*）。

20 世纪 70 年代，英国也有多种环境法颁布：《农业法》（1970 年）、《油污染控制法》（1971 年）、《天然气法》（1972 年）、《水法》（1973 年）和《海洋倾废法》（1974 年）。英国在 1974 年颁布的《污染控制法》，使英国环境保护及环境立法进入了一个新的阶段。

1979 年，中国颁布了中华人民共和国成立以来第一部综合性的环境保护基本法——《中华人民共和国环境保护法（试行）》。

5.1.2　环境毒理学研究快速发展

20 世纪 70 年代是环境毒理学研究快速发展的年代。在这个时期，环境毒理学研究主要聚焦于 DDT、甲基汞、SO_2 等的环境污染及其对人体健康的危害方面。伴随着环境毒理学研究的快速发展，多种环境毒理学相关期刊相继创刊，为数不多的环境毒

1　1948 年美国国会通过了《水污染控制法》，后在 1965 年、1972 年、1977 年、1981 年和 1985 年多次修改。1977 年的修改较大，改名为《清洁水法》。

理学专业著作也开始出版。

在此，仅对几种环境污染物在20世纪70年代的研究状况介绍如下。

（1）DDT

杀虫剂尤其是DDT对环境的污染及其健康危害是20世纪60年代和20世纪70年代最受关注的热点问题。从1962年《寂静的春天》出版开始，直到1972年，美国才开始全面禁用DDT。

1970年，美国医学会对DDT健康危害的历年研究成果进行了总结和评价。[1] 该报告全面反映了当时美国对DDT的研究现状。该报告的论点或结论表明，虽然美国医学和毒理学界的主流观点在一定程度上承认DDT对环境的污染及其一定的危害，但对DDT环境污染的危害特别是对人体健康的危害的认识还不彻底，只提出对DDT的限制使用，尚未提出禁止使用。然而，这毕竟是美国医学权威机构公开确认DDT对人类和其他哺乳类动物存在损伤作用的权威报告，标志着《寂静的春天》出版之后，在美国引发的关于DDT对人体有无毒性、应否禁止或限制使用的大辩论中，支持卡逊的一方取得了决定性的胜利。将这份报告的主要内容摘录如下。

美国医学会职业医学分会毒理学委员会
关于DDT对人类健康的现状评价

1970年5月11日，美国医学会（AMA）职业医学分会毒理学委员会（The Committee on Toxicology，Council on Occupational Health，American Medical Association）提出《DDT对人类健康的现状评价》（*Evaluation of the Present Status of DDT with Respect to Man*）。该报告说，由于医生、立法者、科学家、（自然资源的）保护管理者及其他人的极大关注，美国医学会职业医学分会和环境与公共卫生分会（The Council on Occupational Health and the Council on Environmental and Public Health of the AMA）尽可能客观地对DDT问题进行评论。在这点上，两个分会相信一定的事实已经被确定。例如：

1. DDT在超过一定的限度被吸收时是有毒的。在人类和其他哺乳类，DDT的主要效应是对肝和中枢神经系统的损伤。

2. 几个研究者的广泛研究已经表明在所有行业中的许多人的脂肪组织中低浓度的DDT及其代谢物是存在的。然而，自1950年对DDT第一次测定以来，在美国普通人口中DDT的存储水平一直没有有意义的增加。在过去30年中对杀虫剂操作者的仔细研究表明杀虫剂在脂肪中的浓度高约50倍。然而，仔细研究表明，尽管长期连续暴露，但对他们的健康没有干扰。仅对那些意外接受急性大剂量的人进行了DDT对人健

---

1 Evaluation of the present status of DDT with respect to man. A statement developed by the committee on toxicology, council on occupational health, American Medical Association. Journal of Range Management, Vol. 23, No. 5 (Sep., 1970), pp. 383-384. (Reprinted with permission from the Journal of the American Medical Association, Vol. 212, No. 6, May 11, 1970.)

康伤害的观察。

3. 动物试验表明，当在组织中浓度增高时（临界的水平尚不知道）对微粒体酶系统有刺激作用。除 DDT 以外，如果也有其他有机氯杀虫剂或药物被吸收，这个效应可以被改变，或者更加显著。肝微粒体酶系统活性增加无疑影响杀虫剂和其他药物的代谢速率。

4. 由于 DDT 使用地区的地表径流或经土壤进入地下水，以及由于含 DDT 的废物抛弃、意外事故及其他方式，一些地区的地表水和地下水已经被 DDT 污染。（已经查明水污染引起的鱼的灾难直接与 DDT 和其他杀虫剂在停滞的和流动的水中的高浓度有联系。）

5. 已经证实 DDT 可干扰海洋生物，并可在一定海洋生物体内浓缩。已经确认 DDT 影响一些鸟类的孵化能力，包括鹰、鹈鹕、猎鹰，可能也能影响其他鸟类。

对许多关于 DDT 健康危害的谴责或指控及忧虑，激怒的声明或陈述一直存在着。下面是尚未证实的方面：

1. DDT 有意义地减少了浮游生物的光合作用。

2. DDT 在生物体内的浓度将继续增加许多年。

3. DDT 的使用影响人类生殖。

4. DDT 的使用，将通过破坏"所有叶绿素前体及因此破坏食物的供应"或者通过 DDT 对性激素的效应，抑制人口增加。

5. DDT 对人是致癌的。

仅仅依靠动物试验而外推到人是不切实际的，虽然动物试验是主要的，但是最终的答案必须是在人本身获得（通过试验或流调）。仅举一例：Street 用大鼠试验表明 DDT 与狄氏剂同时吸入可以减少狄氏剂在脂肪组织的残留[1]。Deichmann 等用小猎犬（beagles）试验表明 DDT 与艾氏剂（狄氏剂的体内代谢物）同时吸入对狄氏剂在脂肪组织和血液的残留几乎没有影响[2]。此外，研究也表明 DDT 与艾氏剂同时吸入可以显著增加 DDT 及其代谢物在脂肪组织和血液的残留。虽然 DDT 对蛋壳厚度有影响，但是尚未证实是否由 DDT 单独使用引起，还是 DDT 与其他杀虫剂联合使用引起。有许多种类鸟的蛋壳显然没有受到影响。

Hayes[3]、Upholt 等[4]、Durham[5] 的研究和报告没有提出任何证据能够证明对一种或几种微量的人工合成的杀虫剂（非金属类的）的长期吸收可以诱发疾病。Deichmann 等[6]、Radomski 等[7] 通过对人的尸体解剖证明，曾经使用过杀虫剂的个体在其组织中 DDT 和相关杀虫剂的浓度增加了。这种上升的情况尤其在死于肝硬化、癌症、高血压、动脉硬化症的病人中更为突出。然而研究者们没有证明杀虫剂在组织中的残留与这些疾病存在因果关系。

职业医学分会和环境与公共卫生分会考虑了上述已知的和推测的 DDT 效应以及上述评论之后，做出如下建议：

1. DDT 和其他有毒物质不加选择地使用应当被停止。鼓励工业加速发展特效的杀虫剂，开发消灭和控制虫害的非化学方法。

2. 为了控制人类的传染性疾病如疟疾和斑疹伤寒，在美国仅在使用其他方法（包括非持久、非有害杀虫剂或其他控制方法）是无效的时候，仅在使用 DDT 的好处明显超过其他杀虫剂或方法的地方，DDT 的使用应当被继续。

3. 为了控制对农作物的虫害，当没有别的方法可以选择时，DDT 的使用应当被继续。

4. 在美国，在有机氯农药污染对野生动植物（如鸟和鱼）的生存真的带来了问题的地方，或者对生态确有危险的地方，DDT 的使用应当受到限制或停止。换句话说，在农业区和林区，DDT 的使用应当权衡其有利的方面和局部污染和水污染的不利方面。

5. 除了严格执行 FDA 确立的对 DDT 的容许量之外，DDT 和其他杀虫剂的使用应当遵守有关规定以保护人群和防止污染。为了执行这些法律和规定，也为了不断完善这些法律和规定，必须研究杀虫剂的开发和应用技术、杀虫剂对人的健康效应和杀虫剂的生态危害，以便用新的科研成果及时更新有关法规。为此，应当提供足够的人力和资金进行上述研究。

6. 对一般公众特别是对杀虫剂工作者的教育应当加大，以便 DDT 和其他杀虫剂能够被小心使用。

资料来源：

[1] Street J，Mayer F，Wagstaff D. 1969. Ecological significance of pesticide interactions. Industr. Med. Surg. 38：409-414.

[2] Deichmann W，Keplinger M，Dressler I，et al. 1969. Retention of dieldrin and DDT in the tissues of dogs fed aldrin and DDT individually and as a mixture. Toxic Appl. Pharmacol. 14：205-213.

[3] Hayes W J. 1969. Pesticides and human toxicity. Ann. NY Acad. Sci. 160：40-54.

[4] Upholt W，Kraybill H. 1969. Ecological effects of pesticides. Ann. NY Acad. Sci. 160：55-60.

[5] Durham W F. 1969. Body burden of pesticides in man. Ann. NY Acad. Sci. 160：183-195.

[6] Deichmann W，Radomski J. 1968. Retention of pesticides in human adipose tissue. Industr. Med. Surg. 37：218-219.

[7] Radomski J，Deichmann W，Clizer E. 1968. Pesticide concentrations in the liver，brain and adipose tissue of terminal hospital patients. Food Cosmet. Toxic 6：209-220.

（2）甲基汞

汞对生态环境污染的普遍性

20 世纪 60 年代末期和 20 世纪 70 年代初期，欧美各国对环境汞污染的分析研究已经提供了充分的证据证明，汞化合物在环境中的有意使用和工业活动有意或无意的汞污染，导致世界性的环境汞水平上升。

1970 年，沃尔伯格（P. Wahlberg）等和尤（J. Ui）等研究发现，在加拿大和荷兰的陆地和海洋系统，存在全国性的环境汞污染问题。[1,2] 从加拿大的不列颠哥伦比亚省、萨斯喀彻温省、伊利湖以及大西洋海岸捕获的鱼体内汞含量高，超过了 0.1 ppm。意大利渔夫头发汞含量也升高。美国内务部强烈要求各州进行环境汞的分析和清除。

丹麦的研究发现，位于丹麦和瑞典之间的厄勒海峡（Öresund）捕获的鳕鱼含汞高，为 0.14 ~ 1.30 ppm，证明北海已经遭受汞污染。瑞典不同地区的貂体的汞水平高，有的貂的肝含汞达 10 ppm，貂体内汞的来源与其以鱼类为食物有关。

日本的一项报告指出，1960—1970 年的研究表明，苯基汞在水稻田广泛使用，导致汞在稻子中的残留达 0.35 ~ 0.84 ppm，而未使用苯基汞的水稻田的稻子仅残留 0.05 ppm，从而证明汞对环境的污染，同时也解释了日本人头发高汞含量的现象。

汞的生态转化及对人体健康的危害

环境有机汞污染，尤其是甲基汞污染对人类健康及其环境的危害是当时环境毒理学研究的热点。

20 世纪 50 年代中期，在日本发现的水俣病是工业废水污染引发健康危害的第一例案，引起了全世界的震惊。这也是引起各国对汞污染和危害研究的主要原因。在 20 世纪 60 年代，日本和英国的科学家研究发现，无机汞可以通过海洋微生物转化为甲基汞，后者再通过食物链富集，使大鱼体内的甲基汞含量很高。居民长期食用含甲基汞高的鱼，导致了水俣病的发生。到 1969 年，日本水俣病患区官方承认，水俣病总人数达 121 人，其中 22 人是胎儿中毒病例。[3] 日本新潟县由于河水被甲基汞污染引发了第二水俣病，1969 年官方承认当地有水俣病患者 47 例，1970 年又新发现 25 例，其中 1 例是胎儿。

谢尔温（Skerfving）等通过对因食用鱼而暴露于甲基汞人群的人血淋巴细胞进行的细胞遗传学研究发现，甲基汞可以引起细胞染色体断裂。赫瑞迪特里（F. G. Hereditas）发现甲基汞可引起葱属植物根尖细胞染色体断裂。

1969 年，詹森（Jensen）和杰尼洛夫（Jernelöv）研究发现，无机汞可在水生系统进行甲基化转化。[4] 谢尔温（Skerfving）等研究发现，苯基汞、甲基乙基汞和二价无机汞能够在母鸡体内转化为甲基汞。[5]

1　Wobeser G，et al.1970. Mercury concentrations in tissues of fish from the Saskatchewan River. J. Fish. Res. Board Can.，27：830.

2　Ui J. 1969. Mercury pollution of sea and fresh water；Its accumulation into water biomass. Paper presented at 4th Colloquim for Medical Oceanography，Naples，Italy，Oct. 2-5.

3　Murakami U.1969. Toxicity of organic mercury compounds in the fetus and embryo.J. Japan Med. Assocn. 61：1059.

4　Jensen S，Jernelöv A. 1969. Biological methylation of mercury in aquatic organisms. Nature，223：753.

5　Kiwimae A，et al. 1969. Methylmercury compounds in eggs from hens after oral administration of mercury compounds. Agr. Food Chem. 17：1014.

1970 年，沃尔伯格（P. Wahlberg）等研究发现，海鸟的蛋也能对人体引起急性健康危害。在芬兰的奥兰群岛（Aland），有人经常吃当地秋沙鸭的蛋，结果引起轻度甲基汞中毒，该鸟蛋含汞量达 0.5 ~ 4ppm。[1] 研究发现，该群岛大多数秋沙鸭蛋含甲基汞达 1.9 ppm。[2]

1969 年 12 月，美国新墨西哥州阿拉莫戈多市（Alamogordo）一个家庭发生烷基汞中毒，是由于公猪吃了含汞的杀真菌剂后被宰杀，而该家庭有 7 人吃了猪肉，经过 3 个半月，有 3 个青少年（分别为 8 岁、13 岁和 20 岁）出现典型的严重的烷基汞中毒症状，在其尿和血清中含汞很高。母亲的尿和血中含汞也很高，1970 年 3 月产下一个畸形婴儿。

1968 年，埃克曼（Ekman）等[3]、1970 年迈耶廷尼（Miettinen）等[4]，以及其他毒理学者对甲基汞等有机汞化合物在大鼠、小鼠、淡水鱼等体内的半寿期及其汞排泄进行了研究。1969 年特吉宁（Tejning）测定指出，母亲与其小孩平均血球含汞分别为 8.6 ng/g 和 11.5 ng/g，小孩比母亲高 33.7%，血清汞分别为 2.5 ng/g 和 1.9 ng/g，小孩比母亲低 24%。

1968 年 2 月—1970 年 5 月，瑞典毒理学委员会一直在评价甲基汞对该国环境污染的现状。根据该报告，瑞典皇家兽医委员会（The Swedish Royal Veterinary Board）于 1970 年 6 月建议，食用含有较高汞的鱼（0.2 ~ 1 ppm）一周内不能超过 1 次，市场上出卖的鱼应当标记捕捞的地点及该地环境汞污染状况。

1972 年，日本熊本大学医学部原田正纯编著的《水俣病》一书（日文版）出版。

（3）多氯联苯

多氯联苯（polychlorinated biphenyls 或 polychlorodiphenyls，PCBs），别名氯化联苯。我国通常按联苯上被氯取代的个数（不论其取代位置）将 PCBs 分为三氯联苯（PCB3）、四氯联苯（PCB4）、五氯联苯（PCB5）等。PCBs 的全部异构物总共有 210 种，已确定结构的有 102 种。PCBs 用途很广，可作绝缘油、热载体和润滑油等，还可作为多种工业产品的添加剂。

1881 年，德国化学家施密特（Schmd）和舒尔茨（Schuts）首先合成 PCBs。1929 年，美国最先开始生产，到 20 世纪 60 年代中期，全世界 PCBs 的产量达到高峰，年产约为 10 万 t。据估计，全世界已生产的和应用的 PCBs 远超过 100 万 t，其中已有 1/4 ~ 1/3 进入人类环境，对人类健康和生态环境造成了严重危害。

全球性污染问题

从南极的企鹅到北极的海豹体内都曾检出 PCBs，一些空中的食肉猛禽体内 PCBs

---

1 Wahlberg P. 1970. Long-term treatment of thyrotoxicosis with antithyroid drugs. Nord. Med.，83：889.

2 Lagervall M，Westöö G. 1969. Hg in eggs from hens given cereals grown from treated and untreated seed.Vår Foda.，21：137.

3 Ekman L，et al. 1968. Metabolism of methyl-mercury in man Nord. Med.，79：450；Ekman L，et al. 1968. Distribution of mercury-203 in humans after administration of methylradiomercurynitrate. Nord. Med.，79：456.

4 Miettinen J. 1970-04-21. Lecture at the Department of Nuclear Chemistry，Royal Technical University of Stockholm.

浓度很高，因而 PCBs 污染已成为全球性的问题。PCBs 属于持久性有机污染物，一旦进入环境就会长时间地存在于环境中，难以降解，受 PCBs 污染的水和土壤也很难得到恢复。

米糠油事件

PCBs 极难溶于水而易溶于脂肪和有机溶剂，并且极难分解，可在生物体中大量富集。PCBs 对人的危害最典型的例子是日本 1968 年发生的米糠油事件（图 3-5-7）。受害者因食用了被 PCBs 污染的米糠油（含 PCBs 0.2%～0.3%）而中毒。截至 1978 年年底，正式确认 PCBs 中毒患者为 1 684 人，其中有 30 多人于 1977 年前后死亡。

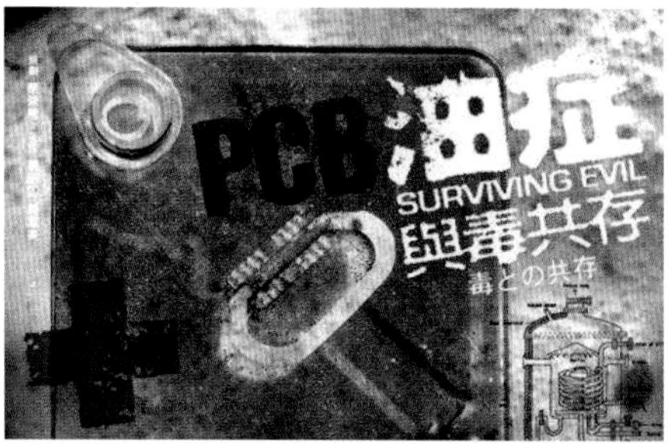

图 3-5-7　日本米糠油事件的广告宣传

严重的健康危害

PCBs 对皮肤、牙齿、神经行为、免疫功能、肝脏有影响，且具有生殖毒性和致畸性、致癌性。PCBs 对大鼠、小鼠都能产生致癌反应，产生癌变的器官均为肝脏。肝脏是 PCBs 中毒的主要靶器官之一。

禁止使用、依然有害

鉴于 PCBs 的高毒性和致癌性带来诸多环境问题，1973 年，经济合作与发展组织（OECD）各国达成协议一致同意禁止 PCBs 开放使用，从而逐渐被淘汰。尽管如此，PCBs 将继续在自然环境中循环，对人类和所有生物造成威胁。

（4）氯氟烃与臭氧层

氯氟烃自 20 世纪 30 年代问世以来，被制冷业、电子业、家用化学品行业等广泛采用，迄今大气中氯氟烃含量已达 2000 万 t 左右。20 世纪 70 年代初首次检测到大气中的氯氟烃。氯氟烃可以破坏大气臭氧层而且本身又具有温室效应，因此已受到各国重视。

20 世纪 70 年代，英国的科学家通过观测首先发现，在地球南极上空的大气层中，臭氧的含量开始逐渐减少，尤其在每年的 9—10 月（相当于南半球的春季）减少更为明显[1]。

1974 年，美国舍伍德·罗兰（F. Sherwood Rowland）和马里奥·莫利纳（Mario Molina）在《自然》（*Nature*）杂志发表论文，提出氯氟烃（chlorofluorocarbons，CFCs）存在于大气同温层臭氧层的证据。为此，他们和荷兰大气化学家保罗·约瑟夫·克鲁岑（Paul Jozef Crutzen）共同获得 1995 年诺贝尔化学奖（图 3-5-8）。

1　臭氧层是大气平流层中臭氧浓度最大处，是地球的一个保护层，太阳紫外线辐射大部可被其吸收。臭氧层受到损伤的直接后果是太阳光中的紫外线对地球表面的辐射增加。紫外线辐射的增加会引起 DNA、RNA 和蛋白质损伤，以及基因突变和细胞损伤等毒理学作用，从而影响人类健康及生态环境。

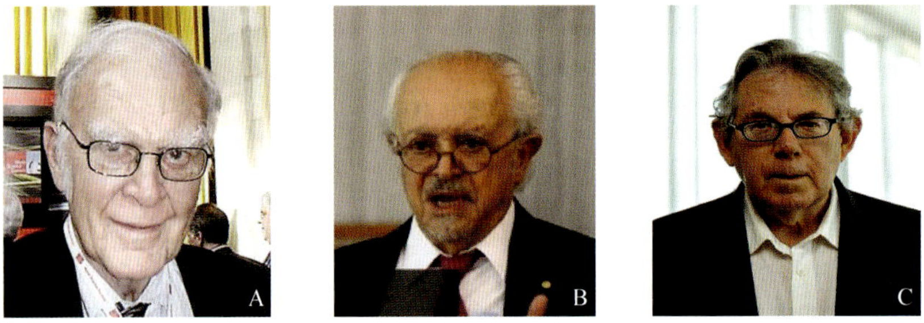

图 3-5-8　罗兰（A）；莫利纳（B）；克鲁岑（C）

1976 年，美国国家科学院报告氯氟烃[1]对大气臭氧层有破坏作用，标志着全球性污染的环境毒理学问题开始得到关注。

自 1976 年起，联合国环境规划署陆续召开了各种国际会议，通过了一系列保护臭氧层的决议。这对与臭氧层破坏和紫外线辐射有关的环境毒理学研究起到了极大的推进作用。

1977 年 4 月，联合国环境规划署理事会在美国华盛顿哥伦比亚特区召开了由 32 个国家参加的“评价整个臭氧层”国际会议。会议通过了第一个《关于臭氧层行动的世界计划》。这个计划包括监测臭氧和太阳辐射、评价臭氧耗损对人类健康影响、对生态系统和气候影响等，并要求联合国环境规划署建立一个臭氧层问题协调委员会。

由于臭氧层对人类健康和生存的至关重要性，所以从 20 世纪 70 年代至今，臭氧层一直受到全人类的高度关注。环境毒理学工作者对臭氧层破坏导致的近地紫外线增加可能对人类健康造成的影响进行了大量研究。

（5）煤烟型污染物与酸雨

20 世纪 70 年代，大多数国家的工业生产仍然以煤炭作为主要能源，煤烟型污染是大气污染的主要类型，因此煤烟型污染的主要化学组分颗粒物和 SO_2 危害健康的流行病学调查，急性和慢性毒性测定，致突变、致畸变和致癌作用的研究成为环境毒理学研究热点（对颗粒物和 SO_2 毒理学的研究详见本书第五卷）。

酸雨是指 pH 小于 5.6 的雨雪或其他形式的降水，它主要是由于人为地向大气中排放大量酸性物质（主要为 SO_2 和 NO_x）所造成的。早在 19 世纪后期科学家就已经发现，工业生产中煤炭作为能源大量燃烧向大气释放大量 SO_2 会导致酸雨的产生。英国化学家史密斯（Robert Angus Smith）对英格兰的雨水成分进行了分析，发现它呈酸性，并在 1872 年出版了他的著作《空气和雨：化学气象学的开端》（*Air and Rain：the Beginnings of a Chemical Climatology*），书中论述了在世界工业发展先驱城市——英国曼彻斯特市郊区降水中含有高浓度的 SO_4^{2-}，首次提出了“酸雨”这一概念，但当时并未引起人们的足够重视。史密斯的著作长期被埋没，直到 20 世纪中期被英国生态学家戈勒姆（E. Gorham）挖掘出来，通过使用“酸雨”这一术语，才使史密斯为大家所

1　被释放到大气中的氯氟烃可缓慢上升至臭氧层顶部、在高能太阳紫外线辐射的轰击下分解释放出氯原子，与臭氧发生化学反应，从而使臭氧层遭到破坏。

知。早在约 150 年前，史密斯已经发现酸雨能够腐蚀布匹、金属和危害农作物。戈勒姆在 1955 年的论文中，对酸雨中的氢离子和硫酸根离子的关系，以及酸雨使水域酸性化对水生生态系统的危害进行了论述。

20 世纪 60 年代，北欧的瑞典、挪威、丹麦，以及美国、加拿大、日本等国发现雨雪的酸度增高，pH 降低到 5 甚至 4 以下，酸雨使河流、湖泊中的鱼类减少甚至灭绝，森林树木的成长发育减缓（图 3-5-9）。斯堪的纳维亚半岛的瑞典、挪威等国认为在其南部的英国和联邦德国扩散来的 SO_2 是该国酸雨形成的原因。加拿大认为，从美国工业化发达的俄亥俄河流域由风力向北吹送到加拿大的散射物约达 200 万 t，从而导致加拿大酸雨形成。而美国认为，加拿大安大略省萨德伯里的铜镍冶炼厂等工厂产生的污染物，由风力向南吹送到美国，是美国北部酸雨形成的主要原因之一。

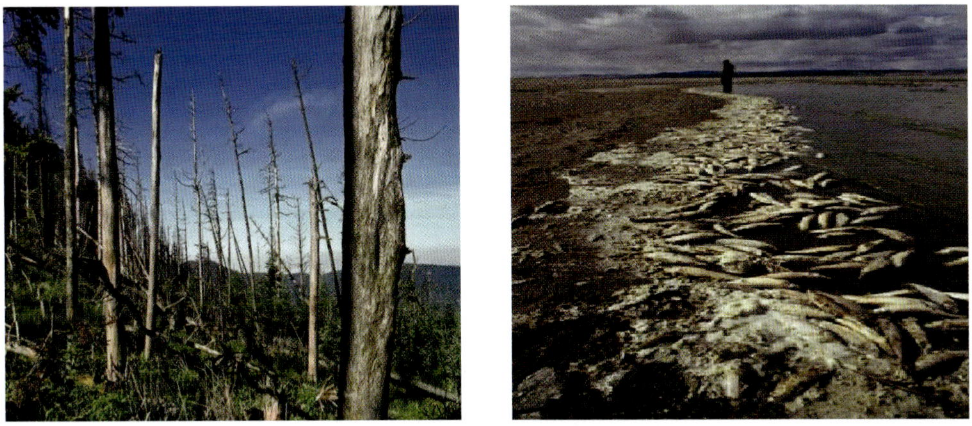

图 3-5-9　20 世纪 60 年代受酸雨影响的北欧森林和渔业

1972 年，瑞典政府把酸雨作为一个国际性的环境问题向人类环境会议提交了报告。1975 年，第一次国际酸雨与森林生态系统讨论会在美国举行，该会议讨论了酸雨对地表、土壤、森林和植被的严重危害，自此酸雨问题开始受到重视，人们也开始认识到 SO_2 可对大陆或半球造成大尺度的环境污染问题。

我国开展酸雨研究的时间比国外要落后一段时间，1974 年在北京开始对酸雨进行监测，其后陆续在其他城市也展开了研究。

（6）环境内分泌干扰物

1976 年，意大利米兰塞韦索（Seveso）市一个化工厂爆炸导致高毒性的二噁英向周围环境释放，对当地居民和动物造成了严重的急性健康危害。

1978 年，在美国的拉夫运河（Love Canal）城，发现小儿出生畸变率很高，称“拉夫运河事件”或“爱河事件”。调查发现，这是由于某化学公司在当地堆放化学废物所致，这些化学物对人体具有内分泌干扰作用。由此当局进一步认识到，必须采取行动来对特殊化学物加强管理，以防止化学物对人体内分泌功能造成危害。

（7）环境天然毒物

20 世纪 70 年代，中国在环境毒理学研究方面的主要标志是对地球化学性疾病

（地方性疾病）的研究。其中，对环境性疾病——大骨节病和克山病的研究最为突出。从20世纪50年代初期起，中国就开始通过大规模流行病学调查对一些地方性疾病如大骨节病（Kaschin-Beck disease）[1] 和克山病（Keshan disease）[2] 的病因和流行状况进行研究。中国哈尔滨医科大学、西安医学院、黑龙江省大骨节病研究所、辽宁基础医学研究所、吉林省地方病研究所和山西省地方病研究所等高等学校和科研机构，经过长期对大骨节病和克山病病因及发病机制的研究，提出地方性天然毒物是这两种地方病的致病病因。对于大骨节病的致病病因，主要提出三种病因学说：一是认为大骨节病的发病是病区饮用水或粮菜中重金属钡和锶含量高而钙、镁含量低，导致体内金属元素失衡而引起大骨节病；二是认为病区粮食（主要是玉米、小麦等）被镰刀菌及其毒素污染，这些真菌毒素通过食物进入当地群众体内之后可引起大骨节病；三是认为病区饮用水中天然有机物浓度高，进入体内可对骨关节系统产生毒害作用。这三种病因学说各自只能解释一部分病区大骨节病的发生问题，而不能对全部病区的大骨节病发病原因做出合理解释，所以这三种病因学说均没有得到一致认可。多数学者认为，三种病因学说各有其优缺点，应当相互补充、取长补短。所以一致认为，寒冷刺激和营养素缺乏（如饮用水和粮食中硒缺乏）等环境因素是大骨节病发生的重要影响因素，但不是病因，不是决定因素。对于克山病的发病则认为是柯萨奇病毒B感染、真菌毒素、某些营养素缺乏（主要是硒缺乏）等致病因素对当地居民的心脏产生不利影响所导致的。于维汉、杨建伯、李芳生、莫东旭、周振龙等许多中国地方病专家对此进行了大量研究，做出了重要贡献。

吉林医科大学于1973年对克山病的研究进行总结，编著出版中国第一本《克山病》专著。孟紫强对大骨节病病因和发病机理进行研究，[3] 于1978年总结成书并提交山西人民出版社审定，直到1984年才作为中国第一本大骨节病专著出版。该书认为，大骨节病的发生可能与粮食和饮用水中重金属、真菌毒素和有机物污染等多种因素的综合作用有关，对大骨节病的预防和治疗进行了全面介绍。中国对大骨节病和克山病的研究一直处在领先地位，对环境中天然有毒物质毒理学研究有重要贡献。

5.1.3 相关杂志和著作出版

随着环境毒理学研究的蓬勃开展，1973年，《环境污染与毒理学学报》（*Archives*

---

1 大骨节病是一种以骨关节系统病变为主的地方病。1849年在俄国西伯利亚发现该病。1934年张凤书在中国东北地区发现该病。从中国东北到西北再到西南的大片地区曾有严重流行，但是从20世纪80年代以来，可能由于生态环境的某种变化，该病病区逐年减小、发病率逐年下降，然而受威胁的群众依然很多，防治工作不可懈怠。

2 克山病是一种以心肌变性坏死为主要病理改变的地方病，亦称地方性心肌病（endemic cardiomyopathy）。1935年在中国黑龙江省克山县发现大批急性病例，因病因未明，故称为"克山病"。20世纪70年代末急性克山病的发病率已由20世纪50年代的52/10万下降到0.3/10万。而20世纪80年代农村改革开放后，可能由于生态环境的某种变化，该病莫名地消失了。

3 孟紫强.1978.大骨节病病理形态学改变的研究.山西医药杂志，（2）：55-59；孟紫强.1978.从大骨节病病理形态和生理生化学改变探讨本病的实质、发病机制及预防治疗.地方病防治研究动态（辽宁省地方病研究所编辑出版），（13）：43-50；孟紫强.1977.大骨节病患者血、尿羟脯氨酸含量的初步探讨.山西医药杂志，（4）：35-37.

of Environmental Contamination and Toxicology）期刊创刊。此外，1970—1974 年，还有《毒理学》（*Toxicology*）等多种相关学术期刊创刊。

20 世纪 70 年代，环境毒理学著作只有 1977 年出版的美国罗伯特・拉德（Robert L. Rudd）编写的《环境毒理学：信息来源指南》（*Environmental Toxicology*：*A Guide to Information Sources*）和 1972 年日本 Fumio Matsumuro 等编辑的会议论文集——《杀虫剂环境毒理学》（*Environmental Toxicology of Pesticides*）。这些著作都没有对环境毒理学知识进行系统化介绍，但它们是最早以“环境毒理学”命名的著作，这标志着环境毒理学作为一个独立学科已经得到学术界的认可。

5.2 20 世纪 80 年代环境毒理学全面发展

20 世纪 80 年代是环境毒理学研究快速而全面发展的时期，在这一时期环境污染灾难事件更为严重和频发，环境污染进入一个新的阶段。在环境保护运动和环境立法的推动下，环境毒理学研究开始朝着全面而深入的方向发展。化学物的全球性污染及其健康危害的研究受到重视，多种环境污染物毒性的研究取得突破，系统的环境毒理学专著出版，新的相关学术期刊仍然在快速增加。

此外，20 世纪 80 年代也是环境毒理学研究由经济发达国家开始向发展中国家扩展的年代。由于发展中国家工业发展程度较发达国家滞后，环境污染灾难首先在当时经济发展快速的欧美诸国和日本发生，所以环境毒理学研究首先在发达国家受到重视。20 世纪 80 年代，一些发展中国家的工业发展速度加快，环境污染也相应增加，环境污染对健康的影响逐渐受到重视，环境毒理学研究开始在这些国家发展。在中国，环境毒理学学科开始快速发展。

5.2.1 环境毒理学全面发展的社会基础和发展动力

（1）20 世纪 80 年代环境灾难事件继续频发

1980 年，纽约拉夫运河（Love Canal）地区[1]的居民由于化学污染发生多种疾病的问题被调查研究。同年 5 月 21 日，卡特总统宣布，纽约拉夫运河地区曾是美国胡克化学公司（Hooker Chemical Company）有毒废弃物堆积的地方，将生活在该地区的 700 户（有的报道 1 000 户）家庭迁出并重新安置。

1982 年 12 月，在美国密苏里州的时代海滩（Times Beach）的土壤中发现有危险

1　拉夫运河地区又被译为爱情运河地区或爱河小区，位于纽约市尼亚加拉城，自 1942 年以来，胡克化学公司将这一地区废弃的河道用作垃圾填埋场。1953 年，当地政府以每英亩（1 英亩 =0.404 7 hm^2）1 美元的价格从该公司买下这片土地。到 1953 年为止，这片土地共填埋有 19 000 t 有害废弃物，其中绝大多数是以钢桶包装的形式填埋。按照当时的标准，胡克公司在出售前，在填埋场上覆盖了一层黏土用以防止渗透。但是，在钢桶腐蚀以后，其中的化学物质便渗透到地表，渗入附近居民房屋的地下室。当地的泥土中有 80 余种有毒化学物被分析出来，其中有的是致癌物质。调查发现，当地居民中的呼吸系统疾病和出生缺陷的发生率显著增加，经过多年争议，直到 1980 年当地居民被迫搬家。这场惨剧引起了美国全社会的关注，使美国在 1980 年制定了《综合环境反应、赔偿与责任法》（CERCLA），该法律建立在“污染者付费”的原则上，规定污染者要为自己造成的污染或已经造成的污染承担责任。

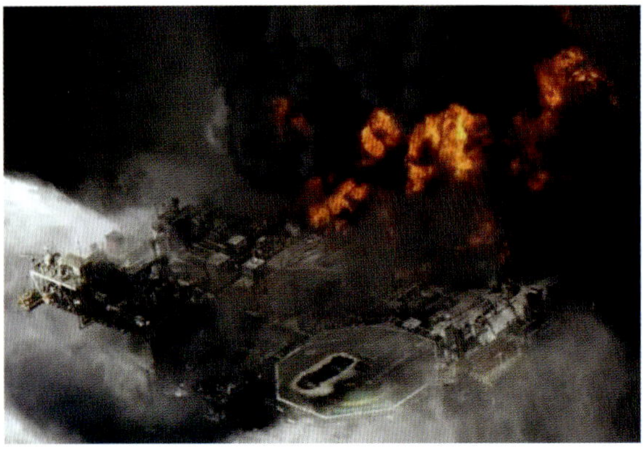

图 3-5-10　墨西哥城郊石油公司液化气站爆炸现场

水平的二噁英。美国国家环境保护局下令疏散所有人群并进行重新安置。

1984 年 11 月，墨西哥城郊石油公司液化气站 54 座储气罐几乎全部爆炸起火，对周围环境造成严重污染，死亡上千人，50 万居民逃难（图 3-5-10）。

1984 年 12 月 3 日凌晨，印度中央邦首府博帕尔市北郊，联合碳化物公司化肥厂发生异氰酸甲酯泄漏，发生了人类有史以来最惨重的环境污染灾难事件。据报道，该事件致使 2 500 人死亡，20 万人受害，其中 5 万人双目失明。虽然该事件最终引起的死亡和受害人数报道不一，但一致认为实际数字远超过报道数字（图 3-5-11）。

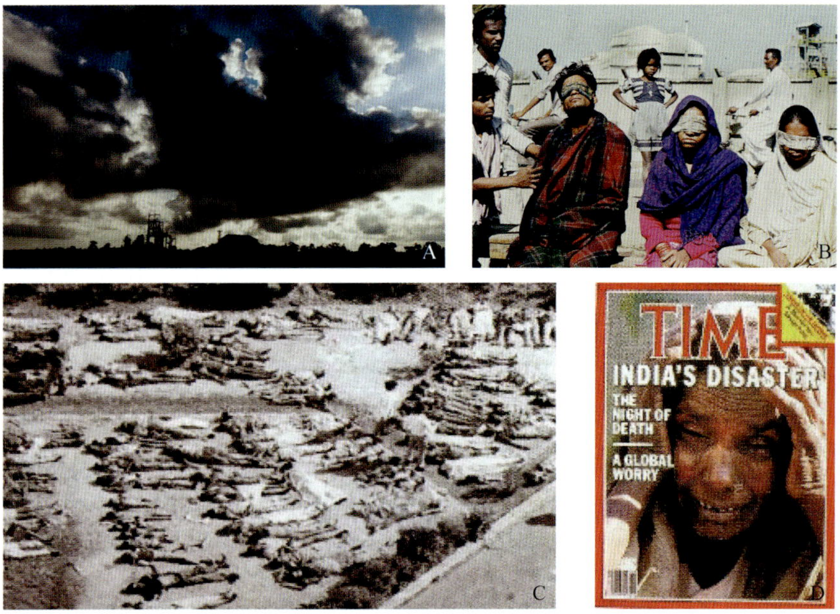

图 3-5-11　博帕尔灾难事件现场（A）；12 月 4 日许多因毒气致盲者坐在街头等待治疗（B）；毒气中毒死亡的贫民（C）；美国《时代》周刊 1984 年封面称博帕尔灾难是“印度灾难”（D）

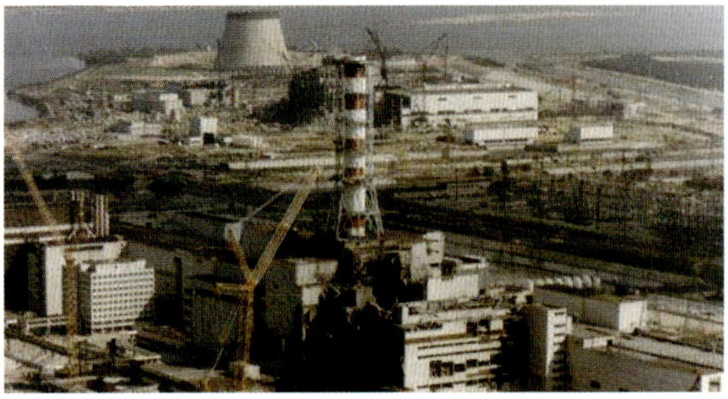

图 3-5-12　切尔诺贝利核电站爆炸后的现场

1986 年 4 月 26 日，苏联切尔诺贝利核电站爆炸造成大量放射性物质泄入环境，引起西欧各国大面积放射性污染，对人群健康和生态环境造成难以估量的危害（图 3-5-12）。

1986 年 8 月 21 日，非洲喀麦隆尼奥斯湖（Lake Nyos，图 3-5-13）喷发

出大量 CO_2，造成该湖周围地区 1 700 人死亡。该湖为火山湖，在水下深 500 m 处溶解有数十亿吨 CO_2，这次暴发喷出水柱速度达 100 km/h。尼奥斯湖是非洲有名的三大杀人湖之一。

1986 年 11 月 1 日，瑞士巴塞尔桑多兹（S. A. Sandoz）化学公司的化学仓库起火，导致莱茵河被污染，大量河鱼死亡，数以百万计居民的饮用和灌溉用水受到影响。

巴西圣保罗以南 60 km 的库巴唐市山谷在 20 世纪 60 年代引进炼油、石化、炼铁等外资企业 300 多家，这些企业随意排放废气废水，浓烟弥漫、臭水横流。到 20 世纪 80 年代，当地 15 万人口中有 20% 的人得了呼吸道过敏症，医院挤满了接受吸氧治疗的儿童和老人，2 万多贫民窟居民严重受害，库巴唐市山谷因此被称为"死亡之谷"（图 3-5-14）。

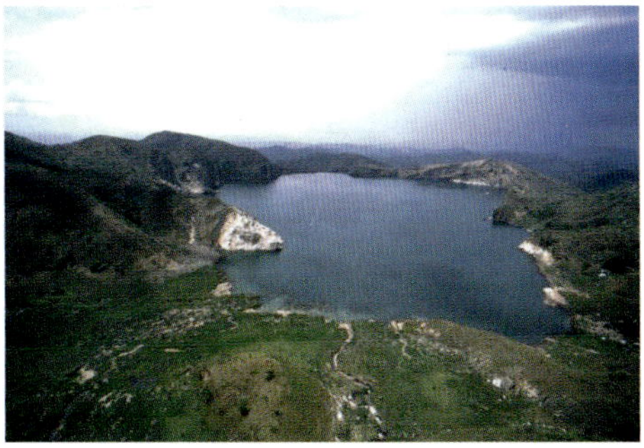

图 3-5-13　喀麦隆尼奥斯湖

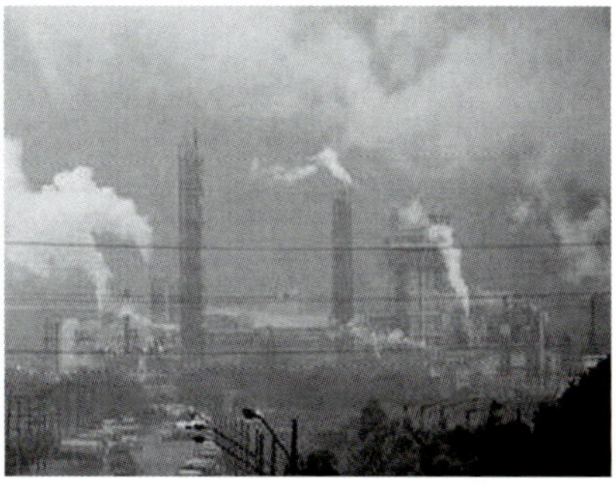

图 3-5-14　20 世纪 80 年代库巴唐市山谷的环境污染状况

总之，20 世纪 80 年代，在环境灾难事件有增无减、继续频发的严峻形势下，人类对环境毒理学知识的需求与日俱增，推动着环境毒理学学科及其研究的持续快速发展。

（2）多种环保团体和环境立法继续快速产生

如同 20 世纪 70 年代一样，在 20 世纪 80 年代多种环保团体如雨后春笋，竞相建立，多种环境法相继制定。

1982 年，在韩国，库姆（Sunnan Kum）创办韩国动物保护协会（KAPS）。在菲律宾，霍提伟柔斯 - 里查考（Nina Hontiveros-Lichauco）创立菲律宾动物福利协会。

1984 年，加拿大开始禁止在其大西洋捕猎海豹。

1984 年，莫妮卡・甘地（Maneka Gandhi）创建了印度第一个国家动物保护网络——"人和动物"（People for Animals），并活跃在印度的几乎每一个主要城市。1998—2002 年，莫妮卡・甘地作为第一国务部长在印度开展动物保护工作。其间，在与生物医学研究、制药产业，以及与动物屠宰的实践者发生冲突后，她被撤职。

1986 年 10 月 17 日，为回应印度博帕尔惨案和其他有毒化学事故，美国国会通过了《应急计划和社区知情权法》。其目的是向公众和地方政府提供关于在他们的社区可能出现的潜在化学危害的信息，并鼓励和支持州及地方政府制订紧急防护计划。在同日，该法律被罗纳德·里根总统签署。

1986 年，国际捕鲸委员会规定在全球禁止商业捕获长须鲸和抹香鲸。虽然 1988 年日本正式同意此禁令，但日本假借所谓的“科学研究”继续进行捕鲸活动。

1987 年 9 月 16 日，由 24 个国家（包括美国、日本、加拿大和欧洲经济共同体国家）共同签署了《关于消耗臭氧层物质的蒙特利尔议定书》（简称《蒙特利尔议定书》）的国际协议，协议规定停止使用破坏臭氧层的化学物质。

1987 年，美国国会通过《塑料污染控制法》，禁止向海洋倾倒塑料材料。

1989 年 12 月 26 日，中国第七届全国人民代表大会常务委员会第十一次会议通过了《中华人民共和国环境保护法》。

5.2.2 环境毒理学研究深入发展

20 世纪 80 年代，工业生产能源逐渐由石油取代煤炭，有机物化学合成工业飞速发展，多种多样的人工合成的化学污染物进入环境，环境污染对健康的影响更加突出，人类对环境毒理学知识的需求与日俱增，推动着环境毒理学学科及其研究全面而深入地发展。

环境毒理学研究在 20 世纪 80 年代的重大突破在于发现更多环境化学物的全球性或半球性环境污染及其对健康的严重危害。其中，最主要的是三个大气污染问题：酸雨、温室效应和臭氧层空洞继续在半球或全球水平上的研究。这些研究不仅与环境毒理学问题有关，而且与复杂的生态毒理学问题也有很大关系。此外，在 20 世纪 80 年代对环境致癌物、有机磷杀虫剂、铅、镉、石棉以及大气中 NO_2、SO_2、O_3、颗粒物等多种环境污染物的毒性作用及其机制进行广泛研究，环境毒理学学科的发展如火如荼、方兴未艾，在很多方面取得了重大突破。

（1）酸雨研究与控制

20 世纪 70 年代末，多年的酸雨危害终于使欧洲和北美许多国家认识到，大气环境污染无国界，防治酸雨不能依靠哪一个国家单独解决，必须共同采取对策，减少硫氧化物和氮氧化物的排放量。1979 年 11 月，在日内瓦举行的联合国欧洲经济委员会的环境部长会议上，通过了《控制长距离越境空气污染公约》，该公约于 1983 年生效。该公约规定，到 1993 年年底，缔约国必须把 SO_2 排放量削减为 1980 年排放量的 70%。欧洲和北美等地的 32 个国家（包括美国和加拿大）在公约上签了字。许多缔约国积极制定了减少致酸物排放量的法规。例如，美国的《酸雨法》规定，密西西比河以东地区，SO_2 排放量要由 1983 年的 2 000 万 t/a，减少到 1994 年的 1 000 万 t/a；加拿大 SO_2 排放量由 1983 年的 470 万 t/a，经过 10 年减少到 230 万 t/a。

20 世纪 80 年代，酸雨对大陆或半球大尺度的污染问题得到越来越普遍的认同，并开始进行广泛研究。美国国家环境保护局制订的酸雨研究计划对酸雨的环境影响、监测和大气过程进行研究。10 多个政府实验室和 30 多个大学的大气化学家、气象学家、水生和陆生生物学家、森林学家、地质学家和经济学家参加了这项研究。

研究发现，酸雨不仅对动物、植物、微生物及其生态系统造成严重危害，而且对人群健康也有严重危害。酸雨可直接刺激皮肤，引起哮喘等多种呼吸道疾病。酸雨还对健康有间接危害，酸雨可将土壤中的有害金属带入河流、湖泊，使饮用水水源污染，导致有毒金属在粮食和鱼类等水产生物机体中积累，人类因食用而受害。由于酸雨的影响，很多国家的地下水中铝、铜、锌、镉等金属的浓度已上升到正常值的 10 ~ 100 倍。

在中国，继 1974 年在北京开始酸雨监测后，其他城市也陆续展开了研究，1989 年开始建立全国的酸雨监测网，在第七个五年计划及之后历年中，都将酸雨研究和控制列为重点项目。

中国酸雨区是继欧洲和北美之后的世界三大酸雨区之一，占中国总面积的 40%，中国迫切需要科学有效的酸雨污染控制对策和措施。2008 年统计显示，中国酸雨仍然属硫酸型，但正在向硫酸 – 硝酸混合型转变；南方酸雨区范围无明显变化，但北方酸雨区仍在继续扩展。

在酸雨来源的研究方面，中国和邻国日本也存在一些争论。日本科学家卡塔塔尼（N. Katatani）等（1991）和哈塔克亚玛（S. Hatakeyama）等（1993）研究发现日本酸雨的发生与东中国海飘来的大气酸性物质有关。而中国王文兴等（1997）对中国辽宁凤凰山在 1993 年和 1994 年酸雨来源研究发现，该地夏季盛行东南风，故在夏季降水出现的酸雨主要来自东南方向朝鲜半岛和日本的大气酸性物质的输送。[1]

（2）温室效应研究

温室效应（Greenhouse Effect），又称“花房效应”，是大气保温效应的俗称。

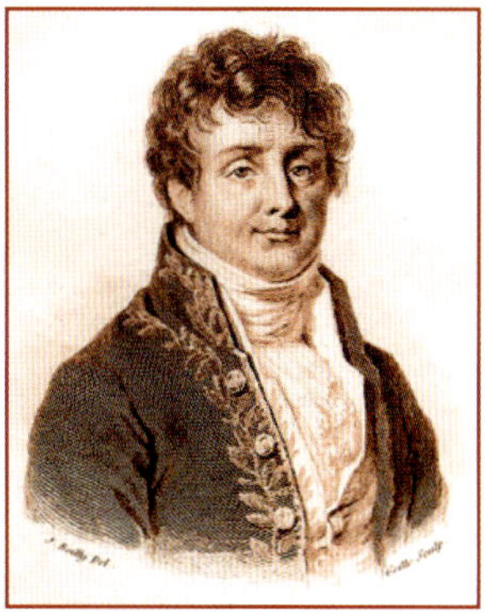

图 3-5-15 傅里叶

1824 年，法国数学家、物理学家让 · 巴普蒂斯 · 约瑟夫 · 傅里叶（Jean-Baptiste Joseph Fourier，1768—1830 年，图 3-5-15）第一个提出温室效应（图 3-5-16）。如果没有大气中吸热气体如 CO_2、水汽、甲烷（CH_4）、一氧化二氮（N_2O）等的保温作用，地表平均温度就会下降到 -18℃，而实际地表平均温度为 15℃。因此，适宜的大气温室效应对地球生物包括人类的生存和进化是有益的。

但是，自工业革命以来，人类向大气中排入的 CO_2 等吸热性强的温室气体逐年增加，大气的温室效应也随之增强，从而引发了一系列问题，引起了世界各国的关注。

1 王文兴，等 . 1997. 辽宁凤凰山酸雨来源研究 . 环境科学研究，10（1）：22-26.

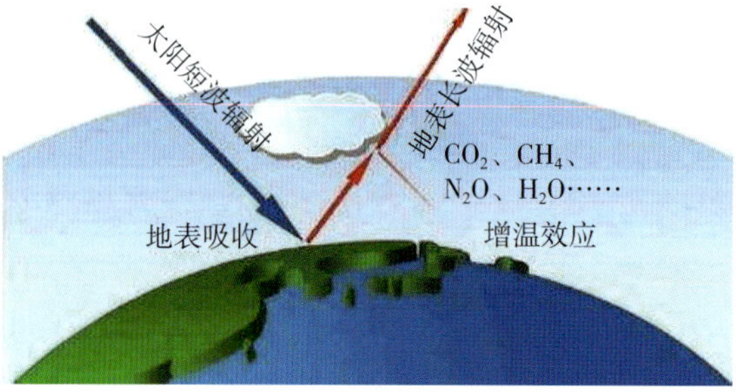

图 3-5-16　温室效应发生的物理化学原理示意图

关于大气 CO_2 具有温室效应的观点早在 1861 年就已经被廷诺莱尔（Tynolall）首先提出。1938 年，英国气象学家卡林达在分析了 19 世纪末世界各地零星的 CO_2 观测资料后，指出当时 CO_2 浓度已比 19 世纪初上升了 6%。他还发现从 19 世纪末到 20 世纪中叶全球气候存在变暖倾向，从而在全世界引起很大反响。

1958 年 3 月，美国加州大学斯克里普斯海洋研究所（Scripps Institution of Oceanography）的查理斯·大卫·基林（Charles David Keeling，1928—2005 年）及其同事，在夏威夷的冒纳罗亚火山上开始了对大气中 CO_2 的一系列测量活动，从 1974 年起，他们的工作又受到美国国家海洋和大气管理局（NOAA）支持。他们获得的结果引起了世界的注意。根据他们的测量结果绘制出的 CO_2 变化曲线被称作基林曲线（Keeling 曲线），基林曲线成为 20 世纪气候变化的标志图（图 3-5-17）。冒纳罗亚火山测量结果是世界上关于大气中 CO_2 浓度的最长的连续记录。他们所记录的 CO_2 浓度的持续上升现象现在构成气候科学及经济和政治决策方面被人们接受的背景。

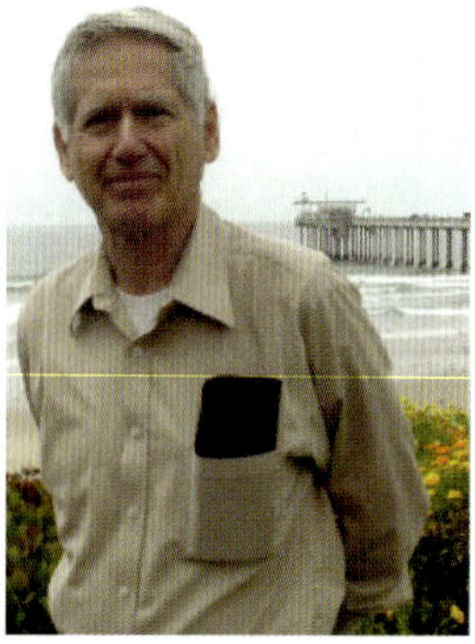

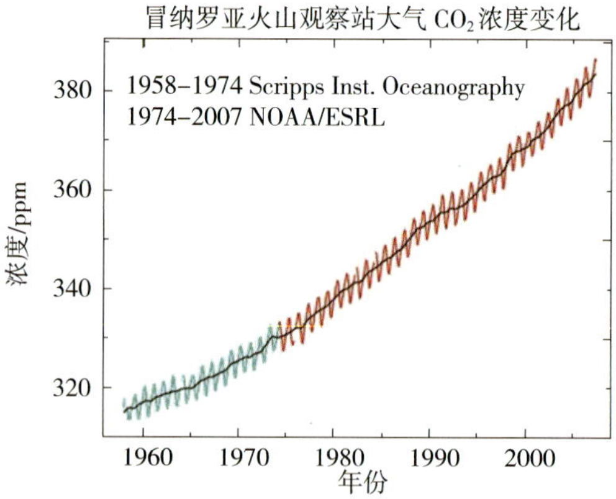

图 3-5-17　基林与基林曲线（1958—2007 年）：
图中曲线显示从 1958 年到 2007 年二氧化碳浓度逐年增加

全球变暖的概念是美国气象学家詹姆士·汉森（James Hansen，1941—，图 3-5-18）于 1988 年 6 月在美国国会一个与气候有关的听证会上最早提出的，他指出人类活动所导致的温室气体效应已经形成，成为最先敲响全球变暖警钟的科学家。由于媒体的广泛报道，他的证词引发了对于气候变化的全球性关注，汉森也因此被尊为“全球变暖研究之父”。其实，“全球变暖”术语在 1975 年就有人首次提出，但一直没有引起注意。由此可见，媒体对科学研究的重要作用。

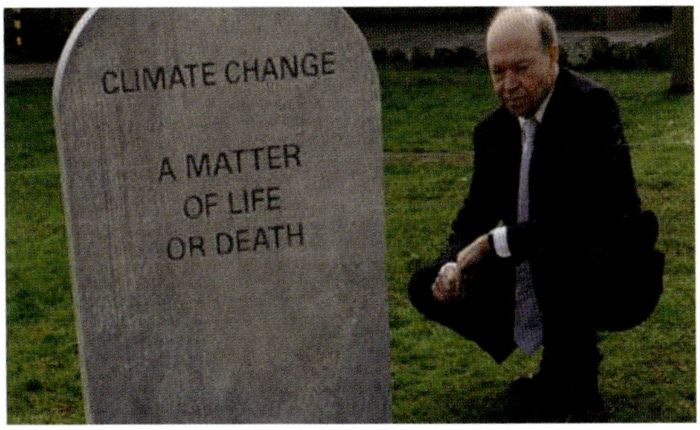

图 3-5-18　詹姆士 · 汉森

20 世纪 80 年代，美国科学家证明，人类活动引起的 CO_2 等温室气体对大气的污染，导致全球气温升高，在 1880—1980 年的 100 年的时间里，海水潮位增加了约 10 cm。有的科学家甚至预测，如果温室效应再持续 500 ~ 1 000 年，人类的生存将受到严重威胁。

大气中有多种化学物有吸热作用，被称为温室气体（greenhouse gas，GHG），主要的有水蒸气、颗粒物、CO_2、O_3、N_2O、甲烷（CH_4）、氢氟氯碳化物类（CFCs、HFCs、HCFCs）、全氟碳化物（PFCs）及六氟化硫（SF_6）等。为了防止全球气温升高，世界各国必须联合起来，减少温室气体的排放。

（3）臭氧耗损和臭氧层空洞的研究

臭氧耗损和臭氧层空洞的发现极大地促进了环境毒理学关于臭氧层破坏的危害及其防护的研究。1980 年，联合国环境规划署的臭氧层问题协调委员会提出了臭氧耗损严重威胁着人类和地球的生态系统这一评价结论。

1985 年，英国南极考察队科学家乔 · 法曼（Joe Farman）发现南极上空臭氧层出现空洞。同年，美国宇航局（NASA）的“云雨 7 号”卫星进一步探测证实，臭氧减少的区域位于南极上空，呈椭圆形，已与美国整个国土面积大小相当，科学家把这个现象称为南极臭氧层空洞。南极臭氧层空洞的发现使人们深感不安，它表明包围在地球外的臭氧层已经处于危机之中。与此同时，美国国家环境保护局开始重新考虑关于氯氟烃的法规。

1985 年 4 月，联合国环境规划署在奥地利首都维也纳通过了《保护臭氧层维也纳公约》。

1987 年 9 月 16 日，联合国环境规划署在加拿大的蒙特利尔国际会议上，通过了《蒙特利尔议定书》。该议定书于 1989 年 1 月 1 日起生效。该议定书规定，每个成员组织将冻结并减少 5 种氟利昂和 3 种溴化物的生产和消耗。为了纪念这一天，1995 年 1 月 23 日，联合国大会通过决议，确定从 1995 年开始，将每年的 9 月 16 日定为“国际保护臭氧层日”。

1987 年，美国宇航局（NASA）的气象卫星所观察到的数据表明，在北极上空可能也存在臭氧层空洞。为了求证这一发现，1988 年 2 月美国国家海洋和大气管理局的科学家来到位于北纬 77 度的格陵兰第一次对北极大气平流层臭氧、氮和氯以及溴化合物进行测量，结果认为卫星的数据可能存在争议。1989 年，科学家又赴北极进行考察研究，结果发现北极上空的臭氧层也已遭到严重破坏，但程度比南极要轻一些。

由于对《蒙特利尔议定书》规定的控制进程的实施并不理想。1989 年 3—5 月，联合国环境规划署连续召开了保护臭氧层伦敦会议与《保护臭氧层维也纳公约》和《蒙特利尔议定书》缔约国第一次会议——赫尔辛基会议，并于 1989 年 5 月 2 日通过了《保护臭氧层赫尔辛基宣言》，鼓励所有尚未参加《保护臭氧层维也纳公约》和《蒙特利尔议定书》的国家尽早参加；同意在适当考虑发展中国家特别情况下，尽可能地但不迟于 2000 年取消受控制氯氟烃类物质的生产和使用，尽早控制和削减其他消耗臭氧层的物质；加速替代产品和技术的研究；促进发展中国家获得有关科学情报、研究成果和培训，并寻求发展适当资金机制促进以最低价格向发展中国家转让技术和替换设备等项规定。

臭氧层是预防太阳光紫外线进入地球大气层的有效屏障，20 世纪 80 年代对南极和北极臭氧层空洞的发现激起了科学家对臭氧层破坏原因和机制的探讨，也引起环境毒理学家对紫外线危害健康的毒理学作用及其机制的研究热潮，进一步促进了环境毒理学在全球尺度上的研究和发展。同时引起 20 世纪 90 年代至今甚至未来，对大气臭氧消耗和臭氧层空洞致地球生态环境和人体健康危害研究的高度重视。

综上所述，政府和公众对酸雨、温室效应和臭氧层空洞可能产生的全球或半球性人类健康和生态环境危害的严重关切，激起了科学家对全球生物圈水平及大陆或半球尺度的环境毒理学和生态毒理学效应的研究，极大地推动了环境毒理学和生态毒理学学科的全面、深入发展。

（4）对多种环境污染物毒性的研究

20 世纪 80 年代，对多种环境污染物的毒性作用及其机理进行了广泛研究，涉及的环境毒物种类空前繁多，环境毒理学取得了史无前例的全面、深入和高速度发展。在环境致癌方面，对苯并［*a*］芘、多环芳烃、芳香烃、亚硝胺、石棉、氯乙烯、杀虫剂、空气颗粒物等污染物的致癌作用，以及 SO_2 对苯并［*a*］芘的促癌作用等进行了大量研究。在有机污染物方面，对有机磷杀虫剂、氨基甲酸酯、乐果、磷胺、DDT、DDE 等杀虫剂的毒性效应进行了大量研究；对二噁英、多氯联苯、甲醛、甲苯、四氯乙烯、三氯乙烯、二氯甲烷、丙烯、丙烯醛、丙烯腈、异丙醇、丁二烯、二甲胺、酚类化合物、含氮染料及其衍生物等众多有机化学污染物对人体的健康危害及毒性作用进行了大量研究；对铅、四乙基铅、汞、甲基汞、烷基汞、镍、镉、三价铬、砷、铝、氟、钛、钴、硒、锰等多种重金属和微量元素、稀有金属和有机金属等污染物的健康危害及毒性作用进行了大量研究；对石棉、石英、滑石粉、煤飞灰、火山灰、硅酸盐纤维、矿物混合物等无机物质的健康危害及其毒性作用进行了很多研究；对空气污染物包括 NO_2、O_3、SO_2、烟草烟雾、吸入性颗粒物、柴油机颗粒物、硝酸盐气溶胶、硫酸盐气溶胶以及两种或多种气体混合物的健康危害及毒性作用进行了大量研究。此外，还对污泥施肥、污水灌溉、固体废物、废液等对健康的影响进行了大量研究。在这些众多的化学污染物中，20 世纪 80 年代，对多氯联苯、甲醛、铅、四乙基铅、汞、甲基汞、烷基汞、镉、石棉、石英以及大气污染物 NO_2、O_3、SO_2 等的研究更为关注。在对大气低水平铅暴露影响胎儿和儿童智力发育和健康的研究方面取得了很大进展。美国国家科学院在 1980 年宣布，大气铅污染主要来自机动车对含铅汽油的燃烧，导致含铅汽油添加剂——四乙基铅在世界各国的禁用。

20 世纪 80 年代，对环境污染物的环境毒理学研究主要采用整体试验和细胞培养体外试验，从细胞毒理学角度研究环境毒物致细胞动力学和形态学变化，从细胞遗传学角度研究环境毒物致染色体畸变和姐妹染色单体互换的变化，从生物化学毒理学的角度研究环境毒物致生物酶活性的变化和氧化应激的发生，同时还对环境污染物的致癌性、生殖和免疫效应等进行研究，对环境污染物致器官损伤的研究多集中在对肺、肝、肾的毒性作用方面。此外，还采用环境流行病学的方法直接研究环境污染物对人体健康的危害。在这一时期，有些环境污染物的生物标志物也开始被研究。

20 世纪 80 年代也是环境毒理学研究在中国快速发展的年代，对有机磷农药、重金属、空气颗粒物、SO_2 及其衍生物等环境污染物的毒性作用包括“三致”（致突变、致癌、致畸）作用的研究广泛开展。

5.2.3　多种相关期刊创刊

为了适应环境毒理学研究的迅猛发展，新的相关学术期刊继续快速增加。

据统计，20 世纪 80 年代，在国际上有《环境毒理学》（*Environmental Toxicology*）、《环境毒理学与化学》（*Environmental Toxicology and Chemistry*）、《吸入毒理学》（*Inhalation Toxicology*）、《环境与分子诱变》（*Environmental and Molecular Mutagenesis*）及其他与环境毒理学相关的 10 多种期刊，如《调节毒理学和药理学》（*Regulatory Toxicology and Pharmacology*）等创刊。

在中国，有《中国公共卫生学报》《中国公共卫生》《环境与健康杂志》《卫生毒理学杂志》《中国环境科学》《环境科学学报》等 10 多种与环境毒理学相关的期刊创刊。

5.2.4　系统的环境毒理学专著和教材出现

随着环境毒理学研究的深入发展，环境毒理学知识体系逐渐完善，在 20 世纪 80 年代，系统的环境毒理学专著和教材的出现，对环境毒理学学科的全面发展起到了促进作用。

1975 年，第一部现代毒理学教科书——《毒理学：毒物学基础》（*Toxicology: The Basic Science of Poisons*）在美国出版，由路易斯·卡萨瑞特（Louis J. Casarett）和约翰·杜尔（John Doull）编辑。2013 年，该书第 8 版（图 3-5-19）由柯蒂斯·克拉

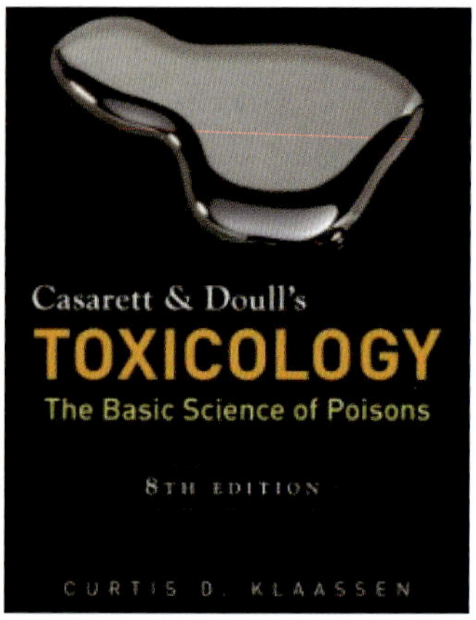

图 3-5-19 《毒理学：毒物学基础》第 8 版（2013 年，ISBN：978-0-07-176923-5）

森（Curtis D. Klaassen）编辑，由麦格劳·希尔（McGraw-Hill）出版。这部教材的出版对欧美环境毒理学专著和教材的编辑出版有一定的促进作用。

虽然 1977 年美国生物学家拉德（Rudd）的《环境毒理学：信息来源指南》专著出版，但是该著作只是对有关环境污染对人类、动物和植物毒害效应方面的英文期刊和文献进行了分类和评价，并未对环境毒理学的定义和知识体系进行明确的论述，介绍的期刊非常广泛，既包括环境毒理学方面的（环境污染与健康），又包括生态毒理学方面的（环境污染对动植物的危害）。因此，该书实际上是关于查阅有关环境毒理学和生态毒理学文献的论著，尚不能说是一本成熟的环境毒理学专著。

1980 年，英国生物学家约翰·达夫斯（John H. Duffus）撰写的《环境毒理学》（*Environmental Toxicology*）出版。该书对杀虫剂和除草剂、有毒金属、大气中的毒物、汽油和放射性核素等的健康危害以及环境危险度评估进行了论述。该书标志着环境毒理学知识已经系统化，环境毒理学学科已经达到了比较完整和成熟的阶段。该书认为环境毒理学是研究存在于自然和人为环境中有毒物质的效应。由此可知，其环境毒理学的概念很宽泛，既包括自然环境又包括人为环境，既包括对生物（含人类）又包括对非生物的效应。这是一种广义的环境毒理学概念。

1980 年，美国生物化学教授雷金德·贝特纳加（Rajendra S. Bhatnagar）主编的专著《环境毒性的分子基础》（*Molecular Basis of Environmental Toxicity*）出版。该书是一本早期的环境生物化学毒理学专著，由多位专家参加写成。该书的出版标志着环境毒理学学科由研究环境污染物对健康的毒理学效应，开始向探讨毒性作用的生物化学机制方向深入。

此外，1981 年，松玛尼（S. M. Somani）和卡文德尔（F. L. Cavender）的《环境毒理学：原理和政策》（*Environmental Toxicology: Principles and Policies*）出版。在 20 世纪 80 年代，还有个别环境毒理学方面的会议论文集出版。对于这些著作的科学意义，尚待考证。

5.3 20 世纪 90 年代进入环境分子毒理学蓬勃发展的时代

20 世纪 90 年代及以后，人类生态文明和信息化文明的发展突飞猛进，现代生物学进入生物克隆、生命合成、转基因技术和组学研究等现代化高新技术快速发展阶段。在此科学大背景下，环境毒理学学科进入环境分子毒理学和基因组学快速发展的时代，同时也是环境毒理学信息化高速发展的时代。

这一阶段的主要特点是：环境毒理学积极吸收分子生物学等现代科学的理论和技

术，在多个方向开展环境分子毒理学和环境基因组学研究，许多分支学科形成，多种学术期刊创刊，多种环境毒理学专著和教材出版，许多发展中国家的环境毒理学快速发展。

5.3.1 环境毒理学持续发展的社会动力

20 世纪 60—80 年代，影响环境毒理学发展的各种政治 - 社会因素到 20 世纪 90 年代以后还继续存在，甚至更加突出，对该学科发展的影响更为强烈。随着多种人造化学物的应用和对环境的污染，多种多样的环境污染事件在各国特别是在发展中国家不断发生，全球性环境污染对人类健康和生态环境的威胁不断加剧，公众的环境意识普遍提高，联合国和各国政府对环境问题更加重视，促使环境毒理学不仅在微观方面而且在宏观方面都得到了快速发展。

（1）持续的环境污染与环境立法

随着环境运动在全世界的持续开展，环境毒理学研究不断深入和知识广为普及，政府部门和公众环境保护意识不断提高。到 20 世纪 90 年代，发达国家严重的工业事故性环境污染急性灾难事件大为减少，但是，化学物低水平污染现象却在环境中持久存在。这个时期环境污染事件的发生特点主要表现在：①在发达国家，基于多年遭受环境灾难事件危害的教训和长期对环境污染治理的经验，突发的环境化学物高浓度急性污染事件大为减少，但环境低浓度污染物引起的慢性的、长期的健康危害仍然普遍存在；②在一些发展中国家，经济发展的高速度和对环境治理的资金匮乏与经验不足，导致环境污染物高浓度急性灾难事件与环境污染物低浓度长期暴露的危害并存；③持久性有机污染物、环境内分泌干扰物、金属污染物及环境致癌物等对全球环境的慢性污染有增无减；④全球环境继续恶化，对人类生存的威胁加剧，例如气候变暖、臭氧层空洞和酸雨等问题继 20 世纪 80 年代之后形势依然严峻。[1] 在这种形势下，各国的环境法不断修订，越趋完善和严格。

1990 年，美国对《清洁空气法》进行了第 9 次修订。这是美国已经通过的最严格的空气污染控制法规，对氟氯烃、颗粒物、氮氧化物、二氧化硫等多种有毒化学物的排放量削减率都有严格规定。据估计，实施这部法规将造成 40 亿 ~ 600 亿美元的经济损失。2011 年，美国对《清洁空气法》在更严标准的要求下再次进行了修订。1955—2011 年，美国对《清洁空气法》进行了 10 次修订。经过半个世纪的不断修改完善，为空气质量的改善建立起来一个完整的法律规范体系，确立了一系列行之有效的原则。

中国在 2015 年发布了《中华人民共和国大气污染防治法（2015 修订）》。

---

1 Bush M B. 2003. Ecology of a Changing Planet.3rd ed. Pearson Education Inc；布什 . 2007. 生态学：关于变化中的地球 . 刘雪华，译 . 北京：清华大学出版社，401-402.

（2）环境灾难事件

1990 年以来，随着经济社会的进步，虽然严重的环境灾难事件逐渐减少，但环境污染物高浓度急性灾难事件仍然时有发生。

美国得克萨斯州石油工厂泄漏

1990 年，美国得克萨斯州一座石油工厂泄漏的氢氟酸导致 1 000 余人就医，3 000 余人疏散，100 余人住院治疗，但未发生死亡。

德国巴斯夫大爆炸

1921 年，德国化工巨头巴斯夫集团（BASF）位于路德维希港（Ludwigshafen）存放着 4 500 t 硝酸铵和硫酸铵复合肥料的库房发生大爆炸，造成 509 人死亡，160 人失踪，1 952 人受伤，7 500 人无家可归，附近 700 多间房屋被毁。但当时引发硝酸铵爆炸的原因至今不明。

但是，人类并没有接受这次爆炸的教训，2016 年 10 月 17 日，当地时间 11 点 30 分左右，BASF 位于路德维希港的总部工厂又发生爆炸，造成 2 人遇难，2 人失踪，6 人重伤，多人轻伤（图 3-5-20）。

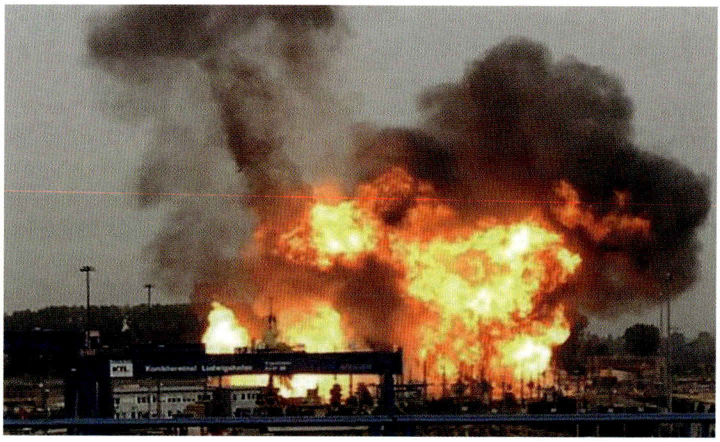

图 3-5-20　2016 年德国巴斯夫大爆炸现场照片

贝鲁特大爆炸

2020 年 8 月 4 日 18 时左右，黎巴嫩首都贝鲁特港口一个存放着 2 750 t 硝酸铵长达 6 年的化学库发生剧烈爆炸，升空的红色烟雾形成蘑菇云状，产生的地震波比 3.3 级地震的威力还要大，据称 160 km 外都能感觉到，并可听到声音，有现场目击者形容为“火山爆发”，港口当即被完全破坏，夷为平地（图 3-5-21）。贝鲁特多个街区严重受损，破损的建筑物和散落的玻璃碎片到处可见，直接经济损失达 150 亿美元。截至 9 月 4 日，死亡人数达 190 人，受伤 6 500 余人，其中约有 1 000 名儿童。联合国儿童基金会的一项调查估计，约有 10 万名儿童的家可能被损坏或摧毁，而约有 60 万名儿童可能需要心理治疗。

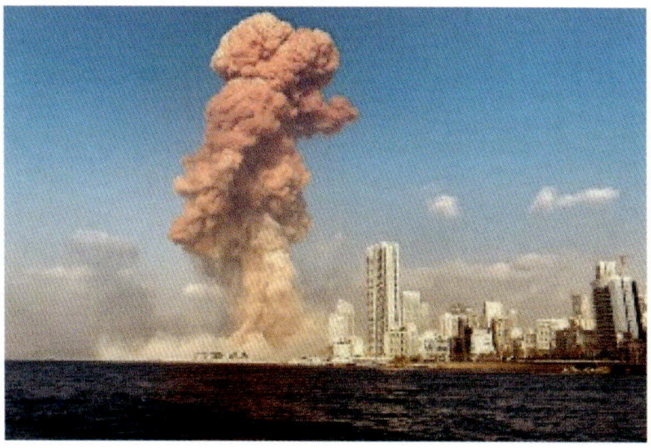
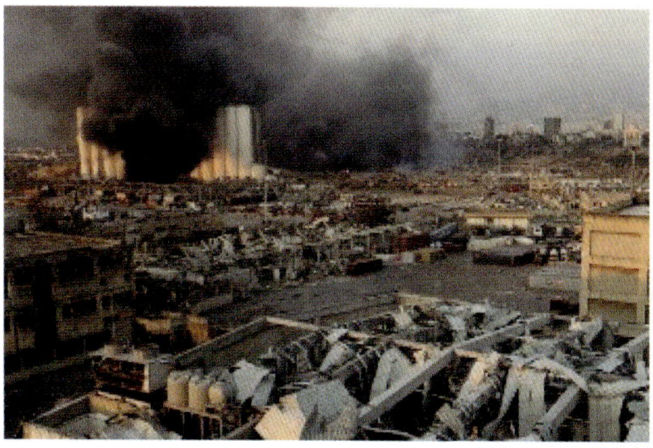

图 3-5-21 贝鲁特大爆炸现场

2020 年 8 月 17 日，当地媒体报道，黎巴嫩司法部门宣布了贝鲁特爆炸案的初步调查结果，贝鲁特港口 12 号仓库的管理存在严重疏忽，因为仓库内除了发生爆炸的 2 750 t 硝酸铵，还存放了大量的烟花和爆竹。有报道称，爆炸是由于化学物质的自燃。

2020 年 8 月 5—8 日，每天贝鲁特有数千人参加集会，要求政府辞职和实施改革。2020 年 8 月 10 日晚，黎巴嫩总理哈桑·迪亚卜（Hassan Diab）发表电视讲话，宣布该届政府辞职。

2020 年 8 月 30 日，黎巴嫩部长会议主席发布报告，贝鲁特港口爆炸造成 30 万人无家可归，损失高达 150 亿美元。此外，有 5 万栋房屋、9 家大型医院和 178 所学校受损。

5.3.2 全球环境恶化与大尺度环境毒理学研究

（1）臭氧层空洞研究与控制

随着 1989 年科学家对北极臭氧层空洞的发现，加之北半球人口密度远高于南半球，全世界对臭氧层臭氧的耗损就更为关切，保护臭氧层成为国际社会的共识。

1990 年 6 月 20—29 日，联合国环境规划署在伦敦召开了《蒙特利尔议定书》缔约国第二次会议，通过了若干补充条款，修正和扩大了对有害臭氧层物质的控制范围，受控物质从原来的 2 类 8 种扩大到 7 类上百种。规定缔约国在 2000 年或更早的时间里淘汰氟利昂、哈龙、四氯化碳；到 2005 年，三氯乙烷将全部被淘汰。与此同时，提出了反对无节制使用氢氟氯烃（HCFCs，这种物质对臭氧层的潜在危险远小于氟利昂）的要求。会议决定建立国际臭氧层保护基金会，并设立多边基金，对发展中国家淘汰消耗臭氧层物质提供资金援助和技术支持。

1991 年，中国签约了《蒙特利尔议定书》，随之成立了国家保护臭氧层领导小组，由国家环境保护局等 18 个部委组成。

1992 年，为提前停止使用《蒙特利尔议定书》所列的受控物质，在哥本哈根召开了第四次缔约国会议。

1993 年，国务院批准实施《中国消耗臭氧层物质逐步淘汰国家方案》，该方案成为开展保护臭氧层工作的指导性文件。

1994 年，科学家发现南极上空的臭氧层破坏面积已达 2 400 万 km^2，欧洲和北美上空的臭氧层平均减少了 10% ~ 15%。同年，中国气象科学研究院首次发现世界第三极——青藏高原夏季存在臭氧异常低值区。气候学家周秀缓利用美国雨云气象卫星臭氧观测资料，在对中国上空臭氧总量变化分析研究的基础上，发现夏季在青藏高原上空存在一个明显的大气臭氧低值区。

1996 年，经济发达国家已经停止使用和生产大部分受控物质。多边基金共集资 4.5 亿美元，在发展中国家共安排了 1 100 多个淘汰受控物质的项目，以帮助发展中国家实现到 2010 年全部停止使用受控物质的目标。

1999 年,《蒙特利尔议定书》第十一次缔约方会议在北京举行。

2000 年 9 月 3 日，南极上空的臭氧层空洞面积达到 2 830 万 km^2，几乎相当于美国领土面积的 3 倍。这是迄今观测到的最大的臭氧层空洞。

2016 年 10 月 15 日在卢旺达首都基加利举行的第 28 次缔约方大会（图 3-5-22）上，近 200 个国家签署了一项具有里程碑意义的协议，以减少强效温室气体——氢氟碳化物（HFCs）的排放，以便在 21 世纪末实现防止全球升温 0.5℃的目标。

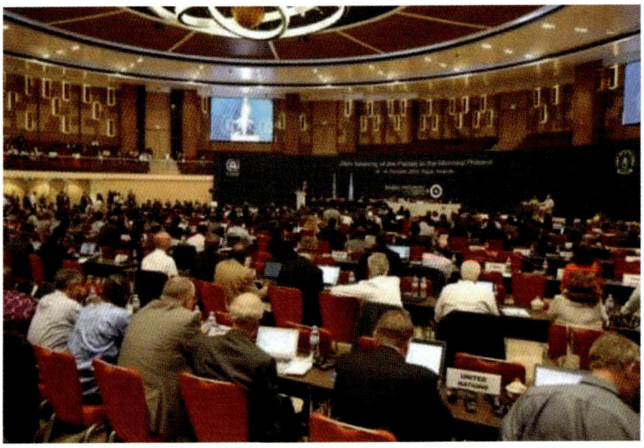

图 3-5-22　在基加利举行的第 28 次缔约方大会（MOP28）现场

目前，生产和消费的氯氟烃和其他消耗臭氧层物质已奇迹般地减少了将近 70%。监测表明，大气中消耗臭氧层物质增长速度已逐渐减慢。但是，臭氧层是脆弱的，只有社会各方面包括消费者不断的支持，保护臭氧层的斗争才能最终赢得胜利。

紫外线对健康危害的研究

最近，美国宇航局公布的一份观测资料令人震惊：全球的臭氧含量已减少了 3%。经 10 多年来的研究，科学家认为，臭氧层每变薄 1%，照射到地面的紫外线就增加 2%，人皮肤癌的患病率就增加 3%，同时也使白内障、免疫系统缺陷和发育停滞等疾病的发生率增加。如今在接近南极臭氧空洞的澳大利亚、新西兰，皮肤癌发病率明显增加，居住在距南极洲较近的智利南端海伦娜岬角的居民，由于过量的紫外线照射，只要在室外，就要在裸露的皮肤涂上防晒霜，戴上太阳眼镜，否则半小时后，皮肤就会晒成鲜艳的粉红色，并伴有痒痛；那里的野兔、羊群等多种动物也多患白内障，甚至几乎全盲。此外，紫外线辐射过强还可引起农产品和渔业减产、树木损伤，生态环境严重破坏。由此可见，对紫外线危害健康的研究与防护是 20 世纪 90 年代及之后若干年中环境毒理学迫在眉睫的重要使命，环境毒理学学科也在全世界的关注中获得快速发展。

（2）气候变暖与联合国的措施和行动

全球气候变化是当代人类面临的最严峻的问题之一，涉及多方面的环境毒理学和生态毒理学问题。对全球气候变暖发生原因、健康危害及其解决途径的研究，对环境毒理学的发展有很大推动作用。

气候变暖的严峻形势

气候变化不仅是科学层面的议题，更是关系到人类的现在和未来。近百年全球气候变暖体现在全球气温升高、温室气体浓度增加、海洋变暖、冰雪大范围融化、海平面持续上升等诸多方面。

2014 年，联合国政府间气候变化专门委员会（Intergovernmental Panel on Climate Change，IPCC）的评估报告显示，1880—2012 年，全球地表平均温度升高了 0.85℃，其中北半球高于南半球，冬半年升温高于夏半年。在北半球，1983—2012 年是过去 1 400 年中最暖的 30 年。

2012 年，世界气象组织发布的年度温室气体公报显示，2012 年全球年均大气 CO_2 浓度为 393.1 ppm，工业化以前则是 278 ppm。

2014 年 4 月，世界气象组织在日内瓦发布的公报显示，2014 年 4 月北半球大气中月均 CO_2 浓度首次超过 400 ppm，所有位于北半球的观测站监测到的 CO_2 浓度均创当地春季最高值。

IPCC 评估报告（2014 年）显示，20 世纪以来，全球海平面上升了 19 cm，平均每年上升了 1.7 mm。美国气象学会发布的《2013 年气候状况》报告显示，全球海平面在过去 20 多年年均上升 3.2 mm。IPCC 曾指出，按照目前的海平面上涨趋势，到 21 世纪末海平面上升可能将达到 80 cm，可以预见到 2100 年世界各地将出现诸多的“流浪之国”。海平面上升及降雨增加，还将会导致海水倒灌，使生态环境遭到破坏，增加传染病暴发的概率，甚至引发更多的地质、自然灾害。

IPCC 评估报告（2014 年）显示，冰川面积普遍退缩现象自 1971 年开始越来越严重，1971—2010 年，气候系统增加的净能量中有 90% 以上储存于海洋，造成海洋上层变暖。卫星和地面数据显示，位于北美洲北部，被称为世界最大岛的格陵兰岛的冰盖，与之前相比，1990—2000 年以 600% 的速度在减少。南极冰盖的冰储量也在减少。北极海冰面积以每 10 年 3.5% ~ 4.1% 的速率缩小，这样的融化速率创 1450 年以来的新高。

联合国的措施和行动

为了控制温室气体排放和全球气候变化，1992 年 5 月在纽约联合国总部通过了《联合国气候变化框架公约》（*United Nations Framework Convention on Climate Change*，以下简称《公约》)。《公约》于 1992 年 6 月 4 日在巴西里约热内卢举行的联合国环境与发展大会上通过。

目前已有190多个国家和地区批准了《公约》，这些国家和地区被称为《公约》缔约方。《公约》于1994年3月生效，奠定了应对气候变化国际合作的法律基础，是具有权威性、普遍性、全面性的国际框架。《公约》是世界上第一个为全面控制CO_2等温室气体排放，应对全球气候变暖给人类经济和社会带来不利影响的国际公约，也是国际社会在应对全球气候变化问题上进行国际合作的一个基本框架。

《公约》写到："感到忧虑的是，人类活动已大幅增加大气中温室气体的浓度，这种增加增强了自然温室效应，平均而言将引起地球表面和大气进一步增温，并可能对自然生态系统和人类产生不利影响。"

从1995年开始，每年举行一次《公约》缔约方大会，简称联合国气候变化大会。

1997年12月，第3次缔约方大会在日本京都举行，会议通过了《京都议定书》，该议定书对2012年前主要发达国家减排温室气体的种类、减排时间表和额度等做出了具体规定。《京都议定书》于2005年开始生效。根据这份议定书，2008—2012年，主要工业发达国家的温室气体排放量要在1990年的基础上平均减少5.2%，其中欧盟将6种温室气体［CO_2、CH_4、一氧化二氮（N_2O）、氢氟碳化物（HFCs）、全氟化碳（PFCs）、六氟化硫（SF_6）］的排放量削减8%，美国削减7%，日本削减6%。

2002年10月，第8次缔约方大会在印度新德里举行。会议通过《德里宣言》，强调应对气候变化必须在可持续发展的框架内进行。

2007年12月，第13次缔约方大会在印度尼西亚巴厘岛举行，会议着重讨论"后京都"问题，即《京都议定书》第一承诺期在2012年到期后如何进一步降低温室气体的排放。

2009年12月7—19日，第15次缔约方会议暨《京都议定书》第5次缔约方会议在丹麦哥本哈根举行。经过马拉松式的艰难谈判，大会分别以《联合国气候变化框架公约》及《京都议定书》缔约方大会决定的形式发布了不具法律约束力的《哥本哈根协议》。《哥本哈根协议》维护了《联合国气候变化框架公约》及《京都议定书》确立的"共同但有区别的责任"原则，就发达国家实行强制减排和发展中国家采取自主减缓行动做出了安排，并就全球长期目标、资金和技术支持、透明度等焦点问题达成广泛共识。

然而，直至2015年，各国应对气候变化的力度，仍未足以阻止全球变暖乃至灾难性气候变化事件的发生。各国必须就应对气候变化订立更宏大的目标，且达成一致的协议和合作方案。

2014年，在亚太经济合作组织（Asia-Pacific Economic Cooperation，APEC）北京会议期间，中国国家主席习近平与美国总统奥巴马共同发布了《中美气候变化联合声明》。

2015年11月30日—12月11日，在巴黎北郊的布尔歇展览中心举行了第21届联合国气候变化大会（全称是"《联合国气候变化框架公约》第21次缔约方大会暨《京都议定书》第11次缔约方大会"），目的是促使196个缔约方（195个国家＋欧盟）形成统一意见，达成一项普遍适用的协议。2015年12月12日，《联合国气候变化框架公约》近200个缔约方一致同意通过《巴黎协定》，协定将为2020年后全球应对气候变化行动做出安排。来自 195 个国家以及欧盟的代表出席了此次大会，各方的代表团人数总计将达 1 万人。全球近 2 000 个非政府组织也参加了此次大会，非政府组织的代表人数达 1.4 万人。其中，中国气候变化事务特别代表是解振华。

《巴黎协定》指出，各方将加强对气候变化威胁的全球应对，把全球平均气温较工业化前水平升高控制在 2℃之内，并为把升温控制在 1.5℃之内而努力。全球将尽快实现温室气体排放达峰，21 世纪下半叶实现温室气体净零排放。将全球气候治理的理念进一步确定为低碳绿色发展。

《巴黎协定》的达成标志着在国际社会应对气候变化进程中又向前迈出了关键一步，标志着 2020 年后的全球气候治理将进入一个前所未有的新阶段，具有里程碑式的非凡意义。然而，世界碳排放最高的美国，其特朗普政府却在 2019 年 11 月 4 日正式宣布退出《巴黎协定》。此举遭到美国国内和国际社会的广泛批评。2021 年 1 月 20 日，美国新总统拜登宣布美国将重新加入《巴黎协定》。

5.3.3　环境分子毒理学高速发展

（1）多种环境污染物研究进入分子毒理学时代

环境化学致癌物

1775 年，英国著名外科医生波特发现清扫烟囱的工人患阴囊癌的较多，并认为其发病与接触煤烟有关。1915 年，日本学者山极胜三郎用试验证明煤焦油可诱发皮肤癌。从此，环境因素的致癌作用及其机理的研究一直是环境毒理学研究的热点。从 20 世纪 90 年代起至今，对多环芳烃类化合物、亚硝基胺类化合物、持久性有机污染物、生物源性有机化学物、重金属和类金属等环境污染物的致癌作用的研究，从现场调查到分子毒理学作用机制的研究均取得了重要进展。

持久性有机污染物

2001 年 5 月，127 个国家和地区签订了《关于持久性有机污染物的斯德哥尔摩公约》，规定对 DDT、多氯联苯等 12 种持久性有机污染物（persistent organic pollutants，POPs）停止或限制使用。20 世纪末至今，这些污染物的环境化学和生物学行为及其毒性作用的分子机制一直是环境毒理学领域研究的热点问题。研究发现，这些污染物在环境中很难降解而持久存在，并能够长距离迁移，可通过食物链进行生物富集，从而对人群健康和生态环境产生严重危害。自从该公约签订之后，几乎每年都有新的 POPs 被发现，并被禁止生产或使用。

环境内分泌干扰物

环境内分泌干扰物对人类健康有多方面的危害，特别是对生殖发育的危害，例如引起男性精子数量减少和活力下降，引起妇女不孕不育或对孕育产生不良影响等，关系到人类的传宗接代和社会的持续发展。因此，环境内分泌干扰物的毒性作用及其分子毒理学机理的研究一直是环境毒理学研究领域的热点问题，受到各国政府和科学家的重视。尤其引人注目的是，二噁英及其他内分泌干扰物污染事件频发，引起的健康危害受到广泛关注。环境内分泌干扰物的生殖毒性、致癌性、致突变性的毒性作用及其分子机理的研究进展快速，已成为环境毒理学研究的热点问题。

低剂量刺激（兴奋）效应

在环境毒物的低剂量刺激（兴奋）效应的研究方面：1955 年，德国汉堡大学医学院的医生发现无机汞在低浓度下有刺激人血淋巴细胞 DNA 合成的效应；20 世纪 70 年代初期美国研究者发现镍在低浓度下有刺激人血淋巴细胞 DNA 合成的效应；1993 年孟紫强发现砷在低浓度下有刺激人血淋巴细胞转化和 DNA 合成的效应。[1] 此后，环境毒物低剂量刺激效应及其分子机制逐渐成为环境毒理学研究的热点，至今已经发现有多种环境毒物具有这种效应，因此，科学家提出了一些新的剂量－效应曲线，如“U”形、倒“U”形等剂量－效应（反应）曲线，并预期这些研究成果对这类环境毒物的安全性评价具有重要价值。

颗粒物研究

在颗粒物环境毒理学研究方面，在 20 世纪 90 年代大气细颗粒物（$PM_{2.5}$）流行病学和分子毒理学研究成为热点。[2] 2000 年至今，纳米颗粒物环境安全性及其毒性作用的生化与分子毒理学机制的研究成为热点。2005 年，孟紫强和他的团队提出，大气细颗粒物可引起实验动物——大鼠多种器官脂质过氧化损伤，是一种全身性毒物，可能会对人体的多种系统有毒性作用。[3]

二氧化硫分子毒理学研究

在大气主要污染物——SO_2 毒理学研究方面，孟紫强研究组应用基因组学技术和实时定量 -PCR 等现代分子生物学技术，对 SO_2 及其衍生物的毒理学和生理学作用坚持研究 30 余年，发现 SO_2 及其衍生物是一种具有多种毒性作用的全身性毒物，SO_2 是具有多种生理作用的生物气体信号分子。[4]

（2）环境毒理基因组学研究

1997—2000 年，美国对环境基因组和毒理基因组研究的启动使环境分子毒理学进入了一个新的现代化时代——环境毒理基因组学时代。环境毒理基因组学是环境基因组学和毒理基因组学相互交叉形成的边缘学科，是在基因组水平研究环境－基因－效应相互关系的学科，是环境毒理学发展的最新阶段。

随着人类基因组计划的完成，生命科学研究已经进入功能基因组（后基因组）时代。在人类基因组中，一些基因对环境因子具有特定的反应，从而影响人体对有害环境因子（特别是环境化学污染物）的易感性。1997 年 10 月，美国国立环境卫生科学

---

1 孟紫强 . 1993. 砷对人血淋巴细胞 DNA 合成的效应 . 中国环境科学，13（3）：174-179；孟紫强，等，1994. 砷对人血淋巴细胞转化和 DNA 合成的效应 . 中国环境科学，14（2）：134-138.

2 孟紫强，张全喜，杨振华 .2012. 沙尘暴医学与毒理学 . 北京：中国环境科学出版社 .

3 Liu X L，Meng Z Q. 2005. Effects of airbone fine particle matter on antioxidant capacity and lipid peroxidation in multiple organs of rats. Inhal Toxical.，17：467-473；刘晓莉，李红，孟紫强 . 2005. $PM_{2.5}$ 对大鼠心、肺、睾丸的氧化损伤作用 . 中国环境科学，25（2）：160-164.

4 孟紫强 .2012. 二氧化硫生物学：毒理学、生理学、病理生理学 . 北京：科学出版社 .（图见本书第五卷）

研究所（National Institute of Environmental Health Sciences，NIEHS）提出环境基因组计划（environment genome project，EGP），并于 1998 年 4 月 4 日正式启动，拟在美国人口中研究环境相关疾病的遗传基因序列的多样性，探索环境－基因－疾病之间的关系。该项计划研究的疾病有癌症、呼吸系统疾病、神经退行性疾病、发育障碍、出生缺陷、生殖障碍及自身免疫性疾病七大类。该项计划还确定了 11 类候选基因，包括 DNA 修复基因、毒物代谢酶基因、激素代谢酶基因、受体基因、细胞周期相关基因、细胞死亡调控基因、信号转导相关基因、参与免疫和感染反应的基因、参与营养的基因、参与氧化还原反应的基因以及药物敏感相关基因，对这些基因进行多态性研究。

2000 年，美国 NIEHS 成立了美国国家毒理基因组研究中心，开展毒理基因组学（toxicological genomics）研究。毒理基因组学是从基因组整体出发，研究环境毒物对基因表达谱和基因产物的生物学效应及其交互作用，在分子水平上探讨环境化学物的毒性及其作用机制的科学。

环境毒理基因组学是环境分子毒理学的一个飞跃，这部分表现在研究方法的重大改变上。与传统毒理学方法不同，环境毒理基因组学研究主要采用组学方法如 DNA 芯片（基因芯片）、RNA 芯片、蛋白芯片和转录因子芯片等统称为生物芯片技术的高通量研究技术。与传统毒理学试验技术相比，这些组学技术省时、省力、高通量、敏感性和特异性高，所以它可以对多种化学物混合暴露后的效应进行研究，可以使化学物剂量－反应和时间－反应的试验组合增加到比较理想的组数，特别是使化学物低剂量效应的研究更容易进行。

进入 21 世纪，在美国环境分子毒理学研究的启示下，其他欧美国家和中国的一些实验室也开始进行环境基因组或环境毒理基因组方面的研究，对环境－基因－效应或疾病的关系进行探讨。可以预言，环境基因组和毒理基因组研究的相互配合及其研究的突破，将为环境毒理学发展的历史建立一座新的丰碑。

5.3.4　多种相关期刊创刊

20 世纪 90 年代，环境毒理学专业期刊《环境毒理学杂志》（*Journal of Environmental Toxicology*）、《环境毒理学和药理学》（*Environmental Toxicology and Pharmacology*）以及《暴露科学与环境流行病学杂志》（*Journal of Exposure Science and Environmental Epidemiology*）等以及相关期刊《生物标记物》（*Biomarkers*）、《纳米毒理学》（*Nanotoxicology*）、《突变研究－遗传毒理学和环境诱变》（*Mutation Research-genetic Toxicology and Environmental Mutagenesis*）等创刊，表明 20 世纪 90 年代以来环境毒理学研究热潮在世界范围继续高涨。

5.3.5　多种专著和教材出版

从 20 世纪 90 年代开始，环境毒理学学科建设日臻成熟和完善，涌现出大量知识体系完善的专著和教材。这里介绍的专著不包括对个别污染物论述的著作，例如《二氧化硫生物学》《金属毒理学》等，这类专著将在第五卷典型环境毒物研究史中介绍。

1994 年，考克汉姆（Lorris. G. Cockerham）和谢恩（Barbara S. Shane）著的《基础环境毒理学》（*Basic Environmental Toxicology*）出版（图 3-6-6）。该书把环境毒理学和生态毒理学的概念混为一体，导致对这两个学科的论述均不够深入。

2000 年 7 月，孟紫强主编的《环境毒理学》专著由中国环境科学出版社出版（图 3-6-8C），填补了国内空白。该书分 4 篇，共 24 章，印刷多次，在全国产生了一定影响。该书的内容以环境污染物对人体的毒性作用为主体，但受前人的影响也介绍了一些生态毒理学方面的内容。

2001 年，余明宏（Ming-Ho Yu，音译）的《环境毒理学：环境毒物对生命系统的影响》（*Environmental Toxicology*：*Impacts of Environmental Toxicants on Living Systems*）出版，全书分为 15 章。2005 年，余明宏的《环境毒理学：污染物的生物和健康效应》（*Environmental Toxicology*：*Biological and Health Effects of Pollutants*）出版（图 3-6-9）。该书论述了污染物的生物效应和健康效应及生态风险评估及其在政策和法规制定中的作用。该书也把环境毒理学与生态毒理学的概念、内容及范畴相互融合。

2002 年，赖特（David A. Wright）和韦尔伯恩（Pamela Welbourn）的《环境毒理学》（*Environmental Toxicology*）出版（图 3-6-11）。该书认为环境毒理学与生态毒理学是同一学科的两种名称，全书分为 4 部分，内容包括环境污染物从分子水平到生态系统水平的多个方面的效应。

2003 年，孟紫强主编的《环境毒理学基础》（高等教育出版社出版）被教育部批准为普通高等教育“十五”国家级规划教材（图 3-6-13），为国内第一部关于环境毒理学的国家级教材。

2006 年，孟紫强主编的《生态毒理学原理与方法》（科学出版社出版，图 3-5-23）第一次论述了环境毒理学与生态毒理学在概念、任务、内容和研究范畴上的区分；第一次提出二者是各自独立的学科，并提出二者区分的标准。

2009 年，孟紫强主编的《生态毒理学》（高等教育出版社出版，图见本书第四卷）被教育部批准为普通高等教育“十一五”国家级规划教材，为国内第一部生态毒理学教材。按照他提出的生态毒理学新概念，生态毒理学是研究环境污染物对非人类生物（动物、植物、微生物）及其生态系统的毒性作用与防护的科学进行论述，全书未包含环境污染对人类健康影响的内容，与环境毒理学彻底分离。

2010 年，孟紫强主编修订的《环境毒理学基础》（第二版）由高等教育出版社出版（图 3-6-15），第一次以教科书的形式论述环境毒理学与生态毒理学是两个不同学科，应该分开发展。

2015 年，孟紫强主编的《现代环境毒理学》由中国环境出版社出版（图 3-6-18）。该书共计 4 篇 37 章，是一部大型环境毒理学著作，几乎涵盖本学科的各个方面。

2018 年，孟紫强主编的《环境毒理学基础》修订版更名为《环境毒理学》（第三版），由高等教育出版社出版（图 3-6-16）。该教材把环境污染对人类健康的毒性作用及其机理作为该书的唯一内容，删除了生态毒理学方面的内容。与此同时，2019 年，孟紫强主编的普通高等教育“十三五”规划教材《生态毒理学》（中国环境出版集团出版，图见本书第四卷）也进一步厘清了与环境毒理学的关系。

5.3.6　多种分支学科涌现

20 世纪 90 年代以来，随着环境毒理学研究在多个方向的发展和环境毒物知识的快速积累，环境毒理学分支学科也在不断增加。1994 年，考克汉姆（L. G. Cockerham）和谢恩（B. S. Shane）著的《基础环境毒理学》一书（图 3-6-6）中，虽然没有明确提出环境毒理学分支学科，但书中描述了空气污染毒理学、土壤毒理学、水环境毒理学和野生生物毒理学。

2000 年，孟紫强主编的《环境毒理学》（图 3-6-8）中首次明确提出并论述了环境毒理学 6 个主要分支学科：大气污染毒理学、土壤毒理学、水环境毒理学、职业毒理学、野生生物毒理学、河口生态毒理学。2003 年出版的《环境毒理学基础》（图 3-6-13）教材中把大气污染毒理学和土壤毒理学分别修改为大气环境毒理学和土壤环境毒理学。2006 年，孟紫强在其主编的《生态毒理学原理与方法》（图 3-5-23）专著中把野生生物毒理学和河口生态毒理学从环境毒理学中分离出来而归属于生态毒理学，并成为生态毒理学的分支学科。

2014 年，孟紫强在一篇论文中首次提出“室内环境毒理学”学术术语或学科术语，对室内环境毒理学的概念、范畴、研究目的和任务进行了论述，对近年来的研究发展和对室内污染的预防控制措施进行阐明，该论文成为“室内环境毒理学”学科诞生的标志，也是该学科形成的开篇之作。[1]

2015 年，孟紫强主编的《现代环境毒理学》（中国环境出版社，图 3-6-18）中，提出并论述了 9 个主要分支学科：大气环境毒理学、水环境毒理学、土壤环境毒理学、室内环境毒理学、工业环境毒理学、食品环境毒理学、纳米环境毒理学、生物环境毒理学和现代环境分子毒理学。

随着环境毒理学研究的扩展和深入，一些环境毒物的知识快速增长，形成了以环境毒物为主体的环境毒理学分支学科。在 20 世纪 90 年代形成了“农药毒理学”和“金属毒理学”等。在 21 世纪初形成了“颗粒物毒理学”“纳米毒理学”“二氧化硫毒理学”等分支学科。有的毒物既是环境污染物又是生物内源性化合物（如 NO、SO_2），随着对它们研究的扩大和深入，发展成为既属于环境毒理学又属于生理学的分支学科，例如在 20 世纪 90 年代形成的“一氧化氮生物学”和 21 世纪初形成的“二氧化硫生物学”等。

1　孟紫强，等 . 2014. 室内环境毒理学及其研究进展 . 国外医学：医学地理分册，35（4）：261-265.

5.3.7 环境毒理学人才培养快速发展

1969 年，美国加州大学戴维斯分校环境毒理学系率先培养环境毒理学研究生，1974 年，该系建立了环境毒理学大学本科生教育项目，成为世界第一个授予环境毒理学学士学位的单位。1990 年之后，欧美各国多数著名大学开始设置环境毒理学专业，有的开始开展环境毒理学方向的本科生教学和培养博士研究生。

1986 年，山西大学环境保护科学系开始给环境科学专业本科生开设环境毒理学课程，2003 年，由孟紫强主编出版了国内第一本普通高等教育“十五”国家级规划教材《环境毒理学基础》（图 3-6-13）。2005 年夏，山西大学举办了“全国高等学校环境毒理学师资培训班”，使该课程本科教学得到推广、普及和规范。2017 年 8 月 1—5 日，山西大学又举办了“第一届全国环境毒理与生态毒理学教学研讨会”，以会议的形式进行师资培养，来自不同高校的 60 位老师参加了环境毒理学和生态毒理学课堂教学培训。

20 世纪 90 年代中期，中国环境毒理学研究生培养也开始快速发展。分别在 1994 年、1998 年和 2003 年，山西大学获得以环境毒理学为主攻方向的环境生物学（1998 年国务院学位委员会调整为“环境科学”）硕士授予权、环境科学博士授予权和成分环境科学与工程博士后流动工作站。2000 年以后，中国许多高校的毒理学、环境科学、环境卫生与劳动卫生硕士点、博士点开始设立环境毒理学研究方向，开展科学研究和研究生培养。

2018 年，孟紫强以他主编的《环境毒理学》（第三版）为教材（图 3-6-16），制作完成国内第一门环境毒理学慕课（图 3-6-17），于 2018 年 12 月在中国大学 MOOC（又称“爱课程”）网络平台正式开课。2019 年孟紫强又重新制作升级版《环境毒理学》慕课（图 3-6-17）。截至 2022 年 3 月，该慕课在“中国大学 MOOC”平台已经有 8 次开课，在“学堂在线 MOOC”平台已经有 5 次开课。此外，上海交通大学李银生等制作的《环境毒理学》慕课和南京大学李梅制作的《环境毒理学》慕课分别于 2019 年和 2020 年在“中国大学 MOOC”平台开课。

与环境毒理学教材相对应，孟紫强在 2006 年主编出版《生态毒理学原理与方法》（科学出版社出版，图 3-5-23），于 2009 年主编出版了普通高等教育“十一五”国家级规划教材《生态毒理学》（高等教育出版社出版）及配套电子教案光盘书（高等教育出版社出版，图见本书第四卷）。

2019 年，孟紫强在上述专著和教材的基础上主编出版普通高等教育“十三五”国家级规划教材”《生态毒理学》（中国环境出版集团出版）并在同年制作完成中国第一部《生态毒理学》慕课（图见本书第四卷），分别在“中国大学 MOOC”和“学堂在线 MOOC”两个慕课平台开课，每年春季和秋季学期开课 2 次。截至 2022 年 3 月 10 日，各在这两个慕课平台已经有 6 次开课。

5.4 环境毒理学与生态毒理学概念的完善和发展

自从环境毒理学和生态毒理学诞生之日起，生态毒理学创始人萨豪特及其他学者从未对二者的区别进行过论述，长期以来很多学者把二者当作同一个学科的两种名称。直到 2006 年，孟紫强在其主编的《生态毒理学原理与方法》（图 3-5-23）一书中，才首次对环境毒理学与生态毒理学的区分进行了全面系统的论述，并第一次提出二者是两个完全独立的学科。对于这一科学发展史上的历史教训，按照年代沿革的史实记录和分析如下。

5.4.1 两个学科概念混淆的历史背景

1962 年，美国生物学家卡逊的《寂静的春天》出版以后，卡逊提出的工业化学物特别是杀虫剂 DDT 对野生生物及对人类健康的危害受到美国全国乃至全世界的重视，引发了一场波及全球的环境保护运动。在这期间，一些杀虫剂制造商、农业科学家和医生等反对卡逊观点的势力也很强大。为了支持环境保护运动、证明卡逊观点的正确性，持两种观点的代表人物——主要是关心环境问题的生物学者、生态学者、医生、毒理学者和分析化学学者等多种学科的学者，进行大量调查、研究、取证工作。环境保护主义者取得了越来越多的支持，经过 6 年的学术论战，于 1968 年“环境毒理学”术语被不同背景的科学家不约而同地提出并随之被广泛接受。因此，环境毒理学没有论述其定义、目的、任务和范畴的开篇之作，也没有公认的创始人。于是，环境毒理学成为研究环境毒性效应的不同学科背景科学家的共同学科，含义非常宽泛。

在环境毒理学术语提出不久，1969 年 6 月法国生态学家萨豪特在一次国际会议提出“生态毒理学”术语，影响很大。萨豪特对于“生态毒理学”的定义、任务、研究范畴也很宽泛，包揽了环境污染对所有生物包括人类的毒性效应，所以，导致“环境毒理学”与“生态毒理学”两个概念长期混用不清，混为一谈或合二为一，以致有些作者声明自己的《生态毒理学》著作也可以命名为《环境毒理学》；而有些著作虽名为《环境毒理学》但内容与《生态毒理学》著作相似。

直到 2006 年，孟紫强等经过长期对环境毒理学和生态毒理学发展历史的研究，在《生态毒理学原理与方法》（图 3-5-23）中，提出环境毒理学与生态毒理学二者完全不同的定义、目的、任务和研究范畴，确认二者是两个独立的学科。在此，将不同时期主要环境毒理学和生态毒理学著作及其概念或定义列在下面，并予以分析论述。

5.4.2 环境毒理学与生态毒理学概念的历年纪录

生态毒理学创始人萨豪特或其他学者从未论述生态毒理学与早它一年出现的环境毒理学之间有无差别，以至于从生态毒理学诞生开始，一些科学家很多年来一直坚持认为：生态毒理学只是环境毒理学的另一种表述或名称而已。有的科学家认为，萨豪特是用生态毒理学术语代替环境毒理学术语，并支持这一观点。为此，将不同年代的环境毒理学与生态毒理学主要著作列于下，供分析。

20 世纪 60 年代

1968 年，瑞典斯德哥尔摩大学成立环境毒理学工作组，这是使用环境毒理学术语最早的学术机构之一。同年，该工作组提出对甲基汞的环境毒理学评价报告，对环境污染物引起各种动植物，特别是对人体健康危害的研究进展进行了详尽的论述。该报告既包括甲基汞对人体健康危害的研究，也包括甲基汞对动物、植物危害的研究。

同年，美国毒理学家卢米斯（T. A. Loomis）等在其著作《毒理学基础》（*Essentials of Toxicology*，图 3-4-1）“第一章　绪论”中把毒理学分为环境毒理学、经济毒理学和医学毒理学，使用了环境毒理学这一术语，并从环境化学污染物对人体健康的危害方面去进行论述，但是尚未对环境毒理学学科提出明确的概念和研究范围。[1]

1969 年 6 月，法国生态毒理学家勒内・萨豪特（René Truhaut）[2] 首先提出“生态毒理学”术语，并把生态毒理学定义为一门描述不同化学物对活的有机体，特别是对生态系统中的种群和群落的毒性效应的学科。1973 年 10 月，在德国基尔市由科学联合会国际理事会（ICSU）的环境问题科学委员会（SCOPE）生态毒理学研究组召开的一次会议上，萨豪特将生态毒理学重新定义为：从整体关系的角度，研究自然或合成污染物对生态系统组成成分——动物（包括人类）、植物和微生物的毒性效应的学科，它是毒理学的一个分支学科。1973 年 8 月，在 SCOPE 在英国伦敦召开的一次会议上，萨豪特提出生态毒理学与传统毒理学的区别是：生态毒理学主要关心污染物对活的生物体种群的影响，从人到微生物组成生态系统的所有组分，而经典毒理学主要关心污染物对单个生物体的毒性作用。由此可知，萨豪特提出的“生态毒理学”术语，概念宽泛，他仅对生态毒理学与经典毒理学之间的区别进行了简单说明，而未对生态毒理学与环境毒理学的区别进行过论述，这可能由于他只是为了用生态毒理学术语替代环境毒理学术语而已，认为二者是同一个学科。

20 世纪 70 年代

1972 年，狄克逊（R. L. Dixon）发表论文提出“环境因子毒理学”（toxicology of environmental agents），并指出它主要论述人类通过大气、职业和休闲活动接触的化学物及从食品添加剂中摄入的化学物的生物学效应。他认为，环境化学物真正的、潜在的危害是很难完全了解的，暴露水平很难估计，对其急性毒性的关心远不如对其长期风险的关心，如对其致癌性和致突变性的关心。他提出研究的问题应当包括环境化学物的化学和物理学方面，如吸收、分布、消除和转化，一般急性和亚急性毒性，一般长期毒性和特殊长期危害，统计学，毒理效应的分级和分析。[3] 狄克逊在文中也没有对

1　Loomis T A. 1968. Essentials of Toxicology Vol.1. Philadelphia：Lea & Febiger Press.

2　勒内・萨豪特（René Truhaut，1909—1994 年），其生平见本书第七卷。

3　狄克逊，美国国家健康研究所国家环境健康科学研究所（National Institute of Environmental Health Science，National Institute of Health，U.S.A.）研究员。参见其发表的论文：Dixon R L. 1972. Toxicology of environmental agents：a blend of applied and basic research. Environmental Health Perspectives，1：103-116.

“环境毒理学”学科进行定义，对学术界影响不大。

1977 年，拉德（R. L. Rudd）在他写的《环境毒理学：信息源指南》（*Environmental Toxicology：A Guide to Information Sources*）[1] 一书的前言中说：“环境毒理学是研究在环境各个方面的有毒物质的作用。有许多种环境，也有成千上万种有毒物质，涉及几十种学科，没有人能够理解这个领域中的所有技术和信息。”他还说：“环境毒理学是一种高度技术性的学科，环境毒理学的判断必须是综合性的，从分离的数据进行综合。”拉德在该书中把他认为与环境毒理学有关的文献分为 4 大部分 16 个方面，收集书、期刊、论文名录共 1 023 条，内容主要涉及 DDT 及其相关化合物、土壤、水、植物、鱼、哺乳类、鸟类等，绝大部分的文献是关于动物毒理学方面的，植物毒理学和微生物毒理学方面的很少，而有关对人类健康危害的就更少。因此，该书是一本名为环境毒理学文献资源方面的书，实则是生态毒理学方面的文献收集方面的书。由此可见，那时主流科学家是把环境毒理学与生态毒理学视为同一个学科的两个名称。

20 世纪 80 年代

1980 年，英国生物学家达夫斯（J. H. Duffus）在其著作《环境毒理学》（*Environmental Toxicology*，图 3-6-2）[2] 一书中，认为“环境毒理学是研究存在于自然和人为环境中的有毒物质的效应。环境毒理学者的主要任务是客观地评价来自这些毒物的危险性，从而预防和减轻毒物的危害”。由此可见，在那个年代环境毒理学的概念是非常宽泛的，既包括环境污染对人类健康的影响，也包括对所有生物及其生态系统的危害。

1981 年，荷兰学者科曼（Koeman）和史崔特（Strik）在其论文中指出：“环境毒理学是研究空气、水和土壤中潜在的有毒化学物对人、动物和植物危害的学科。如果这些危害来自职业环境和食品，传统上应分别由工业毒理学和食品毒理学研究。”[3]

1983 年，瑞士生态学者莫里亚蒂（F. Moriarty）在他的《生态毒理学》（*Ecotoxicology*）一书中写道，“毒理学和生态毒理学的差别是：经典毒理学是研究毒物对个体的效应，而生态毒理学是研究毒物对生态系统的效应”。[4] 他没有论述生态毒理学与环境毒理学有无区别，这是因为他认为生态毒理学与环境毒理学是同一个学科。

20 世纪 90 年代

1994 年，英国学者考克汉姆（L. G. Cockerham）和谢恩（B. S. Shane）主编的《环境毒理学基础》（*Basic Environmental Toxicology*，图 3-6-6）[5] 一书的第一章章名为“生态毒理学导论”，第二章章名为“生态毒理学原理”，完全以生态毒理学术语描述环境毒理学问题，在该书中环境毒理学和生态毒理学两种术语是意义相同的，是互用的。

1　Rudd R L. 1977. Environmental toxicology：a guide to information sources. Michigan：Gale Research Co.

2　Duffus J H. 1980，Environmental toxicology. New York：Wiley.

3　Koeman J H，Strik J J T W A. 1981. Environmental toxicology，its history and future with special attention to the situation in the Netherlands. Veterinary Quarterly，3：4，196-199.

4　Moriarty F. 1983. Ecotoxicology. New York：Academic Press，Inc.

5　Cockerham L G，Shane B S. 1994. Basic Environmental Toxicology. Boca Raton：CRC Press.

在该书中还包括“环境健康”“职业毒理学”“人健康危险度评价”“生态风险评价”等章。该书也认为：经典毒理学是研究有毒化合物对个体的效应，而生态毒理学是研究有毒化合物对生态系统中种群和群落的效应。由此可知，20 世纪 90 年代，学术界仍然把环境毒理学与生态毒理学认为是同一学科。

1999 年，由巴兰坦（B. Ballantyne）、马尔斯（T. C. Marrs）和叙韦森（T. Syversen）[1] 主编的《普通毒理学和应用毒理学》（*General and Applied Toxicology*）（第二版）一书，将毒理学分为 10 部分，第 6 部分为环境毒理学，该书没有给出环境毒理学的定义和概念，把环境毒理学分为 7 章，分别论述空气污染、室内空气污染、水污染、土壤污染、环境内分泌干扰物对人体健康的影响，论述了职业因子与环境因子在毒理学和健康风险评价中的相互影响，并另立野生生物毒理学一章论述环境污染对野生生物的危害。这说明该书主编虽然把环境毒理学的研究和服务对象主要定位于人，但是野生生物也包括其中。野生生物毒理学一章的作者希尔（E. F. Hill）[2] 指出：“野生生物毒理学是研究化学物质对自然和人为环境中脊椎动物（鱼除外）的潜在的毒害效应。”他认为从萨豪特在《生态毒理学研究》（*Ecological Toxicology Research*）[3] 一书中发表的论述可知萨豪特定义的生态毒理学在本质上是与环境毒理学同义的。由此可见，希尔、萨豪特以及上述《生态毒理学研究》一书的主编均对环境毒理学与生态毒理学至少在概念或定义上还没有将二者明确分开。

1995 年，霍夫曼（Hoffman）在《生态毒理学手册》（*Handbook of Ecotoxicology*）一书中写到：“近年来，生态毒理学被描述为是潜在的毒性因子对自然生态系统和非靶生物预测效应的科学，但是不包括工业毒理学和农业毒理学。这种区分没能得到赞同，因为人类社会和它的产品是自然系统的一部分，是不可分割的。”[4] 由此可见，他对生态毒理学的定义也是很宽泛的。

21 世纪

2000 年，中国第一部《环境毒理学》专著（孟紫强主编，中国环境科学出版社，图 3-6-8）[5] 出版。参加编著的专家共 19 人，来自国内多所医科大学、农业大学及综合大学。该书共四篇 24 章，主编在前言中写到，“本书力求在环境毒理学的各个领域从理论和实践方面进行论述”，并说“生态毒理学是环境毒理学的一部分”。其中，河口生态毒理学、野生生物毒理学两章明显属于生态毒理学范畴。2003 年，在此书的基础上，孟紫强主编出版的国内第一部普通高等教育“十五”国家级规划教材《环境毒理学基础》（高等教育出版社，图 3-6-13）中，也在一些章节有生态毒理学方面的内容。由此可见，2003 年，国内对于环境毒理学的概念也是非常宽泛，与国外毒理学家的概

1 巴兰坦，美国西弗吉尼亚大学药理学和毒理学助理教授；马尔斯，英国伦敦食品安全和标准组成员；叙韦森，挪威科学与技术大学毒理学教授。

2 希尔，野生生物毒理学者，助理教授，美国内华达大学环境科学与工程中心。

3 Truhaut R.1975. In McIntyre A D，Mills C F. Ecological toxicology research. New York：Plenum Press，3-23.

4 Hoffman，et al. 1995.Handbook of ecotoxicology. Boca Raton，FL.，CRC Press，47-69.

5 孟紫强 . 2000. 环境毒理学 . 北京：中国环境科学出版社 .

念基本上是一致的，没有把环境毒理学与生态毒理学彻底分开。

2001 年，余明宏编著的《环境毒理学：环境毒物对生命系统的影响》（*Environmental Toxicology*：*Impacts of Environmental Toxicants on Living Systems*，图 3-6-9）一书认为：环境毒理学研究环境毒物对生命系统的影响。由此可见，余明宏定义的环境毒理学也很宽泛。2005 年，兰迪斯（Wayne G. Landis）与余明宏编著的《环境毒理学导论：化学物对生态系统的影响》（*Introduction to Environmental Toxicology*：*Impacts of Chemicals upon Ecological Systems*）把环境毒理学定义为研究化学物对生态系统危害的科学（图 3-6-10）。[1] 2004 年，余明宏编著的《环境毒理学：污染物的生物和健康效应》（*Environmental Toxicology*：*Biological and Health Effects of Pollutants*），该书同样对环境毒理学的定义很宽泛，既包括对人类健康的影响，又包括对其他生物的影响（图 3-6-9c）。[2]

2002 年，赖特（David A. Wright）和韦尔伯恩（Pamela Welbourn）著《环境毒理学》（*Environmental Toxicology*，图 3-6-11）一书，作者介绍说：该书是一个涉及广泛的、概论性的环境毒理学教科书，内容包括环境污染物从分子水平到生态系统水平的多个方面的效应。作者写到："环境毒理学与生态毒理学是同一学科的两种名称，现代环境毒理学既包含经典毒理学又包含生态毒理学。"

2003 年，纽曼（M. C. Newman）和昂格尔（M. A. Unger）在其编著出版的《生态毒理学原理》（第二版，图见本书第四卷）一书中声明："该书也可以命名为环境毒理学，生态毒理学和环境毒理学这两个术语正在快速地趋于统一。"作者写到："不同意对这两个术语存在的一些定义，即环境毒理学常常指只论述环境污染物对人类的效应，而一些生态毒理学定义排除了对人类部分的讨论。"[3]

2003 年，兰德（G. M. Rand）在其著作《水生毒理学基础：效应、环境命运和风险评估》一书中指出："生态毒理学是研究天然的和人工制造的物质对活有机体（如鱼、鸟、植物）的毒害效应，不论动物或植物、陆生的或水生的，它们组成了生物圈。有时生态毒理学也被称为环境毒理学，然而后者也研究环境化学物和其他因素对人类的效应。"表明作者对环境毒理学与生态毒理学之间的区分尚缺乏完全认识。[4]

从上述可知，20 世纪 60 年代到 2005 年出版的环境毒理学和生态毒理学的主要著作或教材中，虽然有个别著作认为环境毒理学主要研究环境污染对人群健康的影响，但是在书中往往保留一些生态毒理学的内容，更没有对二者的区分进行过系统的论述。

2006 年，孟紫强主编《生态毒理学原理与方法》（科学出版社，图 3-5-23）出

1　Landis W G，Ming-Ho Yu. 2004. Introduction to environmental toxicology：impacts of chemicals upon ecological systems. Boca Raton：CRC Press.

2　Ming-Ho Yu. 2005. Environmental toxicology：biological and health effects of pollutants. Boca Raton：CRC Press.

3　Newman M C，Unger M A. 2003. Fundamentals of ecotoxicology. 2nd ed. Boca Raton：CRC Press.

4　Rand G M. 2003. Fundamentals of aquatic toxicology：effects，environmental fate，and risk assessment. 2nd ed. New York：Taylor & Francis.

版，在书中，他第一次对环境毒理学与生态毒理学之间的本质差别进行了全面系统的分析，首次提出二者的不同概念或定义、二者是完全不同的两个独立学科，二者必须分离发展。由于这关系着两个学科发展的方向和道路的历史转折，故对此详细记述如下。

5.4.3 提出环境毒理学和生态毒理学是两个独立学科

2006 年，孟紫强在对环境毒理学和生态毒理学的知识体系和发展历史长期研究的基础上，主编了《生态毒理学原理与方法》（科学出版社出版，图 3-5-23），该书是中国最早出版的生态毒理学专著之一。在书中，第一次系统地提出环境毒理学与生态毒理学之间的差异，认为二者是两个各自独立的学科（表 3-5-1）。对二者的定义，他提出：环境毒理学是研究环境污染物对人类健康的毒性作用及其规律的学科，而生态毒理学是研究所有有毒有害因素（天然的和人造的）对非人类生物（动物、植物、微生物）及其生态系统的毒害作用与规律的学科。此外，他对二者在研究任务、对象、内容和范畴等方面的本质差别进行了详细论述。他还第一次提出环境生态毒理学的概念及其与生态毒理学之间的区别。在该书中，他也提出判断科技项目、论文和成果归属环境毒理学领域或生态毒理学领域的 7 条具体标准（表 3-5-2）。

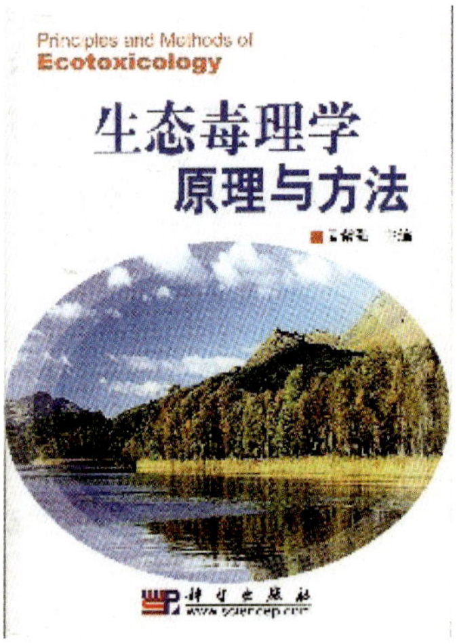

图 3-5-23 孟紫强主编的《生态毒理学原理与方法》

表 3-5-1 不同毒理学分支学科的定义和研究对象

学科	定义	研究对象
现代毒理学	研究各种有毒有害因子对人类和非人类生物的毒性作用及其规律	人和非人类生物
经典毒理学	研究各种有毒有害因子对人体和人群的毒性作用及其规律	人体、人群、模式生物
环境毒理学	研究环境污染物对人体、人群及相关生物的毒性作用及其规律	同经典毒理学
生态毒理学	研究各种有毒有害因子对动物、植物和微生物及其生态系统的毒性作用及其规律	动物、植物、微生物及其生态系统
环境生态毒理学	研究环境污染物对动物、植物和微生物及其生态系统的毒性作用及其规律	同生态毒理学

资料来源：孟紫强 .2006. 生态毒理学原理与方法 . 北京：科学出版社，5。

表 3-5-2 判断归属于环境毒理学或生态毒理学学科的 7 条具体标准

项目	环境毒理学	生态毒理学
1. 观察和研究对象	人类	非人类生物
2. 研究目标	确定环境有毒有害因素对人群和人体健康的影响	确定各种毒物特别是环境有毒有害因素对动物、植物、微生物的个体和群体的毒害作用
3. 毒物危害对象	所研究的环境有毒有害因素危害的主要对象是人体或人群	所研究的各种环境有毒有害因素危害的主要对象是非人类生物
4. 观察或研究的生物种类	实验室模式生物	野生生物
5. 观察或研究的主要实验动物种类	哺乳类动物如小鼠、大鼠、兔、豚鼠、狗、猴等	非哺乳类动物如鱼、虾、贝、蚤等
6. 观察或研究的主要实验生物种类	首先是实验室哺乳类模式生物，其次是紫露草、蚕豆（根尖）、拟南芥及 Ames 试验采用的标准菌株如鼠伤寒沙门氏菌株 TA98、TA100 等	常用的实验室模式生物多为非哺乳类模式生物，如赤子爱胜蚓、大型蚤及草鱼、青鱼、鲢鱼、鳙鱼、斑马鱼、海洋青鳉鱼等
7. 对非人类模式生物研究结果的应用	主要用于外推到人以探讨环境污染物对人健康的危害作用	直接用于探讨环境污染物对非人类生物群体的危害作用

资料来源：孟紫强 . 2006. 生态毒理学原理与方法 . 北京：科学出版社，2-3。

孟紫强用大量事实证明，环境毒理学和生态毒理学研究经过 30 多年的快速发展，各自有了独特的理论知识和方法技术的大量积累，分离成为独立学科是科学发展的必然。同时，他认为这也是加速学科建设和深入发展的需要。因此，他在 2006 年长沙市召开的，由教育部环境类专业课程教学指导委员会、高等教育出版社和湖南大学等单位主办的“第一届全国环境类课程教学论坛”的环境科学分组会上做了正式报告，论述环境毒理学与生态毒理学为两个独立学科的依据。他还在 2006 年《生态毒理学报》第二期发表专文论述环境毒理学与生态毒理学的概念、内容、任务以及二者区分标准。这不仅在理论上，而且在科研和人才培养的实践上，为两个学科各自独立发展奠定了基础。[1]

2015 年，孟紫强主编出版《现代环境毒理学》（中国环境出版社，图 3-6-18）[2]，该书是几乎涵盖了环境毒理学各个方面的巨著，共 935 页，经过对环境毒理学和生态毒理学各自发展的历史进行分析，认为环境毒理学是研究环境污染物，特别是化学污染物对人类健康及人类生态系统的毒性作用与防护的学科，而生态毒理学是研究有毒有害因素，特别是环境化学污染物对动物、植物、微生物及其生态系统的毒性作用与防护的学科。从人类生态系统和生物生态系统（或经典意义的生态系统）角度来说明环境毒理学与生态毒理学是两个不同的、各自独立的学科。但是，由于考虑到一些学者

1 孟紫强 . 2006. 关于生态毒理学与环境毒理学几个基本概念的见解 . 生态毒理学报，1（2）：97-104.

2 孟紫强 . 2015. 现代环境毒理学 . 北京：中国环境出版社 .

对人类生态系统和生物生态系统之间的区分往往不是很了解，所以在之后孟紫强主编修订的这两种教材中没有把“生态系统”纳入环境毒理学的定义中。

2016 年，孟紫强等和张全喜等在《世界毒物全史 · 毒理学分支学科史》巨著中，分别主编了第 55 卷《环境毒理学史》和第 56 卷《生态毒理学史》，从二者科研发展的历史角度证明了它们是两个独立的学科。[1]

2018 年，孟紫强在其主编的《环境毒理学》（第三版，图 3-6-16）中进一步提出五个依据论证环境毒理学与生态毒理学是各自独立的学科，这五个依据是：

（1）研究对象、范畴和目标任务不同：环境毒理学是以研究环境污染物对人类健康的危害与防护为核心内容和任务的学科，以保护人类健康为目标；生态毒理学是以研究有毒有害因素特别是环境污染物对非人类生物（动物、植物、微生物）及其生态系统的危害与防护为核心内容和任务的学科，以保护生态环境为目标。二者不但各有不同的核心内容，而且都具有庞大的知识体系，因此独立发展是必然趋势。

（2）环境的概念不同：生态毒理学所指的环境是生物的环境，环境毒理学所指的环境是人类的环境。

（3）学科地位不同：虽然二者均为毒理学的分支学科，但是环境毒理学也是环境科学 - 环境医学下的分支学科，而生态毒理学也是生态学或环境科学 - 环境生物学下的分支学科。

（4）科研队伍不同：环境毒理学的研究队伍以医学和毒理学工作者为主，而生态毒理学的研究队伍以生物学和生态学工作者为主。

（5）各有独立的学科发展史：如前所述，两个学科的早期研究是在同一时期、同一条起跑线上开始的，二者的发展历史自始至终都是独立而平行发展的历史。从 19 世纪工业革命引起严重的环境污染开始，污染物对动植物危害的研究和污染物对人体健康危害的研究始终都是独立进行的。二者几乎是同时诞生的，环境毒理学诞生于 1968 年，而生态毒理学在 1969 年 6 月也诞生了。因此，认为环境毒理学包括了生态毒理学，或者说生态毒理学包括了环境毒理学的观点，或者说谁脱胎于谁的观点，都与两个学科发展的历史实际不符。最后，他结论道：“从上述可见，有充分的理由和证据说明环境毒理学与生态毒理学是两个独立的学科，二者分离发展，又相互补充、相辅相成是学科发展的必然趋势。”[2]

2019 年，孟紫强在其主编的《生态毒理学》（中国环境出版集团出版，图见本书第四卷）一书中，用历史事实列表说明环境毒理学与生态毒理学两个学科发展的历史轨迹就是独立进行的，且二者在环境污染发生早期就独立开启了各自的研究（表 3-5-3）。

1　孟紫强，等 .2016. 第 55 卷　环境毒理学史 // 史志诚 . 世界毒物全史 · 毒理学分支学科史 . 西安：西北大学出版社；张全喜，孟紫强 .2016. 第 56 卷　生态毒理学史 // 史志诚 . 世界毒物全史 · 毒理学分支学科史 . 西安：西北大学出版社 .

2　孟紫强 . 2018. 环境毒理学 . 3 版 . 北京：高等教育出版社 .

表 3-5-3 环境毒理学与生态毒理学学科形成前的研究简史（摘要）

生态毒理学	环境毒理学
1848 年，在英国的工业区曼彻斯特首先发现桦尺蛾的工业黑化现象，从 19 世纪 40 年代起，就开始了环境污染对动物危害的研究	1775 年，英国外科医生波特发现打扫烟囱的工人患阴囊癌的较多，认为这种疾病同接触煤烟有关
1863 年，英国彭妮（Penny）和亚当斯（Adams）研究了工业废水中有毒化学物对水生生物的毒性作用，并最早报道了急性水生毒性试验方法	1873 年，英国伦敦首次发生重大的大气烟雾灾难事件，对人体健康造成危害
1912 年，美国伍德拉夫（Woodruff）最早使用微宇宙试验法研究枯草浸液对原生动物的影响	1924 年，英国医生拉塞尔在医学期刊《柳叶刀》报道了伦敦烟雾事件可引起呼吸系统疾病死亡率增加，开启了环境医学与环境毒理学研究的先河
1930 年 12 月 1—5 日，比利时马斯河谷烟雾事件发生，有毒烟雾使周围许多动物死去，造成严重的生态毒性灾害	1930 年 12 月 1—5 日，比利时马斯河谷烟雾事件发生，对人群健康造成严重危害，史称环境污染引发人类健康危害的“八大公害”之一
1962 年，美国生物学家蕾切尔·卡逊（R. Carson）的著作《寂静的春天》发表，对生态毒理学和环境毒理学学科的产生起到启蒙作用	
1969 年 6 月，法国生物学家萨豪特（René Truhaut）提出生态毒理学学科术语，并对生态毒理学概念进行论述	1968 年，环境毒理学学科诞生和形成，没有公认的创始人和标志性论著

资料来源：孟紫强 .2019. 生态毒理学 . 北京：中国环境出版集团，7。

5.4.4 环境毒理学与生态毒理学分离教学的开启

教育部在 2003 年批准孟紫强主编的《环境毒理学基础》为普通高等教育“十五”国家级规划教材之后，又于 2009 年批准孟紫强主编的《生态毒理学》为普通高等教育“十一五”国家级规划教材，这也是国内第一部生态毒理学教材。两种教材均为高等教育出版社出版且均为教育部批准的国家级规划教材，从而为环境毒理学与生态毒理学两个学科的独立发展创造了条件，因此可以说这两个学科的独立发展是中国的智慧。

2009 年出版的《生态毒理学》（孟紫强主编）教材是生态毒理学史上第一部把生态毒理学定位在研究环境污染对非人类生物（动物、植物、微生物）及其生态系统危害与机理的教材（详见本书第四卷）。

2010 年，在孟紫强主编修订的《环境毒理学基础》（第二版）教材[1]中，按照他 2006 年提出的环境毒理学新概念进行修订，把第一版中与生态毒理学有关的内容完全删掉。这是环境毒理学史上第一部把环境毒理学完全定位在研究环境污染对人类健康毒性作用及机理的教材（图 3-6-15）。

1 孟紫强 . 2010. 环境毒理学基础 .2 版 . 北京：高等教育出版社 .

2018年，孟紫强主编的《环境毒理学》教材（第三版，高等教育出版社）[1]的出版及其负责制作的环境毒理学慕课和2019年孟紫强主编出版的《生态毒理学》（中国环境出版集团出版）教材[2]及其负责制作的生态毒理学慕课，进一步明确指出环境毒理学是研究环境污染对人类健康毒性作用及其机理的学科，而生态毒理学是研究环境有毒有害因素特别是环境污染物对动物、植物、微生物及其生态系统毒性作用与其机理的学科。

纵观生物科学的发展历史，学科分化和发展总是朝着不断分解、细化、纵深的方向发展。环境毒理学与生态毒理学这两个学科在各自的科学轨道上独立发展的优势和科学性将会越来越突出，也将会得到科学界越来越多的认同。

5.5 环境毒理学未来发展展望

展望未来，环境毒理学将继续保持快速发展的势头，与环境保护和人类可持续发展的需要密切结合，积极吸收和运用相关学科的新理论、新技术，深化基础研究，加强应用研究，重点解决在环境保护和社会发展中遇到的环境与健康问题，将环境毒理学科技成果转化为环境管理及应用模式，服务于环境和人类的保健事业，推动世界环境保护事业深入发展。

加强环境污染物毒性作用与机制的研究

在大气环境毒理学方面，探索大气细颗粒物、超细颗粒物（纳米级颗粒物）的物理、化学特征及其与颗粒物毒性作用的因果关系；探索硫氧化物（SO_x）、氮氧化物（NO_x）、臭氧（O_3）及其他光化学氧化产物的毒性作用规律及其机制。

在水环境毒理学研究方面，探索水环境污染物的毒性作用及其机制；探索饮用水中无机和有机污染物的毒性作用及预防；关注海洋污染及其生态危害，加强海洋环境毒理学研究，以适应海洋资源迅速开发利用的形势。

在土壤环境毒理学研究方面，探索土壤污染治理和修复技术，研究环境污染物通过食物网对人体健康的危害及其机制，以适应无公害绿色农产品生产与开发的需求。

同时，对存在于多种环境介质（空气、水、土壤、生物、食品等）中的化学污染物如农药、持久性有机污染物、环境致癌物和致畸物、环境内分泌干扰物、有害金属和类金属化合物、抗生素、各种新型化学品等污染物的毒性作用及其预防均应深入研究。

在对环境污染物毒性作用及机制的研究中，要重视污染物混合体对机体的综合毒性作用，开展混合物毒理学研究；要重视污染物低浓度、长时间暴露所引起的慢性毒

---

1 孟紫强 . 2018. 环境毒理学 .3 版 . 北京：高等教育出版社 .

2 孟紫强 . 2019. 生态毒理学 . 北京：中国环境出版集团 .

性作用，开展小剂量毒理学研究；要重视环境毒理学研究与环境流行病学调查的结合，共同进行人群环境毒理学研究，使环境毒理学研究成果更好地应用于环境管理实践和环境卫生标准制（修）订工作。

重视环境毒理学基础理论研究

开展环境毒理学与生态毒理学基本概念和基础理论的研究，重视低剂量环境毒理学或小剂量环境毒理学研究，对于环境毒物的低剂量兴奋效应、阈值等问题进行中长期研究和全面评价，为制定预防环境污染物危害健康的对策提供科学依据。

在不断深入研究环境化学物对机体各脏器和系统毒性作用的过程中，低剂量环境化学物对靶器官（或敏感器官）结构和功能影响的研究将成为环境毒理学的主要组成部分，环境靶器官（或敏感器官）毒理学将作为环境毒理学的分支学科而发展。例如，肺（呼吸系统）环境毒理学、神经系统环境毒理学、生殖环境毒理学、内分泌环境毒理学、免疫环境毒理学等学科得到快速发展。

借助于现代遗传学的发展，环境遗传毒理学（environmental genetic toxicology）和环境表观遗传毒理学（environmental epigenetic toxicology）研究将快速发展。对此，环境毒理学将一如既往地对环境化学物诱发的“三致”作用予以高度关注，促进环境毒理学分支科学——环境遗传毒理学的产生和发展。与遗传学（genetic）相对应，20 世纪 80 年代逐渐兴起的表观遗传学（epigenetics）是研究在核苷酸序列不发生改变的情况下基因表达的变化及其机制的学科。表观遗传学是遗传学的一个分支学科，它所研究的基因表达是指可以遗传的基因表达。表观遗传的现象很多，包括 DNA 甲基化（DNA methylation）、基因组印记（genomic imprinting）、母体效应（maternal effects）、基因沉默（gene silencing）、休眠转座子激活、RNA 编辑（RNA editing）、核仁显性以及染色质构象变化等。表观基因组学（epigenomics）则是在基因组水平上对表观遗传学改变的研究。由于 DNA 甲基化与人体发育和肿瘤疾病的关系密切，特别是 CpG 岛甲基化所致抑癌基因转录失活问题，现在 DNA 甲基化已经成为表观遗传学和表观基因组学的重要研究内容。随着环境化学物对表观遗传效应研究的扩大和深入，最后将促进环境毒理学另一分支科学——环境表观遗传毒理学的产生和发展。

开展新技术、新方法的研究和应用

在环境污染物毒性作用机制的研究中，鼓励进一步使用分子生物学新技术。应用组学技术和其他高新生物技术研究环境污染引起的基因结构和功能学方面的问题，筛选环境敏感基因，探索它们与疾病发生之间的因果关系。此外，鼓励探索环境毒理学新的研究技术包括替代方法和技术，探索环境污染物低水平、长期、慢性暴露对健康影响（特别是“三致”作用）的研究技术，探索大气和水环境纳米颗粒物的采集与分析技术等，为本学科发展提供技术支持。

应用现代组学新技术，开展环境基因组学和环境毒理基因组学方面的研究，探讨环境－基因组之间的相互作用和环境－基因－疾病之间的因果关系，为预防和治疗环境污染引起的疾病提供现代分子毒理学依据，为环境管理和环境评价提供科学支持。

大力开展环境毒理学试验的替代法研究和应用。迫于动物保护舆论的压力和可行性的考虑，1980 年以来，体外毒性试验研究快速发展，兔眼试验、LD_{50} 毒性试验和致癌试验等整体动物试验逐渐被新的替代法（alternatives）所替代。替代法又称“3R”法，即优化（refinement）毒性试验的方法、减少（reduction）受试动物数的方法、取代（replacement）整体动物试验的方法。

开展环境化学物定量结构－活性关系（QSARs）的研究和应用。由于毒性试验方法要花大量的时间和资金，所以仅靠毒理学试验和测试，很难及时达到对日益增加的环境化学物毒性性质或参数的了解。尤其是对于环境化学物致癌作用的确定，需要对啮齿类动物进行终生致癌试验，试验周期很长。但是，采用 QSARs 方法，根据环境化学物的结构、主要理化特性（或参数）和某些主要生物学活性，则可初步预测环境化学物的潜在毒性或致癌性。QSARs 方法的深入研究，尤其是包括多个毒性终点和致癌、致畸及致突变的 QSARs 方法的研究，为对环境多种化学物复合暴露产生联合毒性作用的揭示和危险度评价提供了技术支持。

加强环境毒理学的应用研究和实践

环境毒理学的主要应用之一是揭示环境污染物的危害性、把毒理学研究成果转化为环境管理的法规和措施，使政府和大众共同采取行动以保护公众身心健康、维护生态平衡、促进经济发展、推动社会进步。1976 年美国国家环境保护局首先提出危险度评价系统，1983 年美国国家科学研究委员会（National Research Council，NRC）提出危险度评价程序，分为 4 个步骤：环境化学物的危害性认定、剂量－反应关系评价、接触水平的评定以及危险度分析。由此可知，环境化学物的危险度评价是环境毒理学的组成部分之一。研究和应用更为科学和实用的危险度评价方法，例如采用基准剂量法（benchmark dose，BMD）替代难以准确获得的“观察到的最低有害作用剂量”（LOAEL）和“未观察到有害作用的剂量”（NOAEL），对环境化学物危险度进行快速而正确的评价，为环境管理及时提供科学依据。

环境毒理学理论和技术在环境公害的预防和治疗方面应当继续发挥重要作用。继续研究大气细颗粒物、光化学氧化产物、硫氧化物等常见污染物对呼吸与心血管系统健康危害的预防措施和治疗技术；研究环境致癌物的生物标志物和对致癌危害的预防策略；研究环境中 Hg、Pb、As、Cd、Cr 等金属及其他元素污染物对神经、生殖、免疫及造血等系统危害的防治方法；研究富营养化水体和沿海赤潮中优势藻类产生的藻毒素对消化、免疫等系统危害的防治技术；研究饮用水消毒副产物对健康危害的预防措施。对于环境内分泌干扰物、持久性有机污染物（POPs）、农药残留及新型化学材料的健康危害的防护措施，以及对于突发事件引发的化学物对水体、大气高浓度急性污染所致环境公害的防治对策，均将继续引起环境毒理学研究的高度重视和深入探讨。

在环境污染日益加剧的严峻形势下，全社会的需求就是环境毒理学学科继续快速发展的强大推动力，应密切结合实际，加强研究环境毒理学理论和技术在各行各业中的应用，创造更多的突破性的理论和应用型成果，促使更多的分支学科产生和发展，不断开拓环境毒理学研究和应用的新领域，为环境毒理学学科的发展开创新的未来。

第 6 章 环境毒理学专著、教材与期刊史

6.1 环境毒理学专著或教材发展的历史

6.1.1 20 世纪 50—60 年代

毒理学、工业（职业）医学、环境卫生学均是历史悠久的学科，有长久的研究历史，积累了大量基础理论、专业知识及研究技能，其中有相当一部分可以直接和间接拿来作为环境毒理学的内容，成为环境毒理学学科的一部分。在近代和现代都有大量的毒理学、工业（职业）医学方面的专著，这里仅选择最典型的专著，以此表明环境毒理学不仅与现代环境污染有关，而且也植根于悠久的毒物学科历史之中。

《工业医学与卫生》（*Industrial Medicine and Hygiene*）专著出版

该书由梅里韦瑟（E. R. A. Merewether）编辑，共 3 卷，1954—1956 年由英国伦敦巴特沃斯医学出版社（Butterworth Medical Publications）出版。该书由 33 位权威专家写成，几乎涵盖了工业医学与卫生的全部领域，几乎涉及所有工业化学产品，是当时英国工业医学与卫生学科方面的前沿之作，很受同行们的重视。尤其是戈德布拉特（M. W. Goldblatt）夫妇对工业致癌物研究成果的总结，计 400 多页，被评论者誉为该领域的里程碑。由于一般环境中的化学污染物绝大部分来自工业环境中人工化学物的扩散，所以该书关于工业化学物的致病作用及其毒理学机理和工业致癌物及其致癌机理等方面的知识，也与环境毒理学关于环境化学污染物毒理学作用及其机理方面的大部分内容基本一致。这些工业医学与卫生方面的知识对于环境毒理学学科的建立和深入研究都具有借鉴作用。因此，环境毒理学的产生和快速发展，在很大程度上得益于工业（职业）医学与卫生学科的悠久发展和知识的积累。

6.1.2　20 世纪 70 年代

1972 年，《杀虫剂环境毒理学》（*Environmental Toxicology of Pesticides*）论文集由纽约科学出版社（New York：Academic Press）出版，共 637 页。该论文集是由日本松室（Fumio Matsumuro）等将 1971 年美国和日本科学家，在日本联合举办的学术交流会议上所发表的杀虫剂对人和动物等的环境毒理学效应方面的论文编辑而成。

1972 年，《环境污染物突变效应》（*Mutagenic Effects of Environmental Contaminants*），该书由埃尔登·萨顿（Eldon H. Sutton）、莫琳·哈里斯（Maureen I. Harris）编著，共 195 页，属于道格拉斯（A. K. Douglas）等总编的《环境科学专题论文丛书》（*Environmental Sciences Monographic Series*）第十四卷，由纽约科学出版社出版。该书对公众普遍关心的环境污染物的致突变效应进行了论述。

1973 年，《人类环境的健康危害》（*Health Hazards in the Human Environment*）论文集由 WHO 编辑，在日内瓦出版，共 387 页，主要论述环境污染物对人类健康的危害及其毒理学机制。

1977 年，《环境毒理学：信息来源指南》（*Environmental Toxicology：a Guide to Information Sources*，图 3-6-1）一书，由美国罗伯特·L. 拉德（Robert L. Rudd）[1] 编著而成，由美国密歇根州（Michigan）盖尔研讨公司（Gale Research Co.）出版，共 266 页。该书是"人和环境信息指导丛书"第七卷（Man and the Environment Information Guide Series，v. 7）。虽然该书只是对环境毒理学相关文献来源，且多数是与生态毒理学相关的文献来源，进行了分类介绍，但该书是最早以"环境毒理学"命名的著作。这标志着环境毒理学作为一个独立学科已经得到社会的认可。

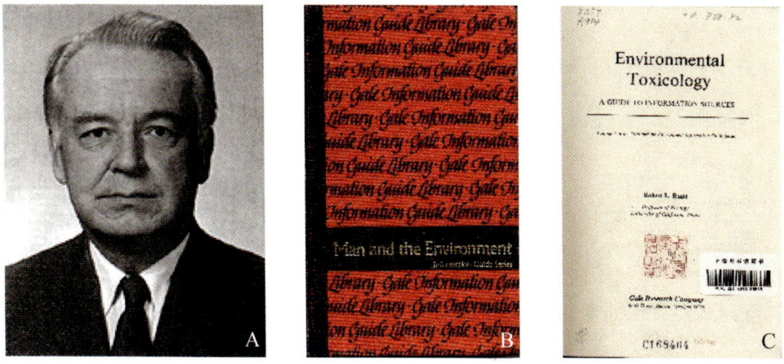

图 3-6-1　罗伯特 · L. 拉德（A）及其著作《环境毒理学：信息来源指南》（B 为封面；C 为扉页）

罗伯特·L. 拉德在该书中把环境毒理学有关的文献分为四大部分 16 个方面，收

1　罗伯特·L. 拉德（Robert L. Rudd），加利福尼亚大学动物学教授，1921 年生于美国洛杉矶，1953 年在加利福尼亚大学伯克利分校获得动物学博士学位，1942 年参加空军成为一名飞行员，其间去过澳大利亚、印度尼西亚、菲律宾等国家。他的兴趣主要在生态学和进化论方面。但是，1952 年他开始致力于人造化学物对野生生物和生态系统的影响研究。他发表了 60 多篇文献，其中最有影响的是 1964 年发表的《杀虫剂和生存前景》（*Pesticides and the Living Landscape*）。他是多个组织和政府部门的顾问。

集书、期刊、论文名录共 1 023 条，内容很广泛，涉及杀虫剂对环境的污染及对动物、植物和人体健康的危害。拉德在前言中说："环境毒理学是研究有毒物质在环境各个方面的作用。"他在该书中指出，有多种环境，也有成千上万种有毒物质，涉及几十种学科，没有人能够理解这个领域中的所有技术和信息。由此可见，他的环境毒理学概念是非常宽泛的，是包括环境毒理学、生态毒理学范畴在内的。该书的目录如下：

《环境毒理学：信息来源指南》目录

一、环境毒理学一般文献

1. 摘要和书目
2. 技术性的和行业性的杂志
3. 五个相关领域的背景文献

二、有意识的环境污染的后果

4. 杀虫剂
5. 氯代烃类杀虫剂
6. 有机磷和氨基甲酸盐杀虫剂
7. 植物生长调节剂
8. 脊椎动物有害物质控制
9. 性引诱杀虫剂和化学不育剂

三、无意识的环境污染的后果

10. 金属
11. 合成的有机化合物
12. 植物和动物毒素和毒液

四、环境毒理学的特别方面

13. 立法和规则
14. 环境监测
15. 动物对毒物的抵抗力
16. 可选择的生物控制方法

20 世纪 70 年代，主要有上述几种环境毒理学相关著作出版，但这些著作都没有对环境毒理学知识进行系统化介绍，有的属于论文集，有的属于相关文献分类介绍，所以都还不能说是环境毒理学知识体系成熟的专著。

6.1.3 20 世纪 80 年代

虽然 1977 年罗伯特·L. 拉德的《环境毒理学：信息来源指南》一书出版，但是该著作实际上是对有关期刊和文献进行的分类和评价，对环境污染物的毒性作用及其机制尚未进行论述，严格来说该书还不是一本内容完善的环境毒理学专著。直到20世纪80年代，系统的环境毒理学专著才开始出版。虽然在20世纪80年代发达国家和部分发展中国家的高等院校设立了毒理学研究所、研究室，为本科生和研究生设立了环境毒理学课程，但是环境毒理学教材尚未出版，大多数是自讲自编。

（1）《环境毒理学》（*Environmental Toxicology*）

1980年，英国爱丁堡赫瑞－瓦特（Heriot-Watt）大学酿造和生物科学系教授达夫斯（John H. Duffus）著《环境毒理学》（*Environmental Toxicology*），由伦敦爱德华·阿诺德出版公司［Edward Arnold（Publishers）Ltd.］出版（图3-6-2）。

该书认为环境毒理学是研究存在于自然和人为环境中有毒物质的效应。环境毒理学的主要任务是客观地评价这些物质的存在所产生的危险性，从而防止这些物质达到有害水平而产生损害作用。全书包括9个部分：毒性的评估、动物对有毒物质的代谢、植物对有毒物质的代谢、微生物对有毒物质的释放、杀虫剂和除草剂、有毒金属、大气中的毒物、汽油和放射性核素、环境危险度评估。由该书内容可知，达夫斯的环境毒理学概念很宽泛，包括很多生态毒理学内容。

（2）《环境毒性的分子基础》（*Molecular Basis of Environmental Toxicity*）

1980年，巴特纳格尔（Rajendra S. Bhatnagar）[1]主编的《环境毒性的分子基础》（*Molecular Basis of Environmental Toxicity*），由美国密歇根州安·阿尔伯科学出版社（Ann Arbor Science Publishers，Inc.）出版，全书589页（图3-6-3）。

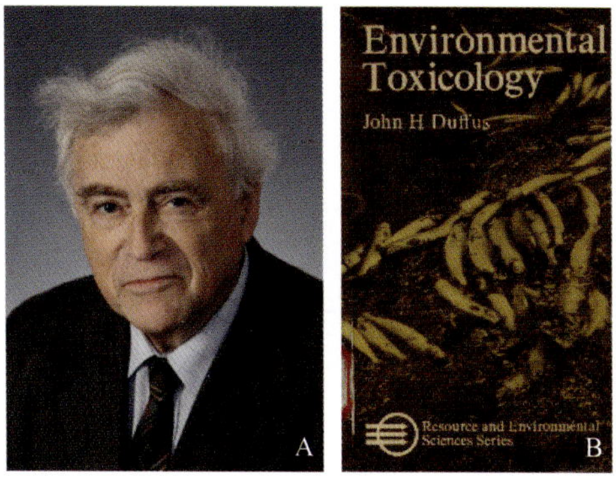

图3-6-2 达夫斯（A）及其著作《环境毒理学》（B）

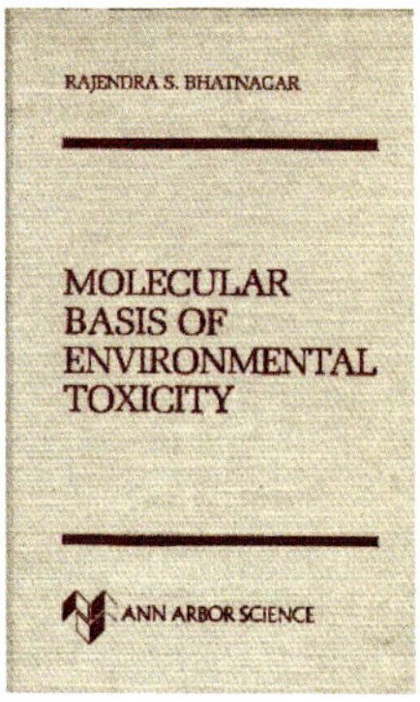

图3-6-3 巴特纳格尔主编的《环境毒性的分子基础》

该书是一本早期的环境生物化学毒理学专著，由多位专家参加写成。该书的出版标志着环境毒理学学科由研究环境污染物对健康的毒理学效应，向探讨毒性作用的生物化学机制方向深入，标志着环境毒理学一个新的分支学科——环境生化与分子毒理

1 巴特纳格尔（Rajendra S. Bhatnagar）是美国旧金山加利福尼亚大学牙科学校的生物化学教授。他在杜克大学获得硕士和博士学位，在印度坎普尔（印度北部城市）的D. V. A. 学院阿格拉（Agra）大学获得化学学士学位。他的博士后工作是在宾夕法尼亚大学医学院、Hines V. A. 医院及西北大学医学院进行。他最初的研究兴趣是结缔组织蛋白结构和分子生物学。他曾经获得1969—1973年美国国家健康研究所事业发展奖。他是美国生物化学学会、美国化学学会、美国科学进步协会会员及美国纽约科学院院士，也是美国化学研究所研究员。

学的出现。

该书作者认为环境污染物可以引起人的急性和慢性疾病。环境毒物对有机体具有胁迫作用，从而引起病理学问题。他在前言中说：越来越明显地表明，周围环境可以引起更加复杂的重大健康风险。环境污染物是癌症发生率增加的原因之一；呼吸与心血管疾病也与环境因子有关；畸变的发生也与环境有关；许多微小的健康问题也与环境中的化学污染物有关。虽然环境污染物在环境中的浓度远远小于该化学物对暴露对象可以引起急性反应的浓度，但是环境污染物的这种浓度依然可以诱发分子水平的改变，经过足够长时期的积累，就可能产生疾病。

该书分为 4 部分，对环境污染物的自由基机制、环境污染物的细胞和亚细胞损伤机制、环境致癌物的分子机制、金属毒性的分子基础、环境污染物对大分子（酶、胶原质、肺弹性组织）结构的效应以及在环境毒性相关分子机制中存在的问题等进行论述。

该书依据 20 世纪 80 年代基础医学在生物化学和分子生物学方面取得的最新理论和进展，论述了环境污染物对人体健康危害的分子机制。即使在 40 多年后的今天，作者们论述的很多理论和概念仍然是正确的。由于环境毒理学学科的形成不仅有历史悠久的预防医学学科、职业卫生毒理学学科作为科学基础，而且也有现代医学和现代生物学学科作为基础，所以它的起点高，一诞生便很快进入现代毒理学研究的高新层次。

（3）《环境毒理学：原理和政策》（*Environmental Toxicology*: *Principles and Policies*）

1981 年，松玛尼（Satu M. Somani）和卡文德（Finis L. Cavender）二人合编了《环境毒理学：原理和政策》（*Environmental Toxicology*：*Principles and Policies*），全书 245 页，是医学类图书（图 3-6-4），由美国化学学会、迪凯特 / 斯普林菲尔德区托马斯出版社（American Chemical Society. Decatur/Springfield Section Thomas）出版。

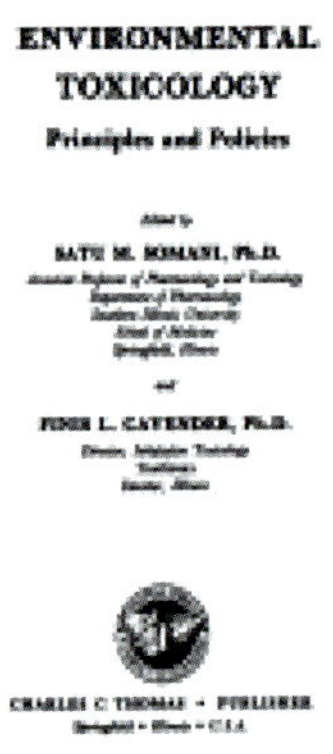

图 3-6-4《环境毒理学：原理和政策》

6.1.4 20 世纪 90 年代

自 20 世纪 90 年代开始，环境毒理学学科建设日臻成熟和完善，涌现出大量知识体系完善的专著和教材。

（1）《环境健康》（*Environmental Health*）

1990 年，约翰·罗斯（John Rose）著有《环境健康》（*Environmental Health*）一书，全书 455 页。由美国泰勒 - 弗朗西斯（Taylor & Francis）出版社出版（图 3-6-5）。该书主要论述无机和有机化学物的致癌作用和对疾病的影响、基因毒性，环境因素引起疾病的问题及发展中国家的环境污染问题。

（2）《基础环境毒理学》（*Basic Environmental Toxicology*）

1994 年，考克汉姆（Lorris G. Cockerham）和谢恩（Barbara S. Shane）合著的《基

础环境毒理学》（*Basic Environmental Toxicology*）专著，是当时重要的环境毒理学专著或教材，共 627 页，由 CRC Press 出版（图 3-6-6）。该书对环境毒理学与生态毒理学的概念合二为一或混淆不清，论述了污染物对人、动物和环境的效应；向读者介绍了毒理学和生态毒理学的基本原理、不同类型毒物的效应以及毒物如何对不同环境产生影响；讨论了环境健康、职业健康、污染物的化学测定及风险评估。该书作者认为其可作为风险评估和风险管理者、毒理学者、公共卫生管理者、环境工程师、工业管理者、顾问以及学生的环境毒理学课程的教材。

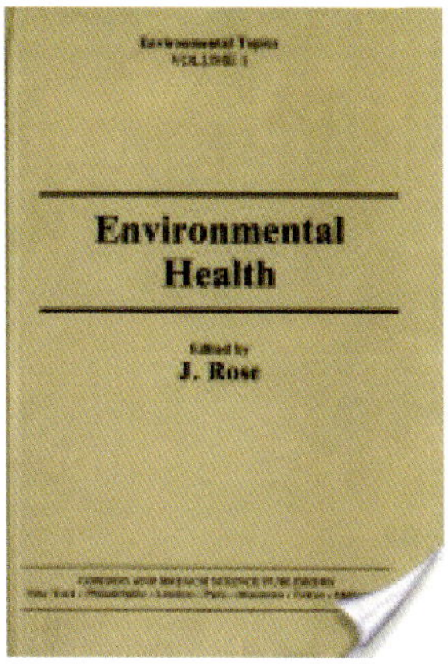

图 3-6-5　罗斯著的《环境健康》

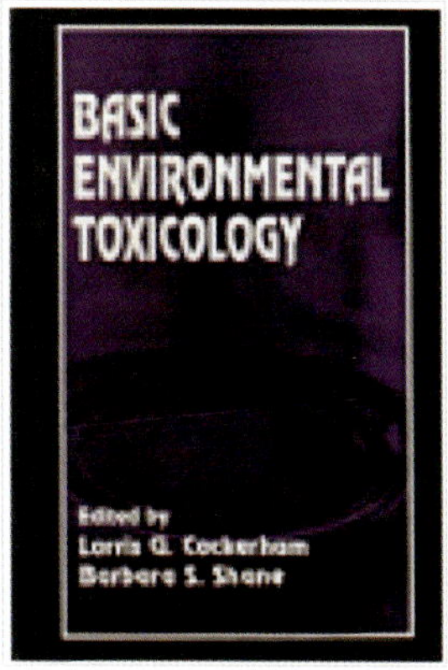

图 3-6-6　考克汉姆和谢恩著的《基础环境毒理学》

该书把环境毒理学和生态毒理学融合为一体，从而导致对这两个学科的论述均不够深入，对环境毒理学缺乏探讨环境污染物引起环境病的致病机制，而对生态毒理学则缺乏论述环境污染物对生态系统的危害。由该书可见，在 20 世纪 90 年代，环境毒理学与生态毒理学的概念依然是混淆不清的。

（3）《环境毒理学基础》（*Essentials of Environmental Toxicology*）

1996 年，威廉·休斯（W. William Hughes）著《环境毒理学基础》（*Essentials of Environmental Toxicology*），共 176 页，由美国泰勒－弗朗西斯（Taylor & Francis）出版社于 1996 年 10 月 31 日出版（图 3-6-7）。这是一本入门课本（introductory textbook），是关于环境中有毒物质对人类健康的效应，主要论述用于环境毒物研究的毒理学原理，包括毒理学概念；剂量－反应关系；毒物的吸收、分布、储存、生物转化和排泄；靶器官毒作用；致畸、致突变、致癌；环境毒物；危险度评价。

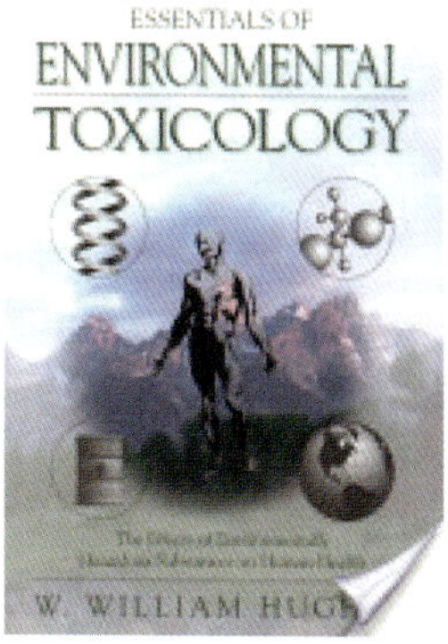

图 3-6-7　休斯著的《环境毒理学基础》

6.1.5　2000—2020 年

（1）《环境毒理学》（2000 年）——中国第一部环境毒理学中文专著

1986 年，山西大学环境保护科学系（现为环境与资源学院）在中国率先为环境科学专业本科生开设环境毒理学课程，由孟紫强主讲并编著教材《环境毒理学基础》（1986 年，图 3-6-8B）。

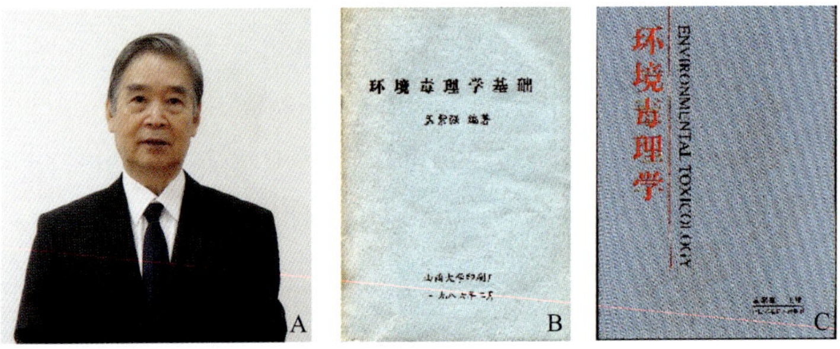

图 3-6-8　孟紫强及其编著的《环境毒理学基础》《环境毒理学》教材

2000 年 7 月，在上述教材的基础上，孟紫强主编《环境毒理学》专著，共 565 页，由中国环境科学出版社出版，填补了国内空白（图 3-6-8C）。之后印刷多次，对国内环境毒理学教学和科研产生了重要影响。参加编著的专家共 19 人，他们来自国内多所医科大学、农业大学及综合大学。该书共四篇 24 章，力求在环境毒理学的各个领域从理论和实践方面进行论述。第一篇（第 1～4 章）为环境毒理学基础理论，对环境化学物的吸收、分布、转化、排泄及化学物致突变、致畸、致癌的基础理论进行了论述；第二篇（第 5～13 章）论述环境不同污染物（因子）的毒性，包括重金属、石油、溶剂、农药、卤代芳烃、电离和电磁辐射、生物毒素及环境致癌物等；第三篇（第 14～19 章）为环境毒理学分支科学，提出并论述了 6 个主要分支，如大气污染毒理学、土壤毒理学、水环境毒理学、职业毒理学、河口生态毒理学、野生生物毒理学，以期拓宽和加深本学科的研究领域；第四篇（第 20～24 章）为环境毒理学基本方法，如环境流行病学方法、环境化学分析方法和环境毒理学研究技术、人体健康危险度评价及生态风险评价等。

该书的内容虽然以环境污染物对人体的毒性作用为主体，但也介绍了一些生态毒理学方面的内容，认为环境生态毒理学是环境毒理学的一部分。

（2）《环境毒理学：环境毒物对生命系统的影响》（*Environmental Toxicology：Impacts of Environmental Toxicants on Living Systems*）

2001 年，余明宏编著的《环境毒理学：环境毒物对生命系统的影响》（*Environmental Toxicology*：*Impacts of Environmental Toxicants on Living Systems*）一书，由纽约刘易斯出版社（Lewis Publishers）出版（图 3-6-9）。该书认为环境毒理学研究环境毒物对生命系统的影响。全书分为 15 章：第 1 章为绪论；第 2 章为环境变化与健康；第 3 章为毒物的事件；第 4 章为毒物的损伤过程与作用；第 5 章为影响外来化合物作用的因素；第 6 章为环境化学物的代谢；第 7 章为对毒物的防护反应；第 8 章为空气污染——无机气体；第 9 章为空气污染——颗粒物；第 10 章为环境中的氟；第 11 章为挥发性有机化合物；第 12 章为环境中的金属（Pb、Hg、Cd、Ni、As）；第 13 章为杀虫剂与相关材料；第 14 章为致突变污染物；第 15 章为环境癌。

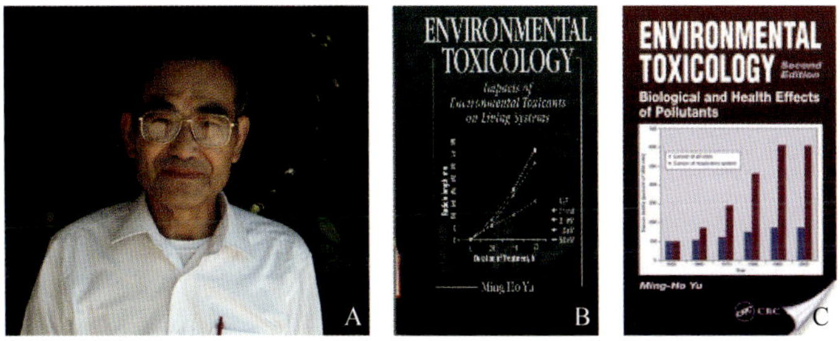

图 3-6-9　余明宏及其著作《环境毒理学》

（B:《环境毒理学：环境毒物对生命系统的影响》，第一版，2001；
C:《环境毒理学：污染物的生物和健康效应》，第二版，2005）

2005 年，余明宏又著《环境毒理学：污染物的生物和健康效应》（*Environmental Toxicology*：*Biological and Health Effects of Pollutants*）一书，由 CRC 出版社出版，论述污染物的生物效应和健康效应。强调人类活动和环境的关系，疾病的改变模式与环境的相关变化，探讨发展中的经济与污染相关的健康问题。该书论述了空气污染物、挥发性有机污染物以及氟化物、环境金属、杀虫剂以及其他毒物例如多氯联苯和二噁英等的危害过程、代谢（生物转化）及影响毒性作用的环境、生物和营养因素。最后一章为生态风险评估及其在政策和法规制定中的作用（图 3-6-9C）。

（3）《环境毒理学导论：化学物对生态系统的影响》（*Introduction to Environmental Toxicology*：*Impacts of Chemicals upon Ecological Systems*）

2004 年，兰迪斯（Wayne G. Landis）和余明宏编著了《环境毒理学导论：化学物对生态系统的影响》（*Introduction to Environmental Toxicology*：*Impacts of Chemicals upon Ecological Systems*）一书，由 CRC 出版社出版，共 484 页（图 3-6-10）。该书介绍了环境毒理学领域包括对有毒化合物及其对生物体的效应，以及它们在自然环境中的命运。第三版涵盖了从分子水平一直到种群水平（population levels）所有过程和影响。此外，还增加了关于氟化物的新章节。

从上述余明宏的《环境毒理学：环境毒物对生命系统的影响》（2001 年）、《环境毒理学：污染物的生物和健康效应》（2005 年）以及他与兰第斯合著的《环境毒理学导论：化学物对生态系统的影响》这三部环境毒理学著作分析，他们尚未将环境毒理学与生态毒理学分离为独立的学科。

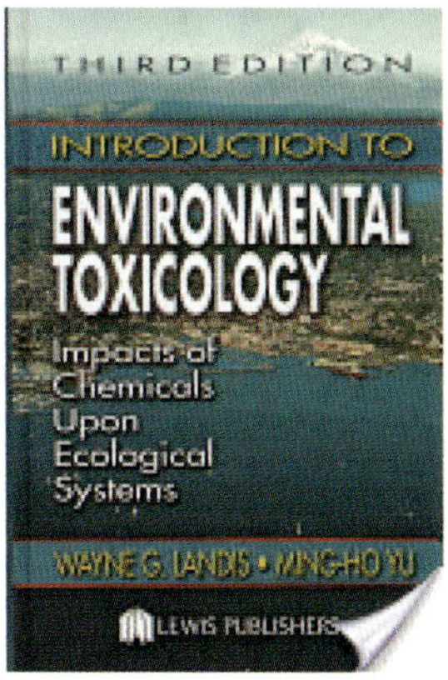

图 3-6-10　兰迪斯和余明宏合著的《环境毒理学导论：化学物对生态系统的影响》

（4）赖特和韦尔伯恩《环境毒理学》（*Environmental Toxicology*）

2002 年，赖特（David A. Wright）和韦尔伯恩（Pamela Welbourn）合著《环境毒理学》（*Environmental Toxicology*）一书，由剑桥大学出版社出版（图 3-6-11C）[1]。他

1　赖特（David A. Wright）是美国马里兰大学环境科学中心教授。韦尔伯恩（Pamela Welbourn）是加拿大女王大学和多伦多大学环境科学、环境化学、环境毒理学方面的教授。从 20 世纪 70 年代他们就开始从事环境毒理学和生态毒理学领域的研究工作。

们认为，环境毒理学与生态毒理学是同一学科的两种名称，现代环境毒理学既包含经典毒理学又包含生态毒理学。作者介绍说：该书是一个涉及广泛的、概论性的环境毒理学教科书，内容包括环境污染物从分子水平到生态系统水平的多个方面的效应。全书分为 4 部分：第一部分介绍基本概念、方法和技术；第二部分描述个别物质或一组物质的环境毒理学；第三部分对前述的概念、方法和毒物进行综合性论述；第四部分由风险评估、修复和调节毒理学等章组成。其中，每章均附有参考文献和扩展性读物、个案研究和学生练习。2007 年，朱琳将该书译为中文，由高等教育出版社出版（图 3-6-11D）。

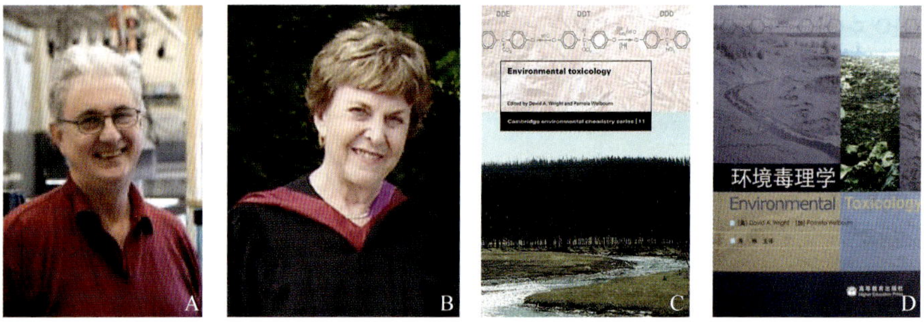

图 3-6-11　赖特（A）和韦尔伯恩（B）及其 2002 年出版的《环境毒理学》原著（C）、2007 年朱琳主译的中译本（D）

（5）佐竹等著《环境毒理学》（*Environmextal Toxicology*）

2003 年，佐竹（M. Satake）等著《环境毒理学》（*Environmental Toxicology*），共 282 页，由探索出版社（Discovery Publishing House）出版（图 3-6-12）。该书是对环境毒理学进行简单介绍的小册子，内容包括毒理学导论、毒理学基本原理、气态污染物毒理学、石油和溶剂、土壤毒理学、环境有毒金属、杀虫剂的毒性、电离辐射。

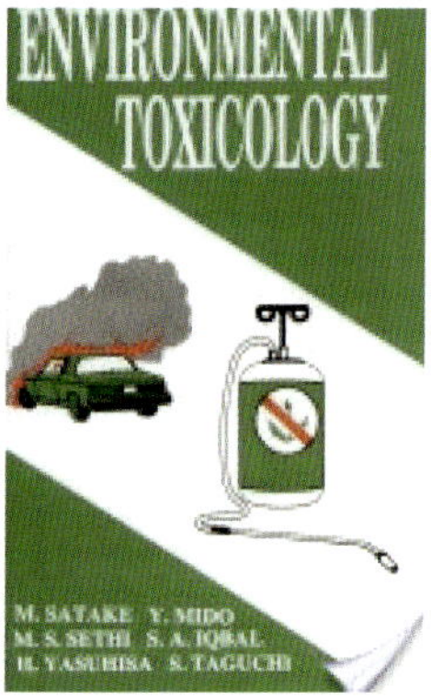

图 3-6-12　佐竹等著的《环境毒理学》

（6）《环境毒理学基础》——中国第一部环境毒理学国家级规划教材（第一至第三版）

2003 年，孟紫强主编的《环境毒理学基础》（高等教育出版社出版，图 3-6-13A）是国内第一本教育部批准的普通高等教育“十五”国家级规划教材，同时出版相配的电子教案（图 3-6-13B、图 3-6-13C），供普通高等学校环境类专业本科生学习。该书共分为 4 部分 16 章：第 1～6 章，主要介绍环境毒理学基础理论，包括环境化学污染物的生物吸收、体内分布、代谢转化及排泄，环境化学污染物的一般毒性、特殊毒性（致癌、致畸及致突变作用），环境化学物危险度和安全评价。第 7～9 章，论述环境毒理学的主要分支科学——大气环境毒理学、水环境毒理学及土壤环境毒理学。第 10～16 章，介绍环境主要污染因素（重金属、石油、溶剂、农药、环境内分泌干扰物、电离和电磁辐射）的毒性作用，最后收录了 16 个环境毒理学实验，供本科生教学实习和环境毒理学研究选用。参加本教材编写的专家有北京大学公共卫生学院郝卫东和郭新彪、北京师范大学刘静玲、青岛大学医学院马爱国及山西大学孟紫强等教授（图 3-6-14）。

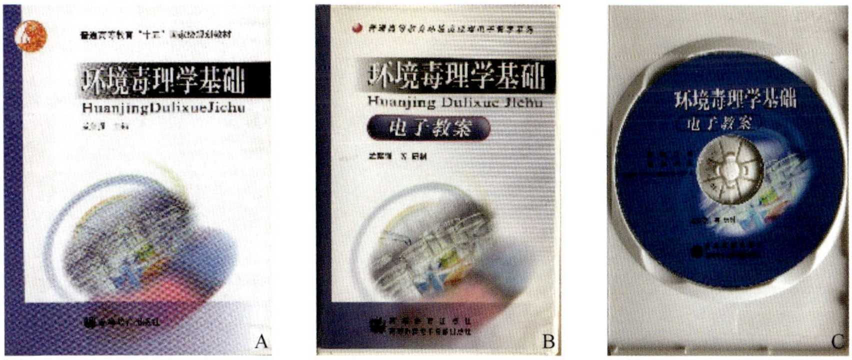

图 3-6-13　孟紫强主编的《环境毒理学基础》第一版（A）及配套电子教案（B、C）

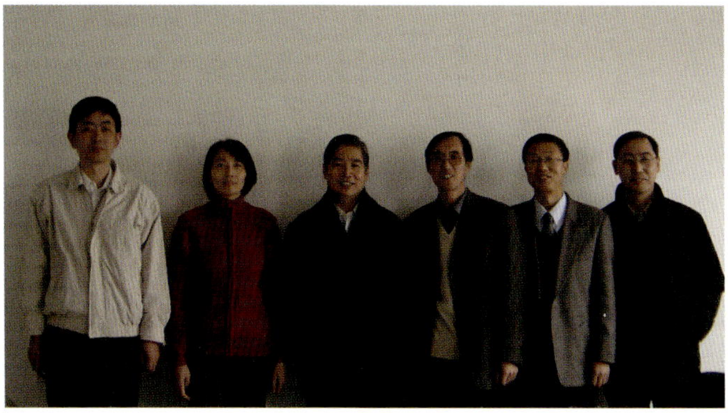

图 3-6-14 《环境毒理学基础》（第一版）作者
（从左至右：郭新彪、刘静玲、孟紫强、郝卫东、马爱国、耿红）

2010 年，孟紫强主编修订该书第二版（图 3-6-15A）[1]，第二版第一次从教材的角度将环境毒理学与生态毒理学分离为两个不同的学科，这是中国智慧对这两个学科发展的贡献，具有里程碑意义。第二版不仅是对环境毒理学与生态毒理学从概念、任务到研究范畴彻底分离的第一部教材，而且在全书内容上进行了调整，删除了所有有关环境污染物对动物、植物和微生物及其生态系统的内容。此外，第二版增加了对肥料、环境致癌物、光和噪声污染、生物污染等毒性作用论述的新章，删去了“实验指导”部分。尤其是在中外环境毒理学教材中第一次设立“环境生物污染”新章，更加强调了环境致病微生物污染对环境安全和人类健康的重要性，在当前新型冠状病毒感染引起新冠肺炎全球暴发的疫情下充分说明在环境毒理学教育中增设环境生物污染对健康的危害及其毒性作用机理章节的必要性。参加第二版教材编写的专家有北京大学公共卫生学院郝卫东和郭新彪、青岛大学医学院马爱国、北京联合大学张波、山西医科大学张志红、山西大学孟紫强及中国军事医学科学院朱茂祥等 6 所著名大学和研究

1　孟紫强 . 2010. 环境毒理学基础 .2 版 . 北京：高等教育出版社 .

所 8 位教授或研究员。

同时，为了满足教学需要，编辑出版了相配的电子教案（图 3-6-15B、图 3-16-15C）。

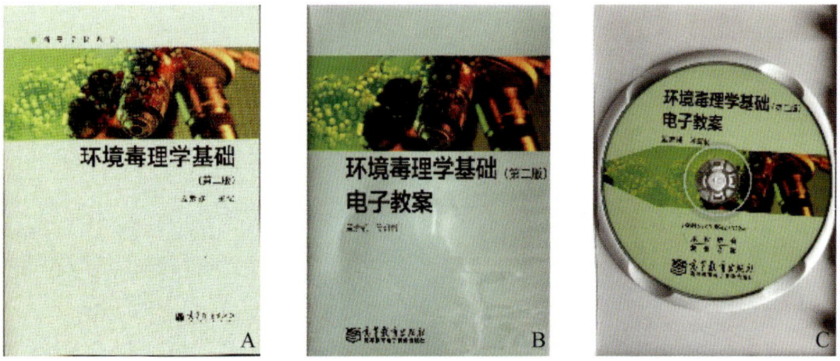

图 3-6-15　孟紫强主编的《环境毒理学基础》第二版

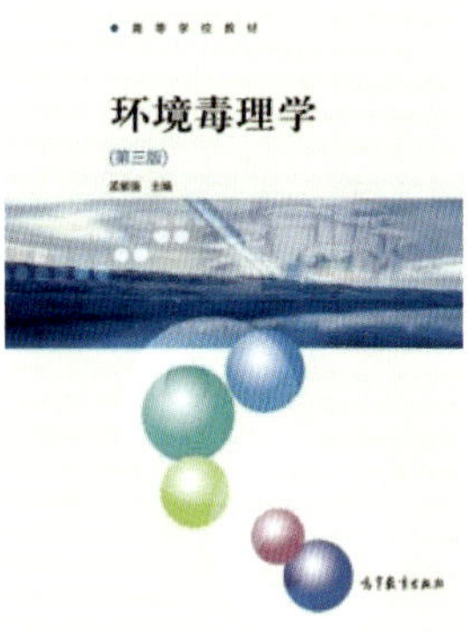

图 3-6-16　孟紫强主编的《环境毒理学》第三版（高等教育出版社，2018）

2018 年，孟紫强主编修订该书第三版，书名更改为《环境毒理学》（图 3-6-16），根据环境保护事业对人才需要的特点，新增了“工业环境毒理学”和“环境污染健康影响评价”两章，其余章节均重新进行了编著。全书各章均以环境污染物的毒性作用及其对健康的危害与防护作为主线进行论述。此外，本书是一门立体化教材，将有关短文、彩色图片、文献资料等以二维码的形式设置在书页的相关位置，便于读者通过扫读达到扩充知识的目的。此外，在每章之后还以二维码的形式将该章电子教案和参考文献列出，以便于读者进一步学习。

参加本版教材编著的专家有北京大学公共卫生学院郝卫东、郭新彪，青岛大学医学院马爱国，山东大学环境科学与工程学院刘汝涛，苏州大学公共卫生学院安艳，山西医科大学公共卫生学院张志红、白剑英，山西农业大学环境与资源学院郭掌珍，山西大学环境医学与毒理学研究所孟紫强、李瑞金、张全喜等共 12 所著名大学的 16 位教授、副教授。

2018 年，主编孟紫强教授邀请北京大学、北京林业大学、大连理工大学及山西大学共 6 位教授、副教授为讲师，以《环境毒理学》第三版为脚本录制了国内外第一门环境毒理学慕课（图 3-6-17），供校内外的学子通过网上视频进行学习和讨论，促进环境毒理学在全国范围的教学开展。该环境毒理学慕课于 2018 年 12 月 17 日—2019 年 3 月 29 日在中国大学 MOOC（慕课）平台首次开课，截至 2020 年 5 月 25 日已经开课 4 次，参加学习人数有近万人，受到众多学子的广泛好评。为了提高慕课的讲课艺术和视频 PPT 的图像质量，2019 年 2 月，孟紫强教授再次邀请北京大学、北京林业大学及山西大学共 6 位教授、副教授为讲师，进行环境毒理学慕课升级版的制作（图 3-6-17B），并于 2020 年 3 月 24 日—6 月 24 日在清华大学主办的“学堂在线”慕课平台对升级版首次开课；于 2020 年 2 月 20 日—5 月 25 日在中国大学 MOOC（简称“爱课程”）平台首次对升级版环境毒理学慕课开课。至今，该慕课已经在中国大学

MOOC 平台正式开课 7 次，20 余所国内著名大学利用该慕课进行环境毒理学线上 / 线下混合教学。特别是在 2020 年新冠肺炎流行，线下课堂教学难以进行，各高校要求学生“停课不停学”，许多教师利用该慕课对学生进行线上教学，为完成环境毒理学的本科或研究生教学任务做出了贡献。

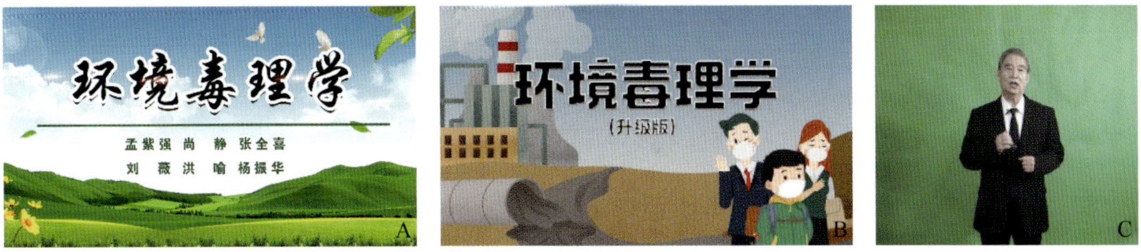

图 3-6-17　环境毒理学慕课第一版封面（A）及升级版封面（B）；孟紫强在录音棚录制慕课

（7）《生态毒理学原理与方法》（中文版）专著

2006 年，孟紫强主编的专著《生态毒理学原理与方法》出版（图 3-5-28），之所以在此介绍该书，是因为该书第一次提出环境毒理学和生态毒理学是两个完全不同的、独立的学科，对二者在概念、任务、内容和研究范畴上的差异进行了第一次全面系统的论述和比较，指出二者有各自不同的发展历史，从根源上论述两个是不同的学科。因此，该书是环境毒理学与生态毒理学的分离发展的主要依据和里程碑。同时，该书也是国内最早的两部生态毒理学专著之一。

本书共 9 章，构建了一个全新的生态毒理学体系和框架。第 1 章论述了生态毒理学概念、任务、历史与展望及主要研究方法；同时用大量篇幅介绍了把生态毒理学与环境毒理学列为各自独立学科的依据以及判定二者的详细标准。第 2 章介绍了生态毒理学基本理论，为以后各章的学习和研究打好基础。第 3 ~ 5 章分别论述动物生态毒理学、植物生态毒理学、微生物生态毒理学。从分子水平、个体水平、群体水平阐述环境污染物对动物、植物和微生物的毒理学效应及机理；同时，针对这三类生物各自的主要污染物，分别介绍了不同污染物的生态毒理学作用。该书从三类生物出发，介绍了各自的生态毒理学，在国内外尚属首见。第 6 ~ 8 章分别论述了淡水生态系统生态毒理学、陆地生态系统生态毒理学、海洋与河口生态系统生态毒理学。第 9 章介绍了生态风险评价的理论和方法。

参加编著本书的专家有北京师范大学刘静玲，徐州师范大学屈艾，太原师范大学魏爱丽及山西大学孟紫强、赵良启、张峰、解静芳等教授。

（8）《生态毒理学》（2009 年）——我国第一部生态毒理学教材

2009 年，孟紫强主编的《生态毒理学》出版（图见本书第四卷）是教育部批准的普通高等教育“十一五”国家级规划教材，也是国内第一部生态毒理学教材，由高等教育出版社出版。在此之所以介绍该书，是因为该书是将环境毒理学与生态毒理学在概念、内容、研究任务和范畴等方面彻底分离的第一部教材。在第一章，对环境毒理学与生态毒理学进行了全面系统的比较和阐述。全书以环境污染物对动物、植物和微生物及其生态系统的影响与防护为主线，分别在分子、细胞、组织、个体、种群直至生态系统、生物圈水平对毒性作用进行了论述。同时，为了满足教学需要，编辑出版了相配的电子教案（图见本书第四卷）。

（9）《生态毒理学》（2019 年）——新修中文教材

2019 年，孟紫强主编的普通高等教育“十三五”规划教材《生态毒理学》，由中国环境出版集团出版（图见本书第四卷）。本教材是在上述孟紫强主编的《生态毒理学原理与方法》专著（2006 年）和《生态毒理学》教材（2009 年）基础上经过较大修改而成。之所以在此处介绍本书，是因为在该书第一章绪论中，从学科发展的历史、研究人员、任务和内容等方面详细论述了环境毒理学与生态毒理学是两个独立学科。同时，主编孟紫强还邀请北京大学、厦门大学等 6 所著名大学的 11 位年轻教师作讲师，录制了我国第一部生态毒理学慕课，对环境毒理学与生态毒理学的区别以及各自的特点进行介绍（图见本书第四卷）。

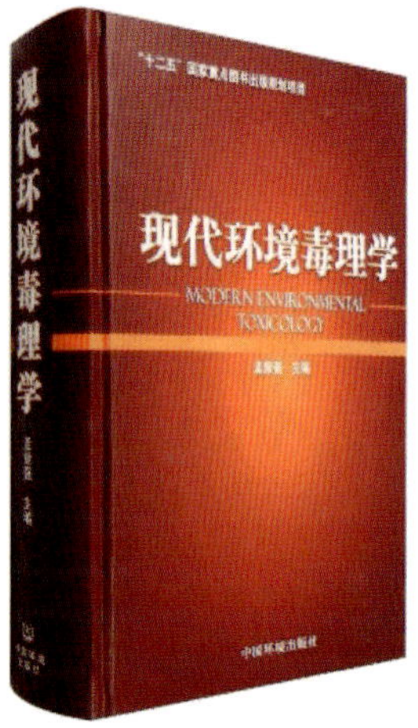

图 3-6-18　孟紫强主编的《现代环境毒理学》（中国环境出版社，2015）

（10）《现代环境毒理学》大型中文专著

2015 年，孟紫强主编《现代环境毒理学》（中国环境出版社）出版（图 3-6-18），全书共 935 页，近 150 万字，是国内外第一本全面、详细、深刻论述环境毒理学的巨著，几乎涉及现代环境毒理学的各个方面。该书继承了上述孟紫强主编《生态毒理学原理与方法》中关于环境毒理学与生态毒理学是两个不同的、独立学科的论点，在概念、内容、任务和研究范畴方面坚持认为：环境毒理学是研究环境污染物对人类健康及人类生态系统的毒性作用与规律的科学，而生态毒理学是研究有毒有害因素特别是环境污染物对动物、植物、微生物及其生态系统的毒性作用与机理的科学。

全书共四篇 37 章，主要反映了环境毒理学的现代理论和应用研究进展，供研究生、科研和环境评价参考。第一篇共 6 章，介绍现代环境毒理学的概念、基础理论及其发展；第二篇共 9 章，论述 9 个环境毒理学分支学科（大气环境、水环境、土壤环境、工业环境、室内环境、纳米环境、食品环境、生物环境毒理学和现代环境分子毒理学）的内容和进展；第三篇共 16 章，对 16 类主要环境污染物（或因素）的毒性及其防护进行阐述，包括大气颗粒物、大气气体污染物、重金属、微量元素、农药、肥料、环境致癌物、持久性有机污染物、内分泌干扰物、石油、有机溶剂、电离辐射、电磁辐射、光污染、噪声污染以及环境生物污染等；第四篇共 6 章，全面介绍环境毒理学主要研究方法和实际应用技术，包括环境化学物一般毒性和特殊毒性的测试方法、大气细颗粒物（$PM_{2.5}$）毒性研究方法、环境流行病学实用方法与技术、环境化学物的安全性和健康危险度评价方法、环境化学污染突发事件应急处理方法以及环境影响医学评价与环境污染健康影响评价方法等。

参加编著的专家有北京大学公共卫生学院郝卫东、郭新彪、许雅君，复旦大学公共卫生学院宋伟民、阚海东、赵金镯、陈仁杰，山东大学环境与工程学院刘汝涛，青岛大学医学院马爱国，苏州大学公共卫生学院安艳，华中师范大学生物系杨旭，深圳市疾病预防控制中心徐新云，山西医科大学公共卫生学院牛侨、张志红、白剑英、张勤丽，包头医学院公共卫生系贾玉巧，山西大学环境医学与毒理学研究所孟紫强、李瑞金、张全喜和生命科学与技术学院张义贤共 11 所著名大学和研究单位的 21 位教授、副教授。

（11）以会议论文编辑的环境毒理学著作

2006 年，昆宫洛斯（A. Kungolos）等编的《环境毒理学》（*Environmental Toxicology*），由威特出版社（Wit Press）出版（图 3-6-19）。该书主要为了环境毒理学者之间交流信息而作，是第一届环境毒理学国际会议的论文集，内容很宽泛，包括急性和慢性生物检测、化学物生物积累、有害废物的生态毒理学性质、生态毒理学评价、废物减量化和回收技术、生物降解与生物修复、法医毒理学、遗传毒性 / 致突变作用等。

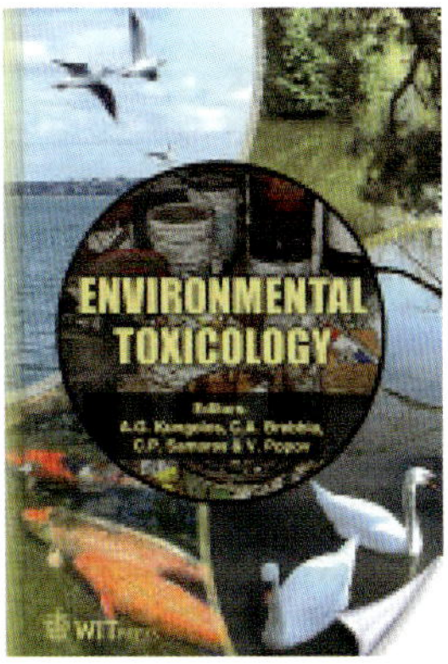

图 3-6-19　昆宫洛斯等编的《环境毒理学》

2008 年，昆宫洛斯、布雷比亚（C. A. Brebbia）和扎莫拉诺（M. Zamorano）合编《环境毒理学 II》（*Environmental Toxicology II*），由威特出版社出版（图 3-6-20）。这是一本继昆宫洛斯等编的第一届环境毒理学国际会议论文集《环境毒理学》之后，对第二届环境毒理学国际会议论文编辑而成的书。内容主要集中于危险度评价（包括水质量、可溶性油类）、人类健康危险度、废水毒性评估、生物效应检测、新兴化学品的生态毒性及新趋势等。

2010 年，波波夫（V. Popov）和布雷比亚合编的《环境毒理学 III》（*Environmental Toxicology III*），由威特出版社出版（图 3-6-21）。本书根据第三届环境毒理学国际会议论文编辑而成，内容很宽泛，包括化学物的生态毒性、生物效应检测、实验室技术和现场验证、人类健康危险度、纳米毒理学、生态系统健康、环境健康危险度评价、内分泌干扰物等。

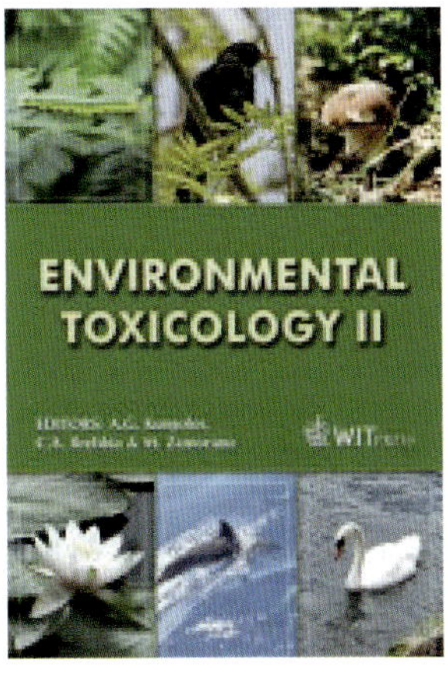

图 3-6-20　昆宫洛斯等编的《环境毒理学 II》

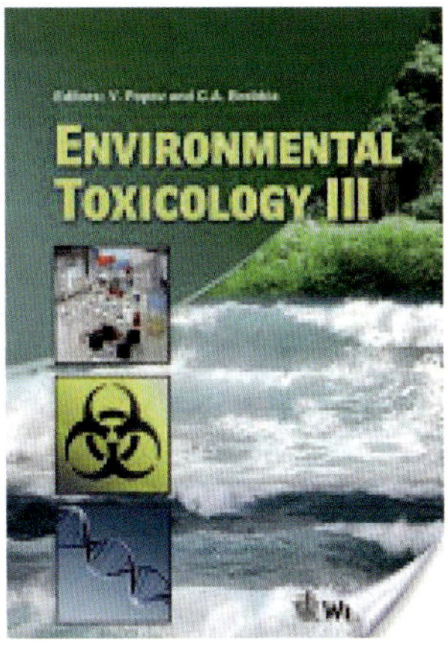

图 3-6-21　波波夫等编的《环境毒理学 III》

6.2 环境毒理学及其相关期刊创立的历史

6.2.1 1962 年之前

纵观人类保健科学的发展史，可以发现人类对健康与环境的关系从来就很重视。在卡逊的《寂静的春天》出版之前，在欧美发达国家就有一些环境健康类的期刊创刊。就这些期刊早期所发表的论文来看，它们所指的“环境”是指职业环境或工业环境，研究目的主要是保护职业化学物接触工人的健康，与当时的公共卫生或环境卫生学科的研究范围有一定相似性，所以在环境毒理学学科产生之前，早期的环境毒理学研究成果大多在此类期刊发表，这方面的早期期刊主要有以下 4 个。

（1）1873 年，《公共卫生论文和报告》创刊

《公共卫生论文和报告》（*Public Health Papers and Reports*，*Public Health Pap Rep*）期刊于 1873 年在美国华盛顿特区由美国公共卫生协会创刊。1873—1907 年出版了第 1 ~ 33 卷；1911 年更名为《美国公共卫生杂志（N Y）》[*American Journal of Public Health*（*New York*，*N Y*），*Am J Public Health*（*N Y*）]，1911—1927 年出版了第 1 ~ 17 卷；1928 年又更名为《美国公共卫生和国民健康杂志》（*American Journal of Public Health and the Nation's Health*，*Am J Public Health Nations Health*），1928—1970 年出版了第 18 ~ 60 卷；1971 年更名为《美国公共卫生杂志》（*American Journal of Public Health*，*Am J Public Health*），1971—2012 年出版了第 61 ~ 101 卷。

（2）1938 年，《环境卫生杂志》创刊

《环境卫生杂志》（*The Journal of Environmental Health*，JEH）于 1938 年在美国丹佛（美国科罗拉多州首府）由国家环境卫生协会（the National Environmental Health Association，NEHA，该协会于 1937 年成立）创刊，每年出版 10 期。然而，据 1977 年记录，该期刊为双月刊，每年约 650 页。[1]

（3）1944 年，《英国工业医学杂志》创刊

《英国工业医学杂志》（*British Journal of Industrial Medicine*，*Br J Ind Med*）于 1944 年在英国创刊。1944—1993 年出版了第 1 ~ 50 卷；1994 年改名为《职业与环境医学》（*Occupational and Environmental Medicine*，*Occup Environ Med*），1994—2012 年出版了第 51 ~ 69 卷。

（4）1960 年，《环境卫生学报》创刊

《环境卫生学报》（*Archives of Environmental Health*）于 1960 年在美国芝加哥由美国医学协会（American Medical Association）创刊，为月刊，1977 年之前记录每年约 200 页。

---

1 Rudd R L. 1977. Environmental toxicology：a guide to information sources. Michigan：Gale Research Co.

6.2.2 20 世纪 60 年代

《寂静的春天》于 1962 年发表之后，许多环境毒理学相关期刊相继创刊。

1962 年，不定期学术刊物《残留物评论：杀虫剂和其他外来化学物在食物和饲料中的残留》（*Residue Reviews*：*Residues of Pesticide and other Foreign Chemicals in Foods and Feeds*）创刊，由纽约斯普林格出版社（New York：Springer-Verlag）出版发行。该期刊从 1987 年出版的第 98 卷开始更名为《环境污染与毒理学评论》（*Reviews of Environmental Contamination and Toxicology*）。

1963 年，《国家野生生物》（*National Wildlife*）双月刊由美国野生生物联盟创刊。

1966 年，《环境污染与毒理学通报》（*Bulletin of Environmental Contamination and Toxicology*）在美国创刊。

1967 年，《杀虫剂》（*Pesticide*）月刊创刊，每年约 720 页，由伦敦 R.V. 拉格万出版社（London：R.V. Raghavan）出版发行。

1967 年，《杀虫剂监测杂志》（*Pesticide Monitoring Journal*）季刊由美国国家环境保护局技术服务室创刊发行。

1968 年，《化学－生物相互作用》（*Chemico-Biological Interactions*）月刊在荷兰阿姆斯特丹创刊，每年约 1 080 页，由爱思唯尔科学出版公司（Elsevier Scientific Publishing Co.）出版发行。

6.2.3 20 世纪 70 年代

随着环境毒理学研究的蓬勃开展，1967—1977 年，许多新的环境毒理学及其相关学术期刊陆续创刊，主要有：

1970 年，《环境研究》（*Environmental Research*）期刊创刊。由 New York and London：Academic Press 出版，为双月刊。

1970 年，《国际环境研究杂志》（*International Journal of Environmental Studies*）期刊创刊。由伦敦戈登和布朗克出版社（London：Gordon and Breach）出版，季刊。

1972 年，《化学圈》（*Chemosphere*）期刊创刊。由牛津英格兰和埃尔斯福德（Oxford，Engl.，and Elmsford）和纽约培格曼出版社（New York：Pergamon Press）出版，为双月刊。

1972 年，美国著名期刊《环境健康展望》（*Environmental Health Perspectives*，EHP）由美国环境健康科学研究所（the U.S. National Institute of Environmental Health Sciences）创刊，初期主要是出版会议论文集，从 1993 年开始增加了环境新闻栏目，并发表尖端前沿的科技论文，并发行至今，影响因子逐年增高。《环境与健康展望》（中文版）于 2001 年创刊。

1972 年，《毒理学与环境化学评论》（*Toxicological and Environmental Chemistry Reviews*）期刊创刊。由伦敦戈登和布朗克科学出版社（London：Gordon and Breach

Science Publishers）出版，为季刊。

1973 年，《环境污染与毒理学学报》（*Archives of Environmental Contamination and Toxicology*）期刊创刊。由纽约斯普林格出版社（New York：Springer-Verlag）出版，为季刊。

1973 年，《毒理学》（*Toxicology*）期刊创刊。由阿姆斯特丹和纽约（Amsterdam and New York）：爱思唯尔 / 北荷兰出版社（Elsevier/North-Holland）出版，为双月刊。

1974 年，《环境健康评论》（*Reviews on Environmental Health*）期刊创刊。由伦敦友人出版社（London：Freund Publishing House）出版，为季刊。

1975 年，《毒理学与环境健康杂志》（*Journal of Toxicological and Environmental Health*）创刊。

1977 年，《毒理学通讯》（*Toxicological Letter*，*Toxicol Lett.*）创刊。

6.2.4　20 世纪 80 年代

据统计，20 世纪 80 年代，在国际上有越来越多的环境毒理学及其相关期刊创刊，表明环境毒理学研究的蓬勃开展。例如，《环境毒理学》（*Environmental Toxicology*）、《环境毒理学和化学》（*Environmental Toxicology and Chemistry*）、《吸入毒理学》（*Inhalation Toxicology*）、《环境与分子诱变》（*Environmental and Molecular Mutagenesis*）及其他与环境毒理学相关的 10 多种期刊［如《调节毒理学和药理学》（*Regulatory Toxicology and Pharmacology*）等］创刊。

在中国，《中国公共卫生学报》《中国公共卫生》《环境与健康杂志》《卫生毒理学杂志》《中国环境科学》《环境科学学报》等 10 多种与环境毒理学相关的中文新期刊创刊，表明作为发展中国家的中国其环境毒理学研究快速崛起。

6.2.5　20 世纪 90 年代

20 世纪 90 年代之后，在国际上，环境毒理学及其相关学术期刊的创刊进入加速度增长时期，难以计数。仅以中国在 1991—1993 年的调查统计为例，结果如下：

1991—1993 年中国有 61 种期刊登载环境污染与健康方面的文献，共计文献 1 995 篇。其中，载文量在 10 篇以上的有 15 种期刊，依次为《环境与健康杂志》（281 篇）、《环境科学》（177 篇）、《中国环境科学》（173 篇）、《上海环境科学》（172 篇）、《环境化学》（143 篇）、《环境科学学报》（139 篇）、《中国公共卫生》（101 篇）、《环境科学研究》（94 篇）、《中华预防医学杂志》（65 篇）、《分析化学》（63 篇）、《卫生研究》（55 篇）、《中国公共卫生学报》（44 篇）、《理化检验——化学分册》（35 篇）、《解放军预防医学杂志》（20 篇）、《白求恩医科大学学报》（10 篇）。这 15 种期刊合计载文量 1 572 篇，占 92.74%；其中前 7 种合计 1 186 篇，占 70%，提供了 2/3 的信息量。

第7章
中国环境毒理学发展史

依据现代环境毒理学学科在中国发展的历史，主要可分为三个阶段：起步期（1973—1979年）、快速发展期（1980—1989年）、创新发展期（1990年至今）。

7.1 环境毒理学在中国的起步期

20世纪70年代是环境毒理学研究在中国开始起步的年代。

出席第一次国际环境保护大会

1972年6月中国政府派代表团出席了在斯德哥尔摩召开的第一次国际环境保护大会，也就是联合国人类环境大会（图3-7-1）。

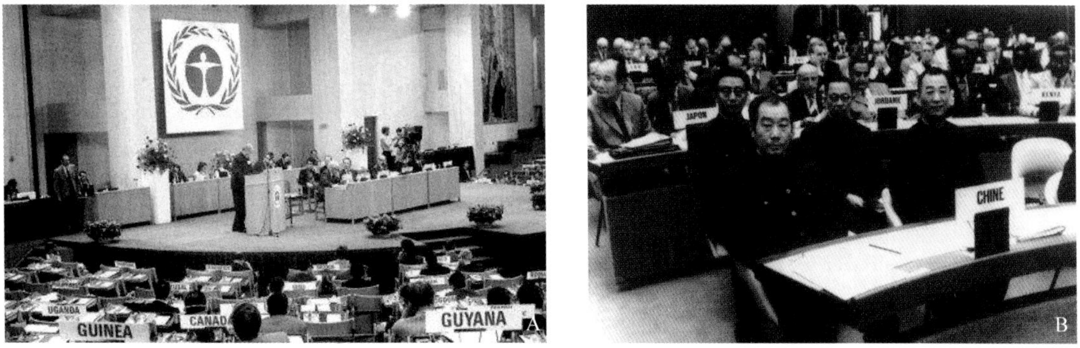

图3-7-1　第一次国际环境保护大会会场（A）和中国政府代表团（B）

召开中国第一次环境保护会议

1973年8月5—20日，国务院委托国家计委在北京组织召开了中国第一次环境保护会议，审议通过了“全面规划、合理布局、综合利用、化害为利、依靠群众、大家动手、保护环境、造福人民”的环境保护工作32字方针和中国第一个环境保护文件——《关于保护和改善环境的若干规定（试行草案）》。该会议推动了中国环境保护工作的开展，迈出了中国环境保护事业关键性的一步。随之，中国制定了环境保护发展规划。

颁布第一部环境保护法

1979年，中国颁布了第一部综合性的环境保护基本法——《中华人民共和国环境保护法（试行）》，把中国的环境保护方面的基本方针、任务和政策，以法律的形式确定下来。其后在此基础上又陆续颁布了许多重要的环境保护单行法规，如 1982 年颁布的《中华人民共和国海洋环境保护法》、1984 年颁布的《中华人民共和国水污染防治法》等。1989 年 12 月 26 日，第七届全国人民代表大会常务委员会第十一次会议通过了《中华人民共和国环境保护法》。

创办学术期刊

20 世纪 70 年代，中文版《环境科学》与《卫生研究》两种与现代环境毒物研究密切相关的学术期刊创刊，西方发达国家的现代环境毒理学知识和技术开始被介绍到中国，开启了环境毒理学在中国的发展。

农药毒性研究的启动

1949 年以后，虽然工业建设取得了空前发展，但中国仍然是一个农业大国，农药在农业生产中的应用及其对农民暴露者的健康危害受到社会和学界的高度重视。早在 20 世纪 50 年代，北京大学张宗炳[1]等昆虫学家就开始在学术期刊介绍化学合成的烃类卤化物和有机磷化合物农药的毒性作用，中国科学院化学研究所和动物研究所的研究人员对焦磷酸四乙酯（TEPP）、四磷酸四乙酯（勃拉盾）、硫代磷酸 -O,O- 二乙基 -O- 对硝基苯酯（parathion，即 1605）以及 E-1059 等农业常用杀虫剂——有机磷农药的毒性作用也在学术期刊进行介绍。[2]

20 世纪 60 年代，有些医生和农业技术人员开始介绍在农业生产上应用广泛的剧毒的有机磷农药 1605 及 E-1059 中毒症状与防治方法，药物学者也开始研究有机氯农药的作用机制。尽管农村科技工作者不断强化宣传，但是仍然有一些喷洒农药 1605 或 E-1059 的农民对此农药的毒性作用认识不足而导致急性中毒事件屡屡发生。[3]

20 世纪 70 年代，随着国家对环境保护的重视，大量农药环境毒理学知识从国外介绍到中国。与此同时，中国也有少数学者开始进行农药毒性试验研究。1973 年，上海市卫生防疫站发表了用大鼠和小鼠对 DDT、六六六的毒性试验。1978 年，中国医学科学院卫生研究所王淑洁等研究了杀虫脒对温血动物的急性、亚急性和慢性毒性。同年，浙江医科大学农药研究组研究了取代硫脲类农药的致畸性，并用 Wistar 大白鼠做了致畸试验。1979 年，贵阳医学院农药毒理研究组朱延韦进行了杀虫双对大鼠的慢性毒性试验。[4]

总之，20 世纪 70 年代，中国学者一方面积极引进国外农药研究成果；另一方面也开始启动农药的本土研究工作。

---

1 张宗炳生平传记详见本书第七卷。

2 米里尼柯夫，孙令衔，张宗炳 .1953. 杀虫剂用有机磷化合物 . 昆虫学报，5：335-369；曾繁杰 .1957. 杀虫剂“1605”. 化学世界，6：273-275；何鸿恩，周庆强 .1959.“E-1059”对达乌尔黄鼠（*Citellus dauricus*）的毒性试验 . 动物学杂志，1：17-18.

3 张茂宏 . 1961. 农药有机磷杀虫剂中毒的临床表现及处理 . 山东医刊，6：19-21；郑集，等 .1963. 苹果中 E-1059 的余毒试验 . 南京大学学报（自然科学版），2：47-51；宋振玉，周远鹏 .1966. 滴滴涕和六六六对戊巴比妥体内转化的双相影响 . 药学学报，2：119-125.

4 王淑洁，等 .1978. 杀虫脒的毒性研究 . 卫生研究，4：335-341；浙江医科大学农药研究组 .1978. 取代硫脲类农药的致畸性 . 环境科学，4：19-23；朱延韦 .1979. 杀虫双对大鼠的慢性毒性实验 . 贵州化工，1：9-16.

大骨节病和克山病研究

实际上，20 世纪 50—70 年代，中国在环境毒理学研究方面的主要标志是对生物地球化学性疾病（地方性疾病）生理、生化、病因、发病机理与防治的创新性研究。从 20 世纪 50 年代初期起，中国就开始通过大规模流行病学调查对一些地方性疾病如大骨节病和克山病的病因和流行状况进行研究。20 世纪 70 年代，中国黑龙江省大骨节病研究所、吉林省地方病研究所、陕西省地方病研究所及哈尔滨医科大学等高等学校和科研机构，经过长期对大骨节病病因和发病机制的研究，提出大骨节病的发病与自然环境中的某些金属元素失衡（锶、钡水平较高而钙、镁、硒缺乏）、真菌毒素或天然有机物在粮食和饮水中的污染对当地居民骨关节系统的毒害作用有关。对于克山病的致病病因，认为是由于环境中真菌毒素或柯萨奇病毒 B 对饮水或粮食的污染以及硒元素的缺乏所致。吉林医科大学于 1973 年编著出版中国第一本《克山病》专著（图 3-7-2A），由人民卫生出版社出版。孟紫强经过长期对大骨节病的研究和总结，[1] 于 1978 年编著完成中国第一本《大骨节病》专著书稿，并交付山西人民出版社，但由于当时该社每年出版医学著作数量有限，所以直到 1984 年才出版（图 3-7-2B）。中国对大骨节病和克山病的研究一直处在国际领先地位（图 3-7-2、图 3-7-3）。这对环境中天然有毒物质毒理学研究有重要贡献。

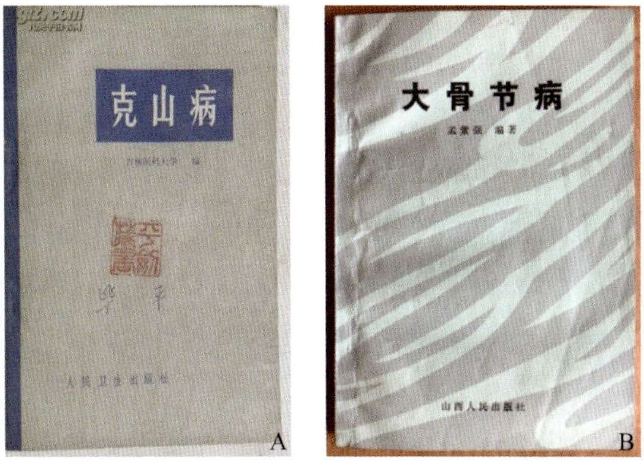

图 3-7-2 《克山病》专著（A）和《大骨节病》专著（B）

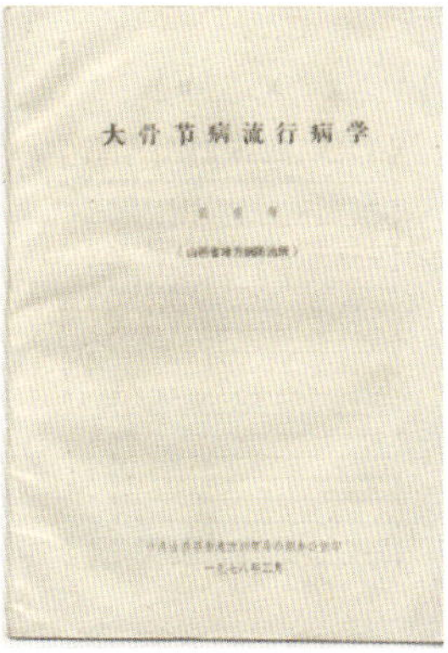

图 3-7-3　孟紫强著的《大骨节病流行病学》（1978 年 3 月中共吉县委地方病领导小组办公室印）

7.2 环境毒理学在中国的快速发展期

20 世纪 80 年代是环境毒理学学科在中国快速发展的年代，其标志有三：环境毒理学科研全面展开，教学开始进行，多种相关学术期刊创刊。这标志着 20 世纪 80 年

1　孟紫强 .1978. 大骨节病病理形态学改变的研究 . 山西医药杂志，（2）：55-59；孟紫强 . 1978. 从大骨节病病理形态和生理生化学改变探讨本病的实质、发病机制及预防治疗 . 地方病防治研究动态（辽宁省地方病研究所编辑出版），（13）：43-50；孟紫强 .1977. 大骨节病患者血、尿羟脯氨酸含量的初步探讨 . 山西医药杂志，（4），35-37；孟紫强 .1978. 大骨节病流行病学 . 吉县：中共吉县委地方病领导小组办公室印 .

代环境毒理学在中国崛起快、起点高、发展迅速。

7.2.1 环境毒理学研究在中国开始全面展开

农药毒性与“三致”作用

20 世纪 80 年代，中国依然是一个农业大国，农业人口仍占绝对多数，农药污染对生态环境和人群健康的危害引起全社会和学界的高度重视，以致对农药毒性的研究进入了一个发展期。

1980 年，北京医学院卫生系（现北京大学公共卫生学院）张铣等研究了久效磷对小鼠、大鼠、家兔、鸡的急性毒性作用。[1] 同年，中山医学院卫生系张桥等研究了 18 种农药（7 种杀虫剂）对大鼠肝细胞的致突变作用。[2]

1980 年，武汉医学院，即同济医学院（现华中科技大学同济医学院）卫生系成立环境保护毒理研究室。1980—1987 年，该系刘毓谷、夏世钧、陈学敏等对农药，尤其是对有机磷农药的一般毒性及其对肝微粒体酶活性的作用、对染色体损伤的诱发等进行研究。[3]

1982 年，广州医学院吴中亮等对乙氧滴涕急性经口毒性、急性经皮毒性、亚急性毒性、蓄积毒性作用，以及微核、姐妹染色单体交换、染色体畸变、DNA 损伤修复等进行了研究。[4] 同年，徐晋康等报道了他们对林丹的毒性与致癌性的研究。次年，昆明医学院刘明哲等发表了他们对农药六六六诱发染色体畸变的研究。[5]

1989 年，浙江医科大学黄幸纾等报道了六六六和滴滴涕对农村妇女生殖影响的调查结果。次年，他们又报道了六六六和林丹对大鼠致畸研究的结果。中国科学院上海生物化学研究所王达报道了大鼠口服农药呋喃丹的致癌性研究。[6]

总之，20 世纪 80 年代，在我国进行的农药毒理学研究大多为追踪性整体动物试验，研究结果大多在本校的学报发表。其中，关于农药致畸变、致癌变方面的研究均为初步研究，尚需进行更多的试验才能得出最终结论。

---

1 张铣，卞绍曾，李连俊 . 1980. 久效磷的急性毒性研究 . 农药工业，3：51-53.

2 张桥，等 .1980. 十八种农药致突变作用的研究 . 环境科学，5：58-61.

3 夏世钧，等 .1980. 有机磷杀虫剂杀虫畏的毒性研究 . 武汉医学院学报，02：7-12；陈学敏，刘毓谷，等 .1981. 水胺硫磷毒性研究 . 农药，5：21-24；邬惠琼，刘毓谷，等 .1985. 甲基异柳磷毒性研究——致畸试验 . 华中师院学报（自然科学版）.2；叶正君，宋瑞琨，刘毓谷 .1987. 不同结构的有机磷农药对肝微粒体酶活力的影响 . 卫生毒理学杂志，1：42-43；石年，邬惠琼，刘毓谷 .1987. 甲基异柳磷在离体灌流大鼠肝脏中的代谢 . 同济医科大学学报，3：213；陈学敏，等 .1987. 化学性诱导对孕妇及其新生儿淋巴细胞姊妹染色单体交换的影响 . 同济医科大学学报，1：1-4；夏世钧 .1982. 地面水中杀虫畏最高容许浓度的研究 . 武汉医学院学报，2：5；瞿薇，夏世钧 . 1988. 杀虫畏代谢活化对人淋巴细胞姊妹染色单体交换率的作用 . 同济医科大学学报，2：144-146.

4 吴中亮，等 .1982. 乙氧滴涕毒性研究 . 广州医学院学报，（1）：8-15.

5 徐晋康，等 .1982. 丙体六六六（林丹）的毒性和致癌性研究 . 卫生研究，（3）：85-95；刘明哲，等 .1983. 有机氯农药 . 六六六体内诱发人体染色体畸变作用的研究 . 昆明医学院学报，（Z1）：13-17.

6 黄幸纾，等 .1989. 六六六和滴滴涕对农村妇女生殖影响的调查研究 . 浙江预防医学，（1）：15-17；朱永平，等 .1990. 六六六和林丹的大鼠致畸研究 . 癌变、畸变、突变，（4）：19-23；王达 .1990.SD 大鼠口服农药呋喃丹的致癌性研究 . 癌变、畸变、突变，（3）：27-28.

中国环境诱变剂学会成立

1983 年，中国环境诱变剂学会在上海成立，理事长为谈家祯（图 3-7-4）院士。从此环境污染物的“三致”作用在中国的研究进入高峰期。

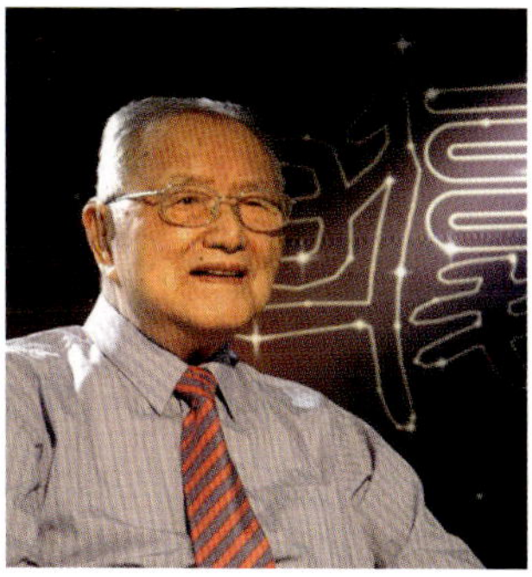

图 3-7-4　谈家祯

固体物致癌性和肿瘤免疫性研究

1978—1980 年，孟紫强等对包埋于小鼠皮下的不溶性固体物质所诱发肿瘤的移植性和免疫核酸对该肿瘤生长的抑制作用等问题进行研究，发现人为将盖玻片破碎后在皮下包埋所诱发的小鼠肿瘤具有移植性和特异免疫性，其肿瘤免疫肝 RNA 对该肿瘤有特异性抑制作用。[1] 这个研究的科学意义之一在于证明不仅化学致癌物可以诱发肿瘤，而且固体类物质也可以诱发肿瘤。这为研究大气颗粒物致癌作用提供了科学依据。

颗粒物毒理学研究

1984 年，上海第一医学院（现复旦大学公共卫生学院）陈秉衡等对我国城市悬浮颗粒物（SPM）的毒性进行研究，发现动物经大剂量空气悬浮颗粒物对气管染毒后，对呼吸道引起多种毒性作用；[2] 同年，山西医学院杨文敏等研究了太原市大气颗粒物对小鼠骨髓细胞的染色体畸变的影响，结果表明大气颗粒物的甲醇提取物具有致突变性。[3]

1985 年，中国预防医学中心卫生研究所秦钰慧等用中国地鼠卵巢（CHO）细胞姐妹染色单体交换（SCE）测试方法研究发现，在宣威肺癌高发区（燃煤）和低发区（燃柴）采集的室内空气可吸入尘样品，无论使用或不使用肝匀浆 S9 体外活化系统，两种可吸入颗粒物的提取物均具有明显的致突变活性。同年，陈秉衡等研究燃煤烟气对实验动物的健康危害。[4]

1986—1989 年，陈秉衡等发现，城市悬浮性颗粒物（SPM）染毒引起的炎症在消退和肺细胞损伤修复后，肺的防御功能有所降低，易并发支气管炎。[5]

1987 年，中国医科大学的太史平、王秉贤等研究发现沈阳市飘尘能引起大鼠肺急

1　孟紫强 . 1981. 带瘤小鼠肝核糖核酸对移植性肿瘤的抑制效应 . 天津医学院学报，(2)：28-38；孟紫强 . 1984. 带瘤小鼠对玻片肉瘤的免疫性 . 肿瘤防治研究，11（4）：236-238.

2　陈秉衡，等 .1984. 上海市不同地区大气飘尘对肺细胞毒性的研究 . 公共卫生与疾病控制杂志，2：2-7；孟志红，陈秉衡，毛惠琴，等 . 1984. 上海市飘尘染毒金黄地鼠后肺部病理学观察 . 上海环境科学，5：7，24-26；陈秉衡，等 .1984. 隧道空气降尘对巨噬细胞体外毒性的研究 . 环境与健康杂志，5：1-4.

3　杨文敏，吴炳耀 . 1984. 大气颗粒物的致突变性研究——小白鼠骨髓细胞染色体畸变试验 . 环境与健康杂志，6：11-14.

4　秦钰慧，郭润荣，线引林，等 .1985. 宣威室内可吸入尘提取物的致突变性 . 卫生研究，6：25-28；黄莺，杨铭鼎，陈秉衡 .1985. 燃煤烟气对健康危害的动物模拟实验 . 上海第一医学院学报，3：223-228.

5　陈秉衡，等 .1986. 上海城市悬浮颗粒物染毒动物后肺部损伤的追踪观察 . 上海医科大学学报，5：357-361；周国栋，杨铭鼎，陈秉衡 .1989. 燃料燃烧颗粒物对大鼠肺细胞毒性的研究 . 中国公共卫生学报，1：42-46；王瑾，陈秉衡 .1989. 颗粒物对动物免疫功能影响的研究 . 卫生毒理学杂志，3：169-171；孟志红，陈秉衡 . 1989. 我国大气总悬浮颗粒物的致突变性及其物质基础 . 卫生毒理学杂志，4：245-247.

性炎症和肺细胞损伤，同一剂量染毒动物污染区大鼠肺损伤较清洁区为重。[1]

1988 年，山西医学院杨文敏研究发现，太原地区大气颗粒有机提取物对 V79 细胞 SCE 影响显著，有致突变作用。[2]

20 世纪 80 年代，中国对可吸入颗粒物的研究主要聚焦于对呼吸系统的健康危害，且多为基础性研究。

饮用水提取物致突变性研究

20 世纪 80 年代，朱惠刚等采用 Ames 试验对上海饮用水水源和自来水中化学物致突变性进行研究，发现化学分析合格的某些自来水的提取物具有致突变性，表明对环境的化学监测不可代替生物监测。[3]

电离辐射致白血病和 DNA 损伤的研究

1981—1985 年，孟紫强在中国辐射防护研究院对 ^{60}Co γ-射线诱发小鼠白血病与基因表达关系进行研究[4]，同时进行电离辐射对哺乳类细胞 DNA 损伤和基因表达影响的研究。[5]

汞、硒和 SO_2 细胞遗传毒理学研究

1986 年 3 月，孟紫强从中国辐射防护研究院调至山西大学环境保护科学系（现环境与资源学院）进行环境医学、环境毒理学及生态毒理学科研和教学，同年进行汞和硒对人血淋巴细胞的细胞遗传毒性及相互拮抗的研究[6]，并对 SO_2 细胞遗传毒理学进行系列研究，发现 SO_2 及其衍生物是人血淋巴细胞染色体断裂剂和基因毒性因子。[7] 之后，他们对 SO_2 毒理学的研究持续进行至今，已经有 30 多年的历史。

7.2.2 环境毒理学教学开始进行

一个学科的创始、成熟和发展，除了要有全面而深入的科学研究之外，全面系统

1 太史平，宁玉英，邢恩池，等 .1987. 沈阳市两地区大气飘尘的肺细胞毒性研究 . 中国医科大学学报，S1：71-74.

2 杨文敏 .1988. 大气颗粒有机提取物的成分分析以及对 V79 细胞 SCE 影响 . 环境与健康杂志，3：1-5.

3 朱惠刚 .1983. 监测水中致突变物的 Ames 试验及水质评价 . 上海环境科学，4：37-39；朱惠刚，等 .1987. 净水设备去除水中致突变物的效果评价 . 上海环境科学，12：13-17.

4 孟紫强 . 1988. 小鼠白血病细胞核 RNA 在与 DNA 杂交反应中的变化 . 遗传，10（1）：17-19.

5 孟紫强 . 1986. 小鼠脾细胞受电离辐射后立即合成的核 RNA 与 DNA 杂交反应的变化 . 辐射研究与辐射工艺学报，6（4）：1-7；孟紫强 . 1986.Co-γ 线照射对小鼠脾细胞 DNA、RNA 及蛋白质合成的影响 . 辐射防护，6（3）：202-206；孟紫强，赵宝礽 . 1986. γ 线照射对小鼠甲状腺细胞 DNA、RNA 及蛋白质合成的影响 . 中华放射医学与防护杂志，6（5）：342-344；孟紫强 . 1987. 哺乳动物细胞 DNA 单链断裂与重接修复的研究 . 辐射研究与辐射工艺学报，5（4）：14-18；Meng Z Q. 1989. Hybridization changes of DNA with nRNA synthesized immediately after gamma-irradiation in mouse splenocytes. Book of Abstracts. European Society for Radiation Biology，22nd Annual Meeting，Brussels，Belgium，September 11-16，1989，pp.110.

6 孟紫强，张连珍 . 1989. 二氯化汞对人外周血淋巴细胞的遗传毒性及硒的防护作用 . 环境科学，10（2）：7-9，49.

7 Meng Z Q，et al. 1989. Chromosomal aberrations in sulphur dioxie-exposed workes. China Environmental Sci，1：90-95，1989；孟紫强，等 . 1989. 硫酸厂工人外周血淋巴细胞微核率的研究 . 环境科学学报，9（1）：125-128；Meng Z Q，et al. 1990. Chromosomal aberrations and sister- chromatid exchanges of lymphocytes of workers exposed to sulphur dioxide. Mutation Research，241（1）：15-20；Megn Z Q，et al. 1990. Observation of frequecies of lymphocytes with micronuclei in human peripheral blood cultures from workers in a sulphuric acid factory. Environmental and Molecular Mutagenesis，15（4）：218-220；孟紫强，等 . 1990. 硫酸厂工人外周血淋巴细胞染色体畸变的研究 . 中国环境科学，10（5）：360-363.

的专业教学也是重要的基本条件。我国环境毒理学方面的研究虽然最早起始于医学院所，但是对本科专业开展教学，并将环境毒理学作为独立的学科进行持续建设和发展，则主要在设有环境类专业的高校进行。

开设环境毒理学课程

1983 年，山西大学生物学系开始招收第一届环境保护专业本科生，1985 年从生物学系分离而成立环境保护科学系（现为环境与资源学院）。

1986 年，山西大学环境保护科学系在全国率先为环境科学专业本科生开设环境毒理学课程，第二年该系又为环境类专业学生开设环境医学课程以及为生态学和植物学硕士研究生率先开设生态毒理学课程，这三门课程均由孟紫强讲授。直到 20 世纪 90 年代，其他高校才相继开设环境毒理学课程。

环境毒理学教材的早期编著

为了满足环境类专业本科生环境毒理学教学的需要，山西大学孟紫强分别在 1986 年和 1987 年编著了《环境毒理学基础》、《生态毒理学》教材，均由山西大学印刷厂印制，主要供大学环境类专业本科生或生态类专业研究生使用。这标志着环境毒理学和生态毒理学在中国开始进行独立教学和学科发展。此外，这两种教材的编著为 2000—2010 年孟紫强主编《环境毒理学》和《生态毒理学原理与方法》专著，以及《环境毒理学基础》和《生态毒理学》国家级规划大学教材打下了基础。

《环境医学》出版

1986 年，北京医学院（现为北京大学医学部）胡汉升（1911—1994 年）[1] 主编出版《环境科学基本知识丛书：环境医学》（中国环境科学出版社出版，图 3-7-5），把环境毒理学列为环境医学的三大组成部分之一。

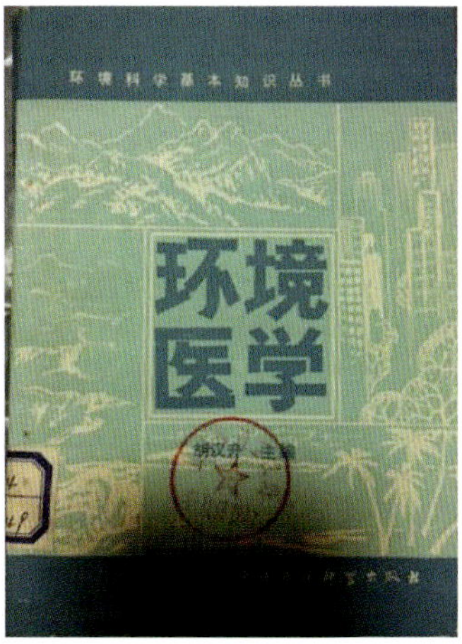

图 3-7-5 胡汉升主编的《环境科学基本知识丛书：环境医学》

7.2.3 多种环境毒理学相关期刊在中国创刊

据统计，20 世纪 80 年代，中国有《中国公共卫生学报》《中国公共卫生》《环境与健康杂志》《卫生毒理学杂志》《中国环境科学》《环境科学学报》等 10 多种环境毒理学相关期刊创刊。

7.3 环境毒理学在中国的创新发展期

20 世纪 90 年代是中国进入环境生物化学与分子毒理学研究的时代，而 21 世纪是中国进入环境毒理基因组研究的时代。20 世纪 90 年代以来，我国已拥有一批从事环境毒理学教学和研究的专家、教授，科学研究的创新性更加受到重视，环境分子毒理

---

1 胡汉升（1911—1994），北京医科大学教授，我国卫生工程学科创始人和奠基者之一，生平传记详见第七卷。

学和环境毒理基因组学的研究发展较快，取得了许多国际领先水平的研究成果，中国环境毒理学学科步入创新发展新阶段。这主要表现在环境毒理学创新性研究快速发展、环境毒理学专著知识体系和概念的发展、人才培养体系加速完善以及学术交流积极进行等多个方面。

7.3.1 环境毒理学创新性研究快速发展

SO_2 毒理学研究

在大气环境毒理学方面，典型气体污染物——SO_2 毒理学研究取得突破性进展。孟紫强研究组从 20 世纪 80 年代的 SO_2 细胞毒理学研究到 20 世纪 90 年代的生物化学毒理学研究，再到 21 世纪初期的分子毒理学研究，发现 SO_2 及其衍生物（亚硫酸氢钠）可引起多种器官脂质过氧化损伤、DNA 损伤及超微结构改变，引起神经元和心肌细胞电生理学改变，引起肺和肝的多种基因表达改变，对血管张力具有调节作用，SO_2 是具有多种毒性作用的全身性毒物和具有多种生理作用的生物气体信号分子。[1]

颗粒物毒理学研究

大气颗粒物毒理学研究也从 20 世纪 90 年代对可吸入颗粒物（PM_{10}）毒性的研究发展到 21 世纪初期对细颗粒物（$PM_{2.5}$）毒理学的研究。孟紫强研究组的研究发现，$PM_{2.5}$ 可引起多种器官脂质过氧化损伤，第一次提出细颗粒物是一种全身性毒物；[2] 沙尘颗粒物 $PM_{2.5}$ 的毒性与一般城市环境空气颗粒物 $PM_{2.5}$ 的毒性类似，均可引起呼吸和心血管系统多种疾病。[3] 此外，研究还发现大气 $PM_{2.5}$ 可引起肺组织多种基因表达改变和激活多种疾病相关信号途径。

其他污染物研究

从 21 世纪初期开始，对室内气体污染物尤其是甲醛的毒性进行了大量研究。在水环境毒理学研究方面，对海洋赤潮和湖泊富营养化与水华的形成机制与防护、对藻毒素的毒理学作用尤其是致癌作用进行了大量研究。在环境致癌物毒理学方面，对多种致突变、致癌变、致畸变污染物特别是对苯并［*a*］芘（BaP）的致癌机理进行了大量研究。研究发现，SO_2 对 BaP 致癌作用的促癌效应是通过对肿瘤相关基因表达的协同增强引起的，而不是通过影响 BaP 代谢活化速率来达到的。[4] 环境持久性有机污染物（包括有机类农药）和汞、铅、镉、铬、砷等金属的环境毒理学作用受到持续关注和研究，并建立了适合我国的环境卫生标准。1990 年发现无机砷化合物的生物学作用是双向性的，在低浓度下对人血淋巴细胞转化和 DNA 合成有显著刺激效应，而在高浓度下则有抑制效应，其剂量－效应曲线呈“U”形。此后，研究发现有多种环境毒物也

---

1 孟紫强，等 .2012. 二氧化硫生物学：毒理学、生理学、病理生理学 . 北京：科学出版社 .

2 Liu X L，Meng Z Q. 2005. Effects of airbone fine particle matter on antioxidant capacity and lipid peroxidation in multiple organs of rats. Inhal Toxical.，17：467-473.

3 孟紫强、张全喜、杨振华 . 2012. 沙尘暴医学与毒理学 . 北京：中国环境科学出版社 .

4 Qin G，Meng Z Q. 2006. The expressions of protooncogenes and CYP1A in lungs of rats exposed to sulfur dioxide and benzo（α）pyrene. Regul Toxicol Pharma.，45：36-43.

具有这种小剂量刺激效应。[1]

环境毒理基因组研究

21 世纪伊始，我国的一些实验室也开始进行环境毒理基因组研究，不同环境化学物对基因和基因组表达影响的研究快速发展。孟紫强课题组在 2002—2004 年在中国率先开展环境毒理基因组研究。他们对吸入 SO_2 影响大鼠肺基因组表达谱的研究表明，大鼠每日吸入 14 mg/m^3 SO_2 1 小时，连续吸入 30 天，表达上调的有 173 个基因，表达下调的有 85 个基因。这证明基因组中存在相当数量的基因其表达对环境化学物很敏感，环境因素的变化很容易引起这些基因在转录和翻译水平上的改变，最终有可能引起细胞甚至组织水平的损伤，对机体造成危害，为此他们提出"环境敏感性基因组"的概念。[2]

环境健康研究机构创立

由于环境毒理学是研究环境污染对人类健康的毒性作用与防护的科学，所以需要将环境毒理学研究置于环境健康的大格局之下进行。1996 年 1 月，山西大学由环境保护系、生命科学系、化学系、地理所、测试中心 5 个单位联合创立环境生物毒理学研究室，孟紫强任主任，这是我国高校首次成立的对生态环境、环境毒理学、生态毒理学等联合攻关的环境健康研究机构。

1999 年 1 月，山西大学环境医学与毒理学研究所成立，孟紫强任所长，这是我国环境类专业或非医学类院校第一个环境健康方面的科研机构。

2002 年 2 月，以环境健康和环境毒理学为主攻方向的山西大学环境科学与工程研究中心成立，孟紫强任主任。同年，他们主持进行"沙尘暴细颗粒物的理化特性及对人体健康的效应"国家自然科学基金重点项目，参加单位有北京大学、北京医科大学、北京师范大学、中国疾病预防控制中心等。

2007 年，北京大学成立环境健康研究中心（由环境科学与工程学院负责建设），开展环境健康方面的科学研究。

7.3.2 环境毒理学专著、知识体系和概念的发展

第一本《环境毒理学》专著出版

2000 年，我国第一本《环境毒理学》专著（孟紫强主编）由中国环境科学出版社（现中国环境出版集团）出版（图 3-6-8），填补了国内空白。该书是孟紫强从 1986 年编写大学本科环境毒理学讲义开始，历经近 14 年的积累和发展，吸收了国内外环境毒理学研究成果编著而成的。国内多名顶级环境健康和毒理学家参编并对各章进行编著。该书建立了一个具有明显中国特色的、新的环境毒理学知识体系：环境毒理学的概念—基础理论—分支学科—不同毒物的毒性作用—研究方法及评价技术等，标志着

---

1 Meng Z Q, Meng N. 2000. Effects of arsenic on blast transformation and DNA synthesis of human blood lymphocytes. Chemosphere, 41（1-2）: 115-119.

2 Meng Z Q, et al. 2007. Alterations of gene expression profiles induced by sulfur dioxide in rat lungs. Front. Biol. China, 2（4）: 369-378.

环境毒理学学科体系在中国已经达到成熟和完善。该书由于读者的需要而被印刷多次，影响广泛，对我国环境毒理学科研、教学的开展具有推动作用。

第一部《现代环境毒理学》大型专著出版

2015 年，我国第一部《现代环境毒理学》（孟紫强主编）大型专著由中国环境出版社（现中国环境出版集团）出版，全书分四篇 37 章，共 146.6 万字，由来自 11 所著名大学和科研单位的 21 位知名专家参加编著而成，论述了 9 个环境毒理学分支学科和 16 类环境毒物的毒理学基础和前沿知识，同时也详细论述了环境毒理学的基础理论和常用研究方法，是当代涵盖环境毒理学内容最全的一部巨著（图 3-6-18）。

环境毒理学概念的研究

2000 年之后，随着对环境毒理学基础理论研究的不断深入，中国在环境毒理学概念的理论研究方面也得到创新性发展。2006 年孟紫强在其主编的《生态毒理学原理与方法》一书（图 3-5-23）中提出环境毒理学与生态毒理学两个学科各自的定义、研究范畴及其区分标准，并于 2009 年主编出版了《生态毒理学》国家级规划教材（见本书第四卷），结束了长期以来这两个学科概念混淆不清的状态，为其独立发展奠定了理论基础。[1]

2015 年，《现代环境毒理学》（图 3-6-18）一书对环境毒理学概念又有了进一步的阐述，提出：环境毒理学是研究环境污染物对人类健康及人类生态系统的毒性作用与防护的科学，而生态毒理学是研究有毒有害因素，特别是环境污染物对动物、植物、微生物及其生态系统的毒性作用与防护的科学。第一次明确指出将人类生态系统归属于环境毒理学研究的范畴。

7.3.3 环境毒理学科研和人才培养体系逐渐完善

我国环境毒理学学科体系和人才培养体系的建设经历了一个由无到有、由不完善到完善的过程。

开设环境毒理学、环境医学课程

1986 年，山西大学率先为环境类专业本科生开设环境毒理学课程，由孟紫强讲解并自编教材，课堂教学长达 80 学时，另有 6 个实验课共 24 小时。之后，南京大学、厦门大学、东北师范大学等高校也先后为环境类本科生开设环境毒理学课程。当时各校均为自编教材，再由本校印刷或出版，其知识体系和印刷质量均受到局限，且校际交流很少，相互影响不大。

为了将环境毒理学教学与环境健康问题密切结合、相得益彰，1987 年和 1988 年孟紫强分别为山西大学环保系大专班和本科生开始开设“环境医学”课程。这是我国

1　孟紫强 . 2006. 关于生态毒理学与环境毒理学几个基本概念的见解 . 生态毒理学报，1（2）：97-104；孟紫强 . 2007. 生态毒理学与环境毒理学课程建设 // 大学环境类课程报告论坛文集（2006）. 北京：高等教育出版社，319-22；孟紫强 . 2009. “生态毒理学”课程内容及其结构的思考 // 大学环境类课程报告论坛文集（2009）. 北京：高等教育出版社，263-265.

环境类专业，也是非医学类高校第一次为专科生和本科生开设环境医学课程。环境医学课程主要讲解环境类疾病和环境流行病学，与环境毒理学课程相互启发，使学生对环境健康问题能够全面和深入理解。

2021 年 1 月，北京大学环境科学与工程学院成立环境健康系，这是我国环境类专业第一个环境健康系。朱彤任该学院院长。同时，他们发起并承办教育部环境类课程教学指导委员会首次“环境健康学科发展研讨会”，山西大学也应邀赴会作特约报告。

第一部国家级环境毒理学教材出版

2003 年，在中国环境科学出版社于 2000 年出版的《环境毒理学》专著的基础上，改编为教材《环境毒理学基础》（孟紫强主编）由高等教育出版社出版，并被教育部审核批准为普通高等教育“十五”国家级规划教材，成为国内第一本国家级规划教材，并在 2006 年出版相配套的电子教案（高等教育出版社和高等教育电子音像出版社出版，图 3-6-13）。

第一部将环境毒理学与生态毒理学彻底分离的教材

2010 年，在《环境毒理学基础》（高等教育出版社，2003 年）的基础上，参考《生态毒理学原理与方法》（孟紫强主编，科学出版社，2006 年）一书提出的新概念，孟紫强主编修订的《环境毒理学基础》（第二版）（高等教育出版社，2010 年），是第一本将环境毒理学与生态毒理学内容、任务和研究范畴彻底分离成为独立学科的本科教材。随之，出版相配套的电子教案（高等教育出版社和高等教育电子音像出版社出版，图 3-6-15）。

第一部《环境毒理学》立体化教材出版

2018 年，在《环境毒理学基础》（高等教育出版社，2010 年）的基础上，孟紫强主编修订第三版并将书名修改为《环境毒理学》。《环境毒理学》（第三版）为立体化新形态教材，有关补充内容或图片、每章的电子教案（PPT）、参考文献以及中英文关键词对照等教学材料均分别在书中相应的地方设置二维码，读者可以通过扫描二维码获得相关电子材料。这样虽然全书的纸质版页数减少了，但由于增加了电子资料，反而使教材内容更加丰富，为读者扩展学习提供了便利。

第一部环境毒理学慕课（MOOC）

2017—2018 年，全国各个学科总共约有 3 000 门慕课，孟紫强以他主编的《环境毒理学》（第三版）教材为脚本，与山西大学张全喜和杨振华、北京大学尚静、北京林业大学洪喻、大连理工大学刘薇等教授、副教授担任主讲，制作完成中国第一部《环境毒理学》慕课（MOOC），于 2018 年在“中国大学 MOOC”（又称“爱课程”）网络平台正式开课。到 2022 年 3 月，已经在该平台进行第 8 次开课，对环境毒理学教学在全国的开设起到了推动作用。

2019 年，为了提高慕课教学质量，孟紫强又组织进行《环境毒理学》慕课的升级版制作。由于 2020 年春季暴发新型冠状病毒性肺炎在全国流行，太原市也有数百例发病，各行各业复工推迟，制作未能按时完成，直到 2020 年 3 月才最后完成制作。中国大学 MOOC 平台从环境毒理学（山西大学）第 5 次开课起，开始采用本慕课的升级版。

2020 年 3 月，为了让更多学生学习环境毒理学，推动该课程在全国的开设，山西大学孟紫强负责制作的环境毒理学慕课（升级版）也在清华大学的“学堂在线 MOOC”平台开课，到 2022 年 3 月，已经在该平台进行第 6 次开课。

此外，上海交通大学李银生、袁涛、邱江平、李旭东和赵琦制作的《环境毒理学》慕课于 2019 年 4 月开始在“中国大学 MOOC”开课；南京大学李梅制作的《环境毒理学》慕课于 2020 年也在“中国大学 MOOC”开课。而在清华大学主办的“学堂在线”慕课平台除了有山西大学孟紫强负责的《环境毒理学》慕课之外，还有大连海事大学制作的《环境毒理学》慕课在开课。这些慕课教学表明，2018—2020 年中国的环境毒理学线上教学达到了一个新的高峰。

中国智慧：环境毒理学和生态毒理学分离发展

与环境毒理学相对应，孟紫强在 2006 年主编出版《生态毒理学原理与方法》（科学出版社出版，图 3-5-23），提出环境毒理学与生态毒理学是两个独立的学科之后，也于 2009 年主编出版了教育部批准的普通高等教育“十一五”国家级规划教材《生态毒理学》（高等教育出版社出版）及配套电子教案光盘书（图见本书第四卷），标志着环境毒理学和生态毒理学两学科在教学和科研上均开始进入各自独立发展的快车道。

2019 年，在上述《生态毒理学原理与方法》和《生态毒理学》教材的基础上，吸收近 10 年来生态毒理学科研成果和教学经验，孟紫强主编修订了《生态毒理学》（中国环境出版集团出版），该教材为普通高等教育“十三五”规划教材，对环境毒理学与生态毒理学的本质差别进行进一步论述。该教材也是国内第一部立体化生态毒理学教材，将有关补充的教学资料、图片、动画、电子教案（PPT）、参考文献等电子材料均在纸质版的相应位置设置二维码，通过手机扫描即可获取、阅读，这对于读者的扩展阅读非常便捷。此外，孟紫强邀请 6 所著名大学的 11 位老师制作了第一部《生态毒理学》慕课，于 2019 年分别在“中国大学 MOOC”和“学堂在线”慕课平台正式开课。

举行教学会议和师资培训

2005 年 6 月，教育部环境类专业课程教学指导委员会和高等教育出版社委托山西大学举办了“全国高等学校环境毒理学师资培训班”，时长 2 周，以孟紫强主编的上述《环境毒理学基础》第一版为教材，由孟紫强、郝卫东、郭新彪、马爱国等各章作者讲解。来自全国不同高校的 30 位老师参加了培训（图 3-7-6）。通过这次培训，国内环境毒理学课堂讲授内容更加统一和规范，同时也对本课程在国内环境类专业的开设起到了推广作用。

2017 年 8 月 1—3 日，为了推动环境毒理学和生态毒理学两门课程在全国的开设，山西大学又举办了“第一届全国环境毒理与生态毒理学教学研讨会”（图 3-7-7、图 3-7-8），以会议的形式进行师资培养，来自全国不同高校的 60 位教师参加了环境毒理学和生态毒理学课堂教学培训。

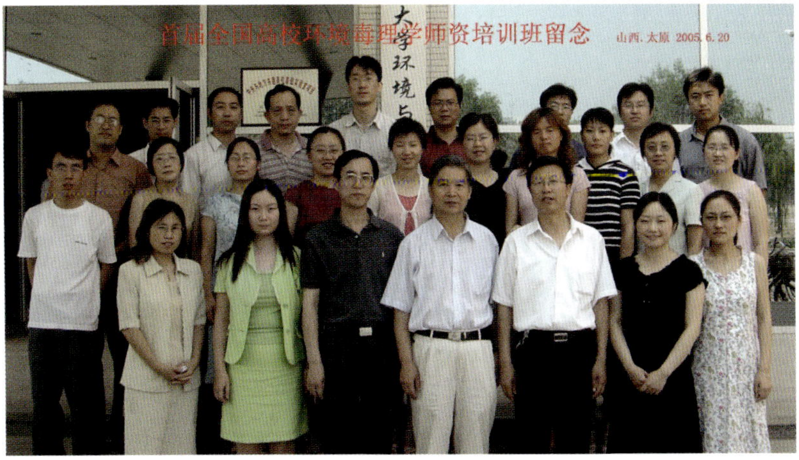

图 3-7-6 首届全国高校环境毒理学师资培训班部分教师和学员合影
（前排右 3 为青岛大学医学院马爱国教授，前排右 4 为山西大学孟紫强教授，
前排右 5 为北京大学公共卫生学院郝卫东教授）

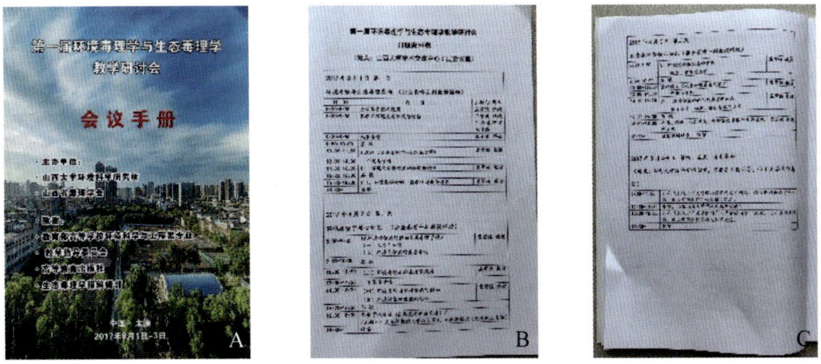

图 3-7-7 第一届全国环境毒理学与生态毒理学教学研讨会会议手册（A）及培训内容（B、C）

会后，8 月 4—5 日，会议代表对山西大学环境医学与毒理学研究所实验室进行了参观，并对这两课程的课堂教学和实验课教学进行了经验交流。

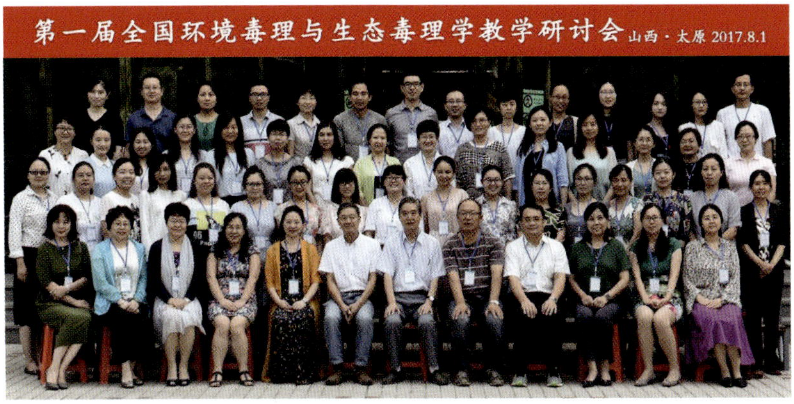

图 3-7-8 第一届全国环境毒理与生态毒理学教学研讨会全体代表留影

环境毒理学学科发展与研究生培养

20 世纪 90 年代中期，中国环境毒理学研究生培养也开始快速发展。山西大学分

别在1994年、1998年和2002年，以孟紫强为首席专家和环境毒理学为主攻方向，分别获得环境生物学（1997年国务院学位委员会调整为“环境科学”）硕士授予权、环境科学博士授予权和环境科学与工程博士后研究工作站。于是，他们从1994年开始招收和培养研究方向为环境毒理学的硕士研究生；1998年开始招收和培养研究方向为环境毒理学的博士研究生；2002年开始招收和培养研究方向为环境毒理学的博士后。2006年，山西大学还以环境毒理学为主攻方向，获得国务院学位委员会审核批准的环境科学与工程一级学科硕士点，四年后获得一级学科博士点。

2000年以后，其他高校环境类专业的硕士点、博士点逐渐开始设立环境毒理学研究方向，开展科学研究和培养研究生。

2015年，北京大学环境科学与工程学院在我国首次将环境健康设为二级学科，并开始招收和培养环境健康方向的硕士和博士研究生。

7.3.4 环境毒理学学术交流积极进行

学术期刊

20世纪80年代至今，我国尚无环境毒理学专门期刊创刊，但由于环境毒理学与其他学科的交叉性强，所以大多数环境毒理学方面的研究论文或研究成果在环境科学类、环境医学类或毒理学类杂志或学术会议上发表或交流，有的也在一些医学、生物学、地学类期刊或综合类期刊发表。

环境毒理学为主体的地方学会成立

为了推动环境毒理学学术交流，2004年3月18日，以环境毒理学教学科研骨干和研究生为主体的山西省毒理学会成立（图3-7-9），大会选举孟紫强为学会理事长，王世民、牛桥、王仲文为副理事长。该学会是我国首个省级毒理学会，之后在陕西、山东、广东、浙江等省份也先后成立毒理学会，对推动毒理学学术交流起到重要作用。

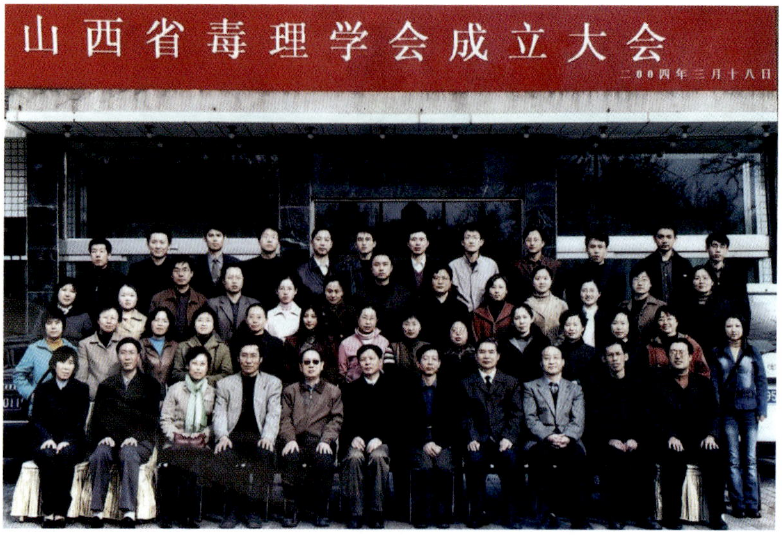

图3-7-9 山西省毒理学会成立大会全体代表合影

第一次全国环境毒理学学术交流会议

2004 年 8 月，在中国毒理学会的支持下，山西省毒理学会和山西大学在太原联合主办召开第一届全国环境毒理学学术交流会议，有 70 余名专家和研究生代表作大会报告，这展现了本学科的研究实力和后继有人（图 3-7-10、图 3-7-11）。

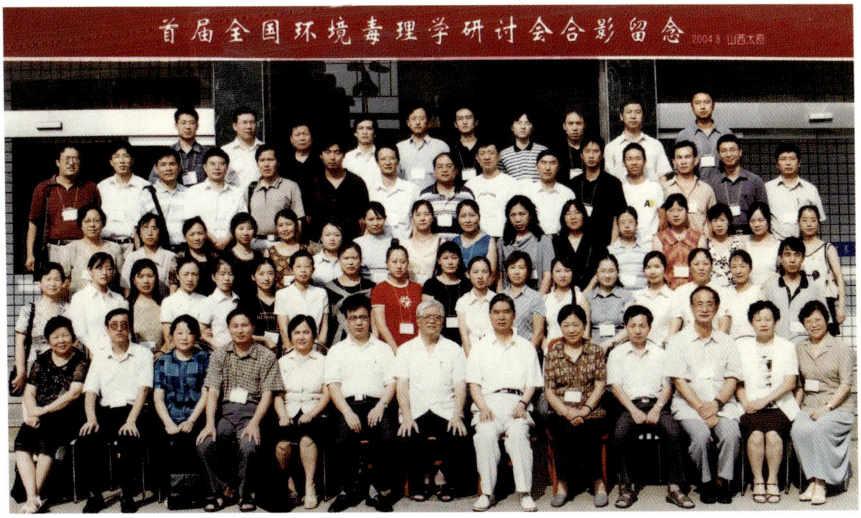

图 3-7-10　首届全国环境毒理学研讨会代表合影（2004 年 8 月）
（前排左 7 为中国毒理学会理事长叶常青研究员，前排左 8 为大会主席孟紫强教授，前排左 2 为大会副主席、北京大学公共卫生学院副院长郝卫东教授）

2008 年，中国毒理学会将生态毒理学专业委员会更名为环境与生态毒理学专业委员会，目的是把环境毒理学与生态毒理学合并成立一个专业委员会，挂牌在中国环境科学研究院，并在当年召开成立大会和第一届全国学术研讨会。

进入 21 世纪，中国已经形成一支实力雄厚的环境毒理学研究队伍，研究水平已与国际接轨，在专著和教材的编制、基本概念的研究以及人才培养等方面已进入世界前列。

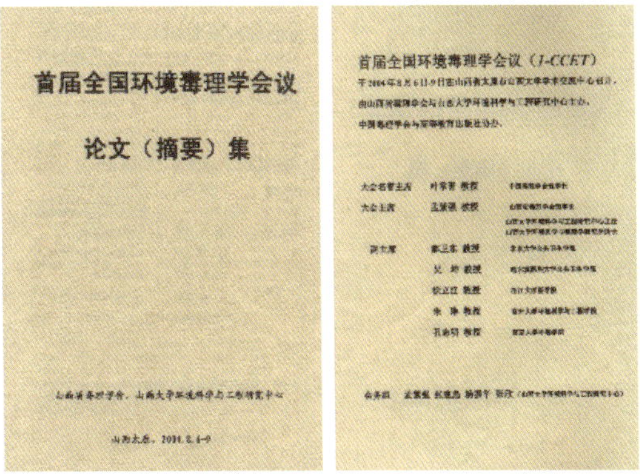

图 3-7-11　首届全国环境毒理学研讨会论文集（摘要）封面和内封

7.4 积极参与环境保护的国际合作

将环境毒理学研究取得的成果及时应用于对生态环境和人类健康保护的实践是世界环境毒理学发展的特点，也是中国环境毒理学发展的特点。为此，中国积极参与环境保护的国际合作，其间中国环境毒理学研究为这些国际合作的促成起到了重要作用。

1991 年，中国签约了关于逐步淘汰消耗臭氧层物质的联合国主导的、包括中国在内的大多数国家制定的《蒙特利尔议定书》，随之成立了国家保护臭氧层领导小组，由国家环境保护局等18个部委组成。1993年，国务院批准了《中国消耗臭氧层物质逐步淘汰国家方案》，该方案成为开展保护臭氧层工作的指导性文件。在此基础上又制定了化工、家用制冷等8个行业的淘汰战略，明确了各行业淘汰消耗臭氧层物质的原则、政策、计划和优先项目。中国作为目前最大的含氢氯氟烃生产国、使用国和出口国，淘汰含氢氯氟烃的任务十分繁重，涉及企业的总产值达到4 500亿元以上，牵涉上万家企业和近百万从业人员，对社会经济影响很大。

经过多年努力，中国保护臭氧层工作取得了明显的进展，许多企业都进行了生产线的转换。在发展中国家中，中国是消耗臭氧层物质最大的生产和消费国，自1991年以来，中国淘汰消耗臭氧层物质共计10万t的生产量和11万t的消费量，约占发展中国家淘汰总量的一半，圆满完成了《蒙特利尔议定书》阶段性履约任务。

7.5 中国环境立法简况

为了促进环境毒物对生态环境和人类健康危害的研究和防护，国家的环境立法至关重要。而环境毒物研究成果为环境立法提供了重要的科学依据，因此环境立法和环境毒物研究之间是相互促进、相辅相成的。

1973年8月5—20日，国务院委托国家计委在北京组织召开了中国第一次环境保护会议，审议通过了中国第一个环境保护文件——《关于保护和改善环境的若干规定（试行草案）》。

1979年9月，颁布了中华人民共和国成立以来的第一部综合性环境保护基本法——《中华人民共和国环境保护法（试行）》，把中国的环境保护方面的基本方针、任务和政策，以法律的形式确定下来。此后，在此基础上又陆续颁布了许多重要的环境保护单行法规，如1982年颁布的《中华人民共和国海洋环境保护法》、1984年颁布的《中华人民共和国水污染防治法》等。

1989年12月26日，中华人民共和国第七届全国人民代表大会常务委员会第十一次会议审议通过《中华人民共和国环境保护法》。该法是根据1982年的《宪法》制定的，是在总结《中华人民共和国环境保护法（试行）》经验的基础上进行修订完善的。该法共分6章47条，分别为总则、环境监督管理、保护和改善环境、防治环境污染和其他公害、法律责任、附则。

经过40多年的努力，中国的环境保护法律体系日臻完善，颁布了多部环境保护的专项法律，例如《中华人民共和国海洋环境保护法》《中华人民共和国大气污染防治法》《中华人民共和国噪声污染防治法》《中华人民共和国固体废物污染环境防治法》等；颁布了多部资源法，例如《中华人民共和国森林法》《中华人民共和国草原法》《中华人民共和国渔业法》《中华人民共和国矿产资源法》《中华人民共和国土地管理法》《中华人民共和国水法》《中华人民共和国野生动植物保护法》《中华人民共和国水土保持法》等；同时，颁布了多项环境法规和环境标准。除此以外，中国还加入了若干国际环境保护公约和条约，并对这些公约或条约均认真贯彻执行。

Volume Ⅳ. Modern History of Environmental Poison II.
History of Ecotoxicology

第四卷

现代环境毒物史 II.
生态毒理学史

本卷主编 **张全喜**
杨振华
李瑞金

引言

生态毒理学（ecotoxicology）是现代产生和发展的、多种学科交叉形成的新型学科，是研究有毒有害因素，特别是环境污染物对非人类生物及其生态系统的损害作用及其防护的学科。从此开始，毒理学由研究个人或人群与毒物的关系，走向大自然界，研究生态系统乃至整个生物圈中的动物、植物、微生物与环境毒物之间的相互关系。

从 1969 年生态毒理学术语提出至今只有 50 余年的历史。美国生物学家蕾切尔・卡逊的《寂静的春天》在 1962 年出版之后，立即在美国和全世界引起了强烈反响，环境污染对生态系统及其组分的危害引起了全社会的关注。人类对环境污染物毒理学知识的需求与日俱增。在此社会和科学背景下，毒理学研究轨迹发生了历史性的大飞跃：多种学科的科学家，特别是毒理学家和生物学家，开始从研究工业环境中的污染物对人类的危害，走向研究大自然环境中污染物对野生生物及其生态系统的危害。在全社会的推动下，这些研究发展迅猛，从而创建了生态毒理学这个现代新型学科。

本卷记述了 1765 年工业革命以来，生态毒理学的早期研究到现代生态毒理学学科形成和发展的历史进程、生态毒理学重大理论的提出、研究方法的改进、典型环境污染物和全球性污染方面的生态毒理学研究主要成果，并对未来生态毒理学的发展趋势进行了评述。

第1章 生态毒理学学科发展历程

20 世纪 60 年代以来，随着生命科学和分析化学的飞速发展，生物化学、分子生物学、放射生物学、近代物理学及近代化学等学科的理论和研究技术向毒理学领域的渗透，大大加速了化学物对生物体损害作用规律和机制的研究，从而促使毒理学从以描述毒作用现象为主的科学发展成为多学科交叉的、以揭示毒作用本质为主的现代毒理学。与此同时，从 20 世纪 60 年代起至今，也是生态学蓬勃发展的年代。第二次世界大战以后，人类的经济和科学技术获得史无前例的飞速发展，既给人类社会带来了进步和幸福，也带来了环境、人口、资源和全球性变化等关系到人类自身生存的重大问题。这些是促进生态学大发展的时代背景和实践基础；而近代的数学、物理、化学和工程技术向生态学的渗透，尤其是电子计算机、高精度的分析测定技术、高分辨率的遥感仪器和地理信息系统等高精技术为生态学发展准备了条件。随着生态学和毒理学的快速发展，生态毒理学随之诞生，成为生态学和毒理学研究最重要的领域之一。生态毒理学是运用数学、物理学、化学、生态学及毒理学等多种学科的理论和方法，研究各种有毒有害因素，特别是环境污染物对动物、植物、微生物等非人类生物及其生态系统的损害作用及其防护的科学。

随着生态毒理学广泛、深入的发展，生态毒理学从不同层次和不同方面形成越来越多的分支学科。从学科知识结构来看，生态毒理学可分为理论生态毒理学、实验生态毒理学及应用生态毒理学。理论生态毒理学在吸收大量现代基础学科和技术学科（如数学、物理、化学、生物学、计算机科学、统计科学等）现代成果的基础上，借助综合分析、逻辑推理等抽象思维方法，主要研究有关概念、基本理论、基本模型等生态毒理学基础理论问题。实验生态毒理学则通过室内、外试验获取资料，并对这些资料进行归纳分析，从中得到生态毒理学新的理论和知识。实验生态毒理学与理论生态毒理学都属于理论研究的范畴，所不同的只是研究方法不同以及对试验仪器和材料的使用不同。应用生态毒理学，则是运用生态毒理学及相关学科的理论和方法研究保护生态系统的方法和措施。

从生物学角度来看，生态毒理学可分为植物生态毒理学、动物生态毒理学、微生物生态毒理学、生化与分子生态毒理学等。

从不同应用领域和行业的角度来看，生态毒理学可分为工业生态毒理学、农业生态毒理学、城市生态毒理学、矿区生态毒理学、交通生态毒理学等。

从生态系统的角度来看，生态毒理学可分为大气生态毒理学、陆地生态毒理学、湿地生态毒理学、淡水生态毒理学、河口生态毒理学及海洋生态毒理学等。

随着生态毒理学的发展，由于生态毒理学与多种行业、领域及学科密切相关，将有更多的生态毒理学分支学科出现和发展。

生态毒理学发展史大致可概括为四个阶段：萌芽期、诞生期、形成期和发展期。生态毒理学发展史证明它是密切结合人类实践，是在实践活动基础上发展起来的。

1.1 生态毒理学萌芽期

1.1.1 生态毒理学的早期研究

从历史上看，一些人为因素对生态毒性影响的最早观测，可以追溯到19世纪40年代工业革命早期英国对桦尺蛾的工业黑化现象（图4-1-1）[1]。

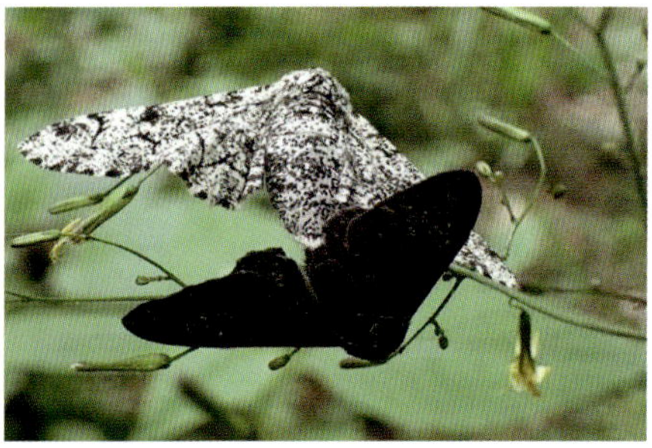

图4-1-1 桦尺蛾的工业黑化

1863年，英国学者彭妮（C. Penny）和亚当斯（C. Adams）研究了工业废水中有毒化学物对水生生物的毒性作用，并报道了一些最早的急性水生毒性试验方法。[2]

1874年，在美国的得克萨斯州和北卡罗来纳州，水禽和环颈雉（*Phasianus colchicus*）由于摄入废铅粒而死亡的事件被报道。[3]

1887年，美国学者福布斯（S. A. Forbes）作为最早认识到在水生生态系统中物种和群落的存在或缺乏的意义的研究人员之一，报道了基于物种耐受性将河流分为不同污染区域的方法。[4] 随后这种方法就成为普遍公认的，即在一个给定的水生生态系统中物种的存在或缺乏（特别是种群或群落）提供了一种比单独的化学和物理测量更敏感和更可靠的

1 工业黑化现象，指自18世纪工业革命以来，工业黑烟及污染导致白色或浅色体色个体的被捕食概率增高，黑化型个体数量增加的现象。1850年，英国曼彻斯特首先发现了黑色的桦尺蛾（*Biston betularia*）。后来随着工业化的发展，从1850年至19世纪末的50年间，灰尺蛾的数量由95%以上降低到不及5%，而黑尺蛾的数量则由1%上升到95%以上。工业黑化现象并非“定向诱变”的结果，因为用煤烟熏灰蛾并不能使其变黑而遗传下去。事实上，桦尺蛾的群体中存在着包括黑蛾在内的各种遗传变异体，在工业化过程中，灰蛾因不适应环境而被淘汰，黑蛾因适应环境而被保存下来并繁殖后代。可见黑蛾取代灰蛾的现象是自然选择的结果。

2 Penny C，Adams C. 1863. Fourth report of the royal commission on pollution in Scotland. London，2：377.

3 Forbes R M，Sanderson G C. 1978. Lead toxicity in domestic animals and wildlife// Nriagu J O.The biogeochemistry of lead in the environment，Part B. Elsevier/North Holland Biomedical Press，Amsterdam，Chap. 16.

4 Forbes S A. 1887. The lake as a microcosm，Bulletin of the Peoria Scientific Association（1887）.reprinted in Bull. Ill. State Nat. History Survey，15：537–550，1925.

指示环境条件是否适宜的指标。

1887 年，一个早期的报告描述了从德国的一个银铸造厂排放出的砷导致黇鹿（*Dama dama*）死亡，另一报告描述了美国得克萨斯州油田附近的硫化氢烟雾导致了野生鸟类和哺乳动物多个物种的大量死亡，从而影响生态系统中的其他物种。[1]

1.1.2　20 世纪前半期生态毒理学的研究

1912 年，美国学者伍德拉夫（L. L. Woodruff）使用实验微宇宙研究了在枯草浸液中原生动物物种的延续性，他是最早使用实验微宇宙的科学家。[2]

1924 年，英国学者卡彭特（K. E. Carpenter）发表了有关铅矿和锌矿中的重金属离子对鱼的毒性作用的一系列重要文章中的第一篇。[3]

1939 年，英国学者琼斯（J. R. E. Jones）将这方面的研究工作进一步扩大，随后的一些年里又出现了数千篇有关不同金属对多种生物的毒性作用的论文。[4]

1930 年 12 月 1—5 日，比利时马斯河谷工业区内 13 个工厂排放的大量烟雾弥漫在河谷上空无法扩散，这些有毒烟雾使河谷工业区周围许多动物纷纷死去，造成严重的生态毒性灾害。这就是著名的比利时马斯河谷烟雾事件，它是 20 世纪最早记录下的大气污染事件。

在 20 世纪三四十年代进行的许多工作是洞察生物在污水处理过程中所起作用，或扩充研究在污水中有关物种耐受性、代谢和能量方面的问题。

1937 年，美国学者埃利斯（M. M. Ellis）在研究中最早使用大型蚤（*Daphnia magna*）作为评估溪流污染的一个物种。[5]

1944 年，美国学者安德森（B. G. Anderson）扩展了这部分工作并且为用大型蚤（*Daphnia magna*）进行毒理学试验的标准化程序奠定了基础。在这段时期生物学家逐渐意识到化学分析不能测量毒性。[6]

1945 年，美国学者哈特（W. B. Hart）等对工业废弃物、化学物和其他一些物质对淡水鱼的毒性作用进行了评估，报道了一些早期的评估方法，该方法随后被美国测试和材料协会（American Society for Testing and Materials）采用，并作为评估化学物的一种标准方法。[7]

1947 年，美国学者弗赖伊（F. E. J. Fry）发表了一篇题目为《环境对动物行为的影

1　Newman J R. 1979. Effects of industrial air pollution on wildlife. Biol. Conserv.，15：81.

2　Woodruff L L. 1912. Observations on the origin and sequence of the protozoan fauna of hay infusions. J.Exp. Zool.，12：205.

3　Carpenter K E. 1924. A study of the fauna of rivers polluted by lead mining in the Aberystwth district of Cardiganshire. Ann. Applied Biol.，11：1.

4　Jones J R E. 1939. The relationship between the electrolytic solution pressures of the metals and their toxicity to the stickleback（*Gasterosterus aculeatus* L.）. J. Exp. Biol.，16：425.

5　Ellis M M. 1937. Detection and measurement of stream pollution. Bulletin of the U.S. Bureau of Fisheries，48：365.

6　Anderson B G. 1944. The toxicity thresholds of various substances found in Daphnia magna. Sewage Works J.，16：1156.

7　Hart W B，Doudoroff P，Greenbank J. 1945. The evaluation of the toxicity of industrial wastes，chemicals and other substances to freshwater fishes. Waste Control Laboratory，The Atlantic Refining Company，1.

响》的经典论文。这篇论文研究了鱼作为一个完整生物体的代谢率、环境温度和氧是如何相互作用来控制代谢率以及活动的范围和生长。[1]

1951 年，美国学者道多罗夫（P. Doudoroff）等提倡使用鱼类的毒理学试验来评估流出物的毒性并且支持标准方法的发展。[2] 他们使用鱼类作为反应物来试验流出物对水生生物的影响。他们的论文提出了第一个标准程序，该标准最终被收录到《水和废水检测标准方法》中。人们不断努力去标准化水生生物毒性试验方法，1972 年美国国家环境保护局（EPA）赞助编写了一个题为《鱼类和无脊椎动物急性毒性试验》的标准方法的文件。这个重要文件是随后水生试验标准化发展的先驱并被全世界广泛使用。

20 世纪 50 年代，在日本熊本县水俣湾发生了轰动世界的水俣病（Minamata disease）事件。这是最早出现的由于工业废水排放污染造成的公害病，是一个比较典型的生态毒理学事件。1963 年，日本学者福姬奇（Fuijiki）从日本水俣湾捕获的贝壳动物体中分离出甲基汞后，他提出假设：海洋浮游生物或其他生物能够合成甲基汞，推测鱼体中的甲基汞来源于生物合成的甲基汞。这个假设于 1968 年被瑞典学者詹森（Jensen）和詹妮勒威（Jernelov）证实。1968 年，日本政府确认水俣病是由水俣湾附近的化工厂在生产乙醛时排放的汞和甲基汞废水造成的。水俣病的发生，主要是生态系统中不同种类的动物从食物链吸收了汞化物，从而造成了严重的生态灾害。

20 世纪 60 年代，DDT（dichloro-diphenyl-trichloroethane，化学名为二氯二苯三氯乙烷）被广泛地用于农业生产，用于控制害虫。然而，DDT 能够通过食物链不断地富集，使它在食物链顶端生物体内的含量急剧升高，给生态系统带来了严重的生态灾害。研究发现美国知更鸟（*Turdus migratorius*）数量的显著下降与 20 世纪 50 年代初用 DDT 喷洒控制荷兰榆树病（Dutch Elm disease）有关。人们很快明显地看出秃头鹰（*Haliaetus leucocephalus*）、鱼鹰（*Pandian haliaetus*）、棕色鹈鹕（*Pelecanus occidentalis*）的生态系统和以鱼为食的哺乳动物的种群处于危险之中。

1962 年，美国海洋生物学家蕾切尔·卡逊（R. Carson，图 4-1-2A）[3] 经过 4 年时间，调查了使用化学杀虫剂对生态环境造成的危害后，出版了《寂静的春天》（*Silent Spring*）[4] 一书（图 4-1-2B），该书向人们描述了人们使用化学农药给生态环境带来的严重后果，加深了人们对化学农药的全面认识，人们开始全面审视化学农药的功与过、利与弊。在《寂静的春天》之前，人们看到的是科学给人类带来好处，而卡逊为公众

---

1 Fry F E J. 1947. Effects of the environment on animal activity，University of Toronto Studies Biological Series 55.Ontario Fisheries Research Laboratory Publication，68：1.

2 Doudoroff P，Anderson B G，Burdick G E，et al. 1951. Bio-assay methods for the evaluation of acute toxicity of industrial wastes to fish. Sewage and Industrial Wastes，23：1381.

3 蕾切尔·卡逊（Rachel Carson，1907—1964），美国海洋生物学家。诞生于美国宾夕法尼亚州匹兹堡市泉溪镇。1929 年，她从宾夕法尼亚女子学院毕业，进入伍兹霍尔海洋生物实验室学习。1932 年她在约翰·霍普金斯大学获得动物学硕士学位。1964 年，蕾切尔·卡逊因乳腺癌逝世，时年 57 岁。在她去世后，1980 年美国政府追授她美国对普通公民的最高荣誉——“总统自由奖章”。《寂静的春天》播下了新行动主义的种子，并且已经深深植根于广大人民群众中。

4 《寂静的春天》，1962 年由美国波士顿的 Houghton Mifflin 公司出版。该书的出版对生态毒理学的诞生有极大的促进作用。在 1992 年，该书被美国人推选为近 50 年来最有影响力的著作。

揭示了科学的负面效应，告知大家诸如 DDT 和其他一些化学物质的使用虽然增加了农业产量，但却污染了我们的湖泊、河流和海洋，同时也毒害着我们自己。自这本“环保经典”问世以后，人类的进步不再单纯以农作物产量和杀虫的效力来衡量，也正是由于此书，人类对大自然的破坏不再称为进步。在《寂静的春天》出版两年后，卡逊因乳腺癌逝世。具有讽刺意味的是，新的研究有力地证明了这一疾病与有毒化学品的暴露有着必然的联系。这本书使人们意识到环境污染不仅使生物个体受到毒害作用，环境污染最终会使整个生态系统受到毒害，从而破坏生态系统的平衡。从此可知，《寂静的春天》的出版为生态毒理学的产生创造了科学和社会条件。

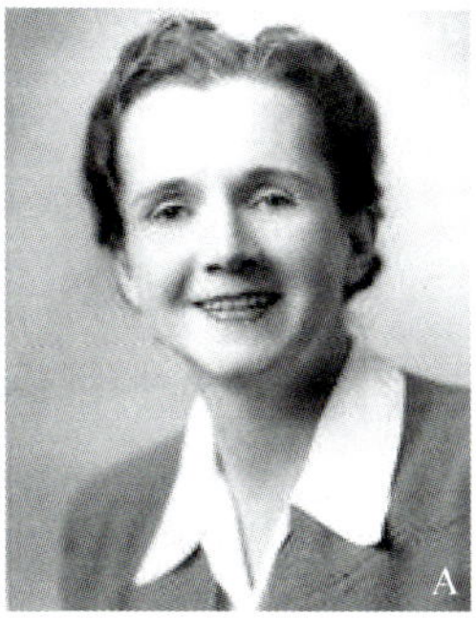

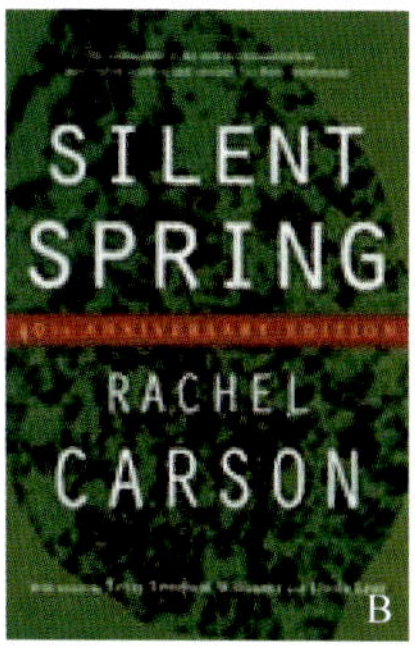

图 4-1-2 蕾切尔·卡逊（A）和她的著作《寂静的春天》（B）

1966 年，美国学者艾格勒（F. E. Egler）对杀虫剂在生态系统中的危害作用的相关研究进行了综述，指出杀虫剂对生态系统的毒理学作用非常大。[1]

1967 年，英国学者拉特克利夫（D. A. Ratcliffe）最先发现蛋壳变薄、繁殖成功率下降、游隼（英文名：peregrine falcons，拉丁文名：*Falco peregrinus*）和其他鸟类数量的下降与 DDT 的代谢物 DDE 有关。[2]

1.2 生态毒理学诞生期

20 世纪 50 年代，科学家对科学技术的快速发展充满乐观，以为人类即将永久性地解决能源问题（如核能源将会被完全利用），以为技术和科学将会解决几乎全部人类关心的关键问题，过上今天无法想象的高标准的生活。科学家是如此天真，以至于他们真的相信有发现世界方程式——一个能描述所有基本的物理和化学作用力的方程式——的可能性。然而，污染问题突然暴发了。由于科技的飞速发展而产生的令人不悦的副作用突然降临。尤其是 20 世纪 60 年代后 5 年，大范围的严重的污染问题成为焦点。环境中的 DTT 及其他杀虫剂通过食物链生物放大而导致肉食鸟类（尤其是鹰）的数量急剧减少；在海豹体内意外地发现有多氯联苯（PCBs）的残留物；大气污染和水污染危害人体健康的事件不断发生。日本水俣病和骨痛病的研究，引起了对环境重金属污染的重视。此外，《寂静的春天》的出版对生态毒理学的诞生有极大的促进作用。

在环境问题突出、环境污染严重的情况下，在如何保护生态系统不被破坏的研究中，科学家应用毒理学的理论和方法探讨生态破坏问题，将生态学与毒理学交叉、融合，发展成为一门新的边缘学科——生态毒理学。1969 年 6 月，“生态毒理学”

1 Egler F E. 1966. Pointed Perspectives. Ecology，47（6）：1077-1084.

2 Ratcliffe D A. 1967. Decrease in eggshell weight in certain birds of prey. Nature，215：208.

（ecotoxicology）这一术语最先是由法国科学家萨豪特（Truhaut R）[1] 在瑞典首都斯德哥尔摩召开的由科学联合会国际理事会（ICSU）的一个特设委员会组织的一次会议上提出来的。他指出为了维持生态平衡，研究环境中的化学污染物对生态系统各种成分的有害影响是极其重要的，这些污染在很大程度上是由人类造成的。他将生态毒理学定义为一门描述不同化学物对活的有机体，特别是对生态系统中的种群和群落的毒性效应的学科。他认为，生态毒理学的要素存在于两大领域：一是对环境的研究，源于生态学；二是对有毒化学物与个体有机体间相互作用的研究，也就是毒理学。此外，科学联合会国际理事会（ICSU）的环境问题科学委员会（SCOPE）[2] 于 1969 年成立后，由萨豪特组织和主持了一个生态毒理学研究组。从此，生态毒理学这一新学科的出现引起了国际学术界的广泛关注。

1.3 生态毒理学形成期

进入 20 世纪 70 年代后，一些至关重要的生态毒理学问题摆在了世人面前，这些问题的出现促使生态毒理学这一新学科进一步形成发展。同时，也促使一些国家采取一些措施来保护生态环境。首先在工业发达国家，DDT 的使用被禁止，汞的一些应用被禁止，PCB 的开放应用也被禁止。美国在 20 世纪 70 年代后期开始使用无铅汽油，日本紧随其后，但欧洲由于德国、意大利、法国及英国有发达的汽车工业而较为犹豫。然而，在稍后的 20 世纪 80 年代西欧国家也开始使用无铅汽油。

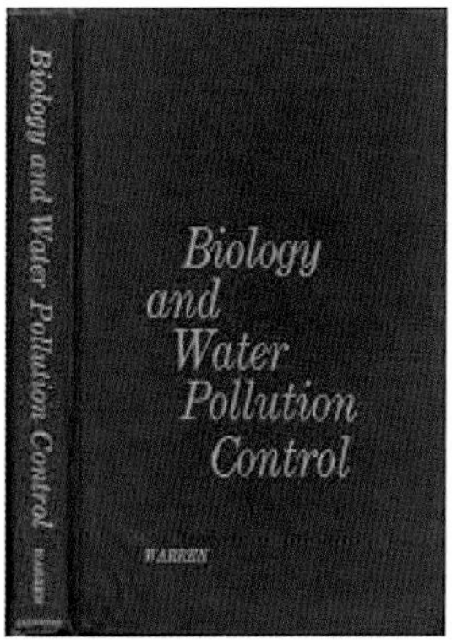

图 4-1-3　沃伦主编的《生物和水污染控制》

1971 年，美国学者沃伦（C. E. Warren）在其主编的《生物和水污染控制》（*Biology and Water Pollution Control*）第一章中总结了水生毒理学直到 20 世纪 70 年代的发展历史，表明当时水生毒理学方面的研究已经很多（图 4-1-3）。[3]

1972 年，国际生态毒理学和环境安全学会（The International Society of Ecotoxicology and Environmental Safety，SECOTOX）在欧洲成立，成员包括欧洲、远东和北美等地的国家，它的主要目的是：通过汇集其成员和其他对保护生态环境感兴趣的不同学科的科学家和广大市民来促进科学性合作，在国家、地区和世界基础上，评估目前的环境质量和安全问题，探讨如何解决这些问题，并对生态毒理学的教育和培训提出建议。

1973 年、1974 年和 1975 年，国际生态毒理学和环境安全学会分别在日本的东京、

1　勒内·萨豪特（René Truhaut，1909—1994 年），法国毒理学家，他的生平介绍详细见本书第七卷。

2　环境问题科学委员会（SCOPE）：1969 年，在科学联合会国际理事会（ICSU）第 10 次执行委员会上成立的。现在的成员包括 38 个国家的科学院和研究理事会，以及 22 个国际科学协会，秘书处位于法国巴黎。它是一个非政府性的，由不同学科科学家组成的国际性理事会。它的主要目的是为与社会和自然资源的管理，生态过程和生物多样性，健康和环境管理等相关的主要环境问题制定科学的评论，所以它是政府和与环境问题相关的政府间组织建议的重要来源。

3　Warren C E. 1971. Biology and water pollution control. W. B. Saunders，Philadelphia.

德国的波恩、奥地利的维也纳举行了一系列与生态毒理学相关的学术研讨会。

1973 年 8 月，SCOPE 在英国伦敦召开的一次会议上，指出为了促进生态毒理学的发展，应该强调生态毒理学与传统毒理学的区别，即生态毒理学主要关心污染物对活的生物体种群的影响，从人到微生物组成生态系统的所有组分；而传统毒理学主要关心污染物对单个生物体的毒性作用。

1973 年 10 月，在德国基尔由 SCOPE 生态毒理学研究组召开的一次会议上，萨豪特将生态毒理学重新定义为：从整体关系的角度，研究自然或合成污染物对生态系统组成成分［动物（包括人类）、植物和微生物］的毒性效应的科学，是毒理学的一个分支学科。他对生态毒理学定义中的动物也包括人类，所以这个定义非常宽泛，导致与环境毒理学的定义产生混淆，该定义在其随后发表的多篇论文中广泛使用。

1973 年，江苏省植物研究所开始筛选对 SO_2 等大气污染物有抵抗和吸收作用的不同植物，经过 5 年的研究，对生长在污染区的数十种绿化树种的相对吸污能力做了测定，选出了 20 多种对 SO_2、Cl_2、HF 吸收能力强或较强的树种。[1,2]

1974 年 5 月，在加拿大魁北克举行了北大西洋公约科学委员会生态毒理学学术会议，着重讨论了重金属和有机卤素化合物的毒性效应。

1975 年，全球环境监测系统（The Global Environmental Monitoring System，GEMS）作为联合国环境规划署（UNEP）的一部分正式成立。GEMS 负责协调在联合国范围内的所有监测活动。GEMS 的七个目标是：①为对人类健康有威胁的因素提供预警系统；②对全球大气污染及其对气候的影响进行评估；③对生态系统中，尤其是食物链中污染物的浓度和分布进行评估；④对农业和土地使用引起的关键问题进行评估；⑤对陆地生态系统对环境应急反应进行评估；⑥对海洋污染及其对海口生态系统的影响进行评估；⑦提供一个更好的全球灾难预警系统。

在联合国教科文组织（UNESCO）开展的“人类和生物圈”（The Man and Biosphere，MAB）的 14 个项目中，项目 9“有毒物质管理和肥料使用对陆地和水生生态系统的生态学评价”和项目 14“环境污染及其对生物圈的影响的研究”直接属于生态毒理学研究范围。

1977 年 6 月，第一个有关生态毒理学的专门学术刊物——《生态毒理学和环境安全》（*Ecotoxicology and Environmental Safety*）由国际生态毒理学和环境安全学会（SECOTOX）创办，该期刊为月刊，出版商为 Elsevier Science Inc。

1977 年，萨豪特在《生态毒理学和环境安全》杂志第一期发表了题为《生态毒理学：目的、原理和展望》（*Ecotoxicology*：*Objectives*，*Principles and Perspectives*）[3] 的论文，详细地介绍了生态毒理学这一新兴学科的研究目的和研究内容，并对该学科的发展提出了展望。萨豪特将生态毒理学定义为：从整体关系的角度，研究自然或合成

1 江苏省植物研究所，等 .1978. 城市绿化对净化空气的作用 . 环境科学，6：49-51.

2 汪嘉熙 . 1983. 植物对大气污染物质的吸收与净化 . 大自然探索，4：79-86.

3 Rene Truhaut. 1977. Ecotoxicology：objectives，principles and perspectives. Ecotoxicology and Environmental Safety，1：151-173.

污染物对生态系统组成成分［动物（包括人类）、植物和微生物］的毒性效应的科学，它是毒理学的一个分支学科。生态毒理学主要包括以下三个方面的研究，它们经常互相重叠，尤其是第一和第二个方面：①研究污染物如何散发和进入非生物环境，包括它们的分布和行为。②研究污染物如何进入生物圈及其在生物圈中的行为，其中非常重要的问题是对生物链的污染，尤其是对食物链的污染。该部分主要研究污染物在生态系统中的化学生物动力学变化。与传统毒理学类似，研究内容主要包括污染物被生物体吸收及其在生物体内的分布，在生物链中的富集和代谢转化，与组成生态系统的生物体中的化学组分的反应等。③研究化学污染物在一定水平上，对生态系统的定性和定量的毒性作用，并调查对人类的影响。该部分主要研究：各种毒性表达形式，由对生物圈中其他生物体的直接生物学作用而间接引起的对人类的损害作用，各种因素对毒性作用或有害作用表现形式的影响，建立剂量－效应关系的重要性。在文章最后，萨豪特对生态毒理学的发展提出展望。

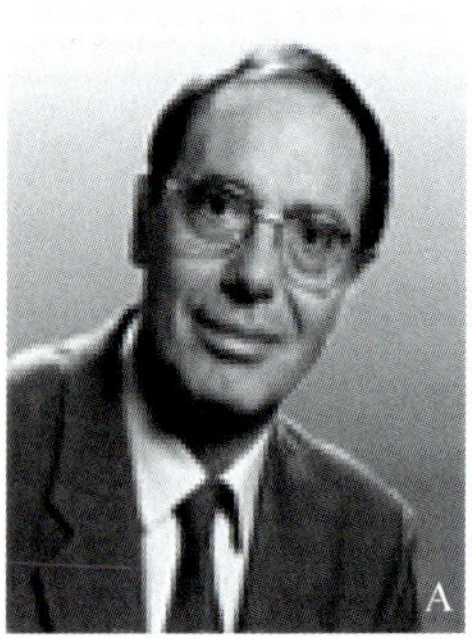

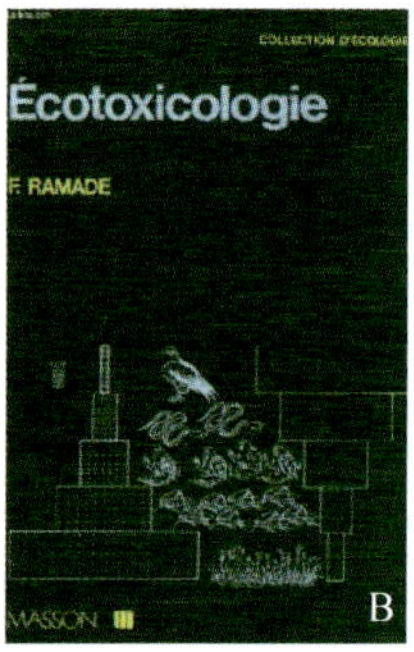

图 4-1-4　弗朗索瓦·拉马达（A）和第一部《生态毒理学》专著（B）

1977 年，由法国学者弗朗索瓦·拉马达（F. Ramade，图 4-1-4A）[1] 编著的第一本生态毒理学专著——《生态毒理学》（*Ecotoxicology*）问世（图 4-1-4B），该书由法国巴黎的 Masson 公司出版发行。

1977 年，与生态毒理学学科直接相关的第一本专著、第一个期刊的出现，以及萨豪特发表的题为《生态毒理学：目的、原理和展望》的论文标志着生态毒理学这一新学科已经正式形成。

1.4 生态毒理学发展期

1.4.1 生态毒理学全面发展期

1978—1989 年，生态毒理学学科进入全面发展期。生态毒理学在探讨、建立毒物对生态系统影响的各种试验研究方法方面，在为人类活动排入环境的毒物安全评价提供生态学参数方面，以及在毒物对生物种群、生物群落产生的效应等方面，都获得了一些有意义的研究成果，使生态毒理学逐步成为一门重要的新兴学科。

1　弗朗索瓦·拉马达（F. Ramade，1934—）：法国巴黎第十一大学（奥赛）的名誉教授。他是欧洲生态毒理学的先锋之一、法国国家自然保护协会的前任会长、法国生态协会和世界自然保护联盟的杰出成员。1968 年 3 月，在位于巴黎的国家农业研究所的 Paul Pesson 教授的指导下，他完成了他的研究论文：有机氯杀虫剂对昆虫种群的影响。从那时起，他致力于研究隐藏的农药和其他持久性有机污染物对生态系统的影响，特别是在沿海和内陆水域。此外，他花了很长时间来研究活动的概念性工作，也致力于保护自然和资源，特别是生物多样性。他的著述众多，包括《生态毒理学》《自然资源生态学》《精确生态毒物学》《生态与环境科学百科词典》《生态毒理学：基础与应用》等。

1978 年，欧洲化学品生态毒理学和毒理学中心（European Centre for Ecotonicology and Toxicology of Chemicals，ECETOC）成立，这是一家非营利性、非商业的科学协会，吸纳有志于化学品生产和使用的一流公司为会员。作为一家独立机构，ECETOC 举办科学论坛，通过论坛利用各大生产商和用户广博的专业技术对化学品、生物材料以及医药品的生态毒理学和毒理学开展研究、评估、评价并出版评论性刊物。ECETOC 的主要目标是识别、评估化学品生产和使用可能产生的对人体健康和环境的任何潜在不良影响，并利用这些知识帮助相关行业尽可能减少这种影响。为此，ECETOC 组织来自其成员公司的具备适当资质的科学家，形成了专家网络，并在科学的背景下与国际机构、政府机关和专业学会开展合作。ECETOC 旨在设立概念、开发数据和确定立场，作为在欧洲将政策转化为法规的过程中使用科学原理的依据：在发挥化学品益处的同时，保护人体健康和环境。

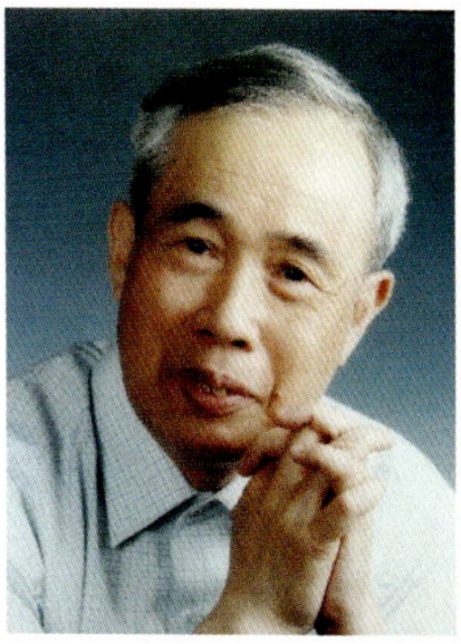
图 4-1-5 蔡道基

1978 年，中国农药生态毒理学研究开始起步，重点是对农药的生态效应进行研究，为建立化学农药生态环境安全评价体系提供科学依据。在这方面，江苏省环境科学研究所（现为生态环境部南京环境科学研究所），特别是该所农业科学家、农药生态毒理学家蔡道基（图 4-1-5）[1] 研究员的工作较为突出。

1978 年，山西大学环境保护科学系（现环境与资源学院）创始人、著名污染生态学家祝玉珂教授（图 4-1-6）[2] 和藻类学家谢淑琦教授 [3]，在生物系成立环境保护研究室，并开始进行生

1 蔡道基（1935 年 6 月 1 日—），农药生态毒理学家，中国工程院院士，浙江省温岭市人。1957 年毕业于南京农学院，现任生态环境部南京环境科学研究所研究员。早期在中国科学院南京土壤研究所从事农业化学研究工作，1978 年调至江苏省环境科学研究所工作，先后担任室主任、所学术委员会主任、研究员。自 20 世纪 70 年代起，一直从事农用化学品对生态环境影响研究，重点研究农药的环境行为特征与生态效应，是我国农药生态毒理学奠基人之一。他和他的研究团队建立了化学农药生态环境安全评价体系、安全评价试验准则和国家环境保护农药环境安全评价与污染控制重点实验室，为我国新农药开发、农药安全使用和生态环境保护提供了重要科学支撑。在“八五”与“九五”期间曾负责国家科技攻关项目 6 项，对我国新农药开发中生态环境安全性预测进行了深入研究，并通过开展国际合作在防止农药对地下水污染和防止农药对水生生物危害以及制定农药安全使用标准等方面做了大量研究工作。曾长期负责全国农药登记生态环境安全性评审工作，为防止有害农药的生产和使用起到了把关作用。曾先后荣获中国科学院重大科技成果奖 1 项、国家技术发明二等奖 1 项、国家科技进步三等奖 2 项、农业部科技进步一等奖 1 项、省部级科技进步二等奖 4 项。发表论文 100 余篇，代表性著作有《中国农业百科全书农药卷：农药与环境》（1993）、《农药环境毒理学研究》（1999）等 10 余部。2011 年获得消除持久性有机污染物杰出贡献奖。

2 祝玉珂（1914—2015），山西大学教授、硕士研究生导师，环境科学家、污染生态学家。山西大学环境保护科学系（现环境与资源学院）主要创始人之一。他长期进行污染生态学、生物转盘或氧化塘治理工业废水或城市生活废水的研究。1914 年 12 月出生于河北省定县（现定州市）木佃村；1942 年 7 月毕业于国立西北大学理学院生物系；1942 年 8 月—1951 年 1 月于成都和西安任中学生物教师；1951 年 2 月—1985 年 9 月于山西大学生物系任生态学、植物分类学讲师、副教授、教授；20 世纪 80 年代曾任山西大学生物系（现生命科学与技术学院）主任，山西大学环境保护研究室主任；1985 年 9 月—1990 年 7 月于山西大学环境保护科学系（现环境与资源学院）讲授环境保护概论、污染生态学，教授、系学术委员会主任。2015 年春，无疾而终，享年 100 岁。先生一生教书育人，治学严谨，刚正不阿，德高望重，很受同事和学生的尊敬。

3 谢淑琦（1930—2017 年），女，藻类学家、环境科学家，山西大学教授、硕士研究生导师，长期进行藻类生物学、水环境生物监测、生物转盘或氧化塘治理工业废水或城市生活废水的研究。曾任山西大学环境保护科学系（现名环境与资源学院）环境生物学教研室主任。

物转盘处理印染废水和通过氧化塘处理城市废水和工业废水的研究，是中国较早进行污染生态学和环境生态工程研究的先行者。[1]

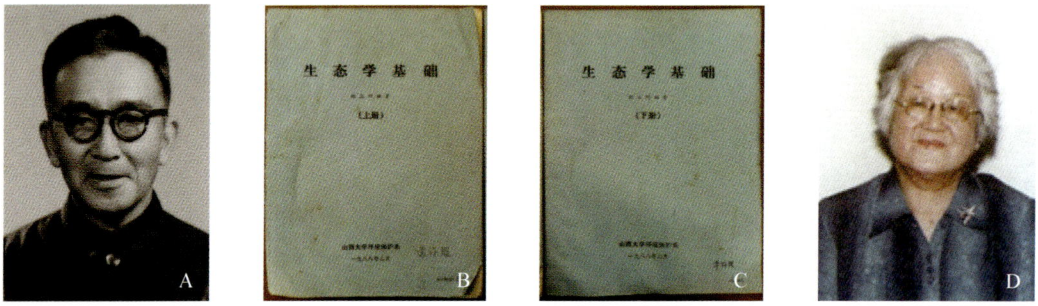

图 4-1-6　祝玉珂（A）和其著作《生态学基础》上下册（B、C）及谢淑琦（D）

1979 年、1982 年和 1985 年，国际生态毒理学和环境安全学会分别在法国的尼斯、丹麦的哥本哈根、意大利的罗马举行了一系列与生态毒理学相关的学术研讨会。

1979 年，北美成立了国际环境毒理与化学学会（The Society of Environmental Toxicology and Chemistry，SETAC），这是一个非营利、国际性的专业学会。它的所属成员和机构常年致力于环境问题的研究、分析和解决，自然资源的管理和规划，环境教育、研究和发展等，以实现环境的可持续发展和保护生态系统的整体性。

生态学与环境问题研究相结合，是 20 世纪 70 年代后期应用生态学最重要的领域，这促进了生态毒理学的进一步发展。主要的相关著作有：帕克（Park，1980 年）的《生态学与环境管理》、世界自然保护同盟（IUCN，1980 年）的《世界保护对策：生物资源保护与持续发展》、安德森（Anderson，1981 年）的《环境科学实用的生态学》等。

20 世纪 80 年代，生态毒理学模型的研究取得很大进展。生态毒理学研究的终极目标就是确定所有人类关心的环境污染物（大约 10 万种可能对环境不利的化学物）在自然界中的所有转移和转化过程，这几乎难以做到。因此，人类不得不寻找另一种模式或方法去研究所有环境污染物及其所有转化过程的细节。20 世纪 70 年代后期，生态毒理学的第一个模型出现了。20 世纪 80 年代初期，在哥本哈根召开了有关生态毒理学模型的第一次国际会议。生态毒理学模型在毒物扩散的环境治理中很快成为一个有力工具。生态毒理学模型的两种可行的方法（或类型）在这个时期同时得到了发展：偏重生态学的方法和偏重化学的方法。生态学的方法主要关注的是在生态系统中受毒物影响的一些过程及这种过程所导致的生态系统中毒物的分布。而化学的方法把重点集中在化学物的性质与其在环境中分布的关系。关键问题是，环境污染物会在哪里累积？它们会迁移吗？它们能被生物分解吗？这些问题的回答是揭示环境污染物归宿或命运的关键。

1980 年，余叔文等应用动式熏气装置，研究了 SO_2 对小麦、水稻、辣椒、番茄和紫花苜蓿等植物体内乙烯产生的影响。若 SO_2 浓度超过伤害阈值，所有供试植物在出

1　祝玉珂，谢淑琦 . 1979. 开辟生物处理印染废水的新途径 . 山西大学学报（自然科学版），（Z1）：55-64.

现可见伤害症状之前，体内乙烯就会显著增加。[1]

20 世纪 80 年代以来，全球性污染问题已经得到越来越多的关注。最主要的是两个大气污染问题：温室效应和臭氧层的减少。它们与复杂的生态毒理学问题有很大关系。温室效应产生了严重的全球生物圈水平生态毒理学效应，而臭氧层的减少产生了严重的大陆和半球范围的生态毒理学效应。因此，对全球性污染的关注推动了全球生物圈水平及大陆和半球范围的生态毒理学效应的研究。

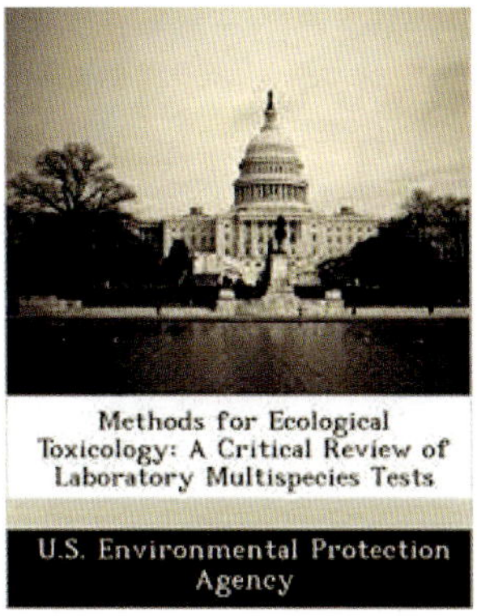

图 4-1-7 哈蒙斯主编的《生态毒理学方法》

1981 年，美国学者哈蒙斯（Hammons）主编的《生态毒理学方法》（*Methods for Ecological Toxicology*）一书（图 4-1-7）中，已经提出了不少可供实验室采用，或进一步研究的群落和生态系统水平的生态学参数和试验方法，例如，竞争、捕食、摄食、共生、寄生生物群落特性等。[2]

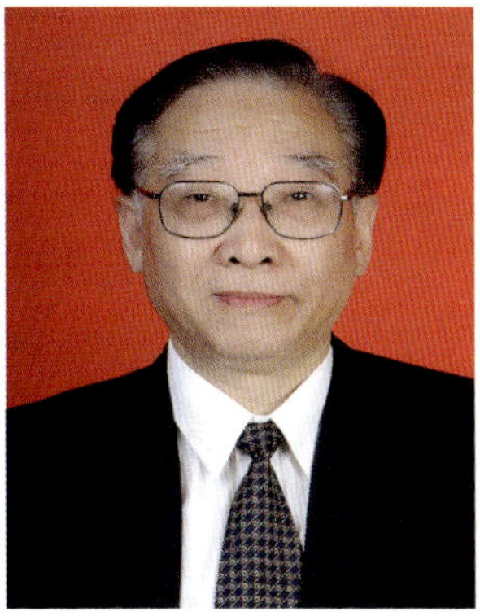
图 4-1-8 史志诚

1981 年，中国学者史志诚（图 4-1-8）[3] 提出并证实了"高分子的栎叶丹宁经胃肠生物降解（活化）产生低分子的酚类化合物引起中毒的假设"，[4] 指出栎叶丹宁中毒的实质是低分子的酚类化合物中毒。

1983 年，英国学者弗兰克·莫里亚蒂（Frank Moriarty）[5] 主编《生态毒理学：生态系统中污染物的研究》（*Ecotoxicology: The Study of Pollutants in Ecosystems*）一书，他将生态毒理学定义为由毒理学自然延伸到研究污染物的生态效应（图 4-1-9A）。

---

1 余叔文，刘愚，李振国，等 .1980. 二氧化硫对植物的伤害机理的研究 . 科学通报，24：1145-1147.

2 Hammons A S，et al. 1981. Methods for ecological toxicology：a critical review of laboratory multispecies tests. Environmental Sciences Division Publication，Office of Toxic Substances，U.S. Environmental Protection Agency，Washington，D.C.

3 史志诚，教授，博士生导师。1941 年 12 月生，陕西榆林市人。1958 年于榆林农业学校毕业后参加工作，1981 年西北农业大学研究生毕业，获农学硕士学位。现任西北大学生态毒理研究所所长；陕西省毒理学会理事长；中国畜牧兽医学会副理事长，动物毒物学分会理事长；中国毒理学会副理事长，毒理学史专业委员会主任；国际毒素学会（IST）会员。农业部科技委委员、中国农业咨询团成员。从事毒理学研究 40 多年，主要科研成果：①创立了"丹宁生物活化理论"。②创立了动物毒物学理论体系；提出草地生态毒理系统新概念；首次提出"毒性灾害"命题，并研究了 20 世纪全球毒性灾害史；创建了"毒物与人类"网站；开展了食品安全与立法的研究。③完成国家部委和陕西省"八五""九五"多项科研与重大科技推广项目。④出版毒物学著作 10 部。其中包括《中国草地重要有毒植物》《动物毒物学》《生态毒理学概论》等。主编《毒性灾害》《谨防生活中的有毒物》等科普书籍。⑤发表论文 80 多篇。⑥ 1986 年创办《动物毒物学》杂志，担任副主编、主编；《中国兽医杂志》编委。《1992 年中国人物年鉴》、《当代世界名人传》（中国卷）、英国剑桥《世界名人录》中收录了他的事迹。

4 史志诚 . 牛栎树叶中毒的发病机理研究 . 咸阳：西北农学院，1981.

5 弗兰克·莫里亚蒂（Frank Moriarty）是英国亨廷顿僧侣木材试验站（Monks Wood Experimental Station）自然环境研究理事会成员。莫里亚蒂博士花了 20 多年的时间研究污染物的生态效应。他是剑桥大学植物寄生线虫研究组的成员之一，也是大自然保护协会的成员。他从事生态毒理学研究 30 余年，发表了大量科研论文，并于 1983 年出版专著《生态毒理学：生态系统中污染物的研究》，为生态毒理学学科的发展做出了积极贡献。

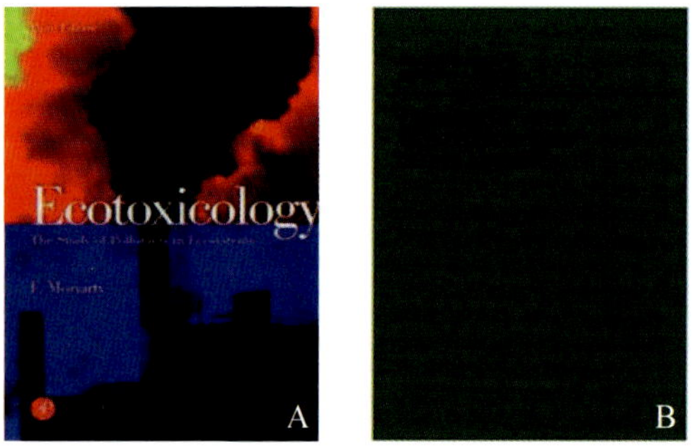

图 4-1-9 莫里亚蒂主编的《生态毒理学：生态系统中污染物的研究》（A）；康奈尔和米勒主编的《污染化学和生态毒理学》（B）

1983 年，中国学者吴玉霖等研究发现藻类对重金属具有较强的富集作用，软体动物特别是贝类易在体内累积各种污染物，建议将毛蚶作为中国沿海重金属污染检测的一种有效的指示生物。[1]

1984 年，加拿大学者巴特勒（Butler）发表了题为《生态毒理学发展》（*Developments in Ecotoxicology*）的论文，指出 1978 年出版的 SCOPE 第 12 次报告《生态毒理学原理》是生态毒理学学科发展的新起点。文章还指出有关如何评估一个生态系统的健康状态方面的概念和方法的发展还很缓慢，这方面需要大力发展。巴特勒推荐了一种评估方法，并阐述了发展该方法所需要的关键要素。[2]

1984 年，由澳大利亚学者康奈尔（Connell）和米勒（Miller）主编的《污染化学和生态毒理学》（*Chemistry and Ecotoxicology of Pollution*）一书出版。该书介绍了环境中主要污染物对自然生态系统的化学、毒理学和生态因素的影响。通过了解污染物的最初来源和化学性质，以及它们在环境中的相互作用，来研究这些污染物对生物体和生态系统的生态毒理学效应（图 4-1-9B）。

1986 年，中国学者祝玉珂、谢淑琦、孟紫强[3]等在山西省自然科学基金项目“太原地区抗污树种及指示植物的筛选与研究（1986—1989）”的资助下，采用开顶式动态熏气的方法，研究了不同浓度 SO_2、HF、Cl_2 等气态污染物对中国华北常见树种、灌木、草本、花卉和草地植物等百余种野生的和人工栽培的绿色植物的损伤效应及其浓度 - 效应和时间 - 效应关系，主要观察叶片状态、颜色、损伤斑块的形成过程以及叶片组织解剖学改变，从中筛选出多种耐污染和敏感植物，研究结果为华北污染严重的地区（包括工厂）的绿化和生物监测提供了适宜的植物种类（图 4-1-10）。[4]

---

1 吴玉霖，等 . 1983. 毛蚶对汞积累和排出的室内试验 . 海洋与湖沼，1983，14（1）：30.

2 Gordon Butler. 1984. Developments in ecotoxicology. Ecological Bulletins，36：9-12.

3 孟紫强（1939—），医学硕士，教授、博士生导师。无党派人士。1939 年 2 月出生，山西省临汾人。现任中国毒理学会第一届监事会监事、中国毒理学会毒理学史专业委员会学术顾问、山西省毒理学研究会荣誉理事长、山西大学环境医学与毒理学研究所所长、山西大学研究生教学指导委员会委员。1992 年获享受政府特殊津贴。曾任山西大学环境生物毒理学研究室主任、山西大学环境科学与工程研究中心主任、生物系（现名生命科学与技术学院）环境生物研究所所长、环保系（现名环境与资源学院）环境生物学教研室主任。历任社会兼职：美国纽约科学院院士，美国国家科学技术促进会会士，国际 DNA 修复学会理事，美国化学学会会士，中国毒理学会第 3～6 届理事，第 5、第 6 届常务理事，中华医学微量元素学会理事、常务理事，山西省毒理学会第一届理事长、荣誉理事长，中国环境科学学会大气环境委员会委员、环境医学与健康委员会委员，中国环境诱变剂学会致突变剂专业委员会委员等，以及多种国内外学术期刊编委或顾问。（详见主编介绍和附录 1）

4 孟紫强，祝玉珂 . 1997. 太原地区绿化植物受氯气伤害的特征及其抗性的研究 . 城市环境与城市生态，10（3）：4-7；祝玉珂，谢淑琦，孟紫强，等 . 1989. 太原地区抗污树种及指示植物的筛选与研究（1986—1989）结题报告 . 研究成果获 1991 年山西省科技进步应用成果三等奖。

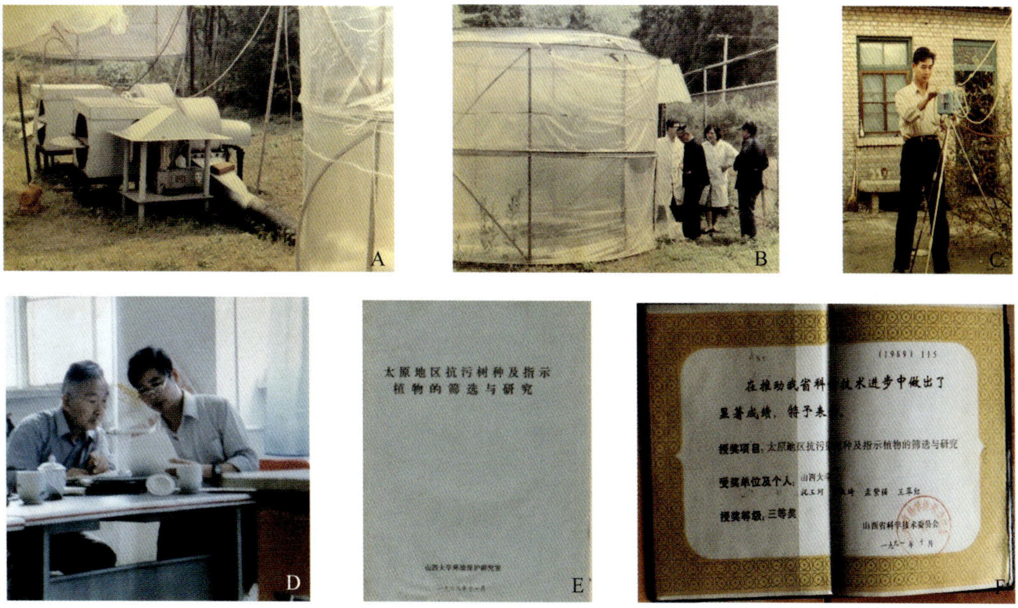

图 4-1-10　祝玉珂课题组对植物的熏气试验

[自制的熏气装置（A、B）；孟紫强教授进行熏气装置内空气采样（C）；祝教授与孟教授讨论试验方案（D）；结题报告《太原地区抗污树种及指示植物的筛选与研究》（1988 年 11 月）（E）；获奖证书（F）]

1987 年，山西大学孟紫强在中国首次为环境保护科学系（现环境与资源学院）生态学和植物学专业研究生开设生态毒理学课程并编写《生态毒理学》教材，由山西大学印刷厂印发（图 4-1-11）。

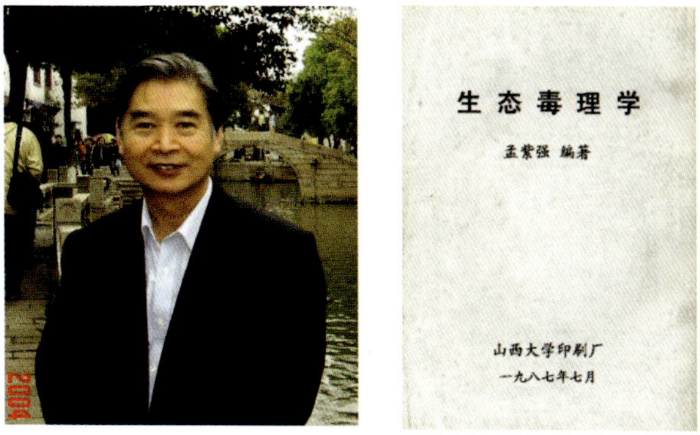

图 4-1-11　孟紫强及其编著的教材

1988 年，在丹麦的哥本哈根举行了第 1 届欧洲生态毒理学学术研讨会，并一直延续至今。

1988 年，英国学者莫里亚蒂在《人类与实验毒理学》(*Human and Experimental Toxicology*) 上发表的论文中指出：生态毒理学主要是关注污染物对种群的影响而不是个体。污染物的亚致死剂量毒性作用和对环境的改变比急性毒性作用对种群的影响更大。他认为生态毒理学的主要任务是评价、预报环境中外来物质的预期演变。这个定义包含出现在环境中的污染物的化学描述；通过监控这些污染物来评价环境中负荷增加了还是减少了；以及用毒理学和生态学的现代方法来预告这些污染物的影响。[1]

1989 年，国际生态毒理学和环境安全学会在爱尔兰首都都柏林举行了首次单独以“生态毒理学”为主题的国际会议。

1989 年，荷兰学者克鲁伊夫（Kiruijf）将生态毒理学定义为用多学科理论（生理、

1　Moriarty F. 1988. Ecotoxicology. Human and Experimental Toxicology，7（5）：437-441.

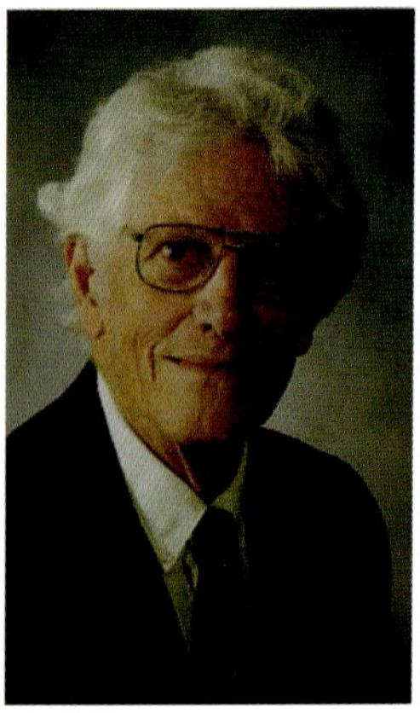

图 4-1-12 凯恩斯

生态、化学和毒理学）解释自然界中污染物的作用过程和暴露风险。它不仅是一门科学而且是污染防治中应用性强的一种工具，用于支持环境政策、法律、标准和污染控制。[1]

1989 年，美国学者约翰·凯恩斯（John Cairns，图 4-1-12）[2] 在他发表在《环境与毒理化学》（*Environmental and Toxicological Chemistry*）杂志的一篇论文中将生态毒理学定义为研究任何生态系统中的一个或多个因素的毒性试验的科学，这是最广义的生态毒理学。这个定义可进一步扩展为研究潜在的毒性物质对自然生态系统和非靶物种毒性作用预测的科学。认为人类及人造物品也应该被看作自然生态系统的一部分，而不应被排除。[3]

1.4.2 生态毒理学高速发展期

1990 年至今，生态毒理学进入高速发展期，研究重点集中于环境毒物的长期效应、生态系统生态毒理学和生态风险评价等方面。

1990 年，美国学者凯恩斯（Cairns）和芒特（Mount）在题为《水生毒理学》（*Aquatic Toxicology*）的论文里指出，生态毒理学是研究生态系统中毒性物质的命运（归宿）及其效应的科学。[4]

1990 年和 1991 年，国际生态毒理学和环境安全学会分别在德国的慕尼黑和法国的拉罗切利举行了单独以“生态毒理学”为主题的国际会议。

1992 年，国际英文期刊《生态毒理学》（*Ecotoxicology*）创刊，该杂志主要发表有关有毒化学物对种群、群落和陆地、淡水和海洋生态系统毒性作用方面的研究论文。它阐明了化学物对生态系统影响的毒性作用机制和过程，研究化学物在种群或群落水平上的影响。

1992 年，中国学者王德铭在《生态科学》杂志上发表的论文中给出了一个很长的生态毒理学定义：以生态学和毒理学为指导，研究有毒、有害物质和因素在生态系统中的转移、转化和归趋，它们对生物群，特别是群落和种群以及个体以下的各级毒性效应，与控制特定生态系统功能过程之间的相互作用，减轻或消除对人类及生态系统

---

1 De Kruijf H A M，Zwart P N，Viswarathan P N. 1989. Manual on aquatic ecotoxicology. New Delhi South Asia Books，Springer.

2 约翰·凯恩斯（John Cairns，1923—）：美国科学家。1923 年，生于美国的宾夕法尼亚州。他的主要研究方向是生态毒理学、生态修复和原生动物动力学等。他是美国弗吉尼亚理工学院和弗吉尼亚州布莱克斯堡州立大学生物系环境生物学名誉教授。1948—1966 年，在费城自然科学院院士湖泊馆任馆长，1966—1968 年在堪萨斯大学动物系任教授，1968 年来到弗吉尼亚理工学院。他教授包括生态毒理学、生态修复、危害评价、生态系统危险度分析等 20 多门课程，他还定期在各野外站教授课程。他是多个杂志的编委，是美国多个国家研究理事会的成员，并且是其中两个委员会的主席。他也是美国国家环境保护局的咨询专家之一。他已经编写了 60 多本书，先后在学术期刊上发表过 650 多篇文章，139 篇社论，而且经常去生态破坏和修复立法委员会作证。

3 Cairns J，1989. Will the real ecotoxicologist please stand up? Environmental and Toxicological Chemistry，8（10）：843-844.

4 Cairns J，Mount D I. 1990. Aquatic toxicology. Env. Sci. Tech.，24（2）：154-161.

的负影响的一门学科。[1]

1992 年，英、美部分科学家首次提出“分子生态学”概念，将生态学研究基础从宏观拓展到微观。

1993 年，美国学者马歇尔（E. Marshall）在《科学》（*Science*）杂志上发表的题为《毒理学进入分子水平》的专题文章，标志着分子毒理学时代的到来。分子生物学新技术的建立和引入，促进了分子生态毒理学的快速发展。[2]

1994 年，美国学者考克汉姆（Lorris G. Cockerham）和谢恩（Barbara S. Shane）编著的《基础环境毒理学》（*Basic Environmental Toxicology*）一书（详见本书第三卷，图 3-6-6）将生态毒理学定义为研究有毒物质的命运及对生态系统的效应。在这部名为《基础环境毒理学》的书中，大多数章节为生态毒理学的内容，包括生态风险评价，把环境毒理学与生态毒理学混为一体，表明当时科学家们认为生态毒理学与环境毒理学是同一个学科的两种名称而已。

1995 年 11 月 15—17 日，中国毒理学会成立生态毒理专业委员会并召开了第一届全国性学术研讨会。学术交流的内容涉及水生生态毒理、陆生生态毒理、海洋生态毒理和生态环境风险评价等各个领域。专家们就加强对生态毒理学研究、制定环境管理的政策法规提出建议。

1996 年 10 月，国际生态毒理学和环境安全学会在摩洛哥举行了第一次环境污染与影响评价国际研讨会。

1997 年，在法国召开了第 1 届欧洲分子毒理学大会。

1998 年 9 月 21—26 日，在中国武汉召开了国际生态毒理学与环境安全学会第一届亚洲会议。

2001 年，李卫华等研究了环境内分泌干扰物 2- 溴丙烷对蝾螈精原细胞毒性的研究，重点研究了 2- 溴丙烷对精原细胞的形态学、死亡率和增殖率的影响。[3] 随后国内环境内分泌干扰物的生态毒理学研究逐渐增多。

2001 年，中国学者殷浩文主编的《生态风险评价》出版，该书是中国第一本生态风险评价专著。该书共分为 5 个部分。第一部分介绍了生态风险评价在环境决策和环境法律中的作用；第二部分介绍了生态风险评价的理论；第三部分是通用性的生态风险评价程序；第四部分是几种不同的生态风险评价类型；第五部分举了四个生态风险评价的实践例子。

2002 年，中国毒理学会生态毒理学专业委员会召开第 2 届全国生态毒理学研讨会，会议以生态风险评价为主题进行了学术交流。

2002 年，英国学者赖特（D. A. Wright）和韦尔伯恩（P. Welbourn）在其著作《环

1　王德铭 . 1992. 生态毒理学的定义及方法学探讨 . 生态科学，2：1-6.

2　Marshall E. 1993. Toxicology goes molecular. Science，259：1394-1398.

3　李卫华，范奇元，吴晓云，等 . 2001. 环境内分泌干扰物 2- 溴丙烷对蝾螈精细胞毒性的研究 . 卫生毒理学杂志，3：132-135.

境毒理学》（*Environmental Toxicology*）一书中写到“本书也可以成为生态毒理学”，并指出生态毒理学区别于传统毒理学在于其对环境污染物最终效应的任何评价均须涉及下述四步过程：污染物释放进入环境；污染物传输进入生物体内，发生或不发生化学形态转化；污染物暴露于单一或多个靶标生物；污染物产生个体、种群或群落层次/水平上的响应。[1] 但是，该书虽名为环境毒理学但包含有很多生态毒理学内容，认为生态毒理学与环境毒理学是同一学科。

2003 年，美国学者赛维斯（R. F. Service）发表在《科学》（*Science*）杂志上的题为《纳米物质显示出毒理学作用》的论文，促进了纳米物质生态毒理学研究[2]。

2003 年，荷兰学者范·斯特拉伦（N. M. Van Straalen）发表题为《生态毒理学变为胁迫生态学》（*Ecotoxicology becomes Stress Ecology*）的论文。他指出生态毒理学领域已经变为胁迫生态学，因为如果不在一个特定的生态环境下研究人为产生的有毒物质的毒性作用和自然压力是没有意义的。[3]

2004 年，中国学者周启星、孔繁翔和朱琳主编的《生态毒理学》以不同环境污染物为主线，对不同污染物的生态毒理学效应进行论述。从环境化学污染物的角度出发，描述其对不同生物的毒理学作用是其主要特点。

2005 年，中国学者史志诚在其主编的《生态毒理学概论》一书中将生态毒理学定义为：研究有毒物质对生态系统的作用和影响，以及有毒物质在生态系统中的运转、循环与归宿规律的科学。

2006 年，中国学者孟紫强在其主编的《生态毒理学原理和方法》一书中，第一次论述了环境毒理学与生态毒理学的本质区别，首次提出环境毒理学与生态毒理学是两个独立的学科，而不是同一个学科，也不是一个包含（或兼并）另一个的学科。该书从生物学和生态学角度出发，论述在不同生物生态层次（分子、细胞、器官、个体、种群、群落、生态系统、景观、生物圈水平）中环境污染物的生态毒理学作用，是其主要特点。

2006 年，由中国科学院生态环境研究中心主办的《生态毒理学报》创刊，王子健[4]研究员为主编，该期刊为中国生态毒理学研究提供了交流平台。

2008 年，中国毒理学会将原有的生态毒理学专业委员会更名为环境与生态毒理学

---

1 Wright D A，Welbourn. P. 2002. Environmental toxicology. Cambridge University Press. U.K.

2 Service R F. 2003. Nanomaterials show signs of toxicity . Science，300（5617）：243.

3 Van Straalen N M. 2003. Ecotoxicology becomes stress ecology. Environ Sci Technol，37（17）：324-330.

4 王子健，中国科学院生态环境研究中心研究员，博士生导师，享受国务院政府特殊津贴。主要研究领域为环境科学、生态毒理学。1953 年 10 月生于安徽芜湖市，1976 年毕业于中国科技大学化学系，1983—1985 年分别在瑞士日内瓦大学和联邦水科学与技术研究所进修。先后担任环境水化学国家重点实验室副主任和主任，国家“863 计划”污染控制技术主题专家组成员和副组长，国家水体污染控制与治理科技重大专项总体专家组成员和河流主题专家组组长，863 化学品风险管理与控制重大项目首席科学家，国家自然科学基金委员会化学科学部和地球科学部咨询委员会委员。在国内外学术刊物发表论文 500 余篇，申请国家发明专利 15 项。获国家发明二等奖 1 项，国家自然科学二等奖 1 项，国家科学技术进步二等奖 1 项，中科院自然科学一等奖 3 项，中科院科技进步一、二、三等奖各 2 项，中国分析测试协会科学技术一等奖 1 项。

专业委员会，并召开成立大会与第一届全国学术研讨会。

2009 年 7 月，中国的《环境科学研究》期刊出版环境与生态毒理学专刊，集中报道中国近几年该学科领域的研究成果。

2009 年，中国学者孟紫强主编的《生态毒理学》被教育部遴选为中国普通高等教育“十一五”国家级规划教材。该书由高等教育出版社出版，为中国第一部也是国内唯一的生态毒理学国家级规划教材，主要用于高校生态学和环境科学本科专业教学。

2011 年 4 月，中国科学技术协会主编、中国毒理学会编著的《毒理学学科发展报告》由中国科学技术出版社出版。其中，“环境毒理学学科发展”由孟紫强等撰写，“生态毒理学学科发展”由王宏等撰写，表明中国毒理学会承认环境毒理学与生态毒理学是两个独立的学科。

2011 年，中国学者尹大强[1]翻译美国的苏特著的《生态风险评价》第二版，系统地介绍了生态风险评价的概念、范围、内容和方法，并结合作者长期研究和实践，引用大量案例加以分析、比较和评论。该书对生态风险评价教学与科研、生态风险评价工作的开展具有参考和指导作用。

2014 年，《生态毒理学报》主编王子健和副主编朱永官、陈吕军共同发起召开全国生态毒理学学术研讨会，并于 4 月 23—26 日，由生态毒理学报编辑部与其他高校或研究单位联合举办第一届全国生态毒理学学术研讨会，有 400 余名科研人员参加会议。截至 2021 年，全国生态毒理学学术研讨会已经连续举办七届，参加会议的科研人员逐年快速增加，从第三届会议开始每次参会人员均在千人之上，对中国生态毒理学的发展具有推动作用。

2017 年，孟紫强以山西省毒理学会的名义发起召开“第一届全国环境毒理学与生态毒理学教学研讨会”，于 8 月 1—5 日在山西大学举办，参加会议的教师 60 余人，来自北京大学、中山大学、暨南大学、南京大学、北京林业大学、东北师范大学等 30 余所大学，对开展和提高生态毒理学教学水平有很大推动作用（图 4-1-13）。

2019 年，第六届全国生态毒理学大会由华南师范大学、中国科学院广州地球化学研究所、暨南大学和《生态毒理学报》编辑部共同主办。该届大会主题是“环境健康，永续未来”，参加大会的代表达千余人。

2019 年，为了适应生态毒理学新的教学和科研形势，结合该学科教学和科研在近年来的发展，孟紫强主编的普通高等教育“十三五”规划教材《生态毒理学》出版。迄今，该书仍然是中国出版的唯一生态毒理学大学教材。同时，孟紫强除了自己主讲慕课外，还邀请北京大学尚静，山西大学张全喜、耿红、秦国华、郭东罡、孙楠，厦门大学洪海征，北京林业大学洪喻，大连海事大学巩宁，沈阳师范大学张蕾等从事生态毒理学教学和科研的老师制作我国第一门《生态毒理学》慕课，并于 2019 年 10 月

1　尹大强（1962—），江苏省常州人，博士，同济大学环境科学与工程学院教授、博士生导师。现任国际 SCI 学术期刊 *Sci. Total Environ.*、*Arch. Environ. Contamin. Toxicol.* 副主编以及《生态毒理学报》副主编等。发表 SCI 论文 230 余篇，获国家自然科学二等奖 1 项、教育部自然科学一等奖 3 项和省部二等奖 2 项。

开始在高等教育出版社主办的“中国大学 MOOC”和清华大学主办的“学堂在线”慕课网上平台开课，截至 2021 年已有 6 000 余人观看学习。2021 年 5 月孟紫强又邀请北京林业大学洪喻和上海海洋大学谢婧倩对《生态毒理学》慕课部分章节重新录制，以适应生态毒理学科研和教学的新形势（图 4-1-14）。

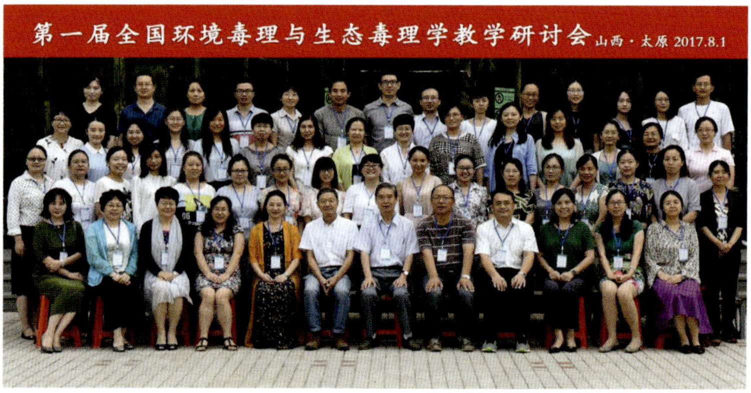

图 4-1-13　第一届全国环境毒理学与生态毒理学教学研讨会全体代表留影

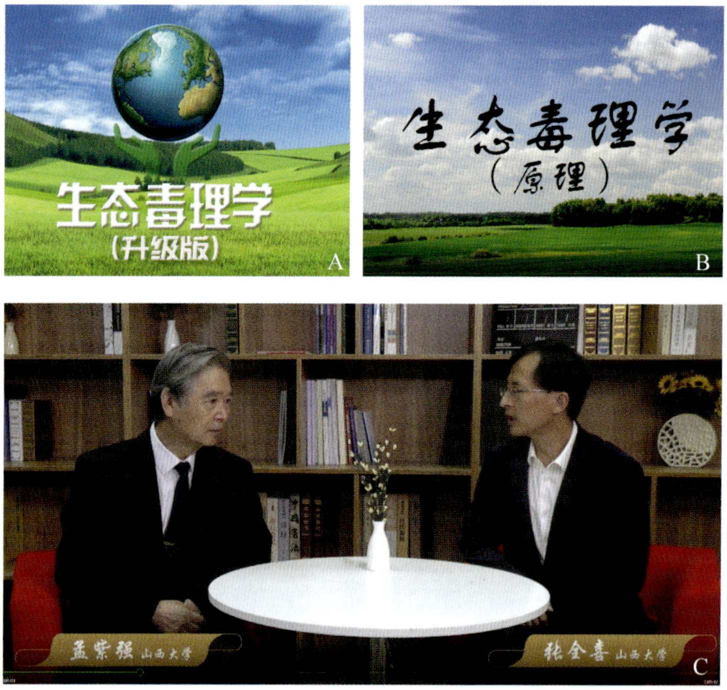

图 4-1-14　在“中国大学 MOOC”平台开课的《生态毒理学》慕课（升级版）封面（A）；在“学堂在线”平台开课的《生态毒理学（原理）》慕课封面（B）；在慕课介绍页中对生态毒理学内容介绍的视频截图（C）

第2章 生态毒理学研究方法的发展

2.1 生态毒理学常规毒性试验

2.1.1 急性毒性试验

急性毒性试验是研究化学物质大剂量一次染毒或24小时内多次染毒生物所引起的毒性试验。使用急性毒性试验研究化学物对生物的危害已有100多年的历史。大多数早期毒理学试验是将有限的一些物种短期暴露在化学物或流出物下，试验时间为几分钟至几小时，偶尔2～4天，没有标准程序。

1863年，英国学者彭妮（Penny）和亚当斯（Adams）研究了工业废水中有毒化学物对水生生物的毒性作用，并报道了一些最早的急性水生毒性试验方法。[1] 水生生物急性毒性试验主要包括鱼类、水蚤类和藻类毒性试验。

1924年，英国学者卡彭特（Carpenter）发表了有关铅矿和锌矿中的重金属离子对鱼的毒性作用的一系列重要文章中的第一篇。[2]

1937年，美国学者埃利斯（Ellis）进行了一些最早的用大型蚤（*Daphnia magna*）作为评估溪流污染的一个物种的研究。[3]

1945年，美国学者哈特（Hart）等对工业废弃物、化学物和其他一些物质对淡水鱼的毒性作用进行了评估，报道了一些早期的评估方法，该方法随后被美国测试和材料协会（American Society for Testing and Materials）采用，作为评估化学物的一种标准

---

1 Penny C，Adams C. 1863. Fourth report of the royal commission on pollution in Scotland. London，2：377.

2 Carpenter K E. 1924. A study of the fauna of rivers polluted by lead mining in the Aberystwth district of Cardiganshire. Ann. Applied Biol.，11（1）.

3 Ellis M M. 1937. Detection and measurement of stream pollution. Bulletin of the U.S. Bureau of Fisheries，48：365.

方法。[1]

1951 年，美国学者道多罗夫（Doudoroff）等提倡使用鱼类的毒理学试验来评估流出物的毒性并且支持标准方法的发展。[2] 他们使用鱼类作为反应物来试验流出物对水生生物的影响。他们的论文提出了第一个标准程序，该标准最终被收录到《水和废水检测标准方法》中。

1972 年，美国国家环境保护局（EPA）赞助编写了一个题为《鱼类和无脊椎动物急性毒性试验》的标准方法的文件。这个重要文件是随后水生试验标准化发展的先驱并被全世界广泛使用。

1986 年，中国环境监测总站等编写的《环境监测技术规范》中有藻类急性毒性试验的具体方法 。[3]

植物急性毒性试验是当生态系统受到污染后，利用植物对污染的生态反应和生理生化反应"信号"，来评定生态系统被污染和受到毒害的状况。至于采用什么指标表示污染的质和量，目前仍需进一步研究。

蚯蚓急性毒性试验的目标是评价环境中化学物质，如农药和有毒有机污染物对土壤中动物的急性伤害。常用的蚯蚓品种是赤子爱胜蚓（*Eisenia foetida*），因其生活周期短、繁殖能力强、易于饲养的特点已被作为土壤环境污染物生态毒理诊断的试验用物种。试验结果用美国国家环境保护局环境监测研究室进行生态监测时使用的 TSK（trimmed spearman-karber）统计程序进行 LC_{50} 计算。

哺乳动物急性毒性试验通常采用啮齿类动物，一般选用小鼠和大鼠，毒物经皮可用兔和豚鼠。

2.1.2 亚慢性和慢性毒性试验

亚慢性毒性试验是研究试验动物在多次给予受试物时所引起的毒性作用，试验期通常为动物生命期的 1/30 ~ 1/10，大鼠一般为 3 ~ 6 个月，狗为 4 ~ 12 个月。

慢性毒性试验是指以低剂量外来化合物，长期与试验动物接触，观察其对试验动物所产生的生物学效应的试验。通过慢性毒性试验，可确定最大无毒作用剂量，为制定人体每日允许摄入量（ADI）和环境最高容许浓度（MAC）提供毒理学依据。

水质标准的概念是在第二次世界大战不久后形成的。

1952 年，美国学者麦基（McKee）发表了一篇题为《水质标准》的报告，该报告为美国加利福尼亚州不超过水生生物保护的化学物浓度提供指导。[4]

1963 年，由美国学者麦基（McKee）和沃尔夫（Wolf）出版的《水质标准》报告

---

1 Hart W B，Doudoroff P，Greenbank J. 1945. The evaluation of the toxicity of industrial wastes，chemicals and other substances to freshwater fishes. Waste Control Laboratory，The Atlantic Refining Company，1.

2 Doudoroff P，Anderson B G，Burdick G E，et al. 1951. Bio-assay methods for the evaluation of acute toxicity of industrial wastes to fish. Sewage and Industrial Wastes，23：1381.

3 环境保护局 . 1986. 环境监测技术规范 第四册：生物监测（水环境）部分 .

4 McKee J E. 1952. Water quality criteria. California State Water Pollution Control Board Publication 3，1，

第二版中增加了化学物的种类和毒性数据库。[1] 水质标准被定义为用来判断什么样的水质变化限度不会对使用水的人类及水生生物造成危害的科学数据。一个水生环境的水质标准通常指的是在水中基于一系列毒性数据（标准）的化学物的浓度不应该超过一定的限度（通常为一个指定的时间内），从而保护水生生物。

在某些情况下，水质标准是在没有慢性或部分生活周期试验数据下建立的。急性毒性实验结果（LC_{50}——使 50% 的受试生物死亡的浓度）通过使用应用因子（AF）来预测慢性无作用水平。急性数据通常用 10 整除后得到一个安全边际，再用得出的慢性评估数据作为水质标准。

直到 20 世纪 60 年代中期，慢性试验的方法才开始发展，第一个完整生命周期的慢性毒性试验（使用黑头呆鱼）才出现。

1976 年，美国国家环境保护局出版了水生生物的水质标准建立的正式的指导方针，随后在 1985 年进行了修改。[2] 在此之前，水质标准的建立是通过评估现有的急性和慢性水生毒性的数据，并选择基于现有的最佳数据和良好的科学判断能保护水生生物的水平。这些国家水质标准出版在不同阶段的书中，他们被称为绿皮书（1972 年）、蓝皮书（1976 年）、红皮书（1977 年）和金皮数（1986 年）。

20 世纪 50 年代，为了把化学物质对水生生物的急性毒性和慢性毒性联系起来，应用因子（AF）的概念被提出。AF 即为一种化学物质的慢性试验浓度的阈值除以其急性毒性试验 LC_{50} 浓度值，即 AF 用 LC_{50} 除最大可接受毒物浓度（MATC）的极限［其最低限是不产生影响的最高浓度（NOEC），最高限是产生影响的最低浓度（LOEC）］来计算。[3]

1967 年，美国学者斯蒂芬（Stephan）和芒特（Mount）使 AF 方法正式化。[4]

1987 年，美国学者斯蒂芬又对其进行修改并将其命名为急性与慢性比率（ACR）。当某一物种的 LC_{50} 已知时，这种方法可以计算该物种的慢性作用阈值。两种或多种相似物种的平均急性与慢性比率也可以用该方法得到。用 LC_{50} 除以 ACR 能够估计其他物种的慢性毒性阈值。这种方法通常以 LC_{50} 除以 GMCV 来计算，GMCV 为无作用剂量（NOEC）和最小有作用剂量（LOEC）的几何平均值，命名为慢性数值（CV）。在 ACR 方法公布之前，AF 的概念并不是一直被使用。专断的或最好的判断数值被用来作为 AFs 值来估计慢性阈值（CVs）。10 ~ 100 的数值用得最多，但是没有一致的方法。慢性数值现在也被用来指几何平均最大可接受毒物阈值（GM-MATC）。[5]

---

1 McKee J E，Wolf H W. 1963. Water quality criteria. 2nd ed.California State Water Pollution Control Board Publication，3-A，1.

2 Stephan C E，Mount D I，Hansen D J，et al. 1985. Guidelines for deriving numerical national water quality criteria for the protection of aquatic organisms and their uses，PB85-227049. National Technical Information Service，Springfield，VA，1.

3 Henderson C，Tarzwell C M. 1957. Bioassays for the control of industrial effluents. Sewage and Industrial Wastes，29：1002.

4 Mount D I.，Stephan C E. 1967. A method for establishing acceptable toxicant limits for fish：Malathion and the butoxyethanol ester of 2,4,-D. Trans. Amer. Fish. Soc.，96：185.

5 Stephan C E. 1988. Topics on expressing and predicting results of life-cycle tests//Aquatic Toxicology and Environmental Fate：Eleventh Volume. American Society for Testing and Materials，Philadelphia，Special Technical Publication，1007：263.

2.1.3 蓄积毒性试验

蓄积系数法是一种常用来评估环境污染物蓄积作用的方法。所谓蓄积系数（K）是分次给受试物后引起 50% 受试物出现某种毒效应的总计量，与一次给受试物后引起 50% 受试动物出现同一毒效应的剂量的比值。比值越小，表示蓄积作用越强。

毒性试验的结果受很多因素的影响，主要有三方面的因素：受试生物、试验条件和不同的实验室。人们早就认识到必须把毒性试验测试方法标准化，以便对测试结果加以比较。过去几十年，一些国家和国际组织已建立了大量的生物测试标准方法，例如，美国实验和材料学会、经济合作与发展组织、美国国家环境保护局等。

中国近年来也颁布了一些标准化的生物测试方法，如 1991 年 9 月 14 日颁布，于 1992 年 8 月 1 日开始实施的《水质物质对蚤类（大型蚤）急性毒性测定方法》（GB/T 13266—1991）和《水质物质对淡水鱼（斑马鱼）急性毒性测定方法》（GB/T 13267—1991）。

2.2 细胞及分子生态毒理学研究方法

细胞及分子生态毒理学方法的理论基础是细胞生物学、分子生物学和毒理学。

细胞生物学是研究细胞各种组分的结构与功能的学科，它的历史可追溯到 17 世纪 70 年代，荷兰学者列文虎克发明显微镜的年代。

现代细胞学是 20 世纪 60 年代实验生物学的继续，它和毒理学相结合为生态毒理学衍生了细胞毒理学，提供了一大批生物检测方法，用以确认污染物产生的生物影响，如各种营养水平的生物毒性试验和遗传毒性试验。

20 世纪 80 年代起分子生物学兴起，细胞毒理学的研究手段发生了革命性的变化，对污染的研究从现象深入到本质，细胞水平和亚细胞水平的污染损伤有很多是源于遗传基因的变化和损伤。分子生物学是在分子水平上研究生命现象的物质基础的科学，主要是研究蛋白质和核酸的结构与功能。它的渗透又衍生出一个边缘分支学科分子毒理学，它也是生态毒理学的一部分，即用现代分子生物学技术研究环境污染的毒作用机制与结果的学科。当然学术界有一种观点认为目前分子毒理学仅是一门技术而不是学科，因此欧美的教科书中仍沿用细胞毒理学的名词，但其中的大部分技术手段都是分子生物学的。

进入 20 世纪 90 年代后，这门技术取得了令人惊异的突破，基因定位、切割、DNA 重组等一系列的基因工程技术在生态毒理学中的应用与日俱增。可以预言在今后的若干年间，细胞及分子生态毒理学的成就将使人们对环境问题的认识和控制有一个飞跃。

1993 年，美国学者马歇尔（E. Marshall）在《科学》（*Science*）杂志上发表题为《毒理学进入分子水平》的专题文章，标志着分子毒理学时代的到来。分子生物学新技术的建立和引入，极大地促进了生态毒理学的快速发展。[1]

2.2.1 多聚酶链式反应－单链构象多态性分析技术（PCR-SSCP）

PCR-SSCP 技术是多聚酶链式反应（PCR）技术与单链构象多态性分析法（SSCP）的结合。它是将被检出的 DNA 事先经有标志物的引物或有标志的脱氧核苷酸底物参与 PCR 反应，PCR 扩增产物经加热处理变性后，单链产物经中性聚丙烯酰胺电泳，靶 DNA 中如有突变存在（如单碱基置换、碱基插入或缺失等），则它们会因迁移率变化而出现泳动变位。通过 PCR 扩增可以获得足够量的特异 DNA 片段进行单链凝胶分析，可大幅提高单链信号强度。

1984 年，日本学者诺埃米（T. Noumi）等发现，含点突变的 DNA 小片段与相应正常的 DNA 小片段在中性聚丙烯酰胺凝胶中的单链电泳迁移率明显不同。相同长度的 DNA 片段之间即使相差仅一个碱基，其中性聚丙烯酰胺凝胶电泳的单链迁移率也会不同。这一工作为基因突变的检测提供了一条全新的思路。[2]

1992 年，意大利学者马伊诺（G. Maino）等将该项技术引入化学致癌分子机制的研究领域，在化学致癌剂诱变的小鼠鳞状癌细胞中检出了特异性的 H-ras 基因第 13 位密码子的点突变。[3]

1997 年，中国学者谭明家等以甲基丙烯酰酸环氧丙酰（GMA）体外诱导人胚肺成纤维细胞，分离转化细胞克隆，应用 PCR 扩增 p53 基因第 5 和第 8 外显子发生突变。[4]

2.2.2 荧光原位杂交技术（FISH）

1969 年，原位杂交技术由美国学者高尔（Gall）等和约翰（John）两个小组发明，该技术是一种检测染色体畸变的方法。他们利用标记探针与组织、细胞或染色体的 DNA 进行杂交，对细胞中的待测核酸进行定位、定性或相对定量分析。

经过 30 多年的发展，原位杂交技术已经广泛应用于动、植物遗传学的各个研究领域中。最初的原位杂交利用放射性核素标记探针，虽具有灵敏度高和对单拷贝 DNA 序列非常有效的特点，但也存在放射性污染的潜在危险。为了克服这些缺点，科学家们发明了非放射性核素原位杂交技术（NISH）。

20 世纪 80 年代，荧光原位杂交技术（FISH）被建立。这是在原位杂交基础上建立起来的一种高度灵敏、特异性信号以及分辨率强的染色体和基因分析技术。通过荧

1　Marshall E. 1993. Toxicology goes molecular. Science，259：1394-1398.

2　Noumi T，Mosher M E，Natori S，et al. 1984. A phenylanine for serine substitution in the beta subunit of Escherichia coli F1-AT-Pase affects dependence of its activity on divalent cations . Biol Chem，25（16）：259-268.

3　Maino G，Ventura A，Zuffi L. 1992. Algebraic treatment of giant dipole resonances built on excited states. Phy. Rev. C. Nucl. Phys.，46（5）：1725-1734.

4　谭明家，王莉娥，李忠生，等 . 1997. 应用 PCR2SSCP 检测转化细胞 P53 基因突变 . 中国药理学与毒理学杂志，11（2）：159-161.

光标记的各类 DNA 和 RNA 探针与细胞或组织在玻片上进行杂交，在不改变其结构的情况下，进行细胞内 DNA 和 RNA 某特定序列的测定，可用于染色体识别、基因定位和基因诊断、染色体结构畸变和数目改变分析。

20 世纪 90 年代，发展起来的多色 FISH 技术，可在同一细胞核或中期染色体中显示不同的染色，从而可同时检测两种以上 DNA 的三位结构、制备出染色体的光谱核型，使全染色体的自动分析得以实现。

1991 年，美国学者米勒（Miller）等首次将 FISH 技术用于微核分类研究。同时，他们又利用端粒探针和 γ-卫星 DNA 探针在 NIH3T3 细胞中进行 FISH 试验，完善上述工作。

1997 年和 1998 年，中国学者曹佳等和胡斌分别用小鼠着丝粒卫星 DNA 探针 FISH 和抗着丝粒抗体 CREST 染色，研究了丙烯酰胺、环氧丙酯和氢醌等几种物质诱导小鼠成纤维细胞微核和着丝粒组成比例，以对微核来源进行判断，证明了这两种方法均可用于微核的染色体组成的鉴定。

2.2.3 微型生物检测技术（MBT）

化学品所引发的环境问题由于我们对化学品毒性评估能力的局限，人类已知的（如 DDT、氯氟烃等危害）只是整个情况的冰山一角。因此建立快速的化学毒性筛选方法几乎是各发达国家共同努力的目标。

20 世纪 70 年代是 MBT 的形成阶段，多水平的 MBT 相继开发成功，物种从微生物直到浮游动物。

1979 年，Microtox 诞生，它是 MBT 中的佼佼者，也是广泛应用的第一个 MBT 类型。

20 世纪 80 年代，MBT 开始进入法律、法规及各类环境污染控制计划中，在危害物的评价中开始发挥作用。

1985 年，USEPA 在毒性鉴别研究（TIEs）计划采用 MBTs 控制工业排放物。

20 世纪 90 年代是 MBT 高速发展的时代，一方面是新的 MBT 方法层出不穷，另一方面是 MBT 被各发达国家认可，进入广泛应用的阶段。因此专业人士称 20 世纪 90 年代是 MBT 的年代。MBT 不仅可用于水相污染鉴别而且还可用于固相和气相污染鉴别。

欧洲议会下属的欧洲替代方法审核中心（ECVAN）的报告确立了 MBT 在毒物控制中的地位。第三代 MBT，如荧光素的基因的融合，启动子 / 报告基因的污染效应应用使快速、灵敏的污染检测成为可能。[1]

到目前为止，MBT 在欧美已进入法律程序并在化学品毒性控制中起着主要的

---

1 Heitzer A，Webb O F，Digrazia P M，et al. 1995. Applications of molecular biology in environmental chemistry. Baca Raton，New York，London，Tokyo：Lewis Publisher.

作用。

2.2.4 DNA 损伤试验

（1）单细胞凝胶电泳技术（SCGE）

1978 年，哈纳沃特（Hanawalt）等最先提出单细胞 DNA 损伤的定量测定方法——单细胞凝胶电泳技术（SCGE）。该技术能检测细胞群中 DNA 损伤与修复在细胞间的差异。

1984 年，奥斯特林（O. Osting）等应用中性凝胶电泳技术使检出灵敏度得到进一步提高。[1]

1988 年，辛格（N. P. Singh，图 4-2-1）等提出的碱性电泳技术更加优越，用溴化乙锭（EB）染色能显示遇碱不稳定位点和明显 DNA 片段。每个受损细胞在电泳时，其 DNA 从核中向阳极伸展，形成一个亮光头部和尾部，形似彗星，故又名彗星试验。[2]

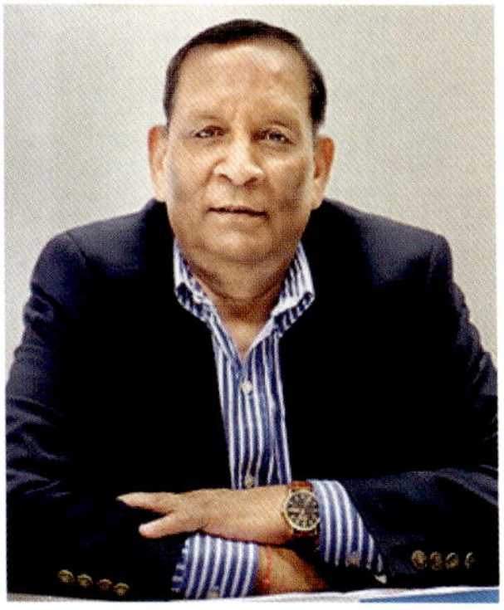

图 4-2-1 辛格

1990 年，奥利夫（P. L. Olive）等报道，断裂 DNA 数目变化 4 倍时，其尾长仅变化 21%，而尾中荧光强度几乎增加 1 倍。因此，他认为虽然尾长与 DNA 单链断裂数目相关，但当剂量加大时，尾中荧光强度更能反映断裂频率。现在 SCGE 分析指标中就有以 Olive 命名的 Olive 尾矩。[3]

然而，在 1992 年，韦嘉拉克西米（T. R. R. Vijayalaxmi）等认为，DNA 损伤程度直接与剂量、碱接触时间、电泳时间长短有关，因此将尾长作指标具有一定的价值。他们发现 SCGE 能够检出 0.05 Gy γ 射线引起人血淋巴细胞 DNA 损伤。[4]

随后，格林（Green）等报道，SCGE 可能是干皮细胞快速诊断的好方法，并可在修复缺陷型细胞中研究 DNA 的损伤与修复。

1997 年，中国学者衡正昌等采用 SCGE 和 SCE（姐妹染色单体互换试验）研究除草剂 83-1 的主要代谢产物二氯胺基酚对 V79 细胞 DNA 的损伤作用，结果表明当二氯胺基酚大于 50 μg/mL 时，细胞出现明显的 DNA 移动和姐妹染色单体交换，证明二氯胺基酚是 DNA 损伤剂。结果还证明，SCGE 比 SCE 试验更灵敏，可能是研究低剂量遗传效应的最有效工具。[5]

---

1 Osting O，Johansion M，Wakazono Y，el al. 1995. Association of high molecular weight in individual mamaliar cells. FEBS Lett.，346：264.

2 Singh N P，Mccoy M T，Schneider E L. 1988. A simple technique for quantitation of low levels of DNA damage in individual cells. Experimental Cell Research，175：184-191.

3 Olive P L，Banath J P，Dlrand R E. 1990.Heleroneneity in radiation-induced DNA damage and repair in tumor and normal cells measured using the comet assay. Radial Res.，122：86-94.

4 Vijayalaxmi T R R，Strauss G H. 1992. Assessment of radiation-induced DNA damage in human blood lymphocytes using the single-cell gel electrophoresis technique. Mutat Res.，271（3）：243-52.

5 衡正昌，张遵真 .1997. 二氯胺基酚对 V79 细胞 DNA 损伤效应的研究 . 卫生毒理学杂志，11（2）：87-90.

1998年，孟紫强在应用放射性同位素标记方法（1986年）和碱解旋速率法（1987）研究 γ 射线对体外培养的哺乳类细胞 DNA 合成、损伤和修复的基础上，进行不同试验条件对 SCGE 技术灵敏度影响的研究，同时也证明 SCGE 是测定 $CdCl_2$、H_2O_2 或 γ 射线引起 DNA 损伤的灵敏方法。[1] 为了在中国推行这一方法，他们在多种期刊对 SCGE 技术进行了详细介绍。

（2）RAPD 技术

1985年，杰弗里（A. J. Jeffreys）等第一次在人类基因组中发现高变的小卫星区域，奠定了 DNA 指纹技术的基础。[2]

1985年，莫里斯（K. B. Mullis）发明了聚合酶链式反应技术（PCR），该技术的建立给整个分子生物学领域带来了一次重大的革命，使得环境污染物对生物体中某个特定基因的检测与研究成为可能。[3]

20世纪90年代，随着 PCR 技术的广泛应用，DNA 的多态性可通过体外克隆方法快速、高效、灵敏地检测出来。在 PCR 技术基础上发展起来的，检测 DNA 多态性的分子标记技术，也称为 DNA 指纹技术。其中应用最多的是随机扩增多态性技术（RAPD），它是一种典型、有效的 DNA 指纹技术，通常以 10 个碱基的寡核苷酸序列为引物，对基因组 DNA 随机扩增来鉴别多态性 DNA 的过程。

1998年，康特（C. Conte）等以模式植物拟南芥幼苗为材料，发现在水溶液及原位工业污染土壤中的重金属暴露条件下，其基因组的 RAPD 谱带均明显增加，并且随着处理时间的延长，重金属污染胁迫所造成的 DNA 损伤变化也越明显。[4]

1999年，弗兰克（A. Franck）以苯并芘染毒模式动物 Daphnia 的结果表明，由系列引物扩增得到的 DNA 片段的 RAPD 图谱显示出明显的差异，具体表现为 RAPD 条带的增减或条带光强度的明显改变。[5]

2000年，门戈尼（A. Mengoni）等检测了铜矿污染土壤对奇异麦瓶草（*Silene paradoxa* L.，石竹科）细胞的 DNA 损伤变化，发现增加了两个 RAPD 谱带，并证实该 RAPD 谱带为铜污染特有的。[6]

---

1 孟紫强，张连珍 .1998. 单细胞微凝胶电泳技术及其在人血淋巴细胞 DNA 损伤研究中的应用 . 遗传学报，25（4）：294-300；孟紫强 . 1986. 几种因素对［3］H- 胸腺嘧啶核苷掺入小鼠脾细胞 DNA 的影响 . 动物学报，32（2）：94-95；孟紫强 . 1987. 哺乳动物细胞 DNA 单链断裂与重接修复的研究 . 辐射研究与辐射工艺学报，5（4）：14-18.

2 Jeffreys A J，Brookfield J F Y，Semeonoff R. 1985. Positive identification of an immigration test-case using human DNA fingerprints. Nature，317：818-819.

3 Mullis K B，Faloona F A. 1987. Specific synthesis of DNA in vitro via a polymerase-catalyzed chain reaction. Methods Enzymol，155：335-350.

4 Conte C，Mutti I，Puglisi P. 1998. DNA fingerprinting analysis by a PCR based method for monitoring the genotoxic effect of heavy metals pollution. Chemosphere，37（14-15）：2739-2749.

5 Franck A. 1999. Quantitative assessment of genotoxicity using random amplied polymorphic DNA ：comparison of genomic tem2 plate stability with key fitness parameters in daphnia magna exposed to benzo（a）pyrene. Environ Toxicol Chem，18 ：2275-2282.

6 Mengoni A ，Gonnelli C ，Galardi F. 2000. Genetic diversity and heavy metal tolerance in populations of *Silene paradoxa* L.（Caryophyllaceae）：a random amplified polymorphic DNA analysis. Mol Ecol，9（9）：1319-1324.

2001 年，狄奥多里克（C. W. Theodorakis）还深入研究了核素污染胁迫对蚊鱼（mosquitofish）的 DNA 损伤效应，发现暴露组的 RAPD 谱带明显增加，而且某些 RAPD 谱带的出现频率很高，这些谱带被称为污染指示带。[1]

2002 年，阿替恩扎（F. A. Atienzar）等研究表明，环境污染物诱导生物体细胞内的 DNA 损伤和突变，后者导致引物结合位点的核苷酸缺失或增加，最终影响 DNA 片段的图谱，同时还认为不同 RAPD 谱带变化与 DNA 变化之间具有相互关系。[2]

（3）DNA 加合物的测定

污染物如多环芳烃（PAH）等，被生物体吸收后，经过代谢转化为活性的亲电物质。这些亲电化合物能与 DNA 共价结合形成 DNA 加合物，从而引起 DNA 结构的改变。DNA 加合物的形成是生物体对外源性物质的吸收、代谢等诸多过程的综合结果，它一旦逃避自身的修复，就可能成为化学致癌、致畸、致突变的最小因子。定量测定 DNA 加合物即可初步判定样品的遗传毒性。

DNA 加合物的测定方法除各种层析法及 DNA 指纹技术（如 RAPD）外，主要有以下三大类：免疫法、荧光法和 ^{32}P- 后标记法。^{32}P- 后标记法是近期较常用的 DNA 加合物的半定量检测方法，它由兰德瑞斯（Randerath）于 1981 年建立。

1991 年，孟紫强与德国汉堡大学合作研究，应用 ^{32}P- 后标记技术测定，发现苯醌和氢醌等化学物可与人血淋巴细胞 DNA 形成加合物，部分成果在《中国环境科学》期刊（1997 年第 3 期）发表。[3]

（4）姐妹染色单体交换试验

每条染色体是由两条染色单体组成的，一条染色体的两个染色单体间 DNA 的互相交换，即同源位点复制产物间的 DNA 互换，称姐妹染色单体互换（SCE），这可能与 DNA 断裂和重联相关，但形成的分子机制基础仍然不明确。

1986 年开始，孟紫强研究组在染色体畸变、微核、SCE 和显性致死等方面进行了一系列环境和生态毒理学研究。[4]

2.2.5　基因芯片技术

基因芯片（gene chip），又称为 DNA 芯片，是指将许多特定的寡核苷酸片段或基因片段作为探针，并将其有规律地排列固定于支持物上，然后与待测的标记样品的基因按碱基配对的原理进行杂交，再通过激光共聚焦光检测系统等对芯片进行扫描，并配以计算机系统对每一探针上的荧光信号做比较和检测，从而迅速得出所需的信息，

1　Theodorakis C W. 2001. Integration of genotoxic and population genetic endpoints in biomonitoring and risk assessment. Ecotoxicology，10（4）：245-256.

2　Atienzar F A，Evenden A J，Jha A N. 2002. Use of the random amplified polymorphic DNA（RAPD）assay for the detection of DNA damage and mutations：possible implications of confounding factors. Biomarkers，7（1）：94-101.

3　孟紫强 . 1997. 应用 ^{32}P- 后标记技术对苯醌和氢醌处理人血淋巴细胞形成 DNA 加合物的研究 . 中国环境科学，17（3）：272-275

4　孟紫强，等 .2012. 二氧化硫生物学：毒理学、生理学、病理生理学 . 北京：科学出版社 .

分析待测样品的 DNA 序列。[1] 近年来，该技术又称作 DNA 微阵列（DNA microarray），是生物芯片的一种。

基因芯片的制作技术主要有两种：一种方式是在固定面上按设计方式固定不同的靶分子（DNA 或 RNA）与游离的探针杂交，这种方式也称离片合成法；另一种方式是在固定面上化学合成一系列寡核苷酸探针与游离的靶分子杂交，这种方式也称为在片 / 原位合成法。

1991 年，福多尔（Fodor，图 4-2-2）以及皮斯（Pease）于 1994 年等采用光刻技术，在固相合成载体表面合成高密度的寡核苷酸探针阵列，这种方法合成寡核苷酸芯片具有快速、高效，芯片上的探针密度高等优点。

1995 年，马特森（Matson）采用这种方法时，在常规的 DNA 合成技术基础上，采用特制的多通道自动加样系统，直接在活化过的固相载体表面合成众多寡核苷酸探针。

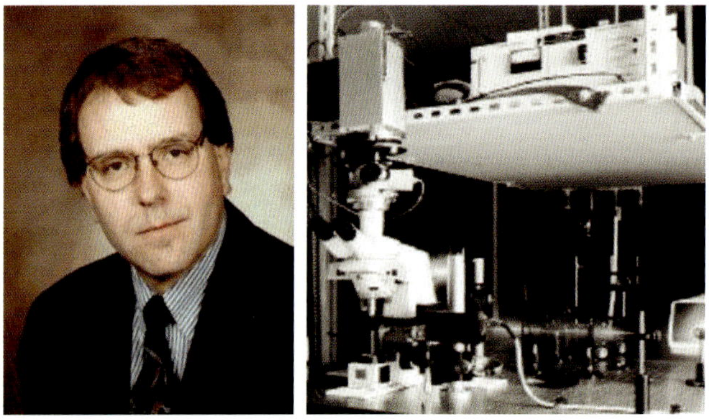

图 4-2-2　福尔多与世界上第一块基因芯片的诞生

1996 年，哈塞尔（Hacia）等用含有 9.6 万个寡核苷酸探针的基因芯片来检测遗传性乳腺癌基因 BRCA1 第 11 个外显子 3.45 kb 长度内的所有可能杂交性突变，包括碱基替换及小的插入、缺失等，并借此确定发病风险。

1998 年，Incyte 公司的微阵列技术结合 Zooseq 数据库中存有的大鼠的基因组序列，推出一种大鼠毒理学微阵列，使研究者能够研究外源性污染物对大鼠基因表达的影响，从而节省大量研究经费和时间。

1998 年，布朗（Brown）等报道了用基因芯片杂交进行基因表达变异和有毒污染物质关系的研究。

1998 年，美国 EPA 组织专家研讨会，讨论毒理学芯片的发展策略，组织力量进行毒理学相关芯片的研究和开发。

1998 年年底，美国科学促进会将基因芯片技术列为该年度自然科学领域十大进展之一，可见其在科学史上的重要意义。

霍尔登（Holden）等从人和小鼠基因文库中选择大于 600 个与毒理学相关基因的 cDNA 克隆，制备了种属特异的毒理学基因学芯片，可用于研究肝脏毒性、内分泌干扰、致癌作用等毒性终点的作用机制，也可用于确定以基因表达模式为基础的污染物的毒性。

1　Stipp D. 1997. Gene chip breakthrough. Fortune，31：56-73.

2005 年，孟紫强等采用基因芯片技术研究了 SO_2 动式吸入染毒对大鼠肺基因组表达谱的影响，发现在不同的染毒条件下，SO_2 可引起多种基因群的表达发生改变。[1]

目前，Affymetrix 公司已经开发出商品化的 DNA 芯片，如用于检测 HIV 反转录基因耐药性突变的 HIV 芯片，用于检测 P53 基因突变的 P53 芯片以及细胞色素 P450 芯片等。

2.3 生物致突变效应检测

鼠伤寒沙门氏菌回复突变试验

1975 年，艾姆斯（Ames）等经过 10 余年的努力，建立并不断发展完善了沙门氏菌回复突变试验，也称为 Ames 试验。这是一种利用微生物进行基因突变的体外致突变试验法，目前在致突变试验中占有重要的地位。

20 世纪 80 年代，理查德（Richard）和瑞册尔（Wecher）将发光细菌新变种引入突变检测，他利用荧光酶的活性变化（突变型不发光细菌与可疑化合物接触后回复发光）的原理来检测致突变物。他的方法比 Ames 试验更加快速、简便，灵敏度高，且费用也低，尤其是简化了检测过程。

1999 年，赵华清等将微生物回复突变技术大范围地用于水循环过程的突变物筛选，使环境突变物的迁移研究获得了许多新发现。[2]

2000 年，孟紫强等应用 Ames 试验研究了二氧化硫衍生物——亚硫酸钠和亚硫酸氢钠混合液（二者的摩尔质量之比为 3：1）的致突变作用。[3]

染色体畸变试验

染色体畸变试验是利用光学显微镜直接观察生物体细胞在受到致突变物作用后，染色体数目和结构发生改变的情况。生殖细胞一般以雄性精原细胞为代表，体细胞一般以骨髓细胞和外周血淋巴细胞为代表。

微核试验

微核是存在于细胞质中的一个或几个圆形、不规则形或椭圆形小体，其嗜染性与细胞核相似，比主核小，故称微核。微核是由于染色体或染色单体的无着丝粒片段或因纺锤体受伤而失去的整个染色单体，在分裂后期仍留在细胞质中形成的，或因核膜受损后核物质向外突出、延伸并断裂后形成。一切进行分裂的细胞，在染色体断裂剂作用下，均可产生微核，因此可用微核率的变化来检测诱变物。

---

1 孟紫强，等 .2005. 二氧化硫吸入后大鼠肺组织基因表达谱的改变 . 毒理学杂志，19（3）增刊：228；Meng Z Q，et al. 2007. Alterations of gene expression profiles induced by sulfur dioxide in rat lungs. Front. Biol. China，2（4）：369-378.

2 赵华清，殷浩文，陈晓倩，等 . 发光细菌检测环境污染物中的基因毒性 . 应用与环境生物学报，2000，6：577-580.

3 孟紫强，等 . 2012. 二氧化硫生物学：毒理学、生理学、病理生理学 . 北京：科学出版社 .

1986年，中国国家环境保护局已将蚕豆根尖细胞微核监测技术列入《环境监测技术规范》中。蚕豆根尖细胞微核监测技术目前已成为国内外较为普遍用于研究和监测环境致突变物的高等植物间期体细胞遗传检测系统。

显性致死突变试验

该试验是哺乳动物生殖细胞致突变体内标准试验之一，检测的遗传学终点是细胞染色体完整性改变及染色体分离改变，与骨髓细胞染色体畸变分析不同之处在于，前者观察体细胞染色体本身的结构和数目的变化，而本试验是观察胎鼠的成活情况。

2.4 生态毒理学方法的发展趋势

常规实验室方法分类及发展趋势

常规实验室方法可分为两种：体外（in vitro）和体内（in vivo）试验方法。

体外试验法包括：①器官灌流技术将受试化学物经血管流经特定的器官，观察环境污染物在脏器内的代谢转化和毒性作用；②将某种器官从体内取出再制成原代游离细胞，进行环境污染物对细胞的毒性作用；③利用经体外多次传代的细胞株对外来化学物进行一般毒性和特殊毒性研究。主要用于各种化学物的初筛，包括环境样品、混合化学物及化妆品测试；研究定量化学结构与活性的关系（QSAR）；新产品开发早期比较候选化合物的毒性；探讨毒副作用机理，特别是分子水平上的机制。

体内试验法多在整体动物进行，也称整体动物试验。按人体可能接触的剂量和途径使试验动物在一定时间内接触环境污染物，然后观察动物出现的形态和功能的变化。主要用于阐明外源物的毒性效应及其特点，而不是为证明其安全性。了解外源物毒性，阐明剂量 - 响应关系，确定阈剂量和无作用剂量，探讨机理。

实验室方法的发展趋势：①规范化的常规生物试验进一步国际化；②非规范性试验方法正广泛用于新产品开发；③转基因生物已开始应用，标志基因转入生物体内和代表毒性的基因内部；④探索建立半体内方法（ex vivo），集中体内和体外试验的优点，在分子水平同时分析多个毒性终点，不仅与体内观察结果一致，而且进行了不同种属的比较。

宏观技术与微观技术的融合

要真正解决环境科学中那些难题，生态毒理学这个前沿学科必须有大的突破，这个前提就是把生态毒理学研究从种群和生态系统扩展到细胞和分子水平，即宏观与微观的结合，这不仅是研究理论上的结合，而且是具体方法、技术上的结合。现在人们已经认识到从DNA到生态系统是一个完整的生命系统，分子、细胞、个体、群落、生态系统是一个不可分割、有机联系的整体。生态系统的健康与DNA分子的排列是有一个逐层递推的内在联系，正是在哲学层面上解决了科学的基础理论问题，生态毒理学在最近一些年才有可能如此迅速地发展。

当代生态毒理学的发展显示，生态学方法不能够解决一切环境问题，而新的生物技术在环境治理中具有巨大的潜力。这使人们认识到：如果分子毒理学和生态学之间的鸿沟不架起一座桥梁就无法真正解决我们面对的问题。因此，融合是必然的，如生物多样性是生态学问题，但近年来分子生物学技术使它在物种保存方面有了重大突破。许多新的微观的技术和方法已经形成或正在形成中，它将使生态毒理学这个前沿学科为环境科学的发展做出重大的贡献。

第 3 章 重大理论的提出和发展

3.1 模型生态系统的建立和改进

当人们意识到仅使用单物种毒理学试验来预测污染物在种群和生态系统水平上的毒理学作用远远不够时，模型生态系统就被引入到生态毒理学研究中。传统上，模型生态系统被分为微宇宙系统和中宇宙系统。由于环境保护的目标集中在生态系统水平上，用较复杂的模型生态系统进行试验，能够明显提高关于污染物对自然系统影响预测的准确性。

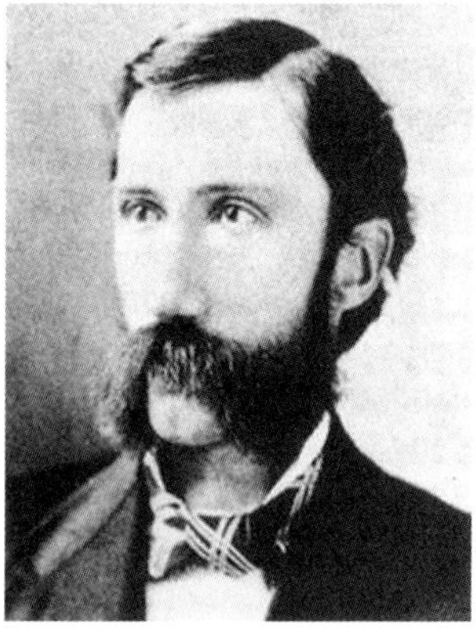

图 4-3-1　福布斯

1887 年，福布斯（S. A. Forbes）的著作将微宇宙的概念引入生态学中（图 4-3-1）。他关于湖泊自然历史的著作，主要讨论了生态学协同作用、变异和动态平衡的基本原理以及捕食者与猎物之间的复杂相互作用。尽管谈到的是湖泊本身而不是现在水生毒理学研究中常用的替代系统，但是福布斯提出了在毒理学和生态学研究中使用人工系统的基本原理："在微宇宙内部形成了一个小的世界，所有的自然力都在工作，生活的各个方面都正常进行，但是它的规模如此小，人们很好掌握。"人工系统能够模拟自然界中发生的各种过程，因此完全可以替代自然系统——这种说法是生态毒理学研究使用微宇宙或中宇宙的基本依据。[1]

人工水生系统最早的应用，如实验微宇宙、人工池塘以及不同的原地围栏，主要是用在繁殖、群落代谢和种群动态等生态学研究中。

1912 年和 1928 年，伍德拉夫（L. L. Woodruff）[2] 和埃迪（S. Eddy）[3] 均使用实验微宇

1　Forbes S A. 1887.The lake as a microcosm，Illinois Nat. Hist. Survey Bull.，15：537.

2　Woodruff L L. 1912. Observations on the origin and sequence of the protozoan fauna of hay infusions. J. Exp. Zool.，12：205.

3　Eddy S. 1928. Succession of protozoa in cultures under controlled conditions. Trans. Am. Microsc. Soc.，47：283.

宙研究在枯草浸液中原生动物物种的延续性，他们是最早使用实验微宇宙的科学家。

1932 年，洛特卡（A. J. Lotka）的研究形成了在竞争和捕食者 - 猎物相互作用中新的标准二次方人口模型。[1]

1934 年，高斯（G. F. Gause）在玻璃盘微宇宙上进行原生动物竞争的经典试验，从这个试验中得出了竞争排外性数学理论。[2]

1960 年，艾尔（Al）指出模型生态系统在毒理学研究中的使用比较晚，特别是那些包含可观的规模和复杂性的系统。在控制蚊子种群中使用的杀虫剂对加利福尼亚州的生态环境产生的不良影响，受到人们的广泛关注，从而促使科学家对一系列化学防治方法危害非目标物种问题进行研究，例如对杀虫剂危害食蚊鱼和水鸟的实地研究。

1966 年，摩拉（M. S. Mulla）等使用复制的人工室外池塘研究以有机磷农药为主要成分的杀幼虫剂对野鸭的影响。[3]

自从 20 世纪 60 年代后期，霍尔（Hall）等在群落结构分析中以及赫尔伯特（Hurlbert）等在杀虫剂研究中使用可重复的池塘以来，模型生态系统的使用在水生毒理学研究中快速增加。在这之前以及和他们同期的研究中，如艾森伯格（Eisenberg）的关于池塘中蜗牛密度的调节研究，都使用试验操控自然系统。在模型生态系统中，群落成分和空间异质性等方面比自然系统更容易控制。模型生态系统更易管理和重复，便于统计分析。此外，模型生态系统在水生毒理学研究中是有效的工具，因为它们可以作为自然系统中重要因果途径的代表，与实验室单个物种生物试验相比，它们有很高的环境现实性。这些试验应该被看作层次测试序列的一部分而不是单个物种生物试验的替代品。

1970 年，赫尔伯特（S. H. Hurlbert）等在随后的研究中也使用同样的系统，研究对几个大的类群中更多数量物种的影响（浮游植物、浮游动物、水生昆虫、鱼类和水鸟）。从本质上来讲，系统级的影响正被逐渐评估，随后也对杀虫剂应用导致的间接影响进行评估（例如，在缺少某一捕食者物种的情况下对猎物密度变化的影响或从系统中移除物种的影响）。[4]

1982 年，塔伯（Taub）和他的同事发展和建立了标准化水生微宇宙，用于在实验室测定有毒物质在多种水平对淡水生态系统的影响。

20 世纪 80 年代，人们又建立了比标准化微宇宙更大的一种室外水生微宇宙，又被称为中宇宙。中宇宙是规模较大的生态系统模型，结构复杂，功能完善，是自然生态系统的缩影。

1　Lotka A J. 1932. The growth of mixed populations：two species competing for a common food supply. J. Wash. Acad. Sci.，22：461.

2　Gause G F. 1934. The Struggle for Existence. Hafner，New York，（reprinted 1971 by Dover Publishers，New York）.

3　Mulla M S，Keith J O，Gunther F A. 1966. Persistence and biological effects of parathion residues in waterfowl habitats. J. Econ. Entomol.，59：108.

4　Hurlbert S H，Mulla M S，Keith J O，et al. 1970. Biological effects and persistence of Dursban in freshwater ponds. J. Econ. Entomol.，63：43.

20世纪80年代中期，美国EPA采用中宇宙（试验池塘）作为自然系统的替代，其中杀虫剂在生态系统水平的作用可被测定，并将其包括在生态风险评价过程中。虽然不再是美国监管要求的部分，中宇宙试验的要求激发了全世界科研人员使用替代生态系统的兴趣，用它来评价水生生态系统中污染物的命运和影响，从过去十几年座谈会和工作组的数量就能明显看出来。

微宇宙与中宇宙的区别有很大主观性，研究者经常有自己的标准，但主要区别是在大小上。组织的复杂性和现实性的程度往往会不断变化，因为这些系统的建立在很大程度上取决于研究目标和研究人员选择的端点。

1980年，格斯（J. P. Giesy）和奥德姆（E. P. Odum，图4-3-2）将微宇宙定义为人工模拟的自然环境中的一部分，这个系统能够被重复，包括多个营养等级，并且有系统级特性。中宇宙被定义为将某一自然生态系统的一部分围起来或像池塘或河道河床等人造结构。[1]

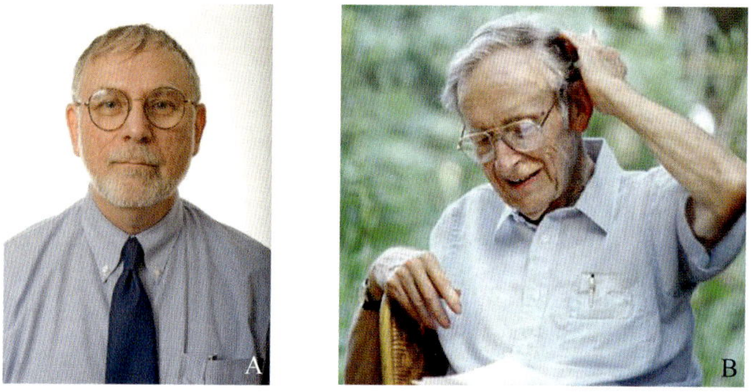

图4-3-2 格斯（A）与奥德姆（B）

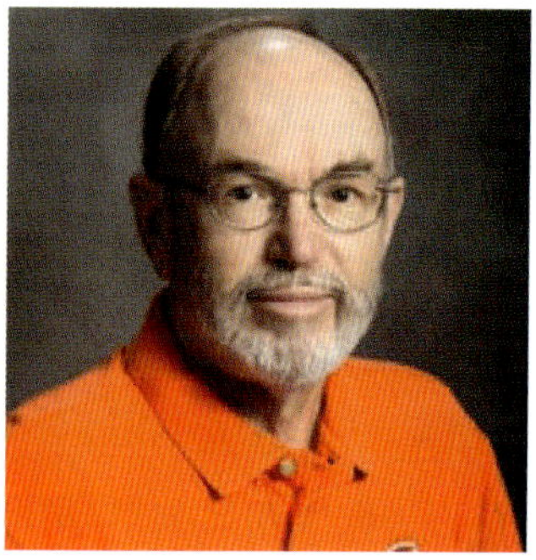

图4-3-3 沃谢尔

然而，1988年，凯恩斯（J. Cairns）认为微宇宙和中宇宙并无区别，因为它们都包括较高级的生物学组织，并且有很高程度的环境现实性。[2]

1990年，沃谢尔（J. R. Voshell，图4-3-3）进一步指出中宇宙的大小和复杂性应该能满足自身的可持续，使得它们适合用于长期研究。在这方面，它们不同于微宇宙，微宇宙的大小更小，营养级更少，不适合用于长期研究，主要用于实验室研究。[3]

由于在微宇宙和中宇宙系统之间缺乏明确的定义区

---

1 Giesy J P，Odum E P. Microcosmology：introductory comments，in Microcosms in Ecological Research. Giesy J P. Dept. of Energy Symposium Series 52，Conf. 781101，National Technical Information Service，Springfield，VA，1.

2 Cairns J. 1988. Putting the eco in ecotoxicology. Reg. Toxicol. Pharmacol.，8：226.

3 Voshell J R. 1990. Introduction and overview of mesocosms，in North American Benthological Society，1990//Experimental Ecosystems：Applications to Ecotoxicology. Technical Information Workshop，Virginia Polytechnic Institute and State University，Blacksburg，VA.

别，所以引起了世界各地的研究人员之间对研究结果进行比较时产生的一些混乱。欧洲淡水领域测试研讨会（EWOFFT）组委会主要根据大小来区别微宇宙和中宇宙，他们将户外静态微宇宙定义为那些水的体积小于 15 m^3 的生态系统，中宇宙为水的体积大于 15 m^3 的池塘。试验河道河床也根据大小来分类，将长度小于 15 m 的定义为微宇宙，大于 15 m 的定义为中宇宙。这样的分类对规范术语非常有用。这些区别在对比世界各地进行的研究时很有用。

1996 年 12 月，美国国家科学委员会向政府提出的《21 世纪研究重点》的报告中，第三个重点领域“化学品与环境的关系”所建议的研究内容是“降低化学品进入环境后的不利影响，发展实验性的微生态系统用于污染预测中”。[1]

1997 年，殷浩文、赵华清等所建立的 SAES -Microcosms 系统在条件控制中已实现了自动化，毒物分配系统的控制精度达到国际先进水平，系统在生态风险评价的研究中发挥了重要作用。在第一个应用实例中成功地预测了野外实地可能发生的生态效应，而且为污染的消长机制研究提供了大量有效数据。在第二个应用实例中对排放在河道中的酸、碱平衡进行了模拟分析，为确定生态风险概率提供了数据基础。[2]

在近十几年的研究中模型生态系统几乎用于各种污染的生态效应研究，如重金属、农药、有机物的污染、综合性排放物以及最近提出的生物安全问题等。主要应用领域为：①河流污染的早期报警；②水生生态系统恢复过程研究；③化学品、农药的生态风险评价；④综合性污染物的风险评价；⑤沉积物生态效应；⑥生物安全评价。

3.2 化学物生态毒理学性质的评估

对化学物的毒性鉴定，目前早已不仅是识别这些化学物对人类的潜在危害，更要同时考虑它们对环境和生态的潜在有害影响。

20 世纪 40 年代，最初只是用简单易行的方法来测定已经上市的各种化学物的急性毒性（LD_{50}、EC_{50} 等）。

20 世纪 60—70 年代，大量新化学物合成上市，使这方面的测试急剧增加，测试了许多化学物的急性毒性。

20 世纪 80 年代早期，开始强调新化学物上市前必须进行毒性测试，毒性研究的范围也从单纯急性毒性测试拓宽到慢性毒性测试和非致死试验终点的各种毒性研究。伴随着各种法律、法规对环境毒理学研究要求的不断增加，这几方面一直在不断发展并延续至今。

20 世纪 90 年代初期，人们开始进行一些更为全面和复杂的毒性试验，常用几个种属的非水生或陆栖动物来测定新化学物的急性毒性、慢性毒性和亚致死毒性效应。

---

1 National Research Council. 1997. Research priorities for the 21st century. Environ Sci Tech，31（1）：20A.

2 殷浩文 . 2001. 生态风险评价 . 上海：华东理工大学出版社 .

这一发展阶段的另一个显著特点是分析化学的应用不断增加，用各种分析化学方法分析测定受试物在媒介中的浓度已逐渐成为常规。对那些过去进行的、没有配以化学分析测定的毒性试验，人们已在怀疑这些试验结果的可靠性。例如，某些化学物可以与水发生反应并很快降解，如果毒性试验没有配合化学分析，就很难确定其毒性结果究竟是受试物本身，还是它们的代谢产物。正因为如此，许多早已在市场上应用多年的化学物，主要是那些可能引起环境危害的化学物，包括高毒性、难降解、有生物富集性的化学物，以及可以干扰生殖激素功能的化学物，都正在进行一些更深入的毒性研究。尤其是可能干扰生殖激素功能的环境化学物正日益受到关注，这是由于即使这类化学物在环境中的浓度很低，也依然可以对自然和野生动物（包括爬行动物和鸟类）的繁殖功能产生有害影响的原因。

生态毒理学涉及的生态系统非常复杂，对某一重要生态毒理学问题的所有生态成分和过程的细节都要了解是不可能的。因此，人类必须使用模型来评估，但至少需要考虑那些最重要的成分和过程。然而，这需要知道生态成分和过程的性质，以及它们与所关心的有毒物质的相互作用。这意味着人类需要知道当今社会所使用的大约100 000个化学物的相关性质，以及这些物质与生态成分相互作用相关的性质。假定地球上超过500万个物种，而以其中的25 000个物种为代表，每个在与化学物交互作用中至少需要了解10个参数（性质）：摄取率、排泄率、毒性作用、亚致死效应及各个不同器官的蓄积能力等。对每种化学物而言，人类需要进一步知道它们的物理化学性质，包括蒸发率、水溶性、脂溶性、酸碱性、氧化还原性质、光化学性质、与空气和水的反应能力等，至少有25种性质。然而，测量这样多的参数显然是不可能的。尽管这些年以来进行了大量的研究，也只能测定这些生态毒理学参数中的一小部分。这样人类只能评估当今社会中少数的化学物对环境的影响。如果人类在21世纪以同样的速度通过测量来评价化学物的环境性质，即使到2100年也不能测完今天正在使用的100 000个化学物所有的环境性质细节。

自1982年欧盟要求所有化学合成新产品都必须了解其所有环境性质以来，化学工业只开发出非常少的新产品。然而不可改变的事实是，对于1982年以前已经产生的100 000个化学物，只有非常有限的认识。解决这种困境的方法只有两种：关闭化学工业或通过模型来评估化学物的性质。现实社会选择了后者。

20世纪70年代后期，生态毒理学的第一个模型出现。

20世纪80年代初期，在哥本哈根召开了有关生态毒理学模型的第一次国际会议。生态毒理学模型在毒物扩散的环境治理中很快成为一个有力工具。生态毒理学模型的两种可行的方法（或类型）在这个时期同时得到了发展：偏重生态学的方法和偏重化学的方法。

1983年，乔根森（S. E. Jørgensen）的研究中介绍了生态学的方法。生态学的方法主要关注的是在生态系统中受毒物影响的一些过程及这种过程所导致的在生态系统中毒物的分布。生态学的方法基于异速生长原则：生物有机体和环境的相互作用与该有机体的表面积相关，这就是说生物有机体的体积大小与一些重要参数相关，如吸收率、排泄率、生物浓缩 / 富集系数及生态放大因子等。这意味着，当知道了一个有机体的上述参数时，就能根据这些参数对其他已知体积大小的生物有机体进行上述参数的估算。[1]

1989 年，乔根森和 1990 年莱曼（W. J. Lyman）等[2]的研究中详细介绍了化学的方法。化学的方法把重点集中在化学物的性质与其在环境中分布的关系。化学的方法是根据结构和分子式相似的化学物其化学性质也相似的理论而建立的，被称为定量结构 - 活性关系（quantitative structure–activity relationship，QSAR）研究和结构 - 活性关系（structure–activity relationship，SAR）研究。目前这种方法仍在发展中，而且分子连接性概念的引入使估计参数的不确定度大为减小。

化学方法和生态学方法是相辅相成的。使用化学方法可以很容易地比较排放到环境中的两种或多种化学物的作用。这类模型不能很精确地评估主要化学物的浓度及其相关作用。然而，它们能使我们了解到环境的哪一部分受到化学物的威胁，我们可以允许或必须禁止哪些化学物以何种浓度被排放进入环境。这些模型在我们寻找一些环境可接受的化学物来替代不可接受的化学物的过程中是非常有用的。与化学方法为主的模型相比，生态学方法对环境中的化学物的浓度有更精确的评估。而化学物的浓度在有关单个生态系统中和在特定条件下使用化学物进行风险评价时的管理决策中是非常重要的。这些模型可用来确定允许单个污染源向环境排放污染物比较精确的数量，然而，与化学模型相比，它们不能判断污染物中哪个化学物的使用是最安全的。

1990 年，丹麦学者乔根森主编的《生态毒理学模型》（*Modelling in Ecotoxicology*，图 4-3-4）[3]一书出版。该书概述了如何模拟环境中的有毒物质的性质和毒性作用，对可用的参数估计方法进行了介绍，并通过分析案例来说明在实际建模中的困难和不足之处。

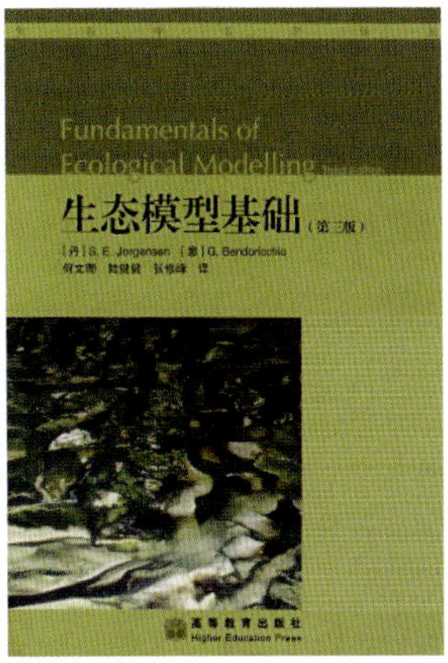

图 4-3-4　乔根森主编的《生态毒理学模型》教材

如今，出现了大量的模型。它们包括许多案例研究的经验，模型已成为有关有毒物质使用和排放的环境管理决策中不可或缺的一部分。对于化学化合物、环境问题以及相关的生态因素和过程，可用的生态毒理学模型的范围是非常广泛的。在不久的将来，有助于环境管理的更加成熟的模型会不断出现。这两种类型的生态毒理学模型将会有更多的相互交融，化学模型将包含越来越多的生态学部分；而生态学模型将更多强调重要毒物的化学性质。

1　Jørgensen S E.1983. “Modelling the Distribution and Effect of Toxic Substances in Aquatic Ecosystems” in Application of Ecological Modelling in Environmental Management，Part A. Elsevier，Amsterdam，The Netherlands.

2　Lyman W J，Rosenblat D H. 1990. Handbook of chemical property estimation methods：emvironmental behavior of organic compounds. American Chemical Society，Washington，DC，USA.

3　Jørgensen S E. 1990. Modelling in ecotoxicology. Elsevier，Amsterdam，The Netherlands.

3.3 生态风险评价的发展

风险评价始于为赌徒计算赢钱的概率，后来为了确定养老金保险费和贸易航行船舶安全返回概率而逐渐盛行于 17 世纪的英格兰和荷兰。[1] 至今，大部分风险评价者的工作内容仍涉及金融和保险行业。

20 世纪 70 年代，美国开始生态风险评价（Ecological Risk Assessment，ERA）工作的研究。

1978 年，凯恩斯（J. Cairns）等使用生态风险评价方法评估了化学物对水生生物的毒害作用。[2]

1981 年，美国橡树岭国家实验室（ORNL）在受 EPA 委托进行综合燃料的风险评价中提出了一系列针对组织、种群、生态系统水平的生态风险评价方法，并将此方法类推到人体健康的致癌风险评价中，确定生态风险评价应该估计那些可以明确表述影响的可能性，并强调相应的组织水平。ORNL 的评价方法为人体健康风险评价框架的建立奠定了基础。[3]

1983 年，美国国家研究委员会（National Research Council，NCR）建立了人类健康风险评价框架。生态风险评价的鲜明特征之一就是它要遵循一个程序性框架，此框架就是由人类将康风险评价框架演化而来的。

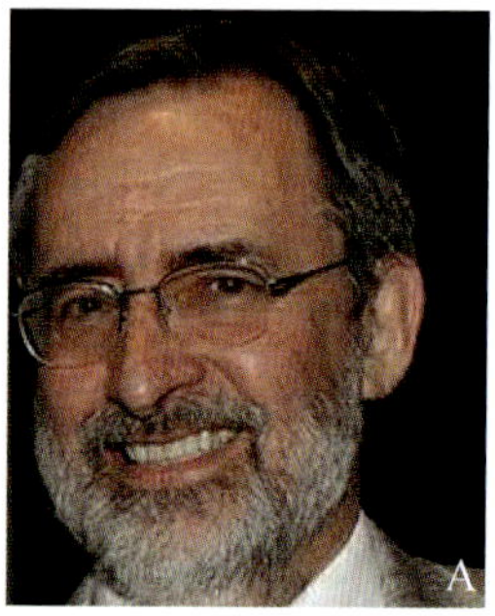

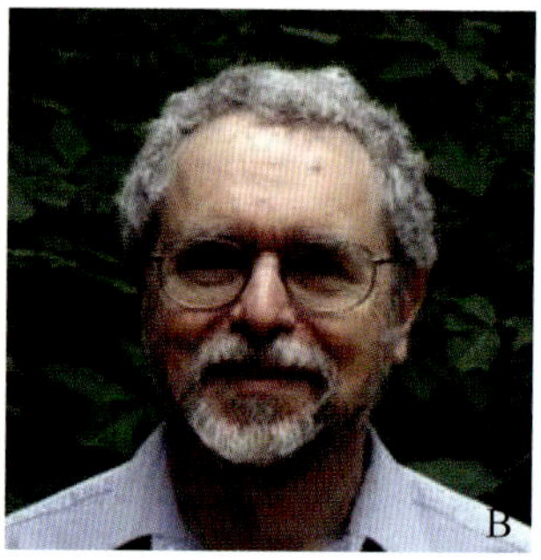

图 4-3-5　巴特豪斯（A）和苏特（B）

1986 年，美国巴特豪斯（L. W. Barnthouse）和苏特（G.W. Suter，图 4-3-5）指出“环境风险”和“生态风险”这两个术语因为非常相似而可能造成混淆。在美国，“环境风险”这个术语用于描述环境中污染物对人类造成的风险。生态学家随后发明了“生态风险”这个术语，特指对非人类的生物体、种群和生态系统造成的风险。[4] 不过在欧洲，“环境风险”通常与美国“生态风险”的含义相同。

20 世纪 80 年代，世界上发生了几起震惊世界的特大恶性环境污染事故，包括 1984 年印度博帕尔市农药厂异氰酸酯毒气大泄漏、1986 年苏联切尔诺贝利核电站事故等，这些事件大大刺激和推动了生态风险评价的研究和开展。

20 世纪 90 年代初，卢顿（Luton）等提出了被普遍接受的生态风险评价框架。

1　Hacking I. 1975. The emergence of probability. Cambridge University Press，Cambridge，UK.

2　Cairns J，Dickson K L，Maki A W，1978. Estimating the hazard of chemical substances to aquatic life，STP 657. American Society Testing for Testing and Materials，Philadelphia.

3　陈辉，刘劲松，曹宇，等.2006. 生态风险评价研究进展 . 生态学报，26（5）：1558-1566.

4　Barnthouse L W，Suter G W Ⅱ . 1986. User's manual for ecological risk assessment. ORNL-6251. Oak Ridge National Laboratory，Oak Ridge，TN.

1992 年，EPA 在广泛征求各方面意见的基础上，首先提出了生态风险评价的框架。[1] 对生态风险评价做了定义，即生态风险评价是评估由于一种或多种外界因素导致可能发生或正在发生的不利生态影响的过程。其目的是帮助环境管理部门了解和预测外界生态影响因素和生态后果之间的关系，有利于环境决策的制定。生态风险评价被认为能够用来预测未来的生态不利影响或评估因过去某种因素导致生态变化的可能性。

1993 年，美国苏特（G. W. Suter）主编的《生态风险评价》（*Ecological Risk Assessment*）一书出版。[2] 该书是世界上第一本介绍如何进行生态风险评价的书籍，并全方位地提供了评估员进行准确评价时所需要的有用的数据、模型和概念方法。该书解释了生态风险评价与比较熟悉的评价类型的相关性有多大，也介绍了如何组织和进行生态风险评价，包括确定来源、选择测试终点、描述当地环境的相关特征、评价暴露、评价效应、定性风险与风险管理者互动。

1994 年和 1996 年，欧洲共同体和加拿大也相继公布了各自的生态危险度评定框架。

1995 年，专门刊登生态风险评价方面的期刊《人类和生态风险评价》（*Human and Ecological Risk Assessment*）杂志出版发行。

1995 年，中国的殷浩文提出水环境生态风险评价的程序基本可分为 5 部分：源分析、受体评价、暴露评价、危害评价和风险表征。这也是目前国际上生态风险评价研究最集中、成果最丰富的领域。[3]

1996 年，科尔博恩（Collborn）等在《我们被偷走的未来》中提到，1940—1982 年，人工合成化学品的生产增加了 350 倍，对人类、野生动物及生态系统造成了严重的污染。目前全球流通的化学品有 10 万余种，这些化学品的环境危害是引发生态风险的重要源头（图 4-3-6）。

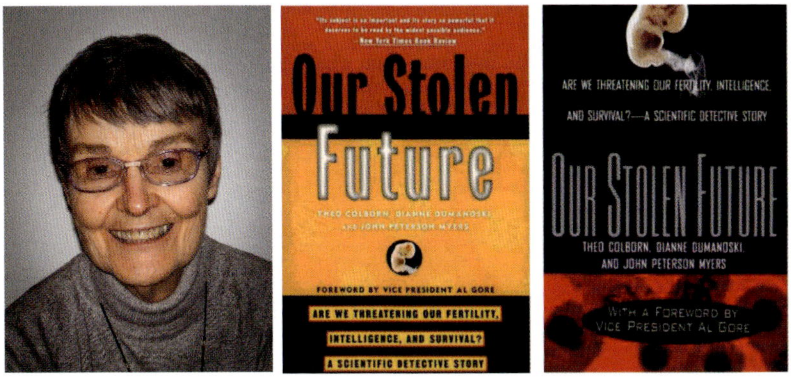

图 4-3-6　科尔博恩与其编写的《我们被偷走的未来》

1　U.S. Environmental Protection Agency. 1992. Framework for ecological risk assessment，EPA/630/R-92/001. Risk Assessment Forum，Washington，D.C.

2　Suter G W Ⅱ . 1993. Ecological risk assessment. Lewis Publishers，Ann Arbor，MI.

3　殷浩文 . 1995. 水环境生态风险评价程序 . 上海环境科学，14（2）：11-14.

1998 年，在经过数年的应用实践之后，美国 EPA 正式颁布了《生态风险评价指导原则》。[1] 美国 EPA 对生态风险评价工作有较成熟的方法和数据库，并且做了大量的生态风险评价工作。一般分为以下过程：①制订计划，根据评价内容的性质、生态现状和环境要求提出评价的目标和评价重点；②风险的识别，判断分析可能存在的危害及其范围；③暴露评价和生态影响表征，分析影响因素的特征以及对生态环境中各要素的影响程度和范围；④风险评价结果表征，对评价过程得出结论，作为环保部门或规划部门的参考和生态环境保护决策的依据。

20 世纪 90 年代后期，大尺度（流域或更大尺度）生态风险评价多基于 EPA 的指导方针。ORNL 研究组对美国田纳西州 Clinch River 流域进行了生态风险研究，评价了化学有毒物质对流域特殊种群的影响，虽然没有开展综合生态风险评价，但此项研究说明流域和大尺度风险研究是可能的。

2000 年，澳大利亚、新西兰 [2] 以及 2001 年南非 [3] 也相继公布了各自的生态危险度评定框架。

同年，中国学者张峰在《环境毒理学》（孟紫强主编，中国环境科学出版社出版）的第 24 章中，系统论述了生态风险评价的理论和方法。

2007 年，中国张路等以有机氯农药和多环芳烃为主要目标化合物，分析了疏浚湖区底泥中典型持久性有机污染物的蓄积规律和对生态的潜在风险。[4]

生态风险评价经历了 40 多年的发展，评价范围已经扩展到景观和区域尺度；评价内容也更加全面，多风险因子（化学污染、生态事件、人类活动等）、多风险受体、多评价端点成为大尺度风险评价的一个特点；评价过程中注重对复杂生态系统特征的了解，并且将其贯穿于区域生态风险评价的各个环节；景观、区域尺度的风险评价模型框架已经搭建起来；用于大尺度评价的数学方法已经发展起来，并在很多区域得到应用。

3.4 生物标志物研究历程

20 世纪 80 年代初，生物标志物的概念最早被用于医学诊断中，把它作为人类的一种特殊状态或疾病的指示物。[5]

---

1 U.S. Environmental Protection Agency. 1998. Guidelines for ecological risk assessment，EPA/630/R-95/002F. Risk Assessment Forum，Washington，D.C.

2 ANZECC. Australian and New Zealand guidelines for fresh and marine water quality，Vol. 1，The Guidelines，Paper No. 4，Australia and New Zealand Environment and Conservation Council and Agriculture and Resource Management Council of Australia and New Zealand，Canberra，Australia，2000.

3 Claassen M，Strydom W，Murray K，et al. 2001. Ecological risk assessment guidelines. Water Research Commission，Republic of South Africa，Pretoria.

4 张路，范成新，鲜启鸣，等 . 2007. 太湖底泥和疏浚堆场中持久性有机污染物的分布及潜在生态风险 . 湖泊科学，19（1）：18-24.

5 Paone J F，Waalkes T P，Baker R R，et al. 1980. Serum UDP-galactosyl transferase as a potential biomarker for breast-carcinoma. J. Surg Oncol，15：59–66.

20 世纪 80 年代末，生物标志物才逐渐被应用到环境研究中。

1987 年，美国国家科学院首先将生物标志物定义为：生物标志物是可以在生物体或样品中测出的、由外来化学物导致的细胞学或生物化学组分或过程以及结构或功能的变化。[1]

1988 年，豪斯（C. Haux）和弗林（L. Forlin）指出生物标志物应该在生物组织的高层次发生有害的、显著的效应之前就能够被测量出来。这提高了它作为预警工具的价值。虽然非特异性的生物标志物也有价值，但是理想的生物标志物应该对单一毒物或者一组毒物有特异性。此外，毒物与生物标志物之间必须存在清晰的浓度 - 效应关系。[2]

20 世纪 90 年代初期，世界卫生组织将生物标志物的概念规范化，才引发了该领域研究的质的飞跃。在这一时期，有 4 本书对生物标志物做了较为详细的说明，分别是 1990 年麦卡锡（McCarthy）和舒加特（Shugart）编写的《环境污染的生物标志物》（*Biomarkers of Environmental Contamination*，图 4-3-7）、1992 年哈格特（Huggett）等编写的《生物标志物：人工合成物的生化、生理及组织学标记》（*Biomarker：Biochemical，Physiological and Histological Markers of Anthropogenic Stress*）和皮克奥（Peakall）编写的《作为污染指示物的动物生物标志物》（*Animal Biomarkers as Pollution Indicators*）、1994 年弗斯（Fossi）和里昂柔（Leonzio）编写的《脊椎动物中的非破坏性生物标志物》（*Nondestructive Biomarkers in Vertebrates*）。[3]

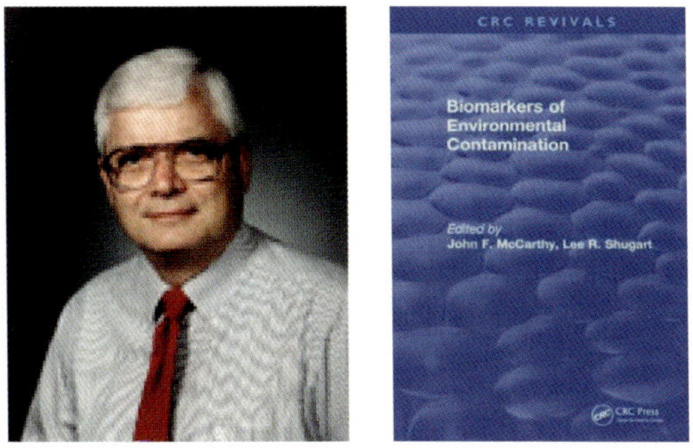

图 4-3-7　舒加特及其与麦卡锡主编的《环境污染的生物标志物》

1992 年，在美国国家环境保护局发表的有关生物标志物的报告中，将生物标志物概括为：穿过机体屏障并进入人类组织或体液的环境污染物或其产生的生物效应。对它们的检测结果可作为生物体暴露、效应及易感性的指示物。[4]

1992 年，本森（W. H. Benson）和迪圭罗（K. T. Di Giulo）认为生物标志物是在生物个体所测得的生物化学、生理学或病理学反应，而这些生物学反应能给出环境污染物的暴露，或由暴露所引起的亚致死效应资料。生物标志物是机体对某种或某些化学物质的生物学反应，可用以衡量化学物质暴露，有时也用以衡量毒性效应[5]。

1　The committee on biological marker of the national council. Environ Health Perspect，1987，74：3-9.

2　Haux C，Forlin L. 1988. Biochemical methods for detecting effects of contaminants on fish. Ambio，17：376-380.

3　Melancon M J. 2003. Bioindicators used in aquatic and terrestrial monitoring//Handbook of ecotoxicology. Hoffman D J，Rattner B A，Burton G A，et al. CRC Press，Boca Raton，FL.

4　Fowle Jr III，Sexton K. 1992. EPA priorities for biologic markers research in environmental health. Environ Health Perspect，98：235-241.

5　Benson W H，Di Giulio K T. 1992. Biomarkers in hazard assessments of contaminated sediments//BURTON G A. Sediment Toxicity Assessment. Chelsea USA：Lewis Publishers，241-265.

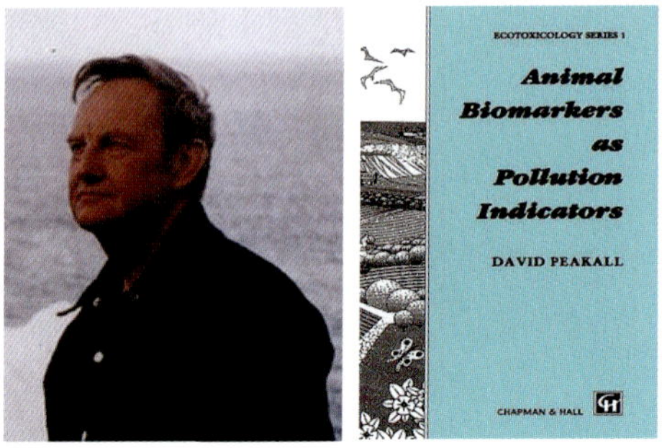

图 4-3-8 皮克奥及其著作《作为污染指示剂的动物生物标志物》

1995 年，迪普兰德（M. H. Depledge）等提出生态毒理范畴的生物标志物，认为生物标志物是生物体组织或体液样品中或在个体水平上所能检测到的生化、细胞、生理或行为变化，这种变化可阐明生物体暴露和产生生物效应的信息。[1] 简言之，生物标志物是生态毒理学试验的终点，所谓终点，即在生态毒理试验过程中所测得生物体的生物学反应。

1996 年，以生物标志物命名的期刊《生物标志物》（*Biomarker*）正式发行，主要发表与生物标志物相关的研究论文。

2001 年，皮克奥（D. B. Peakall，图 4-3-8）和麦克比（K. McBee）对哺乳动物暴露于污染物的生物标志物的研究进行了详细的介绍。[2]

2009 年，杰麦克（Jemec）等发表论文指出有关“生物标志物”的论文在 1990—2007 年增加了大约 200 倍，2007 年发表的论文数约为 3 000 篇。

3.5 生态系统健康理论的发展

生态系统健康理论提出的原因是 20 世纪的经济体系在保护自然环境方面的失败，但生态系统恰恰是经济系统的基础。因为人们不希望人类文明的发展改变我们的生命支持系统的功能、多样性和恢复能力等生态系统固有的特性。高速度的技术应用是工业化社会的特征，由于过分地利用环境，累积的影响对生态系统产生了风险。生态系统健康的提法采用了广义的医学模式，它的实质是在系统各个层次上保护和恢复生态学过程的健康。

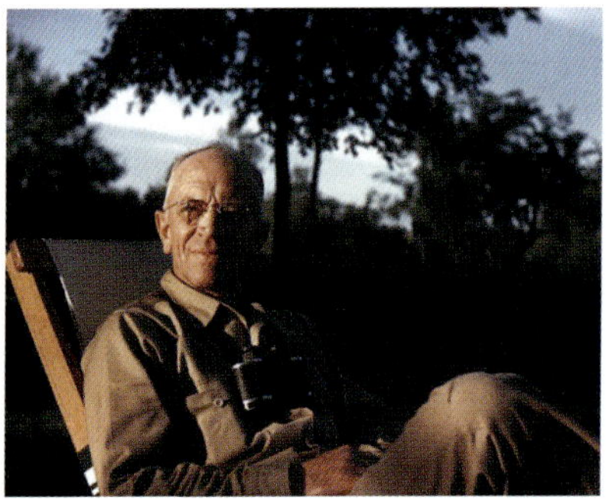

图 4-3-9 利奥波德

1941 年，美国著名生态学家、土地学家利奥波德（Leopold，图 4-3-9）就提出了“土地健康”（land health）的概念，他认为土地健康是指被人类占领而没有使其功能受到破坏的状况。

1979 年，奥德姆（E. P. Odum）提出最初的生态系统健康观把生态系统看作一个有机体（生物），而健康的生态系统具有恢复力，保持着内、外稳定性（homeostasis）。[3]

---

1 Depledae M H，et al. 1995. Assessment of trace metal toxicity using molecular，physiological and behavioural biomarkers. Mar Pollut Bull，31（1-3）：19-27.

2 Peakall D B，McBee K. Biomarkers for contaminant exposure and effects in mammals//Shore R F，Rattner B A. Ecotoxicology of Wild Mammals. John Wiley and Sons，Chichester，UK，551.

3 Odum E P. 1979. Perturbation theory and the subsidy-stress gradient.Bioscience，29（6）：349-352.

1985 年，萨高夫（M. Sagoff）列出了人们度量生态系统的三种尺度：技术、审美与心理。有价值的高生产力系统（技术观点）不一定是审美上或心理上的有价值的环境。因此需要一个综合性的、长远的系统生产力价值标准，它同时也能兼顾审美与心理的要求。这就是生态系统健康所需要的标准。[1]

1988 年，谢弗（D. J. Schaeffer）等首次探讨了有关生态系统健康度量的问题，但还没有明确定义生态系统健康。[2]

1989 年，加拿大拉波特（D. J. Rapport）首次论述了生态系统健康的内涵。这篇文献成为生态系统健康研究的先导。自此一些与生态系统健康研究相关的国际学会组织，如国际水生生态系统健康与管理学会、国际生态系统健康学会先后成立。同时各种以生态系统健康为主题的研讨会相继召开。[3]

1990 年 10 月和 1991 年 2 月，分别在美国马里兰和华盛顿召开了生态系统健康的专门会议。会议共同的意见是确立生态系统健康为环境管理的目标，并认为管理要着眼于保护和维护生态系统的结构、功能的可持续性，保证生态系统健康。[4]

1992 年，为了适应美国国家环境保护局从人体健康转向生态系统健康的政策转变，马里兰大学切萨皮克（Chesapeake）生物实验室教授科斯坦萨（R. Costanza）等合作出版了《生态系统健康》（*Ecosystem Health*）一书，从哲学角度出发，系统地提出了生态系统健康理论，并将副标题定为环境管理的新目标。[5] 经过 6 年时间，环境管理的大趋势证实了这个新目标的提出是完全正确的，它是环境可持续发展这一政策在管理目标上的具体落实。[6] 科斯坦萨认为生态系统健康的定义可归纳如下：健康是生态内稳定现象，健康是没有疾病，健康是多样性或复杂性，健康是稳定性或可恢复性，健康是有活力或增长的空间，健康是系统要素间的平衡。他认为生态系统健康的定义应当将以上 6 个方面结合起来。

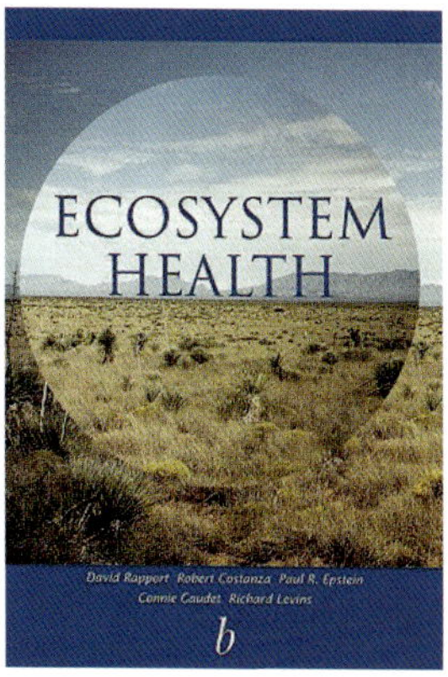

图 4-3-10 《生态系统健康》杂志（拉波特主编）

1994 年，第一届国际生态系统健康与医学研讨会在加拿大首都渥太华召开。这次大会重点讨论并展望了生态系统健康学在地区和全球生态环境管理中的应用问题，同时宣告国际生态系统健康学会（International Society for Ecosystem Health，ISEH）成立，由拉波特（Rapport）担任主席。他领导的 ISEH 和由他主编的 *Ecosystem Health* 杂志极大地推动了生态系统健康学的发展，尤其是在西方国家（图 4-3-10）。

---

1 Sagoff M. 1985. Fact and value in ecological science. Environmental Ethics，7（2）：99-116.
2 Schaeffer D J，Henricks E E，Kerster H W.1988. Ecosystem health：1. Measuring Ecosystem Health Environmental Management，12（3）：445-455.
3 Rapport D J. 1989. What constitutes ecosystem health? Perspectives in Biology and Medicine，33（2）：120-132.
4 蔡晓明，2000. 生态系统生态学 . 北京：科学出版社，304.
5 Costanza R，Norton B，Haskell B，Ecosystem health-new goals for environmental management. Island Press.
6 Kate M S，Graham E F，David E H，et al. Integrated assessment of ecosystem health. CRC Press，2000.

1995年，乔根森（S. E. Jørgensen）等提出使用活化能（exergy）、结构活化能（structural energy）和生态缓冲量（ecological buffer capacity）来评价生态系统的健康状况。[1]

1999年，徐福留等以这些指标为基础对中国巢湖的富营养化状态及治理后的成效进行了评价，结果表明治理后取得了良好效果。[2]

1996年召开的第二届国际生态系统健康学研讨会认为，生态系统健康学在处理21世纪复杂环境问题的挑战中是最充满希望的。

1996年，一个著名的生态健康项目是加拿大和美国政府联合进行的大湖地区生态系统健康状况的评价。[3]在加拿大，生态系统健康已经成为国际发展研究中心（IDRC）的主要关注热点和研究领域。IDRC实施的一项核心计划是"人类健康的生态系统方法"。在这种背景下，生态系统健康的评价和研究不仅具有重要的应用价值，丰富了现代生态学的内容，并为生态学的发展注入了新的活力。生态系统健康研究在自然科学、社会科学和健康科学之间架起了一座桥梁，为环境问题的解决带来了新的希望。

1997年，美国政府开始实施一项全国生态系统健康状况评价项目。

1998年，科斯坦萨（R. Costanza）从系统可持续性能力的角度，提出了描述系统状态的三个指标：活力、组织和恢复力及其综合评价。[4]

1999年8月，国际生态系统健康大会——生态系统健康的管理在美国加利福尼亚州召开。随着理论研究的深入，其他一些国家也开始生态系统健康评价的实践工作。

1999年，拉波特（D. J. Rapport）等将生态系统健康的概念总结为："以符合适宜的目标为标准来定义的一个生态系统的状态、条件或表现。"即生态系统健康应该包含两方面内涵：满足人类社会合理要求的能力和生态系统本身自我维持与更新的能力。[5]因此，生态系统健康的概念已不单纯是一个生态学的定义，而是一个将生态—社会经济—人类健康三个领域整合在一起的综合治理性定义。

2002年，崔保山等以三江平原挠力河流域为例建立了湿地生态系统健康评价的理论与方法，并以其二级支流为评价单元对其评价结果进行可分级排序，有一定的理论和实践价值。[6]

2003年，肖风劲等探讨了森林生态系统健康评价指标及其在中国的应用。[7]

---

1 Jørgensen S E, Nielson S N, Meier H. 1995. Emergy, environ, exergy and ecological modeling. Ecological Modelling, 77: 99-109.

2 Xu F, Jørgensen S E, Tao S. 1990. Ecological indicators for assessing freshwater ecosystem health. Ecological Modelling, 116: 77106.

3 Shear H. The development and use of indicators to assess the state of ecosystem health in the Great Lakes. Ecosystem Health, 1996, 2: 241-258.

4 Costanza R. 1998. Predictors of ecosystem health// Rapport D J, Costanza R, Epstein P R, et al. Ecosystem health. Malden and Oxford: Blackwell Science, 240-250.

5 Rapport D J, Bohm G, Buckingham D, et al. 1999. Ecosystem health: the concept, the ISEH, and the important tasks ahead. Ecosystem Health, 5: 82-90.

6 崔保山，杨志峰.2002. 湿地生态系统健康评价指标体系·力法与案例.生态学报，22（8）: 1231- 1239.

7 肖风劲，欧阳华，傅伯杰，等.2003. 森林生态系统健康评价指标及其在中国的应用.地理学报，58（6）: 803-809.

2009 年，孟紫强在其主编的《生态毒理学》（高等教育出版社）中提出“农业医学”（agricultural medicine）和“农业卫生学”（agricultural hygiene）学科，提出“环境污染物的生物富集是生态毒理学的基本法则”和“食物链也是毒物链”的概念。在生态系统中，人类实际上就是食物链的终端和顶端。通过生物富集，环境污染物对人类的食物链或食物网已构成严重威胁。因此，要推广农业医学和农业卫生学技术，把农、林、牧、副、渔生产活动纳入医学和卫生学的轨道中。他预言作为生态毒理学、预防医学、食品科学及农学等多种学科交叉的新型边缘学科——农业医学或农业卫生学将在不久的将来快速形成和发展。[1]

在诊断生态系统过程中，系统脉搏——压力的测定至关重要。压力即是导致生态系统病症的原因，它包括各种外界强制因素（自然）和人为因素（污染），因此生态毒理学在因果关系的研究方面，由于生态系统健康理论的提出，在方法、技术上都正在发生变化。目前正在积极研究中的有生态系统阈值研究、系统压力与反应关系等基础研究，也有生态风险评价、管理等应用课题。

1　孟紫强 . 2009. 生态毒理学 . 北京：高等教育出版社，100-102.

第 4 章 典型污染物生态毒理学研究史

4.1 DDT

滴滴涕（dichloro-diphenyl-trichloroethane，DDT），化学名为二氯二苯三氯乙烷，是一个家喻户晓的广谱杀虫剂。

1874 年，奥地利化学家蔡德勒（Zeidler）首先合成这种有机氯化合物。

1939 年，瑞士科学家穆勒（Müller）发现 DDT 有优异的杀虫特性，该科学家并因此获得了 1948 年的诺贝尔生理学或医学奖。当时，DDT 被赞誉为根绝由害虫传染疾病和帮助农民战胜田间虫害的万灵之药。

1940 年，瑞士的嘉基公司成功开发了 DDT 杀虫剂产品，从此 DDT 在世界范围内开始得到广泛的应用。

20 世纪五六十年代，DDT 被广泛地用于农业生产，用于控制害虫。然而，DDT 能够通过食物链不断地富集，使它在食物链顶端生物体内的含量急剧升高，给生态系统带来了严重的生态灾害。

到 20 世纪 60 年代末期，几乎在所有地球上的生物体内都可以找到相当数量的 DDT 残留物。连生活在南极的企鹅和海豹的体内都有 DDT 的残留物，据估计，自然环境中已积存了 4.5 亿 kg 的 DDT。

早期的研究发现 DDT 的大量使用会导致一些非靶生物的死亡，然而直到人们使用 DDT 来控制荷兰榆树病后，DDT 的致死危险才被人们广泛关注。在使用 DDT 的榆树周围，人们发现有 90 多种鸟类死亡，特别是美国罗宾斯鸟（robins，*Turdus migratorius*）。随后又发现昆虫和其他无脊椎动物的大规模死亡。蚯蚓能够积累高浓度的 DDT 及其代谢产物，鸟类吃了这些被污染的蚯蚓以后就能引起它们的死亡。

一些科学家在死亡的试验动物的脑组织里检测出 DDT 及其代谢物，这为证明这些动物的死亡与 DDT 及其代谢物有关提供了科学依据。又用了几年，人们发现了 DDT

主要的亚致死危险性，也就是它的代谢产物 DDE 对胚胎毒性、使蛋壳变薄，以及对鸟类繁殖成功率的影响。

1967 年，英国科学家拉特克里夫（Ratcliffe，图 4-4-1）最先发现蛋壳变薄、繁殖成功率下降、游隼（peregrine falcons，Falco peregrinus）和其他鸟类数量的下降。用鸟类进行的试验研究证明 DDE 是引起蛋壳变薄和繁殖率下降的主要原因。在 DDT 的代谢物中，DDE 的残留量最大，而且在环境样品中被检出也是最多的，尤其在较高营养等级的动物中。

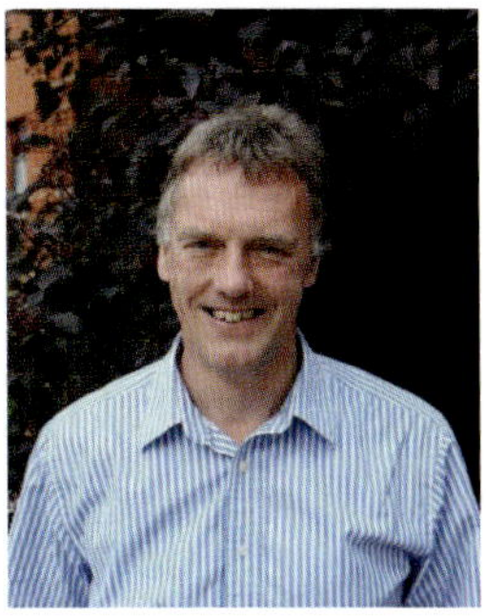

图 4-4-1　拉特克里夫

1973 年，皮尔奥（Pealall）等的研究表明，蛋壳变薄主要是由于 DDE 抑制了蛋壳腺黏膜上的前列腺素合成酶引起的。

随后在 20 世纪 70 年代的其他研究表明，在全世界有 18 种野生鸟类的蛋壳由于受到 DDE 污染而变薄。

DDT 主要被植物根系吸收，也有部分由于喷洒药物等原因从叶片上吸进，它随水溶液输入导管再输送到植株各部分。DDT 与它的代谢物除极少量从根系排出外，多数被蓄积在植物组织中。昆虫吃了含有 DDT 的植物后，使自己体内的 DDT 含量进一步增加。鸟类因为吃昆虫而在它们体内富集了大量的 DDT，导致它们死亡或者不能繁殖，尤其是处在食物链顶端的老鹰的数量急剧下降。研究表明，DDT 通过呼吸道、体表、食物链进入动物体内，再经血液输送到各组织中，高等动物体内的 DDT 相当大部分是来自食物链积累的。DDT 在水生环境食物链中的富集过程见图 4-4-2。

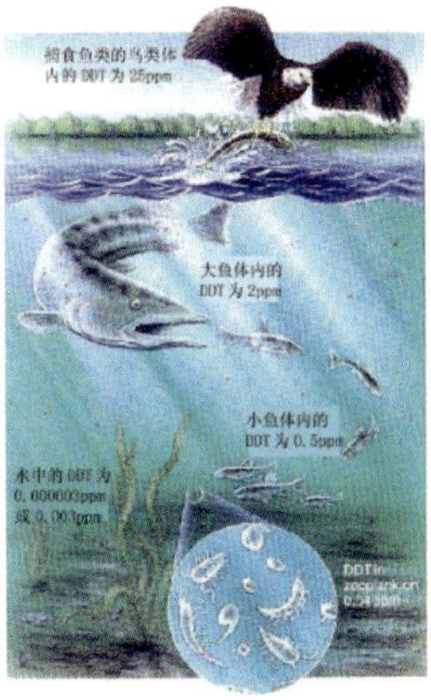

图 4-4-2　DDT 在食物链中的富集

尽管 DDT 成功控制了疟疾，然而广泛的和不受任何限制的使用越来越成为问题。从北极到南极的生物体内部均发现有 DDT，一夜之间 DDT 变成了一个全球问题。

1972 年，美国国家环境保护局宣告 DDT 在农业方面已被全面禁用。但是此时美国境内总 DDT 的累计使用量已达 13.5 亿磅，另有数亿磅外销。1970 年，瑞典、美国、加拿大已经停止生产和使用 DDT，其他国家也陆续停止了生产。

4.2 石油

原油、精制石油产品，遍布整个世界。在生态系统中的生物及非生物组分中都发现了它们的存在。石油对所有生物都是一种环境危险物。石油可以通过不同的方式对生物体产生危害作用，如通过物理作用（窒息，减少光亮度）、栖息地的改变（改变 pH，溶解氧下降，粮食供应量下降）和毒性作用。石油的大量排放最主要的危害作用可能来自物理作用和栖息地的改变。

20 世纪早期，当大量的石油通过海洋运输时，石油泄漏对环境的影响就引起人们的极大关注。第一次世界大战导致大量的原油泄漏，对海鸟的毒害作用非常显著。随后，由于世界经济从煤炭转向石油，以及第二次世界大战的爆发，极大地增加了石油对海洋生物的影响（图 4-4-3）。

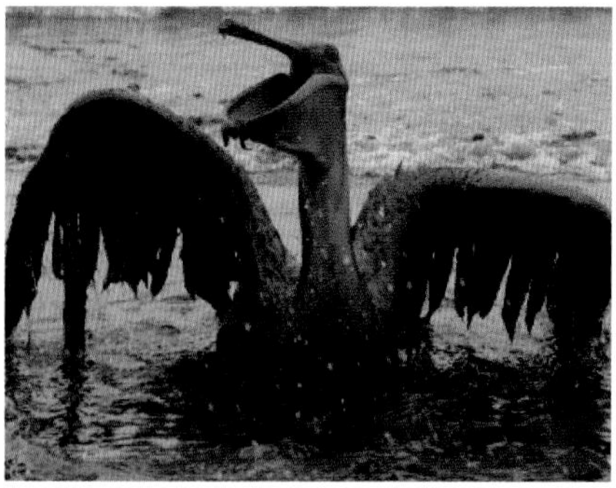

图 4-4-3　石油泄漏对生物的影响

20 世纪五六十年代，人们努力处理在海上不断增加的石油泄漏和故意的原油排放。

1967 年，英格兰海岸外托利峡谷（Torrey Canyon）的沉船事件引起了全世界人们对大量石油泄漏对海洋环境的影响的关注。

1978 年 3 月 16 日，美国 22 万 t 的超级油轮“亚莫克・卡迪兹”号满载伊朗原油驶向荷兰鹿特丹，航行至法国布列塔尼海岸触礁沉没，漏出原油 22.4 万 t，污染了 350 km 长的海岸带。仅牡蛎就死掉 9 000 多 t，海鸟死亡 2 万多 t。海事本身损失 1 亿多美元，污染的损失及治理费用却达 5 亿多美元，而给被污染区域的海洋生态环境造成的损失更是难以估量。

1989 年 3 月 24 日，在美国阿拉斯加州威廉王子湾，埃克森公司“瓦尔迪兹”（Exxon Valdez）号油轮石油泄漏事件将 3.6 万公吨[1] 原油在几天之内泄漏到一个高纬度、相对简单的海洋生态系统中。这是世界上最严重的石油泄漏事故之一。尽管它比海湾战争泄漏的原油要小很多，但是它的社会反响是非常及时和强烈的。这次泄漏带来了大量的原油清除工作，为彻底清除原油对生物的影响，1989 年 3 月 24 日—1992 年 10 月 1 日，相关部门进行了有史以来最大的野生动物救援和重建工作，耗资约 4 500 万美元。尽管在开发清理石油泄漏的方法上取得了非常大的进步，很多国家和国际上对石油的海洋运输也采取了严格控制措施，而且有很高的公众关注度，但是石油仍然是一个分布广泛的环境危险物。

1991 年的海湾战争，在 6 个月内将 2.4 亿公吨原油泄漏到阿拉伯北部海湾，许多国家的科学家对这次漏油事件的影响进行了评估，结果发现它对水生环境和海岸环境中植物和动物的影响没有埃克森公司“瓦尔迪兹”号油轮石油泄漏事件的影响大。相比之下，由于油井和输油管道的破坏而导致的陆地环境的污染非常严重，在随后的很长时间里会危害陆生植物和动物。

20 世纪 70 年代以来，有关泄漏石油的环境性质以及生物作用的研究迅速增多。

1981 年，马林斯（D. C. Malins）和霍金斯（H. O. Hodgins）把石油对海洋鱼类的影响进行了综述，阐述了石油对鱼类的毒性作用。[2]

随后大量的研究表明，石油泄漏对植物和微生物的毒性作用包括导致红树林、海

1　为美国的公吨，1 公吨 =907 kg。

2　Malins D C，Hodgins H O. 1981. Petroleum and marine fishes：a review of uptake，disposition，and effects.Environ. Sci. Technol.，15：1272.

草以及大量的藻类死亡；对盐沼植被和淡水湿地植被长期严重的破坏；增加或减少浮游植物群落的生物量和光合作用能力；对红树林和陆地植物的遗传毒性作用；微生物群落的改变以及某些微生物数量的增加。

非木质植物从泄漏石油对它们的毒性作用中恢复一般需要数周到 5 年的时间。恢复时间主要与泄漏石油的类型、泄漏的情况以及受污染的植物种类有关。机械去除湿地中的泄漏石油能极大地缩短恢复时间。

1993 年，伯恩斯（K. A. Burns）的研究表明红树林要想从泄漏石油对它的毒性作用中完全恢复至少需要 20 年的时间。[1]

1993 年，苏查内克（T. H. Suchanek）将石油对海洋无脊椎动物的毒性作用进行了综述。[2]

石油对鸟类也有较强的毒性作用，其中鸟卵对石油的毒性最敏感。在小鸟孵化早期，1 ~ 20 μL 的某种石油就足以使小鸟死亡。

1996 年，派亚特（Piatt）等指出“瓦尔迪兹”号油轮石油泄漏事件发生后海鸟的数量明显下降，该漏油事件造成 25 万 ~ 37.5 万只海鸟死亡。

泄漏的石油也可导致那些主要依靠皮毛进行绝缘的海洋哺乳动物的死亡，如海獭、北极熊、海豹等。

1996 年，洛克林（T. R. Loughlin）等阐述了“瓦尔迪兹”号油轮石油泄漏事件对美国阿拉斯加州威廉王子湾海獭、斑海豹、海狮、虎鲸、驼背鲸等哺乳动物的影响。[3] 其中，对海獭和斑海豹的影响最大，有数千只海獭和数百只斑海豹死亡。

4.3 多环芳烃

多环芳烃（polycyclic aromatic hydrocarbon，PAHs）是指分子由 2 个或 2 个以上苯环连接在一起的一类化合物。环境中的 PAHs 主要来源是煤和石油的燃烧过程。另外，汽车、飞机等交通运输工具所排放的废气中也含有相当多的 PAHs。PAHs 对人体健康的危害主要是诱发癌症，它是发现最早且数量最多的致癌物，目前已经发现的致癌性 PAHs 及其衍生物已超过 400 种。现在有大量的文献报道了 PAHs 对人类、试验动物和野生动物的许多毒性作用和致癌作用。

18 世纪后期，在英国，烟囱清扫工所患的皮肤癌和暴露在烟尘中的污染物之间的相关性被证实。

到 20 世纪早期，烟灰、煤焦油以及沥青都被证明对人类有致癌作用。

---

1 Burns K A，Garrity S D，Levings S C. 1983. How many years until mangrove ecosystems recover from catastrophic oil spills? Mar. Pollut. Bull.，26：239.

2 Suchanek T H. 1993. Oil impacts on marine invertebrate populations and communities. Am. Zool.，33：510.

3 Loughlin T R，Ballachey B E，Wright B A. 1996. Overview of studies to determine injury caused by the Exxon Valdez oil spill to marine mammals，in Proc. Exxon Valdez Oil Spill Symp.，Symposium 18，American Fisheries Society，Bethesda，798.

1918 年，苯并芘被证明是一种主要的致癌物质，其他种类的 PAHs 也逐渐被鉴别出具有致癌性。

1928—1929 年，肯纳韦（Kennaway）和库克（Cook）等发现第一个人工合成的致癌性 PAHs——二苯并［*a,h*］蒽，使环境致癌物的研究取得重大突破。

在 1950 年以前，PAHs 曾被认为是最重要的致癌因素而受到广泛的关注和研究。现有研究表明，在总数已达 1 000 多种的致癌物中，PAHs 占了 1/3 以上。

1970 年以前，人们一直以为 PAHs 是直接致癌物。但后来的动物试验证实，PAHs 为间接致癌物，只有被酶系统代谢转化为多种代谢产物后，其中的某些活性形成的代谢产物与 DNA 发生共价结合，才具有致癌作用。

目前关于 PAHs 的致癌作用机理有多种理论，但尚未完全阐明，主要理论有以下三种。

第一，1955 年，由普尔曼（Pullman）提出的 K 区理论。该理论认为 PAHs 分子中有两个反应中心，而 K 区和 L 区对化学反应起决定作用。K 区是致癌反应的中心，PAHs 在 K 区经过环氧化作用可能形成致癌物。

第二，1978 年，由香里奈（Jerina）提出的湾区理论。香里奈在研究 PAHs 的代谢产物时发现，在 PAHs 的代谢过程中很多非 K 区的环氧化物比 K 区的环氧化物有更高的致癌性。因此，他认为许多 PAHs 的最终致癌物为二氢二醇环氧化物。在这类化合物中，以其饱和的苯环为一侧，并以与饱和苯环相对的另一苯环为另一侧，构成形如海湾的区域称为湾区。如果环氧化环在湾区，则 PAHs 的环氧衍生物致癌活性很高，不在湾区的活性很低，或没有活性。

第三，1979 年，中国学者戴乾圜提出双区理论。他利用计算机证明了 PAHs 分子显示致癌性的必要和充分条件是分子中存在两个亲电活性区域，于是提出了环境 PAHs 致癌性能的定量分子轨道模型，认为 PAHs 在体内致癌的关键步骤应是 DNA 互补碱基对间的横向交联。[1]

1985 年，内夫（J. M. Neff）的研究表明 PAHs 对生物体的毒性作用机理主要是干扰细胞膜功能并破坏与细胞膜相关的酶系统的活性。[2]

1995 年，米多尔（Meador）等的研究表明鱼类通过食物、水中暴露以及直接接触底泥而暴露于 PAHs。许多底栖无脊椎动物，尤其是那些食底泥的，可以富集 PAHs，因而形成鱼类 PAHs 暴露的一个重要的食物来源。

近来的研究表明，一些 PAHs，如苯并［*a*］芘、苯并荧蒽、苯并［*a*］蒽、二苯并［*a,h*］蒽等对试验啮齿动物有高度的致癌性。其中一些 PAHs 对鱼类的致癌潜能已经被确认。

---

1 戴乾圜 . 1979. 化学致癌剂及化学致癌机理的研究——多环芳烃致癌性能的定量分子轨道模型——“双区理论”. 中国科学，10：964-977.

2 Neff J M. 1985. Polycyclic aromatic hydrocarbons//Rand G M，Petrocilli S R. Fundamentals of aquatic toxicology. Hemisphere，New York.

4.4 多氯联苯

多氯联苯（polychlorinated biphenyls，PCBs）是联苯的氯取代物，由 209 种单体同系物组成，化学性能稳定在环境中降解缓慢。

PCBs 最早于 1881 年由德国人施密特（Schmd）和舒尔茨（Schuts）合成，1929 年在美国首先开始工业生产。

1968 年，在日本发生的米糠油事件，就是 PCBs 中毒事件，其中超过 1 000 人被暴露在 PCBs 污染中而中毒。

1970 年，彼特曼（Bitman）和塞西尔（Cecil）就报道了低氯代的 Aroclor 混合物及邻位取代的 PCBs 同系物具有类雌激素活性。随后发现 PCBs 的羟化代谢产物可竞争性地结合雌激素受体，造成雌激素功能的紊乱，表现出雌激素受体激动剂活性。

从 20 世纪 70 年代初，各国相继颁布了有关法令法规，针对 PCBs 做出了严格的规定。美国、加拿大和西欧自 1971 年起限制开放性使用 PCBs。1975 年，美国 PCBs 的产量比 1970 年下降了 50%。

1977 年，美国对哈德逊河 PCBs 进行了长达 10 年的监测调查，调查结果显示，哈德逊河中 PCBs 含量已超过食品与药物管理局规定的 5.0 mg/kg 可接受标准。

1987 年，美国联邦法规禁止 PCBs 和其他 11 种有害废弃物采用填埋法处理，规定含量在 50mg/kg 以上的 PCBs 废弃物投弃前进行焚烧处理。

虽然从 20 世纪 70 年代开始在全球范围内停止 PCBs 的生产和使用，但它们通过各种途径残留在环境中，是全球重要有机污染物，是持久性有机污染物中的一种。

PCBs 污染最初是在赤道至中纬度地区，然而目前在北极和其他遥远地区都发现了 PCBs。据 WHO 统计报道，自 20 世纪 20 年代开始生产以来。截至 20 世纪 80 年代末，全世界生产的工业 PCBs 约为 2×10^7 t，其中约 31% 已排放到环境中。由于 PCBs 在环境中难以降解，以及其中某些异构体和同族体高度的生物富集性和毒性，PCBs 已造成全球性污染。

1992 年，英国针对环境中的 PCBs 的含量、分布、归趋等环境行为做了系统的调查研究，结果显示残留于环境中的 PCBs，93.0% 存在于土壤，3.5% 存在于海水，2.1% 存在于底泥，1.4% 存在于淡水、牧草、排污水以及人体。沉积物可看作 PCBs 的储存库，随着原发污染源的消失，在今后几十年内甚至更长时间内，它可能作为第二污染源再次将 PCBs 释放到环境中。

1996 年的一项研究表明，Arodor1260、Arodor1254、Arodor1242 可使雌性大鼠产生肝癌，Arodor1260 也可使雄性大鼠发生肝癌。PCBs 同系物很多，可通过不同的作用方式诱发癌症。

2001 年 5 月 22 日，在瑞典召开的联合国环境大会上，150 多个国家联合签署了《关于持久性有机污染物的斯德哥尔摩公约》，公约规定禁止使用 12 种高毒化学品，其中 PCBs 等 7 种化合物在 2025 年前将在全世界范围内完全禁止生产和使用。

目前很多国家均致力于建立和发展 PCBs 的痕量分析方法，检测 PCBs 在各种环境介质中的污染水平，并加强监管，防止已封存的 PCBs 再次进入环境，同时加快研究处理 PCBs 的理想方法。

4.5 铅

铅是人体的非必需元素，是一种有很高毒性的重金属。铅是最容易被开采的金属之一，在较低温度下就能熔炼。因此，铅已被人们开采了几千年。

在 7 000 年前，埃及人就用铅制造锚、烹饪用具、管道、焊料及陶器釉。

古罗马人也大量地使用铅。铅随着贵族们用来准备葡萄果汁的蒸煮罐中大量溶解而进入人体，这被认为是罗马帝国灭亡的主要原因之一。在发掘出的罗马贵族的骨头里发现有很高浓度的铅，说明了这一假设的可信性。

在格陵兰地区冰山上逐年积冰的地方钻取冰柱，在冰柱不同层次测定每吨冰的铅含量，发现 1750 年以前为 20 μg，1860 年为 50 μg，1950 年上升到 120 μg，1965 年剧增到 210 μg。这说明现代工业的发展，已使大气中的铅污染遍及全球，而且日益严重。

尽管铅的使用有很长的历史，但是在 18 世纪和 19 世纪的工业革命期间铅的需求量才极大地增加。铅中毒已经发生了至少 2 500 年，几个世纪之后，人们广泛地认识到铅对人体的毒性作用。

1786 年，在富兰克林（Franklin）给他朋友的一封信中就提到了铅对人体的毒性作用。然而，现在由于更加严格的工业健康措施，像富兰克林提到的那种急性铅中毒现象已经很少见，一般只在特殊的局部暴露环境中出现。

1921 年，米基利（Midgley）发明了一种添加剂四乙基铅。在车用汽油中加入一定量的四乙基铅，可以改善汽油的抗爆性，这种汽油被称为含铅汽油。从 20 世纪 20 年代开始，含铅汽油在全世界推广应用。

1923 年以来，随着人们将有机铅化合物作为汽油的防爆剂，铅的需求量进一步增大。而正是由于铅被大量地作为汽油添加剂，汽车成为最严重的铅污染源。汽车废气中烷基铅的毒性比无机铅大 100 倍。

从 20 世纪 40 年代以来，人们开展的大量研究发现幼小的动物，包括人类的儿童，比成年动物更易受到铅的污染。在美国，1 ~ 5 岁的儿童中有 9% 的儿童的血铅浓度超过 100 μg/L，而在一些不发达的亚洲和东欧国家中，在炼铅厂周围居住的儿童的血铅浓度能够超过 1 000 μg/L。

1982 年，德玛尤（A. Demayo）等的研究表明铅对植物的毒性作用包括破坏细胞膜、抑制植物的生长、减少 ATP 和结构蛋白的合成、降低植物的光合作用和蒸腾率等。[1]

---

1 Demayo A，Taylor M C，Taylor K W，et al. 1982. Toxic effects of lead and lead compounds on human health，aquatic life，wildlife plants and livestock. Guidelines for Surface Water Quality，12（4）：257–305.

1986 年，桑德森（G. C. Sanderson）和贝尔罗斯（F. C. Bellrose）发表的论文指出每年有成千上万的野生鸟类由于摄取了子弹中的铅而导致死亡，直接导致野生动物死亡的最重要的铅来源是废旧铅子弹和捕鱼坠。[1]

由于摄取子弹中的铅而导致鸟类的高死亡率促使美国在鸟类一定的飞行路线上引进无毒（钢）子弹。据估计，在美国从 1986 年打猎季节以来，由于无毒子弹使用逐渐普遍，超过 600 万只鸭子没有因铅中毒而死去。捕猎者，特别是老鹰，也明显从中受益，死亡率明显降低。

到 1992 年，美国在全国范围内全面禁止使用含铅子弹狩猎水禽和黑鸭。其他一些国家也已禁止或正在禁止使用含铅子弹狩猎水禽。

1998 年，孟紫强研究了人年龄与性别与头发铅水平的关系和锌与铅之间的消长规律。[2]

2002 年，孟紫强等探讨了铅的遗传毒性和基因多态性与铅中毒的关系；2003 年，他们课题组研究了铅对大鼠海马神经元离子通道的影响。[3]

近几十年，人们主要关注的是连续暴露在低剂量铅污染环境下的健康效应。特别关注的是铅对儿童智商和行为的影响。

4.6 汞

人类使用汞已有 2 000 多年的历史，几个世纪人为排放的汞导致全球很多地方出现汞污染。

1550—1930 年，由于采矿业使用汞融合技术来提取金和银，全球由采矿业排放的汞大约就有 26 万 t。采矿作业留下的污染尾矿和冲积层在全球普遍存在，而且是可以保持几十年或几百年的汞排放源。

汞在工业应用中的使用也有很长的历史，特别是在氯碱厂和造纸厂。

最著名的汞中毒事件是 20 世纪 50 年代发生在日本熊本县水俣湾的水俣病。当地许多人吃了被汞污染的鱼而发生汞中毒。这种病症最初出现在猫身上，被称为“猫舞蹈症”。病猫步态不稳，抽搐、麻痹，甚至跳海死去，被称为“自杀猫”。随后不久，此地也发现了患这种病症的人。当时这种病由于病因不明而被叫作“怪病”。此后人们不断发现，水俣湾附近的鱼、鸟、猫等生物异变，有的地方甚至连猫都绝迹了。

1963 年，日本学者福姬奇（Fuijiki）从日本水俣湾捕获的贝壳动物体中分理出甲基汞后，他提出假设：海洋浮游生物或其他生物能够合成甲基汞，推测鱼体中的甲基汞来源于生物合成的甲基汞。这个假设于 1968 年被瑞典的詹森（Jensen）和詹妮勒威（Jernelov）证实。

---

1 Sanderson G C，Bellrose，F C. 1986. A review of the problem of lead poisoning in waterfowl，Ill. Nat. Hist. Surv.Spec.，Publ. No. 4，1986.

2 Meng Z Q. 1998.Age and sex related differences in zinc and lead levels in human hair. Biol Trace Elem Res.，61：79-87.

3 杜正清，孟紫强 . 2003. 铅对大鼠海马神经元瞬间外向钾电流和延迟整流钾电流的影响 . 应用与环境生物学报，9（6）：619-622；张波，白伟，孟紫强 . 2002. 基因多态性与铅中毒关系的研究 . 环境与健康杂志，19（4）：348-349.

1968 年，日本政府确认水俣病是由水俣湾附近的化工厂在生产乙醛时排放的汞和甲基汞废水造成的。水俣病的发生，主要是生态系统中不同种类的动物从食物链吸收了汞化物造成的，进而造成了严重的生态灾害。甲基汞通过当地的食物链传递，在鱼、鸟和其他以它们为食物的生物（如猫、人）体内富集至高浓度，通过生物富集，最终导致了生物体的死亡。这个事件的发生引起了人们对环境中汞污染的全球关注。

1969 年，博格（K. Borg）等的论文指出在播种了用烷基汞化合物处理过的植物种子后，出现了许多野生鸟类高死亡率的事件。[1] 种子上的烷基汞化合物对鸟类有很强的毒性作用。

20 世纪六七十年代，在瑞典、加拿大、美国等国，用汞化合物来处理种子的事件逐渐减少，并最终被禁止。

20 世纪 60 年代后期，随着人们对汞污染危害的不断认识，汞的使用以及排放到表面水体的汞开始逐渐减少。尽管在一些地方汞浓度下降很慢，但是在很多地方在鱼和其他有代表性的水生生物体内汞的浓度明显下降。

20 世纪 70 年代后期，一些水生生态系统被划分为汞敏感型生态系统，因为当少量的汞进入或总汞的含量较低时，就能引起该系统中较高营养级的鱼和野生动物发生明显的甲基汞污染事件。典型的汞敏感生态系统包括大部分沼泽地、低碱度的湖、逆流的或邻近沼泽地的表面水体、黑水湖或河流等。汞敏感生态系统的一个共同特征是它们能将无机汞高效地转化为甲基汞。

1989 年，孟紫强等研究证明，硒对二氯化汞的遗传毒性有拮抗作用；继而，研究证明低水平汞和镍对人血淋巴细胞转化和 DNA 合成具有刺激效应。[2]

环境汞的研究是一个有实质性科学进步和发现的领域。事实上，自从环境汞污染引起全球关注以来，数以百计的研究对汞的来源、环境转移，生物地球化学转换和循环、生物积累以及其他生物效应进行了报道。

取得的成果主要有以下几个方面：①发现汞敏感的生态系统，其特点是总汞的含量较少，但汞的甲基化率很高，在食鱼鱼类和野生动物体内有高浓度的甲基汞；②观察到由于人类或自然过程（如水库建造和长期水浸）对景观的扰动，可显著增加甲基汞的浓度，并对水生食物网造成污染；③发现湿地是汞甲基化的重要地点，也是陆地景观中甲基汞的主要来源；④发现甲基汞在一些地表水中有明显的光降解作用；⑤观察到硒能加剧甲基汞对鸟类繁殖和幼子发育的危害作用，而不是保护；⑥发现大气中高活性的二价气态汞在干、湿沉积过程中可被迅速除去。

尽管已经取得这些令人印象深刻的进展，但是仍然有很多关于汞在环境的暴露和生态毒理学效应的重大问题需要我们关注。

---

1 Borg K，Wanntorp，H，Erne K，et al. 1969. Alkyl mercury poisoning in terrestrial Swedish wildlife. Viltrevy，6：301–379.

2 孟紫强，张连珍 .1989. 二氯化汞对人外周血淋巴细胞的遗传毒性及硒的防护作用 . 环境科学，10（2）：7-9-49；张波，孟紫强 . 1996. 汞和镍对人血淋巴细胞转化和 DNA 合成的效应 . 中国环境科学，16（6）：452-455.

第 5 章

全球性污染生态毒理学研究史

5.1 酸雨

酸雨的 pH 低于 5.6，最低可达 3 左右。酸雨的主要成分是硫酸和硝酸，两者占总酸量的 90% 以上。酸雨中除含有酸性物质外，还有来自大气中的碱性物质，如土壤粒子、工业粉尘和天然来源的氨等。

19 世纪中叶，英国化学家史密斯（R. A. Smith）[1] 首次提出“酸雨”（Acid Rain）这一术语，[2] 并在 1872 年出版的《空气和降雨：化学气候学的开端》（*Air and Rain：The Beginnings of a Chemical Climatology*）一书中叙述了世界工业发展先驱城市——曼彻斯特市郊区降水中含有高浓度 SO_4^{2-}（图 4-5-1）。

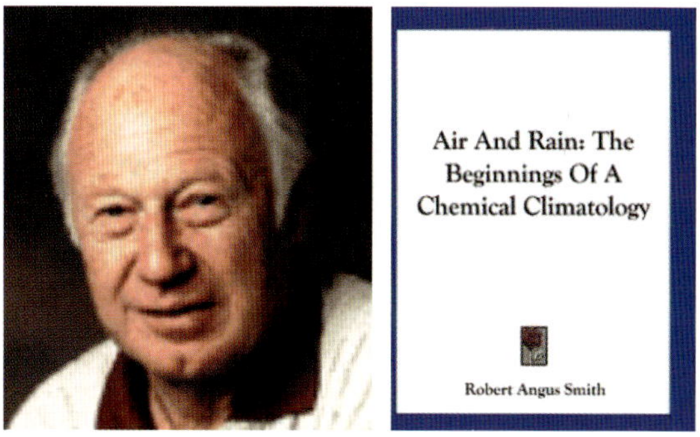

图 4-5-1　史密斯及其著作《空气和降雨：化学气候学的开端》

1956 年，瑞典斯德哥尔摩国际气象研究所主持建立了欧洲大气化学监测网，对降水化学全面而系统的长期观测研究才开始起步。

1972 年，瑞典政府向联合国人类会议提交了《越国界的大气污染——大气中硫和降水对环境的影响》的报告，该报告极大地促进了世界各国对降水酸度的观测、普查和研究。

1975 年，第一次国际性酸雨和森林生态系统讨论会在美国举行，该会议讨论了酸

1　史密斯（1817—1884 年）是英国化学家、首任碱业检察员，由于治理英国工业污染而著称。
2　Cowling E B. 1982. Acid precipitation in historical perspective. Environ Sci Tec.，16（2）：110-123.

雨对地表、土壤、森林和植被的严重危害，自此酸雨问题进一步受到了普遍重视。

20世纪以来，全世界酸雨污染范围日益扩大。欧洲、北美正遭受着人为的酸雨危害。美国的15个州酸雨的pH平均在4.8以下，而弗吉尼亚州甚至下降到1.5。加拿大酸雨危害的面积已达 $1.2 \times 10^6 \sim 1.5 \times 10^6\ km^2$。日本全国降落的酸雨pH为4.5。而且，欧洲酸雨的酸度在不断增加，如欧洲雨水的酸度每年增加10%。在发展中国家酸雨很少。可是，酸雨正在从工业发达国家向发展中国家扩张。随着亚洲经济的高速发展，以中国长江以南、青藏高原以东及四川盆地的广大地区为中心的亚洲地区已经成为继欧洲、北美之后世界第三大酸雨区。

20世纪70年代以来，中国开始研究酸雨污染。1974年，中国在北京开始对酸雨进行监测，1979年后各省（区、市）陆续开展了这方面的监测工作。总的趋势是由北向南，酸雨逐渐加重。长江以南地区，酸雨已经比较普遍，尤其是西南，全年的降雨大部分是酸度很强的酸雨。

目前，中国的酸雨主要是由于大气中二氧化硫（SO_2）及其氧化产物三氧化硫（SO_3）溶解在降水中形成硫酸而形成的。在近代工业发展中，特别是由于燃料煤和石油的使用，把高浓度的 SO_2 排放到大气中，当 SO_2 被氧化成 SO_3 时腐蚀性更强，对生态环境的危害更大。

1993年，冯宗炜等研究发现，酸雨除了对土壤、森林、农业、水体等生态环境有诸多不利影响外，还会损毁建筑物表面，危害人体健康，影响社会经济发展，给国民经济造成巨大的损失。[1]

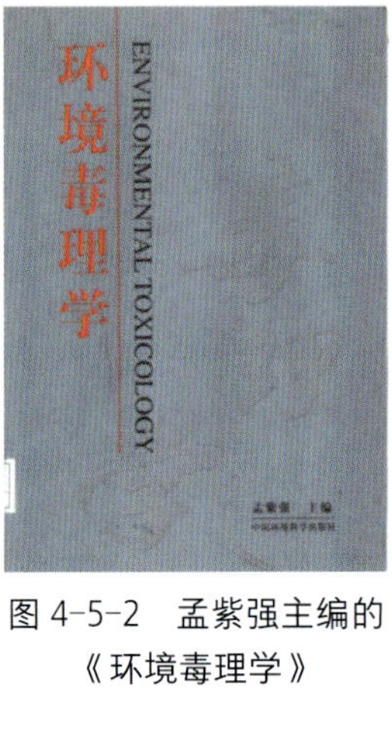

图4-5-2　孟紫强主编的《环境毒理学》

2000年，孟紫强在其主编的《环境毒理学》（中国环境科学出版社出版，图4-5-2）中论述了他们对 SO_2 引起动物和植物毒害效应的研究成果，发现不同植物对 SO_2 的敏感性不同，并对酸雨的形成及危害进行了总结，指出在中国大气中 SO_2 污染比氮氧化物严重，所以中国酸雨属于硫酸型，且主要来自 SO_2 和 SO_3 的云下洗脱。

土壤发生酸化后失去中和能力，随之而来的就是湖泊和河流的酸化。当湖泊和河流水体的pH降到5以下时，鱼类的生长繁殖就会受到严重影响，流入土壤中或者湖河底泥中的有毒金属铅等便会溶解于水中毒害鱼类。水质变酸还会进一步引起水生生态结构上的变化，耐酸的藻类、真菌就会增多，而有根植物、无脊椎动物以及两栖动物等会减少，并导致细菌对水体的有机物残体的分解速度减慢，水质因此而变坏。在酸化后的湖泊或河流中，鱼类会减少甚至灭绝。

酸性物质使土壤变得贫瘠。酸性物质以干、湿两种方式沉降于土壤，使之迅速产生硫酸化。一方面硫酸淋溶了土壤中的钙、镁、钾等养分，导致土壤日益酸化、贫瘠

1　冯宗炜.1993.酸雨对生态系统的影响.北京：中国科学技术出版社.

化；另一方面酸化的土壤极大地影响了土壤微生物的活性。无论是哪一方面，都直接影响了植物的生长。

酸雨对植物的生长产生不良影响。植物的叶片受到酸雨侵蚀以后，叶绿素含量大幅度下降，无法进行足够的光合作用，植物的补偿不足，使得根、叶的收获量也随之下降了。酸雨沉降物对植物的破坏性作用以及森林土壤的过量酸化造成了大面积的森林生长速度降低甚至枯死。人们首先在联邦德国观察到大片森林由于酸性沉降物而受损的迹象。酸雨对西德森林的破坏状况可以用一组上升的数据来表示：1981 年，受害森林占总面积的 8%，1983 年上升到 34%，1984 年达到 50%，1986 年达到 54%。联邦德国森林状况引起了世界各地对森林毁坏的注意。整个欧洲大陆，约有 5×10^7 hm^2 的森林被认为已遭到破坏，占欧洲森林总面积的 3%。在北美，酸雨和地面臭氧共同作用，使一些松树和名贵的杉树死亡（图 4-5-3）。

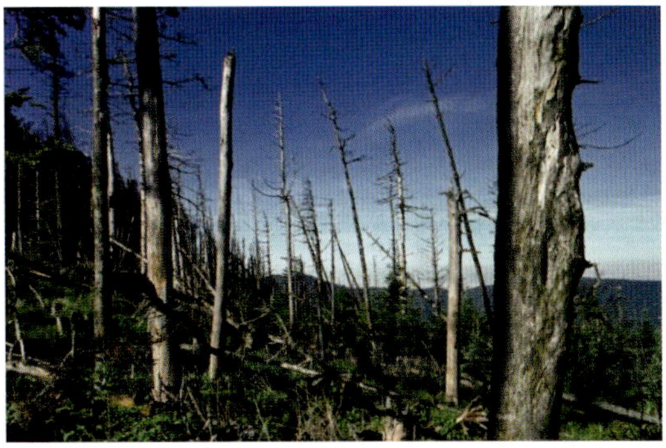

图 4-5-3 酸雨对森林的危害

酸雨对材料的腐蚀造成了巨大的经济损失。为数极小的能够进行估测的国家有瑞典、荷兰和美国等，相应的材料腐蚀每年的损失分别为 25 万、1 500 万和数十亿美元。而大部分国家则没有这方面的估计数据，即使如此，损失仍然是显而易见的。

酸雨可能导致癌症、肾病和先天性缺陷患者大量增加。欧洲等国每年因酸雨死亡的老年人和儿童达数千人之多，不少人还因酸雨而患眼疾、结肠癌、老年性痴呆症等疾病。

此外，酸雨对历史古迹的破坏已经到了非常严重的程度。由于酸雨具有强腐蚀性，造成许多历史古迹（多数是青铜、铁、花岗岩或大理石构件）的剥蚀。欧洲一些著名的古建筑，如希腊的阿可罗波利斯王宫、荷兰的阿姆斯特丹王宫、波兰克拉科夫纪念碑、意大利的古老宫殿受酸雨剥蚀十分明显。在美国，自由女神像和华盛顿纪念碑也遭受到酸雨的威胁。

5.2 温室效应

温室效应所带来的全球气候变暖对整个地球的生态平衡将造成巨大影响。气候变暖导致极地、高山的冰雪融化（图 4-5-4），若南极冰盖全部融化，可导致全球海平面上升 65 m。全球气温上升的直接后果还可使海水热膨胀，也将导致海平面上升。

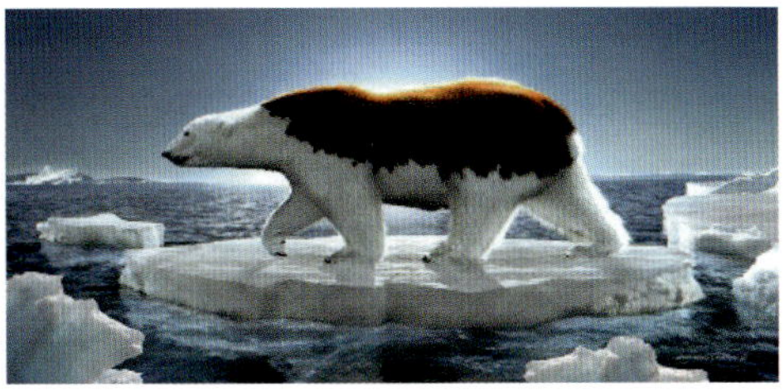

图 4-5-4 温室效应使冰川融化

温室气体是大气中自然存在或人为产生的促成温室效应的特定气体成分，它们能够吸收并发射来自地球表面、大气和云层的一定范围波长的红外辐射，从而在地球表面与平流层的大气区间产生温室效应。已识别的温室气体主要包括水蒸气、N_2O、CH_4、O_3、二氯乙烷（$C_2H_4Cl_2$）、四氯化碳（CCl_4）、氟氯烃（CFC）等。

温室效应理论从提出、验证，到发展至今，已有相当长的一段历史。

早在18世纪，自然学家索绪尔（Saussure）等就曾尝试通过建造玻璃温室以采集太阳热能，这种尝试为温室效应理论的提出奠定了早期试验基础。

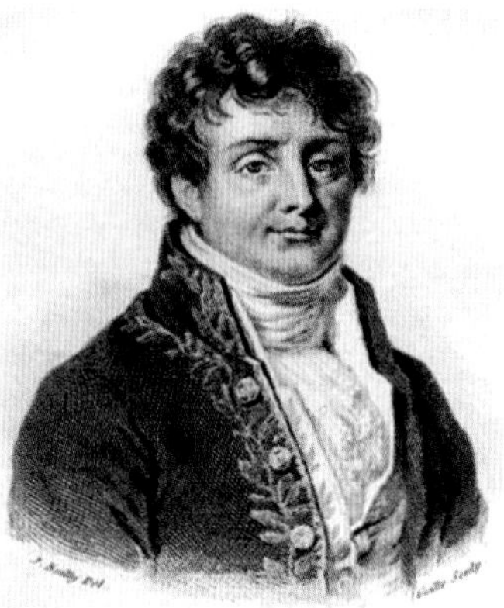

图 4-5-5　傅里叶

1824年，法国数学家和物理学家傅里叶（Fourier）在索绪尔等温室试验基础上发文解释了大气化学成分对地球表面温度的影响。傅里叶指出，以光形式传递的热（短波辐射）较容易穿过大气到达地球，而到达地球表面后转化为非光形式的热（红外长波辐射）则不易再次穿过大气向外传递，从而引起地球表面增温。凭借这项研究成果，傅里叶被认为是正式提出温室效应理论的第一人（图 4-5-5）。

1836年，法国物理学家普耶（Pouille）在傅里叶理论的基础上，进一步做出大气层对地球表面辐射的吸收能力远强于其吸收太阳辐射能力的理论判断。

1859—1872年，随着科学试验的大量进行，开启了量化研究和分析温室效应的新阶段。

1861年，爱尔兰物理学家丁铎尔（Tyndall）通过试验发现，大气成分中的水分子和CO_2有很强的热辐射吸收和释放能力，其量变可能引起气候的变异。

19世纪末至20世纪初，温室效应理论被用来具体预测和分析气候变化。

1896年，瑞典科学家阿雷纽斯（Arrhenius）预测，如果大气中CO_2浓度上升或者减少40%，将可能引起冰川的扩张或消退。

在20世纪的百年间，一方面，温室效应理论继续被用来解释气候变化及其对地球系统的影响；另一方面，碳循环过程及其气候影响得到了更细致的观测与研究。

自20世纪70年代开始，人类对温室气体有了更全面的认识，具有（甚至更强）热辐射吸附能力的CH_4、氯氟烃等因人类活动而大量积累于大气中的其他温室气体开始引起重视。同时，因人类活动而产生的“变冷效应”亦得以发现，典型的如“气溶胶效应”，即由人类活动产生的气溶胶（大气中微小颗粒状污染物）可通过增加云中液滴的数量浓度来增强云的反射率，从而使得大气“变冷”，变冷效应与温室效应的并存使得人类活动“加热”地球的作用路径变得更为复杂。[1]

1　Intergovernmental Panel on Climate Change. 2007. Working Group Ⅰ, Climate Change 2007: The Physical Science Basis: Contribution of Working Group I to the Fourth Assessment Report of the Intergovernmental Panel on Climate Change; Cambridge. New York: Cambridge University Press.

在此方面,《联合国气候变化框架公约》的缔结，被公认为是全球迎接气候变化挑战之“实质性第一步”。事实确实也表明,《联合国气候变化框架公约》对统领和引导国际和国内气候变化制度的发展已产生深刻影响，迄今为止，应对气候变化的全球规则基本上都是以《联合国气候变化框架公约》为起点展开的，气候变化国家制度的发展亦大多对于公约精神予以积极回应。应当说，自 1992 年该公约诞生以来，全球社会、民族国家和地方团体都在建立与执行气候变化制度方面投入了相当的资源与心力，在全球气候治理的框架下，气候变化国家立法也渐次活跃。

1997 年 12 月，在日本京都召开的《联合国气候变化框架公约》第三次缔约方大会上通过的国际性公约《京都议定书》（*Kyoto Protocol*）为各国的 CO_2 排放量规定了标准，即 2008—2012 年，全球主要工业国家的工业 CO_2 排放量比 1990 年的排放量平均要低 5.2%。其目标是将大气中的温室气体含量稳定在一个适当的水平，进而防止剧烈的气候改变对人类造成伤害。

1998 年，美国曾签署了《京都议定书》。但 2001 年 3 月，布什政府以“减少温室气体排放将会影响美国经济发展”和“发展中国家也应该承担减排和限排温室气体的义务”为借口，宣布拒绝批准《京都议定书》。美国人口仅占全球人口的 3% ~ 4%，而排放的 CO_2 却占全球排放量的 25% 以上，是全球温室气体排放量最大的国家。

2009 年，孟紫强在其主编的《生态毒理学》（高等教育出版社出版）中对全球气候变暖的效应做了综述，指出在温室效应的防治对策中，应当控制所有温室气体和大气颗粒物对环境的污染。

2011 年 12 月，加拿大宣布退出《京都议定书》，成为继美国之后第二个签署但后又退出的国家。

现阶段,《联合国气候变化框架公约》（UNFCCC，1992 年）的决策信息主要来源于政府间气候变化专门委员会（IPCC）的评估报告。由世界气象组织（WMO）与联合国环境规划署（UNEP）于 1988 年建立的这一政府间机构，以汇集评估全球各地气候研究成果及其最新进展为己任，是国际气候谈判决策信息的权威来源，也是反映主流共识的权威信息平台。IPCC 综合全球可得气象与气候监测和评估信息，在其历次评估报告中肯定了全球变暖基本趋势的存在。以 IPCC 最近一次气候评估报告为例，IPCC 综合评估指出：自 1850 年来，全球地表温度器统计显示，最暖的 12 个年份中，落于最近 12 年间（1995—2006 年）的有 11 个；最近 100 年（1906—2005 年）全球平均气温线性升高达 0.74℃左右；在 20 世纪下半叶的 50 年间，北半球平均温度很可能已高于过去 500 年中任何一个 50 年期，并可能至少是过去 1 300 年中平均温度最高的 50 年；从全球平均气温和海温升高、积雪和冰的大范围融化、全球海平面平均值上升等现实证据看，全球变暖是明显的、毋庸置疑的；这一全球变暖趋势还将持续，预估未来 20 年间全球大气将以每 10 年大约升温 0.2℃的平均速率继续变暖。

IPCC 关于全球变暖的综合评估结论基本代表了当前气候科学界的主流共识。自 20 世纪 80 年代以来，国际社会和各国政府的气候变化制度行动也是以应对全球变暖为基本方向的，从这一点看，关于全球气候暖化趋势的判断也在国际组织、政府决策者们、民间社会中得到广泛认同。

科学家通过统计分析发现，过去100年中海平面上升了10~25 cm，而21世纪末则会达到50~110 cm。海平面的上升将给人类造成巨大的灾难。世界海岸带面积约为500万 km^2，集中了世界耕地的1/3，是全球人口稠密、大都市云集、经济发达国家或地区。为使经济高度发达的海岸和海岸城市免受因海平面上升而造成的危害，需要对航道、堤防、运河、河流等的各种水利设施出巨资进行改建。

科学家预计到2050年后世界海平面可能会上升1 m，到时将有25亿人受到海侵的威胁。另外，还会引起海水倒灌、洪水排泄不畅、土地盐渍化等后果，航运、水产养殖业也会受到严重影响。更为严重的是，海陆变迁还可能改变地球板块应力的原有平衡，诱发地球板块运动活跃，增加海啸、地震的频率和强度，加重人间悲剧。

世界“低地之国”——荷兰王国，面积约为41 500 km^2，海岸线却长达1 075 km，该国地势低平，全境海拔在50 m以上的地区不到20%，除东南一隅为海拔300 m的阿登高原的一部分外，西部40%以上的土地都低于海平面或相当于海平面。如果到21世纪中叶，海平面上升1 m的预言成为现实，该国将有一半左右的土地被海水淹没。对于那些经济实力不足、技术力量落后的贫穷国家来说，对海平面上升的危害则难以完全防护，到时必将造成亿万人的流离失所。这类“生态难民”，将会成为世界动乱的因素之一。

5.3 臭氧层减少

臭氧层减少是人类面临的重大生态环境问题之一。臭氧层能吸收90%以上的对生物有害的太阳紫外线UV-C（100~295 nm）和UV-B（295~320 nm），而对生物无害的太阳紫外线UV-A（320~400 nm）却可全部通过。正是臭氧层这道天然屏障，才使得地球上的生物免受紫外线的伤害，得以生存和繁衍。可以说，没有臭氧层，地球上就不可能存在任何形式的生命。环境污染物对大气平流层臭氧层的破坏作用是一个严峻的、在大陆和半球范围的生态毒理学问题。

1970年，库特兹（P. Q. Crutzeu）就发现NO和 NO_2 能够破坏臭氧层。[1] 之后，世界各国对此问题非常重视，投入了大量人力、物力进行研究，并制定了禁止或限制使用、排放破坏臭氧层物质的一系列国际公约。

1974年，罗兰（Rowland）和莫利纳（Molina）首次提出氟利昂对大气臭氧层有严重的破坏作用，后被许多科学家的研究所证实。现在已经弄清，在所有破坏臭氧层的物质中，氟利昂是罪魁祸首。对于氟利昂破坏大气臭氧层的机制，目前一般认为：氟利昂到达大气平流层后，在紫外光辐射作用下首先分解出Cl原子，Cl原子再与臭

---

1 Crutzen P Q.1970. J.R. Meteorol.Soc.，96：320.

氧发生链反应造成臭氧的分解消耗。

20 世纪 80 年代就已经发现，南极上空出现了臭氧层空洞，其面积比中国总面积的 2 倍还要大，北极上空的臭氧层也薄了 10%，极点上空则差不多薄了 20%。氯氟烃（CFC）作为制冷剂、发泡剂、洗净剂、推进剂等被广泛应用于现代工业和家庭生活中。CFC 是一类人工合成的含氯的有机化合物［如 F-13（$CFCl_3$）和 F-12（$CFCl_2$）等］，在人类生产、生活活动中它被释放出来以后可以进入大气层中的平流层，当它受到波长为 175 ~ 220 nm 紫外线照射时产生 Cl，Cl 与臭氧分子反复发生反应，消耗掉大量臭氧分子。此外，研究发现，臭氧层中的水蒸气、氮氧化物（NO、NO_2）等污染物，甚至农业上大量使用氮肥所产生的污染物也会加速臭氧层的耗损。哈龙是一类含溴卤代甲、乙烷的商品名，主要用作灭火剂。哈龙破坏臭氧层的机制与氟利昂类似。就这样，环境污染物使臭氧层的臭氧浓度不断减少。

1985 年 3 月，有 21 个国家和欧洲共同体签订了《保护臭氧层维也纳公约》，首次建立了合作保护臭氧层的全球机制。

1987 年 9 月，40 个国家在加拿大蒙特利尔签订了《关于消耗臭氧层物质的蒙特利尔议定》，对 5 种 CFC（11、12、113、114、115）和 3 种哈龙（1211、1301、2402）提出禁用时间表：发达国家将于 2000 年全部禁用，发展中国家可推迟 10 年。

1989 年 9 月，中国加入《保护臭氧层维也纳公约》。

1989 年，在芬兰召开会议通过了保护臭氧层的《赫尔辛基声明》，号召世界各国采取共同行动控制并禁止使用 CFC。

1990 年 6 月，包括中国在内的 90 个国家在伦敦通过了《蒙特利尔议定书（修正案）》，把受控的破坏臭氧层物质（ODS）扩大到 5 类 20 种，增加了 10 种 CFC（13、111、112、211、212、213、214、215、216、217）、$CC1_4$ 和 CH_3CCl_3，并提前了禁用时间，还把 34 种 HCFC 列为过渡性物质。

1992 年 11 月，90 个国家在哥本哈根对《蒙特利尔议定书（修正案）》做了进一步修订，把受控 ODS 扩大到 7 类上百种，新增加了氢氯氟烃（HCFC）、氢溴氟烃（HBrFC）和 CH_3Br 3 类，并再次提前了禁用时间：1994 年停用哈龙类（潜艇、飞机、宇航等必要场合除外）；1995 年起，把 CH_3Br 用量冻结在 1991 年水平；1996 年停用 CFC、CCl_4、CH_3CCl_3、HBrFC；对于 HCFC，2005 年减少 35%，2010 年减少 65%，2030 年停用。

1993 年 1 月，中国编制了《中国消耗臭氧层物质逐步淘汰国家方案》，对中国生产和使用的 3 种 CFC（11、12、113）、2 种哈龙（1211、1301）、$CC1_4$ 和 CH_3CC1_3 提出了禁用或限用时间表。

1994 年，第 52 次联合国大会决定，把每年的 9 月 16 日定为国际保护臭氧层日。

1995 年，世界气象组织发表的报告指出：臭氧层的破坏会增加有害紫外线 UV-B 到达地球表面的量，UV-B 主要损害生物的 DNA。据预测，臭氧层每减少 10%，则到达地面的紫外线增加 20%。这将导致皮肤癌的发病率增加 26%，白内障患者增加

0.6%。UV-B 影响人体免疫系统，使包括艾滋病在内的多种病毒的活力增强；影响植物的光合作用，造成农作物减产；破坏浮游生物的繁殖和生长，减少水产资源；加速橡胶、塑料等材料的老化。[1]

2008 年，世界气象组织发布的臭氧公报称，2008 年 9 月 13 日臭氧空洞面积已达 2 700 万 km^2，而 2007 年最大臭氧洞面积为 2 500 万 km^2。

1 World Meteorological Organization，United Nation Environment Programme. 1995. Scientific Assessment of Ozone Depletion：1994，W MO Report 37. Geneva：19–28.

第 6 章 生态毒理学专著、教材与期刊史

6.1 生态毒理学专著与教材出版发展史

《生态毒理学》——第一部生态毒理学专著

1977 年，由法国科学家拉马达（F. Ramade）编著的第一本生态毒理学专著《生态毒理学》（*Ecotoxicology*）问世，该书是用法语编写的，由法国巴黎的 Masson 公司出版发行（图 4-6-1）。1987 年，该书由霍奇森（Hodgson）翻译为英文，由美国纽约的 John Wiley 公司出版发行。该书对由有毒物质引起的环境污染导致的生态后果进行了较为全面的论述，详细地讨论了全球各主要污染物在不同的陆地、淡水和海洋生态系统的行为、运输和循环的方法，以及其在食物网内的生物积累。分析了这些污染物对生物个体、种群和群落的影响，包括对核污染的彻底治理，特别是由放射性废物引起的污染问题。他将生态毒理学定义为一门研究有毒污染物对生态系统和影响整个生物圈的学科。

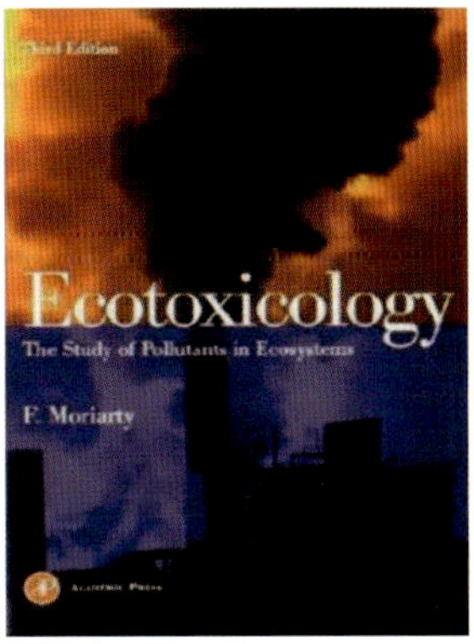

图 4-6-1　第一部《生态毒理学》著作（拉马达著）

《生态毒理学原理》

1978 年，巴特勒（G. Butler）[1] 主编的 SCOPE 第 12 次报告《生态毒理学原理》（*Principles of Ecotoxicology*），由纽约的 John Wiley and Sons 公司出版（图 4-6-2）。该报告中将生态毒理学定义为：研究化学和物理物质对生物体的毒性作用，尤其是对特定生态系统中生物种群和群落的作用，它包括这些物质的转移途径及其与环境的相互作用。该报告包括以下 5 部分内容：①污染物的环境行为；②剂量 - 效应关系的统计

1　巴特勒（1913—），加拿大科学家，加拿大渥太华国家研究委员会生物科学分委员会主任。

学分析；③与生态毒理学相关的实验毒理学和实地毒理学；④生态系统对污染的反应；⑤结论。该报告对生态毒理学这一学科进行了综合论述，指出在评估化学物暴露的亚致死剂量的剂量－效应关系时存在明显困难，强调在研究中需要特别注意哪些方面，以便更好地了解污染物在生态系统中所发生的毒理学过程。在结论部分，作者指出生态毒理学学科可以分为以下 5 部分：①释放到环境中的污染物的化学和物理形式，以及它们被释放到其中的介质；②从释放点转运到受体生物的过程中，污染物的生物和非生物过程的转化；③污染物在输送过程和在受体生物中的定量新陈代谢，这能够计算污染物在食物链中的积累和在受体生物中的剂量；④这些剂量对受体生物个体、种群和群落的影响；⑤这些作用的结果对生态系统稳定的影响。

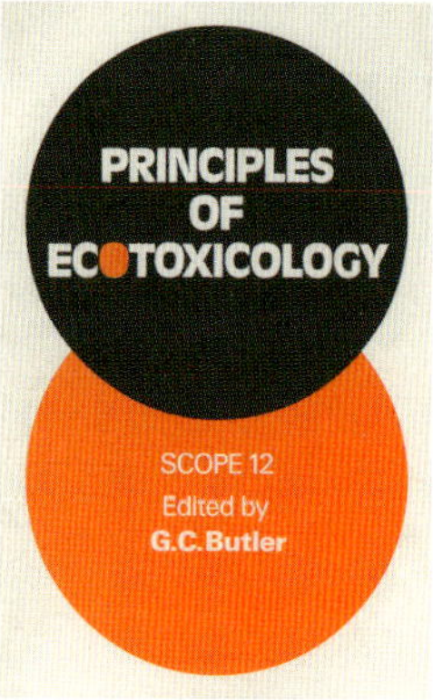

图 4-6-2　SCOPE 第 12 次报告《生态毒理学原理》

《生态毒理学模型》

1990 年，乔根森（S. E. Jørgensen）[1] 主编的《生态毒理学模型》（*Modelling in Ecotoxicology*，图 4-6-3）[2] 一书出版。该书概述了如何模拟环境中的有毒物质的性质和毒性作用，对可用的参数估计方法进行了介绍，并通过分析案例来说明在实际建模中的困难和不足之处。书中将生态毒理学定义为研究环境中有毒物质及其对存活生物影响的科学。该书包括 15 章：第一章　简介；第二章　建模的概念；第三章　在管理中使用生态毒性模型；第四章　生态毒理学研究中的物理化学参数的估计；第五章　生态毒理学研究中的生物参数的估计；第六章　生态毒理学研究中特别重要的模型的类型；第七章　模拟丹麦河口的铬分布；第八章　镉和铅对农产品的污染；第九章　模拟铜从湖泊沉积物中释放；第十章　亚历山大墨西哥海湾的汞模型；第十一章　模拟污染物在植物和环境之间的流动，以及不同叶细胞区室中二氧化硫的代谢；第十二章　在本地范围内的二氧化硫大气传输：一个案例研

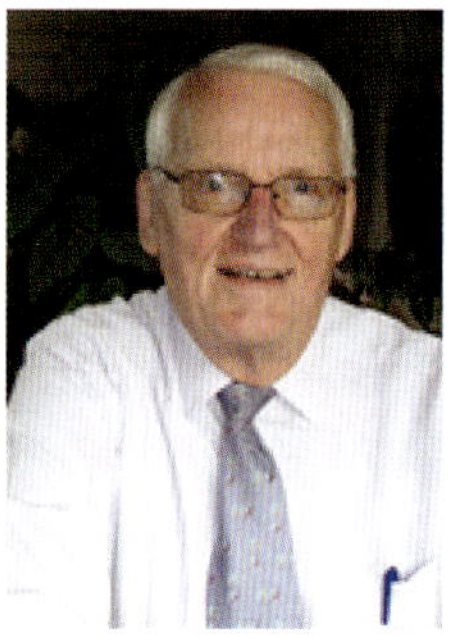

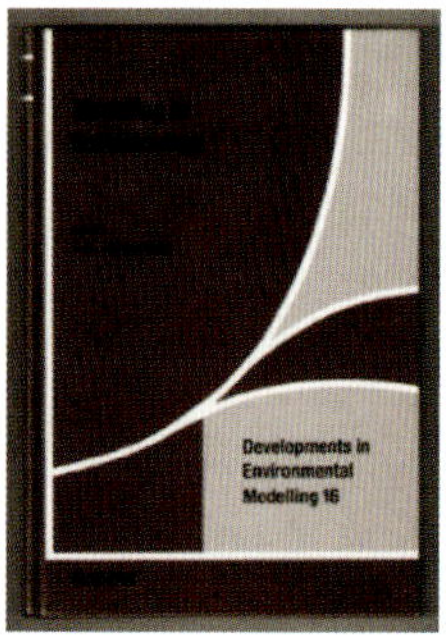

图 4-6-3　乔根森及其著作《生态毒理学模型》

1　乔根森（S. E. Jørgensen，1934—），丹麦生态学家，化学家。1934 年 8 月 29 日，他出生于丹麦哥本哈根市。1990 年，在德国的卡尔斯鲁厄大学获得环境工程专业的工学博士学位，随后又从丹麦的哥本哈根大学获得理学博士学位（生态模型）。自 20 世纪 80 年代以来，他逐渐成为世界生态毒理学模型研究领域的领军人物之一。1975 年，他创办了 *Ecological Modelling* 杂志。1975—2009 年，他一直担任主编，现在是该杂志的名誉主编。1978—1994 年，以及 2007 年至今，他担任国际生态模型协会的主席。1994—2006 年，他担任国际科学委员会湖泊环境委员会的主席。2004 年，他与另一教授一起荣获斯德哥尔摩水奖（the Stockholm Water Prize）。自 2009 年以来，他当选为欧洲科学院院士，并担任地球科学和环境科学部的主任。目前，他在丹麦皇家药学院分析和制药化学部环境化学分院工作。他也是哥本哈根大学制药科学学院药剂和分析化学系的名誉教授。至今，他在生态学模型、系统生态学、生态工程等研究方向已发表论文 300 余篇，编写著作 50 余部。

2　Jørgensen S E. 1990. Modelling in ecotoxicology. Elsevier，Amsterdam，the Netherlands.

究；第十三章　使用 TOXFATE 模型——一个污染物转化模型，对四氯苯在一个大型的湖泊系统（安大略湖）中的迁移转化进行仿真和数据分析；第十四章　农药在土壤中的转换和运动；第十五章　用于估计生态毒理学参数的“ECOTOX”软件。

《生态风险评价》

1993 年，苏特（G. W. Suter Ⅱ）[1] 主编的《生态风险评价》（*Ecological Risk Assessment*，图 4-6-4）一书出版。该书是世界上第一本介绍如何进行生态风险评价的书籍，并全方位地提供了评估员进行准确评价时所需要的有用的数据、模型和概念方法。该书解释了生态风险评价与比较熟悉的评价类型的相关性有多大，也介绍了如何组织和进行生态风险评价，包括确定来源、选择测试终点、描述当地环境的相关特征、评价暴露、评价效应、定性风险、与风险管理者互动。具体的技术主题包括寻找和选择毒性数据；对生物体、种群和生态系统影响的统计和数学模型；估计化学性质参数；模拟化学品的运输和性质；评价化学物被生物体的吸收；介绍不确定性估计。书中将生态毒理学定义为研究对非人生物体、种群和群落的毒害效应的科学。

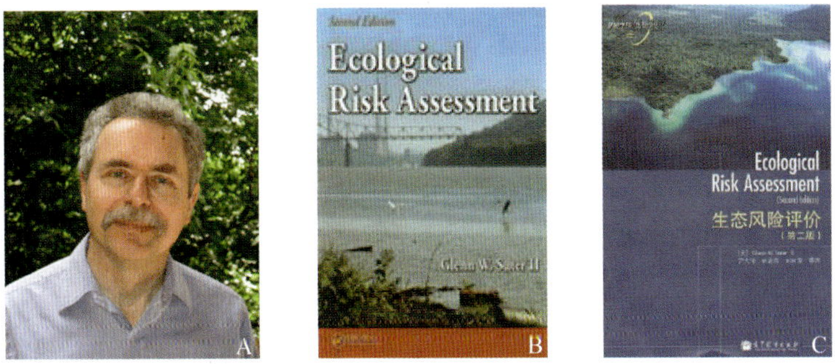

图 4-6-4　苏特（A）及其著作（B、C）

（B 为《生态风险评价》；C 为中译本）

2011 年，尹大强等将美国苏特著的《生态风险评价》（第二版）翻译为中文，由高等教育出版社出版（图 4-6-4C）。

同行专家评论认为该书系统地介绍了生态风险评价的概念、范围、内容和方法，并结合作者长期研究和实践，引用大量案例加以分析、比较和评论。该书不仅是一部生态风险评价的高级教材，更是一部生态风险评价方法学著作，对生态风险评价教学与科研、生态风险评价工作的开展具有重要的参考和指导作用。

1　苏特（G. W. Suter II），美国国家环境保护局（USEPA）辛辛那提国家环境评估中心的科学顾问，曾在美国橡树岭国家实验室环境科学部担任高级研究员。他在加利福尼亚州大学戴维斯分校获得了生态学博士学位，有 30 年的专业从业经验，并有 25 年的生态风险评价从业经验。他的研究经历包括：发展和应用了生态风险评价和生态流行病学方法，发展了土壤微生物和鱼类毒性试验方法，以及环境监测方法。目前，他的工作主要集中在生物损害的归因研究上。他是《人类和生态风险评价》的生态风险副主编，以及国际环境毒理与环境化学学会（SETAC）的综述编辑。他获得过很多的奖励与荣誉，其中级别较高的是他当选为美国科学促进会（AAAS）会员，并被授予 SETAC 全球创始人奖（SETAC 职业成就最高奖），以及 USEPA 科学与技术成就一等奖。他是生态风险评价领域两本书的主要作者，并且是另外两本书的主编，现已发表相关学术论文 100 余篇。

《生态毒理学理论和实践》

1994年，福布斯（Forbes）在其主编的《生态毒理学理论和实践》（*Ecotoxicolgy in Theory and Practice*）一书中将生态毒理学定义为：研究集成化学污染物对种群、群落和生态系统的生态学和毒理学效应，及其归宿（如迁移、转化和降解）的科学。该书提供了对生态毒理学研究中的理论和实际问题的一个及时的讨论。通过关注关键问题，该书为那些不太了解生态毒理学的人提供了一个令人兴奋的介绍，同时也激发毒理学家们进行热烈的辩论。

《生态毒理学手册》

1995年，大卫·霍夫曼（D. J. Hoffman）[1]在阅读了大量发表在《环境科学与技术》（*Environmental Science and Technology*）杂志上的科研论文的基础上，结合自己的研究工作主编了《生态毒理学手册》（*Handbook of Ecotoxicology*，图4-6-5）一书，他将生态毒理学定义为预测潜在有毒物对自然生态系统和非靶标物种的效应的学科。

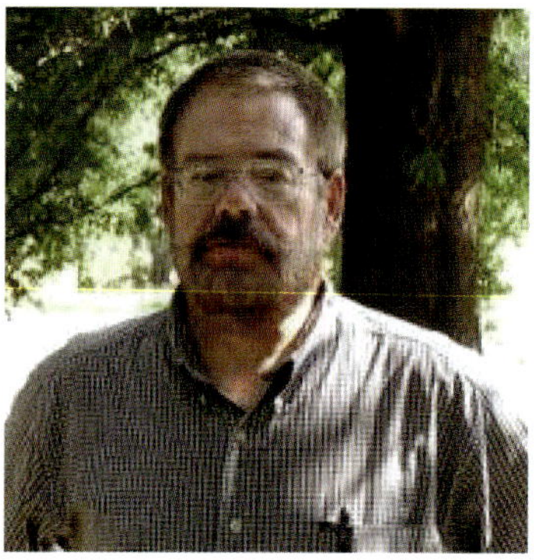

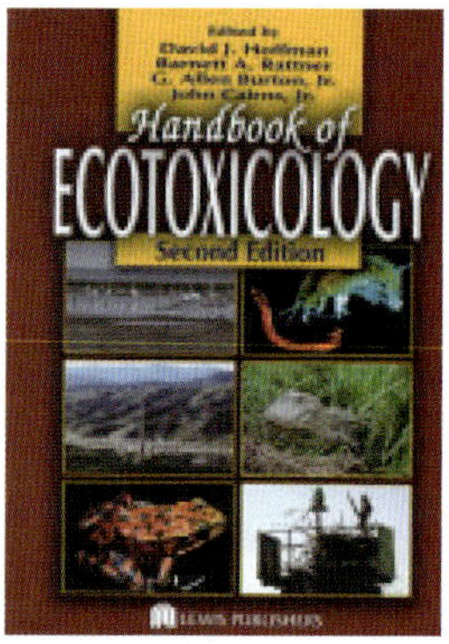

图4-6-5 霍夫曼和《生态毒理学手册》（第二版）

2002年，霍夫曼的《生态毒理学手册》第二版问世。[2]第二版中将生态毒理学定义为为了保护整个生态系统而评估毒性物质对生态系统毒性作用的学科。该书包括五大部分：①生态毒理学作用的定量和测定；②污染物来源及其作用；③历史事件和生态系统调查；④进行生态毒理学评估和风险评价的方法；⑤生态毒理学的特殊的问题。

---

1 大卫·霍夫曼（D. J. Hoffman），美国内政部地质调查局Patuxent野生动物研究中心环境污染物领域的研究生理学家，他也是美国马里兰大学生物系的兼职教授。霍夫曼博士于1966年在麦吉尔大学获得了动物学理学学士学位，1971年在马里兰大学获得了动物学（动物发育生理）专业哲学博士学位。1971—1973年，他在美国国立卫生研究院科橡树岭国家实验室生物化学分室做博士后研究。其他职位包括1974年在波士顿学院做教学工作，1974—1976年，在参加Patuxent野生动物研究中心环境污染物的评估计划之前，他作为高级生理学家在辛辛那提美国国家环境保护局健康影响研究实验室参与研究工作。在过去20年来，霍夫曼博士一直专注于研究环境污染物对生物的形态和生化指标的影响，包括研究在实验室和自然生态系统中鸟类发育毒性的生物指示物。主要研究领域包括暴露于多氯联苯、铅、硒、汞的亚致死剂量指示物；农药和石油对鸟的胚胎毒性和致畸性以及对雏鸟的影响；通过测量氧化应激水平来监测野生动物污染物暴露情况。霍夫曼博士已经发表了120余篇科学论文，包括书籍章节和评论文章，并且是多个杂志的编委。

2 Hoffman D J. Handbook of ecotoxicology. 2nd edition. Lewis Publishers，New York，2002.

《生态毒理学原理》

2003 年，纽曼（M. C. Newman）[1] 和昂格尔（M. A. Unger）主编的《生态毒理学原理》（*Fundamentals of Ecotoxicology*）（第二版）一书（图 4-6-6）中将生态毒理学定义为研究生物圈中的污染物以及它们对生物圈组成成分的毒性作用的学科，其中包括对人类的影响。作者在书中写到，“这本书可以被命名为环境毒理学或生态毒理学，因为这两个术语的定义正在快速地趋于一致”“萨豪特对生态毒理学下的最初定义包括了对人类的效应”。2007 年，中国学者赵园、王太平将此书翻译为中文版——《生态毒理学原理》，由化学工业出版社出版（图 4-6-6C）。

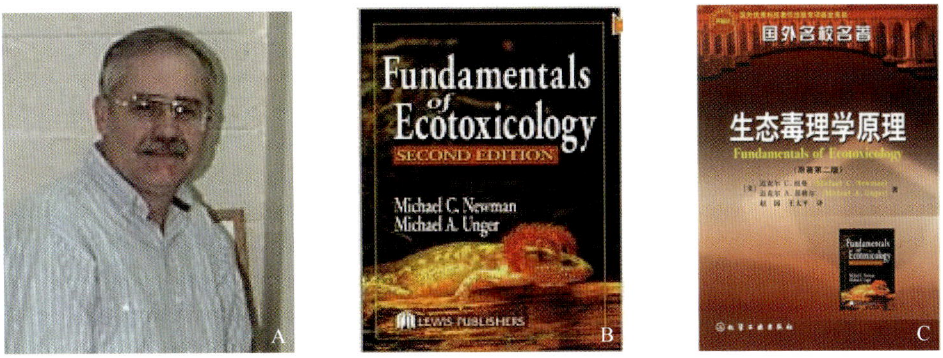

图 4-6-6　纽曼 (A) 及其与昂格尔合作主编的《生态毒理学原理》（B）及其中译本（C）

该书共 15 章。第 1 章给出生态毒理学的基本观点；第 2 章详细阐述了当今主要污染物以及它们在生物圈中的循环和归趋；第 3 ~ 12 章按生态结构从低到高的顺序详细讨论了生物富集和污染物效应；第 13 章和第 14 章中讨论了环境风险评价，同时涉及部分管理方面的内容；第 15 章总结全书。附录 3、附录 4 和附录 5 分别总结了美国、欧洲、中国环境方面的主要法律法规。书中还穿插有由专家撰写的短文，以充实重点概念并给出代表性案例。

《生态毒理学》

2004 年，中国学者周启星、孔繁翔和朱琳主编《生态毒理学》专著，由科学出版

1　纽曼（M. C. Newman），先后分别于 1974 年和 1978 年从康涅狄格大学获得生命科学学士和动物学硕士学位，并分别于 1980 年和 1981 年在罗特格斯大学获得环境科学硕士和博士学位。1982—1997 年，Newman 博士在佐治亚大学的萨瓦那河流生态实验室进行生态毒理学和生态风险评价的研究工作，并曾担任该实验室的高级研究员以及“生态毒理、修复及风险评价研究组”组长。1999 年至今，Newman 博士任威廉玛丽学院弗吉尼亚海洋科学研究所教授，并于 1999—2002 年担任该所研究生院的院长。他感兴趣的领域包括毒物和生物富集模型、预测金属生物活性的 QSAR 类模型、毒物对种群的效应、改变毒性和生物富集的因素、生态风险评定的定量方法、统计毒理学以及无机水化学。纽曼博士在从事教学和科研工作的 20 多年中，先后在学术期刊上发表过 100 多篇文章，并撰写了《生态毒理学原理》（*Fundamentals of Ecotoxicology*）和《水生生态毒理学的数量方法》（*Quantitative Methods in Aquatic Ecotoxicology*）等 5 本教科书，另担任其他 5 本教科书的主编工作。现任 *Environmental Toxicology and Chemistry* 杂志的编辑和 Ecotoxicology 杂志的副编辑。为了表彰他在环境毒理学和化学领域做出的杰出贡献，2003 年，美国环境毒理和化学学会（SETAC）授予他奠基者奖（Founder's Award）。

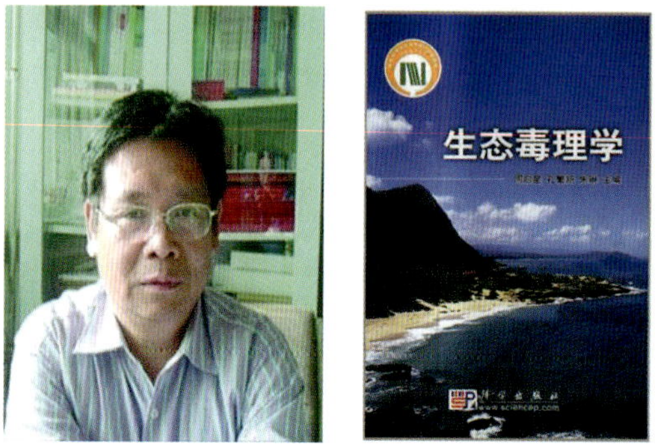

图 4-6-7 周启星及以其为第一作者主编的《生态毒理学》

社出版（图 4-6-7）。[1] 该书主要根据不同环境污染物分别论述其生态毒理学作用。书中将生态毒理学定义为：研究有毒、有害物质和各种不良生态因子对生命系统产生的毒性效应，以及生命系统反馈解毒与适应进化及其机理与调控的一门综合性科学。其特点是从环境化学污染物出发，研究其对不同生物的毒理学作用。

该书的主要内容有：生态毒理学基本知识、基本概念与研究方法；污染暴露途径与作用模式；环境污染物的分子毒理与生态效应；污染物的毒激活及其影响因素；重金属污染生态毒理学；有机污染生态毒理学；无机气体污染物的生态毒理学；污染生态风险评价等。

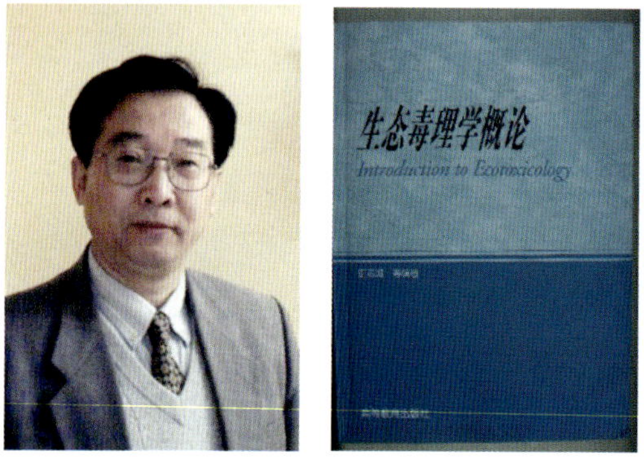

图 4-6-8 史志诚及其主编的《生态毒理学概论》

《生态毒理学概论》

2005 年，史志诚编著的《生态毒理学概论》一书由高等教育出版社出版（图 4-6-8）。该书是在总结了生态毒理学和生态毒性灾害研究工作的基础上，根据教学需要，吸取当代最新研究成果，将风险评估、风险管理、化学品管理以及毒物控制引入生态毒理学，突出生态毒理学原理、方法和管理的内容，以提高生态毒理学的实际应用水平，达到推进我国生态毒理学的发展和应用的目的。

该书的主要内容有：生态毒理学的基本概念；生态毒物在生态系统中的循环与转化；毒物与生态系统的相互影响；生态毒理学的研究方法；生物监测与生物指示；生态毒性灾害；生态风险评估；危险化学品安全评价；生态毒理学与化学物质管理；国际互联网上生态毒理学信息资源等。除作为生态学、毒理学和生态毒理学研究生选修课的教材外，还可作为生态学、毒理学、生物学、环境科学、经济法学以及安全管理科技工作者的参考书。

《生态毒理学原理与方法》

2006 年，孟紫强主编的《生态毒理学原理与方法》一书由科学出版社出版，全书

1 周启星（1963—），浙江杭州人，南开大学教授，博士生导师。1986 毕业于浙江大学获学士学位；分别于 1989 年、1992 年中国科学院沈阳应用生态研究所获硕士、博士学位；1992—1998 年，为浙江大学博士后、副教授，环境化学教研室主任。2002—2010 年，为中国科学院沈阳应用生态研究所研究员，中国科学院陆地生态过程重点实验室主任。2004 年入选长江学者特聘教授。2005—2017 年，任南开大学环境科学与工程学院院长。已发表学术论文 600 余篇，出版著作 15 部，授权发明专利 50 余项，获得教育部自然科学一等奖、天津市技术发明一等奖等省部级科技奖 10 余项。

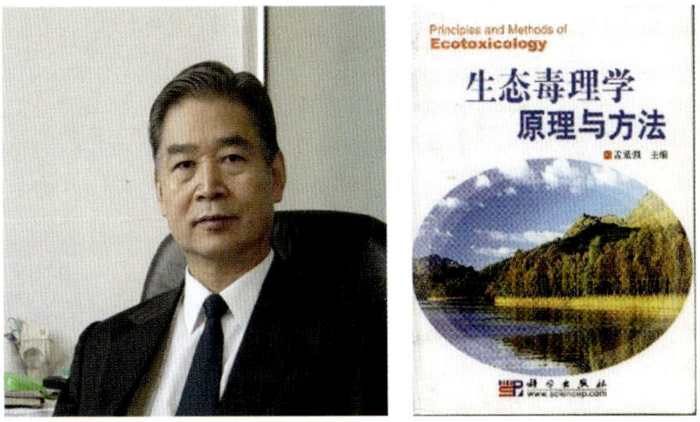

图 4-6-9　孟紫强及其主编的《生态毒理学原理与方法》

共 9 章，共计 65.3 万字（图 4-6-9）。他在书中第一次对环境毒理学与生态毒理学的区分进行了全面系统的分析，提出环境毒理学与生态毒理学是两个独立的学科，同时提出二者的新概念及其区分标准。他认为生态毒理学是研究有毒有害因素特别是环境污染物对动物、植物、微生物等非人类生物及其生态系统的损害作用与机理的学科，而环境毒理学是研究环境污染物对人类健康的毒性作用及其机理的学科。

该书构建了一个全新的生态毒理学知识体系或框架，主要由四大部分组成：生态毒理学基本理论、生物类群生态毒理学、生态系统生态毒理学、生态毒理学的应用。在基本理论中，分 2 章论述生态毒理学概念、任务、内容、研究方法以及母学科——毒理学和生态学的基础知识；在生物类群生态毒理学中，分 3 章论述动物生态毒理学、植物生态毒理学和微生物生态毒理学，这在国内外尚属首次；在生态系统生态毒理学中，分 3 章论述淡水生态系统生态毒理学、陆地生态系统生态毒理学、海洋和河口生态系统生态毒理学；在生态毒理学的应用方面，主要包括生态风险评价以及有待增设的生态毒理学模型的构建及其应用。该生态毒理学体系的特点是从生物学和生态学角度出发，研究环境污染物在不同生物生态层次的生态毒理学作用。

《生态毒理学》——普通高等教育“十一五”国家级规划教材与电子教案

2009 年，孟紫强主编的大学教材《生态毒理学》（高等教育出版社出版）被中国教育部遴选为中国普通高等教育“十一五”国家级规划教材，为中国第一本生态毒理学国家级规划教材，主要用于高校生态学和环境科学本科专业教学（图 4-6-10A）。该书沿用了他主编的《生态毒理学原理与方法》中创建的知识体系或框架，根据教学需要调整为 13 章，共 43 万余字，第 1 ~ 4 章介绍基础理论，第 5 章和第 6 章论述生态毒理学原理，第 7 ~ 9 章论述生物类群生态毒理学（动物、植物、微生物），第 10 ~ 12 章

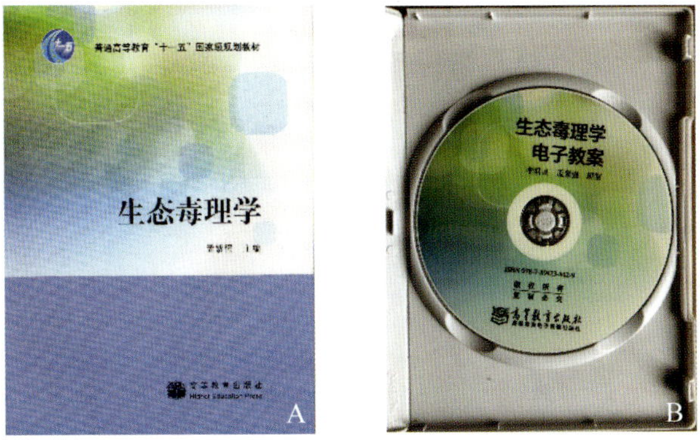

图 4-6-10　孟紫强主编的普通高等教育“十一五”国家级规划教材
《生态毒理学》（A）及与此教材匹配的《生态毒理学电子教案》（B）

论述生态系统生态毒理学（陆地、淡水、海洋），第 13 章为生态风险评价。该教材在第 2～4 章介绍生态毒理学母学科——毒理学、生态学和环境化学的基本知识，便于初学者入门学习。在第 1 章概论中，继其主编的《生态毒理学原理与方法》后，再一次论述生态毒理学与环境毒理学之间的区别，再一次提出“环境生态毒理学”的概念，指出生态毒理学的研究对象不仅包括环境污染物，而且也包括其他有害因素如极端温度、干旱、洪涝、宇宙射线等；而“环境生态毒理学”的研究对象主要为环境污染物，是生态毒理学的分支学科。然而，由于环境污染是当代最重要的环境有毒有害因素，所以环境污染物是当前生态毒理学研究的主流。同时，为了满足教学需要，孟紫强还和各位作者制作了与该书配套的电子教案，由高等教育出版社出版发行（图 4-6-10B）。此外，在每次教育部环境类课程教学指导委员会和高等教育出版社联合举办的教学会议上和生态毒理学报编辑部举办的全国生态毒理学学术研讨会上，孟紫强教授都要介绍自己在本课程的教学改革和经验体会，鼓励大家为环境类和生态类专业本科生开设生态毒理学课程。2018 年，他还在有 1 000 余名代表参加的第五届全国生态毒理学学术研讨会上做题为“我国生态毒理学教学现状与发展”大会报告，以推动生态毒理学课程在全国高校的开展（图 4-6-11）。

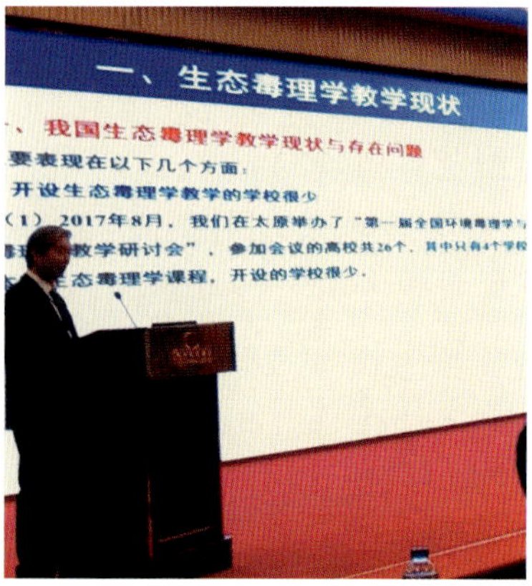

图 4-6-11　孟紫强在全国生态毒理学研讨会上做“我国生态毒理学教学现状与发展”大会报告（大连，2018 年 4 月 26 日）

《生态毒理学》——普通高等教育“十三五”规划教材与慕课教学

2019 年，为了适应生态毒理学新的教学和科研形势，孟紫强又主编了普通高等教育“十三五”规划教材《生态毒理学》，由中国环境出版集团出版（图 4-6-12A）。该教材仍然按照上述《生态毒理学原理与方法》的框架和体系进行编著，但对“十一五”规划教材——《生态毒理学》（高等教育出版社出版，2009 年）在结构和内容上进行了较大调整。例如，全书由原来的 13 章、43 万余字修订为 15 章、61 万余字；在基础理论方面，除第 1 章之外，由 3 章压缩为 1 章，删去了与环境化学、生态学、毒理学等基础学科的重复部分；在生态毒理学原理方面，由 2 章扩大为 4 章：生物富集，分子生态毒理学效应，从细胞到个体水平的生态毒理学效应，从种群到生物圈水平的生态毒理学效应；在动物生态毒理学方面，由 1 章扩大为 3 章：鱼类和两栖类生态毒理学、昆虫生态毒理学、鸟类生态毒理学。原书其他章名称未变（如概论、生物富集、植物生态毒理学、微生物生态毒理学、三个生态系统的生态毒理学及生态风险评价），但均重新撰写。此外，书后增设了 22 个生态毒理学实验指导，供学生生态毒理学实验、毕业设计或科研选用。至今，该教材仍然是中文出版的唯一的生态毒理学大学教材。该教材对环境毒理学与生态毒理学的区别进一步进行论述，将生态毒理学定义为：研究有毒有害因素对动物、植物和微生物等非人类生物及其生态系统的损害作用与防护的科学，明确指出“防护”也是其主要任务。于是提出生态毒理学的主要任务是揭示有毒有害因素对非人类生物特别是野生生物及其生态系统损害作用的规律，并为保护生态系统的健康提供策略和措施。此外，本书是一门立体化教材，将有关短文、彩色图片、文献资料等以二维码的形式设置在书页的相关位置，便于读者通过扫读达到扩充知识的目的。此外，在每章之后还以二维码的形式将该章的电子教案和参考文献列出，便于读者进一步学习。

1987 年，孟紫强在中国率先为山西大学环境保护科学系（现改名为环境与资源学院）的植物学和生态学研究生开设生态毒理学课程，并自编《生态毒理学》教材由山西大学印刷厂印刷（图 4-6-12B）。这为其之后对生态毒理学专著和教材的编著做了知识储备。

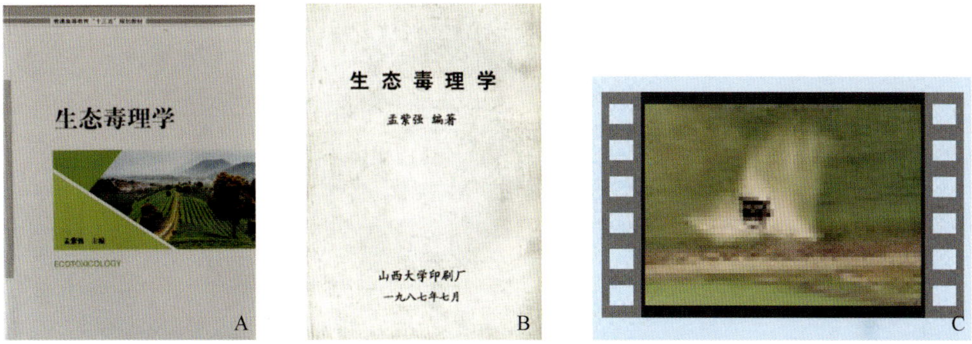

图 4-6-12　孟紫强主编的“普通高等教育“十三五”规划教材《生态毒理学》（北京：中国环境出版集团，2019）”（A）；1987 年孟紫强编著的《生态毒理学》教材（山西大学印制）（B）；生态毒理学慕课（C）

同时，为了满足教学需要，孟紫强教授邀请北京大学尚静，厦门大学洪海征，北京林业大学洪喻，大连海事大学巩宁，沈阳师范大学张蕾，山西大学张全喜、耿红、秦国华、郭东罡、孙楠等教授、副教授和年轻教师，以本规划教材为脚本制作了我国第一部《生态毒理学》慕课和《生态毒理学原理》慕课，并于 2019 年 10 月分别在高等教育出版社主办的“中国大学 MOOC”和清华大学主办的“学堂在线”慕课网上平台开课。2021 年 5 月孟紫强教授又邀请北京林业大学洪喻教授和上海海洋大学谢婧倩讲师对《生态毒理学》慕课部分章节重新录制，以适应生态毒理学科研和教学的新形势（图 4-6-12C）。

6.2 生态毒理学专业期刊创刊史

《生态毒理学和环境安全》——首创生态毒理学英文刊物

1977 年 6 月，第一个生态毒理学的专门学术刊物——《生态毒理学和环境安全》（*Ecotoxicology and Environmental Safety*）由国际生态毒理学和环境安全学会（SECOTOX）创办，该期刊为月刊（图 4-6-13），出版商为爱思唯尔科学出版集团（Elsevier Science Inc）。该期刊主要刊登的研究内容包括：有毒物质和化学混合物在环

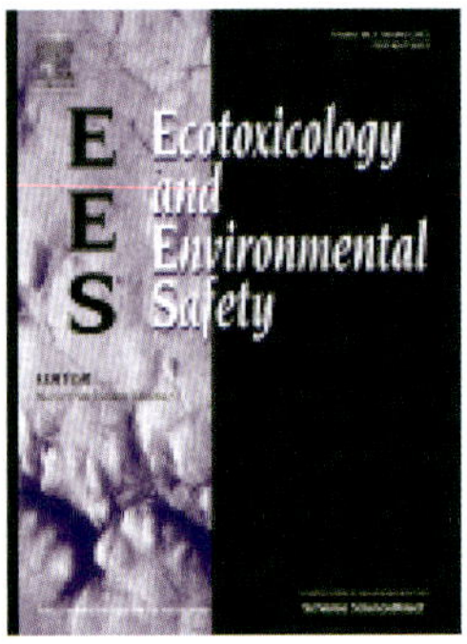

图 4-6-13 《生态毒理学和环境安全》杂志

境中短期和长期的迁移转化途径和相互作用的综合机制研究；有毒物质的生物利用度、循环及其在生物体内的同化作用；有毒物质对生物体的生物学效应和毒性作用机制；有毒物质在食物链中的毒性作用，包括对人类的暴露。重点是刊登有关污染物的毒性作用和迁移转化途径方面的研究，要求所用的实验动物不是啮齿类动物，迁移转化应为实地研究，而不是实验室研究。

《生态毒理学》英文杂志

1992 年，《生态毒理学》（*Ecotoxicology*）杂志出版发行（图 4-6-14），该杂志主要发表有关有毒化学物对种群、群落和陆地、淡水和海洋生态系统毒性作用方面的研究论文。它阐明了化学物对生态系统影响的毒性作用机制和过程，研究化学物在种群或群落水平上的影响。迄今已刊登 29 卷，每卷 10 期，出版商为德国施普林格（Springer Link）公司。

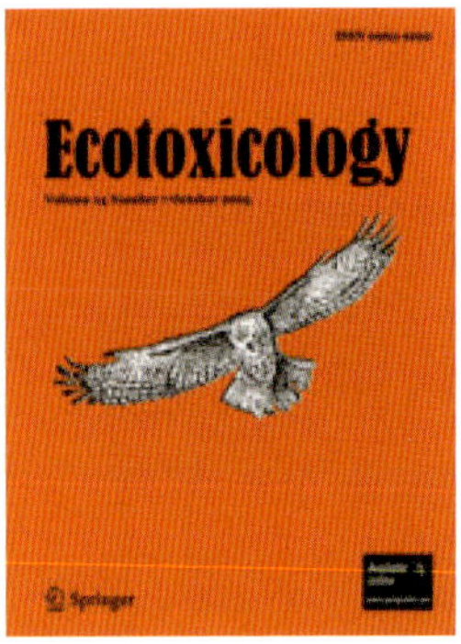

图 4-6-14 《生态毒理学》英文杂志

《生态毒理学报》中文期刊

2006 年，由中国科学院生态环境研究中心主办的《生态毒理学报》创刊，主编为王子健研究员（图 4-6-15）。该期刊的创刊标志着中国生态毒理学研究进入了一个新的阶段。这不仅为该领域的成果交流提供了一个新的平台，而且也对中国的生态毒理学研究、应用及教育的发展起到推动作用。

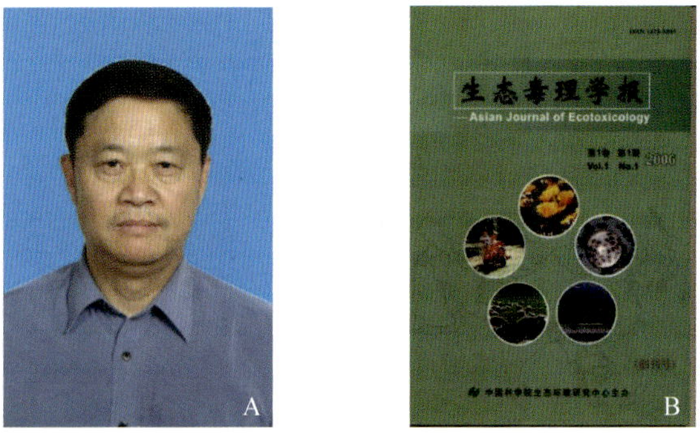

图 4-6-15 王子健主编（A）及《生态毒理学报》创刊号（B）

第 7 章 生态毒理学未来发展趋势和展望

生态毒理学作为一门多学科交叉的新型学科有着广阔的研究领域，在 21 世纪的今天面临着复杂的任务，同时也具有很大的发展潜力和前景，它的发展有助于在生态系统各个水平上全面、完整地阐明环境污染物的毒害效应，从而制定出有关的环境标准、残留限量，提出相应的环境保护措施。生态毒理学未来的发展趋势表现在以下几个方面。

（1）建立更加规范、灵敏的研究方法

为了进一步提高实验数据的可比性，目前生态毒理学的急性、亚急性、慢性毒性试验、微宇宙系统和中宇宙系统方法等常规研究方法需要进一步标准化，从而使世界各国的科学家使用更加规范的研究方法。此外，随着社会经济的不断发展，污染物的种类和数量越来越多，加之污染物在环境中受到了极大的稀释，如果没有灵敏的、专一的分析方法，就很难探测到污染物的存在和确定暴露的剂量，也很难研究污染物及其降解产物通过生态系统的转移、生物学半衰期、排除速率等，更难以测定污染物在生物圈中的化学生物动力学，因此必须建立更为灵敏的化学分析方法。

（2）重视多种物质复合污染的生态效应

人类为了生活和生产的需要，化学品的合成种类和年产量不断增加，导致生态系统中污染物不再是单一污染的理想状态，而是以各种污染物构成的复合污染为主体。因此，今后应重视环境中不同有毒有害因素联合作用的生态效应。由于污染物种类繁多，因此，当决定了研究方法以后，就应按照轻重缓急的原则，确定哪些污染物为重点，优先研究它们的生物学效应。可以按照下列标准来选择重点：①污染物释放到环境中的数量；②在环境中持续存在的程度，即稳定程度；③污染物或其降解代谢产物在生态系统的积累能力，特别是在食物链环节中的积累能力；④污染物毒性潜力的性质和严重性，对致畸剂、致癌剂和致突变剂等要特别注意；⑤生物群落受到暴露的程度，特别是人类中的某些特殊人群，例如婴儿、幼儿及职业性暴露的工人。然而，环境中的许多污染物都是同时存在的，它们对生态系统的破坏作用往往是它们的联合作用，因此深入探讨多种环境毒物作用于机体或生态系统的复合污染生态毒理效应及其机理将进一步受到重视。

（3）加强对污染物长期低剂量慢性生态效应的研究

随着各国环境保护力度的不断加强，进入环境系统的污染物的浓度得到了一定程度的控制，生态系统中的生物体接触污染物的剂量减小，暴露浓度经常处于较低水平。因此，在重视某些有害因素短期内高浓度污染环境而造成的急性毒性作用的同时，今后应加强对毒物低浓度长期暴露的慢性生态效应的研究，探索环境毒物的多水平、长时间暴露的生态毒理过程规律。

（4）重视对敏感性生物标志物的研究

在重视生态毒理学试验用模式生物的筛选和构建的同时，今后也应重视对生态系统健康标准及其生物标志物的研究；随着环境毒理学生物标志物研究的进展，环境有害因素对生态系统危害的生态毒理学标志物的研究近年来也受到重视。由于生态系统一旦受到损害之后再恢复到原来的形态是非常困难、几乎是不可能的，因此确知能代表生态系统健康水平的生物标志物及警示生态系统早期损害问题的生物标志物，对于生态系统损害的早发现早防治、使生态系统及时得到保护而持续健康发展来说是非常重要的，对于观察受损害生态系统的恢复能力和恢复水平来说也具有重要的应用价值。

（5）加强生态毒理学模型的研究

生态毒理学模型的研究一直是生态毒理学研究的核心内容之一，它对于环境污染物生态毒性的预测，对于生态危险度评价，对于生态系统的健康状况、受危害程度、恢复水平以及可持续发展的潜力等的了解都具有理论意义和实际价值。今后以环境化学理论和方法与以环境生物学理论和技术构建生态毒理学模型的两种途径将走向融合交叉，取长补短、相互补充，从而建立更加完善合理的生态毒理学模型。

（6）开展分子生态毒理学研究

分子生物学新技术的建立和引入，极大地促进了生态毒理学的快速发展。生态毒理学只有重视和开展宏观研究和微观研究的紧密结合，才能更有效地解决环境问题。今后将更加重视吸收分子生物学新理论、新技术，加强分子生态毒理学的研究，提高生态毒理效应的微观研究和认识水平。

（7）加强重要污染物大尺度生态毒理学研究

回顾生态毒理学研究的历史，每一项大尺度生态毒理学研究成果都对世界经济的发展和社会的进步产生了巨大影响。今后在重视有害因素对生物个体生态毒理学效应研究的同时，必将进一步加强环境污染物对生物种群、群落、生态系统、景观水平、大陆、半球、全球生物圈的生态毒理学影响的研究。例如温室气体、臭氧、酸雨、POPs、环境内分泌干扰物等重要污染物的大尺度生态毒理学效应的研究将受到更多关注。

（8）重视生态毒理学分支学科的发展

生态毒理学是生态学和毒理学的分支学科，同时生态毒理学本身也出现和形成了自己的一些分支学科。2006年孟紫强在《生态毒理学原理与方法》（科学出版社出版）

一书中，提出多种生态毒理学分支学科并分别进行了详细论述；根据不同生物类别提出动物生态毒理学、植物生态毒理学及微生物生态毒理学，根据不同生态系统提出陆地生态系统生态毒理学、淡水生态系统生态毒理学、海洋与河口生态系统生态毒理学；此外，他还提出生态毒理学的另一新型分支学科环境生态毒理学的概念和研究范畴。

近年来，孟紫强在对环境工程学和生态毒理学研究的基础上，首次从水污染、大气污染、固体废物的环境治理方面，提出并论述这两门学科相互交叉研究的可能性、必要性及其重要意义。生态毒理学可以把环境工程创建的曝气池、沉淀池、稳定塘等生化反应器或建筑物作为中宇宙人为生态系统生态毒理学试验模型，进行生物净化和污染物生态毒理学研究，既促进生态毒理学发展，又优化环境工程设计或运行的条件。他认为，环境工程学与生态毒理学交叉研究将会开启一个新的研究领域，其深入发展将创造新的富有中国特色的环境工程生态毒理学派。

人类生态毒理学也是生态毒理学的一个新型分支学科。1972 年萨金特（H. F. Sargent）将以人为主体的农业改革后的生态系统称为人类生态系统（human ecosystem）。1969 年，日本科学家铃木继美和大田庸起子将人类生态毒理学（human ecotoxicology）定义为“从生态学的观点来研究人类毒理学的学科”。将人们职业、文化、生活方式上的差别的多样性与自然地理条件的多样性综合在一起，再加上多种化学污染物的相互作用——阐明这种多样性及与毒理变化的关系是未来生态毒理学研究的一个新领域。

Volume Ⅵ. History of Typical Environmental Poison

第五卷

典型环境毒物史

本卷主编 **孟紫强**

李瑞金

李君灵

引言

环境毒物研究的整体发展是在对各种毒物的杰出研究中取得的。环境毒物研究史的每个时期的重大进展都是以每种环境毒物的研究成果和发现为其标志，各种环境毒物的研究历程就构成了环境毒物研究的发展史。

环境毒物的种类繁多，本卷主要收录八类典型的环境毒物的研究历史。之所以说是典型的环境毒物，是因为它们分布广、危害大，学术界对它们的毒性作用研究较多。它们中有的在远古时期就与人类的祖先结下不解之缘，如汞、铅、砷等；而有的是现代时期才由人工合成的但危害人类和其他生物健康的有机化学物。本卷中未收录的环境毒物，并不是它们不重要，而是因为对它们的历史研究尚显不足，继续对它们的研究历史进行挖掘是环境毒物史工作者今后的使命。

第 1 章 大气颗粒物毒物学研究史

1.1 颗粒物引起疾病的早期记载

1.1.1 工业环境粉尘

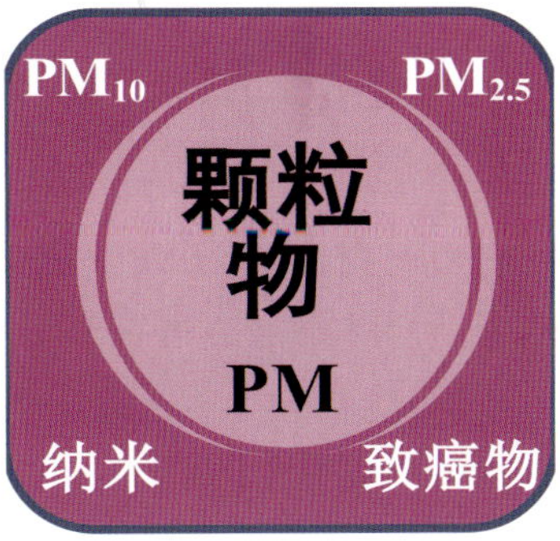

最早描述矿物粉尘引起肺病的是 15—16 世纪的德国学者、科学家，被誉为“矿物学之父”的格奥尔格乌斯·阿格里科拉（Georgius Agricola，1494—1555 年）[1]，他在著作《论矿冶》（*De re Metallica*）中指出，采矿挖掘时扬起的尘土进入气管和肺，导致呼吸困难和疾病（图 5-1-1）。由于他对矿井通风方法的描述，以及推荐矿工戴一个防尘口罩（面纱形式的）的建立，所以他也被誉为职业卫生之父。

瑞士医生帕拉塞尔苏斯（Paracelsus，1493—1541 年，图 5-1-2），他因提出了毒理学上最著名的“所有物资都是毒物”“毒物是化学物”的观点及第一次用水银治疗梅毒而著名。他在 1567 年出版的第一本关于职业病的著作《矿工病与矿山病》中，描述了矿物粉尘引起的矿工咳嗽和呼吸困难等肺部疾病的发病症状。他被誉为毒理学杰出的启蒙者。

1　格奥尔格乌斯·阿格里科拉（拉丁文名：Georgius Agricola，原名：Georg Pawer，将姓名拉丁化是当时的一种风尚），信仰天主教。1494 年 3 月 24 日生于萨克森的格劳豪，1555 年 11 月 21 日卒于开姆尼茨。早年在莱比锡学习古典语文，1524 年，去意大利学习医学、化学和语言学。1526 年归国途中，曾在波希米亚的埃尔茨山脚下的矿山城——约阿希姆斯塔尔逗留一段时间，使他的研究兴趣转向矿山学方面。1530 年，他移居到采矿业发达的开姆尼茨做研究，曾任当地的市医、市长。他是历史上第一个冶金科学家。1556 年，阿格里科拉的遗作《论矿冶》（*De re Metallica*）出版，这本书反映了文艺复兴时代欧洲的冶金成就，被誉为西方矿物学的开山之作，具有重要的文献价值。汤若望曾将其译成中文，名为《坤舆格致》，这是中国最早翻译的冶金化学书籍。

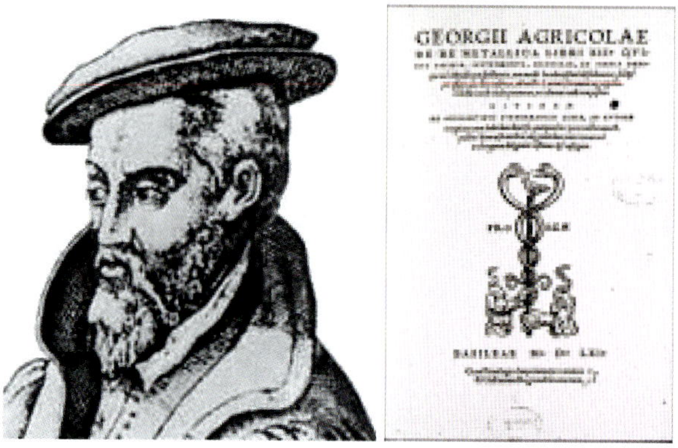

图 5-1-1 阿格里科拉及其著作《论矿冶》

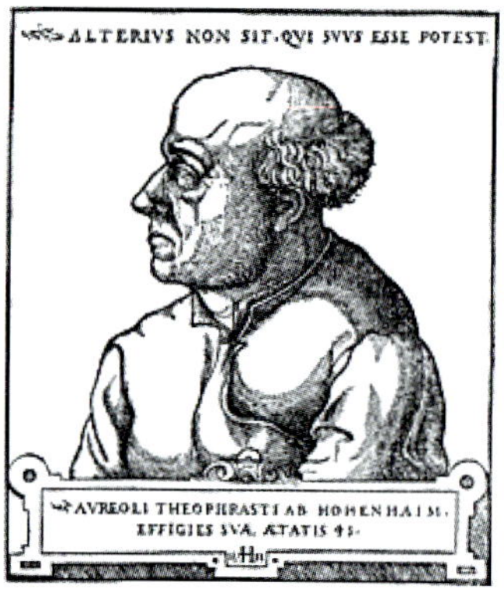

图 5-1-2 帕拉塞尔苏斯

1700 年，意大利医生伯纳迪诺·拉马齐尼（Bernardino Ramazzini，1633—1714 年）发表了著作——《工人的疾病》（*Diseases of Workers*），描述了粉尘对职业工人的健康危害。他最重要的见解是认识到疾病发生有环境原因。建议工人应该在通风良好的宽敞的房间工作。他是公认的职业医学之父。

石棉与石英粉尘

19 世纪末，在加拿大首先开采石棉，在 20 世纪 80 年代西方国家由于石棉颗粒物污染造成每年成千上万的人死于间皮瘤。

20 世纪 20 年代，美国西弗吉尼亚高利桥（Gauley Bridge）地区发生鹰巢隧道灾难事件（图 5-1-3），由于对石英粉尘的吸入，在隧道做工的 2 500 人中，有 764 人死于急性硅肺病，另有 1 500 人最终罹患疾病。对此，Martin Cherniack 侦探写了一本书——《鹰巢事件》（*The Hawk's Nest Incident*），以揭发事件真相。

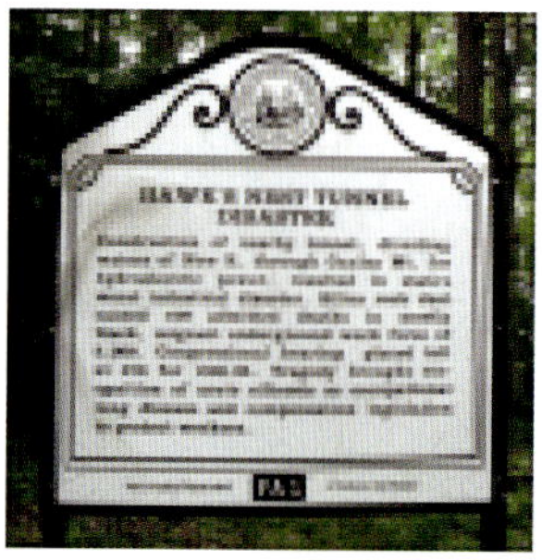

图 5-1-3 鹰巢隧道灾难事件纪念牌

1.1.2 大气环境颗粒物

1850 年工业革命以来，随着工业生产的增长，空气颗粒物污染越来越严重，污染的范围也从工业环境扩展到了一般环境，空气污染引发的灾难事件也越来越多。1873—1962 年，英国伦敦曾发生过 6 次重大的大气烟雾灾难事件，其中以 1952 年最为严重，在一周内导致 4 000 人死亡。1930 年在比利时马斯河谷、1948 年在美国宾夕法尼亚州多诺拉镇、1953 年在美国纽约、1962 年在日本大阪等多个国家和地区发生了烟雾事件，引起成千上万民众患病，甚至死亡。而在这些烟雾中以颗粒物和 SO_2 的污染最引人注目。

1955 年，美国希契科克（L. B. Hitchcock）[1] 发表论文对洛杉矶光化学烟雾事件的成因

1 希契科克（L. B. Hitchcock），弗吉尼亚大学化学工程教授，洛杉矶空气污染基金会主席和常务董事。引自：Hitchcock L B，Marcus H G. 1955. Some scientific aspects of the urban air pollution problem. The Scientific Monthly，81（1）：10-21.

进行探讨，他指出，被污染的空气含有多种颗粒物（总颗粒物浓度为 43.5 ~ 105.2 μg/m^3）和大量看不见的气体污染物，例如 O_3、碳氢化合物等，均可对眼造成刺激作用。

1955 年，吉莉安姆（A. G. Gilliam）报告了他们对工业环境空气颗粒物污染诱发肺癌的研究。[1]

1.2 煤粉尘、石英和石棉三种颗粒物毒性的早期研究

1.2.1 煤粉尘是否有毒

在工业革命之前直至 20 世纪早期，对颗粒物毒性问题一直缺乏认识。1923 年，英国伯明翰（Birmingham）大学矿业研究实验室名誉主任霍尔丹（J. S. Haldane）宣称"吸入煤尘对生命不会造成危害"。在 20 世纪 30 年代，认为纯粹的煤尘是无害的观点在英国广为传播，到 20 世纪 40 年代传遍欧洲大陆。

直到 20 世纪 50 年代，英国加的夫市的病理学家卡明（Cumming）和高夫（Gough）对矿工进行了肺部调查后，医生们才意识到煤粉尘本身是有毒性的。

1.2.2 三种颗粒物毒性的研究

一般毒性作用的研究

20 世纪 50—70 年代，科学家主要对工业环境中的煤粉尘、石英和石棉三种颗粒物进行研究，这些研究为颗粒物毒理学的产生、大气环境颗粒物毒理学研究的崛起奠定了科学基础。

20 世纪 50 年代，英国煤炭局组织流行病学家、医务人员、病理学家和放射科医生研究煤矿粉尘和煤尘肺病之间的联系。结果发现，总呼吸粉尘量与疾病的形成最相关，确定呼吸性煤粉尘的标准为 7 mg/m^3。[2]

1951 年，欧洲煤钢共同体（ESEC）成立（1999 年关闭），该组织对推动颗粒物引起疾病的研究起到了很大作用。这些研究都基于这样一种假设，石英是煤尘的主要致病成分。

1967 年，Heppleston 和 Stiles 报告，巨噬细胞上清液中加入煤粉尘能刺激成纤维细胞增殖和胶原蛋白的形成。

致癌研究

1969 年，瓦格奈尔（Wagner）提出颗粒物剂量学的现代概念，并证明青石棉可诱发大鼠产生间皮瘤。

20 世纪 70 年代初期，美国国家癌症研究所的斯坦顿（Merle Stanton）用肺胸膜注入技术研究石棉诱导大鼠产生间皮瘤。瓦格奈尔（Wagner）、戴维斯（Davis）和斯坦

1　Gilliam A G. 1955. Some aspects of the lung cancer problem. Mil. Med.，116：163-174.

2　Jacobsen M，Rae S，Walton W H，et al. 1970. New dust standards for British coal mines.Nature，227：445-447.

顿（Stanton）研究小组都证实了纤维类型和长度起到的关键作用，建立了致病粉尘的结构－毒性模型。

1.2.3 颗粒物毒性作用机理的研究

第一次颗粒物毒理学会议

1979 年，在英国加的夫市举行了第一次颗粒物毒理学会议，会议名为矿物粉尘体外效应，大多数会议论文采用测定细胞死亡的方法。1980 年，由布朗（R. C. Brown）等将该会议论文编辑为论文集出版。[1]

器官培养与分子机制研究

20 世纪 70 年代，器官培养技术也开始被应用于颗粒物毒理学研究。例如，美国佛蒙特州立大学（The University of Vermont）的莫斯曼（B. T. Mossman）应用仓鼠气管培养研究石棉的效应及其分子机制达 30 年之久，建立了氧化应激理论。[2]

1.3 20 世纪 80 年代大气颗粒物毒理学研究崛起

1962 年，卡逊的《寂静的春天》的出版在世界范围掀起了一场波澜壮阔的环境运动。对颗粒物危害健康的认识，也从局部的职业环境扩展到了一般环境，加上大气烟雾灾难事件的频发和 1968 年环境毒理学学科的形成，促使大气环境颗粒物毒理学研究在 20 世纪 80 年代崛起。

1.3.1 现代研究技术引入

20 世纪 80—90 年代，颗粒物毒理学研究吸收了大量现代研究技术，包括细胞培养、基因毒性测试、微核测定、细胞因子测量、使用支气管肺泡灌洗液（BAL）研究肺部炎症和理解炎症发展的机制等。

1.3.2 金属颗粒的毒性和致癌性研究

1975 年，沃特斯（Waters）等研究了 Cd、Ni、Mn、Cr、Pt 等金属颗粒在体外对家兔肺泡巨噬细胞的毒性，证明其可导致巨噬细胞死亡、酸性磷酸酶渗出、细胞表面形态改变。

1979 年，瑞典阿克赛尔森（G. Axelsson）等发现大气铬尘污染物可以导致肺癌发病率增加。

1980 年，卡斯特拉诺娃（V. Castranova）等研究了颗粒物中的金属离子和有机成分对肺巨噬细胞的毒性。

---

1 Brown R C，Gormley I P，Chamberlain M，et al. 1980. The in vitro effects of mineral dusts. London：Academic Press.

2 Mossman B T，Craighead J E. 1979. Use of hamster tracheal organ cultures for assessing the cocarcinogenic effects of inorganic particulates on the respiratory epithelium. Prog Exp Tumor Res，24：37-47.

1.3.3 汽油和柴油燃烧排放颗粒物的毒性研究

1978 年，休伊辛（J. Huisingh）等发现，汽油和柴油燃烧过程中所排放的颗粒物也具有诱变活性；考克斯（Cox）等从肺巨噬细胞中分离到可溶性的镉结合蛋白。

1.3.4 颗粒物肺毒性的研究

电子显微镜对颗粒物肺毒性的研究

20 世纪 80 年代初，美国北卡罗来纳州国家环境卫生科学研究所（National Institute of Environmental Health Sciences，NIEHS）的布罗迪（Arnold Brody）采用电子显微镜方法揭示了肺对吸入的致病颗粒物的早期反应，证明吸入呼吸道的纤维在大鼠中心腺泡（centri-acinar）和肺泡管区域有高效率沉积，从而导致局部高剂量和快速的病理学反应。

肺损伤的细胞学过程

1985 年，瓦尔怀特（David Warheit）第一次论证了致病颗粒物引起快速、渐变反应的敏感区域，阐明了巨噬细胞先向纤维化沉积部位招募，继之，上皮细胞和其 wb 细胞增殖以及肺泡管纤维化损伤进一步发展。

1.3.5 火山飞灰的毒性研究

1983 年，美国圣海伦火山爆发后，桑德斯（Sanders）等研究了火山飞灰的毒性，病理组织学检查表明，火山飞灰染毒大鼠呈现肉芽肿反应、脂蛋白沉积、肺纤维化及支气管上皮增生。

1.3.6 中国对颗粒物毒性作用的研究

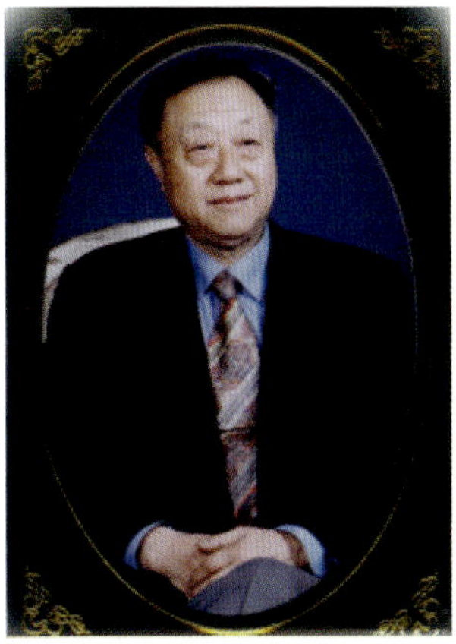
图 5-1-4 何兴舟

1976—1981 年，中国卫生部组织专家调查了 26 座城市大气污染对健康的影响。调查结果表明，市区大气污染比郊区严重，市区肺癌死亡率高于郊区，肺癌死亡率与大气污染程度有正相关关系。1980 年，何兴舟（图 5-1-4）[1] 领导的环境流行病学研究室开始了对云南宣威地区农村室内燃料燃烧与癌症发病率关系的研究，这是我国较早的室内空气污染与健康关系的研究。虽然这几个研究项目中并没有对空气颗粒物的浓度与健康效应进行定量分析，尚不是标准的颗粒物毒理学研究，但在研究项目中所论及的空气污染物中，颗粒物是主要成分之一，颗粒污染物发挥着一定

1 何兴舟（1933—2015 年），中国预防医学科学院环境卫生与卫生工程研究所环境流行病学研究室主任、研究员、博士研究生导师、九三学社会员，1956 年毕业于北京医学院公共卫生系。从事空气污染与健康研究 50 年，其中 35 年进行宣威肺癌研究，发表论文 50 余篇，其中英文论文 20 余篇。参编《环境卫生学》等著作 10 部。

的毒性作用。因此，我们在记述20世纪80年代初期我国对颗粒物毒性研究的历史时，也把这几项研究列入其中，尽管严格来说，这些研究并不是典型的、在可控实验条件下进行的环境毒理学试验。

1978—1980年，孟紫强在天津医学院（现天津医科大学）实验肿瘤研究室，对包埋于津白Ⅰ号纯系小鼠皮下的盖玻片碎片所诱发肿瘤的移植性和免疫核酸对该肿瘤生长的抑制作用等问题进行了研究，当在小鼠左后肢成功移植该肿瘤两周后截肢，再在该小鼠右后肢移植同一种肿瘤时则不能移植成功；此外，他还发现将移植有该肿瘤的小鼠肝脏提取的RNA（称为肿瘤免疫肝RNA）通过腹腔注射入实验小鼠，可特异地抑制移植肿瘤的生长。由此发现，固体物诱发的小鼠肿瘤具有可移植性和免疫性，且肿瘤免疫肝RNA能够传递肿瘤的免疫性。[1] 这项研究的科学意义之一在于证明，不仅化学致癌物可以对实验动物诱发肿瘤，而且固体类物质也可以诱发肿瘤。这为研究大气颗粒物致癌作用提供了科学依据。

1984年，陈秉衡（图5-1-5）[2] 等采用气管染毒分析肺灌洗液成分的方法，对我国城市悬浮颗粒物（SPM）的毒性进行了研究，发现动物经大剂量SPM气管染毒后，产生了多种毒理学变化。

1984年，杨文敏（图5-1-6）[3] 等研究了太原市大气颗粒物对小鼠骨髓细胞的染色体畸变的影响，结果表明大气颗粒物的甲醇提取物具有致突变性。

1986—1989年，陈秉衡等发现，城市SPM染毒可引起实验动物单纯性尘肺，在炎症消退和肺细胞损伤修复后，肺的防御功能有所降低，易并发支气管炎，但未见明显肺纤维化和肺气肿形成。[4]

1 孟紫强. 1981. 带瘤小鼠肝核糖核酸对移植性肿瘤的抑制效应. 天津医学院学报，(2)：28-38；孟紫强. 1984. 带瘤小鼠对玻片肉瘤的免疫性. 肿瘤防治研究，11（4）：236-238.

2 陈秉衡（1936—），上海市人。环境卫生学教授、博士研究生导师。曾任上海医科大学副校长。1956年毕业于北京医学院。1960年上海第一医学院公共卫生系环境卫生学研究生毕业。1980年赴美国哈佛大学公共卫生学院为访问学者。1988—1998年在世界卫生组织日内瓦总部任高级业务官员。历任中华预防医学会副会长、卫生部卫生标准委员会副主任委员等多种社会兼职。长期从事环境卫生学和毒理学的教学和研究工作，发表论文100余篇，主持编写了世界卫生组织/环境卫生基准系列专辑（WHO/EHC）18册，参编专著及全国环境卫生学方面的统编教材5部。

3 杨文敏（1936—），江苏苏州人，中共党员。环境卫生学教授、硕士生导师。1954年8月—1955年8月就读于江苏医学院；1955年9月—1959年7月就读于山西医学院（现山西医科大学），毕业后留校任教。1992—1993年作为访问学者赴美国Albany医学院从事环境医学研究。曾任山西医科大学公共卫生学院环境卫生教研室主任。主要从事大气颗粒物污染与健康关系方面的研究，发表科研论文数十篇。参编专著《现代环境卫生学》、中国医学百科全书《环境卫生学》及不同版本的全国统编教材《环境卫生学》3部。

4 陈秉衡，等.1986. 上海城市悬浮颗粒物染毒动物后肺部损伤的追踪观察. 上海医科大学学报，5：357-361；周国栋，杨铭鼎，陈秉衡. 1989. 燃料燃烧颗粒物对大鼠肺细胞毒性的研究. 中国公共卫生学报，1：42-46；王瑾，陈秉衡. 1989. 颗粒物对动物免疫功能影响的研究. 卫生毒理学杂志，3：169-171；孟志红，陈秉衡. 1989. 我国大气总悬浮颗粒物的致突变性及其物质基础. 卫生毒理学杂志，4：245-247.

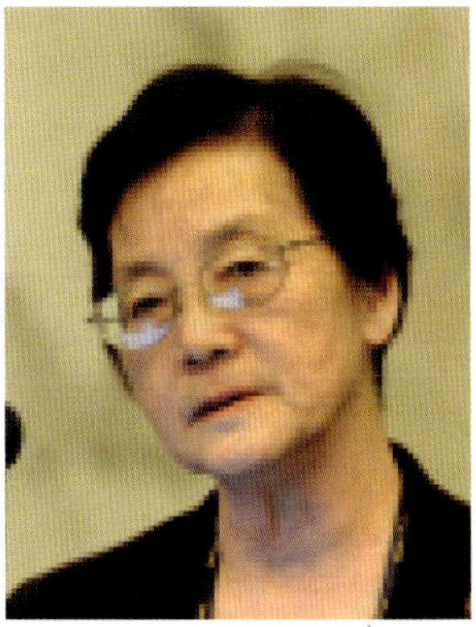

图 5-1-5　陈秉衡

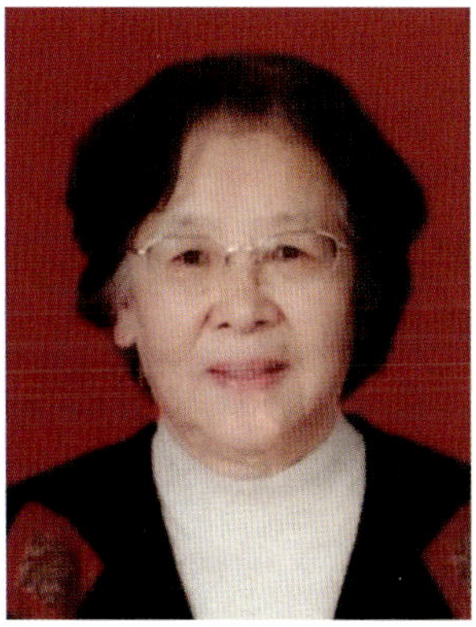

图 5-1-6　杨文敏

1.4 20 世纪 90 年代大气颗粒物毒理学研究的蓬勃发展

1.4.1　低浓度大气颗粒物的健康效应

20 世纪 90 年代早期，主要的污染源由燃煤变为机动车废气污染，尽管在西方工业社会空气污染颗粒物已大量减少，然而颗粒物对心脏和肺部疾病的健康影响仍然明显。因此，空气颗粒物低浓度污染与疾病的关联受到更大关注。

队列研究：低浓度大气颗粒物与健康

1993 年，道克瑞（D. W. Dockery）等在一项队列研究中发现，在美国的 6 个不同城市中，一般人群急性死亡率与大气颗粒物浓度之间存在联系。[1] 这项研究很快被评论（HEI，2000）[2]、扩展和更新（Samet 等，2000）[3]，且随后被许多科学家追随研究（WHO，1999）[4]，产生了许多重要的研究成果。这些研究发现，$PM_{2.5}$ 浓度每增加 10 μg/m^3，死亡率提高 1.4%，呼吸系统疾病（如哮喘、支气管炎）增加 4%（WHO，1999）。基于这些健康效应，颗粒物被欧盟、美国健康研究所（NIH）、欧洲科学基金会、WHO 和美国国家研究委员会确认为优先研究的课题。流行病学研究发现 $PM_{2.5}$ 和 $PM_{0.1}$ 含有毒性成分。

1.4.2　颗粒物与心血管疾病联系的发现

颗粒物与心血管病

1995 年，西顿（A. Seaton）等研究指出，颗粒物可以引起呼吸道疾病发生，但更多的死亡和住院治疗病例发生于心脏病，通常是心脏病突发。他们提出“超细颗粒物

1　Dockery D W，Pope C A，Xu X，et al. 1993. An association between air pollution and mortality in six U.S. cities. Engl.J. Med.，329：1753–1759.

2　Health Effects Institute. 2000. HEI strategic plan for the health effects of air pollution 2000–2005.Cambridge，MA：HEI.（U.S. Health Effects Institute）.

3　Samet J M，Dominici F，Curriero F C，et al. 2000. Fine particulate air pollution and mortality in 20 U.S. cities，1987–1994. N. Engl. J. Med.，343：1742–1749.

4　World Health Organization. 1999. Health risk of particulate matter from long range transboundary air pollution. De Bilt，the Netherlands：WHO.

激发的炎症，除了促进肺部疾病加重，还引起血液凝固性增加的效应，从而增加了个体对心血管疾病急性发作的易感性。”[1]

从肺到血管壁联系的证据

2002 年皮克纳恩（J. Pekknaen）等对人群的观察和 2005 年李普曼（M. Lippmann）对 ApoE 小鼠的研究表明，颗粒物暴露引起动脉粥样硬化的斑块形成。这为颗粒物毒性作用从肺到血管壁之间的联系提供了证据。[2]

颗粒物与血栓形成

2008—2011 年，爱丁堡大学（David Newby 教授，Nick Mills 博士），瑞典 Umea 大学（Thomas Sandström 教授，Anders Blomberg 教授）和荷兰 RIVM（Flemming Cassee 教授）的合作研究发现，低浓度机动车废气颗粒物可以引起肺炎和氧化应激。这些损伤可以间接影响心脏血流[3]、血管内皮[4]和凝血系统[5]，从而导致血栓的形成。

1.4.3 颗粒物毒性作用机理的研究

肺部纤维化与细胞因子

1995 年，斯克斯（R. P. F. Schins）和玻姆（P. J. A. Borm）对肿瘤坏死因子和煤工尘肺之间的关系进行了评述。1999 年，他们指出，在颗粒物导致肺部纤维化过程中细胞因子起重要作用。

颗粒物与氧化应激和细胞内钙增加

2000 年，斯通（V. Stone）等、斯克斯和唐纳森（K. Donaldson）等科学家提出颗粒物是通过诱发氧化应激、增加细胞内钙离子水平及改变细胞因子的机制而引起毒性作用的理论。[6]

颗粒物与肺部炎症和氧化应激

2001—2002 年，莫利内利（A. R. Molinelli）等、希梅内斯（L. A. Jimenez）等以

---

1 Seaton A，MacNee W，Donaldson K，et al. 1995. Particulate air pollution and acute health effects. Lancet，345：176-178.

2 Pekknaen J，Peters A，Hoek G，et al. 2002. Particulate air pollution and risk of ST-segment depression during repeated submaximal exercise tests among subjects with coronary heart disease.Circulation，106：933-938；Lippmann M，Hwang J S，Maciejczyk P，et al. 2005. PM source apportionment for short-term cardiac function changes in ApoE-/-mice. Environ Health Perspect，113：1575-1579.

3 Cruts B，van Etten L，Tornqvist H，et al. 2008. Exposure to diesel exhaust induces changes in EEG in human volunteers. Part Fibre Toxicol，5：4.

4 Tornqvist H，Mills N L，Gonzalez M，et al. 2007. Persistent endothelial dysfunction in humans after diesel exhaust inhalation. Am J Respir Crit Care Med，176：395-400；Shaw C A，Robertson S，Miller M R，et al. Diesel exhaust particulate–exposed macrophages cause marked endothelial cell activation. Am J Respir Cell Mol Biol 2011，44：840-851.

5 Lucking A J，Lundback M，Mills N L，et al. Diesel exhaust inhalation increases thrombus formation in man. Eur Heart J 2008，29：3043-3051；Steenhof M，Gosens I，Strak M，et al. In vitro toxicity of particulate matter（PM）collected at different sites in the Netherlands is associated with PM composition，size fraction and oxidative potential—the RAPTES project. Part Fibre Toxicol 2011，8：26.

6 Stone V，Tuinman M，Vamkavapolous J E，et al. 2000. Increased calcium influx in a monocytic cell line on exposure to ultrafine carbon black. Eur. Respir. J.，15：297–303；Schins R P F，Donaldson K. 2000. Nuclear Factor Kappa-B Activation by Particles and Fibers. Inhal. Toxicol.，12（suppl. 3）：317–326 .

及吉奥（A. J. Ghio）等均认为颗粒物通过多种途径诱导肺部炎症和氧化应激，使气道疾病甚至肺癌加重。

颗粒物与细胞间隙连接通信

2007—2009 年，郭新彪[1]等研究证明，$PM_{2.5}$（包括沙尘天气 $PM_{2.5}$）可明显抑制细胞间隙连接通信，可引起大鼠心律失常，设想心肌组织蛋白 Cx43 分布和表达异常可能是其机制之一。[2]

颗粒物与肺全基因组表达谱

2007—2010 年，宋伟民[3]等应用小鼠全基因组表达谱芯片筛选出 7 种小鼠肺损伤易感基因，提出 NF-κB 通路是 $PM_{2.5}$ 致肺损伤的重要通路之一，发现 $PM_{2.5}$ 可引起心血管的自主神经功能失调、炎症反应、纤溶 / 凝血功能障碍、内皮功能损伤、心肌缺血及细胞凋亡等症状。[4]

1.4.4 颗粒物的致突变和致癌变作用

IARC 确认石英是致癌物

1997 年，国际癌症研究机构（International Agency for Research on Cancer，IARC）确认石英是一种致癌物质，但石英在煤尘或其他颗粒物中是否还是一种致癌物质还有待进一步研究。[5]

1998—2001 年，玻姆（Paul J. A. Borm）等研究表明，使用现代新的方法例如电子自旋共振（EPR）技术研究发现，石英表面可以产生自由基，各种煤尘可以产生羟自由基。

颗粒物致突变研究

2000 年，孟紫强在其主编的《环境毒理学》专著（中国环境科学出版社出版，图 3-6-8）中，对大气颗粒物毒理学研究成果进行了总结，指出 75% 的 $PM_{2.5}$ 和 100% 的 $PM_{2.0}$ 可以进入人肺的肺泡区，难溶的硫酸钡颗粒物在几天内就可以进入血液循环。20 世纪 90 年代以来，采用 Ames 试验、染色体畸变试验、姊妹染色单体互换试验、微核试验、非程序性 DNA 合成试验、DNA 损伤测定试验等方法，证明颗粒物不仅可以引起呼吸系统疾病、心血管病和免疫毒性等疾病，还有致突变和致癌的作用。$PM_{2.0}$ 的

---

1 郭新彪（1961—），山西阳城人，教授，博士生导师。1984 年毕业于北京医学院，1985—1990 年在日本东京大学医学部研究生院学习，获医学博士学位。现任北京大学医学部公共卫生学院劳动卫生与环境卫生学系主任、北京大学环境医学研究所所长。在国内外学术期刊发表论文 230 余篇，曾获环境保护科学技术二等奖、北京市科技进步二等和三等奖等。

2 Deng F，Guo X，Liu H，et al. 2007. Effects of dust storm $PM_{2.5}$ on cell proliferation and cell cycle in human lung fibroblasts.Toxicology In Vitro，21：632-638.

3 宋伟民（1953—），安徽休宁人，复旦大学公共卫生学院教授，博士生导师。曾获省部级科技进步奖 7 项。《卫生学》主编，《水污染与健康》《预防医学导论》副主编，发表科研论文 100 余篇。

4 Zhao J，Xie Y，Jiang R，et al. 2010. Acute effects of fine particles on cardiovascular system：differences between the spontaneously hypertensive rats and wistar kyoto rats.Toxicological Letters，2010，193（1）：50-60.

5 Borm P J A. 2002. Particle toxicology：from coal mining to nanotechnology. Inhalation Toxicology，14：311–324；作者 Paul J. A. Borm 是德国 Düsseldorf 大学，Düsseldorf 环境研究所教授，长期从事颗粒物毒理学研究。

致突变活性占颗粒物总致突变活性的 52% ~ 98%。[1]

1.4.5 沙尘颗粒物的致病作用及其毒性作用机理

沙尘天气发生时空气中沙尘浓度骤然升高，根据沙尘浓度从高到低分为沙尘暴、扬沙天气、浮尘天气（图 5-1-7A）。2002 年，由于每年春季我国西北和北部沙漠地区起源的沙尘暴对东部大城市的袭击频发，引起了公众对沙尘暴是否影响人体健康问题的关注，为此国家自然科学基金委员会生物学部和化学部联合设立“沙尘暴细颗粒物理化特性及其对健康的效应”重点项目。山西大学孟紫强组建的跨单位研究团队获得该项目资助，资助金额 200 万元。这是我国对沙尘暴健康效应研究的最大力度的资助。该项目由孟紫强主持，参加人有北京大学环境科学中心胡敏，北京医科大学公共卫生学院郭新彪、潘小川，中国疾病预防控制中心李德鸿，北京师范大学庄国顺，研究范围涉及北京、包头、太原、武威、青岛等地。这项研究历时 4 年（2003—2006 年），是我国对沙尘暴及其颗粒物健康效应的大规模和涉及多个方面的研究，也是环境化学、流行病学、环境医学、毒理学等多学科交叉研究（图 5-1-8）。

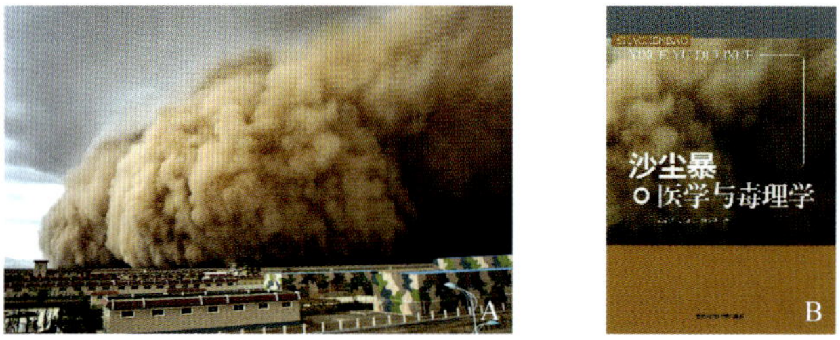

图 5-1-7　A. 2010 年 5 月 14 日 19 时 51 分，中国青海省格尔木市郊外，一股超强沙尘突然袭来；B. 孟紫强、张全喜、杨振华著《沙尘暴医学与毒理学》（中国环境科学出版社，2012）

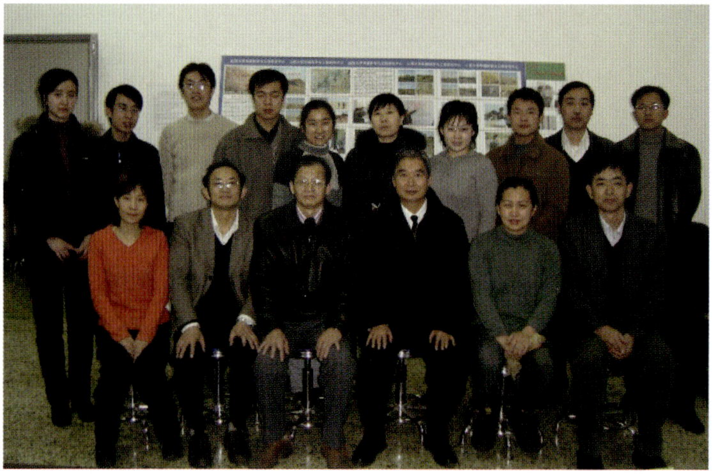

图 5-1-8　国家自然科学基金重点项目“沙尘暴细颗粒物理化特性及其对健康的效应”中期汇报会参加的教授和研究生。参加会议的教授（前排从右至左）：郭新彪、胡敏、孟紫强、庄国顺、潘小川、邓芙蓉。摄于 2005 年 12 月 14 日于山西大学环境科学与工程研究中心

2003—2006 年，在国家自然科学基金重点项目——“沙尘暴细颗粒物的理化特

1　孟紫强 . 2000. 环境毒理学 . 北京：中国环境科学出版社 .

性及其对健康的效应”的支撑下，孟紫强课题组在沙尘暴多发区——甘肃省武威地区对沙尘天气流行病学和沙尘颗粒物毒理学效应进行了研究（图 5-1-9），发现沙尘天气特别是沙尘暴可以引起暴露人群呼吸和心脑血管多种疾病发生，发现沙尘 PM_{10} 或 $PM_{2.5}$ 的浓度与呼吸、心脑血管系统多种疾病的发生之间存在明确的剂量 - 效应关系，沙尘 $PM_{2.5}$ 可引起细胞 DNA 损伤、脂质过氧化水平升高、抗氧化能力下降。沙尘 $PM_{2.5}$ 生理盐水悬浮液及其有机提取物和水溶成分，可诱发人血淋巴细胞染色体畸变率和微核率显著增高，对大鼠肺泡巨噬细胞质膜 $Ca^{2+}Mg^{2+}$-ATP 酶、$Na^{+}K^{+}$-ATP 酶活性有抑制作用，能降低细胞膜表层和膜脂疏水区流动性，增加胞质乳酸脱氢酶外漏等。他们提出，大量沙尘 $PM_{2.5}$ 通过呼吸抵达肺泡并进入血液后，可对呼吸及循环系统的健康造成严重损害。当肺泡巨噬细胞受到损害时，呼吸系统的免疫防御功能降低，对空气中致病微生物侵染的抵抗能力减弱，使暴露居民易于发生上呼吸道感染、气管炎及肺炎等疾病。此外，他们的研究还发现，沙尘天气特别是沙尘暴频发地区的农民由于长期对沙尘颗粒物的暴露，导致非职业性尘肺（即“沙漠尘肺”）患病率增加，对农民健康危害很大，例如在甘肃省武威市民勤县的农民中这种沙漠尘肺的患病率可以达到 0.533%（图 5-1-7B）。[1]2015 年，这项研究成果引起了领导的重视——指示国家卫生和计划生育委员会（现国家卫生健康委员会）追踪研究。2012 年，孟紫强、张全喜和杨振华对沙尘暴健康效效应的研究成果进行总结，撰写《沙尘暴医学与毒理学》[中国环境科学出版社出版]（图 5-1-8B）。[2]

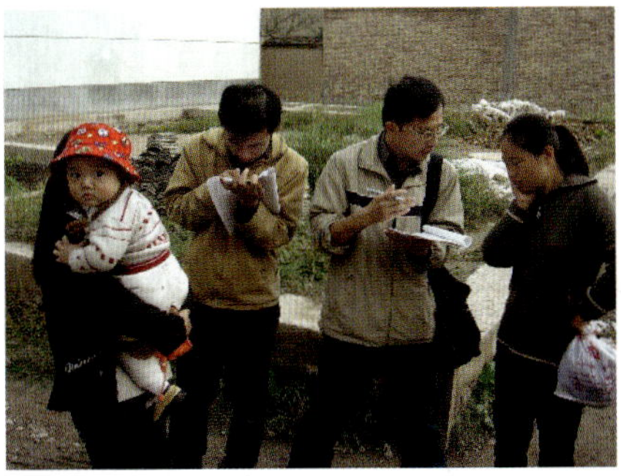

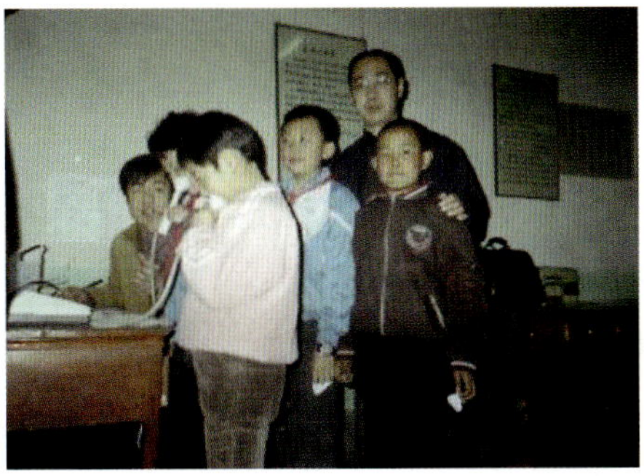

图 5-1-9　研究人员在甘肃省武威市进行沙尘暴流行病学调查和小学生肺功能测定

1.4.6　颗粒物是全身性毒物的发现

2005 年，孟紫强课题组研究证明，$PM_{2.5}$ 可引起大鼠肺泡巨噬细胞 DNA 损伤、大鼠多种器官组织脂质过氧化损伤，使机体抗氧化水平下降，提出 $PM_{2.5}$ 是一种全身性毒物。[3]

2012 年，孟紫强等在根据他们多年发表的科研论文总结而成的著作——《沙尘暴医学与毒理学》中指出沙尘颗粒物也是一种全身性毒物，可以引起多种组织和器官脂

1　孟紫强，等 . 2008. 沙尘天气多发区民勤县发现多例非职业性尘肺病 . 生态毒理学报，(4) 337-342.

2　孟紫强，张全喜，杨振华 .2012. 沙尘暴医学与毒理学，北京：中国环境科学出版社 .

3　Liu X L，Meng Z Q. 2005. Effects of airbone fine particle matter on antioxidant capacity and lipid peroxidation in maltiple organs of rats.Inhal Toxical.，17：467-473.

质过氧化、DNA 损伤以及所有研究器官发生病变。

1.4.7 细颗粒物、雾霾及其毒性作用

2012 年 10 月 30 日—11 月 1 日，由唐孝炎院士[1]等主持的“大气 $PM_{2.5}$ 细颗粒物的健康效应”学术会议在北京香山举行，会议对中国近年来发生的灰霾天气与 $PM_{2.5}$ 的关系、$PM_{2.5}$ 毒性作用机制以及今后研究方向等问题进行了讨论。

2013 年春季，中国开始发生大面积雾霾天气，直至今日，中国环境医学和环境毒理学家积极开展雾霾及其主要成分——细颗粒物对健康的危害及其毒性作用机理的研究。

1.4.8 颗粒物毒理学期刊与专著

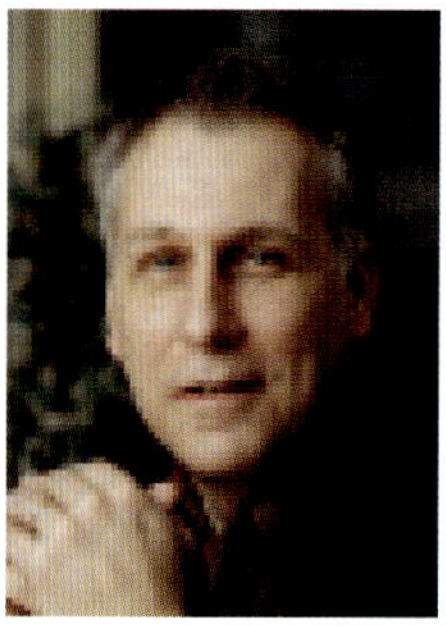

图 5-1-10 《颗粒物与纤维毒理学》主编 F. R. 卡斯

颗粒物毒理学期刊创刊

2004 年，专门介绍颗粒物毒理学研究论文的学术期刊《颗粒物与纤维毒理学》(*Particle and Fibre Toxicology*) 创刊，F. R. 卡斯 (F. R. Cassee) 任该刊创刊主编 (图 5-1-10)。[2]

颗粒物毒理学专著出版

2006 年，著名颗粒物毒理学家唐纳森 (Ken Donaldson) 和玻姆 (Paul J. A. Borm)[3] 合编的《颗粒物毒理学》(*Particle Toxicology*) 专著，于 2006 年由美国 Taylor & Francis、CRC Press 出版，全书 456 页 (图 5-1-11)。该书共 22 章，均由从事颗粒物毒理学的国际著名科学家进行著述。该书把颗粒物的物理和化学特性、细胞和分子生物学以及毒理学方面的现代知识融为一体，论述了颗粒物的作用如何与其沉积位点、转运、颗粒物成分及形状产生相关性。该书以经典的暴露 - 剂量 - 效应为基础，突出论述颗粒物致病机理和毒理学作用的机理，以及对体内不同部位的靶细胞的影响。该书也论述了颗粒物 (主要包括石英、石棉、颗粒物质和纳米颗粒) 引起的前炎症效应、炎症信号、细胞内和细胞间的氧化应激和硝化应激，特别是在肺、心血管和中枢神经系统中颗粒物之间的相互作用，以及基因毒性作用，指出颗粒物毒理学进一步研究

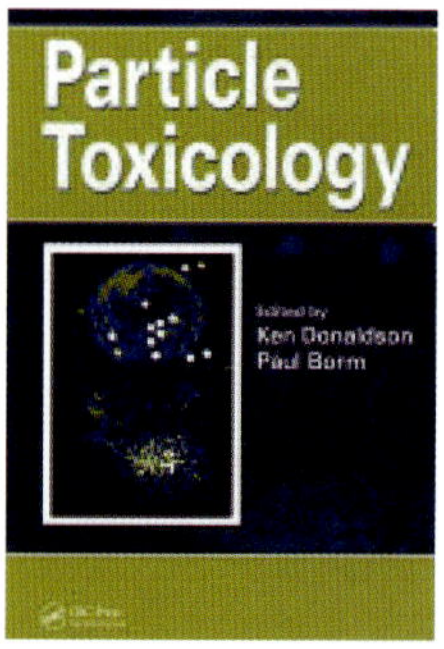

图 5-1-11 唐纳森和玻姆合著的《颗粒物毒理学》

1 唐孝炎，女，1932 年 10 月生于江苏省太仓市，环境科学专家，中国大气环境化学领域学术带头人，中国工程院院士，北京大学环境科学与工程学院教授。1953 年北京大学化学系毕业，1954 年北京大学研究生毕业后进入北京大学化学系、技术物理系任教；1972 年起开创中国大气环境化学领域的系统研究和教学；1985 年担任北京大学环境科学中心主任；1993 年担任联合国环境规划署臭氧层损耗环境影响评估组共同主席；1995 年当选为中国工程院院士。主要研究领域为大气环境，包括臭氧、光化学烟雾、酸雨以及气溶胶化学等方面。

2 卡斯 (F. R. Cassee)，荷兰 Bilthoven 国家公共卫生和环境研究所 (RIVM) 副所长，他在毒理学领域从事研究 20 余年，主要兴趣在于空气污染物和可吸入纳米材料对健康的损害效应。

3 唐纳森 (Ken Donaldson) 是英国爱丁堡大学女王医学研究所 ELEGI Colt 实验室科学主任和呼吸系统毒理学教授。玻姆 (Paul J. A. Borm) 是德国 Düsseldorf 大学 Düsseldorf 环境研究所教授，长期从事颗粒物毒理学研究。

的方向。此外，对纳米颗粒物毒理学作用给予了特别关注和论述。

1.5 现代纳米毒理学兴起

20世纪90年代，非凡的技术进步使得工程材料进入亚微米尺度阶段，从而产生新的纳米材料（＜100 nm）。随着纳米技术的快速崛起和广泛应用，纳米材料是否对人类和自然环境产生危害也成为21世纪人们广泛关注的颗粒物毒理学问题。

1.5.1 纳米颗粒物健康危害的初期研究与纳米毒理学术语的产生

吸入纳米颗粒物会引起炎症

20世纪90年代以来，大气纳米颗粒物（＜100 nm）开始成为颗粒物毒理学研究的主体。流行病学研究证明，纳米颗粒物具有不良影响。动物实验表明，吸入纳米颗粒会导致炎症，这可能是由于细颗粒和极细颗粒物中含有可溶性的可以引起炎症反应的金属所致。[1]

纳米颗粒物对心血管的影响

2001年，尼玛（Nemmar）等研究表明，超细颗粒物（纳米颗粒物）可以进入仓鼠的血液中，超细颗粒物的表面电荷可干扰血栓的形成。超细颗粒物转运进入血液，可能对心血管系统造成直接影响。[2]

"纳米毒理学"术语产生

2002年，拉赫曼（Q. Rahman）等发现纳米二氧化钛引起培养的SHE细胞微核率和细胞凋亡率增加。[3]

2003年4月，谢尔维斯（R. F. Service）率先在著名学术刊物《科学》（*Science*）上发表文章讨论纳米材料与生物安全性问题。[4]随后，《自然》（*Nature*）和《科学》杂志在同一年内，多次发表文章探讨纳米生物效应问题。[5]科尔维（V. L. Colvin）也在2003年论述工业纳米材料对环境的潜在影响。[6]

2004年，谢尔维斯在《科学》发表论文并提出"纳米毒理学"术语。[7]一些欧洲颗粒物毒理学家也宣布颗粒物毒理学研究有了新的领域。《英国职业和环境医学杂志》

---

1 Dreher K L. 2000. Particulate matter physicochemistry and toxicology：in search of causality—a critical perspective . Inhal. Toxicol.，12：45–57.

2 Nemmar A，Vanbilloen H，Hoylaerts M F，et al.2001. Passage of intratracheally instilled ultrafine particles from the lung into the systemic circulation in hamster.Am. J. Respir. Crit. Care Med.，164：1665–1668.

3 Rahman Q，Lohani M，Dopp E，et al. 2002. Evidence that ultrafine titanium dioxide induces micronuclei and apoptosis in Syrian hamster embryo fibroblasts.Environ Health Perspect，110（8）：797-800.

4 Service R F.2003.Nanomaterials show signs of toxicity.Science，300：243.

5 Brumfiel G.2003.Nanotechnology：a little knowledge. Nature，424：246-248.

6 Colvin V L. 2003. The potential environmental impact of engineered nanomaterials.Nature Biotechnology，21（10）：1166-1170.

7 Service R F. 2004. Nanotechnology grows up. Science，304：1732-1734.

（*UK Journal Occupational and Environmental Medicine*）立即做出反应，在同年，发表了题为《纳米毒理学：一个既与工作场所、一般环境有关，又与消费者安全有关的颗粒物毒理学新前沿》的社论。[1]

1.5.2 纳米安全性研究受到重视

2004 年，美国、英国、法国、德国、日本、中国等相继召开纳米生物环境效应的学术会议。[2] 世界卫生组织也呼吁要优先研究超细颗粒物，尤其是纳米尺度颗粒物的生物安全问题。英国政府要求皇家工程学院和英国皇家学会考虑纳米技术的机遇与不确定性问题。各国对于纳米颗粒物的生物安全性问题反应之迅猛、之广泛在科学界是极为少见的，足见这一新材料可能引起的潜在的负面效应已经引起了全社会的重视。同年，英国皇家学会和皇家工程学会（UK Royal Society and Royal Academy of Engineering）发表了题为《纳米科学和纳米技术：机会和不确定性》（*Nanoscience and Nanotechnologies: Opportunities and Uncertainties*）的报告（图 5-1-12）。

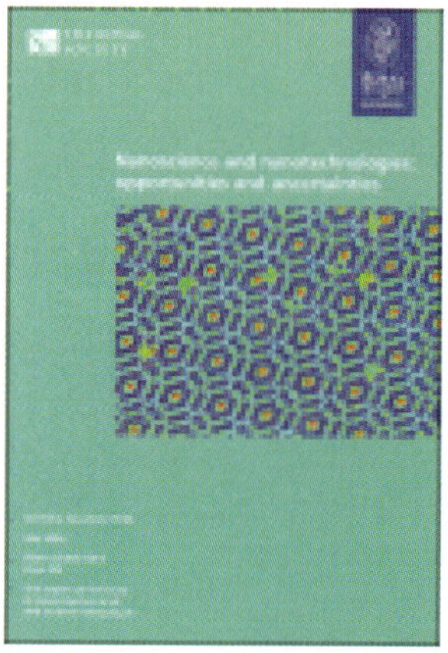

图 5-1-12　英国皇家工程学会和皇家学会 2004 年的报告《纳米科学和纳米技术：机会和不确定性》

1.5.3 纳米毒理学研究蓬勃发展

各国对纳米毒理学研究的开展

在此形势下，科学家们对纳米颗粒物的生物安全效应的研究迅速全面展开，取得很大进展。纳米生物安全性研究开始时，主要集中在肺部毒性方面，结果表明纳米颗粒物可以引起比微米级材料更为严重的肺部炎症反应、氧化损伤、DNA 损伤、纤维化等。[3] 同时发现，纳米颗粒一旦到达肺间质部位，就会通过不同途径转运到肺外组织或进入血液循环再在体内重新分布，而且容易通过血脑屏障、血睾屏障、胎盘屏障等普通微米级颗粒不容易通过的生物屏障，到达全身各个部位。[4] 所以，纳米颗粒对肺外系统，特别是对心血管系统的毒性作用也受到人们的关注。

2008 年，舍夫多娃（A. A. Shvedova）等及勃兰德（C. A. Poland）等分别报道，纳米碳管可引起肺严重纤维化，作为一种纤维形态，它们有可能在腹膜和胸膜引起类

1　Donaldson K，Stone V，Tran C L，et al. 2004. Nanotoxicology.Occup Environ Med，61：727-728.

2　赵宇亮，柴之芳，2005. 纳米生物效应研究进展 . 科学发展，20（3）：194-199.

3　Oberdörster E. Manufactured nanomaterials（fullerenes，C60）induce oxidative stress in the brain of juvenile largemouth bass. Environmental Health Perspectives，2004，112（10）：1058-1062；Warheit D B，Laurence B R，Reed K L，et al. 2004. Comparative pulmonary toxicity assessment of single-wall carbon nanotubes in rats. Toxicol Sci，77（1）：117-125；Lam C W，James J T，McCluskey R，et al. 2004. Pulmonary toxicity of single-wall carbon nanotubes in mice 7 and 90 days after intratracheal instillation.Toxicol Sci，77（1）：126-134.

4　Oberdörster G，Sharp Z，Atudorei V，et a1.2004. Translocation of inhaled ultrafine particles to the brain. Inhal Toxicol，16（6-7）：437-445.

似石棉那样的效应。[1] 这些纳米毒理学研究的发现已经影响到相关工作场所的风险评估和环境标准的制定。[2] 类似这样的纳米毒理学研究论文不论在数量上还是在水平上均在逐年快速增长。

美国启动纳米安全研究计划

当前，纳米毒理学研究方兴未艾。2011 年，美国政府颁布《纳米技术环境、健康、安全研究》白皮书，美国国家科学院颁布《纳米材料的环境、健康、安全研究战略》。2012 年，美国启动了《纳米技术环境、健康、安全研究》计划。

1.5.4　纳米毒理学期刊与学术交流会议

纳米毒理学学术期刊快速增加

在纳米毒理学研究迅速增长的形势下，许多专门报道纳米毒理学研究论文的学术期刊应运而生，最著名的期刊除上文已提及的《颗粒物与纤维毒理学》外，还有 2007 年创刊的《纳米毒理学》(*Nanotoxicology*)。继之，《生物医学纳米技术杂志》(*Journal of Biomedical Nanotechnology*)、《纳米医学》(*Nanomedicine*，*USA*) 等期刊创刊，著名学术期刊《自然》设立了《自然纳米技术》(*Nature Nanotechnology*) 分册。国际上其他著名学术期刊，例如《毒理科学》(*Toxicological Sciences*)、《环境健康展望》(*Environmental Health Perspectives*)、《美国化学会杂志》(*Journal of the American Chemical Society*，*JACS*)、《美国化学学会纳米杂志》(*ACS Nano*)、《微小》(*Small*)、《先进保健材料》(*Advanced Healthcare Materials*)、《NPG 亚洲材料》(*NPG Asia Materials*) 等期刊，均已成为纳米毒理学学术交流的平台。

国际纳米毒理学学术交流会议

在国际上，多次举办纳米毒理学研究的学术交流会议，继 2007 年在意大利威尼斯、2008 年瑞士苏黎世、2010 年英国爱丁堡之后，2012 年 9 月在北京举办了"第六届纳米毒理学国际大会"。北京会议的主题包括纳米毒理学、纳米生物学、纳米医学、生物纳米材料、纳米生物分析、纳米环境毒理学、纳米标准化、纳米社会伦理等，共有 66 个大会与分会场邀请报告，145 个口头报告，同时举行了为期 3 天的 208 个墙报交流。

1.6 展望

目前纳米毒理学已经成为颗粒物毒理学的主导学科，然而常规颗粒物毒理学还存

1　Shvedova A A，Kisin E R，Murray A R，et al. 2008. Inhalation vs. aspiration of single-walled carbon nanotubes in C57BL/6 mice：inflammation，fibrosis，oxidative stress，and mutagenesis. Am J Physiol Lung Cell Mol Physiol 295：552-565；Poland C A，Duffin R，Kinloch I，et al.2008. Carbon nanotubes introduced into the abdominal cavity of mice show asbestos-like pathogenicity in a pilot study. Nat Nanotechnol，3：423-428.

2　Murphy F A，Poland C A，Duffin R，et al. 2011 Length-dependent retention of carbon nanotubes in the pleural space of mice initiates sustained inflammation and progressive fibrosis on the parietal pleura. Am. J. Pathol，178：2587-2600.

在许多问题。因此，未来颗粒物毒理学的发展，也需要通过现代毒理学方法和技术，开展对自然的和人工造成的 PM_{10}、$PM_{2.5}$ 毒性作用进一步深入研究。

多学科交叉一直是颗粒物毒理学研究的一个特征，这促进了颗粒物毒理学的发展，同时也加速了纳米毒理学的崛起。纳米毒理学研究强调颗粒物理化特征的描述，从而增加了对颗粒物毒理学家、化学家、物理学家和材料科学家的需求。我们处在结构－毒性关系研究的时代，完成一个完善的结构－毒性模型意味着对一种新颗粒物物理化学特性进行测定和了解，便能预测其毒性，而不用经过动物或细胞试验。

香烟烟雾对人身体健康的危害肯定要比前面介绍的颗粒物严重得多，但是颗粒物毒理学并没有应用到香烟烟雾的毒性研究方面。为了阐明吸烟对人体健康的危害，香烟烟雾颗粒物毒理学研究应当受到重视。

近年来，德国颗粒物毒理学家 Gunter Oberdörster 和美国颗粒物毒理学家 Wolfgang Kreyling 联合创建现代颗粒物剂量学。颗粒物剂量学是颗粒物毒理学的核心。颗粒物的生物吸收、分布、沉积、代谢和转化，尤其是在人体组织中的负荷和动力学质量平衡等问题与颗粒物的毒性作用密切相关。因此，颗粒物剂量学也是颗粒物毒理学今后研究的重要方向。2021 年，有研究指出 PM_{10} 比 $PM_{2.5}$ 的毒性作用更强，颠覆了之前一直认为细颗粒物毒性比较大的理念，对此尚需结合单个颗粒物剂量学等方面的知识进一步研究。

第 2 章 二氧化硫毒物学研究史

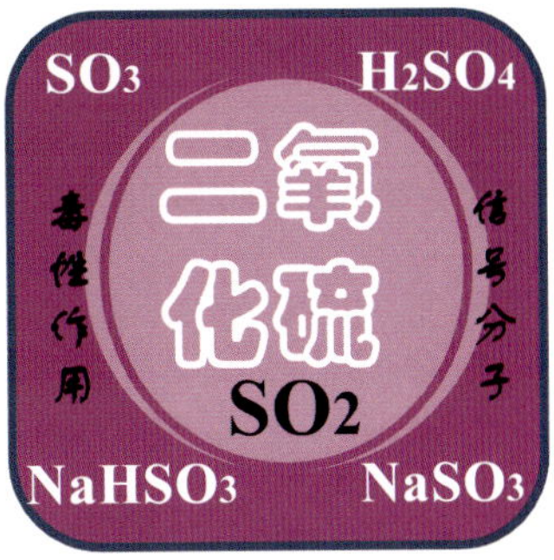

二氧化硫（SO_2）毒理学研究，最早从它对呼吸系统的影响开始。由于大气烟雾污染含有多种化学成分，采用流行病学的方法难以阐明 SO_2 的毒性作用。因此，一般把对 SO_2 可控条件下进行的最早毒理学研究，视为 SO_2 毒理学研究的开始。根据文献记载，现代 SO_2 环境毒理学作用的研究起始于 1950 年。

从 20 世纪 80 年代开始，孟紫强研究组对 SO_2 毒理学和生理学作用进行了 30 余年的系统研究，发表研究论文 300 余篇，其中被 SCI 收录 60 余篇，并于 2012 年整理成《二氧化硫生物学：毒理学、生理学、病理生理学》一书出版。[1]

2.1 古代对 SO_2 的应用

在拉丁文中“硫”的意思是“可燃烧的石头”，至少在公元前 2000 年前就开始用硫燃烧（实际是生成 SO_2）来作熏剂。在古希腊史诗《奥德赛》中，荷马（Homer）描述用硫燃烧作为使房屋发香的一种方法。

1487 年，普鲁士王室法令正式颁布在酒中可以加入 SO_2 的法令，在此之前酒中是不允许添加该种气体的。当时荷兰酒商和英国酒商为了在运输过程中保证酒的质量，一般在装酒之前要对容器用硫熏蒸一下，这一方法是他们从罗马人那里学来的，而罗马人用这种方法已经有 1 000 多年了。这是由于 SO_2 有抑制微生物生长、抗氧化、防止酒变色的作用。

---

1 孟紫强，等 . 2012. 二氧化硫生物学：毒理学、生理学、病理生理学 . 北京：科学出版社 .

2.2 SO_2 对呼吸系统毒理学作用的研究史

大气环境中的 SO_2 主要是通过呼吸系统进入人体内，流行病调查表明，烟雾事件可引起呼吸系统疾病死亡率增加，呼吸系统受到研究者的特别关注。因此，SO_2 环境毒理学研究自始至终一直把吸入毒理学作为主要研究内容之一。

烟雾事件流行病学调查

从 20 世纪 90 年代开始，由于工业生产的快速发展，煤炭消耗与日俱增，大气污染灾难事件在欧美工业发达国家频发。1924 年，拉塞尔在英国著名医学期刊《柳叶刀》（*Lancet*）报道了伦敦烟雾事件可引起呼吸系统疾病死亡率增加的研究。[1] 然而，20 世纪 20 年代早期到 20 世纪 40 年代末期，科学家对烟雾事件致死原因的研究始终停留在流行病调查的水平上，[2] 由于这些烟雾是悬浮颗粒物、SO_2 和其他化学物的混合物，所以对单一化学成分（包括 SO_2）的毒理学作用并不能得出准确的结论。因此，一般把在 SO_2 可控条件下进行的最早毒理学研究，视为 SO_2 毒理学研究的开始。

2.2.1 20 世纪 50—70 年代：对人和动物的观察和试验率先进行

1950 年——SO_2 毒理学研究的起始

1950 年，英国医生安德森（A. Anderson）首次研究可控条件下 SO_2 吸入对人呼吸系统功能的影响，从而开启了现代 SO_2 环境毒理学作用的研究。[3]

志愿者健康观察

1950 年，安德森首次研究可控条件下 SO_2 吸入对志愿者呼吸系统功能的影响。

1953 年，阿姆杜尔（M. O. Amdur）也在可控条件下研究了 SO_2 吸入对志愿者呼吸功能的影响，他首先阐述了 SO_2 生理盐水气溶胶对气道的影响。他研究发现，健康人暴露于 1 ~ 8 ppm SO_2 10 min 引起呼吸频率增加而吸入气体的体积减小。[4]

20 世纪 60 年代，弗兰克等（Frank et al.，1962）和纳德尔等（Nadel et al.，1965）研究发现健康人暴露于 4 ~ 6 ppm SO_2 10 min 引起气道阻力增加。

1974 年，安德森等的研究表明，SO_2 暴露引起健康人鼻黏液减少。

动物试验

为了验证在人体的观察效应，动物试验也从 20 世纪 50 年代后期开始进行。

1959 年，鲍尔钦（Balchum）等让 12 只麻醉的狗通过鼻子吸入 1.1 ~ 141 ppm SO_2 2 040 min，结果引起狗肺的顺从性降低，呼吸阻力增加。1959 年，阿姆杜尔（M. O. Amdur）将豚鼠放在 2.6 ppm SO_2 暴露室内 1 h，发现 20% 的动物呼吸阻力增加，10%

---

1 Russell W T.1924. The influence of fog on mortality from respiratory diseases. Lancet，2：335-339.

2 Logan W P D.1949. Fog and mortality. Lancet，1：78.

3 Anderson A. 1950. Possible long term effects of exposure to sulphur dioxide. Brit J Ind Med，782-786.

4 Amdur M O，Melvin W W，Drinker P. 1953. Effects of inhalation of sulphur dioxide by man. Lancet，2：758-759.

的动物则减少。1966 年，阿姆杜尔报告对豚鼠暴露 0.16 ~ 835 ppm 3 h，发现肺呼吸阻力增加。

1969 年，阿姆杜尔研究发现，SO_2 与颗粒物联合暴露可以促进 SO_2 转化为三氧化硫（SO_3），从而使 SO_2 的刺激作用增大 3 ~ 4 倍。

20 世纪 70 年代开始对吸入 SO_2 引起实验动物急性致死作用进行研究。1973 年，科恩（H. J. Cohen）等报告，590 ppm SO_2 连续暴露 31 h 引起全部实验大鼠（NS）死亡。

1977 年，希拉多（C. J. Hilado）等报告，瑞士小白鼠吸入 SO_2 30 min 的 LC_{50} 为 3 000 ppm。[1]

亚硫酸盐氧化酶

1974 年，科恩（H. J. Cohen）等研究发现，亚硫酸盐氧化酶与 SO_2 吸入引起大鼠的致死作用有关。[2]

2.2.2　20 世纪 70 年代：流行病学研究再度受重视

SO_2 的健康效应和毒理学研究受到重视

1977 年，美国国家环境保护局对 1973 年颁布的保护人类健康的空气质量标准（SO_2 年均值为 0.03 ppm，空气颗粒物的年均值为 0.075 mg/m^3）进行了总结并颁布了新的国家清洁空气行动修正案。关于 SO_2 和空气颗粒物（PM）的毒理学信息逐渐变得有用起来。于是，自 1978 年以来，SO_2 的健康效应和毒理学研究逐渐受到一些组织的重视，这些组织包括美国国家科学院、环境保护机构、世界卫生组织（WHO）、美国钢铁协会。[3]

20 世纪 70 年代后期，在此形势下，关于 SO_2 暴露与呼吸功能关系的流行病学研究再次开始受到重视，然而流行病学研究依然不能把 SO_2 的作用与 PM 及其他污染物的作用分离开来。美国流行病学家道奇（Dodge）等对亚利桑那州（美国西南部的州）三个城市在 1979—1982 年 343 个暴露于 SO_2 和 PM 的儿童进行了纵向研究。研究发现咳嗽的流行与污染物的浓度有关，但是未见肺功能异常改变。

1973 年，夏伊（Shy）等在纽约研究学龄儿童 FEV0.75 与空气污染物（SO_2、空气总悬浮颗粒物、硫酸雾）的关系，认为高水平的污染与持久性呼吸影响有关，同样这项研究也不能了解每种污染物的单独作用。[4]

职业空气污染物暴露对工人呼吸系统功能影响的研究更早、更多一些，但是这类研究同样不能把 SO_2 的作用与其他污染物分离出来，且研究结果也不稳定。例如，

1　Hilado C J，Machado A M. 1977. Effect of sulfur dioxide on Swiss albino mice. Journal of Combustion Toxicology，4：236-245.

2　Cohen H J，Johnson J L，Rajagopalan K V. 1974. Molecular basis of the biological function of molybdenum.Developmental patterns of sulfite oxidase and xanthine oxidase in the rat. Arch Biochem Biophys，164：440-446.

3　Mehlman M A. 1983. Current toxicological information as the basis for sulfur dioxide standards. Environmental Health Perspectives，52：261-266.

4　FEV0.75 是指肺功能检查第一个 0.75 秒内的用力呼气量（L）。

1932 年，科赫（Kehoe）等研究证明，某制冷剂生产厂接触高浓度 SO_2 的工人的呼吸短促的发生率比对照组高。1964 年，Skalpe 报告，纸浆厂 56 名工人接触 2 ~ 36 ppm SO_2 1 个月 ~ 40 年，有 56% 工人咳嗽，46% 工人多痰，22% 工人呼吸困难。1977 年，史密斯（Smith）等研究报告，美国盐湖城铜熔炼工接触 1 ppm SO_2 其 FEV 明显减少。反之，1979 年，勒博维茨（Lebowitz）等报告未见暴露于 5 ppm SO_2 的铜熔炼工的呼吸功能有改变。

2.2.3 20 世纪 80 年代：人气管功能影响与细胞遗传学损伤

20 世纪 70 年代，流行病学调查虽然在方法学上有很大进步，但是，仍然不能把 SO_2 的作用与颗粒物及其他污染物的作用分离开来。因此，在实验室 SO_2 浓度可控条件下开展志愿者观察和动物试验对于呼吸毒理学作用及其机制的深入研究是必需的。

SO_2 对人气管功能影响的研究

20 世纪 80 年代，发现 SO_2 可引起志愿者多种呼吸功能改变，发现哮喘患者能对低浓度（如 0.1 ppm）SO_2 有反应，而健康的、非哮喘患者对高浓度（≥1.0 ppm）SO_2 才有反应，从而为降低 SO_2 环境卫生标准提供了科学依据。

1981 年，谢泼德（Sheppard）等报道，哮喘病人对 SO_2 特别敏感，吸入 0.1 ppm SO_2 10 min 就可以引起气道阻力增加。1983 年，林（Linn）等研究发现运动可使 SO_2 对呼吸功能的不利效应增大。1984 年，谢泼德等报告，寒冷的或干燥的空气也能增加 SO_2 对呼吸道阻力的诱发。

1986 年，沃尔夫（Wolff）等研究表明，SO_2 暴露引起健康人支气管清除能力减小。20 世纪 80 年代后期，桑德斯特伦（Sandstrom）等研究证明，健康人暴露于 1 ppm SO_2 对呼吸系统未见有效应发生，而 5 ppm 可以引起咳嗽和唾液增多，8ppm 暴露 20 min 可以引起气管和支气管红斑，4 ppm 暴露 20 min 可以引起支气管灌洗液炎性细胞增加。

直到 20 世纪 90 年代，健康人暴露低浓度 SO_2 的毒性效应仍然是常见的研究课题。1992 年，伊斯兰姆（Islam）等研究证明，26 个健康人暴露于 0.6 ~ 0.8 ppm SO_2 5 min，可以引起气道阻力比提高。

SO_2 对人血淋巴细胞遗传学损伤的研究

1987 年，为了探讨吸入 SO_2 对人肺细胞是否有致突变和致癌变作用，孟紫强等对长期接触空气 SO_2 污染的硫酸厂工人进行观察发现，接触 SO_2 可以引起工人血液淋巴细胞染色体畸变、姐妹染色单体互换（SCE）、微核（MN）率增加。[1] 其中，SCE 和 MN 研究是 SO_2 毒理学领域第一次报道。

---

1 孟紫强，李君灵. 2011. 二氧化硫生物学研究进展：从毒理学到生理学. 生理学报，63（6）：593-600；孟紫强，等. 2012. 二氧化硫生物学：毒理学、生理学、病理生理学. 北京：科学出版社.

2.2.4 20 世纪 90 年代：动物试验——SO_2 生物化学毒理学研究的开启

20 世纪 80 年代对志愿者 SO_2 暴露引起气管功能影响的研究，使探讨 SO_2 引起气管功能损伤的生物化学机理成为研究的焦点。在 20 世纪 80 年代中期就有科学家对 SO_2 引起肺组织脂质过氧化的问题进行了研究。到了 20 世纪 90 年代，通过动物试验对 SO_2 作用的生物化学机制进行了大量研究，开启了 SO_2 生物化学毒理学研究时代。

SO_2 诱发脂质过氧化的最早研究

1985 年，海德尔（Haider）研究发现，豚鼠暴露于 10 ppm SO_2 1 h/d，共 30 d，可以引起肺组织脂质过氧化和鼻咽炎。

SO_2 生物化学毒理学研究时代

20 世纪 90 年代，施特拉特曼（Stratmann）、福里（Fowlie）等课题组研究发现，小鼠、大鼠和家兔急性暴露于高浓度 SO_2 环境中可引起呼吸系统的生物化学、临床和组织学的改变。

1990 年，斯考尔尼克（Skornik）和布雷恩（Brain）发现 SO_2 吸入会引起肺巨噬细胞的内吞作用降低。

1992 年，陈（Chen）等将豚鼠采用鼻子吸入暴露 1.0 ppm SO_2 1 h 未见任何气道反应。

1992 年，里戴尔（Riedel）等研究证明，暴露 SO_2 以后再接触卵白蛋白可使豚鼠对卵清蛋白的敏感性增加，从而引起严重的肺部效应，包括支气管有纤毛的上皮细胞破坏等。到了 2007 年，孟紫强研究组发现，SO_2 能加重或促进卵白蛋白对大鼠哮喘的诱发。[1]

1998 年，克拉斯诺夫斯卡（Krasnowska）等研究证明，大鼠暴露于 30 ~ 40 ppm SO_2 后，其支气管灌洗液的酸性磷酸酶和碱性磷酸酶活性增加，上皮细胞数减少，白血病数增加等变化。

2.2.5 SO_2 对肺组织的生化与分子毒理学研究

2000—2005 年，SO_2 生物化学毒理学研究继续深入进行，同时 SO_2 分子毒理学研究兴起。在这一时期，SO_2 生物化学与分子毒理学研究主要在孟紫强研究组进行，他们的研究进程如下（此处仅列出 2000—2005 年对实验动物肺组织的生物化学和分子毒理学研究，总的分子毒理学研究历程将另立专题论述）。[2,3]

肺组织生物化学和分子毒理学研究

2001 年，孟紫强等研究发现，SO_2 吸入可引起肺组织氧化损伤和抗氧化系统改变；[4]

2002 年，他们发现 SO_2 吸入可引起实验小鼠肺组织细胞 DNA 损伤；[2]

---

1 Li R J, Meng Z Q, Xie J F. 2007.Effects of sulfur dioxide on the expressions of MUC5AC and ICAM-1 in airway of asthmatic rats.Regul Toxicol., 48（3）: 284-291.

2 孟紫强，李君灵 . 2011. 二氧化硫生物学研究进展：从毒理学到生理学 . 生理学报，63（6）: 593-600.

3 孟紫强，等 . 2012. 二氧化硫生物学：毒理学、生理学、病理生理学 . 北京：科学出版社 .

4 孟紫强，张波，秦国华 . 2001. 二氧化硫对小鼠不同组织器官的氧化损伤作用 . 环境科学学报，21（6）: 768-773.

2003 年，他们发现 SO_2 吸入可引起大鼠肺泡巨噬细胞 DNA 损伤，也可引起大鼠肺细胞膜通透性损伤、支气管灌洗液丙二醛水平增加、多种酶活性改变、肺泡巨噬细胞膜流动性异常。[1]

2004 年，孟紫强等发现 SO_2 可以引起小鼠多种组织细胞和大鼠肺泡巨噬细胞 DNA 损伤；可引起小鼠肺及血清中细胞因子水平的改变，致炎因子水平增高。[2]

肺基因组表达谱研究

2005 年，孟紫强研究组采用大鼠肺全基因芯片研究发现，高浓度（56 mg/m^3）SO_2 短期吸入（6 h/d，连续 7 d）可引起大鼠肺组织 31 个基因上调和 30 个基因下调；低浓度（14 mg/m^3）SO_2 长期吸入（1 h/d，连续 30 d）可引起大鼠肺组织 173 个基因上调和 85 个基因下调；这些基因涉及多种系统和多种功能。这项研究标志着 SO_2 分子毒理学和基因组学研究的开始。[3]

2.3 SO_2 全身性毒性作用的研究史[4]

由于传统认为呼吸器官是 SO_2 作用的靶器官，所以其对其他系统的毒性作用的研究甚少，直到 2001 年孟紫强等研究报道 SO_2 及其衍生物（亚硫酸钠和亚硫酸氢钠混合物，二者的摩尔质量之比为 3 : 1，下同）是全身性毒物以后，SO_2 及其衍生物对呼吸之外器官的毒理学问题才开始受到广泛重视。[5]

2.3.1 SO_2 对心血管毒理学作用研究史

（1）早期研究

1953 年，阿姆杜尔（Amdur）等研究证明，健康人暴露 1 ~ 8 ppm SO_2 引起脉搏速率增加。

1972 年，阿拉里（Alarie）等研究证明，5.72 ppm SO_2 暴露 52 周未引起心脏组织学损伤。

1985 年，海德尔（Haider）等发现，豚鼠暴露于 10 ppm SO_2 1 h/d，共 30 d，可引起心脏脂质过氧化增加；糖尿病大鼠暴露 10 ppm SO_2 以后，肝甘油三酯水平下降。

1996 年，洛瓦蒂（Lovati）等发现，5 ppm 或 10 ppm SO_2 暴露可引起大鼠血浆胰岛素水平下降，而对糖尿病大鼠无此效应。

1997 年，意特里克（Etlik）等发现，大鼠暴露于 10 ppm SO_2 可引起红细胞脆性和

---

1 杜青平，孟紫强 .2003. 二氧化硫的大鼠肺细胞膜通透性的损伤效应 . 中国公共卫生，19（7）：783-785.

2 Meng Z Q，et al. 2004. Damage of sulfur dioxide on DNA in lung cells from mice. Toxicology and Applied Pharmacology，197（3）：239-244；孟紫强，刘玉香，武冬梅 . 2004. 二氧化硫对小鼠肺及血清中细胞因子的影响 . 中国公共卫生，20（9）：1050-1051.

3 孟紫强，等 .2005. 二氧化硫吸入后大鼠肺组织基因表达谱的改变 . 毒理学杂志，19（3）增刊：228.

4 孟紫强，等 . 2012. 二氧化硫生物学：毒理学、生理学、病理生理学 . 北京：科学出版社 .

5 孟紫强，张波，秦国华 . 2001. 二氧化硫对小鼠不同组织器官的氧化损伤作用 . 环境科学学报 . 21（6）：768-773.

脂质过氧化增加。

（2）2001—2009 年对心血管的研究

从 1996 年开始，孟紫强研究组就 SO_2 对心血管功能的作用进行了长期研究，[1] 他们的研究历程如下：

2001 年，研究发现 SO_2 吸入可引起实验小鼠心脏氧化损伤及抗氧化酶活性改变。

2003 年，研究发现 SO_2 吸入可引起小鼠心脏谷胱甘肽水平下降，且存在剂量 - 效应关系。

2006 年，研究发现 SO_2 衍生物可引起人血红细胞氧化损伤，且维生素 C 对其有防护作用。

2003—2009 年，研究发现 SO_2 吸入可引起大鼠血压下降，之后他们通过试验研究，证明了 SO_2 是一种新型生物气体信号分子，对此将另行专题介绍在后。

（3）对心肌离子通道的研究

2003—2007 年，为了阐明 SO_2 对心肌细胞离子通道的作用，孟紫强研究组采用全细胞膜片钳技术，研究 SO_2 衍生物（亚硫酸钠：亚硫酸氢钠 = 3：1，二者的摩尔质量之比）对心肌细胞钠、钾、钙离子通道的作用。他们的研究历程如下：

钠、钾通道

2005 年，研究发现，SO_2 衍生物可显著增大心肌细胞钠电流，不影响钠通道的激活过程，但可使钠电流的失活曲线向去极化方向移动，延迟钠通道的失活过程；SO_2 衍生物会显著增大心肌细胞瞬间外向钾电流（I_{to}），使 I_{to} 的激活曲线向超极化方向移动，促进 I_{to} 的激活过程，但可使 I_{to} 的失活曲线向去极化方向移动，延迟 I_{to} 的失活过程；此外，SO_2 衍生物还可显著增大心肌细胞内向整流钾电流（I_{K1}），但不影响其反转电位。[2]

钙通道和钠 / 钾交换

2006 年，孟紫强研究组发现，SO_2 衍生物可显著增大大鼠心肌细胞 L- 型钙电流（$I_{Ca,L}$），使 $I_{Ca,L}$ 的激活和失活曲线均向去极化方向移动，但对失活的影响大于对激活的影响。2007 年，研究发现，SO_2 衍生物对心肌细胞钠 / 钙交换电流有调节作用，经过荧光染色测定也证明 SO_2 衍生物可引起心肌细胞内钙离子水平增加。[3]

（4）对心肌功能的影响

2009—2012 年，为了阐明 SO_2 及其衍生物对心肌功能的影响，孟紫强研究组采用

---

1 孟紫强，等 . 2012. 二氧化硫生物学：毒理学、生理学、病理生理学 . 北京：科学出版社 .

2 Nie A F，Meng Z Q. 2005. Study of the interaction of sulfur dioxide derivatives with cardiac sodium channel，Biochimica et Biophysica Acta，1718：67-73；Nie A F，Meng Z Q. 2005.Sulfur dioxide derivatives modulation of potassium channels in rat ventricular myocytes. Archives of Biochemistry and Biophysics，442：187-195.

3 Nie A F，Meng Z Q. 2006. Modulation of L-type calcium current in rat cardiac myocytes by sulfur diokicte derivatives. Food and Chemical Toxicology，44：355-363；Nie A F，Meng Z Q. 2007. Sulfur dioxide derivatives modulate Na/Ca exchange currents and cytosolic［Ca^{2+}］$_i$ in rat myocytes. Biochem Biophys Res Commun，6；358（3）：879-84；孟紫强，聂爱芳 . 2006. 二氧化硫衍生物对大鼠心肌细胞膜离子通道的影响 . 生物物理学报，22（292）.

大鼠心脏体外灌流技术研究发现，SO_2 及其衍生物对大鼠离体心脏有负性肌力效应，且其效应 SO_2> SO_2 衍生物（亚硫酸钠与亚硫酸氢钠的摩尔质量之比为 3∶1）。[1]

2012 年，孟紫强研究组发现，SO_2 对大鼠离体心脏功能影响的作用机制与 SO_2 对心脏组织的氧化损伤作用、心肌细胞膜 Na^+K^+-ATP 酶和 $Ca^{2+}Mg^{2+}$-ATP 酶活性降低及 NO-cGMP 信号转导通路有关。他们的研究表明：10 μmol/L、300 μmol/L 和 1 000 μmol/L 的 SO_2 均可使心脏组织中一氧化氮（NO）和丙二醛（MDA）含量以及心脏灌流液中肌酸激酶（CK）和乳酸脱氢酶（LDH）活性明显增加，而使超氧化物歧化酶（SOD）和谷胱甘肽（GSH）含量明显减少。较高浓度（300 μmol/L 和 1 000 μmol/L）的 SO_2 可使心脏组织中 Na^+K^+-ATP 酶和 $Ca^{2+}Mg^{2+}$-ATP 酶活性明显下降。[2]

2.3.2 SO_2 对神经系统毒理学作用研究史

（1）脑组织氧化损伤和 DNA 损伤的研究

1982 年，海德尔等发现，豚鼠暴露于 10 ppm SO_2 以后，脑组织脂质过氧化增加。

2001—2002 年，孟紫强研究组发现，SO_2 吸入和其衍生物腹腔注射可引起小鼠多种器官，其中包括脑组织的脂质过氧化和 DNA 损伤；2003 年，他们进一步研究证明这些损伤均为剂量依赖性的。[3]

2011 年，孟紫强研究组发现，SO_2 吸入可引起脑组织蛋白质氧化损伤和 DNA- 蛋白质交联等生物化学改变。[4]

2012 年，孟紫强在《二氧化硫生物学：毒理学、生理学、病理生理学》一书中提出，SO_2 及其衍生物是一种神经毒物，可能与儿童智力发育或老年人智力衰退有关，有待环境流行病学研究证明。[5]

（2）对神经元离子通道的研究历程

从 1998 年开始，为了阐明 SO_2 对神经元离子通道的作用，孟紫强研究组采用全细胞膜片钳技术，长达十余年研究 SO_2 衍生物（亚硫酸钠与亚硫酸氢钠的摩尔质量之比为 3∶1）对海马和背根神经元钠、钾、钙离子通道的作用，提出 SO_2 及其衍生物是一种神经毒物这一结论。孟紫强研究组是当时唯一进行 SO_2 衍生物对离子通道影响研究的单位。为此，孟紫强作为博士生导师先后招收 5 名硕士生和 3 名博士生、1 名博士后进行这方面的研究，直到 2006 年退休为止。他们的研究历程如下：

---

1 Zhang Q X，Meng Z Q. 2012. The negative inotropic effects of gaseous sulfur dioxide and its derivatives in the isolated perfused rat heart. Environ. Toxicol.，27：175-184.

2 张全喜，孟紫强 . 2012. 二氧化硫对大鼠离体心脏功能影响的机制研究 . 环境科学学报，32（4）：968-973.

3 Meng Z Q，Zhang B. 2003. Oxidative damage of sulfur dioxide inhalation on brains and livers of mice. Environmental Toxicology and Pharmacology，13：1-8；孟紫强，白巨利 . 2003. 二氧化硫体内衍生物对小鼠海马神经元 DNA 的损伤作用 . 中国生物化学与分子生物学报，19（6）：791-794.

4 解静芳，孟紫强，等 . 2011. 二氧化硫致小鼠脑胃蛋白质氧化损伤作用 . 中国公共卫生，27（3）：320-321.

5 孟紫强，等 . 2012. 二氧化硫生物学：毒理学、生理学、病理生理学 . 北京：科学出版社 .

SO_2 衍生物对海马钠通道的影响

2002 年，孟紫强研究组发现，SO_2 衍生物 10 μmol/L、100 μmol/L 钠电流分别增大（50.59 ± 19.08）%、（82.06 ± 18.51）%，钠电流呈剂量依赖性增大。同时，钠电流的增大还与电压呈依赖性关系，但与频率无关。此外，还发现 SO_2 衍生物 10 μmol/L 对钠电流的激活过程未见影响，而对其失活过程影响非常显著，作用前后的半数失活电压分别为（−69.71 ± 4.67）mV 和（−53.27 ± 4.95）mV（n=10，p<0.01），但不改变失活曲线的斜率因子。[1] 研究结果提示，SO_2 衍生物具有类似神经毒物的作用，大气 SO_2 污染可能与一些中枢神经系统疾病的发生有关。

SO_2 衍生物对海马钾通道的影响

2003 年，孟紫强研究组发现，大鼠海马 CA1 与 CA3 区的神经元钾通道，对 SO_2 衍生物的反应基本上是相似的。SO_2 衍生物可浓度依赖性地使大鼠海马 CA1、CA3 区神经元瞬间外向钾电流（I_A）增大，使增大 50% 的剂量约为 25 μmol/L。此外，I_A 还与电压呈依赖关系，但不具有频率依赖性。10 μmol/L 的 SO_2 衍生物不影响 I_A 的激活过程，但升高了钾通道稳态失活电压，延长了钾电流失活时间。此外，SO_2 衍生物还可显著增大海马 CA1 区的延迟整流钾电流（I_K）。总之，SO_2 衍生物对海马神经元钾电流的影响显著增大，将影响海马神经元的膜生理感应，从而导致中枢神经系统功能变化。[2]

焦亚硫酸钠对海马钠、钾通道的影响

2005 年，孟紫强研究组发现，另一种 SO_2 衍生物——焦亚硫酸钠［在水溶液中可以生成 SO_2 和亚硫酸氢钠（$NaHSO_3$）］，也可引起海马 CAI 区神经元的钠、钾电流显著增大，与上述 SO_2 衍生物的作用一致。[3]

SO_2 衍生物对背根神经元钠、钾通道的影响

背根神经节神经元是感觉传入的第一级神经元或初级神经元，其内富含许多初级感觉神经元细胞体和痛觉神经纤维。由此可见背根神经节是处于感受器和中枢神经之间的中转站，其在传导外周刺激、产生疼痛感觉方面具有重要作用。

2004 年，孟紫强研究组发现，SO_2 衍生物可显著增大大鼠背根节神经元钠电流（TTX−S 钠电流和 TTX−R 钠电流），可使两种钠电流的激活和失活曲线均向去极化方向移动，但对失活的影响大于对激活的影响，即延迟钠通道的失活过程；SO_2 衍生物可显著增大背根节神经元瞬间外向钾电流（TOCs）和延迟整流钾电流（I_K），不影响

1　孟紫强，桑楠 . 2002. SO_2 代谢衍生物对大鼠海马 CAI 区神经元钠电流的影响 . 生理学报，54（3）：267−270.

2　杜正清，孟紫强 .2003. 二氧化硫衍生物对大鼠海马 CA3 区神经元瞬间外向钾电流的影响 . 生物物理学报，19（4）：377−381；桑楠，孟紫强 . 2003. 二氧化硫衍生物对大鼠海马神经元外向钾电流特性的影响 . 环境与职业医学，20（1）：1−5；Du Z Q，Meng Z Q. Effects of derivatives of sulfur dioxide on transient outward potassium currents in acutely isolated rat hippocampal neurons. Food and Chemical Toxicology，42：1211−1216.

3　Meng Z Q，Nie A F. 2005. Enhancement of sodium metabisulfile on sodium currents in acutely isolated rat hippocampal CAI neurons. Environmental Toxicology and Pharmacology，20（1）：35−41；Meng Z Q，Nie A F. 2005. Effects of sodium metabisulfite on potassium currents in acutely isolated CAI pyramidal neurons of rat hippocampus. Food and Chemical Toxicology，43（2）：225−232.

TOCs 的激活过程，但可使 I_K 的激活曲线向超极化方向移动，促进 I_K 的激活。另外，还可使 TOCs 的失活曲线向去极化方向移动，即延迟 TOCs 的失活。[1]

焦亚硫酸钠对背根神经元钠、钾、钙通道的影响

2009—2011 年，孟紫强研究组发现，焦亚硫酸钠对背根神经元也可引起钠、钾电流显著增大，与上述 SO_2 衍生物的作用一致。此外，还可引起背根神经元钙电流增大。[2] 2012 年，孟紫强据此提出，SO_2 及其衍生物可能与背根神经元对疼痛的神经传导有关。[3]

SO_2 及其衍生物对神经元的双相作用

2012 年，孟紫强根据上述研究结果提出：内源性 SO_2 及其衍生物在极低浓度下（10 ~ 100 μmol/L）便可以引起海马神经元钠、钾通道和背根神经元钠、钾、钙通道电流增大和兴奋性提高，从而对神经元的生理功能起调节作用；而内源性 SO_2 及其衍生物在高浓度下，当对离子通道电流的增大和兴奋性的提高超过细胞生理活动所能承受的强度时，就可能对神经元产生负面作用，引起病理生理学作用。当外源性 SO_2 及其衍生物进入体内（在更高浓度下）则可能对神经元产生毒理学作用，导致毒理学损伤。因此，SO_2 及其衍生物对神经系统的作用是一把双刃剑，是生理学作用，还是毒理学作用主要取决于该化学物在组织细胞中的浓度或剂量。

2.3.3 SO_2 对全身多种器官毒性作用的研究历程

2000 年之前，SO_2 及其衍生物对胃、肠、骨骼肌、肝、肾、内分泌和免疫系统，以及皮肤等毒理学作用的研究报道缺失或仅限于对直接接触器官的刺激作用的观察，例如，1974 年，格兰特（Grant）研究证明，SO_2 气体对兔眼角膜和结膜有损伤作用。

提出 SO_2 是具有多种毒性作用的全身性毒物新概念[3]

2001 年，孟紫强等研究报道，SO_2 吸入可引起小鼠多种器官（肺、脑、心、肝、胃、脾、肠、肾、睾丸）脂质过氧化损伤及抗氧化酶活性改变、抗氧化水平降低，得出 SO_2 是一种全身性氧化损伤剂和全身性毒物这一结论。[4] 从此，孟紫强研究组率先主动地对 SO_2 及其衍生物全身性的多种毒性作用进行系列研究，他们的研究历程如下：

1　Du Z Q，Meng Z Q. 2004. Modulation of sodium current in rat dorsal root ganglion neurons by sulfur dioxide derivatives. Brain Res，1010：127-133；Du Z Q，Meng Z Q. 2004. Effects of derivatives of sulfur dioxide on transient outward potassium currents in acutely isolated rat hippocampal neurons. Food and Chemical Toxicology，42：1211-1216.

2　Nie A F，Wei C L，Meng Z Q. 2009. Sodium metabisulfite modulation of potassium channels in pain-sensing dorsal root ganglion neurons. Neurochem Res.，34：2233-2242；魏彩玲，孟紫强 . 2010. 焦亚硫酸钠对大鼠背根节神经元 L- 型钙电流的影响 . 环境科学学报，30（6）：1250-1256；魏彩玲，孟紫强 .2011. 焦亚硫酸钠对大鼠背根节神经元钠电流的影响 . 生物物理学报，27（7）：608-616.

3　孟紫强，等 . 2012. 二氧化硫生物学：毒理学、生理学、病理生理学 . 北京：科学出版社 .

4　孟紫强，等 . 2001. 二氧化硫对小鼠不同组织器官的氧化损伤作用 . 环境科学学报，21（6）：768-773；Meng Z Q. 2003. Oxidative damage of sulfur dioxide on various organs of mice：sulfur dioxide is a systemic oxidative damage agent. Inhalation Toxicology，15：181-195；Meng Z Q，等 . 2003. Sulfur dioxide is a systemic toxic agent. Toxicology，191（1）：28.

2002 年，研究发现，SO_2 及其衍生物可引起小鼠多种器官组织细胞 DNA 损伤。[1]

2003 年，研究证明，SO_2 吸入对小鼠肝脏和免疫器官（脾脏）有损伤效应，可以引起脾细胞凋亡、谷胱甘肽水平下降。[2]

2006 年，研究发现，SO_2 及其衍生物可引起实验小鼠多种器官发生蛋白质氧化和 DNA- 蛋白质交联，这个研究一直进行到 2011 年，证实了 SO_2 及其衍生物对小鼠所有试验器官均可引起蛋白质氧化和 DNA- 蛋白质交联。[3]

2006 年，孟紫强、刘玉香采用电子显微镜方法研究发现，SO_2 吸入可引起小鼠脑、心、肺、肝、脾、肾、睾丸等多种器官组织细胞超微结构发生显著改变，从形态学改变角度，结论性地证明 SO_2 是一种具有多种毒性作用的全身性毒物。[4]

2012 年，孟紫强在《二氧化硫生物学：毒理学、生理学、病理生理学》一书中提出，根据毒理学研究的启示，环境流行病学不仅要开展大气 SO_2 污染对人群呼吸系统危害的研究工作，还要开展对全身多种器官危害的调查研究工作，使 SO_2 毒理学研究成果更加科学地应用于健康防护或管理工作。[5]

2.4 SO_2 细胞遗传效应研究史

染色体畸变问题

1970 年，美国生物学家施耐德（L. K. Schneider）等研究发现接触 SO_2 的工人血液淋巴细胞染色体畸变增加。

1980 年，诺德森（Nordenson）等研究证明，瑞典某亚硫酸盐纸浆厂的 19 个工人血液淋巴细胞染色体畸变率未见增加。该研究的不足是对职业环境中的空气 SO_2 浓度未进行测定。

1982 年，索萨（Sorsa）等研究报道，在铝工业中接触 SO_2 的工人未见血淋巴细胞染色体畸变率增加。该研究也未测定 SO_2 浓度。

染色体畸变率、姊妹染色单体互换率、微核率增加

从 1986 年开始，孟紫强研究组开始对 SO_2 细胞遗传毒理学效应进行长期研究，进程如下：

---

1 孟紫强，等 .2002. SO_2 对小鼠肺细胞 DNA 损伤的研究 . 环境科学学报，22（3）：389-392；Meng Z Q，et al. 2005. DNA damage in mice treated with sulfur dioxide by inhalation. Environmental and Molecular Mutagenesis，46：150-155.

2 白剑英，孟紫强 . 2003. 二氧化硫诱导小鼠脾细胞凋亡与谷胱甘肽水平的关系 . 卫生毒理学杂志，17（1）：42-44.

3 解静芳，孟紫强 . 2006. 二氧化硫衍生物对小鼠心、肝、肺蛋白质氧化损伤作用 . 环境科学学报，26（7）：1175-1179；Xie J F，Meng Z Q，et al. 2007.Prontein oxidation and DNA-protein crosslink induced by sulfur dioxide in lungs，livers，and hearts from mice. Inhalation Toxicology，19：759-765；解静芳、孟紫强，等 . 2011. 二氧化硫致小鼠脑胃蛋白质氧化损伤作用 . 中国公共卫生，27（3）：320-321.

4 孟紫强，刘玉香 . 2006. 二氧化硫吸入对小鼠脑、心、肾、睾丸超微结构的影响 . 环境科学学报，26（1）：130-136；Meng Z Q，Liu Y X. 2007.Cell morphological ultrastructural changes in various organs from mice exposed by inhalation to sulfur dioxide. Inhal Toxicol.，19（6-7）：543-551.

5 孟紫强，等 . 2012. 二氧化硫生物学：毒理学、生理学、病理生理学 . 北京：科学出版社 .

1986—1990 年，孟紫强等研究发现，在中国太原某硫酸厂 40 名工人暴露于 0.34 ~ 11.97 mg/m^3（0.13 ~ 4.57 ppm）SO_2，引起血淋巴细胞染色体畸变率、姊妹染色单体互换率、微核率增加，提出 SO_2 是细胞染色体断裂剂、基因毒性因子。[1]

1990—1992 年，孟紫强等研究发现，SO_2 衍生物（N_2SO_3 与 $NaHSO_3$ 的摩尔质量之比为 3 : 1，pH 为 7.0）处理体外培养的人血淋巴细胞引起细胞分裂周期延迟及染色体畸变、姊妹染色单体互换、微核率增加，提出 SO_2 衍生物也是细胞染色体断裂剂、基因毒性因子。[2]

2000 年，孟紫强等研究证明，SO_2 衍生物可引起体外培养的 CHL 细胞染色体畸变和小鼠骨髓细胞微核率增加。[3]

细胞 DNA 损伤和生殖毒性

从 1998 年开始，孟紫强研究组对 SO_2 及其衍生物引起的 DNA 损伤效应进行长期系列研究，其进程如下：

2002 年，孟紫强等研究发现，SO_2 吸入可引起小鼠脑和肺组织细胞 DNA 损伤。[4]

2004—2005 年，孟紫强等研究发现，SO_2 吸入或 SO_2 衍生物均可引起小鼠多种器官 DNA 损伤。[5]

2007 年，孟紫强研究组发现，SO_2 吸入可引起实验动物不同器官 DNA- 蛋白质交联。[6]

2005—2006 年，孟紫强研究组发现，SO_2 衍生物对小鼠的显性致死作用呈阳性，且可引起雄性小鼠精子数量减少、活动能力下降、形态异常。[7]

---

1 Meng Z Q，et al. 1989. Chromosomal aberrations in sulphur dioxie-exposed workes. China Environmental Sci，1：90-95；孟紫强，等 . 1989. 硫酸厂工人外周血淋巴细胞微核率的研究，环境科学学报，9（1）：125-128；Meng Z Q，et al. 1990. Chromosomal aberrations and sister- chromatid exchanges of lymphocytes of workers exposed to sulphur dioxide. Mutation Research，241（1）：15-20；Meng Z Q，et al. 1990. Observation of frequecies of lymphocytes with micronuclei in human peripheral blood cultures from workers in a sulphuric acid factory. Environmental and Molecular Mutagenesis，15（4）：218-220.

2 Meng Z Q，et al. 1992. Cytogenetic damage induced in human lymphocytes by sodium bisulfite. Mutation Research，298：63-69.

3 孟紫强，等 . 2000. 二氧化硫体内衍生物诱发 CHL 细胞染色体畸变的效应 . 中国环境科学，20（1）：8-12；孟紫强，等 . 2000. 二氧化硫体内衍生物诱发小鼠骨髓嗜多染红细胞微核的效应 . 环境科学学报，20（2）：239-243.

4 孟紫强，等 . 2002. 吸入二氧化硫对小鼠脑细胞 DNA 的损伤作用 . 中华预防医学杂志，36（6）：370-373；孟紫强，等 . 2002. SO_2 对小鼠肺细胞 DNA 损伤的研究 . 环境科学学报，22（3）：389-392.

5 Meng Z Q，et al. 2004. Damage of sulfur dioxide on DNA in lung cells from mice. Toxicology and Applied Pharmacology，197（3）：239-244；Meng Z Q，et al. 2004. DNA damaging effects of sulfur dioxide derivatives in cells from various organs mice. Mutagenesis，19：465-468；孟紫强，等 . 2005. DNA damage in mice treated with sulfur dioxide by inhalation. Environmental and Molewlar Mutagenesis，46：150-155；Meng Z Q，et al. 2004. Damage of sulfur dioxide on DNA in lung cells from mice，Toxicology and Applied Pharmacology，197（3）：239-244；Meng Z Q，et al. 2004. DNA damaging effects of sulfur dioxide derivatives in cells from various organs mice. Mutagenesis，19：465-468.

6 Xie J F，Meng Z Q，et al. 2007.Protein oxidation and DNA-protein crosslink induced by sulfur dioxide in lungs，livers and hearts from mice. Inhalation Toxicology，19：759-765.

7 王慧阳，孟紫强，等 . 2006. 二氧化硫体内衍生物对雄性小鼠精子的毒性效应 . 应用与环境生物学报，12（3）：363-366；常凤滨，孟紫强，等 . 2006. 二氧化硫体内衍生物对小鼠的显性致死作用 . 应用与环境生物学报，12（3）：360-362.

2.5 SO_2 致突变、致癌变作用研究

由于 SO_2 是一种非常普遍的大气环境污染物，所以其有无致突变、致癌变作用，一直是人们关心的首要问题。科学家采用致突变、致癌试验、流行病学调查、细胞学观察、生物化学和分子生物学研究等方法对这些问题进行研究。

2.5.1 SO_2 致突变作用研究

早在 20 世纪 70 年代，就已经发现 SO_2 衍生物——$NaHSO_3$ 对核酸及其成分有一定的诱变作用，可将核酸中的胞嘧啶（存在于 DNA 和 RNA 中）转变为尿嘧啶（仅存在于 RNA 中），在高浓度的亚硫酸盐酸性溶液中，可以观察到 $NaHSO_3$ 对一些噬菌体和细菌的致突变性，然而在低浓度或在中性时，并没有明确的证据显示其有致突变性。

1973—1977 年，夏皮罗（R. Shapiro）研究报道，还没有明确的证据显示 SO_2 或亚硫酸盐对哺乳动物有致突变性。然而，根据高浓度亚硫酸盐的胞嘧啶脱氨作用，推测 SO_2 可能有致突变性。[1]

1974 年，纳尔森（A. Nulsen）等和瓦蕾西亚（R. Valecia）等的研究证明，当使用显性致死实验或将果蝇暴露于亚硫酸盐时，显示否定的结果。

微生物突变试验

1970 年，Hayatsu 和 Miura 用 3 mol/L $NaHSO_3$ 在 pH=5.6、37℃状态下处理 λ 噬菌体 1.5 h，*c* 基因的突变率比自发突变增加了 10 倍，并表明亚硫酸盐可引起胞嘧啶核苷的突变。然而，孟紫强（2000）用 SO_2 衍生物 Na_2SO_3 和 $NaHSO_3$ 中性混合液（二者的摩尔质量之比为 3：1）处理鼠伤寒沙门氏菌 TA98、TA100 菌株未发现有回复突变发生。Kayraldiz 等（2006）用不同亚硫酸盐处理 TA98、TA100 菌株也得到类似的试验结果。[2]

细胞突变和 *gpt* 基因突变

1995 年，孟紫强采用细胞单克隆培养和 DNA 序列分析技术，发现较高浓度 $NaHSO_3$ 可引起哺乳类细胞 CHO-AS52 发生细胞突变和 *gpt* 基因缺失突变和移码突变，推测低浓度 SO_2 及其衍生物可能有辅致突变作用。[3]

2.5.2 SO_2 致癌变作用研究

动物致癌结果各异

1967 年，皮考克（Peacock）和斯彭斯（Spence）使小鼠吸入 500 ppm SO_2 连续 2 年，结果发现 SO_2 可引起小鼠肺腺瘤发生率轻微增加。由于动物长期暴露研究只暴

1 Shapiro R. 1977. Genetic effects of bisulfite（sulfur dioxide）. Mutat Res.，39：149-176.

2 孟紫强，等 . 2012. 二氧化硫生物学：毒理学、生理学、病理生理学 . 北京：科学出版社 .

3 Meng Z Q. 1999. Polymerases chain reaction based deletion screening of bisulfite（sulfur dioxide）-enhanced gpt mutants in CHO-AS52 cells. Mutation Res.，425：81-85.

露一种浓度，因此科学家们认为其结果的可信性是有限的。

1972—1975 年，阿拉里（Alarie）等将豚鼠、猴子持续染毒 SO_2 18 个月并没有发现肺部病理性改变；刘易斯（Lewis）将狗暴露于 5.1 ppm SO_2 670 d，结果也未见肺部肿瘤发生。[1]

流行病学调查

20 世纪 80 年代，鲁宾（Lubin）等（1981）和韦尔奇（Welch）等（1982）对铜冶炼厂工人的癌症发生率进行研究，但是该厂砷和 SO_2 的污染同时存在且砷是确定的致癌因素，没有权威性证据说明 SO_2 与癌症发生的关系。其他关于职业暴露 SO_2 与肺癌关系的研究，也是由于暴露因素混杂，而不能得出明确的结论（例如 Bond et al.，1986；Enterline et al.，1987；Lubi Ponka et al.，1993）。

1993 年，鲍卡（Ponka）等经过流行病学研究认为，环境中的 SO_2 暴露与肺癌的联系没有意义。Tango（1994）也采用流行病学的方法对此进行研究并获得一致的结论。

SO_2 是促癌物?

1970 年，拉斯基（Laskin）等研究证明，单独 SO_2 对仓鼠或大鼠长期暴露未见引起肺部肿瘤，而 SO_2 与苯并［*a*］芘联合暴露则可引起肺部肿瘤。这表明 SO_2 是一种促癌物。[2] 然而，其实验结果也引起了一些科学家的不同意见，比如实验动物的数量有限、实验设计的不足，对结果的统计方法存有争议。而且，包括对照组在内的所有动物都表现出了肺炎的高发生率。

由于存在以上的缺点与不足，拉斯基等的研究也不能说明 SO_2 与癌症的关系。

进一步研究的问题

1996—1997 年，孟紫强研究组对 60 只雄性昆明小鼠动态吸入 10 ppm SO_2（28 mg/m^3）连续 6 个月、6 h/d，结果发现乌拉坦（通过饮用水加入）阳性组小鼠肺腺瘤发生率最高，而吸入 SO_2 与乌拉坦饮用水联合处理组的小鼠肺腺瘤发生率显著降低，单纯 SO_2 吸入组的小鼠肺腺瘤发生率低于联合处理组，阴性对照组最低。结果表明，SO_2 既可以诱发小鼠肺腺瘤的发生，又可抑制阳性致癌物乌拉坦的致癌作用。[3]

SO_2 的促癌作用与基因表达

2005—2010 年，孟紫强研究组研究发现，SO_2 单独吸入或与苯并［*a*］芘联合作用可引起大鼠肺和肝组织原癌基因 *K-ras*、*c-fos*、*c-jun*、*c-myc* 和抑癌基因——*p53* 表达增加（推测此 *p53* 基因已经发生了突变），而抑癌基因 *Rb*、*p16* 表达降低，提出

---

1 Alarie Y C，Krumm AA，Busey WM，et al. 1975. Long-term exposure to sulfur dioxide，sulfuric acid mist，fly ash，and their mixtures. Arch. Environ. Health，30：254-262.

2 Laskin S，Kuschner M，Drew R T. 1970. Studies in pulmonary carcinogenesis//Hanna. Eds. Inhalation Carcinogenesis，M G，Nettesheim P，Gilbert J R. 1970. U.S. Atomic Energy Commission，Oak Ridge，Tenn.，321-351.

3 孟紫强，等 . 2012. 二氧化硫生物学：毒理学、生理学、病理生理学 . 北京：科学出版社 .

SO_2 可能是通过改变基因表达的异常而促进致癌物的致癌作用这一观点。[1]

目前，相比于致癌作用，SO_2 的促癌作用研究更多地被科学家所关注。

2.6 SO_2 毒理学作用机制的研究

2.6.1 气道阻力

1962 年，弗兰克（Frank）等研究证明，SO_2 诱发的气道阻力增加是反射性支气管缩小所致，所以阿托品（含颠茄碱）对此有预防作用。

1965 年，纳德尔（Nadel）等研究发现，SO_2 诱发的气道阻力增加是迷走神经的类胆碱（功）能反射作用的激活而引起的。

1996 年，菲尔德（Field ）等发现，SO_2 诱发人的气道阻力增加也与非类胆碱（功）能反射作用有关，故前列腺素有促进作用。

同年，哈吉（Hajj）等研究发现，SO_2 诱发的气道阻力增加主要是存在于迷走神经 C- 纤维的速激肽、神经肽的作用所致，而类胆碱（功）能的作用很小。

最后结论：SO_2 诱发的支气管缩小和呼吸抑制作用是类胆碱（功）能的和非类胆碱（功）能的机制而引起迷走神经反射所介导，非类胆碱（功）能的成分包括速激肽、白三烯（leukotrienes）及前列腺素等。类胆碱（功）能的机制或非类胆碱（功）能的机制对此的贡献大小与是否患有哮喘病有关，也与不同动物种类有关。

2.6.2 SO_2 体内代谢机制

科恩（Cohen）等研究了亚硫酸盐氧化酶与 SO_2 急性毒性的关系。[2]

1978 年，Tejnorova 研究证明，亚硫酸盐氧化酶在肝和肾的活性随动物种类而不同，动物对亚硫酸盐的敏感性与其亚硫酸盐氧化酶活性呈负相关。

1987 年，冈尼森（Gunnison）等报告，吸入体内的 SO_2 可以转化为亚硫酸氢盐和亚硫酸盐，再在亚硫酸盐氧化酶催化下转化为硫酸盐。

1988 年，艾伦霍恩（Ellenhorn）和 巴塞卢克斯（Barceloux）研究证明，亚硫酸氢盐和亚硫酸盐主要通过肝脏在亚硫酸盐氧化酶催化下发生代谢转化，最后以硫酸盐的形式通过尿排出体外。

2007 年，孟紫强等研究发现，大鼠不同脏器亚硫酸盐氧化酶活性不同，以肝、肾最强而脾最低，且该酶活性随年龄而变化，提出该酶可能是衰老的生物标志物这

---

1 Qin G H，Megn Z Q. 2010. Expression of oncogenes and tumor suppressor genes in lungs of rats exposed to sulfur dioxide and benzo（a）pyrene. Inhalation Toxicology，22（4）：322–329；Qin G H，Megn Z Q.2010. Sulfur Dioxide and Benzo（a）pyrene Modulates CYP1A and Tumor-Related Gene Expression in rat liver. Environ Toxicol.，25（2）：169-179.

2 Cohen H J，Drew R T，Johnson J L，et al. 1973. Molecular basis of the biological function of molybdenum：the relationship between sulfite oxidase and the acute toxicity of bisulfite and SO_2. Proc Nat Acad Sci，70：3655-3659.

一观点。[1]

2.6.3 SO_2 氧化应激作用的研究

早期氧化损伤研究

1977 年，夏皮罗（R. Shapiro）报告，SO_2 衍生物——Na_2SO_3 和 $NaHSO_3$ 可以在氧化为硫酸钠（Na_2SO_4）的代谢过程中产生大量活性氧种类（ROS），特别是羟基自由基（·OH）、O_2^-· 及 H_2O_2 等。这些自由基可以攻击核酸、脂肪、酶、蛋白质，造成生物大分子氧化损伤。

1996 年，埃文斯（Langley-Evans）等研究发现，大鼠暴露 SO_2 以后，其肺谷胱甘肽水平降低，设想谷胱甘肽参与 SO_2 的解毒过程。

氧化损伤的系列研究

从 1995 年起，孟紫强研究组开始对 SO_2 氧化损伤作用机制连续进行近 20 年研究，其进程如下：[2]

1995—2001 年，孟紫强等研究发现，SO_2 可以引起小鼠多种器官和组织（脑、肺、心、肝、脾、胃、肠、肾、睾丸、红细胞等）发生脂质过氧化损伤，可引起超氧化物歧化酶（SOD）、谷胱甘肽过氧化物酶（Gpx）、过氧化氢酶（CAT）等抗氧化酶活性改变，首次提出 SO_2 是一种全身性毒物的概念。[3]

2003 年，Wu 等研究发现，SO_2 可以引起小鼠多种器官（脑、心、肝、肺、脾、胃、肠、睾丸）组织谷胱甘肽氧化还原系统损伤。[4]

2005—2006 年，Xie 等研究证明，SO_2 及其衍生物可引起小鼠多种器官（心、肝、肺、脾、胃、脑）组织蛋白质发生氧化损伤效应和 DNA- 蛋白质交联作用，进一步证明 SO_2 及其衍生物是一种全身性毒物的观点。[5]

2008 年，张欣等研究发现，SO_2 吸入对大鼠肝和肺脂肪酸合酶的活性有影响，同时也发现有害因子胁迫对人支气管上皮细胞 SO_2 生物合成有促进作用，提出 SO_2 可能是一种生物应激分子这一观点。[6]

---

1 孟紫强，吕亚峰 . 2007. 大鼠不同脏器亚硫酸氧化酶活性及其与年龄的关系 . 生态毒理学报，2（4）：422-426.

2 孟紫强，等 . 2012. 二氧化硫生物学：毒理学、生理学、病理生理学 . 北京：科学出版社 .

3 孟紫强，等 . 2001. 二氧化硫对小鼠不同组织器官的氧化损伤作用 . 环境科学学报，21（6）：768-773；Meng Z Q. 2003.Oxidative damage of sulfur dioxide on various organs of mice：sulfur dioxide is a systemic oxidative damage agent. Inhalation Toxicology，15：181-195；Meng Z Q，et al. 2003. Sulfur dioxide is a systemic toxic agent. Toxicology，191（1）：28.

4 Wu D M，Meng Z Q. 2003. Effect of sulfur dioxide inhalation on the glutathione redox system in mice and protective role of sea buckthorn seed oil. Arch Environ Contamin Toxicol.，45（3）：423-428.

5 Xie J F，Meng Z Q. 2006. 二氧化硫衍生物对小鼠心、肝、肺蛋白质氧化损伤作用 . 环境科学学报，26（7）：1175-1179；Xie J F，Meng Z Q，et al. 2007.Protein oxidation and DNA-protein crosslink induced by sulfur dioxide in lungs，livers and hearts from mice. Inhalation Toxicology，19：759-765.

6 张欣，孟紫强 . 2008. 有害因子胁迫对人支气管上皮细胞 SO_2 生物合成的影响 . 生态毒理学报，3（1），55-58.

2.7 SO_2 分子毒理学研究

分子毒理学研究阶段的开启

1995年，孟紫强采用CHO-AS52细胞突变株克隆、DNA序列分析、*gpt*基因突变分析等分子生物学技术，研究SO_2衍生物的致突变作用，并在1999年将他们的研究结果发表于*Mutation Research*期刊[1]，SO_2毒理学研究开始进入分子毒理学研究阶段。此后，他们进行了一系列SO_2及其衍生物分子毒理学研究，达20余年之久，其进程如下：

表达不稳定型环境基因组

2003—2005年，孟紫强等应用大鼠肺全基因组芯片对大鼠肺组织的基因表达谱进行测定，发现高浓度（56 mg/m^3）SO_2的短期吸入（6 h/d，连续7 d）可引起大鼠肺组织31个基因上调和30个基因下调；低浓度（14 mg/m^3）SO_2的长期吸入（1 h/d，连续30 d）可引起大鼠肺组织173个基因上调和85个基因下调。这些多种基因表达发生改变，涉及多种系统和多种功能。由此，孟紫强提出"表达不稳定型环境基因组"术语，其含义是，在正常细胞总基因组中存在着这样一组基因或基因群，它们的表达对环境因子，包括环境污染物（如SO_2），特别敏感，环境因子在一定浓度下可能不会引起这些基因的突变或结构改变，但可以引起这些基因的表达发生较大改变，从而引起细胞功能甚至结构发生改变或者导致细胞对某些因子（包括致癌物、致突变物、致畸物等）的敏感性发生改变。因此，把这一组基因或基因群称为"表达不稳定型环境基因组"或"表达敏感型环境基因组"。[2]

代谢酶基因、凋亡相关基因、肿瘤相关基因表达

从2005年起，孟紫强研究组应用实时定量RT-PCR和Western blot技术研究，取得如下进展：

2005—2006年，研究发现，SO_2吸入可引起大鼠肺和肝组织细胞色素P450 *CYP1A1/2*、*CYP2B1/2*基因表达水平和酶活性下降。[3]

2005—2006年，研究发现，SO_2吸入可引起大鼠肝、肺3种细胞凋亡相关基因（*p53*、*bax*和*bcl-2*）、凋亡相关酶基因（*caspase-3*、*caspase-8*、*caspase-9*）表达、蛋白

1　Meng Z Q. 1999. Polymerases chain reaction based deletion screening of bisulfite（sulfur dioxide）-enhanced gpt mutants in CHO-AS52 cells. Mutation Res.，425：81-85.

2　孟紫强，等. 2005. 二氧化硫吸入后大鼠肺组织基因表达谱的改变. 毒理学杂志，19（3）增刊：228；孟紫强，等. 2006. 二氧化硫对大鼠肺基因组表达谱的影响——环境表达不稳定基因组存在的证据. 山西大学学报，29（3）：225-236；Meng Z Q. 2007. Alterations of gene expression profiles induced by sulfur dioxide in rat lungs. Front. Biol. China，2（4）：369-378.

3　孟紫强，等. 2005. SO_2对大鼠肝、肺3种细胞凋亡相关基因和细胞色素P450 4种基因表达的影响. 毒理学杂志，19（3）增刊：229；Qin G H，Meng Z Q. 2005. Effect of sulfur dioxide inhalation on CYP1A1 and CYP1A2 in rat liver and lung. Toxicology Letters，160：34-42；Qin G H，Meng Z Q. 2006. Effect of sulfur dioxide lnhalation on CYP2B1/2 and CYP2E1 in rat liver and Lung. Inhalation Toxicology，2006，18：581-588.

质表达和酶活性改变。[1]

2005—2010 年，孟紫强研究组从代谢酶基因表达和肿瘤相关基因表达层面研究 SO_2 吸入与苯并［*a*］芘联合作用的机制。[2]

哮喘与基因表达

2007—2009 年，孟紫强研究组发现，正常大鼠和哮喘大鼠模型动态吸入低浓度 SO_2，可引起正常的和哮喘的大鼠肺和肝组织的多种哮喘易感基因（*ICAM-1*、*MUC5AC*、*EGF*、*EGFR*、*COX-2*、*p53*、*bcl-2* 和 *bax*）的表达和蛋白质表达改变，哮喘大鼠比正常大鼠对低浓度 SO_2 更为敏感。他们用 SO_2 衍生物处理人支气管上皮细胞株 BEP2D 的研究，获得的结果与上述一致。这些研究促进了 SO_2 对哮喘发生和加重的分子生物学机制的研究。[3]

2.8 SO_2 信号分子作用的研究[4]

20 世纪 80 年代，美国药理学家罗伯特·佛契哥特（Robert F. Furchgott，1916—）、费瑞·慕拉德（Ferid Murad，1936—）和路易斯·伊格纳洛（Louis J. Ignarro，1941—，图 5-2-1）等研究发现，有毒气体 NO 是一种能够调节血管张力的生物气体信号分子，并因此获得 1998 年诺贝尔生理学或医学奖。在此发现的启发下，孟紫强提出同样作为有毒气体的 SO_2 是否像 NO 那样，也是一种生物气体信号分子？

于是，孟紫强研究组从 1998 年开始，经过 12 年的连续研究，最后在 2009 年证明了 SO_2 是一种新型生物气体信号分子，[4] 并至今仍然继续进行这方面的研究。他们的研究历程如下：

---

1 Bai J L，Meng Z Q. 2005. Effect of sulfur dioxide on apoptosis-related gene expressions in lungs from rats. Regulatory Toxicology and Pharmacology，43：272-279；Bai J L，Meng Z Q. 2005. Expression of apoptosis-related genes in livers from rats exposed to sulfur dioxide. Toxicology，216：253-260.

2 Qin G H，Meng Z Q. 2010. Expression of oncogenes and tumor suppressor genes in lungs of rats exposed to sulfur dioxide and benzo（a）pyrene. Inhalation Toxicology，2010；22（4）：322-329；Qin G H，Meng Z Q.2010. Sulfur Dioxide and Benzo（a）pyrene Modulates CYP1A and Tumor-Related Gene Expression in rat liver. Environ Toxicol.，25（2）：169-179.

3 Li R J，Meng Z Q，et al. 2007. Effects of sulfur dioxide on the expressions of MUC5AC and ICAM-1 in airway of asthmatic rats. Regul Toxicol Pharmacol.，48（3）：284-291；Li R J，Meng Z Q. 2007. Effects of SO_2 derivatives on expressions of MUC5AC and IL-13 in human bronchial epithelial cells. Arch Toxicol.，81（12）：867-874；Li R J，Meng Z Q，et al. 2007. Effects of sulfur dioxide derivatives on four asthma-related gene expressions in human bronchial epithelial cells. Toxicol Lett.，175（1-3）：71-81；Li R J，Meng Z Q，et al. 2008. Effects of sulfur dioxide on the expressions of EGF，EGFR，and COX-2 in airway of asthmatic rats. Arch Environ Contam Toxicol，54：748-757；Xie J F，Meng Z Q，et al. 2009. Effects of sulfur dioxide on expressions of p53，bax and bcl-2 in lungs of asthmatic rats.Inhalation toxicology，21（11）：952-957.

4 孟紫强，李君灵 . 2011. 二氧化硫生物学研究进展：从毒理学到生理学，生理学报，63（6）：593-600；孟紫强，等 . 2021. 二氧化硫生物学：毒理学、生理学、病理生理学 . 北京：科学出版社；孟紫强 . 2022. 二氧化硫信号分子研究 . 北京：中国环境出版集团 .

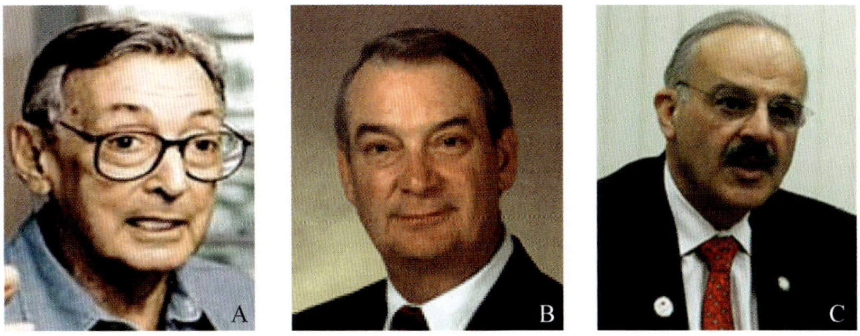

图 5-2-1　罗伯特 · 佛契哥特（A）；费瑞 · 慕拉德（B）；路易斯 · 伊格纳洛（C）

2.8.1　SO_2 生物信号分子作用研究的开启

降低血压

2003 年，孟紫强等研究发现，吸入 SO_2 及腹腔注射其衍生物 Na_2SO_3 和 $NaHSO_3$ 中性混合液（摩尔质量之比约为 3 ∶ 1）对大鼠血压有降低作用。[1] 表明 SO_2 在降低动脉血压方面的功效与 NO 类似。

多器官内源合成

2005 年，孟紫强等研究发现，正常小鼠不同器官均可内源性合成 SO_2，且 SO_2 暴露可使其水平升高。[2]

细胞因子调节

2005 年，孟紫强等发现 SO_2 可引起小鼠肺和血清中细胞因子水平改变。[3]

2.8.2　SO_2 衍生物对血管张力的作用

衍生物的血管环舒张与信号途径

自 2001 年开始，孟紫强研究组采用离体血管灌流试验方法，研究 SO_2 衍生物对大鼠离体主动脉血管环的舒张作用及其信号转导途径，试图探讨 SO_2 对心血管功能的生理调节作用，以证明 SO_2 是一种新型气体信号分子。

2005 年，孟紫强等研究发现，SO_2 衍生物（1 ~ 8 mmol/L）对大鼠离体主动脉血管环有舒张作用和抑制血管收缩的作用，提出其与细胞钙通道有关的观点。[4]

1　Meng Z Q，et al. 2003. Blood pressure of rats lowered by sulfur dioxide and its derivatives. Inhalation Toxicology，15：951-956.

2　Meng Z Q，et al. 2005. Levels of sulfite in three organs frome mice exposed to sulfur dioxide. Inhal. Toxicol.，17（6）：309-313.

3　Meng Z Q，et al. 2005. Effect of sulfur dioxide inhalation on cytokine levels in lungs and serum of mice. Inhal. Toxicol.，17：303-307.

4　孟紫强，张海飞 .2005. 二氧化硫衍生物对大鼠离体主动脉血管环的舒张作用 . 应用与环境生物学报，11（1）：64-66；孟紫强，张海飞 .2005. 二氧化硫衍生物对大鼠离体主动脉环收缩影响 . 中国公共卫生，21（12）：1412-1414；Meng Z Q，et al. 2007.Vasodilatation of sulfur dioxide derivatives and signal transduction. Arch Biochem Biophys.，15；467（2）：291-296；Meng Z Q，Zhang H F. 2007.The vasodilator effect and its mechanism of sulfur dioxide-derivatives on isolated aortic rings of rats. Inhalation Toxicology，19：979-986.

2006 年，孟紫强等进一步提出，SO_2 的血管舒张作用可以部分地被 PGI_2（前列环素）-AC -cAMP-PKA 信号途径所介导。[1]

2007 年，孟紫强研究组发现，SO_2 对大鼠血管舒张的作用可以通过另一条信号途径，即 PGI_2- 血栓素 A2，进行介导。[2]

不同衍生物作用不同，加入盐酸才能作为 SO_2 供体

2012 年，孟紫强等研究发现，亚硫酸氢钠溶液可引起血管舒张，而 Na_2SO_3 可引起血管收缩，发现 SO_2 衍生物对血管的双向性作用及其机理。同时发现，加入盐酸的亚硫酸氢钠或焦亚硫酸钠溶液与 SO_2 水溶液的光谱吸收相同，对血管舒张作用的信号途径和离子通道介导机制也相同，提出亚硫酸氢钠溶液或焦亚硫酸钠溶液加入适量盐酸可以用作 SO_2 供体的观点。[3]

2.8.3 SO_2 是一种新型生物信号分子的确定

发现 SO_2 供体——生理学研究新模式创建

2007—2008 年，孟紫强研究组证明了 SO_2 在水或有机溶液中仍然以 SO_2 分子形态存在，建立了用 SO_2 水溶液作为 SO_2 直接作用于生物细胞和组织的生理学研究新模式。[4]

气态 SO_2 对血管的舒张作用

2008—2009 年，孟紫强研究组研究发现，气态 SO_2 对血管的舒张作用显著大于其衍生物，生理浓度的气态 SO_2 对血管即有舒张作用，其机制是通过上调 NO/cGMP 信号途径，并且受细胞大电导钙激活钾通道（BKCa）、L- 钙离子通道、ATP 敏感性钾通道（ATP-sensitive potassium channel，KATP）的介导，从而证明 SO_2 是一种新型生物信号分子。[5]

---

1 孟紫强，等.2006. 二氧化硫衍生物引起大鼠血管舒张的细胞信号转导途径 . 应用与环境生物学报，12（1）：52-54；孟紫强，等 . 2008. cAMP-PKA 信号转导在 SO_2 衍生物舒张血管中作用 . 中国公共卫生，24（5）：562-564.

2 李屹，孟紫强 . 2007. 二氧化硫及其衍生物对大鼠血管及血浆中前列环素和血栓素 A2 的影响 . 环境与健康杂志，24（4）：189-191.

3 Meng Z Q，et al. 2012. The vasorelaxant effect and its mechanisms of sodium bisulfite as a sulfur dioxide donor. Chemosphere，89：579–584.

4 孟紫强，郭掌珍 . 2009. SO_2 在水和有机溶剂中的化学形态及其脂 / 水分配系数：SO_2 生理学研究新模式 . 生态毒理学报，2009，4（1）：75-80；Meng Z Q，et al. 2012. The vasorelaxant effect and its mechanisms of sodium bisulfite as a sulfur dioxide donor. Chemosphere，89：579-584；杨振华，孟紫强，等 . 2013. 二氧化硫及其衍生物的光谱特性及其应用 . 环境化学，32（2）：188-194.

5 Li J L，Meng Z Q. 2009.The role of sulfur dioxide as an endogenous gaseous vasoactive factor in synergy with nitric oxide. Nitric Oxide – Biology and Chemistry，20：166–174；Zhang Q X，Meng Z Q. 2009. The vasodilator mechanism of sulfur dioxide on isolated aortic rings of rats：involvement of the K^+ and Ca^{2+} channels. European Journal of Pharmacology，602：117-123；Meng Z Q，et al. 2009.Vasodilator effect of gaseous sulfur dioxide and regulation of its level by Ach in rat vascular tissues. Inhalation Toxicology，21：1223–1228；Li J L，Meng Z Q，et al. 2010. Sulfur dioxide upregulates the aortic nitric oxide pathway in rats. European Journal of Pharmacology，645：143–150；孟紫强，等 . 2009. 内源性气态 SO_2 对血管的舒张作用及其机制 . 生物物理学报（增刊），25：220-221；张全喜，孟紫强 . 2008. 内源性气态 SO_2 对血管的舒张作用及其机制：细胞离子通道的作用 . 生态毒理学学报，3（6）：558-562.

内皮细胞是合成 SO_2 的主要细胞

2009 年，孟紫强等发现，实验动物多种器官可以合成内源性 SO_2，在血管组织中内皮细胞和平滑肌细胞均可以合成 SO_2，但内皮细胞是其合成的主要细胞，乙酰胆碱（ACh）可以促进血管组织中 SO_2 的合成。[1]

SO_2 抗血管痉挛效应

2010 年，孟紫强与其博士生李君灵等发现，SO_2 对血管舒张作用有延迟作用，提出 SO_2 有抗血管痉挛作用的观点。[2]

2.8.4 气态 SO_2 对心脏的作用与信号途径

2009—2012 年，孟紫强与其博士生张全喜研究发现，气态 SO_2 及其衍生物对大鼠离体心脏具有负性肌力作用且 SO_2 的作用远大于其衍生物，其机制是通过上调 NO/cGMP 信号途径，并且受细胞钙离子通道、KATP 的介导。此外，他们还发现，SO_2 还具有能调节心肌氧化应激、心肌细胞膜 Na^+ K^+ -ATP 酶和 Ca^{2+} Mg^{2+} -ATP 酶活性等多种功能。[3]

2.8.5 SO_2 是炎症和免疫信号分子

2014 年，孟紫强与其博士生李瑞金等研究发现，SO_2 与实验动物的炎症和免疫反应有关，可能是参与炎症和免疫反应的信号分子。[4]

2.9 SO_2 与其他化学物的联合作用

1969 年，阿姆杜尔（M. O. Amdur）研究发现，SO_2 与颗粒物联合暴露可以促进 SO_2 转化为三氧化硫（SO_3），从而使 SO_2 的刺激作用增大 3～4 倍。

1979 年，WHO 指出，SO_2 与吸烟、颗粒物同时暴露可以使呼吸效应增大、呼吸疾病的发生率增加、超标死亡率增加、现有呼吸疾病加重。

1990 年，乔若斯（Jorres）和麦格努森（Magnussen）研究发现，SO_2 与 NO_2 联合暴露对哮喘病人呼吸道反应具有协调作用。

1997 年，里伽斯（Rigas）等研究发现 SO_2 能增加人肺对臭氧的吸收和臭氧对呼吸道的毒性作用。

---

1 Meng Z Q, et al. 2009.Vasodilator effect of gaseous sulfur dioxide and regulation of its level by Ach in rat vascular tissues. Inhalation Toxicology, 21: 1223–1228.

2 Li J L, Meng Z Q, et al. 2010. Sulfur dioxide upregulates the aortic nitric oxide pathway in rats. European Journal of Pharmacology, 645: 143–150.

3 Zhang Q X, Meng Z Q. 2012. The negative inotropic effects of gaseous sulfur dioxide and its derivatives in the isolated perfused rat heart. Environmental Toxicology, 27: 175–184；张全喜，孟紫强 . 2012. 二氧化硫对大鼠离体心脏功能影响的机制研究 . 环境科学学报，32（4）: 968-973.

4 Li R J, Meng Z Q, et al. 2014. Effect of sulfur dioxide on inflammatory and immune regulation in asthmatic rats. Chemosphere, 2014, 112: 296-304.

2003 年，孟紫强研究组研究发现，SO_2 和铅联合染毒对小鼠细胞遗传的损伤有协同作用。[1]

2.10 SO_2 应用毒理学研究

2.10.1 SO_2 最小风险水平与致命浓度的研究

1990 年，美国国家空气洁净法的修订中要求继续降低 SO_2 的排放，美国 EPA 回顾了 SO_2 的健康效应并制定《国家环境空气质量标准》（*National Ambient Air Quality Standards*，NAAQS），按照此标准，SO_2 年均平均浓度为 0.03 ppm，24 h 平均限度为 0.14 ppm。

1981 年，谢泼德（Sheppard）等研究发现，运动的中等哮喘病人吸入 SO_2 10min，其中最敏感的 2 名试验者吸入 0.1 ppm SO_2 就出现支气管缩小和呼吸阻力增加的反应，并在 0.1 ~ 0.5 ppm 存在剂量 - 效应关系；而其他试验者吸入 0.25 ppm 出现气道阻力增加的反应。于是把最小可观察到的损害作用水平（LOAEL）确定为 0.1 ppm。据此，把 SO_2 急性（14 d 或以下）吸入最小风险水平（minimal risk levels，MRL）确定为 0.01 ppm。

1998 年，有害物质数据库（hazardous substances data bank，HSDB，1998）规定，100 ppm 浓度的 SO_2 吸入对生命和健康有急性危害。

2.10.2 SO_2 生物标志物研究

1960 年，Balchum 等研究发现，SO_2 代谢物能够迅速被上呼吸道吸收和在全身分布。

1974 年，Gunnison 和 Palmes 研究发现，SO_2 与血浆蛋白反应形成二硫键化合物（S-sulfonates），且该化合物在血浆的水平与大气 SO_2 水平（>0.3 ppm）成正比，所以二硫键化合物可以作为 SO_2 暴露水平的生物标志物。

1989 年，孟紫强研究组研究发现，人血淋巴细胞染色体畸变、微核、姊妹染色单体交换可以作为 SO_2 非特异性生物标志物。[2]

2.10.3 对 SO_2 毒性效应干预的研究

1962 年，弗兰克（Frank）等提出诱发气道阻力增加是由于反射性支气管缩小的理念。

1992 年，肯尼迪（Kennedy）等报告，吸入类交感神经的支气管扩张剂可以减轻

---

1 武冬梅，孟紫强 . 2003. 二氧化硫和铅联合染毒对小鼠遗传物质的损伤 . 中国环境科学，23（5）：526-530.

2 Meng Z Q，et al. 1989. Chromosomal aberrations in sulphur dioxie-exposed workes. China Environmental Sci，（1）：90-95；孟紫强，等 .1989. 硫酸厂工人外周血淋巴细胞微核率的研究，环境科学学报，9（1）：125-128.

反应性气道功能紊乱综合征。

菲尔德（Field）等（1996）和拉扎勒斯（Lazarus）等（1997）报告，注射阿托品（含颠茄碱）可以预防健康人因吸入 SO_2 而引起的气道阻力增加。吲哚美欣（Indomethacin，一种前列腺素合成酶抑制剂）和扎鲁司特（zafirlukast，一种白三烯受体拮抗剂）可以降低 SO_2 对哮喘病人引起的气道反应。

1998 年，克拉斯诺夫斯卡（Krasnowska）等研究发现，低分子量肝磷脂可以减轻 SO_2 暴露引起的大鼠支气管黏膜炎症。1997 年，Sugiura 等研究证明，在英国和日本用于治疗鼻窦炎的喷雾剂 S－羧甲基半胱氨酸（S-carboxymethylcysteine）可促进 SO_2 对兔诱发的鼻窦黏膜的修复和鼻窦纤毛的恢复。

1997 年，意特里克（Etlik）等研究证明，维生素 E 和维生素 C 可以减轻 SO_2 对大鼠引起的氧化效应如脂质过氧化和膜损伤。

1995 年，孟紫强等研究发现，沙棘油对 SO_2 诱发人血淋巴细胞染色体畸变有预防作用；2002 年，他们又研究报道，沙棘油对 SO_2 引起的小鼠肺组织氧化损伤和小鼠骨髓细胞遗传损伤有防护效应。[1]

2.11 SO_2 生态毒理学研究

1986—1989 年，祝玉珂、谢淑琦、孟紫强和王翠红申请获得山西省自然科学基金项目“太原地区抗污树种及指示植物的筛选与研究（1986—1989）”，他们采用开顶式动态熏气方法，对 SO_2 空气污染引起华北地区近百种植物（包括乔木、灌木、草本、花卉、草皮植物等）的叶片受害特征进行研究，为空气环境污染地区的绿化和生物监测提供植物种类和科学方法。该研究成果获得 1991 年山西省科技进步应用成果三等奖。

1999—2011 年，孟紫强先后招收仪慧兰、杜青平、张建彪等博士研究生，对 SO_2 生态毒理学进行研究。他们研究的历程如下：

2001—2003 年，仪慧兰、孟紫强等研究发现，SO_2 衍生物（Na_2SO_3 和 $NaHSO_3$ 摩尔质量之比为 3∶1）可引起大蒜、蚕豆、大麦、小麦、玉米等植物幼苗生长和细胞分裂迟缓，以及蚕豆和大蒜根尖细胞遗传损伤。此外，他们还研究了 SO_2 衍生物对小麦

1 孟紫强，等 . 2002. SO_2 对小鼠骨髓细胞微核的诱发及沙棘油的防护作用 . 山西大学学报，25（2）：168-172；武冬梅，孟紫强 . 2002. 沙棘油对 SO_2 吸入所致小鼠肺氧化损伤的防护效应 . 环境与职业医学，19（4）222-224；Ruan A D，Meng Z Q，et al. 2003. Protective effects of seabuckthorn seed oil on mouse injury induced by sulfur dioxide inhalation. Inhalation Toxicology，5：1053-1058.

幼苗叶组织生长代谢和细胞膜透性等方面的影响。[1]

2011 年，张建彪、孟紫强等研究报道了杨树人工林轮作土壤碳通量和碳储量的变化规律，并探讨了煤矿土壤污染和煤烟型空气污染对陆地生态系统的影响。[2]

2.12 SO_2 毒理学专著

2012 年，孟紫强与其研究生历时 3 年，把他们 20 余年来（1986—2012 年）SO_2 及其衍生物（亚硫酸盐、亚硫酸氢盐和焦亚硫酸盐）在毒理学、病理生理学及生理学方面的重要研究成果，总结成书——《二氧化硫生物学：毒理学、生理学、病理生理学》，由科学出版社出版（图 5-2-2）。全书共计 19 章，主要内容包括：硫的生命必需性与硫循环、SO_2 生物学研究历程与概况、SO_2 的吸收与代谢、SO_2 及其衍生物的物理和化学性质、一般毒性与流行病学、细胞生物学与病理形态学、细胞遗传毒理学与“三致”（致突变、致畸变与致癌变）作用、生物化学与分子毒理学、病理生理学与细胞因子、生理学与信号分子作用以及 SO_2 对植物的生物学作用等。

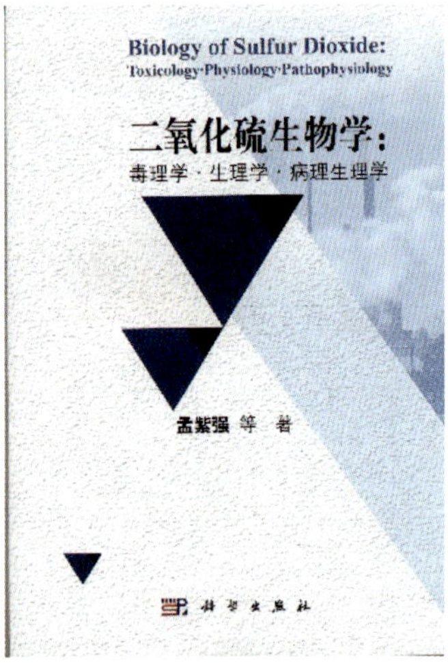

图 5-2-2 孟紫强等著的《二氧化硫生物学：毒理学、生理学、病理生理学》（科学出版社，2012）

在该书中，孟紫强对其提出的 SO_2 及其衍生物是具有多种毒理学作用的全身性毒物，SO_2 对呼吸系统、心脑血管系统、神经系统等方面的病理生理学作用，SO_2 可在多种器官组织内源性生物合成并具有多种生理学作用，以及 SO_2 是一种新型生物气体信号分子等新概念、新发现，进行了详细论述。

2022 年，孟紫强与其博士毕业生张全喜、杨振华、李君灵、李瑞金等对他们多年来关于 SO_2 生物信号分子方面的研究成果进行总结，编辑出版《二氧化硫信号分子研究》专著，由中国环境出版集团出版。

---

1 仪慧兰，孟紫强 . 2001. 亚硫酸氢钠对大蒜幼苗生长和有丝分裂的作用 . 植物研究 . 21（3）：384-387；仪慧兰，孟紫强 . 2001. SO_2 衍生物对大蒜根尖细胞遗传损伤作用的研究 . 环境科学学报，21（4）：486-490；仪慧兰，孟紫强，等 . 2002. 二氧化硫衍生物对蚕豆幼苗生长和细胞周期的影响 . 植物研究，22（3）：305-309；仪慧兰，孟紫强 . 2002. Na_2SO_3-$NaHSO_3$ 混合液对大麦幼苗生长和细胞分裂的影响 . 植物生态学报，26（3）：303-307；仪慧兰，孟紫强 .2002. SO_2 对大蒜根尖细胞遗传损伤作用的研究 . 生态学报，22（5）：709-714；仪慧兰，孟紫强，等 . 2004. SO_2 衍生物诱发蚕豆根尖细胞微核 . 生态学报，24（2）：368-371；Yi H L，Meng Z Q. 2003. Genotoxicity of hydrated sulfur dioxide on root tips of Allium sativum and Vicia faba. Mutation Research，537：109-114；杜青平，孟紫强，等 . 2002. SO_3^{2-} 与 Cl^- 胁迫对小麦幼苗毒性的研究 . 农业环境保护，21（4）：328-330；杜青平，孟紫强，等 . 2002. 亚硫酸盐对小麦幼苗叶组织生长代谢的影响 . 西北植物学报，22（6）：1372-1376；杜青平，孟紫强，等 . 2003. 亚硫酸盐引起小麦幼苗细胞膜透性等改变的机制研究 . 西北植物学报，23（6）：938-941.

2 Zhang J B，Meng Z Q，et al. 2011. Changes in soil carbon flux and carbon stock over a rotation of poplar plantations in northwest China. Ecological Res.，26：153- 161.

第3章
汞毒物学研究史

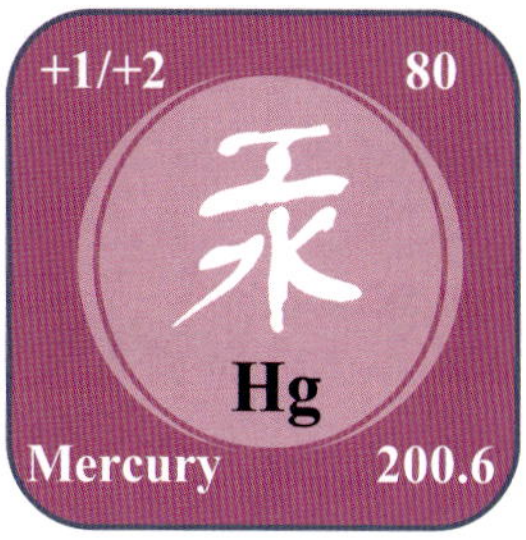

汞是一种金属元素，俗称水银，英文名称为Mercury。汞元素的化学符号“Hg”，来自希腊词“hydrargyrum”，意思是“液体的银”。由于汞在常温下是闪亮的银白色重质液体，加之汞能溶解许多金属（如金、银等）形成汞合金（也叫汞齐），所以在古代希腊、古罗马、中国和古印度人的意识里，汞是一种神秘的物质，涉及各个方面：从普通医药到长生不老的仙丹，从医生到炼金术士。在太阳系中，距离太阳最近的行星就是用它的名字“Mercury”（水星）命名的。直到现代化学和毒理学的发展才慢慢揭开“汞”的神秘面纱。

3.1 汞中毒的历史

3.1.1 古代汞中毒历史记载

史前的红色颜料

汞的最大天然来源是朱砂（cinnabar），它是一种含有汞和硫黄的红色矿物。考古发现，在史前时代，古代罗马就把朱砂涂在人的头盖骨上。考古学家在秘鲁玛雅遗址发现，早在公元前500年，朱砂就被用作颜料。

监禁罪犯和奴隶

在古代，人们感觉汞很神秘，以为汞可能会带来某种意想不到的希望，实际上，很多古代人也早已知道汞是有毒的。因为古代人类已经发现在开采汞的过程中，接触汞的一些人会发生疾病，表现为肢体震颤并发展为精神错乱，最终失去听觉，视觉也会受到严重影响。因此，古代罗马人把汞矿山用作监禁罪犯、奴隶和其他不受欢迎的人的地方，这些人成为受汞毒害的高危人群，他们往往由于汞中毒而寿命缩短。

汞与黄金

古代欧洲的炼金术士相信汞与其他物质适当的混合可以炼成金子。因此，在3世纪末，古罗马皇帝戴克里先（Diocletian，245—313年）由于担心炼金术士创造巨额黄金而削弱罗马货币的价值，甚至用黄金贿赂官员和获得权力，所以他颁布了一项规定，命令销毁所有炼金术方面的书。

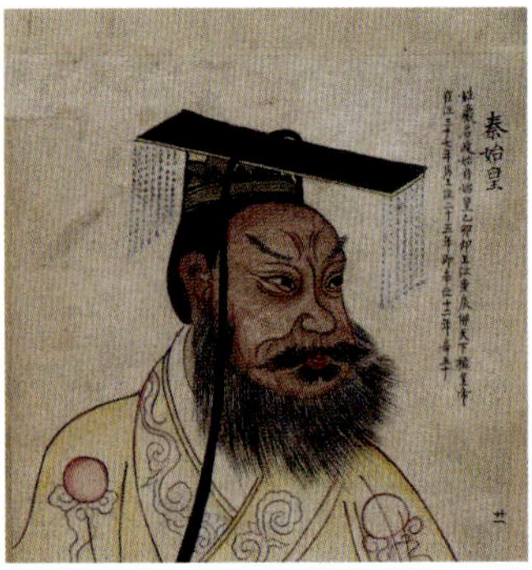

图 5-3-1　秦始皇嬴政

汞与长寿丹药

在古代，炼金术和医学之间往往缺乏明确的界限。史前，中国的炼金术士对汞研究的一个重要方面是寻找长生不老药。

统一中国的第一个皇帝——秦始皇嬴政（公元前259—前210年，图5-3-1），派出很多人马寻找长生不老的秘方，但都以失败告终。之后，方士为他调制了包含汞的丹药，以为这种闪闪发光的液体金属能使人长生不老，导致秦始皇在49岁便因服用含汞丹药而英年早逝。[1] 古代作家描述秦始皇为了在来生继续统治天下，把自己葬在一个豪华的地下陵寝中，以水银为江河湖海装饰墓底，而以宝石为日月星辰装饰墓顶。

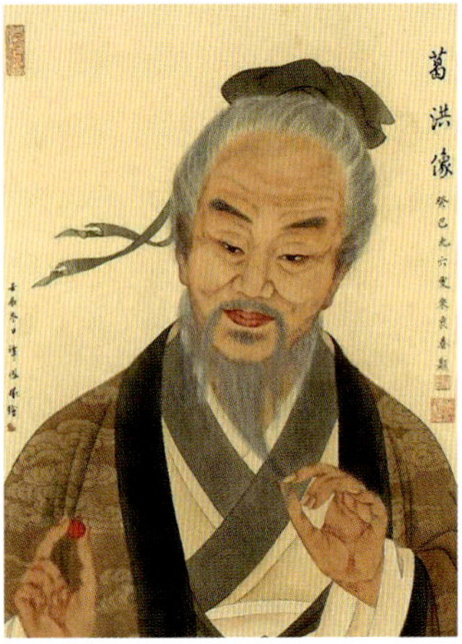

图 5-3-2　葛洪

汞与炼金术

在4世纪，古代中国名医、东晋道教学者、炼金术士葛洪（284—364年，图5-3-2）相信人是吃什么东西就会成为什么人，以为吃黄金的人就能达到完美。同时，他认为，一个真正的信徒可能贫穷，因此有必要找到一个替代黄金的物质。这样把朱砂用于医药就不足为奇了。他提出可能通过朱砂炼出黄金的观点。

3.1.2　近代汞中毒历史事件

（1）汞与医药

从16世纪或更早开始，几百年来，含汞药品常常被当作可以包治百病的万能药。不论是抑郁、便秘、流感，还是梅毒、寄生虫，总会有人说汞能治好这些病。

汞与梅毒治疗

到了15世纪末期，关于梅毒方面的著作在欧洲大量出现。16世纪前半期，梅毒成为最严重的医学问题。从16世纪初开始，直到20世纪初期抗生素发现之前，汞就一直是治疗梅毒的药物，尽管这种治疗并没有效力。

最初汞用于一种药膏，但是病人的症状常变得更糟糕。之后，汞蒸气（甚至Hg_2Cl_2）应用于浴盆消毒，但是并没有多少效果。这些治疗方法使用了4个多世纪，

1　Zhao H L，Zhu X，Sui Y. 2006. The short-lived Chinese emperors. J. Am. Geriatr Soc.，54（8）：1295–1296.

尽管那时并没有人证明汞有治疗效果。

汞应用于梅毒治疗的原因主要是：1906 年以前，诊断梅毒还很困难。而梅毒的进展有三个阶段，在每个阶段有一个缓解期。第二和第三阶段的缓解期一般为 2～3 年，因而给病人产生了错觉，似乎汞使用后有点疗效。

（2）汞蒸气引发的中毒事件

多起学者汞中毒事件发生

许多其他领域著名的科学家也曾因在工作中接触汞而受到过汞蒸气的毒害，例如英国化学家和物理学家法拉第（Michael Faraday，1791—1867 年）、法国哲学家和数学家帕斯卡（Blaise Pascal，1623—1662 年）和最著名的英国物理学家牛顿（Isaac Newton FRS，1643—1727 年）。1692—1693 年，牛顿曾因汞蒸气而受到毒害。然而，在汞污染源去除后，他们的中毒症状都消除或减轻了（图 5-3-3）。

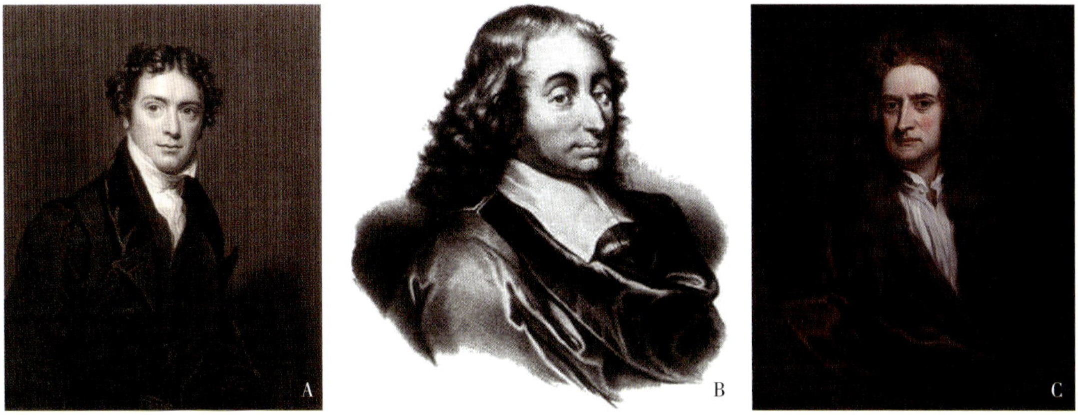

图 5-3-3 法拉第（A）；帕斯卡（B）；牛顿（C）

汞泄漏引起的健康问题

1810 年，两艘英国船只——“胜利”号（HMS *Triumph*）和“菲普斯”号（HMS *Phipps*）装载有大量汞，这些汞是从西班牙加的斯附近打捞一艘失事船上获得的。包装汞的囊袋很快破裂，导致汞液体和蒸汽对船的污染和水手的危害。水手们出现一系列神经损害症状，如震颤、瘫痪、过度流涎以及牙齿脱落、皮肤问题和肺部不适等。

1823 年，威廉·伯内特（William Burnet）发表了一份报告，认为水手们的症状是由汞蒸气的毒性作用而引起的。

（3）无机汞化合物引起中毒事件

汞中毒与毡帽制作

17 世纪中期，在法国兴起了毡帽制造行业，1830 年左右开始传入英国，而后又传入美国。传说有个法国制帽工人用汞化合物处理驼毛来改善驼毛质量，并用于预防梅毒。

于是，硝酸汞溶液的使用在制帽行业被广泛扩散。在美国，制帽行业的中心——康涅狄格州的丹伯里制帽厂（Danbury Hat Factory），一直使用硝酸汞溶液处理驼毛，直到 20 世纪 60 年代男帽不再流行（图 5-3-4）。制帽工人由于与硝酸汞长期接触而引起汞中毒，出现一系列震颤病症，公众称之为“丹伯里颤抖”。

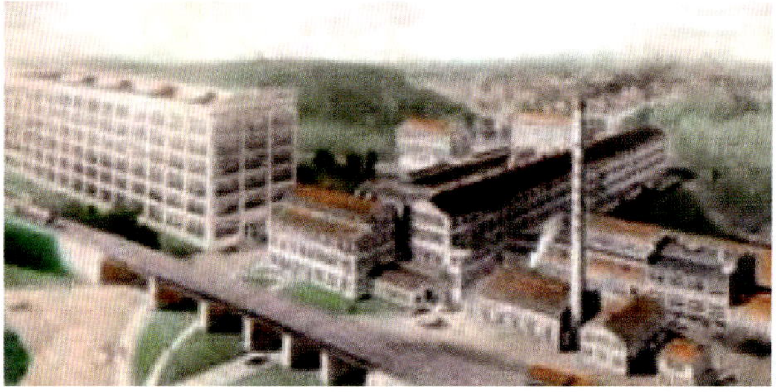

图 5-3-4 美国丹伯里制帽厂

（4）有机汞中毒事件

1865 年 2 月 14 日，乌尔里希（Carl Ulrich）博士在对二甲基汞试验研究中，由于没有适当的防护措施，吸入了大量二甲基汞而死。同一年，在同一个研究小组工作的技术员也因此住进了医院，最初他的症状比乌尔里希轻，但是不久症状就严重了，于 1866 年 4 月 7 日也去世了。报道指出第三个助手也患有此病，但是没有进一步的后续报道，所以他是否死亡并不清楚。

3.1.3 现代汞中毒历史事件

（1）药物或食物中毒

19—20 世纪前期，汞作为药物的普遍性

美国第 16 任总统亚伯拉罕·林肯（Abraham Lincoln，1809—1865 年，图 5-3-5）也是汞制剂的受害者。他在担任总统之前，经常遭受着情绪波动、头痛和便秘的痛苦。当时这种“恶心头疼”也称作“胆汁性头痛”，认为通过排便将胆汁排出体外就能得到治疗。而他通便不畅的时候总会恶心头疼，于是他便服用通便作用很强的“蓝色药丸”（blue mass）。在这种蓝色药丸里面包含纯液态汞、甘草根、玫瑰水、蜂蜜和糖。林肯自从服用蓝色药丸之后，身体越来越差，情绪多变、抑郁、失眠，还有肢体震颤、步态不稳等问题，这些都显示与汞毒性作用有关。幸好，林肯意识到这种蓝色药丸对他的健康有害无益，在入主白宫以后不再或很少服用这种药丸，他的健康才没有继续受到汞的毒害。

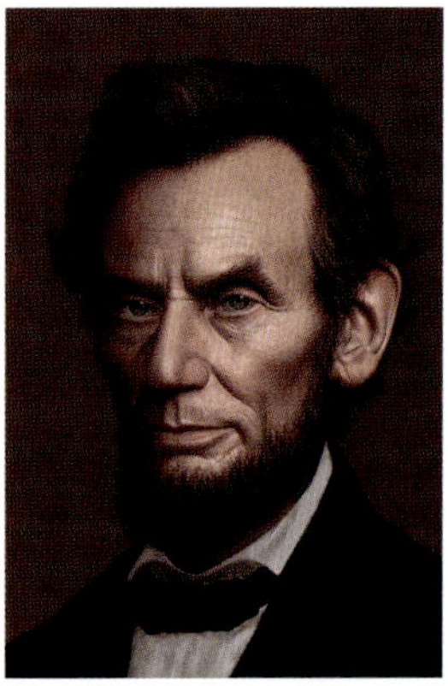

图 5-3-5 林肯总统

与林肯同时代的、签署《独立宣言》的美国开国元勋之一的本杰明·拉什医生，也使用甘汞对多种疾病进行治疗。例如，1793 年，他积极提倡大剂量使用甘汞和放血疗法治疗当时流行的黄热病。后来有人估算，黄热病的死亡率约为 33%，而拉什的病人死亡率为 46%。直到 20 世纪中期，由于青霉素的发明和人们对重金属毒性的认识，含汞药物才不再受青睐。

1920 年 9 月 5 日，无声电影演员奥莉薇·托马斯（Olive Thomas）在巴黎的旅馆误服了溶解在酒精里的含汞药物胶囊，几天后在美国的医院死亡。而在当时，她的丈夫杰克·皮克福德（Jack Pickford）用汞来治疗他的性病。这些也说明，汞在当时作为药物使用的普遍性。

2008 年 12 月，演员杰里米・皮文（Jeremy Piven）由于 20 年来每天吃 2 次寿司，被确诊为汞中毒。而女演员达芙妮・祖尼加（Daphne Zuniga）一周吃 4 次寿司，也被确诊为汞中毒。[1]

（2）水俣病与甲基汞

水俣病（Minamata disease）是由于工业废水汞的排放而导致的公害病，被称为世界八大公害事件之一。20 世纪 50 年代，在日本，由于工业废水汞排放到海湾（水俣湾）和河（本州岛新潟县）中，甲基汞引起了水俣病流行，导致 600 余人死亡，3 000 余人被确诊为水俣病。[2] 研究发现，废水中的无机汞进入水体以后，可以被底泥或水中的微生物转化为甲基汞。甲基汞脂溶性很高，容易在鱼体内富集和在食物链中放大，使大鱼体内甲基汞含量很高，导致食用这些鱼的居民发生甲基汞慢性中毒，引发水俣病。由于该病发生在日本的海滨城市水俣镇，所以称为“水俣病”（水俣病发生、发现、研究以及确定为“公害病”与最后赔偿的全过程详见本卷 3.1.4 水俣病历史事件）。

（3）美国发生家庭烷基汞中毒事件

1969 年 12 月，美国新墨西哥州阿拉莫戈多市（Alamogordo）一个家庭发生烷基汞中毒。公猪吃了含汞的杀真菌剂后被宰杀，而该家庭有 7 人吃了该猪肉，经过 3 个半月有 3 个青少年（分别为 8 岁、13 岁和 20 岁）出现了典型而严重的烷基汞中毒，其尿液和血清中含汞量很高。母亲的尿液和血清中含汞量也很高，到 1970 年 3 月产下一个畸形婴儿。

（4）伊拉克群体中毒与甲基汞

1971—1972 年，在伊拉克农村发生了甲基汞群体中毒事件，其中至少有 6 530 人住院治疗，至少有 459 人死亡。[3]

1971 年 12 月 21 日，一名患者被送进伊拉克北部城市基尔库克的医院，接着在一周内，大量患者涌入全国各地的医院。他们都表现有相似的神经系统损伤症状，包括感觉和运动失调，手、脚、唇、舌麻木，听力减退或耳聋，视野缩小或失明。幸好，基尔库克医院的一名医生曾经见过类似的症状，意识到这是汞中毒。而汞中毒患者如此之多，引起了医院的高度警惕，并在 1971 年 12 月 26 日向政府发出特别警告。一场在全国范围大规模汞中毒灾难正在来临。

事件的起因是，当时伊拉克发生饥荒，于是在 1971 年秋天，伊拉克政府分别从美国和墨西哥进口了 73 000 t 小麦种子和 22 000 t 大麦种子。这批种子先运至各地谷仓，再免费发放到农民手中。彼时已是深秋，播种时节已过，很多农民就把这些种子作为

---

1 Tiffany McGee. 2009-01-15. Jeremy piven explains his mystery ailment. People.

2 Ui Jun. 1992. Industrial pollution in Japan. United Nations University Press.

3 Engler R. 1985.Technology out of control. The Nation，240.

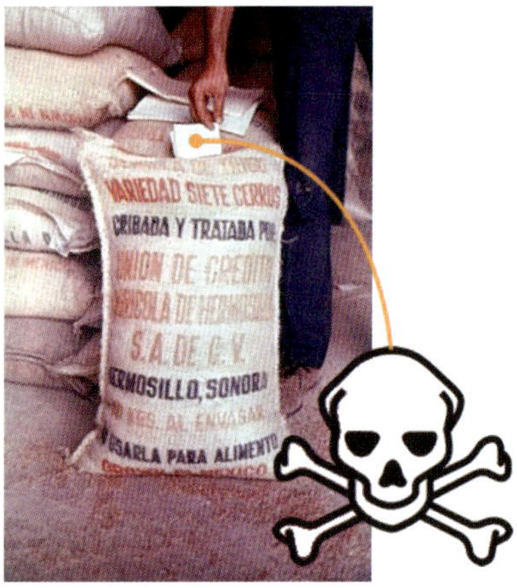

图 5-3-6　包装袋子上的西班牙文警示和毒物标志

过冬的口粮。

为了防止种子发霉和保证其发芽率，这些小麦种子已经用含甲基汞的杀真菌剂拌种了。同时种子被染上粉红色，以警示该种子不能食用。同时，在包装袋子上用西班牙文写了警示，但是伊拉克农民并看不懂；在袋子上有西方人作为毒物标志的骷髅图或骷髅旗，但是在当地文化中也没有警示的含义（图 5-3-6）。有的农民把种子染的粉红色洗掉了，以为毒素已经被洗掉，可以食用了，其实甲基汞是洗不掉的。此外，汞中毒从摄入到发病有 16～38 天的潜伏期。有些农民首先尝试将种子喂给牲畜，等几天看牲畜没事，便放心食用。其实那只是潜伏期没过，汞对牲畜的毒性未发作而已。

为了解决饥饿问题，许多伊拉克家庭直接把这些种子磨成面粉，做成面饼用以充饥。于是，全国性的甲基汞群体中毒事件暴发了。为此，几个国家将正常的小麦谷物运往伊拉克，以进行饥荒的人道主义支援。

这个事件完全是由于缺乏毒物学知识或对毒物标记的沟通不够造成的，如果把这些处理过的种子播种，再长成谷物，其含甲基汞会很少或不含甲基汞，就可以安全食用。

乙基汞中毒事件

1956 年和 1960 年，在伊拉克发生过两次乙基汞中毒事件。1971—1972 年发生的甲基汞中毒是伊拉克发生的第三次群体汞中毒事件，而且比前两次更为严重。前两次汞中毒事件，是由于当地农民用含乙基汞的杀菌剂（谷乐仁生 -M）拌种谷物以后，又用拌种过的谷物制成面包或面饼食用，导致的群体性汞中毒。这三次中毒的本质都是有机汞中毒，均表现为中枢神经系统损伤引起的各种中毒症状。

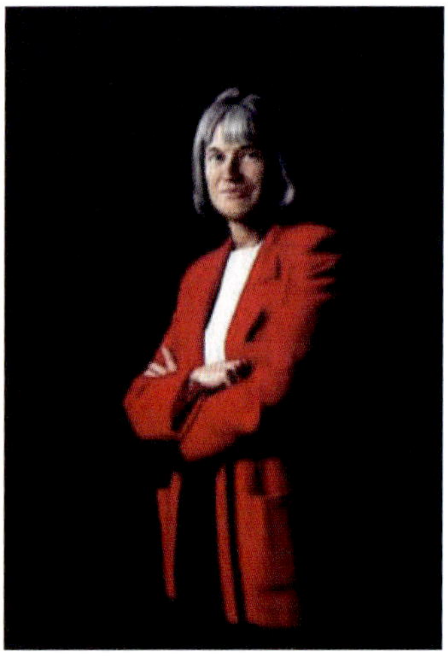
图 5-3-7　韦特尔·哈恩

（5）化学教授中毒身亡——二甲基汞中毒

1997 年，美国新罕布什尔州汉诺威市达特茅斯学院化学教授韦特尔·哈恩（Karen E. Wetterhahn）因汞中毒 48 岁去世的悲剧性事件成为美国全国媒体的头条新闻（图 5-3-7）。

韦特尔·哈恩教授是美国研究有毒金属的专家。1996 年 8 月 14 日，她在实验室研究镉的毒性时，用毒性很大的二甲基汞作参照物，而后者渗透她的防护手套而接触到她的皮肤。二甲基汞液体无色、无味，这次意外接触后，直到 6 个月后她才被确诊为汞中毒，此时她的病已不可逆转。1997 年 1 月，她突然生病住院，很快便进入昏迷状态，在当年 6 月她因汞中毒而去世了。[1]

由于韦特尔·哈恩的悲剧，手套等防护设备的安全标准得到修订。同时，美国也开始了消除生产和使用二甲基汞的运动。

（6）日常用品中的汞中毒事件

整个20世纪，汞在日常用品中被广泛应用，如碱性电池、荧光灯泡、电气开关、科学和医疗器械以及无处不在的温度计。温度计由于包含的汞量很少且是封闭其中，其安全问题几乎没有引起人们的注意。

温度计制作人员

20世纪七八十年代，在美国佛蒙特州普尔特尼市（Poultney）建立的Staco温度计工厂的工人开始注意到他们有一些共同的健康问题，如头疼、牙龈出血或肿痛、消化系统紊乱和不协调等问题。

经过调查，发现接触汞的工人的服装、家具和家庭的空气中含汞水平很高，而且许多工人和他们的孩子身体里也有汞的检出。这是接触汞的工人的孩子受到汞影响的第一次证明。1984年，工厂被迫关闭。从那时起，该工厂受害的工人一直向工厂提起诉讼和赔偿要求。

1991年9月，佛蒙特州普尔特尼市（Poultney）Staco温度计厂工人诉讼Staco工厂汞污染问题，最后Staco工厂支付289 000美元用于建立相关的水处理厂。

20世纪末期开始，各国开始禁止在医疗设备中使用汞。例如，水银温度计很快就被酒精温度计或其他无汞温度计所替代。

非法化妆品（Illegal cosmetics）

使用各种含汞化妆品会引起汞中毒发生。因此，在化妆品中使用汞是非法的。但是在一些非法皮肤增白产品中使有氯化汞（$HgCl_2$）作为有效成分，在使用时$HgCl_2$容易通过皮肤吸收进入血液。[2]

含有汞的化妆品通常是非法进口的。2002年，在香港发现两种皮肤增白产品的汞含量是最高允许剂量的9 000 ~ 60 000倍。

荧光灯（Fluorescent lamps）

荧光灯灯泡中的汞通常以元素汞液体和蒸气的形式存在，因为液体汞在环境温度下会蒸发。在室内破损时，灯泡可能会散发出足够的汞蒸气，从而引起健康问题，美国国家环境保护局建议在荧光灯泡破裂后，应将房间排空并通风至少15 min。[3]

1987年，一份报告描述一支8英尺[4]长的荧光灯在屋棚内破裂，虽然玻璃被清理干净并丢弃了，但经常在该区域玩耍的一个23个月大的孩子发生汞中毒，引发小儿肢端痛（粉红色病）症状，如厌食、体重减轻、易怒、出汗过多、手指和脚趾脱皮和发红。[5]

---

1 The Karen Wetterhahn story. University of Bristol web page documenting her death. retrieved December 9，2006.

2 Counter S A.2003. Whitening skin can be deadly. The Boston Globe.

3 Aucott M，et al.2003. Release of mercury from broken fluorescent bulbs. J Air Waste Manag Assoc，53（2）：143–151.

4 1英尺=0.304 8 m。

5 Tunnessen W W，et al.1987.Acrodynia：exposure to mercury from fluorescent light bulbs. Pediatrics，79（5）：786–789.

（7）汞蒸气中毒事件

2000年4月，艾伦·克默尼（Alan Chmurny）试图毒杀一名前雇员——玛尔塔·布拉德利（Marta Bradley）。克默尼在她的汽车通风系统中注入大量汞，致使该雇员发生汞中毒。[1]

2008年3月19日，美国55岁的托尼·温尼特（Tony Winnett），在试图使用液态汞从计算机部件的合金中分离提取黄金的过程中，而吸入汞蒸气，10天后死亡。他在俄克拉何马州的住处也被汞严重污染。[2]

（8）环境汞污染的慢性危害有待研究

大气环境中的汞约有一半来自燃煤电厂之类的人为排放，其余部为自火山喷发之类的自然来源。据估计，人类产生的汞中有2/3来自固体物质的燃烧，大部分为煤。其他重要的人为来源包括黄金生产，有色金属生产，水泥生产，废物处理，人类火葬场，苛性钠生产，生铁和钢铁生产，汞生产（主要用于电池）和生物质燃烧。[3] 人们对鱼类的摄入是人类和动物汞暴露的最重要来源。

环境汞污染一般浓度较低，但是暴露时间长，可能对公众造成慢性毒性危害。例如，大气环境污染汞及含汞化合物可以通过呼吸道进入人体，水环境和土壤环境污染的汞及其化合物，除了可以通过食物链进入人体外，也可以直接进入人体，尤其是有机汞化合物（如二甲基汞），也可以通过与裸露的皮肤直接接触而被吸收。但是，汞的这些长期低浓度慢性暴露对人体的毒性作用报道很少，尚需进一步研究。

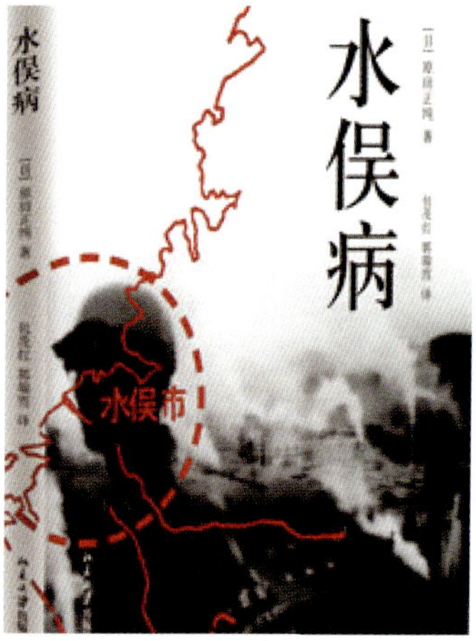

图5-3-8　原田正纯著《水俣病》（包茂红译，北京大学出版社出版。该书以生动的语言、同情患者的态度，科学地描述了水俣病因果关系确立的艰难过程，展示了水俣病认定和赔偿过程中政府（地方和中央）、企业、医学界和受害者之间错综复杂的博弈关系，预见了解决水俣病问题的长期性。本书出版于1972年，一直畅销不衰，到2009年已经重印了44版，并先后出版了英语、韩语、印度尼西亚语等近10种语言版本。）

3.1.4　水俣病历史事件

（1）震惊世界的水俣病公害事件

水俣病是人类历史上第一次由于工业废水排放对水体的污染而造成的公害病，因而引起环境科学家们的极大震惊，开启了全世界对水污染引发健康问题的关注。这对水污染与健康关系的研究有很大的促进作用，被称为世界八大公害事件之一（图5-3-8、图5-3-9）。

20世纪50年代，当地医生发现，日本窒素肥料株式会社（Nichitsu）在水俣镇设立的化工厂长期将工业废水排放到海湾（水俣湾）中，从而引起当地居民水俣病暴

1　Vargas J A . 2007-01-26. Mad scientist'：on court TV，fatal chemistry. The Washington Post.

2　Swearengin M. 2008-04-01. Man dies from mercury poisoning after trying to extract gold. Durant Daily Democrat.

3　Pacyna E G，Pacyna J M，Steenhuisen F，et al. 2006. Global anthropogenic mercury emission inventory for 2000. Atmos Environ，40（22）：4048–4063.

发。经过流行病学调查，发现当地有 3 000 余人被确诊为水俣病，其中有 600 余人死亡，受害的 21 000 余人向日本政府提出索赔。在 22 个记录在案的案例中，孕妇吃了甲基汞污染的鱼以后，虽然汞中毒症状轻微或无症状，但出生的胎儿异常。[1]

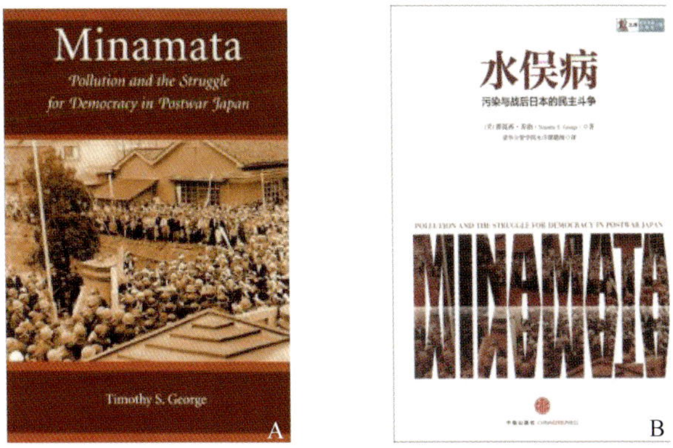

图 5-3-9　蒂莫西·乔治（Timothy S. George）著 *Minamata: Pollution and the Struggle for Democracy in Postwar Japan*（A）及其中译本《水俣病：污染与战后日本的民主斗争》（清华公管学院水俣课题组译）

水俣病的病症和症状

水俣病的症状表现为轻者面部痴呆、言语不清、手足麻痹、感觉障碍、运动失调；重者肢体震颤、手足变形、步履蹒跚、视野缩小或失明；进一步发展则表现为精神失常，或酣睡，或兴奋，甚至死亡（图 5-3-10）。

其实，早在多年前，就有过水俣湾的鱼、鸟、猫等行为异常的报道，有的地方甚至连猫都绝迹了。由于猫爱吃鱼，所以这种病症最先在猫身上发生，被称为“猫舞蹈症”。病猫步态不稳，抽搐、麻痹，甚至跳海死去，被称为“自杀猫”（图 5-3-11）。随后不久，水俣湾也发现了患这种病症的人。当时由于病因不明而被叫作“怪病”。

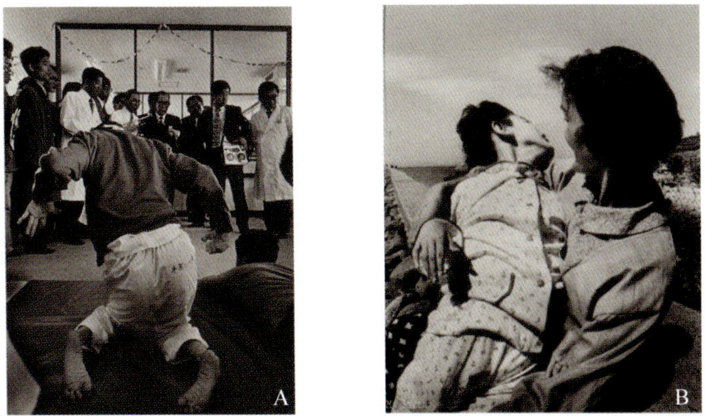

图 5-3-10　水俣病患者（A，艾琳·美绪子·史密斯摄）；先天性水俣病患者 Takako Isayama 和她的妈妈（B，尤金·史密斯摄）

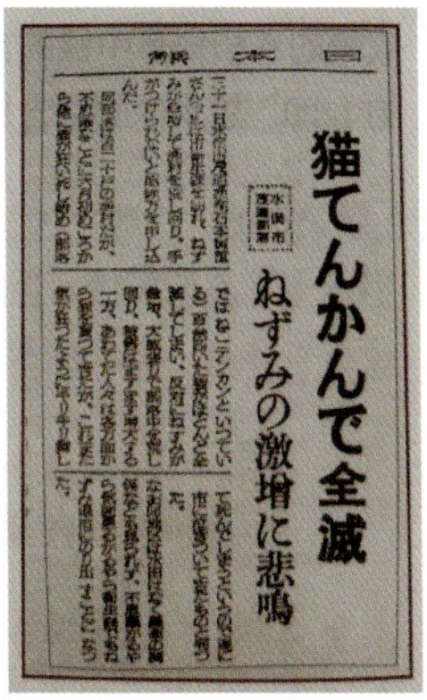

图 5-3-11　首次报道水俣市猫癫痫死亡问题（《熊本日日新闻》，1954 年 8 月 1 日）

1　Davidson P W，Myers G J，Weiss B. 2004. Mercury exposure and child development outcomes. Pediatrics，113（4 Suppl）：1023-1029.

（2）水俣湾的生态环境及其污染

水俣湾的生态环境

日本熊本县水俣湾的海域被称为“不知火海”，是由九州岛和天草诸岛围起来的内海。水俣湾海产丰富，是当地渔民的主要渔场。水俣镇是水俣湾东部的一个有4万多人的小镇，后来被改为水俣市。在20世纪初，一切都安静祥和（图5-3-12）。

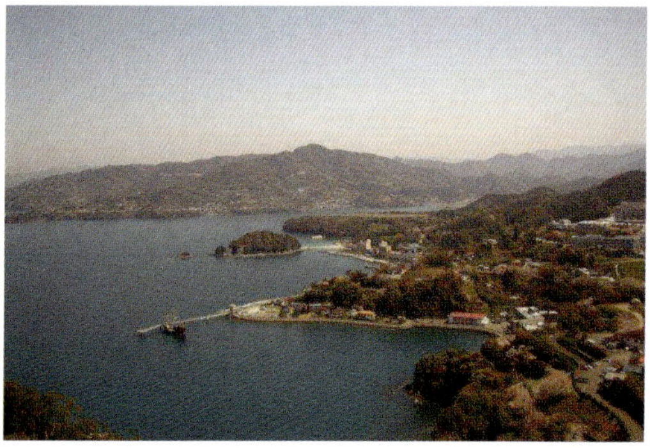

图5-3-12　水俣湾

化工废水肆意排放

1908年，日本室素肥料株式会社（Nichitsu），又称智索株式会社或智索公司（Chisso Corporation），在水俣市（Minamata city）开设化工厂，生产碳化钙，并利用空气氮固定法生产氰氨钙。1923年，该厂采用卡萨勒法进行合成氨的生产。20世纪30年代，该厂乙醛生产使用汞作催化剂，在硫酸汞的催化下乙炔吸收一个水分子形成乙醛，后者再衍生成乙酸。作为日本最大最先进的化工厂，还对乙醛下游产品的生产进行开发研究如乙酸乙酯、醋酸纤维素、乙烯乙炔、丙酮、丁醇和异辛烷等有机化学物。1941年，开始生产乙烯、氯乙烯增塑剂等多种有机化学物，大量使用汞化合物作为催化剂。1945年，盟军占领军下令解散日本室素肥料株式会社。1950年，该公司复工再建，汞化合物继续作为催化剂，在多种有机合成中得到应用。

1951年8月，该公司生产中将由汞化合物与二氧化锰组成的共催化物中的二氧化锰改变为硫化铁，导致甲基汞副产物产生。1953年，开始产生邻苯二甲酸酯，这是生产聚氯乙烯（polyvinyl chloride，PVC）的重要增塑剂。智索公司重新恢复了它在日本化学工业的领先地位。

长期以来，该化工厂生产产生的废水未进行任何处理就排放到水俣湾的海域中，污染严重，对当地渔业影响很大。于是，水俣镇的渔民曾多次向公司表达抗议，虽然渔民们曾在1926年和1943年两次收到补偿，但依照当时的相关规定，公司不但继续向水俣湾排放未经任何处理的废水，而且对渔民无须履行长远赔偿的义务。

由此可知，智索公司几十年来向水俣湾海域排放了大量无机和有机汞化合物（图5-3-13）。

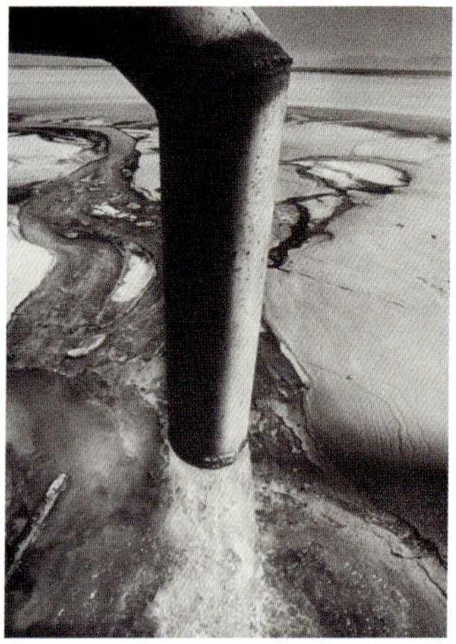

图5-3-13　智索公司水俣工厂排放的污水（尤金·史密斯摄）

（3）水俣病暴发及其生态机理

水俣病流行暴发

1956年4月，一名5岁1个月的女孩田中静子被送到智索公司水俣工厂附属医院就诊，其主要症状为步态不稳，语言不清，抽搐、昏迷、谵语等。随后病况急速恶化，一个月后双眼失明，全身性痉挛，不久死亡。死者2岁的妹妹和近邻中的四人也罹患相同的病症。

1956 年 5 月 1 日，该院院长细川护熙博士（Dr. Hajime Hosokawa）向水俣市卫生当局报告说“发生了一种不能确诊的中枢神经系统疾病的流行”。细川护熙博士立即与当地医疗协会和医疗中心展开了流行病学合作调查。经过工厂附属医院、市卫生当局、市医院及当地医师会的调查，发现儿童及成年人中都有病例发生，初步调查共发现了 30 例患者，其中一部分自 1953 年就已发病并多数住在渔村，已有 17 人死于相同症状，这种怪病的高死亡率震惊了所有人。因这些人的症状和当地猫发生的“舞蹈病”症状相似，又因病因不明，故当地人称这为“猫舞蹈病”或“怪病”。对这类患者，不同医生诊断不同，有的误诊为梅毒、先天性运动失调，有的误诊为酒精中毒、乙型脑炎等。

生态机理

水俣病发生的生态毒理学机理是，化工厂通过废水排放到水俣湾海水中的无机汞，在厌氧条件和微生物作用下，转变成甲基汞（$MeHg^+$），扩散到水里，进入浮游生物体内，后者被小鱼虾摄食，再被中鱼、大鱼摄食，在食物链中甲基汞进一步放大，最终使食鱼者发生甲基汞中毒，导致水俣病发生。

（4）水俣病病因研究与受害者的抗争

病因研究的历程

1956 年 8 月，日本学者发现水俣湾海水中有污染物质，侦察矛头指向智索公司。这种怪病被称为“水俣病”。8 月 24 日，熊本大学医学部成立了水俣病研究小组。11 月 4 日，研究小组报告初步怀疑是重金属中毒，可能是因为吃了受污染的鱼。调查工作遭到智索公司的强烈反对。

1956 年 12 月，熊本大学喜田村教授发现，从其他地区带到水俣湾进行短期饲养的鱼和临时在湾内洄游的鱼都很快中毒，证明水俣湾海水具有很强的毒性，但行政当局和智索公司完全无视这些研究成果。

1958 年 3 月，英国神经学家道格拉斯·麦卡平（Douglas McAlpine）提出，水俣病的症状类似于有机汞中毒。

1958 年 9 月，智索公司改变乙醛厂废水排放路线，由排放到水俣湾改变为排放到水俣河。

1959 年，熊本大学水俣病研究小组发表研究报告，指出水俣病的病原为当地智索公司水俣工厂排出的有机汞，1932—1966 年有数百吨的汞被排入水俣湾。然而，智索公司立即否认此说，认为工厂只用金属汞，不用甲基汞，因此，不可能是水俣病的来源。

1959 年 8 月 29 日，智索公司和水俣渔场之间通过调解就渔业的损失签订了补偿协议。10 月 21 日，智索公司再次改变乙醛厂废水排放路线，由排放到水俣河改变为排放到水俣湾，从而激起渔民的愤怒，水俣市的紧张态势达到高潮。

1959 年 10 月，智索水俣化工厂已经完全明白了一个事实：水俣病与乙醛废水的过量排放密切相关，但由于这涉及有机化合物生产的核心链条，公司对外持续否认罪责。

受害者的抗争

1959 年 11 月 2 日，熊本县渔业合作社联盟成员（有说是日本海渔民）4 000 余人聚集起来，要求日本国会对污染海域进行深入调查。在回家的路上，他们闯入智索公司，摧毁了办公设备而引起骚乱，造成约 1 000 万日元的损失。该事件被新闻媒体不断报道扩大，水俣病也终于在被发现的 3 年半后，成为日本民众关注和宣传的焦点（图 5-3-14）。站在风口浪尖上的水俣化工厂工会以及包括日本社会党在内的许多团体，都对渔民暴乱提出了批评。但是，如果渔民没有采取行动，水俣病绝不会成为全国新闻，也不会引起全社会的广泛关注。

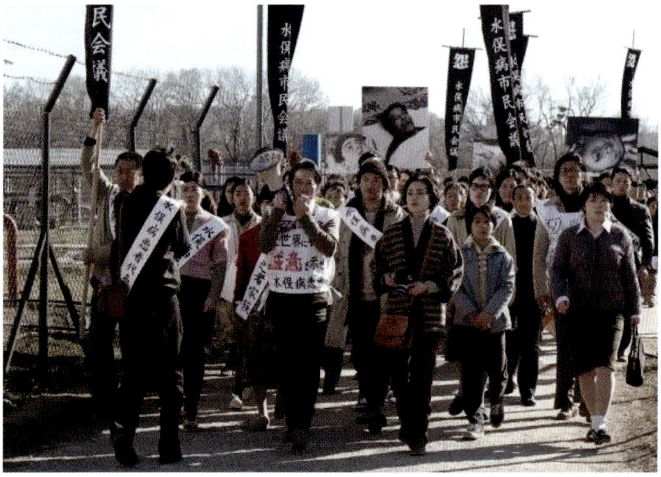

图 5-3-14 水俣病受害者的游行抗争

1959 年 11 月 12 日，日本健康和福利部报告："水俣病是一种中毒性疾病，是由于食用了大量的水俣湾或其周围出产的鱼和贝类而引起的，主要起因是某些种类的有机汞化合物。" 12 月 17 日，智索公司与熊本县渔业合作社联盟通过调解就渔业的损失签订了补偿协议。12 月 29 日，智索公司与水俣病患者家庭互助会之间签订补偿协议。

1959 年年底，由于地方政府的干预，公司决定向渔民支付总计 1 亿日元（约合 27 800 美元）的赔偿，条件是不进一步讨论疾病的原因。

病因研究阻力重重

虽然当时人们对水俣病的病因看法不一，但是公众舆论批评了渔民直接对化学公司采取的行动，参与暴乱的渔民也受到了惩罚。疾病受害者实际上得到了金钱补偿，从 1960 年开始，水俣病问题也被逐渐遗忘。

为了对水俣病病因得出公正而明确的结论，成立了两个第三方研究小组，一个是政府的，另一个是日本医学会（Japan Medical Association）组织的、以东京大学医学系的田宫（Tamiya）博士为召集人的研究小组。由于缺乏资金，政府领导的研究小组在一年内就被解散了，而田宫博士领导的研究小组也于1962年解散了，两个小组均没有对水俣病的病因得出结论。

同时，熊本大学水俣病研究小组的政府资助被切断，但是该研究小组为了揭示水俣病病因继续努力工作。1962年，卫生学教授Irigayama发现在乙醛生产过程产生的催化废物里能够分离出甲基汞，表明甲基汞就是水俣病的病因。但是，这一发现却被学术界忽视了。同年，智索公司医院院长细川护熙博士的研究得出了与Irigayama教授相同的结论，而智索公司下令将调查结果保密。

虽然在1962年11月29日就已经从医学和法律的角度证明18名儿童是先天性水俣病的受害者，但是日本政府和社会认为已经得到了金钱补偿而不予重视。事实表明，在20世纪60年代早期，水俣病问题在日本被认为已经过时，没有人再注意了。

（5）第二水俣病暴发、社会再次关注

1965年6月，阿贺野河下游的几个渔民表现出了与熊本县水俣病渔民相同的症状。他们生活在新潟县新潟市（Niigata City in Niigata Prefecture）的郊区，与水俣市相距很远。这就是著名的第二水俣病，在受害者尸体以及他们食用的鱼类中，同样发现了甲基汞。水俣病问题再次引起全社会的关注。

第二水俣病在早期阶段即被公众发现，因此其危害性相对较小。但即便如此，当年发现有5人死于该疾病，26人被认定为水俣病患者。

1966年春，研究小组最终认为，病因可能与昭和电工公司的凯思工厂有关，该工厂位于阿贺野河上游，主要处理甲基汞废物废水。

1968年，在对新潟及水俣地区受害者的探访过程中，为了对水俣病受害者提供关怀和帮助，一个支持受害者的组织正式建立。1968年3月，新潟病人对昭和电工株式会社（Showa Denko）提起诉讼。同时，从1959年成立的智索工会组织中分裂出第一智索水俣化工公司工会，正式发表影响广泛的《耻辱决议》（*Shame Resolution*），支持水俣病受害者。

国际上科学研究的声援

日本水环境汞污染诱发水俣病的事件也引起了世界各国政府和科学界的震惊，从而在国际上掀起了一个关于汞，特别是甲基汞对环境污染及其毒性作用的研究热潮，从医学科学的角度对水俣病患者讨回公平起到了一个国际声援的作用。

1960年，库兰（Kurland）等报告，如果每天食用200 g从水俣湾捕获的鱼和贝类（含10 ppm Hg）就可以引起水俣病，计算得出食用甲基汞2 mg Hg/d可以引起水俣病。[1]

1962年，卡逊的《寂静的春天》发表后，引起全世界科学家对环境问题的关注，对工业汞污染环境从而导致汞中毒事件的研究起到了推动的作用。

---

1 Kurland L T, et al. 1960. Minamata disease. The outbreak of a neurologic disorder in Minamata, Japan, and its relationship to the ingestion of seafood contaminated by mercury compounds. World Neurology, 1: 370.

1963—1965 年，多个实验室的研究发现，甲基汞对家兔、狗、猫可以引起神经紊乱，而大鼠对甲基汞则不敏感。

国际上对水环境汞污染及鱼体汞水平的进一步研究

1964—1965 年，在所有研究的不同类型的鱼体中（包括淡水的、波罗的海的、大西洋的）几乎 100% 的汞是甲基汞。最高纪录是在瑞典南部捕的梭子鱼（pike），汞含量高达 9 800 ng/g。[1] 随着瑞典的研究，其他斯堪的纳维亚国家（包括挪威、芬兰、丹麦）也开始对鱼汞含量进行研究，均发现淡水鱼和沿海鱼含汞量增加，尤其是芬兰，由于其造纸工业和纸浆工业较为发达，鱼汞升高较为严重。

1967 年，詹森（Jensen）等报告，未经确认的微生物能够使无机汞甲基化。伍德（Wood）等报告，无机汞的生物甲基化是一个非酶促过程，涉及维生素 B_{12}。无机汞的生物甲基化是一个正常的生物学过程，可以在厌氧的生态系统进行。[2] 这项研究说明，即使工业向海洋排放的是无机汞，也可能被海水及其底泥中的微生物转化为甲基汞。

1969 年，在荷兰的分析发现，在水生生物和陆地生物都存在相当可观的汞污染。意大利渔夫头发汞含量升高。

1969—1970 年，加拿大对陆地和海洋生态系统进行全国性的汞分析，发现从大不列颠哥伦比亚、萨斯喀彻温省、伊利湖、大西洋海岸捕获的鱼体汞含量高，超过了 0.1 ppm 水平，由此设立鱼体汞最高容许水平为 0.5 ppm。[3]

1968—1970 年，瑞典毒理学委员会从 1968 年 2 月一直在评价甲基汞毒理学研究现状并于 1970 年 5 月完成。根据该评价报告，瑞典皇家兽医委员会（the Swedish Royal Veterinary Board）于 1970 年 6 月推荐：对于含有较高汞的鱼（0.2 ~ 1 ppm）一周内食用不能超过 1 次，市场上的鲜鱼应当标记捕捞的地方。

（6）法律手段与公众支持

1968 年 9 月 26 日，发现水俣病整整 12 年之后，日本政府终于就水俣病和第二水俣病病因发表正式结论，公开承认是环境污染导致水俣病的发生。然而，同样在 12 年间，由于社会力量的作用，智索公司的发展受到严重影响，从而失去在电气化学和有机化学生产的领先地位，沦为二流企业。

1969 年 6 月 14 日，水俣病互助会立案小组在熊本地方法院对智索公司提起诉讼。

1970 年 6 月 4 日，细川护熙在诉讼法庭上展示他做的猫试验结果。

1970 年，日本厚生省任命的谈判小组提出，智索公司可通过赔偿而免除重大责任。

---

1 Noren K , Westoo G. Methyl mercury in fish. Var Foda，1967，19：135.

2 Jensen S，Jernelöv A. 1967. Biosyntes av metylkvicksilver I Slam［Biosynthesis of methyl mercury 1 Nordforsk］. Nordforsk Biocidinformation，10：4.

3 Wobeser G，et al. 1970. Mercury concentrations in tissues of fish from the Saskatchewan River. Journal of the Fisheries Research Board of Canada, 27：830.

1971 年，根据水俣病调查研究小组提供的证据，日本当局决定，任何具有可识别有机汞中毒症状的患者都应被认定为水俣病的受害者。

1972 年 6 月，在斯德哥尔摩举行的联合国人类环境会议，以非正式方式邀请水俣病受害者参会。全世界也借此了解到日本所面临的严峻环境危机，以及企业和国家对环境污染所持的态度（图 5-3-15）。

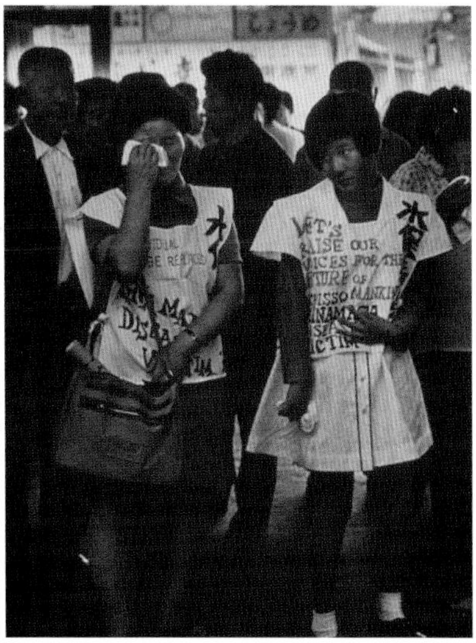

图 5-3-15　水俣病受害者参会
［水俣病患者 shinobu sakamoto 和妈妈离开水俣市参加第一次联合国环境大会（尤金・史密斯夫妇摄于 1972 年）］

1971 年 9 月 29 日，昭和电工株式会社被判玩忽职守罪，新潟患者赢得赔偿。

1973 年 3 月 20 日，智索公司被判玩忽职守罪，水俣湾的患者赢得赔偿。

1973 年 7 月，经过环境厅的调解斡旋，日本智索公司承诺向所有认定水俣病患者支付超过法院决议数额的赔偿。水俣病受害者对智索公司的一系列静坐罢工事件，在历经超过一年半后结束（图 5-3-16）。

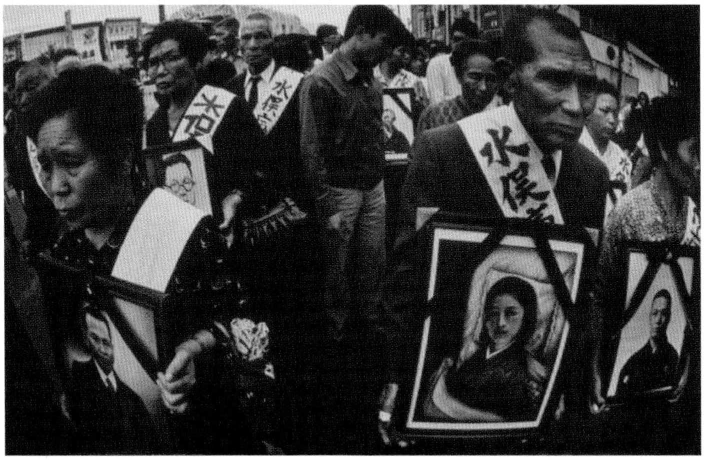

图 5-3-16　智索公司诉讼现场
［对智索公司诉讼的最后一天，水俣病受害者在现场拿着他们死去的亲人照片（尤金・史密斯摄）］

1974—1975 年，由于水俣病患者调查委员会成员的相继离世，这一由熊本地方当局设立的机构也宣告解散，到 1975 年有 3 000 余人确诊为水俣病。

（7）限制汞污染，全球在行动

20 年治理，终见成效。

1977 年，水俣湾被安装的网包围，以防止有毒污泥进入和在污染的区域捕鱼。

1997 年 9 月 1 日，水俣湾周围的网被拆除，食用在此捕获的鱼是安全的。

限制汞污染，全球在行动

2013 年 10 月 10 日，在日本熊本由联合国环境规划署主办的“汞条约外交会议”上，包括中国在内的 87 个国家和地区的代表共同签署了《关于汞的水俣公约》，公约要求缔约国自 2020 年起，禁止生产及进出口含汞产品。

近年来，国际社会为限制汞的排放与使用做出了积极努力，包括积极推动聚氯乙烯（PVC）材料的无汞生产，在 2020 年前逐步淘汰汞在体温计和血压计生产中的使用，以及逐渐淘汰含汞纽扣电池等措施。

3.1.5 鸟类汞中毒研究历程

1965 年 9 月，在瑞典召开了一个科学会议，目的是劝告政府权威部门禁止使用甲基汞拌种。

1966 年，罗森（C. G. Rosén）等提出，瑞典鸟蛋壳高汞水平是由于烷基汞拌种所引起，汞通过种子进入农作物，通过饲料再进入雌鸟。

1966 年，博格（Berg）等研究了 100 年来瑞典鸟类羽毛汞水平的变化，发现随着农业对烷基汞的使用，羽毛中的汞水平增加了。

1966 年，瑞典国家中毒和杀虫剂委员会（the National Poisons and Pesticides Board）从 1966 年 2 月 1 日起撤回烷基汞在农业应用的许可证。丹麦在 1966 年由于发现野鸡体汞升高而禁用烷基汞拌种。

1969—1970 年的研究报道，发现海鸟也能对人引起急性健康危害。在芬兰的奥兰群岛（Aland），有人经常吃秋沙鸭的蛋，结果引起轻度甲基汞中毒。原因是该蛋含 0.5 ~ 4 ppm 汞和大多数含甲基汞为 1.9 ppm。[1]

1970 年，卡尔帕伦（E. Karppanen）等对芬兰使用烷基汞拌种的地区的猎鸟进行研究发现，秋沙鸭、绒鸭、野鸭的肌肉中含汞很高，秋沙鸭在 1967 年、1968 年和 1969 年含汞量分别为 1.9 ppm、1.4 ppm 和 2.8 ppm。[2]

1969 年，加拿大政府关闭在阿尔伯塔州（Alberta）的鹌鹑和雉的秋季打猎，因为该地猎鸟体内所含汞水平高于人类食用的安全水平。

1970 年，美国内务部强烈要求许多州着手进行汞的分析和清除，美国农业部暂停用于种子处理的烷基汞化合物的注册。

3.2 现代对汞毒性作用机理的研究史

3.2.1 汞中毒科学研究的开端

1923 年，德国无机化学家阿尔弗雷德·斯托克（Alfred Stock，1876—1946 年）开

1 Westoo G. 1969. Hg and methyl-mercury contents of some foods of animal origin, August 1967 to October 1969. Vår Foda，21：137.

2 Karppanen E，et al.1970. Mercury content of game birds in Finland. Nord. Med. 84：1097.

始进行汞中毒的早期科学研究（图 5-3-17）。由于实验设备（如扩散泵、阀门、血压计）中的汞以及地板裂缝里被不小心洒到的汞，经蒸发产生汞蒸气，而使斯托克和他的同事吸入汞蒸气而中毒，症状有头疼、手抖、“社会问题引起的膀胱炎症”、记忆衰退、心理反应缓慢等。他发表了大量关于汞中毒的研究论文，并在柏林成立了一个委员会来研究汞中毒问题。同时，他还提出“微量汞中毒”（micromercurialism）这一科学术语。[1]

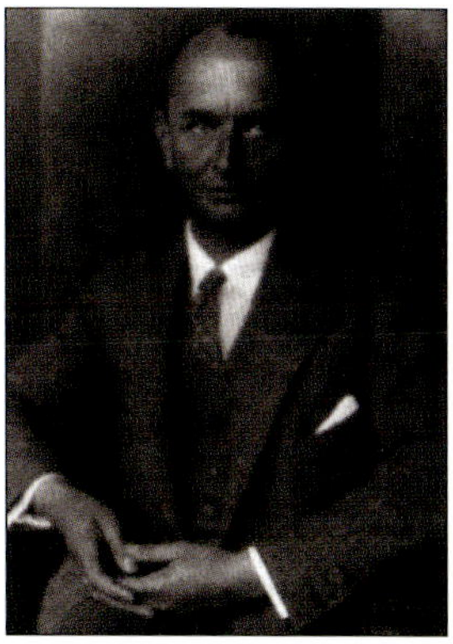

图 5-3-17　阿尔弗雷德·斯托克

3.2.2　历史上汞引发的主要疾病

汞中毒可导致多种疾病，其中最主要的有小儿肢端痛（粉红色病）、亨特－拉塞尔综合征和水俣病等。

小儿肢端痛（粉红色病）

小儿肢端痛（infantile acrodynia）也称粉红色病（pink disease）。在 20 世纪上半叶，儿童的肢端痛症比较普遍，患儿手脚疼痛和皮肤变为粉红色。[2] 但一直到 20 世纪 50 年代才发现，这种疾病是由甘汞（又称氯化亚汞，Hg_2Cl_2）引起的。当时，父母为了帮孩子消除牙痛，会买各种牙粉擦到孩子疼痛的牙龈上，而这些牙粉中都含有甘汞。1954 年，从牙粉中剔除甘汞后，小儿肢端痛的患病率便大大降低了。

亨特－拉塞尔综合征

20 世纪 30 年代后期，英国诺维奇市（Norwich）一个种子包装厂用甲基汞作为种子消毒剂和防腐剂，该厂工人由于吸入甲基汞而中毒，在对这些甲基汞中毒的研究中，提出了一个用研究者名字命名的术语“亨特－拉塞尔综合征”（Hunter-Russell syndrome）。[3]

3.2.3　汞毒性作用研究历程

汞是一种重金属，以多种形式存在，在一定剂量下对人体可产生毒性作用。零价汞（Hg^0）以蒸气或液态金属形式存在，二价汞（Hg^{2+}）可以形成无机盐或有机汞化合物。汞的毒性作用包括对脑、肾和肺的损害。[4]

汞中毒的常见症状主要有周围神经病变（表现为感觉异常或瘙痒、灼痛或疼痛）、皮肤变色（粉红色的脸颊、指尖和脚趾）、肿胀和脱屑（皮肤脱落）。

儿童汞中毒可能会出现粉红色的脸颊、鼻子和嘴唇，头发、牙齿和指甲脱落，短暂的皮疹、肌肉无力以及对光的敏感性增加等症状。其他症状可能包括肾功能不全

1　Stock A.1926. Die Gefaehrlichkeit des Quecksilberdampfes. Zeitschrift für angewandte Chemie，39（15）：461–466.
2　Bjørklund G.1995. Mercury and Acrodynia. J Orthomolecular Med.，10（3 & 4）：145–146.
3　Hunter D，Bomford R R，Russell D S.1940.Poisoning by methylmercury compounds. Quart. J. Med，9：193–213.
4　Clifton J C. 2007. Mercury exposure and public health. Pediatr Clin North Am，54（2）：237–269.

（如 Fanconi 综合征）或神经精神症状，例如情绪不稳、记忆力减退或失眠等。

汞对胎儿和婴儿的毒害作用

20 世纪，毒物学家研究发现，汞对胎儿和婴儿特别有害。孕妇在怀孕期间摄入过量汞，有可能生下有严重出生缺陷的孩子。儿童膳食中汞含量过高而硒过低，会抑制神经鞘的正常形成，导致严重的神经发育不良后果。此外，汞可抑制胎儿和婴儿髓鞘的形成。

3.2.4 汞致癌作用的确定

由于氯化汞可引起大鼠和小鼠几种肿瘤发生，甲基汞可诱发雄性大鼠肾脏肿瘤发生，所以，2017 年，国际癌症研究机构（IARC）公布的致癌物清单里，把氯化汞和甲基汞归类为可能的人类致癌物，即对人类致癌性证据不足，对实验动物致癌性证据充分的 2B 类致癌物。

3.2.5 汞毒性作用机理的研究历程

汞与硒酶

近年来研究发现，硒是约 25 种不同类型硒酶的必需元素。硒酶具有多种功能，可预防和逆转大脑和内分泌器官的氧化损伤。[1] 汞与硒具有化学高反应性，当汞与硒发生反应以后，就会使硒酶的活性降低，甚至丧失。

汞毒性作用的分子机制也与汞能不可逆地抑制硫氧还蛋白还原酶（IC_{50}=9 nmol/L）之类的硒酶活性有关。[2] 硫氧还蛋白还原酶能将维生素 C 和 E 以及许多其他重要的抗氧化剂分子还原成还原形式，使它们能够抵抗体内细胞的氧化损伤。[3]

脑组织的耗氧率特别高，因此在脑细胞中活性氧种类（ROS）的产生更加突出，从而使它们特别容易受到氧化损伤，而硒酶提供的抗氧化保护对于中枢神经系统非常重要。大量汞暴露会耗尽体内的硒，使硫氧还蛋白还原酶和其他硒酶的生物合成受到抑制。如果汞对硒的消耗严重且持续时间长，则会引起脑细胞氧化损伤，导致脑功能障碍，最终导致死亡。[4]

汞对 DNA 合成、淋巴细胞转化和细胞增殖的双相性作用

1996 年，孟紫强研究组研究报道，氯化汞在高浓度下可抑制体外培养的人血淋巴细胞转化和 DNA 合成，而在低浓度下可刺激人血淋巴细胞转化和 DNA 合成。这证明了无机汞对细胞转化和 DNA 合成的作用是双向性的，也证明了汞对细胞转化和 DNA

---

1 Reeves M A. Hoffman P R. 2009. The human selenoproteome：recent insights into functions and regulation. Cell Mol Life Sci，66（15）：2457–2478.

2 Carvalho C M L，et al. 2008. Inhibition of the human thioredoxin system：a molecular mechanism of mercury toxicity. Journal of Biological Chemistry，283（18）：11913-11923.

3 Linster C L，et al. 2007. Vitamin C：biosynthesis，recycling and degradation in mammals. FEBS Journal，274（1）：1–22.

4 Ralston N V C，et al. 2010. Dietary selenium’s protective effects against methylmercury toxicity. Toxicology，278：112–123.

合成有低剂量兴奋效应。[1]

2011 年，郝卫东课题组[2]研究发现，低剂量的 $CdCl_2$ 和 $HgCl_2$ 可引起 RAW264.7 细胞增殖，而高剂量下引起抑制作用，证明 $CdCl_2$ 和 $HgCl_2$ 具有低剂量兴奋效应。该效应可以被 JNK、ERK 信号转导通路特异性抑制剂阻断，表明 JNK、ERK 信号转导通路与这种低剂量兴奋效应有关。[3]

汞的细胞遗传损伤作用及硒的防护

1989 年，孟紫强等研究报道，二氯化汞（$HgCl_2$）引起体外培养的人血淋巴细胞姊妹染色单体互换率（SCE）剂量依赖性增高、细胞分裂周期延迟、细胞生长停止，表明汞对细胞遗传物质有损伤作用。但是，当同时加入一定浓度的亚硒酸钠（Na_2SeO_3）以后，则 $HgCl_2$ 对淋巴细胞的上述遗传损伤完全消失，说明硒对汞的毒害作用有防护效应。[4]

3.2.6 不同种类汞的吸收和毒性作用研究历程

元素汞、无机汞化合物（作为盐）和有机汞化合物三者进入人体后，由于组织分布的差异，其毒性作用有所不同。

（1）元素汞（Elemental mercury）

动物实验表明，摄入的元素汞能够通过完整的胃肠道吸收的只有不到 0.01%，而汞蒸气通过皮肤吸收的仅约为吸入的 1%。[5]

对于人类，通过呼吸道吸收汞蒸气约占总吸入的 80%，并可进入循环系统而分布在整个人体中。[6] 因此，即使是在浓度低至 0.7 ~ 42 μg/ m^3 的浓度下，通过吸入长期暴露也会引起诸如震颤、认知能力受损和工人睡眠障碍等症状。[7]

1999 年，美国毒物与疾病登记署（the Agency for Toxic Substances and Disease Registry，ATSDR）报告，人急性吸入高浓度汞蒸气会导致各种各样的认知、性格、感觉和运动障碍。最突出的症状包括震颤（最初会影响到手，有时会扩散到其他部位）、情绪不稳（表现为烦躁、过度羞怯、信心下降和神经质）、失眠、记忆力减退、神经肌

---

1 张波，孟紫强 .1996. 汞和镍对人血淋巴细胞转化和 DNA 合成的效应 . 中国环境科学，16（6）: 452-455.

2 郝卫东（1963—），山西长治市人，教授、博士生导师。1984 年毕业于北京医科大学公共卫生学院，并于 1987 年获该院医学硕士学位。现任北京大学公共卫生学院党委书记，毒理学系主任。享受国务院政府特殊津贴。兼任国际及亚洲环境诱变剂学会执委，中国环境诱变剂学会副理事长兼秘书长、《中华预防医学杂志》副总编辑，《癌变、畸变、突变》杂志副主编等。

3 郝长付，郝卫东 .2011.MAPK 信号转导通路在 $CdCl_2$、$HgCl_2$ 诱导 RAW264.7 细胞低剂量兴奋效应中的作用 . 毒理学，25（3）: 191-196.

4 孟紫强，张连珍 .1989. 二氯化汞对人外周血淋巴细胞的遗传毒性及硒的防护作用 . 环境科学，10（2）: 7-9，49.

5 Clarkson T W，Magos L. 2006. The toxicology of mercury and its chemical compounds. Crit Rev Toxicol，36（8）: 609–62；Hursh J B，et al. 1989. Percutaneous absorption of mercury vapor by man. Arch. Environ. Health，44（2）: 120–127.

6 Cherian M G，et al. 1978. Radioactive mercury distribution in biological fluids and excretion in human subjects after inhalation of mercury vapor. Arch Environ Health，33: 190–214.

7 Ngim C H，et al. 1992. Chronic neurobehavioral effects of elemental mercury in dentists. Bri J Ind Med，49（11）: 782–790；Liang Y X，et al. 1993. Psychological effects of low exposure to mercury vapor：application of computer-administered neurobehavioral evaluation system. Environ Research，60（2）: 320–327.

肉变化（虚弱、肌肉萎缩、肌肉抽搐）、头痛、多发性神经病（感觉异常、肌腱反射亢进、感觉和运动神经传导速度减慢），以及认知功能缺陷。[1]

（2）无机汞化合物（Inorganic mercury compounds）

1999年，兰福德（N. J. Langford）和费尔纳（R. E. Ferner）报道，汞有两种氧化状态（Hg_2^{2+} 和 Hg^{2+}）形成的汞盐以汞（Ⅰ）（如 Hg_2Cl_2）和汞（Ⅱ）（如 $HgCl_2$）的形式存在。汞（Ⅱ）盐通常比汞（Ⅰ）盐毒性更大，因为其在水中的溶解度更大，因此更容易被胃肠道吸收。汞盐主要影响胃肠道和肾脏，可导致严重的肾脏损伤；然而，由于汞盐不易穿过血脑屏障，因此在不连续或大量接触的情况下，汞盐对神经系统的损伤很小。[2]

（3）氰化汞（Mercuric cyanide）

1987年，研究发现，氰化汞［$Hg(CN)_2$］是一种特别有毒的汞化合物，可引起汞和氰化物中毒。可以通过吸入、食入或皮肤进入人体。

接触损伤

吸入氰化汞会刺激喉咙和呼吸道。氰化汞加热或与酸或酸雾的接触将释放出有毒的汞蒸气和氰化物，引起支气管炎，并伴有咳嗽和痰和/或对肺组织的刺激。接触眼睛会导致灼伤，长时间接触会影响视力。与皮肤接触会引起皮肤过敏、刺激和皮肤灰白色。

长期暴露——慢性毒性

人长期暴露于痕量氰化汞会导致汞在体内积累，且很难消除。氰化汞暴露过度会导致肾脏损害和/或汞中毒，从而导致“震动”（如手抖）、烦躁、牙龈酸痛、唾液增多、金属味、食欲不振、记忆力减退、性格改变和脑损伤 。

急性中毒

氰化汞一次大剂量暴露会导致猝死。

1995年，一项研究发现，有两个人企图自杀，在摄取氰化汞后数小时内首先出现氰化物中毒症状，5小时后死亡，之后才观察到汞中毒症状。氰化物中毒的程度与氰化物离子是否在胃中释放有关，这取决于诸如摄入量、胃酸度和胃内容物量等因素。[3]

氰化汞分子在纯净水和碱性溶液中未能解离，解离会随着酸度的增加而增加。因此，胃酸度高有助于氰化物解离，从而增加氰化物中毒的可能性。[4]

1898年，在纽约的两次谋杀案中都使用了氰化汞。肇事者莫利诺（Roland B. Molineux）通过美国邮件向受害者发送了含氰化汞的药物。第一名受害者亨利·巴内特（Henry Barnett）在服用毒药12天后死于汞中毒。第二位受害者凯瑟琳·亚当斯

---

1 ATSDR. 1999. Toxicological profile for mercury. Atlanta，GA：Agency for Toxic Substances and Disease Registry.

2 Langford N J，Ferner R E.1999. Toxicity of mercury. J. Human Hypertension，13（10）：651–656.

3 Benaissa M L，et al. 1995. Mercury oxycyanide and mercuric cyanide poisoning：two cases. Intensive Care Med.，21（12）：1051–1053.

4 Aylett B J. 1973. Mercury（Ⅱ）pseudohalides：cyanide，thiocyanate，selenocyanate，azide，fulminate. Comprehensive Inorg Chem，3：304–306.

（Catherine Adams）在服用毒药后 30 min 内死于氰化物中毒。这两种情况之间的差异可能归因于含有氰化汞的溶液的酸度差异，也可能是受害者胃酸度的差异。[1]

（4）有机汞化合物

汞的化合物往往比元素本身毒性大得多，而汞的有机化合物往往毒性极高，并与引起脑和肝损伤有关。二甲基汞是最危险的汞化合物，即使是洒在皮肤上几微升，甚至是透过一只乳胶手套那么一点点，都可能导致死亡，就像韦特尔·哈恩的情况那样。

甲基汞（Methylmercury）

2004 年，美国食品和药物管理局（FDA）和美国国家环境保护局（EPA）报告，甲基汞是所有生物个体（包括人类）有机汞的主要来源。环境中的甲基汞通过生物蓄积，可在某些物种体内达到高浓度，从而在食物链上发挥毒性作用。大型鱼类，如金枪鱼或旗鱼，通常比小型鱼类更令人关注。FDA 和 EPA 建议育龄妇女、哺乳期母亲和幼儿完全避免食用墨西哥湾的箭鱼、鲨鱼、鲭鱼和罗非鱼（大西洋中部和北部的金色罗非鱼可能不存在风险）。食用白鳍金枪鱼每周不超过 6 盎司（170 g），所有其他鱼类和贝类每周不超过 12 盎司（340 g）。[2]

2006 年，莫札法里恩（D. Dariush Mozaffarian）和里姆（E. B. Rimm）博士对食用鱼类的利弊进行审查发现，由于甲基汞对鱼类的污染，对于成年人而言，每周食用 1 ~ 2 份鱼的益处就超过了风险；对于育龄妇女而言，食用甲基汞污染的鱼可能导致儿童罹患冠心病和神经发育欠佳。[3]

2006 年，一个研究报道，甲基汞成人中毒有几周到几个月之间的潜伏期。最早的症状通常是感觉异常（皮肤刺痛或麻木），随后会迅速出现更严重的症状，甚至导致昏迷和死亡。[4]

乙基汞（Ethylmercury）

乙基汞是抗菌剂硫柳汞（ethylmercurithiosalicylate）的分解产物，已被用作局部防腐剂和疫苗防腐剂。它在血液中被清除的速度很快，半衰期为 7 ~ 10 天，且其代谢速度比甲基汞快得多。

乙酸苯汞和硝酸苯汞

由于具有防霉性能而用于室内乳胶漆，但由于有毒性，于 1990 年被禁用。

3.3 对汞污染的预防历程

通过消除或减少汞和汞化合物的暴露，可以防止或减少汞中毒。为此，各国政府

1 Emsley J. 2005. The elements of Murder. Oxford：Oxford University Press.

2 U.S. FDA and U.S. EPA Advisory EPA-823-F-04-009，March 2004.

3 Mozaffarian D，Rimm E B. 2006. Fish intake，contaminants，and human health：evaluating the risks and the benefits. JAMA，296（15）：1885–1899.

4 Clarkson T W，Magos L. 2006. The toxicology of mercury and its chemical compounds. Crit Rev Toxicol，36（8）：609–662.

已做出努力严格管制汞的使用。例如，欧盟立法规定，自 2010 年 3 月 15 日起，禁止从欧盟出口汞和一些汞化合物。

各国对环境和食品中的汞水平也有严格规定。例如：

美国职业安全与健康管理局（Occupational Safety and Health Administration）规定，职业空气环境中的元素汞最大限量（不超过）0.1 mg/m^3、有机汞最大限量（不超过）0.05 mg/m^3。

美国 FDA 规定，作为食品的海鲜中的甲基汞最大允许浓度为 1 ppm（1 mg/L）。

美国 EPA 规定，饮水中无机汞最大限量为（不超过）2 ppb（0.002 mg/L）。

2004 年，美国 EPA 发布了关于鱼和贝类中汞暴露的建议。由于汞暴露对儿童和青少年的影响更大，EPA 还开展了“鱼童”宣传活动，摄制了《小鱼》（*Fish Kids*）动画电影。

3.4 对汞中毒诊断与治疗的研究历程

汞作为矿物药在中国历史久远，据载，4 000 多年前，中国妇女在茶水或食物中放入微量水银来避孕。在孔子编选的《尚书》一书中，其中的《尚书 · 禹贡》传说为禹所作，实际作者不详。书中有关于丹砂的记载：“云土梦作……砥砺砮丹。”丹砂又称朱砂，含硫化汞（HgS）。丹砂在《五十二病方》中为外用药，而在成书于西汉时期的《神农本草经》中则将丹砂列为“上品”，认为其有养精安神的功效。

诊断（Diagnosis）

2006 年，易卜拉欣（D. Ibrahim）等报道，全血汞浓度通常低于 6 μg/L，但富含鱼类的饮食会导致血液中的汞浓度高于 200 μg/ L。

由于汞在血液中的半衰期很短，所以对无机汞中毒病例测量血液汞浓度并没有多大用处。如果接触是慢性的，测定 24 小时收集的尿液汞水平更可靠。螯合疗法会增加尿液样本中的汞含量。

对于有机汞中毒的诊断来说，全血或头发分析比尿中汞测定更可靠。[1]

2008 年，巴斯尔特（R. Baselt）报道，血液或尿液中的汞浓度在暴露于无机形态后的早期就会达到较高水平，而暴露于元素汞或有机汞后则会观察到较低但非常持久的水平。螯合疗法可导致尿汞水平短暂升高。[2]

治疗（Treatment）

1993 年，亨德里（W. F. Hendry）等报道，汞的许多毒性作用可以通过治疗或停止

1　Ibrahim D，et al. 2006. Heavy metal poisoning：clinical presentations and pathophysiology. Clin Lab Med，26（1）：67–97.

2　Baselt R. 2008. Disposition of toxic drugs and chemicals in Man. 8th edition. Biomedical Publications，Foster City，CA，923–927.

接触而部分或完全达到恢复正常，但是大量或长期暴露会造成不可逆转的损害，尤其是对于胎儿、婴儿和幼儿。例如，汞引起的青年综合征（Young's syndrome）是由于儿童早期汞中毒长期作用的后果。[1]

2002 年，日本毒理学家渡边（C. Watanabe）报道，虽然硒和甲基汞存在相互作用，但是流行病学研究很少发现硒能够防止甲基汞不良影响的证据。[2]

2007 年，克里夫顿（J. C. Clifton）在《汞暴露与公共卫生》一文中指出，汞中毒之后，要用肥皂和水清洗皮肤，并根据需要用盐溶液冲洗眼睛。如果发生无机汞（如氯化汞）中毒，可采用螯合疗法进行治疗。二巯基丁二酸（DMSA）、2,3- 二巯基 -1- 丙磺酸（DMPS）、D- 青霉胺（DPCN）或二巯基丙醇（BAL）可用于急性无机汞中毒的螯合治疗。只有 DMSA 被 FDA 批准用于儿童汞中毒治疗。对于甲基汞的治疗，DMSA 是最常用于严重甲基汞中毒的药物。[3]

2007 年，鲁尼（J. P. Rooney）报道，α－硫辛酸（ALA）作为汞螯合剂的潜力还需进一步研究证实，用谷胱甘肽和 N- 乙酰半胱氨酸（NAC）治疗汞中毒会增加汞在肾脏和大脑中的浓度。[4]

2006 年，布朗（M. J. Brown）等报道，螯合剂使用不当会给患者造成危害。2005 年 8 月，在对一名 5 岁自闭症男孩的治疗中，把 EDTA 用于螯合疗法引起低钙血症，导致心脏骤停而死。[5]

3.5 汞在医疗和日用品的现代应用历程

3.5.1 硫柳汞（thiomersal）

硫柳汞，别名硫汞柳酸钠，为一种含汞的有机化合物，是一种局部杀菌剂（图 5-3-18）。

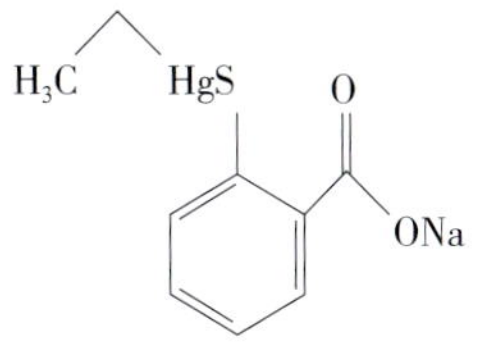

图 5-3-18　硫柳汞的分子结构

从 1930 年起，硫柳汞被广泛用于药物（如眼药水、耳滴剂、免疫球蛋白制剂等）和疫苗中。它的主要作用是作为“防腐剂”，有抑菌与抑霉菌作用，其效力比红汞强，而比升汞（$HgCl_2$）弱，

1　Hendry W F，et al.1993. Was Young's syndrome caused by exposure to mercury in childhood? BMJ，307（6919）：1579–1582.

2　Watanabe C.2002. Modification of mercury toxicity by selenium：practical importance?（PDF）. Tohoku J Exp Med，196（2）：71–77.

3　Clifton J C.2007. Mercury exposure and public health. Pediatr Clin North Am，54（2）：237–69；Risher J F，Amler S N.2005. Mercury exposure：evaluation and intervention the inappropriate use of chelating agents in the diagnosis and treatment of putative mercury poisoning. Neurotoxicology，26（4）：691–699.

4　Rooney J P.2007. The role of thiols，dithiols，nutritional factors and interacting ligands in the toxicology of mercury. Toxicology，234（3）：145–156.

5　Brown M J，et al. 2006. Deaths resulting from hypocalcemia after administration of edetate disodium：2003–2005. Pediatrics，118（2）：534–536；Baxter A J，Krenzelok E P. 2008.Pediatric fatality secondary to EDTA chelation. Clin Toxicol，46（10）：1083–1084.

但毒性和刺激性小。外用作皮肤黏膜消毒剂，如用于皮肤伤口消毒、眼鼻黏膜炎症、尿道灌洗、皮肤真菌感染等。硫柳汞在疫苗内的汞含量为 0.003% ~ 0.01%，浓度很低。

硫柳汞剂量过大也可引起接触性皮炎、变应性结膜炎、耳毒性，有人对硫柳汞过敏。

1999 年，美国疾病控制中心（CDC）和美国儿科学会（AAP）要求疫苗生产商尽快从疫苗中去除硫柳汞。[1]

2000 年，儿童疫苗中的硫柳汞被指控与自闭症有关，美国数千名家长从联邦基金中寻求法律赔偿。[2]

2000 年 8 月，世界卫生组织全球疫苗安全咨询委员会开始审查有关硫柳汞在人类（包括低体重出生婴儿）和猴子中的研究结果，并评估硫柳汞与人类神经发育障碍（如自闭症）的相关性。委员会得出结论，对于含有硫柳汞疫苗的计划免疫，所谓的风险并未得到证实。[3]

从 2000 年开始，美国艾奥瓦州、加利福尼亚州，以及英国和其他欧洲国家已经禁止在儿童疫苗中使用硫柳汞。之后，除了流感疫苗的一些制剂外，硫柳汞已从美国和欧洲疫苗中逐步淘汰。[4]

2004 年，美国医学研究所的一个委员会指出，含有硫柳汞的疫苗与自闭症之间没有任何因果关系。即使在硫柳汞从儿童疫苗中移去除后，自闭症的发病率仍然在上升。目前还没有公认的科学证据表明硫柳汞是导致自闭症的因素。

3.5.2 牙科汞合金（dental amalgam）

19 世纪初，法国首次引入牙科汞合金，它是一种含有元素汞约 50% 的合金。[5]

牙科汞合金因其高耐久性而被选用，是低水平接触汞蒸气的来源，存在巨大争议。美国国家卫生研究院（National Institutes of Health）表示，汞合金填充物不会对个人健康造成危害。在挪威，出于对公众健康和环境污染的担忧，禁止使用汞合金填充物。[6]

2002 年，曾任 1991 年世界卫生组织无机汞环境卫生标准任务组主席的环境医学名誉教授白林（Maths Berlin），对 1997—2002 年瑞典政府关于汞合金健康问题特别调查所发表的科学论文，进行评论和评估。他的报告得出结论："基于牙科合金汞是一种在多个细胞生化动力学水平上具有多种潜在的毒素这一事实，必须将汞合金视为不适合牙齿修复的材料。"

---

1 Offit P A.2007. Thimerosal and vaccines—a cautionary tale. N Engl J Med，357（13）：1278–1279.

2 Sugarman S D.2007. Cases in vaccine court—legal battles over vaccines and autism. N Engl J Med，357（13）：1275–1277.

3 Doja A，Roberts W.2006.Immunizations and autism：a review of the literature. Can J Neurol Sci，33（4）：341–346.

4 Immunization Safety Review Committee. 2004. Immunization safety review：vaccines and autism. The National Academies Press；Gerber J S，et al.2009. Vaccines and autism：a tale of shifting hypotheses. Clinical Infectious Diseases，48（4）：456–451.

5 Ferracane J L.2001. Materials in dentistry：principles and applications（2nd ed.）. Lippincott Williams & Wilkins，3.

6 Edlich R F，et al.2008. Legislation and informed consent brochures for dental patients receiving amalgam restorations. Int J Toxicol，27（4）：313–316.

在现实医疗实践中，由于汞合金填充物可以使牙齿骨质变黑，加之可以逸出汞蒸气，即使一个外行患者，也很少再选用它作为牙科应用的填充物。

3.5.3 化妆品（cosmetics）

一些皮肤增白产品将有毒的氯化汞（$HgCl_2$）作为有效成分，该化学物质容易通过皮肤吸收进入血液。使用各种含汞化妆品可导致汞中毒症状，因此在化妆品加入汞是非法的。但是，含汞化妆品通常是非法进口的。有些亚洲女性喜欢使用皮肤增白产品。

第 4 章
铅毒物学研究史

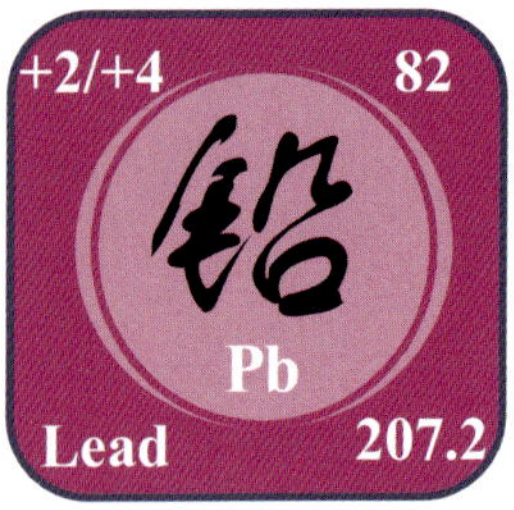

铅是一种金属元素，英文名称 Lead。铅的化学符号“Pb”（拉丁语 Plumbum），原子序数为 82，原子量为 207.2，化合价为 +2 或 +4。

铅无处不在

铅为灰白色软金属。铅是全球范围的环境污染物。人体中的铅来源于各种类型的环境铅暴露，如家庭装饰、油漆、灰尘、玩具、工作场所（如铅矿开采、铅冶炼、焊接、喷涂、蓄电池制造、油彩）以及服用含铅的传统药物如黑锡丹、樟丹、红丹，食用含铅松花蛋或长期饮用含铅锡壶中的酒等。工厂排放的含铅废气、废水、废渣等可污染大气、水源、土壤和农作物，会直接危及附近居民。

铅进入人体的途径

空气中的铅及其化合物的蒸气、烟和粉尘主要由呼吸道进入人体，饮水和食物中的铅可经消化道吸收。一般而言，人体内的铅主要经呼吸道进入人体，儿童经消化道吸收约占 50%，成年人约占 10%，少量有机铅可经皮肤吸收。

铅中毒的敏感人群

铅中毒的敏感人群为胎儿、儿童、育龄妇女。

铅中毒的严重性

铅是人体不需要的微量元素，可在体内长期积累。铅中毒以无机铅中毒为多见，主要损害神经系统、消化系统、造血系统和肾脏等。近年来，铅暴露对内分泌、生殖系统和儿童健康的影响也已引起重视。尤其是铅中毒可导致智商下降、记忆力和学习障碍、行为问题等受到广泛关注。

铅的环境最高允许浓度

饮用水为 15 μg/L，空气为 0.15 μg/m^3。禁止在食品、油漆、汽油、玩具等食品或用品中添加。

4.1 古代对铅健康危害的研究史

冶炼和使用历史悠久

铅是人类冶炼和使用最早的金属之一。一般认为，大约在公元前 6500 年，生活在土耳其境内的安纳托利亚人[1]发现并首先开采铅。[2]在公元前 3800 年的埃及寺庙中，考古学家曾经发现有铅制品。古埃及人和古希腊人在公元前 3000—前 2000 年开始大量使用铅，出现大型铅矿。[3]由于铅具有伸展性好、抗腐蚀能力强、熔点低等特点，被广泛用来制作雕塑、首饰、水管等。古罗马人喜欢用铅做水管，而古代的荷兰人，则爱用它做屋顶。中国在商代末年纣王时期（?—公元前 1046 年）或更早，便开始大量冶炼和使用铅。

公元前 500—300 年，古代罗马人用铅制成器皿贮存糖浆和酒，贵族们用铅制成管子引水（图 5-4-1）。“管道”（plumbing）这个词就来自拉丁语“铅”（plumbum）。

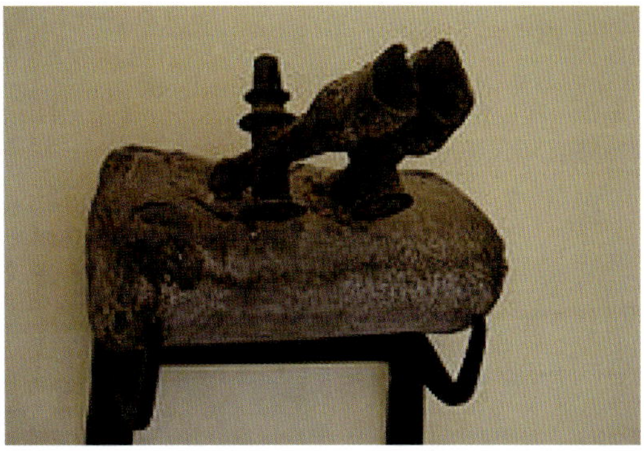

图 5-4-1 古罗马具有水龙头的铅制水管

古罗马帝国衰落与铅有关?

古罗马帝国为什么在 5 世纪消亡？历史学家菲立普·李·拉尔夫在其所著的《世界文明史》中认为，西罗马帝国的灭亡是由于奴隶制、内战、严重的经济问题等所致。

然而，英国历史学家爱德华·吉本（Edward Gibbon）[4]从 1770—1787 年，耗时近 20 年，撰写的《罗马帝国衰亡史》（*The History of the Decline and Fall of the Roman Empire*，图 5-4-2）中，首次指出：古罗马帝国的衰亡是由于重金属铅的大量不合理应用所引起。

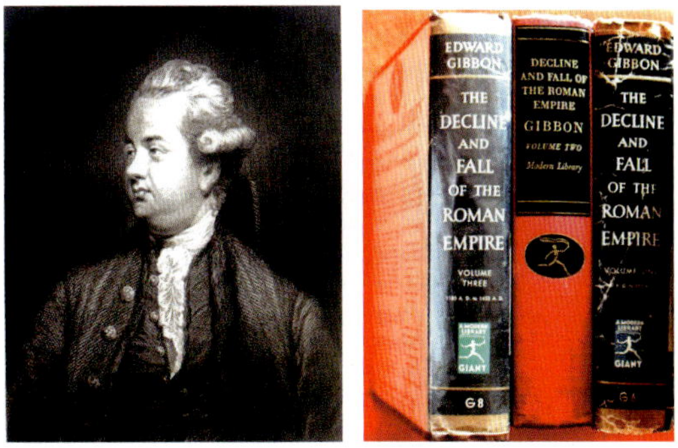

图 5-4-2 吉本与《罗马帝国衰亡史》不同卷本

许多不同领域的科学家，包括考古学、环境化学、毒理学以及古尸化学分析等的大量研究，发现大量使用铅制品和含铅食物

1 安纳托利亚（Anatolia），地区名，位于土耳其境内。又名小亚细亚或西亚美尼亚，是地处亚洲最西端之半岛，北临黑海，南滨地中海，西边还濒临爱琴海。安纳托利亚的古文明是与埃及、美索不达米亚、中国和印度四大古文明同等古老的一种文明，它的古国——赫梯帝国过早地在世上消失了，为时光所湮灭，使很少有人记得这个古老的文明。

2 Gilbert S G，Weiss B. 2006. A rationale for lowering the blood lead action level from 10 to 2 μg/dL. Neurotoxicology，27（5）：693–701.

3 Hemberg S.2000. Lead poisoning in a historical pempective. Am. J. Ind. Med.，38（3）：244–254.

4 爱德华·吉本（Edward Gibbon，1737—1794 年），英国历史学家。从 1770 年开始撰写《罗马帝国衰亡史》，直到 1787 年才写完，1788 年出版，全书 6 卷 71 章，120 余万字。

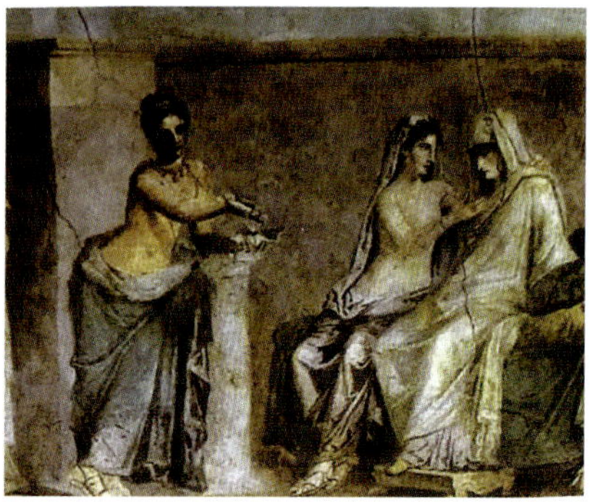
图 5-4-3 古罗马女性为皮肤美白喜用含铅化妆品

给古罗马公众带来健康灾难的证据。研究发现，古罗马年产铅平均达 80 万 t，大量使用铅制管道和生活器皿，使古罗马人铅暴露特别严重，尤其是贵族由于他们居住在城市，享受铅水管送来的自来水，使用着昂贵的铅制器皿加工和盛放食物，导致贵族每人每日吸收的铅平均达 250 μg。铅中毒使古罗马贵族出生率下降，死亡率增加，智商下降，文化素质、执政能力和传统精神衰落，加之内部矛盾加剧，国力削弱，外族入侵，最终抵挡不住日耳曼的进攻而亡（图 5-4-3）。

1983 年，地球化学家杰罗姆·尼拉格（Jerome Nriagu）在书中再次指出，古罗马的富人常用铅制容器盛载食物或葡萄酒，又饮用由铅制水管运送的自来水，导致体内积聚过多铅而中毒死亡。他计算了古代富有的罗马人接触的铅分量，又比较了骨骼内的铅含量，得出铅中毒令古罗马精英身体变弱而间接使兴盛一时的古罗马帝国走向衰落的结论。[1]

上述推论也受到一些专家的质疑，他们认为：第一，在导水管内壁有很厚的碳酸钙沉积，能有效地隔离铅，使其不能进入水中，因此铅不可能与水接触；第二，因为罗马人没有多少水龙头，水是不停流淌的，实际上，水在管道中不会超过几分钟，这么短的时间水不会被污染。即使古罗马的自来水含铅量比附近泉水高 100 倍，也还不足以对人体有害，以此排除所谓铅中毒导致罗马帝国走向没落的观点。[2]

然而，大多数科学家认为，铅中毒是古罗马帝国快速衰亡重要原因的发现，是铅中毒研究史上一个具有里程碑意义的重要事件。

铅中毒早期研究

铅是一个古老的重金属毒物，其毒性作用很早以前就为人们所认识。西方医学之父、古希腊著名医学家希波克拉底在公元前 370 年第一次记述了采矿作业劳工的铅中毒状况。

公元前 2 世纪，希腊医生尼坎德（Nicander）发现，铅中毒病人会表现出腹痛、便秘和苍白、瘫痪等症状。[3]

1 世纪，希腊裔的罗马医生、药理学家、植物学家狄奥斯科里迪斯（Pedanius Dioscorides）（40—90 年）就注意到铅对智力的影响，他发现，人体经消化道摄入铅化合物和经呼吸道吸入铅烟后，会发生腹绞痛和瘫痪。[4]

---

1 Nriagu J O. 1983. Saturnine gout among Roman aristocrats. Did lead poisoning contribute to the fall of the Empire? N. Engl. J. Med，308（11）：660–663.

2 Lewis J. 1985. Lead poisoning：a historical perspective. EPA Journal.

3 Pearce J M. 2007. Burton’s line in lead poisoning. European neurology，57（2）：118–119.

4 Needleman H. 2009. Low level lead exposure：history and discovery. Annals of epidemiology，19（4）：235–238.

4.2 中世纪对铅的使用及健康危害研究史

古代之后，铅中毒的研究在医学文献中一直是缺乏状态，直到中世纪的结束。

炼金术士的愿望

在中世纪（约 476 年—1453 年），铅被炼金术士广泛使用，试图使铅转化为贵金属金。

铅活字印刷术

1450 年，德意志人约翰内斯·古腾堡[1]在美因茨城的工厂中发明铅活字印刷术（图 5-4-4）。1462 年，美因茨发生动乱，工厂在战火中被毁，印刷工流落到德意志各地，将活字印刷术散播到欧洲各地。

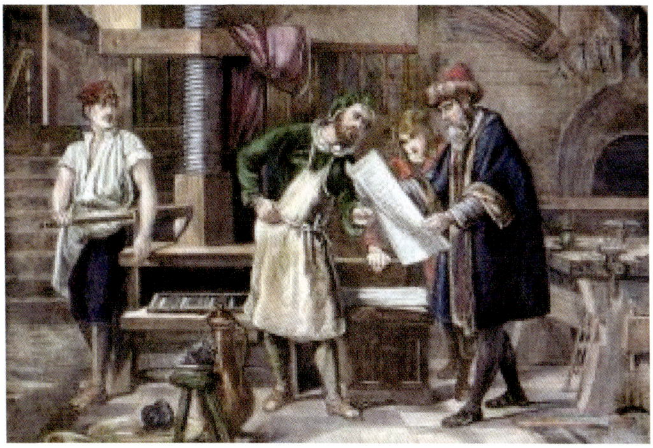

图 5-4-4　古藤堡发明铅活字印刷术（右一为古腾堡）

1473 年，德国医生厄棱博格（Ulrich Ellenbog）指出，金匠和金属加工的工人应采取预防措施，避免因铅或汞中毒及其引起的死亡。他建议工人操作时应打开窗户或者用布掩口。[2]

4.3 近代对铅的暴露及健康危害研究史

随着铅的开采和应用的逐渐广泛，到了近代，铅的有害效应引起人们的进一步关注。1593 年，我国明朝名医李时珍在《本草纲目》记载了铅中毒的发生与症状。

18 世纪中叶以前，人们所掌握的金属共有 7 种，它们分别是金、银、铁、汞、锡、铜、铅，并把这 7 种元素与当时最为流行的七大行星相对应。土星得名于农神

1　约翰内斯·古腾堡（Johannes Gensfleisch zur Laden zum Gutenberg，又译作“谷登堡”“古登堡”“古滕贝格”），约 1400 年出生于德国美因茨，1468 年 2 月 3 日逝世于美因茨。是西方活字印刷术的发明人，他的发明引发了一次媒介革命，迅速地推动了西方科学和社会的发展。

2　Gochfeld M. 2005. Chronologic history of occupational medicine. J. Occup. Environ. Med., 47: 96–114.

Saturn，与铅对应。

由于铅的味道微甜，因而古罗马人把铅当作“调味品”加入优质葡萄酒中，并运往全欧洲销售。

4.3.1 16—17 世纪环境铅中毒历史事件

16 世纪，毒理学启蒙时代的代表、瑞士医学家帕拉塞尔苏斯（Paracelsus）将铅中毒列为矿工的主要职业病之一。

1656 年德国医生塞缪尔·施托克豪森（Samuel Stockhausen）认为尘埃和烟气中含铅化合物可引起一种被称为“金属摩比”（morbi metallici）的疾病。一些采矿和冶炼工人、陶瓷工人和其他接触金属的工人常常受到这种疾病的折磨。[1]

4.3.2 17—18 世纪酒铅中毒历史事件

17 世纪，德国医生埃伯哈德·戈克尔（Eberhard Gockel）发现被铅污染的葡萄酒是腹绞痛[2]流行的原因。他注意到不喝酒的僧侣是健康的，而葡萄酒饮用者则出现腹绞痛，进一步追踪研究发现，添加一氧化铅和醋制成的含铅的糖是发病原因。[3]

在罗马，食品容器含铅，含铅的糖常添加在葡萄酒中增加甜味，而这些铅引起痛风的流行被称为“铅中毒”痛风。[4] 因此，1696 年符腾堡公爵埃伯哈德·路德维格（Eberhard Ludwig）颁布了酒里不能添加一氧化铅的禁令。

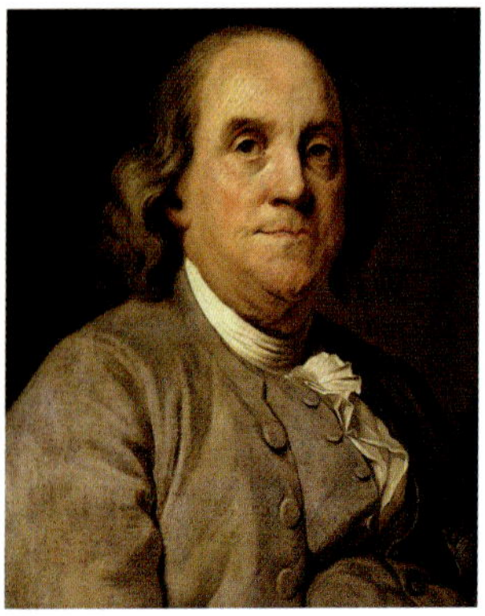
图 5-4-5 本杰明·富兰克林

18 世纪，英国德文郡苹果酒生产设备中含有的铅，导致了所谓的“德文郡腹绞痛”。美国波士顿，由于人们喜喝朗姆酒（用铅器具进行酒的蒸馏），因此引起铅中毒的事件相当频繁。1767 年，英国的乔治·巴克尔（George Baker）记载多例使用含铅器皿的人罹患腹绞痛的情况。1786 年，美国著名政治家、科学家本杰明·富兰克林（Benjamin Franklin）[5] 被怀疑因饮酒导致铅中毒（图 5-4-5）。

在 18 世纪和 19 世纪，铅被非法添加到葡萄酒作为甜味剂。对著名作曲家路德维希·凡·贝多芬（Ludwig van

---

1 Gochfeld M. 2005. Chronologic history of occupational medicine. Journal of occupational and environmental medicine / American College of Occupational and Environmental Medicine，47（2）：96–114.

2 铅绞痛特点为：突然发作，剧烈难忍，也可为持续性的绞痛，阵发性加剧，部位多在脐周，少数在上腹部或下腹部，手压可缓解，发作时面色苍白、出冷汗，伴有呕吐、烦躁不安、血压升高和眼底动脉痉挛。

3 Eisinger J. 1982. Lead and wine. Eberhard Gockel and the colica Pictonum. Medical history，26（3）：279–302.

4 Couper R T L，Fernandez P L，Alonso P L. 2006. The Severe Gout of Emperor Charles V. N. Engl. J. Med.，355（18）：1935–36.

5 本杰明·富兰克林（Benjamin Franklin，1706—1790 年），美国著名政治家、科学家、外交家及发明家，美国开国元勋之一。他是美国独立战争的重要领导人之一，参与了《独立宣言》等多项重要文件的草拟，并曾出任美国驻法国大使，成功取得法国支持美国独立。他发明了避雷针、双焦点眼镜、蛙鞋等。

Beethoven，图 5-4-6）[1] 头骨和头发的测定发现铅浓度很高，通过 DNA 检测又确证了其头骨和头发的真实性，从而证明贝多芬是铅中毒的受害者。有人推测，贝多芬爱喝酒，且使用金属酒杯可能是铅摄入的缘由。

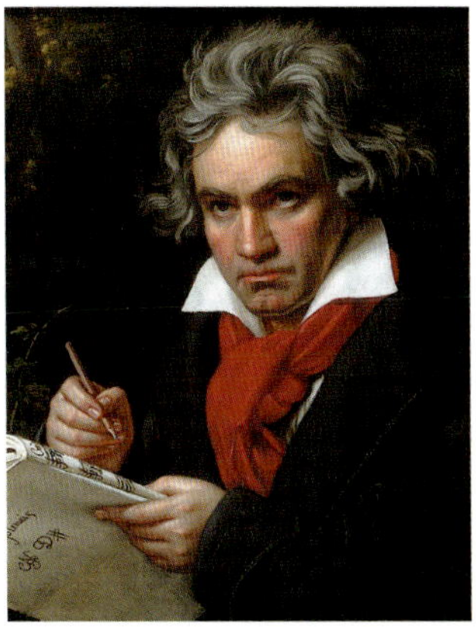

图 5-4-6　贝多芬

4.3.3　18 世纪工业革命与铅中毒历史事件

18 世纪，工业革命前，人类铅暴露水平较低。18 世纪 50 年代工业革命以来，随着工业化水平的增加和大规模的矿山开采，环境铅污染水平增高。[2] 自人类开采铅矿藏以来，特别是在近 500 年间，全球范围铅矿石处理过程中释放到环境中的铅估计约有 3 亿 t。与此同时，铅的使用量激增，铅中毒个案更是层出不穷，从此累积了相当充足的铅毒性作用及其防护的知识。

1767 年，富兰克林在巴黎拉尚蒂（La Charite）医院得到一份住院病人名单，所有病人均从事过与铅暴露有关的工作，最后证实他们的疾病是由于铅暴露引起的。[3]

4.3.4　19 世纪铅中毒历史事件

19 世纪，冶炼、颜料、管道、印刷和很多其他工业活动中工人铅暴露比较普遍。

画家与铅中毒

西班牙内科医生蒙特·圣地亚哥（Montes-Santiago）研究了过去 500 年中艺术家的铅中毒现象，并对现存的相关证据进行了评估，他认为与颜料打交道的人受铅中毒的危害最为广泛。[4] 他根据文献中对绘画材料和画家病症的描述，指出 19 世纪初历史上最著名的铅中毒受害者包括米开朗基罗·博纳罗蒂（Michelangelo Buonarroti）、弗朗西斯科·戈雅（Francisco Goya）、坎迪多·波尔蒂纳里（Candido Portinari）及文森特·梵高（Vincent Van Gogh）。例如，画家卡拉瓦乔（Caravaggio）可能死于铅中毒，最近在卡拉瓦乔的坟墓中发现其骨头中铅含量很高。卡拉瓦乔被认为曾沉溺于暴力行为，这可能与铅中毒有关。又如，戈雅常直接用手指蘸颜料作画，蒙特·圣地亚哥认为这可能是导致其便秘、手抖、四肢无力、眼瞎、头晕及耳鸣的一个原因。闻名于世的戈雅自画像创作于 1820 年，画中患病的戈雅依偎在医生的怀抱中（图 5-4-7）。

1　路德维希·凡·贝多芬（Ludwig van Beethoven，1770—1827 年）是德国著名的作曲家和音乐家。

2　Flegal A R，Smith D R. 1992. Current needs for increased accuracy and precision in measurements of low levels of lead in blood. Environmental Research，58：125–133.

3　Kazantzis G. Lead：ancient metal—modern menace?//Smith M A，Grant L D，Sors A I. Lead exposure and child development：an international assessment. Lancaster，England，MTP Press，1989：119–128.

4　Montes-Santiago J. 2013. The lead-poisoned genius：saturnism in famous artists across five centuries. Prog Brain Res.，203：223–240.

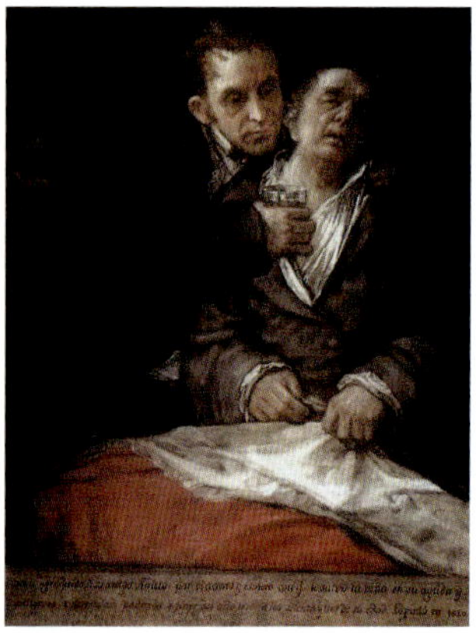

图 5-4-7 戈雅的自画像——被医生照顾

全面描述铅急性中毒症状

1839 年，Tanqueral des Planches 根据 1830 年和 1838 年在拉尚蒂医院住院的 1 213 名病人的病症，描述了铅急性中毒的症状，并将成年人急性铅中毒症状和体征拍照成临床照片。[1]

铅线的发现

1840 年，英国医生亨利 · 巴顿（Henry Burton）记录了“铅线”，这是铅中毒所引起的临床标志。铅进入体内，与口腔细菌活动产生的硫离子形成硫化铅（PbS），沉积在牙龈和口腔黏膜下，齿龈内外侧边缘处形成蓝黑色的线带即“铅线”。

铅慢性暴露与肾病

1863 年，朗瑟罗（Lancereaux）医生发表了第一例描述与慢性铅接触有关的肾病的文章，即一个习惯性地将画笔含在嘴中的画家的铅性肾病，他描述了肾脏皮质明显萎缩和肾小管纤维化的现象。[2]

职业铅中毒在英国

19 世纪 50 年代，职业铅中毒成为英国的一个常见的现象，随着 1882 年几名铅生产工厂工人的死亡，英国国会开始关注铅生产工厂的工作条件。这导致 1883 年英国《工厂和车间法案（铅中毒预防）》出台，这个法案要求铅生产工厂确定某些标准以最小程度减少铅暴露，例如提供通风设备和防护服。

1898 年，英国出版了《铅中毒和铅吸收》一书，对铅的吸收和毒性进行了描述。

4.4 现代对铅的暴露及健康危害研究史[3]

20 世纪初期以来，铅对环境的污染，特别是对大气环境的污染急剧增加，铅环境毒理学研究进入快速发展时期。

4.4.1 铅对环境的污染及健康危害研究史

汉密尔顿的贡献

1910 年，美国医学病理学家爱丽丝 · 汉密尔顿（Alice Hamilton，1869—1970 年）[4] 被任命为美国伊利诺伊州职业病委员会主任。与此同时，她积极开展对“铅中毒”

1 Hunter D. The disease of occupations. Sevenoaks，Hodder & Stoughton，1978.

2 Brewster U C，Perazella M A. 2004. A review of chronic lead intoxication：an unrecognized cause of chronic kidney disease. Am. J. Med. Sci.，327（6）：341–347.

3 Jack Lewis. 1985. Lead Poisoning：A Historical Perspective. EPA Journal.

4 爱丽丝 · 汉密尔顿（Alice Hamilton，1869—1970 年）简介见本书第七卷。

案件的调查，这个调查闻名世界，影响很大，提高了公众对铅毒性的警觉。1911—1920 年，她担任美国联邦调查局的特别卫生调查员，工作中发现涂料中普遍加有白铅或氧化铅，为了避免铅中毒，她建议建立更安全的工作制度。

（1）含铅汽油的环境污染与防控历程

四乙基铅与含铅汽油

1921 年 12 月，小托马斯·米基利（Jr. Thomas Midgley）[1] 在美国通用汽车旗下的戴顿（Dayton）实验室发现四乙基铅能够减少汽车发动机爆震，是一种特别有效的汽油抗爆剂。

1923 年 4 月，杜邦公司与美国通用汽车公司开始生产四乙基铅作为防爆剂添加到汽油中，生成含铅汽油。杜邦公司在生产四乙基铅期间，有 2 名工人因铅中毒而死亡，数人患病。同年在美国某些地区开始销售含铅汽油。

1924 年，通用汽车公司为了提高生产效率，和标准石油公司共同创办了“乙基汽油公司”，专门生产四乙基铅。然而，该工厂开始生产仅 2 个月，就有 5 名工人相继因铅中毒而死亡，多名工人中毒。这加深了公众对四乙基铅安全性的怀疑。

1926 年，四乙基铅获批在汽油中使用，至 1936 年，在美国销售的汽油中 90% 含有铅。

含铅汽油与环境铅污染

1965 年，美国一份报告指出，人类对铅的滥用导致环境中铅的浓度过高。这加强了人们对环境的关注。

20 世纪初，机动车含铅汽油的使用成为环境铅污染的重要原因，导致 20 世纪铅环境暴露水平快速增加。至 1965 年，美国烷基铅的用量达到了高峰，进入 20 世纪 70 年代，美国针对日益加剧的大气铅污染及其对人体健康的影响，对加铅汽油实施限量标准，并逐年严格化。

1972 年，美国国家环境保护局发布关于分阶段淘汰含铅汽油的通知，到 1974 年，美国开始全面停止使用含铅汽油。

1980 年，美国科学院的报告指出，含铅汽油是环境铅污染最主要的来源。

1965—1990 年，世界铅消费逐步上升，达到大约 560 万 t。在发达国家，由于对铅危害健康的揭示，1980—1990 年，铅消费的增加放缓；而在发展中国家，1979—1990 年，从 31.5 万 t/a 增加到 84.4 万 t/a。人类活动，再加上铅可在土壤、水和空气中循环，使全球铅污染逐年严重。

血铅水平与环境污染

据估计，在工业化前或自然条件下人类血铅水平大约为 0.016 μg/dL[2]，比今天边远地区和南北半球报道的最低水平（分别为 0.78 μg/dL 和 3.20 μg/dL）低 50 ~ 200 倍。[3]

1　小托马斯·米基利的生平详见本书第七卷。

2　1 dL=100 mL.

3　Flegal A R，Smith D R.1992. Lead levels in preindustrial humans. New Engl J Med，326：1293–1294.

人类骨骼残骸的铅水平研究发现，今天人群铅水平是工业化前水平的 500 ~ 1 000 倍。[1]

20 世纪 80 年代以后，含铅汽油开始被淘汰，世界范围内血铅水平急剧下降。20 世纪 80 年代中期以来，在一些禁止食品和饮料罐头使用铅和禁止含铅汽油添加剂的国家血铅水平下降非常显著。例如，1976—1980 年，美国人的平均血铅浓度下降了 37%，同时期含铅汽油的使用率也下降了 50%。这表明了含铅汽油和血铅水平之间的关系。随后的研究表明，夏季汽油使用量的增加与血液中铅含量的上升成正比。进一步研究表明，美国 1976—1997 年人平均血铅水平下降了 90%。[2]

自 20 世纪末以来，血铅水平稳步下降，但是血铅的安全阈值仍未确定。

发铅水平与环境污染

1998 年，孟紫强收集了 1 518 份头发样品（年龄从新生儿到 70 岁），用原子吸收光谱法测定其铅的含量。结果表明，男性头发中铅的含量高于女性，新生儿头发中含铅量最低；从新生儿到幼儿期（1 ~ 2 岁），发铅含量随着年龄的增长而增加，到幼儿期达到最高；从幼儿期开始，随着年龄增长，发铅含量缓慢下降，推测可能与随着年龄的增加，人体对铅的吸收能力下降有关。结果还表明，居住在汽车集中的不同年龄的城市居民的发铅含量均高于郊区居民的发铅含量。[3]

推广无铅汽油、控制铅污染

在大多数发达国家，由于努力控制铅污染，尽量减少铅的商品化使用，特别是含铅汽油的使用，导致近年来环境铅污染水平和人均血铅水平急剧下降。

1978 年，美国开始推广使用无铅汽油，1986 年淘汰含铅汽油的工作基本完成，至 20 世纪 90 年代初基本实现汽油无铅化，从 1996 年 1 月起，全面禁止含铅汽油的使用。

1996 年，世界银行呼吁禁止使用含铅汽油。

中国从 2000 年 1 月起，开始禁止使用含铅汽油。

2000 年，欧盟宣布禁止使用含铅汽油。

（2）工业环境铅污染与防控的历程

工业环境铅暴露改善、慢性铅中毒仍然常见

随着铅生产工作环境的改善，急性铅中毒在很大程度上得到控制，环境铅低水平暴露的慢性负面效应，引起人们的重视。因为尽管在许多国家严重的急性铅中毒事件已不常见，但是职业铅暴露或低水平铅暴露引起的中等的或临床中毒症状仍然常见。

在 19 世纪和 20 世纪早期，冶炼、颜料、管道、印刷和很多其他工业活动中工人铅暴露比较普遍。成年人职业铅暴露最多的原因是和铅生产工业过程密切接触。铅职

---

1 Ericson J E，et al. 1979. Skeletal concentrations of lead in ancient Peruvians. New Engl J Med，300：946–951；Patterson C C，et al. 1991. Natural skeletal levels of lead in Homo sapiens uncontaminated by technological lead. Sci Total Environ，107：205–230.

2 Centers for Disease Control and Prevention. 1997. Update：blood lead levels · United States，1991-1994. MMWR 46：141–146.

3 Meng Z Q. 1998. Age and sex related differences in zinc and lead levels in human hair. Biol Trace Elem Res.，61：79-87.

业暴露的行业主要包括机动车装配、钣金加工、电池制造和修复、焊接、铅采矿和冶炼、铅合金生产，以及玻璃、塑料、印刷、陶瓷、油漆行业。大多数高度工业化国家对工业方法控制严格并不断改进，这样使得职业铅中毒事件比以往发生少。但是在发展中国家，职业铅暴露仍然是一个巨大的潜在问题。在发展中国家，冶炼和精炼金属引起的铅污染主要包括新生产的金属和二次金属，如冶炼厂和炼油厂废铅。许多国家的小型二级冶炼厂通常距离居民区很近，从工厂排放的含铅烟和灰尘对附近生活的成人和儿童构成特殊的健康危害。

关注作坊和家庭铅暴露

从事电池生产、拆迁工作、焊接、陶器、陶瓷制品生产、汽车散热器小型修理、珠宝生产和装潢等工作的工人有特定的铅暴露风险。这些行业铅暴露之所以被关心是因为这些工作常在家庭进行或不受监管的作坊里进行，对妇女和儿童的危害较大。随着人们对铅引起妇女生育方面的不良影响的认识逐步深入，一些发达国家相继制定出禁止在铅污染工业雇用女性的劳动法规。尽管许多国家尤其是一些发展中国家职业暴露主要指成人，但是工作场所和家庭之间的区别不明显，这是因为在工厂工作一天的工人回家的时候衣服上会携带铅尘，因此职业暴露的铅污染转移到家庭的儿童身上、甚至腹中的胎儿身上，职业铅暴露变成了社区问题。

1909 年，法国、比利时和奥地利禁止白铅涂料室内应用。1922 年，国际联盟（联合国的前身）也紧随其后禁止铅涂料使用。然而，在美国，直到 1971 年禁止含铅涂料使用的法律才被通过，直到 1978 年才完全禁止含铅涂料使用。

某些发展中国家铅暴露依然严峻

在某些发展中国家，铅暴露的来源广、途径多，仍然是一个重大的公共卫生问题。例如，在许多拉美国家，含铅油漆不是铅暴露的重要来源，而铅釉陶瓷是重要的铅污染源。铅采矿、冶炼、电池生产和家庭手工业也是铅暴露的重要行业，对发展中国家造成严重的环境危害。在牙买加，一项关于铅冶炼厂附近居民血铅水平和铅暴露影响因素关系的调查研究表明，铅暴露组血铅几何平均浓度比未暴露组高出 2 倍。[1]

（3）环境铅污染将持续多年、严重铅中毒时有发生

慢性铅危害将持续多年

虽然许多国家采取了措施控制铅污染，但是土壤、灰尘、房屋油漆中仍然有大量的铅，这些来源的铅将持续影响人们很多年。此外，迄今为止我们仍然要受到 20 世纪 20 年代在汽油中添加铅的影响。

急性铅中毒仍有发生

在 21 世纪，仍然有一些严重的铅中毒事件发生，虽然很少。如 1996 年，日本东京因汽车尾气污染空气引起著名慢性铅中毒事件，该事件的发生引起了全世界的重视。

1　Matte T D，et al. 1991. Lead exposure from conventional and cottage lead smelting in Jamaica. Arch Environ Contamin Toxicol，21（1）：65–71.

2009 年，在中国河南省济源市一座铅锌冶炼厂致使周边农村近 1 000 名儿童血液中的铅含量过高，导致附近 10 个村庄的村民从该地搬迁，这家铅锌冶炼厂也被迫关闭。

2010 年，尼日利亚北部扎姆法拉州非法金矿开采导致严重铅污染，至今已发现 250 多人因铅中毒死亡。

4.4.2 儿童铅中毒研究史

（1）研究历程

儿童铅中毒的发现

19 世纪，含铅涂料在住宅使用增加了儿童铅暴露。在此之前几千年，大多数铅暴露是成人职业暴露。1897 年，澳大利亚发现含铅油漆暴露儿童发生铅中毒，才开启了人们对儿童铅中毒的关注。

19 世纪末，开始出现儿童铅中毒的个案。1890 年，澳大利亚昆士兰布利斯班（Brisbane）儿童医院医师特纳（A. J. Turner）发现一名 5 岁男孩出现四肢麻痹、手腕与脚踝无力下垂、持续呕吐的症状，他诊断为“疑似慢性铅中毒”。1892 年，澳大利亚第一次报告了儿童铅中毒案例，[1] 到 1897 年，特纳总共遇到类似病例 76 例，但对铅暴露的来源仍然不清楚。

儿童铅暴露的来源

1904 年，同一家医院的医师吉布森（J. L. Gibson）发现剥落的油漆屑为儿童铅暴露源，幼儿啃咬栏杆、舔吮手指，或喜好捡食油漆屑的“异物僻”行为而造成铅中毒。[2] 由于油漆中添加有甜味的铅，所以幼童也会因为喜欢甜味而啃咬玩具或床边的油漆而摄入铅。

1909 年，几个欧洲国家禁用含铅油漆。

1922 年，国际联盟禁用含铅油漆，但美国拒绝执行这一规定。

1971 年，美国通过了《含铅油漆中毒防治法》，含铅的油漆由此逐渐被淘汰。1978 年之前美国建造的房屋内墙和外墙仍可能涂有含铅油漆，1950 年之前建造的公寓更有可能涂有含铅油漆，入住前应仔细检查。

1974 年，美国开始停止使用含铅汽油，直到 1996 年才开始全面禁止含铅汽油的使用，据估计，仅在美国从汽油释放到大气中的铅就高达 700 万 t。

儿童铅暴露的危害

1932 年，美国约翰·霍普金斯医院（The Johns Hopkins Hospital，JHP）在不到 3 个月的时间突然出现了 40 个黑人儿童铅中毒个案，大多数儿童牙龈出现铅线，也有

---

1 Gibson J L，Love W，Hardine D，et al. 1892. Note on lead poisoning as observed among children in Brisbane// Proceedings of the Third Intercolonial Medical Congress，Sydney，Australia，76–83.

2 Gibson J L. 1904. A plea for painted railings and painted walls of rooms as the source of lead poisoning among Queensland children. Australian Medical Gazette，23：149–153.

不少儿童出现末期的铅中毒脑病（图 5-4-8）。调查发现由于穷人家庭捡拾废弃的铅蓄电池作为炊煮用燃料，大量的含铅废气导致很多儿童铅中毒。

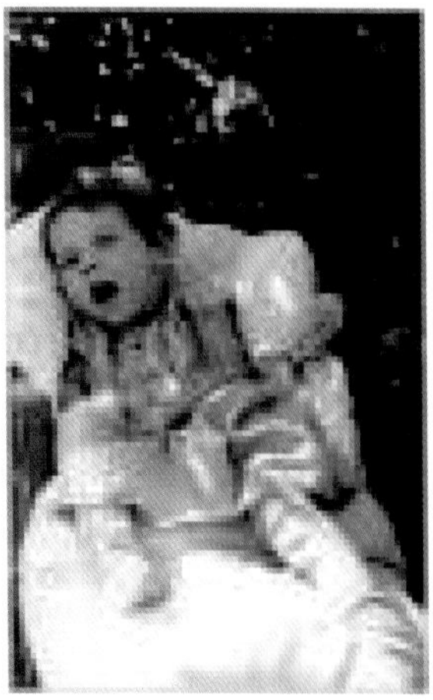

图 5-4-8 儿童铅中毒脑病

1943 年，对婴儿时期经历过铅中毒或者儿童早期受到环境低水平铅暴露但还不足以引起临床脑病的 20 名美国小学生的随访研究发现，这些孩子神经心理发育缺乏。关于环境铅暴露相关的智力发育阻滞和多动症的病例对照研究显示，那些急性铅中毒的儿童通常伴随着神经行为功能的严重不足。[1]

1979 年，赫伯特·尼德曼（H. L. Needleman）等发表了一篇开创性的论文，阐述了铅对儿童智力发育的影响。该论文是有关低浓度铅暴露造成儿童学习障碍的流行病学研究报告，发现即使没有明显的铅中毒症状，铅暴露偏高的学童也较容易有注意力不集中、过动、学习能力低落、智商偏低的问题。孩子早期发育过程中铅暴露与长大后神经行为功能缺失有联系。[2]

1994 年，波科克（S. J. Pocock）等研究发现，血铅水平小于 25 μg/dL 的儿童特别是 3 岁以上儿童，血铅水平每增加 10 μg/dL 智商可能降低 1 ~ 3 分。[3]

10 μg/dL 的血铅水平是人们关心的影响儿童健康的标准。

（2）儿童铅中毒的综合因素

许多研究发现，儿童血铅水平的提高与环境铅暴露有关。导致儿童铅中毒发生的因素有：①儿童生理吸收的铅高于成年人、儿童摄入铅 / 单位体重比成人高；②儿童经常把东西放入口中，导致灰尘和土壤中的铅摄入量增加；③年幼儿童正在经历快速发育期，他们的身体系统还没有完全发育成熟，因此铅对他们的毒性作用比成人更大；④社会和经济上贫困问题：穷人生活在条件差的住房，距离交通和工业区近，铅厂工人将铅尘带回家，使得儿童持续保持高铅水平。此外，经济贫困造成的营养缺乏使儿童对铅更敏感。

1998 年，孟紫强研究发现，刚出生的男女婴儿头发含铅很低，而含锌很高，随着婴儿从出生到 2 岁之间，婴儿发铅水平增长很快，而发锌水平下降很快。这证明铅能够抑制婴儿消化道对锌的吸收，导致儿童体内必需微量元素锌缺乏。[4]

（3）发达国家降低儿童血铅的历程

虽然已经发现儿童铅中毒或血铅水平升高与环境铅污染有关，但是由于不同国家的经济发展水平的差异，预防铅中毒的措施不同，取得的预防效果也有差异。

---

1 Byers R K，Lord E. 1943. Late effects of lead poisoning on mental development. American Journal of Diseases of Children，66：471–494.

2 Needleman H L，Leviton A. 1979. Lead and neurobehavioural deficit in children. Lancet，2（8133）：104.

3 Pocock S J，Smith M，Baghurst P A.1994. Environmental lead and children's intelligence：a systematic review of the epidemiological evidence. British Medical Journal，309：1189–1197.

4 Meng Z Q. 1998. Age and sex related differences in zinc and lead levels in human hair. Biol Trace Elem Res.，61：79–87.

美国

发达国家由于重视铅暴露，并采取相应措施（如从汽油中去除铅），儿童血铅水平有所下降。美国1974年开始停止使用含铅汽油以后，1976—1991年，美国1～5岁非西班牙白人儿童平均血铅水平下降77%（从13.7 μg/dL下降到3.2 μg/dL）；非西班牙裔黑人儿童平均血铅水平下降72%（从20.2 μg/dL下降到5.6 μg/dL）。血铅水平大于等于10 μg/dL的1～5岁非西班牙裔白人儿童下降率从85.0%下降到5.5%；非西班牙裔黑人儿童从97.7%下降到20.6%。

美国《第三次国家健康和营养调查》显示，截至1994年，1岁以上人群总体平均血铅水平是2.3 μg/dL；有22%的人血铅水平是10 μg/dL，10 μg/dL的血铅水平是人们关心的影响儿童健康的标准。1～5岁美国儿童的平均血铅含量为2.7 μg/dL，其中有89万名儿童（占4.4%）超过了这个水平。非西班牙裔黑人儿童血铅水平高与社会人口因素有关，如收入低、生活在旧住房等。从此得出结论：预防铅中毒的措施应该针对高风险的少数族裔，包括家庭收入低、住在老旧住房里的儿童。[1]

澳大利亚和欧洲各国

1995—1996年，在澳大利亚，1～4岁的1 575名儿童几何平均血铅水平为5.05 μg/dL，其中，115名儿童（即7.3%）血铅水平超过10 μg/dL，27个儿童（1.7%）的血铅水平超过15 μg/dL。由于数据有限，很难评价铅污染源控制与澳大利亚铅暴露趋势。

1978—1988年，在欧洲许多国家，如比利时、联邦德国、新西兰、瑞典和英国，成年人的平均血铅水平明显减少。[2]

1984—1995年的10年，对西班牙巴塞罗那的人群铅暴露水平进行评估。在随机抽取的0～65岁的694名健康受试者中，血铅水平分别是4.06 μg/dL（脐带血）、8.9 μg/dL（儿童）和7.8 μg/dL（成年人）。

总之，欧洲在这10年中，血铅水平下降超过50%，反映空气环境中铅浓度下降。

（4）发展中国家儿童血铅状况和降低措施

20世纪末，多数发展中国家儿童血铅较高，部分采取淘汰含铅汽油的国家对降低儿童血铅的效果明显。进入21世纪，各发展中国家陆续开始淘汰含铅汽油，儿童血铅水平开始下降。

墨西哥——20世纪末期状况

1995年，罗米鄂（Romieu）等对随机抽取的墨西哥城200名5岁以下的儿童进行了横断面研究。血铅水平从1 μg/dL变化到31 μg/dL，平均9.9 μg/dL。18个月以上的儿童44%的血铅水平超过10 μg/dL。血铅水平的主要影响因素是为孩子准备食物用的

---

1 Pirkle J L，et al.1998. Exposure of the US population to lead，1991-1994. Environmental Health Perspectives，106（11）：745–750.

2 von Schirnding Y E. 1999.The impact of lead poisoning on the workforce and society//Proceedings of the International Conference on Lead Poisoning，Bangalore，India，8–10 February 1999. Bangalore，The George Foundation：41–47.

釉面陶瓷、汽车排放的含铅尾气、孩子手上污垢上含有的铅。[1]

印度——20 世纪末期状况

1999 年，在印度高人口密度、使用含铅汽油的 5 个城市中，随机抽查了 2 031 名儿童和成人的血铅水平。研究发现约有 51% 的人血铅水平超过 > 10 μg/dL，13% 超过 20 μg/dL。在血铅水平超过 10 μg/dL 的儿童比例在班加罗尔（Bangalore）是 40%，在孟买（Munbai）是 62% 。[2]

非洲国家——20 世纪末期状况

20 世纪末，在大多数非洲国家汽油含有 0.5 ~ 0.8 g/L 铅，这可能是世界上最高的水平。在铅开采中心附近的城市和农村地区，大气平均铅质量浓度达到 0.5 ~ 3.0 mg/m^3，灰尘和土壤中平均铅含量超过 1 000 mg/g。除了汽车和工业来源，个人家庭中存在的铅污染来源包括家庭手工业、纸产品燃烧、废弃橡胶、电池外壳、使用油漆的木材做饭和取暖。在一些国家，含铅油漆、铅锡和铅的化妆品不受监管。[3]

1991 年，在南非开普（Cape）省的一些城市和农村社区超过 90% 的儿童血铅水平超过 10 μg/dL。在城市中心小学一年级学生平均血铅含量为 18 μg/dL，90% 以上儿童血铅水平大于 10 μg/dL。血铅水平升高的因素有：空气和尘埃中铅的含量高，修缮不好的房屋、过度拥挤、父母受教育水平低、收入低等其他因素。社会因素被认为是诱发儿童环境铅中毒的重要原因。[4]

禁用含铅汽油、血铅显著下降

在一些发展中国家和地区，由于减少使用含铅汽油，铅暴露程度也有所下降。例如，泰国 1984—1996 年淘汰含铅汽油，曼谷大气铅水平显著下降。1994 年 2—9 月，清迈（Chiang Mai）城市地区 37 名孕妇、郊区的 53 名孕妇、农村 28 名孕妇的血铅和脐带血铅水平均相对较低，血铅的几何平均水平分别为 4.16 μg/dL 和 3.32 μg/dL、4.12 μg/dL 和 3.11 μg/dL、4.50 μg/dL 和 4.12 μg/dL。4.2% 孕妇的血液样本和 1.7% 的脐带血样品铅水平超过 10 μg/dL。[5]

1999 年，对泰国清迈（Chiang Mai）1 000 名 6 ~ 72 个月儿童的调查显示，他们的平均血铅水平为 4.2 μg/dL；4.6% 的儿童血铅水平超过 10 μg/dL 。[6]

中国从 2000 年 7 月 1 日起，全国所有汽车一律停止使用含铅汽油。从此随着中国

1　Romieu I，et al.1995. Environmental urban lead exposure and blood lead levels in children of Mexico City. Environ Health Perspect，103（11）：1036–1040.

2　von Schirnding Y E. 1999. The impact of lead poisoning on the workforce and society//Proceedings of the International Conference on Lead Poisoning，Bangalore，India，8–10 February 1999. Bangalore，The George Foundation：41–47.

3　Nriagu J O，et al. 1996. Childhood lead poisoning in Africa：a growing public health problem. Science of the Total Environment，181（2）：93–100.

4　von Schirnding Y，et al.1991. Blood lead levels in South African inner-city children. Environ Health Perspect，94：125–130.

5　Prapamontol T，et al. Health risk assessment of blood lead contamination in Chiang Mai mothers and their foetuses// Proceedings of the RTG/WHO Research Forum，Chiang Mai，Thailand，20–21 June 1996. Nonthaburi，Thailand Royal Ministryof Public Health：56–57.

6　Prapamontol T，et al. Lead screening in young children from northern Thailand，report. Chiang Mai University，Research Institute for Health Sciences，1999.

大气铅水平逐年下降，儿童血铅水平显著降低。

4.4.3 铅的毒理学作用机制研究历程

铅中毒引起贫血

20 世纪 50 年代，人们开始对铅中毒的发病机制进行研究，发现铅中毒引起的贫血主要是铅干扰卟啉代谢，进而影响血红素合成所致。

铅主要通过抑制血红素合成的两个主要的酶 δ- 氨基乙酰丙酸脱氢酶（δ-ALA-D）和血红素合成酶，使血红素合成受到障碍而出现贫血，面色苍白（称“铅容”）、心悸、气短、疲劳、易激动等。

在铁插入卟啉环之前，线粒体提供能量将三价铁转化为二价铁，而铅可干扰此供能过程。当缺铁时铁结合蛋白对铅毒性更为敏感，从而抑制造血功能，使铅对血液的毒性增加。

儿童比成人更敏感。血铅质量浓度约为 40 μg/100 ml 时有些儿童就可能发生血红素减少。

铅的遗传损伤作用

1993 年，Winder 和 Bonin 对铅引起细胞遗传物质损伤的文献进行综合分析，发现铅暴露人群存在染色体异常和（或）姐妹染色单体交换率增加。[1]

20 世纪 90 年代后期，有许多学者发现铅可能不直接作用于 DNA，而是作用于 DNA 聚合酶和 RNA 合成，从而导致 DNA 修复功能抑制或增加易错修复的发生。[2]

2001 年，几项研究表明，铅能与许多 DNA 结合蛋白结合，且这些蛋白都有锌指结构（zinc-finger），是铅的结合位点。锌在 DNA 结合蛋白中有稳定结构的作用，所以铅引起蛋白质与 DNA 的结合力下降，从而导致 DNA 容易受到诱变剂的攻击而造成损害。很低浓度的铅就能降低人鱼精蛋白与 DNA 的结合，导致染色体结构改变，引起细胞遗传损伤。[3]

2003 年，孟紫强研究组运用单细胞凝胶电泳技术研究发现，腹腔注射醋酸铅可引起雄性小鼠脑、肺、脾、肾细胞 DNA 损伤。此外，铅可以加剧 SO_2（42 mg/m^3）吸入对雄性小鼠脑、肺、肾、脾细胞核 DNA 的损伤程度。[4]

铅对细胞凋亡的诱导

细胞凋亡是一种由基因调控的细胞主动死亡的过程，与发育、衰老、疾病发生密

---

1 Winder C，Bonin T.1993.The genotoxicity of lead.Mutation Res，285（1）：117-124.

2 Hartwig A.2002. Interactions by carcinogenic metal compounds with DNA repair processes：toxicological implications. Toxieol Lett，127（1-3）：47-54.

3 Ranniafshari M，et a1.2001. NMR identification of heavy metal-binding sites in a synthetic zinc finger peptide. Toxicol Appl Phammcol，172（1）：1-10；Quintanilla-Vega B，et a1.2000. Lead interaction with human protamine（HP2）as a mechanism of male reproductive toxicity.Chem Res Toxieol，13（7）：594-600；Quintanilla-Vega B，et a1.2000.Lead effects on protamine-DNA binding.Am J Ind Med，38（3）：324-29.

4 武冬梅，孟紫强 .2003. 二氧化硫和铅联合染毒对小鼠遗传物质的损伤 . 中国环境科学，23（5）：526-530.

切相关。

2000—2002 年，有几项研究发现，低剂量铅暴露便可引起肝细胞、巨噬细胞、视杆细胞及神经元发生细胞凋亡，从而引起铅毒理学研究对细胞凋亡的重视。

2000 年，贺（L. He）等研究发现，铅能够与细胞线粒体膜结合使膜渗透性发生改变，导致线粒体内的细胞色素 C（Cytc）等凋亡启动因子释放入胞质，激活 Caspase-9、Caspase-3，最终导致视杆细胞发生凋亡。[1]

2001 年，拉米什等研究发现，大鼠饮含铅 5×10^{-5} g/L 的水 3 个月后，在前皮质、脑干、纹状体和海马四个脑区中，细胞凋亡信号分子 NF-xB、AP-1、MAPKK、JNK、Caspases 都被激活，表明低浓度铅能诱发神经元发生凋亡。[2]

2002 年，莎里菲等证明，铅能使对大鼠海马神经元有促进凋亡作用的 Bax 基因表达上调，而使抗凋亡作用的 B 淋巴细胞癌 -2 基因（Bcl2）表达下调，从而导致 Bax/Bcl2 比率上升，引起细胞凋亡的发生。[3]

氧化损伤

2003 年，陈（L. Chen）等报道，铅能促进活性氧自由基（ROS）的产生，使机体处于氧化应激状态。[4]

2004 年，胡锦东等报道，醋酸铅［(40mg/（kg · d)］对大鼠灌胃 4 周，血清、肝脏及肾脏的丙二醛（脂质过氧化产物）含量明显升高。[5]

2006 年，梁建成等报道，铅可引起全血谷胱甘肽过氧化物酶和超氧化物歧化酶的活性受到抑制，导致小鼠抗氧化能力降低。[6]

4.4.4　铅的器官毒理学研究历程

铅对机体的损伤呈多系统性、多器官性，包括对骨髓造血系统、免疫系统、神经系统、消化系统及其他系统的毒害作用，甚至有致癌的风险。

（1）铅的神经毒性

20 世纪 90 年代以来，很多铅毒理学研究通过动物试验和细胞试验对铅的神经毒性进行评价。早已发现，铅中毒还会导致感觉功能障碍，如许多铅中毒病人出现视觉功能、嗅觉及味觉障碍等。精神症状如消沉、焦虑、易怒、神经衰弱等也与血铅水平的增高相关。

1　He L，et a1. 2000. Lead and calcium produce rod photoreceptor cell apoptosis by opening the mitoehondrial permeability transition pore.J Bid Chem，275（16）：12175-12184.

2　Ramesh G T，et a1. 2001. Lead exposure activates nuclear factor kappa B，activator protein-1，c-Jun-N terminal kinase and caspases in the rat brain.Toxicol Lett，123（2，3）：195-207.

3　Sharifi A M，et a1. 2002. Investigation of acute lead poisoning on apoptesis in rat hippoeampus in vivo. Neurosci Lett，329（1）：45-48.

4　Chen L，et al. 2003. Tea catechins protect against lead-induced ROS formation，mitochondrial dysfunction，and calcium dysregulation in PC12 cells . Chem Res Toxicol，16（9）：1155-1161.

5　胡锦东，等 . 2004 . 牛磺酸对铅脂质过氧 化损伤的拮抗作用 . 中国职业医学，31（2）：38-40.

6　梁建成，等 . 2006. 醋酸铅染毒小鼠 DNA 损伤及体内抗氧化酶变化 . 中国公共卫生，22（4）：457-458.

2002 年，苏黎世（M. G. Zurich）等发现，铅是神经细胞分化的抑制剂，用铅处理体外培养的神经星状胶质细胞，会导致神经细胞减少，一些特异性酶活性下降。[1]

2003 年，坎菲尔德等对 240 名纽约儿童进行了 10 年的追踪调查后发现，血铅＜10 μg/dL 时，血铅水平与认知能力下降存在剂量－效应关系，且血铅水平越低，认知能力与血铅浓度负相关性越强。[2]

2003—2004 年，孟紫强课题组利用全细胞膜片钳技术研究发现，醋酸铅能够剂量依赖性地抑制大鼠海马 CA1 区神经元钠电流、瞬间外向钾电流和延迟整流钾电流，改变这些离子通道的激活和失活过程，从而改变细胞膜的电压感应，导致海马神经元损伤。[3]

2007 年，施（R. A. Shih）等研究认为，骨铅浓度更能反映铅对成人认知能力的损害作用，特别是对高浓度铅职业暴露人群。[4]

最近研究发现，血脑屏障非常容易受到铅毒性的损害，大脑内微静脉内皮细胞与铅的亲和力非常高，且它们储存铅的能力较大脑的其他部分也高，铅由于与大脑内微静脉内皮细胞结合而影响神经系统的传导。目前认为，铅可通过不同的作用机制，包括细胞电压依赖性离子通道，以及第一、第二、第三信使系统，发挥广泛多样的神经生物学效应。

（2）铅的免疫毒性

20 世纪 60 年代，已开始进行铅对免疫系统的损伤研究。1998 年，米勒（T. E. Miller）等进行的动物试验也显示铅对免疫系统的损伤作用，并提示在铅暴露结束后，这种影响还将持续很长时间。[5]

2005 年，卡尔玛斯（W. Karmaus）等研究发现血铅浓度与血清抗体 IgE 浓度呈正相关。2006 年，迪特尔特指出，铅暴露能增加血液循环中 B 淋巴细胞浓度，降低 T 淋巴细胞浓度。此外，铅作为半抗原，在体内能形成抗原－抗体复合物，沉积于血管壁引起免疫损伤。[6]

最近研究发现，铅在低浓度（血铅＜10 μg/dL）下就能引起淋巴细胞的损伤，尤其是对巨噬细胞和 T 淋巴细胞，可抑制迟发型超敏反应，影响细胞因子和抗原呈递细

---

1 Zurich M G，et al. 2002. Maturationdependent neumtexicity of lead acetate in vitro：implication of glial reactions. J. Neurosci. Res.，70（1）：108–116.

2 Lanphear B P，et al.2005. Low-level environmental lead exposure and children's intellectual function：an international pooled analysis. Environ health perspect，113（7）：894–899.

3 杜正清，孟紫强 .2003. 铅对大鼠海马神经元瞬间外向钾电流和延迟整流钾电流的影响 . 应用与环境生物学报，9（6）：619–622；杜正清，孟紫强 .2004. 铅对大鼠海马神经元钠电流的抑制作用 . 中国药理学与毒理学杂志，18（1）：62–65.

4 Shih R A，et a1. 2007. Cumulative lead dose and cognitive function in adults：a review of studies that measured both blood lead and bone lead. Environ Health Perspect，115：483–492.

5 Miller T E，et al.1998. Developmental exposure to lead causes persistent immunotoxicity in Fischer 344 rats. Toxicol. Sci.，42：129–135.

6 Karmaus W，et al. 2005. Immune function biomarkers in children exposed to lead and organochlorine compounds：a cross-sectional study. Environ Health，4：5；Dietert R R，et al. 2006. Lead and immune function. Crit. Rev. Toxicol.，36：359–385.

胞的代谢。这些改变会降低对某些传染性疾病的抵抗力。

（3）铅的生殖毒性

1860年，保罗（Paul）发现123名从事铅作业的妊娠期妇女中，有73人的胎儿死亡。此后，莱格（Legge）于1901年、奥利弗（Oliver）于1911年、汉密尔顿（Hamildon）等于1943年相继报道了从事陶瓷及冶炼业的女工自然流产和死胎的发生率高。1944年坎塔罗（Cantarow）等对此做了评述，指出铅可引起妇女月经紊乱、不育症、自然流产、死产、早产、婴儿发育不良和死亡率增加等危害。随着对铅的生殖毒性逐步认识，一些工业化国家相继制定出禁止在铅污染工业雇用女性的劳动法规。

1987年，Solol发现，铅引起雄性大鼠睾酮和卵胞刺激素水平下降。

1997年，González-Cossío等发现，母亲骨铅负荷与婴儿出生体重下降程度呈正相关。[1]

1999年，博尔哈－阿布尔托（V. H. Borja-Aburto）等采用巢式病例－对照研究发现，高浓度血铅组比最低浓度组自发性流产的OR值升高。孕期女性铅暴露会增加早产、死胎、低出生体重、先天畸形等风险，并影响子代的正常发育。[2]

2003年，潘特（N. Pant）等发现精子减少和精子活力不足的不育男性其精浆中铅的含量［（12.5 ± 4.9）μg/dL］增加，呈显著负相关。[3]

2006年，美国EPA指出，生殖系统极易受到环境污染物的影响，铅可影响下丘脑—垂体—性腺轴，对生殖功能产生暂时或永久性的损伤。[4]

（4）铅的心血管毒性

20世纪初，朗克瑞克斯（Lancreaux）认为铅暴露与心血管疾病有关。早已发现，铅能抑制血红蛋白的合成，缩短血液循环中的红细胞寿命，最终导致贫血。

2005年，穆特内尔（P. Muntner）等报道，血铅浓度≥2.47 μg/dL和＜1.03 μg/dL的两组人群发生外周血管病的RR值为1.92（95%CI=1.02～3.61）。[5]

2006年，门克（Menke）等报道，在血铅浓度≥3.63 μg/dL和＜1.93 μg/dL的两组人群中，发生冠心病的相对危险度（RR）为1.89（95%CI=1.04～3.43）。[6]

2007年，杰恩（N. B. Jain）等的研究指出，随着血铅和骨铅水平的增高，患缺血

1 González-Cossío T，Peterson K E，Sanín L H，et al. 1997. Decrease in birth weight in relation to maternal bone-lead burden. Pediatrics，100（5）：856-862.

2 Borja-Aburto V H，et al.1999. Blood lead levels measured prospectively and risk of spontaneous abortion. Am. J. Epidemiol.，150：590–597.

3 Pant N，et al. 2003. Lead and cadmium concentration in the seminal plasma of men in the general population：correlation with sperm quality. Reprod Toxicol，17（4）：447–450.

4 USEPA.2006. Air quality criteria for lead. Washington，DC：Environmental Protection Agency.

5 Muntner P，et al. 2005. Continued decline in blood lead levels among adults in the United States：the national health and nutrition examination Surveys Arch Intem Med，165：2155–2161.

6 Menke A，et al.2006. Blood lead below 0.48 micromol/L（10microg/dL）and mortality among US adults. Circulation，114：1388–1394.

性心脏病的风险亦相应增加。[1]

2007 年，纳瓦斯－阿茨恩（Navas-Acien）等分析了前人的研究结果，认为铅暴露与血压增高或高血压有因果关系，并发现血铅浓度每增加 1 倍，收缩压上升 0.08 ~ 0.167 kPa，与美国 EPA 的研究结果相一致。[2]

目前认为，铅对心血管系统的影响不仅引起血压增高和高血压，还能引起心血管系统机能不良甚至心血管系统疾病。

（5）铅对其他器官的毒性研究

近年来的研究发现，铅暴露除了引起上述毒性作用外，还会造成其他系统的损伤。[3]

2006 年以来，研究发现低水平铅暴露（血铅＜10 μg/dL）便能增加患慢性肾脏疾病的危险，[4] 糖尿病、高血压患者对铅的肾脏毒性更加敏感。[5]

动物试验表明，小鼠暴露于醋酸铅（40 mg/kg），会影响肝的酶活性，损伤肝细胞，但多数学者认为只有在急性或亚急性铅中毒时，才对人体肝脏造成损害。

胃肠道紊乱是铅中毒的敏感信号，主要表现为腹痛、便秘、腹绞痛、呕吐、厌食和体重降低。

骨骼是铅的储存库，铅暴露能引起实验动物骨质疏松。骨铅水平也是机体铅负荷的生物标志物。

4.4.5 铅的致癌性研究历程

20 世纪后半期，一些动物试验证明，铅有明确的致癌性。铅能引起大鼠及小鼠的肾脏肿瘤，尤其以肾皮质小管上皮癌为常见。铅和脑部肿瘤也存在密切关系。因此，1987 年，国际癌症研究机构（IARC）将无机铅定为 2B 类人类化学致癌物（可能人类致癌物）。

2000 年，斯廷兰（K. Steenland）等对 1987—2000 年全世界所进行的 8 次大规模流行病学调查进行了 Meta 分析。分析结果显示，环境铅暴露与人类肺癌和胃癌的发生密切相关，与肾脏及脑部肿瘤则仅有微弱的联系。[6]

2004 年，IARC 将无机铅定为 2A 类人类化学致癌物（很可能是人类致癌物），将有机铅定为 3 类人类化学致癌物（即现有证据未能对人类致癌性进行分级评价）。

---

1 Jain N B，et al. 2007. Lead levels and ischemic heart disease in a prospective study of middle-aged and elderly men：the VA Normative Aging Study. Environ. Health Perspect，115（6）：871–875.

2 Navas-Acien A，et al. 2007. Lead exposure and cardiovascular disease—a systematic review. Environ Health Perspect.，115（3）：472–482.

3 USEPA.2006. Air quality criteria for lead. Washington，DC：Environmental Protection Agency.

4 Ekong E B，et al. 2006. Lead-related nephrotoxicity：a review of the epidemiologic evidence. Kidney Int.，70（12）：2074–2084.

5 Kosnett M J，et al. 2007. Recommendations for medical management of adult lead exposure. Environ Health Perspect，115（3）：463–471.

6 Steenland K，et al. 2000. Lead and cancer in humans：where are we now. Am. J. Ind. Med.，38（3）：295–299.

4.4.6 铅对动物的毒性作用研究历程

植物和动物也会受到铅毒性的影响，其中毒程度与物种种类有关。铅毒理学知识大部分来自动物试验。动物铅中毒的效应与人类相同，如腹痛、周围神经病变和行为的变化，如变得好斗。[1]

家养动物

1975 年，Neathery 等报告，农场动物如牛和马容易受到铅毒性的影响。[2]

宠物也容易受到铅毒性的影响，宠物铅暴露的来源和人类相同，包括居住环境铅污染（涂料和百叶窗），有时宠物的玩具中也含有铅。宠物狗铅中毒可能表明生活在同一环境下的儿童有铅水平升高的风险。[3]

野生动物

威胁野生动物的铅来源包括铅弹射杀、含铅涂料、铅矿和冶炼厂铅沉积物、钓鱼线的铅坠。

18 世纪 80 年代，在美国首次记录铅弹射杀的水禽铅中毒事件。

1919 年，从狩猎水禽中发现的铅弹被认为是水禽死亡的原因。人们已经知道铅可导致野生鸟类种群数量锐减。美国于 1991 年和加拿大于 1997 年已经禁止使用铅弹捕猎水鸟。

食肉动物吃了铅弹射杀的水鸟（如野鸭），也面临铅中毒的风险。[4]

秃鹫是食腐动物，吃了铅弹射杀的动物尸体，这些动物体内有铅弹碎片，可引起秃鹫铅中毒，导致加利福尼亚秃鹫濒危。大峡谷周围秃鹫死亡的原因常常是因为吃了射杀的动物而引起铅中毒。为保护秃鹫物种，在加利福尼亚秃鹫的指定活动范围内禁止使用含铅弹射杀鹿、野猪、麋鹿、叉角羚、土狼、地松鼠等种类的野生动物。[5]

---

1 Pokras M A，et al. 2008. Lead poisoning：using transdisciplinary approaches to solve an ancient problem. EcoHealth，5（3）：379–385.

2 Neathery M W，et al.1975. Metabolism and toxicity of cadmium，mercury，and lead in animals：a review. Journal of Dairy Science，58（12）：1767–1781.

3 Lightfoot T L，et al. 2008. Pet bird toxicity and related environmental concerns. The veterinary clinics of North America Exotic animal practice，11（2）：229–259.

4 Ferreyra H，et al.2009. Recent and chronic exposure of wild ducks to lead in human-modified wetlands in Santa Fe Province，Argentina. Journal of wildlife diseases，45（3）：823–827.

5 Green R E，et al.2008. Effectiveness of action to reduce exposure of free-ranging california condors in arizona and utah to lead from spent ammunition. PLoS ONE，3（12）：e4022.

第 5 章 砷毒物学研究史

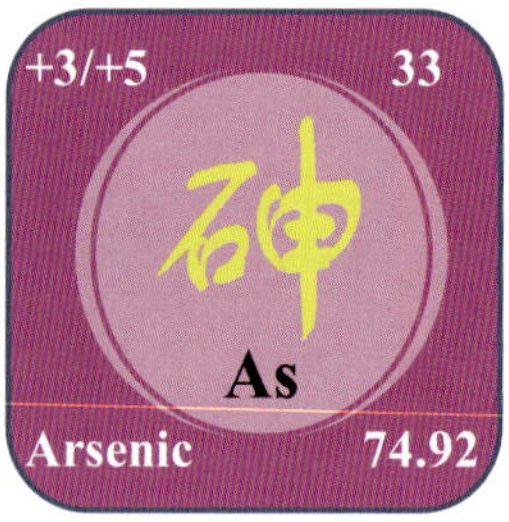

砷是一种很神秘的化学物，它有一个长久的、多种多样的使用历史。在古代人类对砷的认识和利用停留在含砷矿物质的水平上，到了近代和现代时期，随着化学科学的发展，才开始从纯化的无机砷化学物层面来研究其毒性和应用。18 世纪后半期，砷被确定为是一种类金属。

18 世纪 50 年代，法国化学家德伽西科特（Louis-Claude Cadet de Gassicourt）通过三氧化二砷与醋酸钾反应，首次制备出有机砷化合物，一种带有大蒜气味的发烟液体，但其确切的化学组成未能被识别出来。直到 19 世纪中叶，罗伯特・威廉・本生（Robert Wilhelm Bunsen）才确认这种液体是四甲基联胂，通称二甲胂（Cacodyl）。从此，开启了有机砷化学及其毒理学和药物学的研究时代。

此外，虽然砷与生命的密切关系首先是从砷对生物的毒性作用认识和阐述的，但是近年来研究发现微量的砷能促进某些体外培养细胞的生长，对一些整体动物的生长也有一定促进作用，砷可能是生物必需的微量元素。然而，尚不能证明砷是酶的组成成分，也不能证明砷是哪些生命过程必不可少的因子，因此砷是否生物必需的微量元素，仍是一个有待揭示的科学奥秘。[1]

5.1 古代对砷矿物的认识和应用

公元前 16 世纪，古代中国的商朝时期（约公元前 1600—约前 1046 年）已经普遍使用一种用砷与铜合金制成的兵器——砷青铜戈（图 5-5-1）。由此可见，在 3 600 多年前，砷在古代中国已经被用于金属冶炼了。

公元前 10 世纪，中国已经把雌黄［含三硫化二砷（As_2S_3），其中砷 61%，硫

1　孟紫强，孙恩杰 . 1996. 第 21 章　砷 Arsenic// 王夔生命科学中的微量元素 .2 版 . 北京：中国计量出版社出版，815-849.

39%］作为黄色染料。

公元前8—前5世纪，古代中国已经将砷用于疾病治疗。中国考古学家在西汉墓发现的帛书《五十二病方》，是成书于春秋时期（公元前770—前476年）或更早的医药著作，该书已记载药方300首，其中有7个药方有含砷矿物质，用以治疗疾病，表明古代中国很早就以含砷矿物质作为医药使用了。

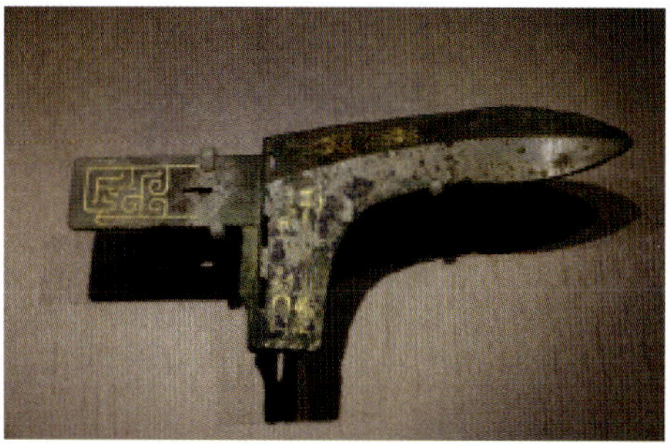

图 5-5-1 青铜戈

公元前5世纪，中国已用含砷矿物作为灭鼠药。公元前2世纪中国已使用含砷矿物防止蚕病。

古代中国名医、东晋道教学者、炼金术士葛洪（284—364年）早在4世纪前半叶就已经在他的著作《抱朴子内篇》卷十一《仙药》中记述了炼制单质砷的方法。该书还详细记载了将砷用于与铜、汞、银炼制丹药（即合金）的冶金方法。

中国北魏农学家贾思勰于533—544年编著的农学著作《齐民要术》中描述："雄黄、雌黄研成粉末，可防蛀虫。"

13世纪，德国炼金术家马格努斯（Albertus Magnus，1193或1200—1280年）也炼制出了单质砷，采用的方法与葛洪的方法一致，但比葛洪晚了约900年。

中国明末宋应星（1587—约1666年）编著的《天工开物》中记载用砒霜［三氧化二砷（As_2O_3）］在农业生产中用以拌种防治虫害。

1649年，单质砷被首次确认。18世纪后半期，砷被确定为是一种类金属。

5.2 史上用砷谋杀的有名事件

毒物之王

从古代以来，砒霜一贯是臭名昭著的谋杀毒物，最著名的是在从古罗马时代到19世纪中期以砷为毒物而用于谋杀。由于砒霜无色、无味，所以使其成为优选的毒物用作谋杀。大量服用，可引起严重的腹部痉挛、腹泻、呕吐，以致最后死亡；当小剂量服用，可引起一些类似慢性病的症状，从而能够掩盖谋杀者的意图。从中世纪到19世纪50年代，砷作为一个有效的杀人和自杀毒物而频频地卷入许多引人注目的谋杀案件中。

禁止砷投毒的法律

公元前82年，罗马共和国独裁官卢基乌斯·科尔内利乌斯·苏拉（Lucius Cornelius Sulla，公元前138—前78年，图5-5-2）由于对砷用于谋杀非常担心而签署了

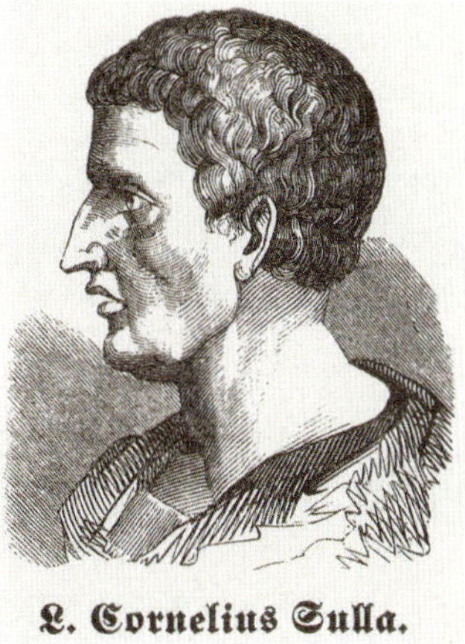

图 5-5-2 卢基乌斯·科尔内利乌斯·苏拉

《科妮利娅法律》（*The Lex Cornelia*），宣布砷投毒为不合法。

文艺复兴时期——波吉亚家族

文艺复兴时期，在意大利，罗马教皇亚历山大六世（Pope Alexander Ⅵ，1431—1503 年）和他的私生子恺撒·波吉亚（Cesare Borgia，1476？—1507 年）主持的波吉亚家族（the Borgias）用砷毒死了很多有钱的红衣主教和主教，并通过宗教法律把他们的田地和金钱据为己有，使波吉亚家族成为全意大利最富有的人。但是，他们自己最后也被仇敌用砷谋杀身死。

17 世纪的疯狂

17 世纪的法国，由于经常被用于为财富继承而谋杀，砒霜被称为“继承粉”（poudre de succession）。

17 世纪，有一个意大利妇女名为托法娜（Guilia Tophania 或 Giulia Tofana 或 Toffana，1635—1719 年），她用 As_2O_3 配制了一种用她的名字命名的液体毒药，经常提供这种毒药给想谋杀丈夫的女人。通过这种手段，她用砒霜谋杀了几百人，最终她被处以死刑。

18 世纪——科学防止

18 世纪，当英国化学家詹姆斯·马施（James Marsh）研究发展了一种试验可以鉴定体内的砷以后，用砷谋杀的事件开始减少。[1]

19 世纪——拿破仑之死

1821 年，法兰西第一帝国皇帝拿破仑·波拿巴（Napoléon Bonaparte，1769—1821 年，图 5-5-3）死于流放之地——大西洋的圣赫勒拿岛，对他的死因众说纷纭。有研究发现拿破仑身体中砷含量超出正常值 100 倍，由于砷化合物可用来制造绿色染料而用于墙纸，然而潮湿房子中的真菌可将这种染料转化为挥发性的砷化合物并导致多例中毒，由此推断，由于圣赫勒拿岛环境潮湿而使墙纸中的砷渗出到空气中，导致拿破仑砷中毒而死。拿破仑之死被认为是与砷中毒有关的一场政治暗杀。还一种说法则认为是陪伴拿破仑的蒙托隆伯爵因为受到英国人的贿赂以及急于继承拿破仑留给他的一部分遗产而在给拿破仑的葡萄酒中长期投放砒霜，致使拿破仑慢性砷中毒而死。

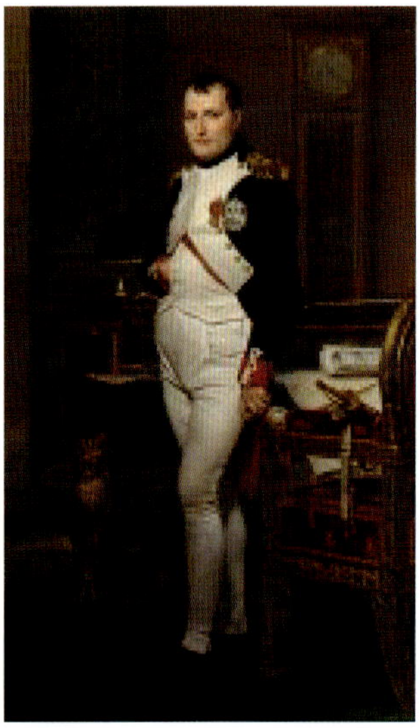

图 5-5-3　拿破仑·波拿巴

5.3 砷毒理学研究历程

从古代至 20 世纪初，砷毒性作用的研究主要集中在急性砷中毒的影响、砷在杀虫

1　詹姆斯·马施（James Marsh）生平见本书第七卷。

剂中的使用，到20世纪初期开始探讨砷低水平长时间暴露对公共健康的影响，特别是国际癌症研究机构把无机砷化合物列入1类人类致癌物中，把二甲基胂酸列入2B类，即对人类可能致癌物。

砷也是一种可以治疗多种疾病的药物，同时也是空气污染物和水环境污染物。因此，砷的药物学、毒理学包括环境毒理学研究一直受到研究者的重视。

5.3.1 砷杀虫剂的毒性研究

19世纪初，砷作为色素被使用（例如巴黎绿或乙酰亚砷酸铜）导致了无意的砷中毒来源。

1867—1900年，巴黎绿用作杀虫剂以控制马铃薯甲虫和蚊子。

1893年，意大利医生B. 戈希欧（B. Gosio）发现砷可以从含砷化合物挥发出来，包括巴黎绿。

19世纪初期，另一个含砷农药——砷酸铅被广泛使用。它是一种有效的杀虫剂，但对植物的毒性比巴黎绿小。

20世纪初期，砷酸铅被广泛用于苹果和樱桃果园杀虫剂。

20世纪60年代，越来越多的人认识到砷酸盐的使用对果园工人的健康有影响，水果的砷残留越来越成为让人担心的一个公共健康问题，这之后，大多数砷酸铅使用被淘汰。而美国官方直到1988年才禁止使用砷酸铅。

虽然减少杀虫剂砷酸铅的使用已经超过半个多世纪，然而，由于农药的环境持久性，据估计，数以百万英亩计的土地仍有砷酸铅污染残留。

砷杀虫剂与癌症

1895年，法国报道，葡萄园农民发生的肺癌是由喷洒到葡萄园的砷气溶胶的作用引起的。

20世纪60年代，有报道称在使用砷制剂的农民里出现一种罕见的肝肿瘤——血管肉瘤。

1981年，佩莎真（G. Pershagen）进行流行病学调查发现在生产含砷农药的工人中，因接触无机的五价砷化物而引起肺癌死亡率增高。

有机砷杀虫剂和除草剂

20世纪50年代，有机砷杀虫剂开始使用，一直延续到今天。

1970年，在美国，砷除草剂被更有效的氯化碳氢化合物替代。

2009年，美国国家环境保护局禁止使用含有砷化合物的除草剂。

5.3.2 工业砷污染致慢性砷中毒与癌症

20世纪20年代，人们发现从冶炼炉中排出的砷是一种空气污染物，随后证明其可导致肺癌，提出反对使用砷的观点。

1969年，卢戈（G. Lugo）等和1972年胡德（R. D. Hood）等各自进行的两项流行病学调查发现，铜冶炼工因接触砷而致肺癌死亡率增高，表明三价无机砷具有致癌性。

1973 年 2 月，日本政府将宫崎县土吕久慢性砷中毒症定义为公害病，并把环境污染引起的慢性砷中毒列为日本的第四公害病（前三个公害病为水俣病、痛痛病、四日市哮喘病）。事件的起因在于：土吕久砷矿用砷铁矿制造 As_2O_3，因土壤中含砷量高达 300 ~ 838 mg/kg，致使附近小学生慢性中毒。此外，日本岛根县谷铜矿山居民也有慢性中毒患者。

1974 年，奥特（M. G. Ott）等发现，生产砷酸铅和砷酸钙 15 ~ 37 年工龄的工人中，接触高浓度砷者，其肺癌死亡率随砷的接触量增多而增高。

1975 年，杰克逊（Jackson）等研究报道，津巴布韦某地居民 100 多年来饮用含砷金矿冶炼厂废水、废渣污染的河水，当地居民中除有一般慢性砷中毒的表现外，皮肤癌的发病率也较高。改变新水源以后，上述病变逐渐消失。

1975 年、1976 年，布洛（W. J. Blot）等与纽曼（J. A. Newman）等分别报告，居住在含砷的“三废”排放源附近的居民中，肺癌发生率增高。

1981 年，张辅铭等报道，云南某地工业废水污染了生活饮用水，出现砷中毒患者共 4 307 人。

5.3.3 地方性饮水砷中毒与癌症的诱发

（1）欧美地方性饮水砷中毒

1940—1982 年，匈牙利发现慢性砷中毒案例。匈牙利公共卫生研究所的调查显示，与饮用水中高水平的砷含量有关，这是一个自然生物地球化学性疾病，与人为活动无关。

1977 年，桑杜（S. S. Sandu）研究发现，在水砷高的地区，动植物可通过食物链富集砷达到很高水平。

1980 年，匝尔迪凡尔（R. Zaldivar）等发现饮用高砷水（0.598 mg/L）的居民中有 470 例慢性砷中毒皮肤病患者，另外当地居民中有 116 例心肌梗死。长期饮用高砷水还可造成血管病变，并伴有支气管、肺、消化道（肝、肠）的损害。

（2）中国地方性饮水砷中毒

1968 年，在台湾西南部的台南和嘉义两县发现，当地饮用水中的砷浓度很高（>300 μg/L）。该地区自 20 世纪 20 年代，砷引发乌脚病——一种独特的下肢疾病，能引起脚趾和脚自发坏疽。

1980 年，新疆医学院王国荃等在新疆奎屯地区普查地方性氟中毒时，同时发现地方性饮水砷中毒。

1988 年，内蒙古被发现为继新疆之后的中国第二大地方性砷中毒病区，其地下水富含砷，面积约为 3 000 km^2，受影响人口达 40 万人，患者 2 000 余人。

1994 年，在山西大同盆地和晋中盆地发现地方性砷中毒病区，面积达 1 500 km^2，受影响人口 93 万人，患者 4 000 余人。病情最严重的山阴县，井水砷浓度高达 4 440 μg/L，为中国标准的 88 倍。调查发现，当地 3 岁儿童已经出现砷性皮肤改变，有些家庭全家发病。近年来，在中国的吉林、宁夏、贵州、陕西等省（区）发现一些大小不等、程度不同的新的地方性砷中毒病区。

（3）孟加拉国饮水砷中毒

1982 年，孟加拉国的萨哈（Saha）博士注意到在西孟加拉邦有一个不同寻常的皮肤病问题，但当时他的警报没有引起人们的注意。

1995 年，在孟加拉国第一个确诊砷引起皮肤疾病方面的问题。

1998 年 2 月，由孟加拉国的达卡（Dhaka）社区医院（DCH）、有关的国有企业（SOES）、加尔各答的贾大普大学（Jadavpur University）联合举办了关于砷中毒的三个国际会议和一些小型会议。200 名参会者看到了 165 名慢性砷中毒受害者的皮肤症状包括色素脱失（dyspigmentation）、角质化（keratosis）、坏疽（gangrene）和皮肤癌（bowen's carcinoma），影响很大，从而成为公众注意环境砷中毒问题的一个转折点（图 5-5-4）。据估计，孟加拉国大约有 7 000 万人接触了高剂量的砷化合物。

2001 年，美国国家环境保护局采用了一种新的饮用水砷含量标准（10 μg/L），取代了旧标准的 50 μg/L。

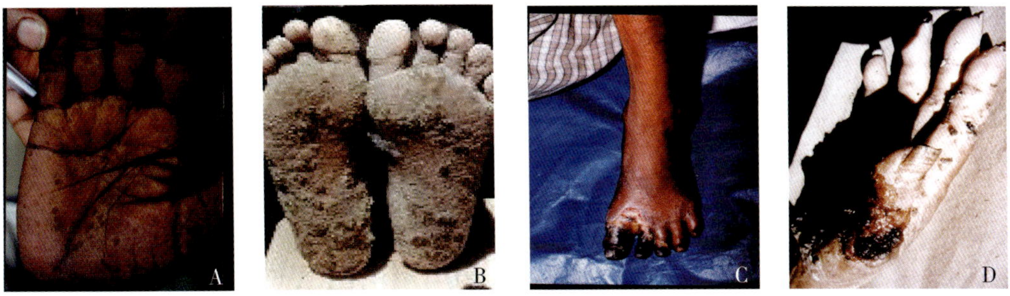

图 5-5-4 慢性砷中毒主要症状
（A. 色素脱失；B 角化病；C. 坏疽；D. 鲍文癌）

5.3.4 砷的“三致”作用及其机理研究

（1）砷“三致”作用的研究

染色体畸变

1971 年，Paton 和 Allison 用亚砷酸钠对培养的成纤维母细胞进行染毒，引起染色体畸变率显著增加。

1977 年，彼特雷斯（J. Petres）等发现砷酸钠可引起培养的人血淋巴细胞发生染色体重组和断裂。

1983 年，苏德明等发现，接触砷的职工血淋巴细胞微核率增加。

致畸变

1972 年，胡德（R. D. Hood）等用小鼠做实验，在妊娠的 6 ~ 12 天一次腹腔注射砷酸钠 45 mg/kg，存活胎鼠产生多种畸形，表明砷具有致畸性。

1977 年，汉隆（O. P. Hanlon）等研究发现，母体中的砷可以通过胎盘屏障转移到胎儿身上。

细胞和基因突变

1995 年，孟紫强（Z. Q. Meng）和谢（A. W. Hsie）采用细胞培养和 PCR 技术研究发现，亚砷酸钠在较高剂量下可引起培养的中国田鼠卵巢细胞株 CHO-AS52 发生细胞突变和 *gpt* 基因缺失突变。[1]

致癌变

20 世纪 70 年代后期—80 年代早期，研究发现无机砷处理后的大鼠和叙利亚金仓鼠（Syrian Golden hamsters）有形成肺肿瘤潜在性（Ishinishi et al.，1977，1983；Pershagen et al.，1984；Pershagen et al.，1985；Yamamoto et al.，1987）。

1980 年，国际癌症研究机构将无机砷正式确认为人类致癌物，指出长期接触无机砷化合物可引起皮肤癌、肺癌，可能还有肝癌。[2]

20 世纪 90 年代，动物致癌性研究从无机砷转移到其在哺乳动物的主要代谢产物——二甲基胂酸（$DMAs^V$）。

2007 年，美国 EPA 科学咨询委员会（SAB）确定，$DMAs^V$ 有可能导致人类癌症。

2017 年，国际癌症研究机构把甲基胂酸确认为 2B 类人类致癌物。

最近几十年来，医学家对慢性砷中毒的研究表明，在饮水中低于 500μg/L 无机砷的暴露下会引起暴露人群总死亡率、癌症死亡率增加，包括膀胱癌和皮肤癌、皮肤损害、呼吸系统疾病以及心血管疾病等的发病率和病亡率。

（2）砷致癌机理的研究

人血淋巴细胞转化与 DNA 合成[3]

1993 年，孟紫强的研究发现无机砷化合物对人血淋巴细胞的转化和 DNA 合成的效应是双相的，在低浓度（10^{-9} ~ 10^{-6} mol/L）下引起人血淋巴细胞转化和 DNA 合成增加，而在高浓度下（>10^{-5} mol/L）有显著抑制作用；这表明砷致癌作用很复杂：如果刺激了癌基因 DNA 的合成，就可能促进了癌症发生，如果刺激了抑癌基因或 DNA 修复酶基因的复制，可能对肿瘤的发生有抑制作用或对肿瘤有治疗作用。此外，不同砷化合物对人血淋巴细胞转化和 DNA 合成的刺激或抑制作用大小不同，三价砷大于五

1 Meng Z Q，Hsie A W. 1996. Polymorase chain reaction—based deletion analysis of spontaneous and arsenite-enhanced *gpt* mutants in CHO-AS52 cells. Mutat Res.，356（2）：255-259.

2 IARC. 1980. IARC Monograph Evaluation of the Carcinogenic Risk.，23：39.

3 孟紫强 .1993. 砷对人血淋巴细胞 DNA 合成的效应 . 中国环境科学，13（3）：174-179；孟紫强 .1994. 砷对人血淋巴细胞转化和 DNA 合成的效应 . 中国环境科学，14（2）：134-138；孟紫强，孙恩杰 .1996. 第 21 章　砷 // 王夔 . 生命科学中的微量元素 .2 版 . 北京：中国计量出版社 .

价砷化合物，依序为三氧化二砷 > 亚砷酸钠 > 砷酸钠。[1]

生长因子过表达

1996 年，Germolec 等研究发现，无机砷可刺激生长因子过表达，这些生长因子有可能对皮肤肿瘤的发生有促进作用。[2]

DNA 甲基化

20 世纪 90 年代晚期，随着 DNA 低甲基化和高甲基化的观察，有两个独立的实验室报道砷改变了 DNA 甲基化。1997 年，赵（Zhao）等用亚砷酸盐孵育大鼠肝脏上皮细胞系（TRL 1215）18 周，报道总 DNA 甲基化、异常基因表达和细胞的恶变增加。同年，马斯（Mass）和王（Wang）用亚砷酸处理人类肺腺癌 A549 细胞，发现 p53 启动子区域的一部分发生了甲基化。

5.3.5 砷毒性作用机制的研究

砷毒性作用机制的研究始于 20 世纪 50 年代。

砷在体内的代谢转化研究

1951 年，克莱门茨（Clements）等研究指出，无机砷可能在高等生物体中能够发生化学转化。

1976 年，伍德（L. Wood）研究发现，许多生物体可以将无机砷转化为有机砷。

1977 年，彼特雷斯（J. Petres）等发现人体可以使口服的无机砷甲基化。

哺乳动物体内砷甲基化早期的研究主要使用哺乳动物组织匀浆液和亚细胞碎片来探索砷甲基化问题。到 20 世纪 80 年代后期，有一种酶被认为可能催化转化无机砷为甲基代谢产物。

20 世纪 90 年代，对哺乳动物的砷甲基转移酶进行了大量研究和纯化工作。

展望

在过去的半个世纪，即 1950—2000 年，砷代谢的研究是从无机砷及其代谢物动力学研究到致力于砷代谢的分子毒理学机制的研究。

在 21 世纪的今天，科学家主要通过使用新的基因组学、代谢组学和蛋白质组学技术对砷的分子毒理学效应进行研究。

---

1 Meng Z Q. 1993. Effects of arsenic on DNA synthesis in human lymphocytes stimulated by phytoheagglutinin, Biol Tr Element Res, 39: 73–75; Meng Z Q. 1994. Efects of arsenic on DNA synthests in human lymphocytes. Arch Environ Contamin Toxicol., 25: 525–528; Meng Z Q, Meng N Y. 1994. Effects of inorganic arsenicals on DNA synthesis in unsensitized human blood lymphocytes in vitro. Biol Trace Elem Res., 42: 201–208; Meng Z Q, Meng N Y. 2000. Effects of arsenic on blast transformation and DNA synthesis of human blood lymphocytes. Chemosphere, 41 (1-2): 115–119; Meng Z Q. 1994. Effects of Arsenic on DNA Synthesis in Human Lymphocytes//Nriagu J O. Arsenic in the environment, Part 2: human health and ecosystem effects. New York: John Wiley & Sons, Inc. pp133–142.

2 Germolec D R, et al. 1996. Arsenic induces overexpression of growth factors in human keratinocytes. Toxicol. Appl. Pharmacol, 141: 308–318.

5.4 砷药物研究简史

与砷化合物由于对植物病虫害的毒性作用而被用作杀虫剂相似，砷化合物也由于其对人体寄生虫、病原菌以及癌细胞的毒性作用而被用作医药以治疗各种疾病。

5.4.1 古代对砷作为医药的应用

在古代砷也被用来治疗某些疾病。21世纪的学者安特曼（Antman）、海森（Hyson）等认为，砷作为一种治疗剂的文字记载可追溯到公元前2 000年之前。

公元前8—前5世纪，古代中国已经将砷用于疾病治疗。成书于春秋时期（公元前770—前476年）或更早的中国医药著作——帛书《五十二病方》，记载药方300首，其中有7个药方有含砷矿物质，外用以治疗疥癣、疮疡，内服用以治疗狂犬病。该书记载药物247种，其中有毒矿物质包括硫黄、汞和含砷矿物质。此后，古代中国把砷作为药物从未间断。

公元前5—前4世纪，西方医学之父、古希腊医生希波克拉底（公元前460—前370年）曾描述砷矿工人的腹绞痛，并用雄黄（二硫化二砷，As_2S_2）和雌黄（三硫化二砷，As_2S_3）作为外用药物治疗疾病。

公元前200年，中国成书于汉代的《神农本草》一书系统记录了关于砷的中医药知识。该书描述雄黄用于发冷和寒颤、黄疸、坏死、恶性溃疡和“各种寄生虫”的治疗，雄黄和雌黄混合物砷用于治疗“恶性增生”。在其后的2 000年里，各种形式的砷继续在中医使用。

公元1世纪，希腊裔的罗马医生、药理学家、植物学家狄奥斯科里迪斯（Pedanius Dioscorides）（40—90年）在其著作中就记录了焙烧砷的硫化物以制取三氧化二砷，并用于医药中。

2世纪，古罗马时期著名医学大师盖伦（Claudius Galenus，129—199年）曾用雄黄和雌黄作为外用药物治疗疮疡。

6—7世纪，唐朝初期药学家孙思邈（581—682年）著《千金方》，该书中就记载有太一神经丹方治疗疟疾，其方法是将磁石（四氧化三铁，Fe_3O_4）等氧化剂与含砷的雄黄、雌黄一起炼制生成丹药（实际是砒霜）用以治疟，效果很好。

973年，北宋编撰的《开宝详定本草》以及明朝李时珍（1518—1593年）的《本草纲目》都记载了砒霜的药性，认为其可有效对抗毒素积累、阻塞性症状、坏疽、慢性溃疡和颈部淋巴结病，同时也指出其有凶猛的毒副作用。

纵观古代对砷作为药物的利用，不论深度或广度，中国都处于遥遥领先的地位。

5.4.2 近代对砷作为医药的应用

1300—1650年的欧洲文艺复兴运动彻底地改变了欧洲文化，欧洲的历史由古代进入近代时期，环境毒物的研究虽然发生了很大变化，但滞后于政治思想文化的跃进，准确地说，近代对环境毒物的研究，包括对砷毒物的近代研究，始于文艺复兴的晚期阶段，即大约 16 世纪。

用砷剂治疗梅毒

1492 年，哥伦布和他的随从士兵从新大陆带回了各种奇珍异宝，但这些西班牙士兵同时也把梅毒病带回到了欧洲大陆。

15—16 世纪，在文艺复兴时期，医学家和药剂师帕拉塞尔苏斯提出用化学物作为药物，而当时的化学物主要是无机矿物质或金属，因为那时人工合成有机化学尚未兴起。他用含砷矿物质制成砷剂进行梅毒疾病的治疗。

1909 年，德国药物学家保罗·埃尔利希（Paul Ehrlich，1854—1915 年）化学合成了二氨基二羟偶砷苯，发现这种有机砷化合物可杀死梅毒螺旋体而治疗梅毒病。他把这种新合成的含砷药物叫作“洒尔佛散”（Salvarsan，又称胂凡纳明、606），这就是有名的“魔术子弹”，一直被用于梅毒治疗，直到 1943 年青霉素被用于治疗梅毒等多种疾病之时，才逐渐被替代。这是第一种治疗梅毒的现代药物，也是第一种现代化疗药物。洒尔佛散后来被确认为一种含砷 - 砷键的环状结构混合物。

用砷剂治疗疟疾

1771 年，在药物应用上，托马斯·威尔逊（Thomas Wilson）第一次用砷剂治疗疟疾，并注册发明专利。

1887 年，曼森（Manson）和他的同事苏格兰人康德黎（James Cantlie）爵士就职于中国香港大学医学院。他们两人都是著名的疟疾专家，用砷治疗疟疾。

用砷治疗多种疾病

1778 年，爱丁堡大学医学研究生，托马斯·福勒（Thomas Fowler），发明了 1% 的亚砷酸钾溶液，以他的名字命名为“福勒溶液”，该溶液最早出现在 1809 年的伦敦药典。

1786 年，人们发现福勒溶液可以用于治疗各种疾病，包括疟疾、梅毒、哮喘、舞蹈病、湿疹和牛皮癣。1809 年，英国药典收录了福勒溶液，作为奎宁的替代品治疗疟疾，也可以治疗昏睡病（锥虫病）。1820 年，美国药典也收录了福勒溶液。

1858 年，大卫·利文斯顿（David Livingston）用砷治疗非洲锥虫病。

1883 年，中国台湾地区一名 19 岁的患丝虫病（象皮病）的男子在病痛中，长期摄入砷想自杀，无意中发现砷能治疗象皮病。

砷治疗白血病的开始

1865 年，德国李索尔（Lissauer）把砷用于一个患有慢性粒细胞白血病（CML）的女人身上当作补药。

1878 年，人们发现福勒溶液可以有效降低白血病患者白细胞数量。[1]

1878 年，波士顿市立医院的医生记录了 As_2O_3 对贫血、正常和白血病人的血细胞

1　Antman K H.2001. Introduction：the history of arsenic trioxide in cancer therapy. Oncologist 6（Suppl. 2），1–2.

数量的影响。

有机砷治疗疾病的开端

1863 年，Béchamp 合成氨基苯胂酸钠；1905 年托马斯（Thomas）证明该有机砷可以治疗实验性大鼠锥虫病。

5.4.3 现代对砷作为医药的应用

砷的黄金时代

19 世纪 30 年代到 20 世纪 30 年代是砷的黄金时代。它成为了对抗感染、虫害及恶性肿瘤等多种疾病的主要药物。1900—1937 年，已有人工合成 8 000 余种砷化合物用于药物治疗各种疾病，砷研究的热潮由此而知。直到 20 世纪 40 年代，青霉素普及使用之时，研究砷药物的热潮才得以平息。[1]

1922 年，欧内斯特·卡罗尔浮士德（Ernest Carroll Faust）用砷化合物作为一种广谱寄生虫药物用于丝虫属虫害、变形虫和血吸虫病等疾病的治疗。

在 1960 年版的 Wintrobe 氏血液学（Wintrobe's Hematology）和 1970 年的《英国制药学》（*British Pharmacopedia*）中仍然把福勒溶液列于其中；1989 年第 11 版的《默克索引》（*The Merck Index*）介绍了福勒溶液治疗银屑病和严重的哮喘。

1998 年，英国苏珊·埃文斯（Susan Evans）报道，用福勒氏溶液处理后引起了一系列的患者发生皮肤病。

砷对白血病治疗的研究

1939 年，美国医生福克纳（Forkner）把用砷治疗白血病的经验总结出来，发现 As_2O_3 对慢性粒细胞白血病（CML）的治疗是有效的。

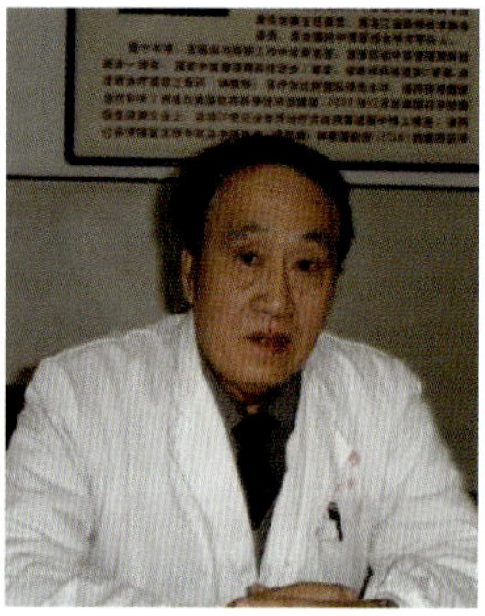

图 5-5-5　张亭栋

1973 年，中国哈尔滨医科大学第一附属医院医生张亭栋（图 5-5-5）[2]在《黑龙江医药》发表论文，发现 As_2O_3 对慢性粒细胞白血病有疗效。[3]

1973 年，张亭栋等对第一个急性早幼粒细胞性白血病（APL）患者施行 As_2O_3 治疗，发现有明显疗效。1979 年张亭栋等在《黑龙江医药》发表题为《癌灵一号注射液与辩证论治治疗急性粒细胞型白血病》的论文，总结他们在 1973—1978 年治疗急性粒细胞型白血病共 55 例，疗效显著。[4]

1　孟紫强，孙恩杰 . 1996. 第 21 章　砷 Asenic// 王夔 . 生命科学中的微量元素 .2 版 . 北京：中国计量出版社 .

2　张亭栋，男，1932 年 11 月生于河北省吴桥县，毕业于哈尔滨医科大学，历任哈尔滨医科大学附属第一医院中医教研室主任、教授。兼任中国中西医结合学会副会长，黑龙江省中西医结合医药学会理事长，中国中西医结合学会血液病专业委员会顾问、肾病专业委员会副主任委员。重点研究血液病，承担白血病的中西医结合治疗与疗效的机理研究，曾发表有关癌灵 1 号治疗 M3 型白血病及其他学术论文 102 篇，著书三册。在白血病治疗方面荣获省及部级科技进步二等奖。2011 年获葛兰素史克中国研发中心生命科学杰出成就奖。

3　张亭栋，张鹏飞，王守仁，等 . 1973. 癌灵注射液”治疗 6 例白血病初步临床观察 . 黑龙江医药，（4）：66-67.

4　张亭栋，荣福祥 . 1979. 癌灵一号注射液与辩证论治治疗急性粒细胞型白血病 . 黑龙江医药，（5）：7-11.

1984年，张亭栋等报告应用自制癌灵Ⅰ号注射液（含砒石、轻粉）配合中药辨证论治，治疗急性粒细胞白血病81例，完全缓解22例（27.2%），并讨论了该制剂的毒性及药理作用。[1]

1996年，上海瑞金医院血液病研究所陈竺等与张亭栋等合作研究，发现As_2O_3能够促进急性粒细胞白血病细胞凋亡，并在《血液》（*Blood*）期刊发表了一系列开创性的论文，详细描述了As_2O_3的治疗效果、药效及对APL的作用机制。[2]

1999年，As_2O_3制剂被中国国家药品食品监督管理局批准为二类新药。

2000年9月26日，静脉注射As_2O_3（Trisenox，Cephalon，PA，US）被美国食品和药物管理局批准用于治疗复发APL。

近年来，对砷作为药物治疗各种癌症及其他疾病的研究再次兴起。

---

1 张亭栋，李元善. 1984. 癌灵Ⅰ号治疗急性粒细胞白血病临床分析及实验研究. 中西医结合杂志，4（1）：19-20.

2 Chen G Q，Zhu J，Shi X G，et al. 1996. In vitro studies on cellular and molecular mechanisms of arsenic trioxide（As_2O_3）in the treatment of acute promyelocytic leukemia：As_2O_3 induces NB_4 cell apoptosis with downregulation of Bcl-2 expression and modulation of PML-RAR alpha/PML proteins. Blood，88：1052-1061.

第 6 章
农药毒物学应用与研究简史

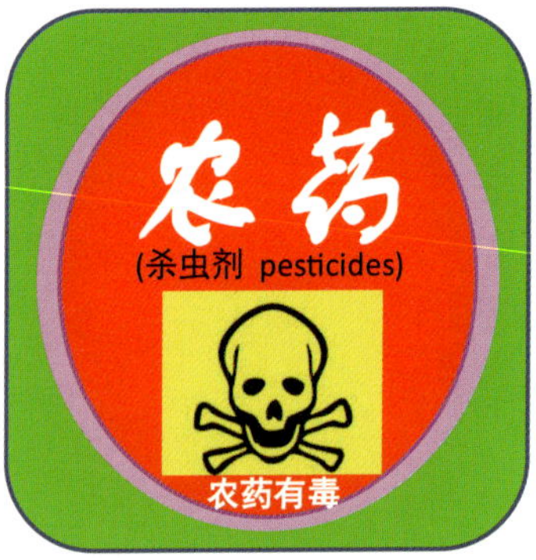

农药有毒

农药是指用于预防、消灭或者控制危害农业、林业的病、虫、草害和其他有害生物，以及有目的地调节植物、昆虫生长的化学合成或天然来源（如生物性物质）的一种物质或者几种物质的混合物及制剂。农药环境毒理学是研究农药对人类健康及其生态系统危害与防护的科学，而农药生态毒理学是研究农药对动物、植物和微生物（特别是对靶标和非靶标生物）及其生态系统的危害与防护的科学。鉴于农药对人类和非人类生物危害的普遍性和严重性，对一种农药的评价不仅要看它对有害生物的防治效果和提高作物产量的经济效益，更要看它对环境有无污染、对人体健康和非靶标生物有无危害。因此，不论在环境毒理学领域还是在生态毒理学领域，农药均是其重要研究对象之一。[1]

农药是严重的环境污染物

农药是常见且严重的环境污染物，一些作者也把农药称为杀虫剂。一些农药是持久性有机污染物。

喷洒的农药，包括除草剂超过 95% 进入环境，涵盖非靶物种、空气、水和土壤。农药还可被风吹到其他地区而引起大范围污染。

6.1 农药应用史

6.1.1 古代对农药的应用

公元前 2000 多年前，人类已经使用农药来保护庄稼。

1 孟紫强 . 2018. 环境毒理学 .3 版 . 北京：高等教育出版社，162-184.

公元前约2500年前的古代美索不达米亚（Mesopotamia）平原（即两河流域）南部的苏美尔人（Sumer）就知道将硫烟熏气用于杀虫。[1]

在公元前1500—前800年，古印度《吠陀经》（*Vedas*）中有使用有毒植物控制害虫的记载。也有作者认为古印度《吠陀经典》（*Rig Veda*）在大约在公元前2000年就有了。[2]

公元前约1000年，中国人用硫烟熏气来控制细菌和霉菌（真菌），至今这个方法仍然被广泛使用。

公元前1000年，古希腊人荷马（Homer）在其诗词中提到硫黄可作为熏蒸剂杀虫。

公元前100年，罗马人就应用藜芦来控制田鼠、家鼠和害虫。

公元900年，中国开始使用砷制剂来防治园林害虫。

6.1.2 近代对农药的应用——低效杀虫剂时代

在整个近代时期，一直到现代的20世纪40年代初期，农药在植物保护领域的应用仍然仅限于有毒无机化合物和植物性产品，杀虫活性低，单位面积用量大，作用单一，被称为“低效杀虫剂时代”。

无机农药

15世纪，欧洲使用有毒的化学物质如砷、汞和铅杀死为害农作物的害虫。

中国明末宋应星（1587—约1666年）编著的《天工开物》中记载用砒霜在农业生产中用以拌种防治虫害。

18世纪末，直到第二次世界大战结束之前，欧美以砷酸铅作为农药用于杀灭农业害虫，尤其是在果园中应用广泛。

19世纪中叶，开始对杀虫剂进行系统的科学研究，当时主要聚焦在对砷化合物的研究，导致1867年将巴黎绿（一种不纯的亚砷酸铜）用于控制科罗拉多甲虫的蔓延，使用范围很广泛，并在1900年成为世界上第一个立法的杀虫剂。

植物性农药

17世纪末期，欧洲使用从烟叶中提取的尼古丁作为一种杀虫剂，它是有限使用的农药。

19世纪，三种来自植物的天然化学物被用作农药来防治害虫：一是来源于除虫菊植物花朵的除虫菊酯（pyrethrums）；二是从东南亚热带及亚热带地区所产豆科鱼藤属植物根中提取的鱼藤酮（rotenone）；三是从马钱子提取的士的宁（strychnine）。士的

1 苏美尔人建立的苏美尔文明是美索不达米亚文明中最早的文明。苏美尔文明约在公元前6500年开始，而约在公元前2000年结束，后被闪族人建立的古巴比伦王国所代替。

2 Rao G V R, et al. 2007. Role of biopesticides in crop protection: present status and future prospects. Indian Journal of Plant Protection, 35 (1): 1–9.

宁也能杀死啮齿类动物。[1]

1910 年，美国联邦政府颁布了第一个杀虫剂立法。

6.1.3 现代对农药的应用（1）：有机合成农药快速发展

人类进入现代时期以后，随着有机化学合成的快速发展，在 20 世纪 30 年代至第二次世界大战末期，有机合成新农药的研制取得突破性进展，有机化学农药被大量人工合成，开创了有机合成农药的新纪元。在这个时期，瑞士开发了有机氯类农药 DDT（滴滴涕，化学名称为二氯二苯基三氯乙烷），德国研制成功有机磷酸酯类农药。之后，氨基甲酸酯类及一些含杂原子的农药研制成功，从而使农药发展进入“高效杀虫剂时代”。

据 1996 年的一个报道，全世界每年的农药产量按有效成分统计在 500 万 t 以上。这些农药被广泛应用于农业、公共卫生等各种领域，致使农药在全球无处不在，在北极生活的海豹和南极生活的企鹅体内均检出了 DDT 等农药的存在。

农药的时代

20 世纪四五十年代是“农药的时代”。1945 年，第二次大战之后，农民采用 DDT 作为杀虫剂，发现它既便宜，杀虫效果又好，还比先前的砷杀虫剂危害小，于是一系列的新化学合成农药被开发，人工合成农药大发展。

20 世纪 40 年代，农药制造商开始生产大量的人工合成有机农药，其使用越来越普遍。DDT、六六六等一类有机氯化合物成为主要杀虫剂。

有机磷农药

1937 年，德国化学家第一次合成了有机磷化合物。这些强有力的化合物是保密的，在第二次世界大战期间被德国法西斯用于化学战剂。战争结束后，这些有机磷化合物才开始被用作杀虫剂。

1972 年 DDT 被禁用以后，在美国有机磷杀虫剂和氨基甲酸酯取代了有机氯杀虫剂。从此之后，人工合成的有机磷杀虫剂和拟除虫菊酯化合物成为主导的农药，许多有机磷农药今天仍在继续使用。

仿生农药

1973 年，英国化学家埃利奥特（M. Elliott）研制成功第一个光稳定拟除虫菊酯——氯菊酯。从此，不同种类的拟除虫菊酯农药被研制成功。

此外，具有特殊生理活性的农药，如昆虫保幼激素、蜕皮激素、性外激素及具有类似作用的其他仿生化合物相继诞生，并被用于农药杀虫剂。

有机化学除草剂

1946 年，第一个商用可以杀死阔叶植物的含氯除草剂在市场上销售。这类化合物包括 2,4-D（2,4- 二氯苯氧基乙酸）和 2,4,5-T（2,4,5- 三氯苯氧基乙酸），二者是人工

1 Miller G T. 2002. Living in the environment. 12th Ed. Belmont：Wadsworth/Thomson Learning.

合成植物生长素（植物激素），从而可以影响植物生长。这些除草剂被广泛用于农业和清除路边的杂草。

20 世纪 60 年代，除草剂很快普及起来，三嗪和其他硝基化合物、羧基酸如 2,4-D、草甘膦等的使用最为广泛。但是，2,4,5-T 常常被二噁英（TCDD）污染。二噁英可在体内脂肪组织中蓄积，在环境中可持续存在很多年（在土壤中的半衰期是 10～12 年）。二噁英是人类一级致癌物，也对人类生殖和免疫等系统有很强的毒性作用。

20 世纪 70 年代，2,4,5-T 被美国国家环境保护局禁用，而 2,4-D 迄今仍然被使用。

世界农药发展趋势

尽管 1970 年美国 EPA 成立，1972 年提出农药立法修改，但是自 1950 年以来农药在美国的使用增加了 50 倍。

由于世界人口不断增加，因而对粮食的需求也将不断增加，促使对农药的需求持续增长。例如，近 10 年世界农药市场持续增长，说明世界需要农药（图 5-6-1）。

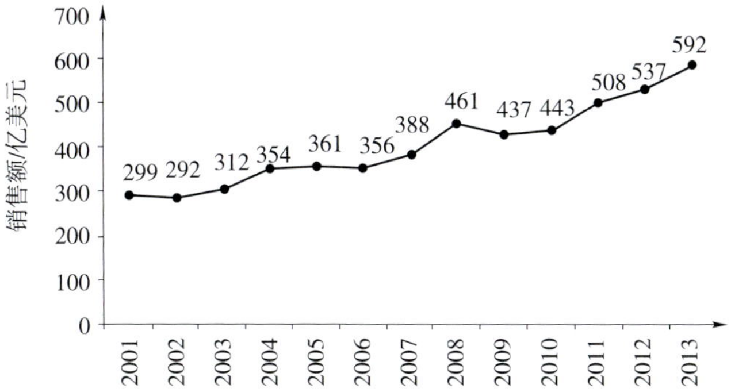

图 5-6-1　2001—2013 年世界农药市场变化

生物农药的前景

生物农药具有环保、安全等优点，因此生物农药受到更大关注，将会有越来越大的发展。据预测，2017 年全球生物农药市场比 2011 年增长 146%，2023 年又比 2017 年增长 41%。目前，生物农药的药效不如化学农药，还待改进中。[1]

6.1.4　现代对农药的应用（2）：DDT 从使用到禁用

20 世纪 30 年代和 40 年代初，有机合成化学快速发展，有机合成化合物的应用价值被广泛研究。其中，DDT 是一种典型的有机氯农药（图 5-6-2）。

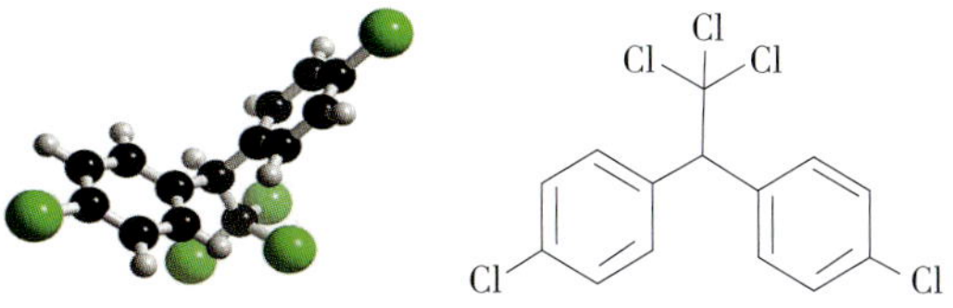

图 5-6-2　DDT 的分子结构

1　胡笑形 .2014. 世界农药发展趋势及重点专利农药潜力分析 . 农药快讯，（19）：35-39.

DDT 毒性的发现

虽然早在 1874 年 DDT 就被一名澳大利亚大学生蔡德勒（Othmar Zeidler）首次合成，但并没有引起关注，直到 1939 年瑞士化学家保罗·穆勒（Paul Müller）才发现它是一种很有效的杀虫剂。

DDT 使用的开始

1942 年，美国军方开始使用 DDT 杀灭在军队中传播斑疹伤寒、疟疾等虫媒性疾病的害虫（如蚊子、虱子等），从而有效地阻止了这些疾病的传播，被誉为“第二次世界大战强大的杀虫剂”。例如，在第一次世界大战中，欧洲战场曾流行斑疹伤寒病，有 4 000 余万人染病，导致 500 余万患者病亡。而斑疹伤寒病的流行源于大量虱子的繁殖引起人传人的缘故。在第二次世界大战中的 1944 年，驻扎在那不勒斯市的同盟国部队的军营里出现斑疹伤寒流行，盟军用 DDT 洒在衣服上杀灭虱子，使斑疹伤寒的流行得到很快控制，从而保护了同盟国军队（图 5-6-3）。

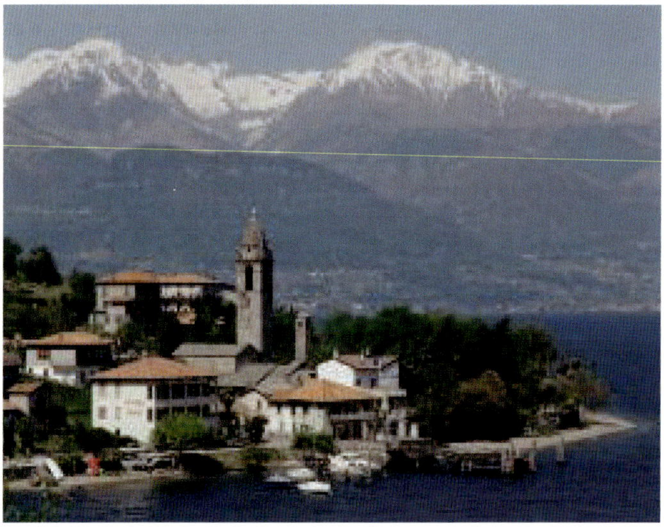

图 5-6-3　那不勒斯市
（意大利南部第一大城市，著名海港）

但是，在第二次世界大战期间，DDT 仅用作传染病预防方面，并未在农业上使用，所以用量很小。

DDT 大量使用

1943—1958 年，阿根廷疟疾患者从每年 800 多万例降到 800 例。相同时期，在美国南部，疟疾被完全根除。

1948 年，穆勒因对 DDT 杀虫作用的发现而获得诺贝尔生理学或医学奖。DDT 被誉为“万能杀虫剂”。当时学术界也认定 DDT 是安全、无风险的，对人无害。

1948—1970 年，DDT 控制了疟疾和脑炎病的传播，挽救了 5 000 余万人的生命。

1947 年，印度疟疾发病高达 7 500 万例，死亡 80 万人，使用 DDT 后，到 1965 年总死亡人数减少到 10 万人，几乎无人死于疟疾。[1]

1943—1960 年，DDT 被广泛用于农业病虫害的控制，对提高农业产量有很大作用，而且大大降低了农民的数量。

20 世纪 50—60 年代，全世界每年约 40 万 t DDT 被使用（约 70% 用于农业）。

DDT 对生态环境和人类健康危害的暴露

1960 年，美国加利福尼亚州的图利湖（Tule Lake）和下克拉马斯（Lower Klamath）保护区发生食鱼性鸟类大量死亡，检查发现小鹈鹕体内脂肪中 DDT 的含量比湖水中含量高 77 万倍（图 5-6-4）。

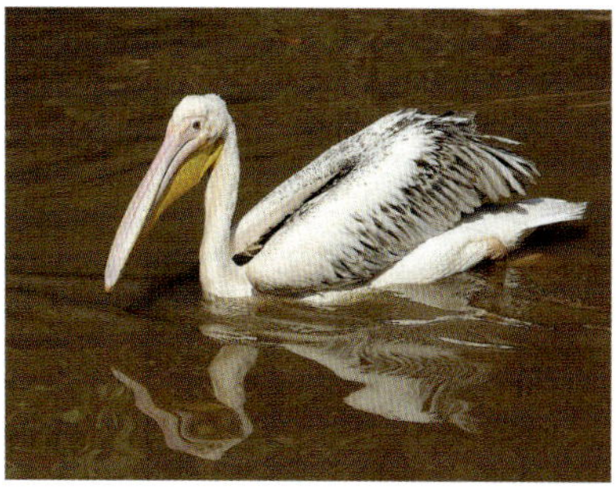

图 5-6-4 鹈鹕

1962 年，卡逊的名著《寂静的春天》出版，书中对 DDT 等有机化学杀虫剂危害生态环境和人体健康的事实进行详尽揭露。科学家们的研究发现，DDT 对各种各样的淡水和海洋生物有灾难性的影响，会引起鸟类蛋壳变薄，尤其是鹰和隼，导致其繁殖率降低。于是，1962—1969 年，社会各界开始否定并酝酿禁用 DDT。

DDT 禁用的历程

1970 年瑞典开始禁用 DDT，1972 年美国也开始禁用 DDT。

1996 年，西奥 · 科尔伯恩（Theo Colborn）等编著的《我们被偷走的未来》（*Our Stolen Future*）发表，揭露 DDT 等内分泌干扰物能像激素那样只需微量就可以调控体内代谢活动，从而加深了人们对 DDT 危害的认识，也促进了人们彻底消除 DDT 的决心。

2001 年 5 月 22—23 日，联合国环境规划署通过《关于持久性有机污染物的斯德哥尔摩公约》，将 DDT 列入“肮脏的一打”（dirty dozen），力图在全球逐步禁用 DDT。

2000 年，非洲一些国家重新使用 DDT 来预防疟疾。这是因为这些国家在 20 世纪末期禁用 DDT 后，由于其他杀虫剂不能有效杀灭蚊子而导致疟疾多次暴发，为此不得不重新使用 DDT 来预防疟疾的流行。

2006 年 9 月 15 日，世界卫生组织推荐在一些发展中国家可以通过室内喷洒 DDT 来杀死或驱赶蚊虫来预防疟疾和其他热带疾病。与此同时，DDT 是否应该完全被禁用的争论再次成为热点。

2009 年，斯德哥尔摩会议制订了消除 DDT 的计划，决定在 2017 年禁止生产 DDT，2020 年全球禁用 DDT。然而，DDT 的禁用是否能够顺利进行，还要看是否有替代品或替代方案可以有效控制疟疾的流行。

1 Gupta P K. 2004. Pesticide exposure—Indian scene. Toxicology，198（1/3）：83-90.

6.2 农药对人类毒性作用的研究简史

6.2.1 农药危害的普遍性

很多农药属于持久性有机污染物，具有持久性、高毒性、半挥发性和生物富集性，一旦对环境造成污染，很难消除，对人类健康会造成长期危害。例如，有机氯农药 DDT，历史用量多达 200 万 t 以上，虽然已经禁用 50 多年，但仍然在地球上无处不在，从而可以通过食物链富集、放大而进入人体。因此，DDT 对人类健康依然存在潜在威胁。[1]

人类健康

从 20 世纪 60 年代至 21 世纪初期，人类对化学农药，特别是对人工合成的有机氯、有机磷等农药的健康影响的认识越来越深入，对农药的防护越来越重视。例如，1997 年，美国医学会推荐了杀虫剂接触的最大限量，以保证生命的安全。此外，美国医学会提醒公众，长期低剂量的农药存在多种不确定性的风险，且现有的监控系统不足以描述农药潜在风险的相关问题，它建议杀虫剂的使用应谨慎，至少应当使用最小毒性的化学农药或非化学替代产品。[2]

关于农药危害人类健康的研究很多，举例如下：

1990 年，杰亚拉特南（Jeyaratnam）报道，在发展中国家每年多达 2 500 万名农业工人可能会受到轻微的农药中毒。[3]

2004 年，米勒（G. T. Miller）报道，世界卫生组织和联合国环境规划署估计，在发展中国家每年有 300 万名农民出现严重农药中毒，导致约 18 000 人死亡。[4]

2007 年，冈纳尔（D. Gunnell）研等究发现，全世界 1/3 的自杀事件是选择农药自体中毒方法，建议对最伤害人类健康的农药应严格管理。[5]

生态毒理

20 世纪中期以来很多研究均表明，农药对于环境也会造成严重的生态毒理学问题。例如农药的滥用可导致有益昆虫减少，减少生物多样性，破坏野生动物的栖息地（尤其是鸟类），威胁濒危物种等。此外，农药滥用还可导致害虫形成抗药性，如果增大农药剂量将引起环境污染问题。

---

1 Turusov V，et al. 2002. Dichlorodiphenyltrichloroe- thane（DDT）：ubiquity，persistence，and risks. Environ Health Perspect，110：125-128.

2 Council on Scientific Affairs，American Medical Association. 1997. Educational and Informational Strategies to Reduce Pesticide Risks. Preventive Medicine，26（2）.

3 Jeyaratnam J.1990. Acute pesticide poisoning：a major global health problem. World Health Stat Q，43（3）：139–144.

4 Miller G T.2004. Sustaining the Earth，6th ed. Thompson Learning，Inc. Pacific Grove，California. Chapter 9，211-216.

5 Gunnell D，et al. 2007. The global distribution of fatal pesticide self-poisoning：systematic review. BMC Public Health，7：357.

6.2.2 农药的毒性作用及其机理研究

伴随着农药使用的悠久历史，对农药健康影响的研究也有长久的历史。20 世纪 40 年代开始了人工合成农药使用的高潮时代，人类对农药毒性作用的研究也就接踵而至。在 20 世纪 40—60 年代，农药对健康的影响大多聚焦于急性毒性作用的研究。

1962 年，卡逊在《寂静的春天》一书中指出，有机氯化学农药不但危害野生动物，而且可以引起人类的生殖障碍、肝病等健康问题。从此，人工合成的有机化学农药（尤其是有机氯农药如 DDT、六六六）对生态环境和人类健康危害的慢性毒性作用的研究成为农药毒理学研究的热点。这些研究发现，农药种类繁多，其毒性作用也是多种多样，且很多有机氯农药是持久性有机污染物、环境内分泌干扰物。20 世纪 70—80 年代，农药卫生毒理学家们的研究已经发现有些有机氯、有机磷等人工化学合成有机物类农药可引起人血淋巴细胞微核、染色体畸变、染色单体互换发生率增加，具有致突变作用，对实验动物可引起致畸变、致癌变、显性致死等毒性效应，有的农药也是人类的可能致癌物。20 世纪 90 年代之后，农药的这些毒性作用被更多的研究所证实，且更多的毒性效应被发现。举例如下：

1991 年，国际癌症研究机构组织研究小组的研究表明，DDT 对肝癌和胰脏癌有影响，但是还没能确凿地证明其可以直接致癌。同年，印度和阿根廷等科学家的研究表明，长期接触农药对于生殖有不良影响：生育能力下降，男子精液中的精子数量和活力下降，孕妇流产率、死胎率增加，出生缺陷率也增高。[1]

1995 年，美国的一项研究表明，在农药喷药人员和附近居民的尿液内农药及其体内代谢产物的水平升高，再次证明农药可以残留在体内。[2]

1997 年，一项研究进一步证明农药喷药人员血淋巴细胞染色体畸变率和微核率增高。[3]

2007 年，美国 EPA 再次强调，农药暴露会对人类和其他生物引起各种各样的不良健康影响。这些影响的范围包括急性的、慢性的和延迟性的健康影响，可以从简单的刺激皮肤和眼睛到产生更严重的影响，如对神经系统毒性作用，类似激素引起生殖问题以及导致癌症的发生。[4]

2007 年，巴锡尔（K. L. Bassil）等进行综述发现，大部分关于非霍奇金淋巴瘤（non-Hodgkin lymphoma）和白血病（leukemia）的研究显示，与接触农药有很大的关联。[5]

---

1 Rupa D S，et al. 1991. Reproductive performance in population to pesticides in cotton Fields in India. Envimnmen Res，55：123-128.

2 Hill R H，et a1. 1995. Pesticide residues in urine of adults living in the Unites States：reference range concentrations. Envimnmen Res，71：99-108.

3 Gordana Joksie，et al. 1997. Cytogenetic monitoring of pesticide sprayers. Envimnmen Res，75：113-118.

4 U.S. Environmental Protection Agency. 2007-08-30，Pesticides：Health and Safety. National Assessment of the Worker Protection Workshop #3.

5 Bassil K L，et al. 2007. Cancer health effects of pesticides：systematic review. Can Fam Physician，53（10）：1704–1711.

2008 年，尤雷维克茨（J. Jurewicz）等对农药流行病学研究进行综述发现，孕妇产前对农药的暴露会引起出生缺陷、胎儿死亡和神经发育失常发生率增加，而婴儿吸食含农药的人奶或牛奶会导致发育不良。[1]

多年来的研究表明，农药暴露与多种肿瘤或多种疾病的发生有关，继续深入研究农药的健康毒理作用，进一步开发低毒、高效的农药及生物生态技术对虫害进行有效控制是人类长期的课题。

1 Jurewicz J，et al. 2008. Prenatal and childhood exposure to pesticides and neurobehavioral development：review of epidemiological studies. Int J Occup Med Environ Health，21（2）：121–132.

第 7 章 环境诱变剂研究史[1,2]

7.1 19 世纪遗传规律的发现

孟德尔对遗传“因子”的发现

1856—1864 年，奥地利神父、博物学家孟德尔（G. Mendel，图 5-7-1）[3] 在一所修道院里，进行了 8 年豌豆杂交试验，发现了生物遗传的显性定律、分离定律和独立分配定律。他把决定个体特征的遗传因素称为“因子”，假定各种性状是由“因子”所决定，指出“ 因子”有显性和隐性之分。他提出的“因子”术语就是对后来“基因”术语的最早表述。

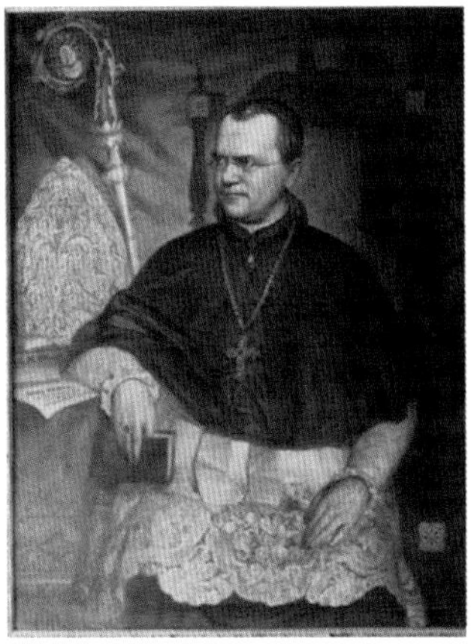

图 5-7-1　孟德尔

1865 年，孟德尔在布鲁恩科学协会的会议厅，将自己的这些研究成果分两次宣读。

1866 年，孟德尔将其研究结果整理成论文《植物的杂

1　蔡亚娜，钱黎明，黄荔 .1992. 环境致突变作用研究的历史（1866—1973）回顾 . 癌变 . 畸变 . 突变，4（3）：59-62；蔡亚娜 .1992. 环境致突变作用研究的历史（1866—1973）回顾（续）. 癌变 . 畸变 . 突变，4（3）：56-58；蔡亚娜 .1989. 中国环境诱变剂学会（CEMS）简史 . 癌变 . 畸变 . 突变，1（1）：46，66-67；傅继梁 .1987. 遗传分析导论 . 成都：四川科学技术出版社 .

2　Wassom J S.1989.Origins of genetic toxicology and the environmental mutagen society. Environmental and Molecular Mutagenesis. 14（Suppl.16）：1；Evans H J.1988. Mutation cytogenetics：past，present and future. Mutat Res，204：355；Serres F J.1987. Obituary.Mutat Res，179：1；Hollaender A.1982. A history of attemptes to quantify environmental mutagenesis，environmental mutagens and carcinogens. University of Tokyo Press：21-36.

3　孟德尔（Gregor Johann Mendel）是遗传学之父，1822 年 7 月 20 日出生于奥地利帝国西里西亚（现属捷克）海因策道夫村一个贫寒的农民家庭里，父亲和母亲都是园艺家（外祖父是园艺工人）。孟德尔童年时受到园艺学和农学知识的熏陶，对植物的生长和开花非常感兴趣。1840 年他考入奥尔米茨大学哲学院，主攻古典哲学，后被派到首都维也纳大学去念书。1843 年大学毕业以后，21 岁的孟德尔在布隆城（Brunn）（现在是捷克的布尔诺）奥古斯汀修道院担任神父，并在当地一所教会中学教书，主讲自然科学。后来，他又到维也纳大学深造，受到严格的科学教育和训练，也受到杰出科学家们的影响。1856 年，从维也纳大学回到布鲁恩不久，孟德尔就开始了长达 8 年的豌豆实验。1884 年 1 月 6 日病逝。

交试验》发表，但未能引起当时学术界的重视。因为他的学术思想太超前了。

7.2 20世纪前半期：对突变的早期研究

7.2.1 “基因”与染色体遗传学诞生

孟德尔遗传定律的再发现

1900年，荷兰的德弗里斯（H. de Vries）、德国的科伦斯（C. Correns）和奥地利的契马克（E. Seysenegg-Tschermak）在各自的植物学研究中，通过文献查阅，发现了孟德尔的遗传定律与他们的研究结果一致。后人将此称为“孟德尔定律的再发现”。从此，孟德尔被尊称为“遗传学之父”。1900年，成为遗传学史乃至生物科学史上划时代的一年。从此，遗传学进入了孟德尔时代。

“基因”与染色体遗传学

1906年，英国动物学和遗传学家贝特森（William Bateson，1861—1926年）在第三次国际遗传学大会上提出“遗传学”（genetics）术语，得到大家赞同。希腊词“genet”既有“出生”的含义，又有“祖先”的含义，“genetics”意即“出生与祖先的关系”。

1908年，丹麦植物学家约翰森（Wilhelm Johannsen，1857—1927年）用“基因”术语替代孟德尔的“遗传因子”术语，第一次使用“基因”（gene）术语。

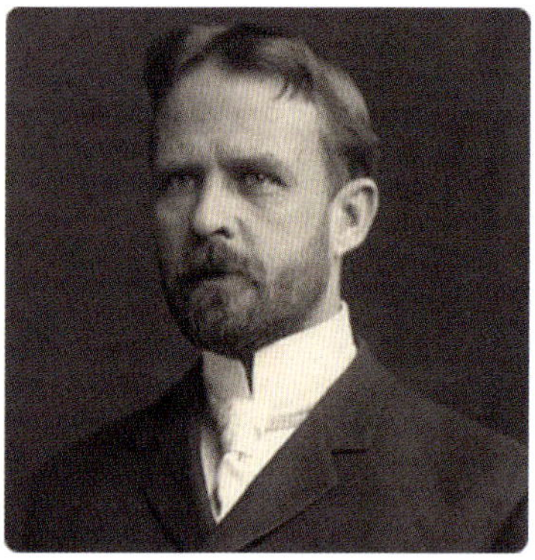

图 5-7-2　摩尔根

1917年，美国遗传学家摩尔根（T. H. Morgan）提出基因是遗传的基本单位（图5-7-2）。[1]

1926年，摩尔根著《基因论》一书，认为基因定位于染色体，染色体是基因的载体，建立了染色体遗传学说，从此“经典遗传学”形成。但是，基因的化学本质仍未可知。1933年，他由于发现染色体在遗传中的作用而获诺贝尔生理学或医学奖。

1　摩尔根（T. H. Morgan，1866—1945年）美国胚胎学家、遗传学家。生于美国肯塔基州列克星敦，卒于加利福尼亚州帕萨迪纳。在大学时主修动物学，并于1886年获肯塔基州立学院理学学士学位，1890年获美国约翰霍普金斯大学哲学博士学位，1904—1928年在哥伦比亚大学任实验动物学教授。1928年至加州理工学院生物学系任教直至逝世。1909年他发现果蝇的第一个突变型白眼，并证实白眼基因位于X染色体上。接着发现了更多的性连锁基因，使他设想基因排列在染色体上。摩尔根曾对多种生物学问题进行过研究，著有《青蛙卵的发育：实验胚胎学引论》（1897年）、《再生》（1901年）、《实验动物学》（1907年）、《进化和适应》（1903年）、《进化理论的评论》（1916年）、《遗传和性别》（1913）、《孟德尔式遗传学机制》（1915）、《遗传与进化》（1925）、《基因论》（1926年）、《实验胚胎学》（1927年）、《胚胎学和遗传学》（1934年）等。由于他发现果蝇的遗传机制而在1933年获得诺贝尔生理学或医学奖。他是英国皇家学会的国外会员，在1927—1931年任美国科学院主席，1930年为美国科学促进联合会主席，1932年任第六届国际遗传学会主席等。

7.2.2　致突变研究

早期的突变研究

1901 年，荷兰植物学家德弗里斯（H. de Vries）在其著作《突变论》中第一次提出“突变”这一术语。1905 年，他在美国讲学时提出 X 射线可以改变生殖细胞中的遗传微粒。

1905 年，德国植物学和遗传学家鲍尔（Erwin Baur，1875—1933 年）指导研究生进行化学物质诱变试验，第一次发表化学物诱变论文，受到学术界的广泛关注。

微生物突变研究

1909 年，沃尔夫（Franz Wolff）用黏质沙雷氏菌（*Bacillus prodigiosus*）和裂殖菌类（*Schizophytes*）进行无机化学物的诱变研究。

1912 年，希曼（Elizabeth Schiemann）用黑曲霉菌（*Aspergillus niger*）进行无机化学物致突变研究。他们使用的无机化学物大多为氧化剂，如铬酸钾、氯化钾、硫化锌、高锰酸钾和氧化铜等来进行细菌和真菌的诱变试验。虽然他们的研究结果不一定精准，但是在这一领域确实是开创性的工作。

1941 年，美国的遗传学家比德尔（George Wells Beadle）和生物化学家塔图姆（Edward Lavrie Tatum）采用营养缺陷型链孢霉进行突变研究，开创了突变研究的新方法、新领域，为微生物遗传学的建立做出重大贡献。他们因此获得了 1958 年诺贝尔生理学或医学奖。

1943 年，美国分子遗传学家卢里亚（Salvador Edward Luria）和物理学及分子生物学家德尔布鲁克（Max Delbruck）发现大肠杆菌（*E.coli*）抗噬菌体突变，是微生物遗传学形成的里程碑。他们因此与美国分子生物学家赫尔希（A. D. Hershey）获得了 1969 年诺贝尔生理学或医学奖。

辐射致突变研究

1927 年，美国得克萨斯大学遗传学家 H. J. 穆勒（H. J. Muller，1890—1967 年）在他的研究论文《基因的人工蜕变》中指出：X 射线可引起果蝇突变，辐射是诱变剂，开辟了物理因素诱变研究的新领域，建立了人工诱导突变的新理论和新方法，证明环境因素与突变的关系，为遗传毒理学奠定了基础。他因此获得 1946 年诺贝尔生理学或医学奖（图 5-7-3）。

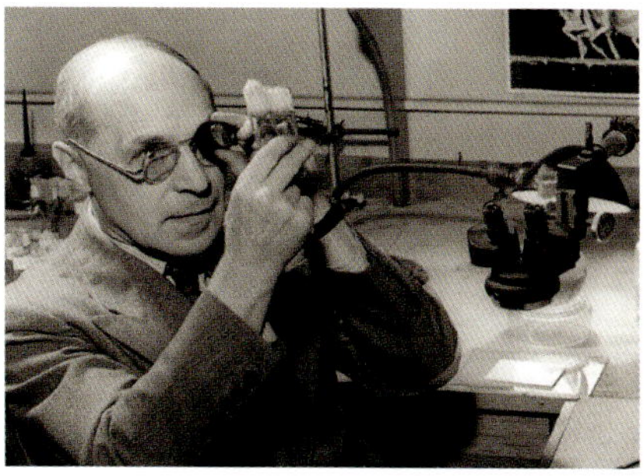

图 5-7-3　穆勒

1928 年，斯塔德勒（L. J. Stadler）发现 X 射线处理萌发的玉米种子诱发很多突变的玉米，证明辐射对植物的致突变作用。

1930 年，瑞典作物育种学家尼尔森–埃勒（H. Neilson-Ehle）和古斯塔夫森（A. Gustaffson）利用辐射获得有实用价值的硬杆、密穗的大麦突变体，开启辐射育种的先河。

1939 年，美国细胞遗传学家萨克斯（Karl Sax，1892—1973 年）发现 X 射线可以引起紫鸭跖草染色单体断裂。

1941 年，美国辐射生物学家霍連德（Alexander Hollaender，1898—1986 年）发现，可以引起突变的波长，正是核酸所吸收的波长。第一次把基因突变与核酸联系在一起。

随之，研究发现，除 X 射线外，其他物理因素，如紫外线、α 射线、β 射线、γ 射线、中子、超 声波、激光等对生物均能引起突变，且能够产生在显微镜下可见的染色体损伤，这些损伤及其后果可由亲代遗传给下一代。

化学致突变研究

1941 年前后，在辐射致突变研究的启示下，化学致突变作用研究开始进行，但研究结果不像辐射诱变那样显著。例如，酒精、醚类、奎宁、吗啡、碘、高锰酸钾和金属盐类等有机和无机化学物的诱变作用均不如辐射作用的诱变结果显著，这一方面与所试化学物有关，另一方面也与突变测定方法的灵敏度有关。

1942 年，英国爱丁堡大学遗传学系的奥尔巴克（Charlotte Auerbach）和罗柏松（J. M. Robson）发现氮芥能够使果蝇引起显著突变，使化学物质的诱变性得到确认。但是，当时是处在第二次世界大战期间，由于氮芥可用于军事方面，所以他们的研究结果直到 1946 年才公开发表。从此开始，化学诱变受到极大关注，相继发现了很多诱变剂。

1943 年，人们发现当时广泛用于制药的氨基甲酸乙酯是诱变剂。

1948 年，苏联拉波波特（I. A. Rapoport）发现氯乙烯、缩水甘油、乙二醇等化合物均为诱变剂。

7.2.3 致癌变研究

早在公元前 500 年，西方医学之父、古希腊医学家希波克拉底就描述了肿瘤的发生，将肿瘤命名为“Karkinos”（意为螃蟹，英文“癌症”一词即是由此拉丁语演化而来）。

放射性致癌物的发现

1898 年，德国物理学家伦琴（W. C. Roentgen）发现了 X 射线。继之，贝克勒耳（A. H. Becquerel，1852—1908 年）发现铀具有放射性，居里夫妇分离出放射性元素钋和镭（图 5-7-4），这些均为强致癌物。早期从事电离辐射工作的人员由于对电离辐射防护的缺乏而引起皮肤癌。

化学致癌变的研究

1775 年，英国医生波特（Percival Potts）发现烟囱清洁工与阴囊癌之间的联系。

19 世纪，科学家发现，恶性皮肤肿瘤与芳香烃、焦油、石蜡（1875 年）、页岩油（1876 年）、沥青、矿物油（1892 年）等的暴露有关。

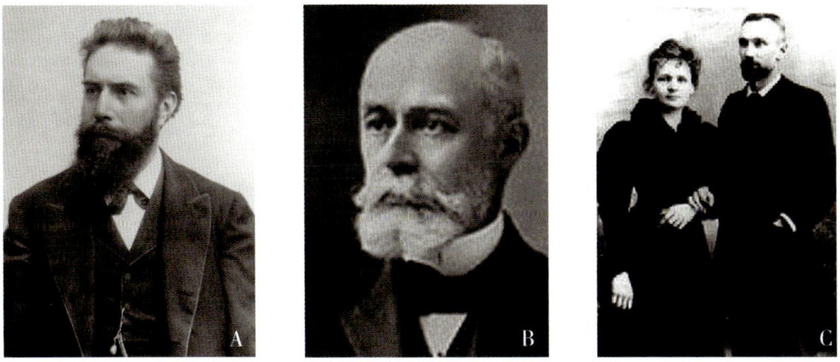

图 5-7-4 伦琴（A）、贝克勒耳（B）和居里夫妇（C）

1895 年，雷恩（Rehn）首先报道了芳香胺——品红（fuschin）与膀胱癌之间的关系，20 世纪 50 年代进行的一项流行病学调查证实芳香胺与膀胱癌的发生有关。

1915 年，日本极胜三郎和市川厚一第一次通过在兔子耳朵上反复涂抹煤焦油诱导皮肤癌成功。

1924 年，肯纳韦（Kennaway）从煤焦油中分离出了首个致癌的碳氢化合物——二苯蒽（1,2,5,6-dibenzanthracene）。

20 世纪 30 年代，煤焦油中的致癌物质成分被确定为多环芳烃碳氢化合物（PAHs），其中苯并［*a*］芘致癌性最强，是 PAHs 的代表性致癌物。

1957 年，日本肿瘤学家中原和郎发现氧化硝基喹琳是强致癌物。

1965 年，中国毒理学家程元恺编著《煤焦油及其重要衍生物的毒理学》一书，由人民卫生出版社出版。

1972 年，国际癌症研究机构（IARC）开始进行人类癌症危险因子的评估。IARC 将致癌物定性分类如下：第一类，人类致癌物；第二类 A，可能（probably）的人类致癌物；第二类 B，有可能（possibly）的人类致癌物；第三类，未分类的人类致癌物；第四类，非人类致癌物。

7.2.4 致癌变与致突变的关系

1914 年，德国动物学家贝维尔（Theoder Bevere，1862—1915 年）提出癌细胞起源的假说，认为癌细胞来自正常细胞，是一种有缺损的细胞。

1927 年，美国得克萨斯大学遗传学家穆勒（H. J. Muller）在他的研究论文《基因的人工蜕变》中指出基因突变具有引起癌症的可能性。

1928 年，贝弗利（T. Beveriy）提出致癌就是体细胞的致突变作用。

1934 年，穆勒在他的《辐射遗传学》一文中，再次提示突变引起癌症的可能性。

1949 年，博伊兰德（E. Boyland）和霍宁（E. S. Horning）第一次证明化学诱变剂也是哺乳动物的致癌剂。应用化学物致突变的数据可以预测对哺乳动物的致癌性。从此，化学致突变成为明确的研究领域而建立。

7.3 20 世纪后半期：突变研究的快速发展

20 世纪后半期，突变研究得到快速发展。当时突变研究的热点聚焦于对突变的试验方法和判断标准的研究，对 DNA 分子突变机制的研究，对染色体断裂与突变的关系的探讨，以及对化学物质致突变与癌变定量关系的研究等。

7.3.1 染色体突变的研究

低等生物染色体突变研究的兴起

20 世纪前半期，染色体突变研究主要采用染色体数目较少的低等生物为材料进行。例如，果蝇 $2n$=8，玉米 $2n$=10。这些实验材料易于观察，许多重要的发现都是在观察这类生物的染色体时做出的。

1916 年，美国遗传学家布里奇斯（Calvin Blackman Bridges，1889—1938 年）发现果蝇的 X 染色体有多 1 个或少 1 个的染色体数目畸变的现象。

1917—1923 年，布里奇斯又在果蝇研究中发现了染色体的结构性畸变：缺失、重复和易位。

1926 年，美国遗传学家斯特蒂文特（Alfred Henry Sturtevant，1891—1945 年）发现果蝇染色体的倒位现象。他们二人当时都是遗传学家摩尔根（T. H. Morgan）的实验室助手。

1920 年，美国遗传学家 A. F. 布莱克斯利等发现曼陀罗突变植株，比正常多 1 个染色体。之后，他们又对烟草、小麦等植物的染色体畸变进行了研究。

1928 年，斯特蒂文特等发现 X 线可以诱发果蝇的染色体发生易位。

1937 年，A. F. 布莱克斯利等采用秋水仙素处理植物的方法，获得多倍体突变植株，开始把染色体畸变的研究用于动植物育种。

20 世纪 50 年代，我国遗传学家鲍文奎、严育瑞用秋水仙素处理植物的方法进行了大量多倍体植物育种研究。

染色体制片技术的突破

20 世纪前半期，由于哺乳类和人类细胞中的染色体数目较多，在制片中染色体容易发生相互重叠、难以区分清楚，所以哺乳类和人类细胞遗传学的研究一直是空白。

1952 年，美国加尔维斯敦得州大学医学分部［The University of Texas Medical Branch（U.T.M.B.）in Galveston］的华裔学者徐道觉（T. C. Hsu，图 5-7-5A）发明了染色体制片的低渗处理技术，使细胞不同染色体在制片中分离得很清楚，在显微镜下很容易观察和分析。从此，环境因素对各种生物，包括对哺乳类动物和人的细胞染色体的研究进入快速发展的时代。

1955 年 12 月，当时在西班牙工作的华裔植物细胞学家蒋有兴（Joe Hin Tjio，图 5-7-5B）来到瑞典隆德大学遗传学研究所和该校植物细胞学家莱文（Albert Levan）合作研究，发现人类二倍体细胞的染色体数目不是已统治了 32 年之久的 48 条，而是

46 条。研究结果发表在 1956 年 1 月 26 日出版的《遗传》(*Genetics*)杂志上，从而开创了人类细胞遗传学的历史。蒋有兴因此荣获了美国肯尼迪国际奖。

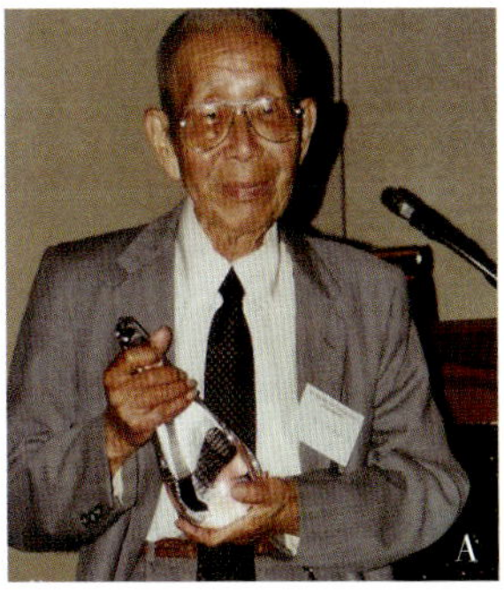

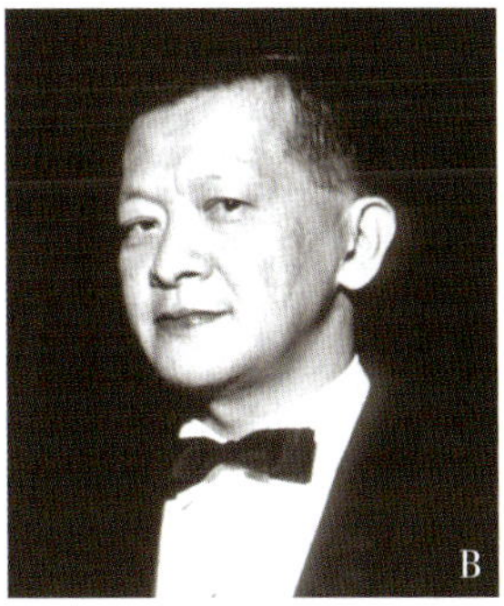

图 5-7-5 美籍华裔学者徐道觉(A)、华裔植物细胞学家蒋有兴(B)

染色体病与染色体诊断

1959 年，法国医生勒热纳(Jerome Lejeune，1926—1994 年，图 5-7-6)首次报道“唐氏综合征”(又称“先天愚型”)是由于人类体细胞 21 号染色体多了 1 个小的近端着丝粒染色体引起的，故又称 21 三体综合征。继之，C. E. 福德证明“特纳综合征”的女患者是由于少了 1 个 X 染色体；法国科学家 P. A. 雅各布证明“克氏综合征”的男性患者是由于多了 1 个 X 染色体所致。从此，染色体病的研究广泛进行。

1966 年，M. W. 斯蒂尔等对通过羊膜穿刺术得到的胎儿脱落细胞进行体外培养和染色体分析，开启了染色体疾病的产前诊断。

1970 年，瑞典细胞学家 T. O. 卡斯珀松创建人类染色体显带技术，提高了染色体分析的精度，染色体疾病的研究蓬勃发展。

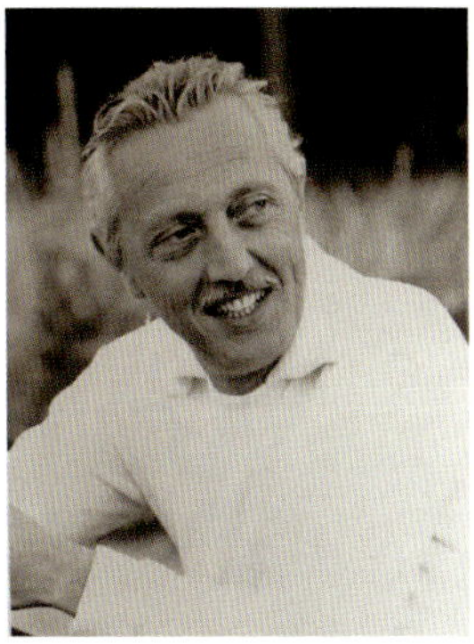

图 5-7-6 勒热纳

微核

微核试验是检测染色体或有丝分裂器损伤的一种遗传毒性试验方法。微核检测经济，迅速，简便。用微核试验可以评价药物、放射线、有毒物质等对人体细胞或体外培养的细胞遗传学损伤。

19 世纪末，美国生理学家霍威尔(William Henry Howell，1860—1945 年)与法国血液学先驱乔利(Justin Marie Jolly，1870—1953 年)等分别在猫和大鼠外周血中发现一种小体，命名为 Howell-Jolly 小体，这便是现在被称为微核(micronucleus，MN)的小体。

1959 年，英国埃文斯(H. J. Evans)研究电离辐射对蚕豆根尖细胞引起的微核(MN)效应，首次以微核发生率反映染色体损伤来评价电离辐射对细胞的遗传毒性。

1970 年，塞赫米德(W. Sehmid)研究抗癌药三亚胺醌(triaziquone)对中国仓鼠骨髓和外周血细胞的效应，提出用外周血嗜多染红细胞中微核发生率作为微核试验

（MNT）的指标。至 20 世纪 70 年代中期，塞赫米德和赫德尔（J. A. Heddle）研究小组的工作，奠定了 MNT 的理论及应用基础。之后，赫德尔等首次在培养的人淋巴细胞中对微核进行了观察。

20 世纪 70 年代末，美籍华裔学者马德修（Te-Hsiu Ma）用一种原产于美洲的鸭跖草（*Tradescantia paludosa*）建立花粉母细胞四分孢子期微核率检测技术，被广泛用于对环境污染的生物监测。

1983 年，华中师范大学生物系开始建立蚕豆根尖微核检测方法，并首次用于监测水环境污染，经鉴定已列入国家《生物监测技术规范（水环境部分）》。

1986 年，澳大利亚学者费内克（M. Fenech）和莫利（A. A. Morley）建立细胞胞质分裂阻断微核（CBMN）法，使人血淋巴细胞微核的研究更加精确。[1] 之后，费内克对微核检测技术做了进一步改进，在 2007 年他报道了胞质分裂阻断微核的细胞组学检测方法。[2]

姊妹染色单体互换

1958 年，美国哥伦比亚大学泰勒（J. H. Taylor）采用放射自显影技术研究植物细胞姊妹染色单体互换（sister chromatid exchange，SCE）。

1973 年，拉特（Latt）发明了分析姊妹染色单体之间互换的试验技术。他在培养的细胞中加入 5- 溴脱氧尿嘧啶核苷（BrdU）之后，当用 Hoechst 33258 荧光染料染色时，在显微镜下发现了姊妹染色单体的色差和姊妹染色单体之间互换的现象。

1974 年，伦贝格（K. O. Renberg）和弗洛夷德 - 伦德（Froeed-Lender）对拉特创建的 SCE 分析技术进行了改进，建立了较简易的 BrdU-Giemsa 技术。广泛用于研究细胞周期、染色体半保留复制、染色体的分子结构和畸变。由于细胞接触环境毒物引起的 DNA 损伤和染色体改变，可导致 SCE 频率增加，且呈现剂量 - 效应关系，所以把 SCE 试验列为检测致突变物、致癌物的常规指标之一。

染色体畸变、SCE 和微核技术在环境污染物研究中的应用

1970 年，美国生物学家施耐德（L. K. Schneider）等研究发现接触 SO_2 的工人可能出现人血淋巴细胞染色体畸变的反应。

1980 年，瑞典生物学家诺登森（I. Nordenson）等对工厂接触 SO_2 工人的研究表明没有观察到人血淋巴细胞染色体畸变发生。

1986 年，贝克曼（L. Beckman）等报道，铝厂工人长期接触 SO_2 以后，血液淋巴细胞染色体畸变有一定增加。

上述三位学者的研究相互矛盾且均未测定工厂空气环境的 SO_2 浓度，也没有对淋

---

1 Fenech M，Morley A A. 1986. Cytokinesis-block micronucleus method in human lymphocytes：effect of in vivo ageing and low dose X irradiation. Mutat. Res.，161：193-198；孟紫强，等 .2000. 松胞素 B 对人血淋巴细胞和 CHL 细胞微核率的影响 . 环境与应用生物学报，6（4）：341-343.

2 Fenech M. 2007. Cytokinesis-block micronucleus cytome assay. Nature Protocols，2：1084-1104. http：//dx.doi.org/10.1038/nprot.2007.77.

巴细胞周期、微核、SCE 以及吸烟、工龄等影响因子进行研究。于是，从 1986 年开始，山西大学孟紫强研究组开始对 SO_2 细胞遗传毒理学效应进行长期研究，进程如下：

1986—1990 年，孟紫强等研究发现，在中国太原某硫酸厂 40 名工人暴露于 0.34 ~ 11.97 mg/m^3 SO_2 中，可引起血淋巴细胞染色体畸变率、姊妹染色单体互换率、微核率增加，提出 SO_2 是细胞染色体断裂剂、基因毒性因子的观点。[1]

1990—1992 年，孟紫强等研究发现，SO_2 衍生物（Na_2SO_3 和 $NaHSO_3$ 的摩尔质量之比为 3∶1，pH 为 7.0）处理体外培养的人血淋巴细胞引起细胞分裂周期延迟及染色体畸变、姊妹染色单体互换、微核率增加，提出 SO_2 衍生物也是细胞染色体断裂剂、基因毒性因子的观点。[2]

2000 年，孟紫强等研究证明，SO_2 衍生物可引起体外培养的 CHL 细胞染色体畸变和小鼠骨髓细胞微核率增加。[3]

7.3.2　致畸变、致癌变研究

反应停致畸作用的启示

1961 年 12 月，澳大利亚妇产科医生威廉·迈克布里德（Wllliam Griffith McBride，1927—，图 5-7-7A）发现自己治疗的“海豹样肢体畸形”患儿的母亲均曾经在怀孕期间服用过“反应停”。

1962 年 1 月 6 日，德国儿科医生伦茨（Widukind Lenz，1919—，图 5-7-7B）在《柳叶刀》（*Lancet*）期刊发表了关于“反应停”导致胎儿畸形的论文，发现妊娠早期服用“反应停”生出海豹肢畸形儿。从此环境污染物、药物等外源性化学物的致畸变研究开始受到重视。

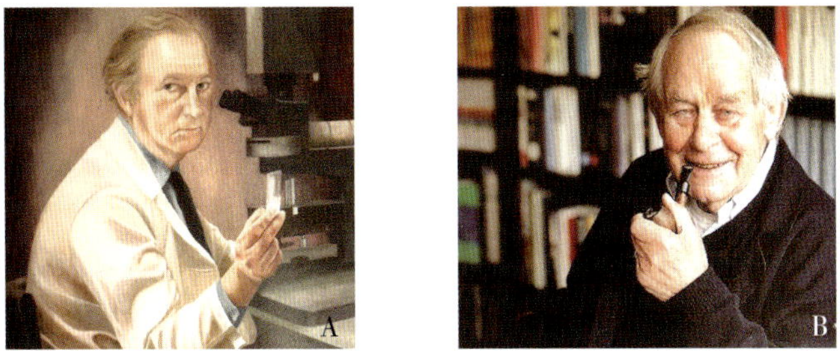

图 5-7-7　威廉·迈克布里德（A）和伦茨（B）

1　Meng Z Q，et al. 1989. Chromosomal aberrations in sulphur dioxie-exposed workes. China Environmental Sci，1：90-95；孟紫强，等 . 1989. 硫酸厂工人外周血淋巴细胞微核率的研究 . 环境科学学报，9（1）：125-128；Meng Z Q，et al. 1990. Chromosomal aberrations and sister- chromatid exchanges of lymphocytes of workers exposed to sulphur dioxide. Mutation Research，241（1）：15-20；Meng Z Q，et al. 1990. Observation of frequecies of lymphocytes with micronuclei in human peripheral blood cultures from workers in a sulphuric acid factory. Environmental and Molecular Mutagenesis，15（4）：218-220.

2　Meng Z Q，et al. 1992. Cytogenetic damage induced in human lymphocytes by sodium bisulfite. Mutation Research，298：63-69.

3　孟紫强，等 . 2000. 二氧化硫体内衍生物诱发 CHL 细胞染色体畸变的效应 . 中国环境科学，20（1）：8-12；孟紫强，等 . 2000. 二氧化硫体内衍生物诱发小鼠骨髓嗜多染红细胞微核的效应 . 环境科学学报，20（2）：239-243.

1962 年，美国微生物学家莱德伯格（Josha Lederberg）发现很多化学物对微生物具有诱变作用，推测这些化学物可能对人类的生殖细胞有损伤作用。

1971 年，美国波士顿 Vincent 纪念医院妇产科医生赫布斯特（Herbst）等报道，己烯雌酚是可经胎盘引起胎儿畸形的人类致癌物。

1976 年，库斯（Koos）和隆哥（Longo）证明，先天性水俣病患儿的畸形（包括患儿大脑性麻痹导致的行为和功能异常）是胎儿期子宫内暴露甲基汞引起的。

苯并［*a*］芘对细胞恶性转化的发现

1963 年，以色列魏茨曼研究所贝瓦尔德（Yoheved Berwald）等报告 3,4- 苯并［*a*］芘能对体外培养的正常田鼠细胞引起恶性转化。

1980 年，中国学者程元恺编著《致癌性多环芳烃》专著，由人民卫生出版社出版。[1]

1990 年，程元恺与美国 S. K. Yang 教授共同主编的《环境致癌物多环芳烃研究》一书由中国科学技术出版社出版。

7.3.3 分子遗传学诞生

1953 年，美国生物学家詹姆斯·沃森（James Watson）和英国生物物理学家弗朗西斯·克里克（Francis Crick）发现了 DNA 双螺旋结构，使基因的研究深入到分子层次，开辟了从 DNA 去寻找遗传秘密的新方向。他们因此获得 1962 年诺贝尔生理学或医学奖。

他们的发现提高了人们对基因突变机制的认识，使遗传学从染色体水平进入到分子水平，分子遗传学诞生了。

7.3.4 化学致突变研究和《突变研究》创刊

化学诱变开始受到重视

1960—1962 年，在多次国际性学术会议上，一些著名医学家和生物学家均呼吁重视对化学物致突变作用进行检测和研究。

1962 年，世界卫生组织委托荷兰莱登大学遗传学家索贝尔（Frits H. Sobels）起草关于化学诱变剂情况的报告，表明世界卫生组织的重视。

1963 年，穆勒在美国食品药品监督管理局举行的讨论会上呼吁，要对环境化学物如药品、食品添加剂、农药、化妆品、环境污染物等对人类及其后代的潜在遗传危害引起重视，很多专家也表示对此类问题的关注。

Ames 试验

1956 年，植物学家巴塞尔梅斯（Alfred Barthelmess）对化合物致突变研究论文进

1　程元恺，1931 年 11 月生，上海市人，1952 年 9 月毕业于江苏医学院。曾任鞍钢劳动卫生研究所毒理病理室主任。《3,4 苯并芘的快速测定法——真空充氮法的研究》获 1978 年全国科学大会奖。《煤焦沥青诱发大鼠肺癌的实验研究》获 1985 年冶金部科技进步二等奖。1991 年获“鞍钢专业技术拔尖人才及学科带头人”称号，1992 年获国务院颁发的特殊津贴。

行综述，发表《致突变的药物》一文。他指出，有些具有致突变性的化合物已用于医药、食品和化妆品等领域。同年，美国遗传学家德梅瑞克（Milislav Demerec）采用沙门氏菌检测化学诱变作用。

1971 年，美国马林（Heinrich Malling）发现，肝微粒体对诱变剂有活化作用，可以使在诱变试验中为假阴性的化合物确定为诱变剂。

1975 年，美国生物化学家埃姆斯（Bruce Nathan Ames）[1] 及其同事将沙门氏菌技术与肝微粒体技术结合，创造性地建立了一种突变检测新技术——Ames 试验，从而促进化学物致突变检测快速发展（图 5-7-8）。

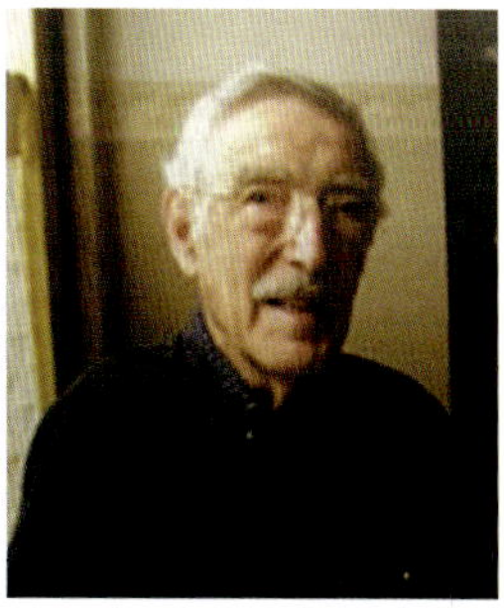

图 5-7-8 埃姆斯

《突变研究》创刊

1964 年，主要刊载有关突变研究方面论著的国际性刊物《突变研究》（*Mutation Research*）创刊 。

7.3.5 哺乳细胞基因突变研究开启

1968 年，美国密歇根大学医学院人类遗传学系的美籍华裔遗传学家朱孝颖（E. H. Y. Chu）和马灵（H. V. Malling），还有美国科罗拉多大学美籍华裔学者高法恬（F. D. Kao）和普克（Puck）在 1969 年分别用化学诱变剂成功诱发田鼠细胞对药物的抗性突变和营养缺陷型突变。这是最早在哺乳动物细胞中应用化学物质进行诱变作用的研究，从而开始了体细胞基因突变研究的新阶段。

1996 年，山西大学孟紫强和美国毒理学家谢武雄（A. W. Hsie）采用 PCR 和 DNA 碱基序列分析技术研究发现，亚砷酸钠可以引起中国仓鼠细胞株 CHO-AS52 基因突变；1999 年，孟紫强采用同样方法研究发现，常见大气污染物 SO_2 的衍生物——$NaHSO_3$，可引起 CHO-AS52 基因突变。[2]

7.3.6 单细胞凝胶电泳对 DNA 损伤的研究

单细胞凝胶电泳（single cell gel electrophoresis，SCGE）分析技术是一种在单细胞水平上检测 DNA 单、双链断裂和碱性不稳定位点的方法，因其细胞电泳形状颇似彗星，故又称彗星试验（comet assay）。该方法具有简单易行、敏感、稳定、快速的优点，广泛应用于遗传毒理、DNA 损伤和修复、环境监测、衰老和细胞凋亡等方面的研究。

---

1 布鲁斯·内森·埃姆斯（Bruce Nathan Ames，1928—），美国生物化学家，加利福尼亚大学伯克利分校分子生物学教授，Ames 试验的发明者。1928 年 12 月 16 日生于美国纽约，毕业于布鲁克斯中学，本科于纽约康奈尔大学毕业，于加利福尼亚理工学院获博士学位。1970 年，他被选为美国艺术与科学学院院士，1998 年获国家科学奖，2004 年获托马斯·亨特摩根奖章等。

2 Meng Z Q，Hsie W. 1996. Polymorase chain reaction- based deletion analysis of spontaneous and arsenite-enhanced gpt mutants in CHO-AS52 cells. Mutation Res.，356（2）：255- 259；Meng Z Q. 1999. Polymerases chain reaction based deletion screening of bisulfite（sulfur dioxide）-enhanced gpt mutants in CHO-AS52 cells. Mutation Res.，425：81-85.

1984 年，奥斯林（Ostling）等首创单细胞凝胶电泳分析技术，采用中性溶液条件下进行单细胞凝胶电泳分析。

1988 年辛格（Singh）等提出碱性 SCGE，是目前应用最多的。该方法不同于中性 SCGE 之处是细胞溶解后，强碱性条件下将 DNA 双链打开，单链断裂的 DNA 断片即可释放出来，然后在碱性条件下电泳，带负电荷的 DNA 向正极迁移，断裂下来的 DNA 单链断片则迁移得更远，形成彗星状影像。尾长和尾部荧光强度与 DNA 链的断裂频率呈正相关。碱性 SCGE 可大大提高 DNA 损伤的检测灵敏度，被誉为是遗传毒性损伤检测技术上的一项突破。[1]

1991 年，奥丽弗（Olive）等改进中性 SCGE 成为检测双链 DNA 断裂（DSBs）的灵敏方法。[2]

1991 年，纳斯西姆贝尼（Nascimbeni）等对受到氯仿、四氯化碳、杀虫剂和实验室溶液污染的地点捕捉到的金黄地鼠，用 SCGE 分析各个组织的 DNA 损伤情况，评价这些地点污染物的遗传毒性。[3]

1993 年，范思卡弗（Verschaeve）等采用 SCGE 分析技术，对不同土壤中的蚯蚓体腔细胞 DNA 损伤进行检测，作为土壤污染的监测指标。[4]

继之，采用 SCGE 分析技术，对水环境中的鱼类及其他生物的细胞 DNA 损伤进行检测，作为环境遗传毒物污染的生物标志物。

1998 年，我国也开始对 SCGE 分析技术进行研究和应用，就电离辐射、过氧化氢、重金属镉对人血淋巴细胞 DNA 损伤进行研究。[5]

2004 年，孟紫强等采用 SCGE 分析技术进行研究，首次报道大气常见污染物 SO_2 气体的吸入或腹腔注入二氧化硫衍生物（Na_2SO_3 和 $NaHSO_3$，物质的摩尔质量之比为 3：1）均可对小鼠多种器官细胞 DNA 引起剂量依赖性损伤，并从此研究结果和脂质过氧化损伤等方面的研究结果得出结论：SO_2 及其衍生物是具有多种毒性作用的全身性毒物。[6]

---

1 Ostling O，et al. 1984. Microelectrophoretic study of radiation-induced DNA damages in individual mammalian cells. Biochem Biophys Res Commun，123：291-298；Singh N P，et al.1988. A simple technique for quantitation of low levels of DNA damage in individual cells. Exp Cell Res，175；184-191.

2 Olive P L，et al.1993. Induction and rejoining of radiation-induced DNA single-strand breaks："tail moment" as a function of position in the cell cycle. Mut Res，294：275-283.

3 Nascimbeni B，et al. 1991. Evaluation of DNA damage in golden mice（Ochrotomys nuttalli）inhabiting a hazardous waste site. Environ Mol Mutagen，17：55.

4 Verschaeve L，et al. 1993.// Fiedler H. Organohalogen compounds 11.Austria：Federal Environmental Agency，213-216.

5 孟紫强，张连珍 .1998. 单细胞凝胶电泳技术及其在人血淋巴细胞 DNA 损伤研究中的应用 . 遗传学报，25（4）：294-300；孟紫强，张连珍 .1998. 应用单细胞微凝胶电泳技术研究细胞 DNA 损伤的原理与方法 . 癌变、畸变、突变，10（6）：377-382.

6 Meng Z Q，Qin G H，Zhang B. 2004. Damage of sulfur dioxide on DNA in lung cells from mice. Toxicol Appl Pharmacol.，197（3）：239. Meng Z Q，Qin G H，Zhang B，et al. 2004. DNA damaging effects of sulfur dioxide derivatives in cells from various organ of mice. Mutagenesis，119（6）：465-468. Meng Z Q，Qin G H，Zhang B. 2005. DNA damage in mice treated with sulfur dioxide by inhalation. Environ Mol Mutagen.，46：150-155.

7.4 环境诱变剂学会的创立

随着环境致突变研究的深入，科学家们越来越对遗传损害结局的严重性关注，研究队伍也越来越壮大，成立环境诱变剂学会的条件日臻成熟。

7.4.1 美国环境诱变剂学会成立过程

1968年夏，以美国橡树岭国家实验室（Oak Ridge National Laboratory，图5-7-9）生物学部主任亚历山大·霍兰德（Alexander Hollaender，图5-7-10）为领导的一个特别委员会成立，委员会向约100名学者（大多在美国）发放了调查表，了解成立环境诱变剂学会的可行性。

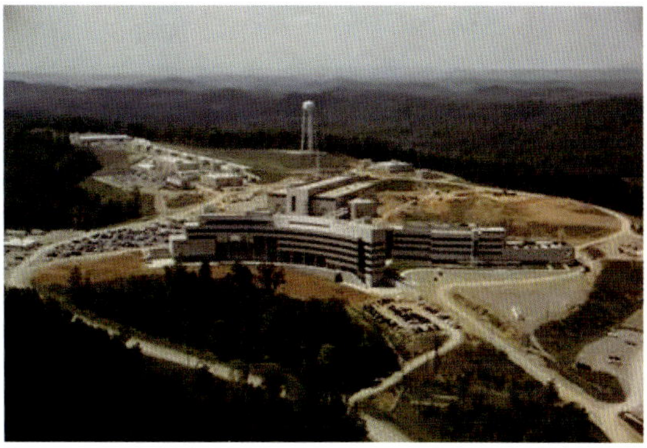

图5-7-9　橡树岭国家实验室鸟瞰

1969年1月8日，筹备委员会在美国纽约联合碳化合物公司办公室正式成立。爱泼斯坦（S. Epstein）报告调查结果是赞同成立学会。委员会讨论决定学会名称为"环境诱变剂学会"（Environmental Mutagen Society），它的缩写"EMS"与当时最典型的诱变剂乙基磺酸甲酯（ethyl methane sulfonate）的缩写一致。参加会议的创始人们推举亚历山大·霍兰德任学会第一任主席，爱泼斯坦任秘书。

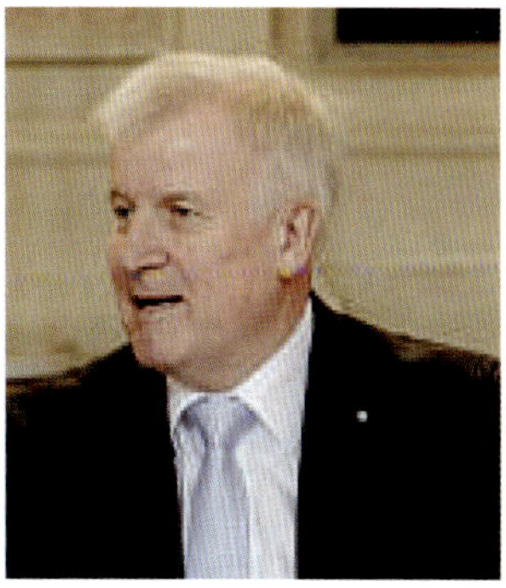

图5-7-10　亚历山大·霍兰德

5月12日，美国环境诱变剂学会正式成立。

6月，美国环境诱变剂学会的第一期新闻简报印刷200份，发给会员和其他对此领域有兴趣的人。

1970年1月15日，美国环境诱变剂学会的刊物——*Environmental and Molecular Mutagenesis* 创刊。

1970年3月22—25日，美国环境诱变剂学会第一次年会在华盛顿举行，268人出席会议，其中会员169人。此时，学会会员已经发展为452人，其中64人来自欧洲各国。

1971年，《化学诱变剂》（*Chemical Mutagens*）丛书开始出版。

7.4.2 欧洲、日本、印度环境诱变剂学会成立

1970年7月，在亚历山大·霍兰德的关心和荷兰莱登大学索贝尔（H. Sobels）等欧洲科学家的努力下，在德国慕尼黑成立了欧洲环境诱变剂学会。

1972年，日本环境诱变剂学会成立。

1973年，印度环境诱变剂学会成立。

7.4.3 国际环境诱变剂学会联合会成立

1973 年，在旧金山以南 100 英里处蒙特雷和园石滩之间的太平洋丛林市（Pacific Grov，图 5-7-11），举行了第四次美国环境诱变剂学会年会，在会上成立了国际环境诱变剂学会联合会。

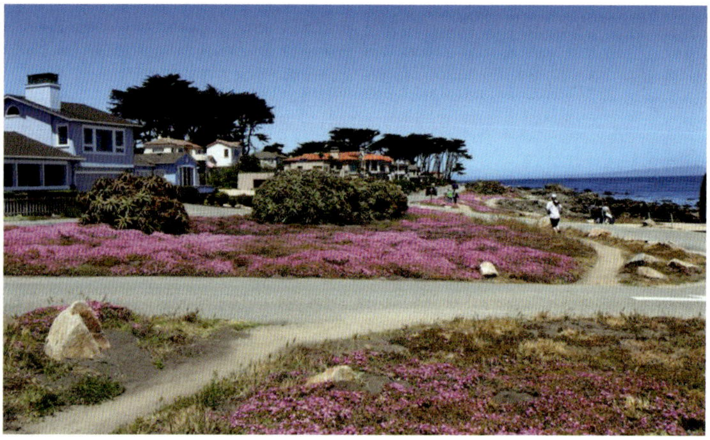

图 5-7-11 太平洋丛林市

7.5 中国环境诱变剂研究简史

7.5.1 中国环境诱变剂学会成立

首次在中国召开“三致”国际会议

1980 年，国际环境诱变剂学会主席、美国亚历山大·霍兰德教授写信给中国的有关专家，希望通过适当渠道来华举办环境诱变剂方面的研讨会。

1981 年 9 月，在日本东京举行的第三届国际环境诱变剂会议期间，亚历山大·霍兰德教授再度向出席会议的中国遗传学会理事长、复旦大学谈家桢教授（图 5-7-12）提出了相同的愿望，谈教授愉快地接受了这一请求。

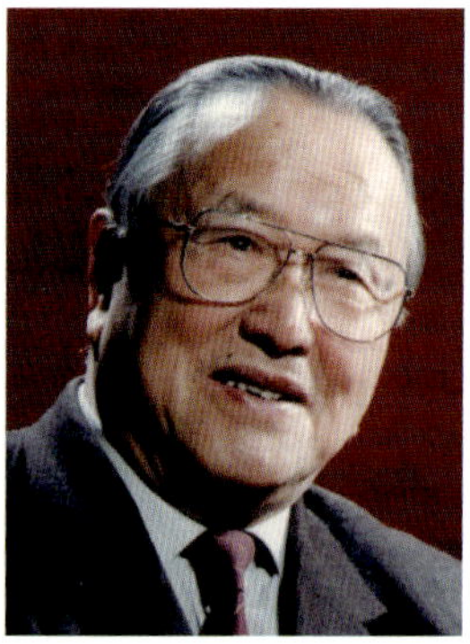

图 5-7-12 谈家祯教授

1982 年，谈家祯教授与亚历山大·霍兰德教授商议后，同美国橡树岭国家实验室的杰内罗索（Generoso）教授、密歇根大学的华裔学者朱孝颖教授一起，负责筹备在中国召开“三致”国际研讨会。与此同时，在国内，也邀请了上海市科协、复旦大学遗传学研究所、上海第一医科大学、第二军医大学等单位成立了筹备委员会，并在沈阳召开了第一次国际“三致”会议筹备会议，共有 12 个单位的代表参加。

1983 年 5 月 25 日—6 月 1 日，中国遗传学会、上海市科协和国际环境诱变剂学会联合举办的“国际环境致突变、致癌变、致畸变讲习交流会”（International Workshop on

Environmental Mutagenesis，Carcinogenesis and Teratogenesis，IWEMCT）如期在上海召开。应邀来华讲学的有美、日、西欧等12个国家的33位学者，共做学术报告43场，主要介绍国际上“三致”研究的现状和发展。参加讲习会的国内代表有谈家祯、张友会、薛京伦、薛寿征等260余名，交流论文100余篇，其中综合性报告4篇，介绍了我国“三致”研究工作的成就和进展。另外35篇论文以壁报形式进行交流，显示中外近年来环境诱变剂研究的重大发展。

国内外学者在IWEMCT所做的学术报告全文以及中方代表展出的墙报摘要由美国遗传学家朱孝颖、杰内罗索（Generoso）编辑成专著《突变、癌变和畸变》（*Mutation*，*Canceration and Malformation*），由纽约Plenum出版公司于1984年出版。

环境诱变剂专业委员会成立

在上述IWEMCT会议期间，中国学者一致通过并成立了中国遗传学会环境诱变剂专业委员会。谈家祯教授任主任委员，薛京伦教授任秘书长。从而为1988年中国环境诱变剂学会正式成立奠定基础。[1]

中国环境诱变剂学会成立

1984年11月12—14日，中国遗传学会环境诱变剂专业委员会在武汉召开全国环境诱变剂学术交流会，参加代表175人，交流论文148篇。会议一致通过成立“中国环境诱变剂学会”。

成立省市地方分会

1987年4月28日—5月2日，中国环境诱变剂学会在上海召开学术交流会，参会代表249人（包括3名国外代表），交流论文249篇。会议调整了理事会，并决定在各省市成立中国环境诱变剂学会的地方分会。

截至1989年，已有北京、上海、天津、辽宁、四川、广东、黑龙江、安徽8个地方学会成立，其他省市级学会也在之后相继成立。

原国家教委审核批准

1988年，中国环境诱变剂学会（Chinese Environmental Mutagen Society，CEMS）成为被国家教育委员会（现教育部）审批成立的全国性组织。并于1991年加入中国科学技术协会。

1988年11月15—18日，中国环境诱变剂学会在北京召开学术交流会，参会代表152人，交流论文191篇。会议决定发放会员证、筹备学会刊物。

1　谈家桢（1909—2008年），浙江宁波人，遗传学家、中国现代遗传学奠基人。1930年毕业于苏州东吴大学，1932年毕业于北京燕京大学研究院获硕士学位，1936年获美国加利福尼亚州理工学院博士学位，1951年加入中国民主同盟。1985年当选第三世界科学院院士和美国国家科学院外籍院士，1980年当选为中国科学院院士（学部委员），1999年当选为纽约科学院名誉终身院士，1999年国际编号3542号小行星被命名为“谈家桢星”。谈家桢从事遗传学研究和教学70余年，发表了100余篇学术论文。发现瓢虫色斑遗传的“镶嵌显性现象”，被认为是经典遗传学发展的重要补充和现代综合进化理论的关键论据。20世纪50年代，他在复旦大学建立了中国第一个遗传学专业、第一个遗传学研究所和第一个生命科学学院，被誉为“中国的摩尔根”。

学会期刊创刊

1989 年，中国环境诱变剂学会刊物《致癌变、致畸变、致突变》杂志在上海创刊。

致突变专业委员会成立

1994 年 4 月 27 日，在中国环境诱变剂学会和重庆市计划生育研究所联合举办的中国环境诱变剂学会首届致突变专业委员会成立暨学术交流会议在重庆召开，选举江苏省肿瘤研究所薛开先研究员为首届致突变专业委员会主任，军事医学科学院放射与辐射医学研究所研究员金璀珍（1932—2013 年）、山西大学孟紫强教授、第二军医大学李怀义教授、重庆市计划生育研究所曾维三研究员等为致突变专业委员会委员（图 5-7-13）。

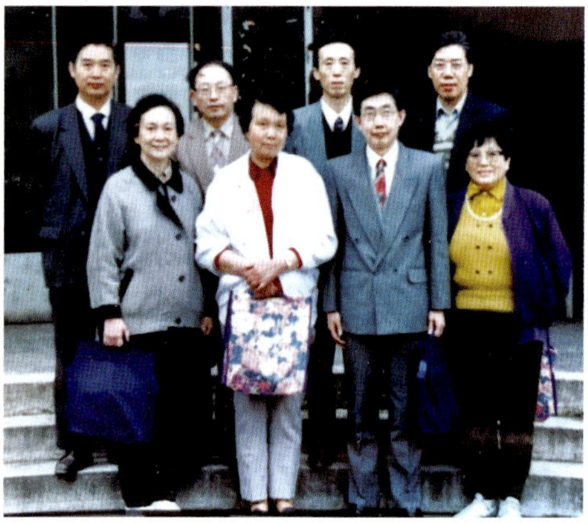

图 5-7-13　首届致突变专业委员会：前排有薛开先（右 2）、金璀珍（左 2）；后排有孟紫强（左 1）、李怀义（左 2）、曾维三（右 2）

7.5.2　中国环境诱变剂研究的发展历程

环境诱变剂研究的起步阶段

20 世纪 70 年代末期，特别是 1978 年我国实行改革开放政策以后，环境致突变、致畸变、致癌变（“三致”）研究逐渐起步并快速展开，特别是辐射遗传效应方面的研究起步较早、发展较快。到了 20 世纪 80 年代初期，我国“三致”研究就已经全面展开，研究队伍也已具一定规模。

细胞遗传学研究阶段

1980—1990 年的 10 年间，尤其是中国环境诱变剂学会成立以后，环境诱变剂研究在中国快速发展。在这个阶段，环境诱变剂研究的主流处于细胞遗传学研究阶段。[1]这主要反映在环境致癌、染色体畸变、微核和姊妹染色单体互换、DNA 修复、果蝇测试、Ames 试验、哺乳动物体细胞突变、人群监测、环境检测、食品监测等方面的研究在全国各高等院校、科研院所快速开展。

1988 年 8 月，中科院海洋研究所在青岛举办“应用紫露草花粉母细胞微核和染色体畸变检测技术进行生物监测培训班”一周，由美籍华人马德修教授讲解并进行实验操作培训，该研究所院内栽种有美国紫露草正处开花期，可采摘供实验用。学员共 24 人来自全国不同大学的环境科学系教师、科学院有关研究所、中国环境监测总站等（图 5-7-14）。

1　Meng Z Q，Zhang L Z. 1990. Chromosomal aberrations and sister-chromatid exchanges of lymphocytes of workers exposed to sulphur dioxide. Mutat Res.，24（1）：15-20；Meng Z Q，Zhang L Z. 1990. Observation of frequencies of lymphocytes with micronuclei in human peripheral blood cultures from workers in a sulphuric acid factory. Environ Mol Mutagen，15（4）：218-220.

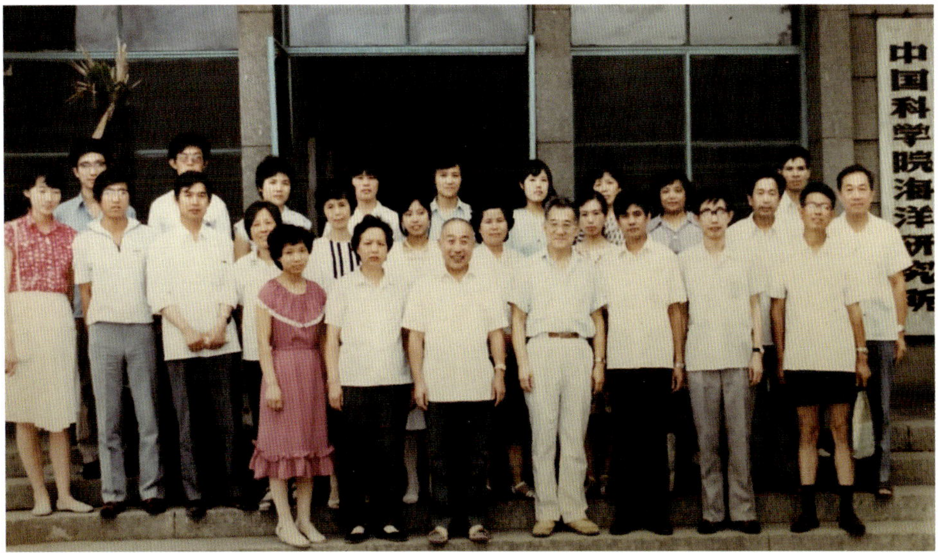

图 5-7-14 中科院海洋研究所领导（第 1 排左 3）与美国马德修教授（第 1 排左 4）和全体学员合影（第 2 排左 3 为本书主编孟紫强教授）

生化和分子遗传学研究阶段

20 世纪 90 年代，中国环境诱变剂研究进入生化和分子遗传学时代，关于核酸、酶、蛋白质生物大分子研究的各种生物化学方法和基因扩增、蛋白质印迹、细胞克隆、基因序列分析等分子生物学方法被大量引入环境诱变剂研究中。

1986 年夏，中科院长春应用化学研究所在长春举办“第三届中日辐射化学双边研讨会”，与会代表进行辐射诱变及生物化学研究学术交流。会上孟紫强报告了电离辐射对小鼠脾细胞 DNA 复制的影响，发现电离辐射在抑制某些 DNA 区段复制的同时，还对另一些区段有促进效应（图 5-7-15）。[1]

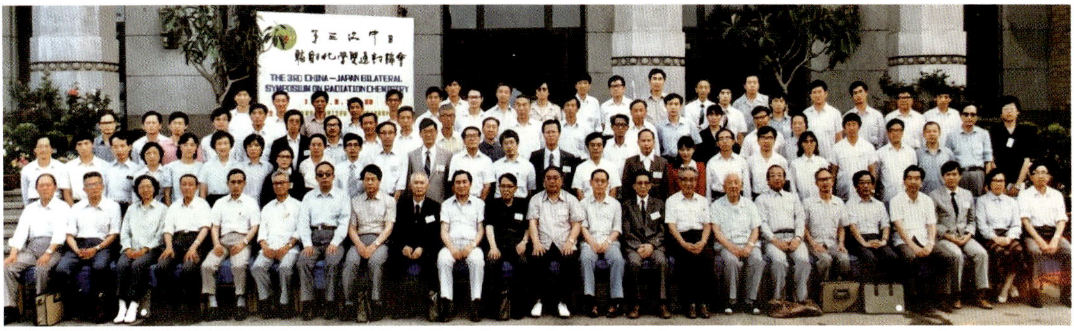

图 5-7-15 1986 年中科院长春应化所，在长春举办第三次中日辐射化学双边讨论会全体代表合影（后排左 6 为本书主编孟紫强）

1 Meng Z Q. 1986. Complexity of hybridization change of nuclear RNA synthesized after Gamma-irradiation in mouse splenocytes，3rd China-Japan bilateral Symposium on Radiation Chemistry，360-367；Meng Z Q. 1991. Effects of four chemicals on N-acetyltransferase activities in human U937 cell line. Acta Pharmacologica Sinica，12：24-27；Meng Z Q，Hsie A W. 1996. Polymorase chain reaction-based deletion analysis of spontaneous and arsenite-enhanced gpt mutants in CHO-AS52 cells. Mutat Res.，356（2）：255-259；Meng Z Q. 1999. Polymerase chain reaction based deletion screening of bisulfite（sulfur dioxide）-enhanced gpt mutants in CHO-AS52 cells. Mutat Res.，425：81-85.

1991 年 5 月 26—29 日，中国环境诱变剂学会在上海第二军医大学举办国内国际诱变剂学术交流会，来自全国医学院校和研究单位共有 200 余人参加会议，仅山西省就有 10 位专家参加会议（图 5-7-16）。

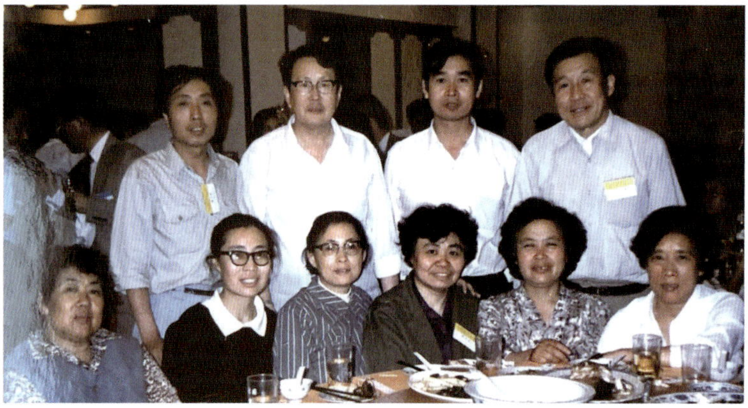

图 5-7-16 1991 年 5 月参加在上海举办的国内国际诱变剂学术交流会的山西省全体代表（后排右 2 为本书主编孟紫强）

现代分子生物学阶段

进入 21 世纪，中国环境诱变剂研究进入现代分子生物学时代，大量高新生物科学技术被引入环境诱变剂研究领域。基因组学、蛋白质组学、代谢组学、毒理基因组学、环境基因组学等研究方法和技术，在环境诱变剂试验研究中发挥主导作用，把环境诱变剂研究推进到一个现代组学研究时代。[1]

1 Meng Z Q, et al. 2007. Alterations of gene expression profiles induced by sulfur dioxide in rat lungs. Front. Biol. China, 2（4）: 369-378; Qin G H, Meng Z Q. 2010. Expression of oncogenes and tumor suppressor genes in lungs of rats exposed to sulfur dioxide and benzo（a）pyrene. Inhal Toxicol., 22（4）: 322-329; Qin G H, Meng Z Q. 2005. Effect of sulfur dioxide inhalation on CYP1A1 and CYP1A2 in rat liver and lung. Toxicol Lett., 160（1）: 34-42.

第 8 章 环境内分泌干扰物研究史

环境内分泌干扰物（environmental endocrine disruptors，EEDs）是环境中天然存在或污染的，可模拟体内激素的生理、生化作用，干扰内分泌系统功能，对亲体或其后代产生不良健康效应的外源化学物。

1996 年，西奥·科尔伯恩（Theo Colborn）等在《我们被偷走的未来》（*Our Stolen Future*）中揭露了包括 DDT 在内的环境内分泌干扰物对野生动物和人类的各种不利影响。科尔伯恩等认为环境内分泌干扰物能像激素那样只需微量就可以调控体内代谢反应，因此把这些物质称为环境激素（environmental hormone）。

环境内分泌干扰物可分为无机物（如镉、汞、砷化合物）和有机物两大类，而有机的环境内分泌干扰物几乎均为典型的持久性有机污染物（persistent organic pollutant，POPs），因此环境内分泌干扰物研究史在一定程度上也是 POPs 研究史的一部分。

8.1 环境内分泌干扰物合成的开始

1872 年，德国首次合成多氯二苯对二噁英。

1874 年，德国合成滴滴涕（DDT）。

1881 年，德国合成多氯联苯（PCBs）。

1914—1918 年，第一次世界大战期间，开始使用以有机氯化合物作为毒气的化学武器。

8.2 环境化学物雌激素样活性的发现

1928 年，美国一些饲养场的猪吃了霉变饲料后出现不育。后来的研究证实，霉变饲料中含有真菌类雌激素。

1929 年，PCBs 开始在工业中生产和使用，广泛用于变压器、电容器和作为传热介质的其他用途。随后，有机氯类农药、工业溶剂、原材料等有机氯化合物的开发得到发展。后来才发现 PCBs 等人工合成的有机化合物属于环境内分泌干扰物。

20 世纪 30 年代，发现人工合成的羟基联苯化合物有雌激素样活性。

1938 年，己烯雌酚（DES）首次在英国一家实验室被人工合成，Dodds 等发现该化学物具有很强的雌激素特性，并成立 Dodds 公司，使 DES 在养殖业普遍应用。1940—1970 年，为了避孕、保胎和治疗不孕症被广泛应用，仅美国就有 1 000 万例孕妇服用。1948 年，一项研究发现服用过 DES 的妇女阴道癌发生率增加。1966 年，美国研究发现 DES 可致子代女性阴道癌发生危险增加 132 倍。对于胎儿期接触过 DES 的男孩其生殖系统异常的发生率也很高，如精子数减少、活力下降。1971 年，DES 被在孕妇中禁用。这个事件告诫人们，激素类药物的使用不当可引起严重病患。

1939 年，人们发现 DDT 的杀虫效果，DDT 作为杀虫剂开始工业生产。

1940 年，有机氯化合物扩大生产。

1945 年，第二次世界大战结束，有机氯化合物的民用急剧增加。

1949 年，美国孟山都公司（Monsanto Company）[1] 在西弗吉尼亚州尼特罗的一家生产 2,4,5- 涕（2,4,5-T）的工厂发生世界上第一起二噁英（dioxin）[2] 毒物工业事故，有 250 人中毒。

20 世纪 40—50 年代，二噁英（图 5-8-1）作为环境污染物开始被关注，发现氯痤疮与氯化苯氧基除草剂暴露和化学反应事故有关。[3]

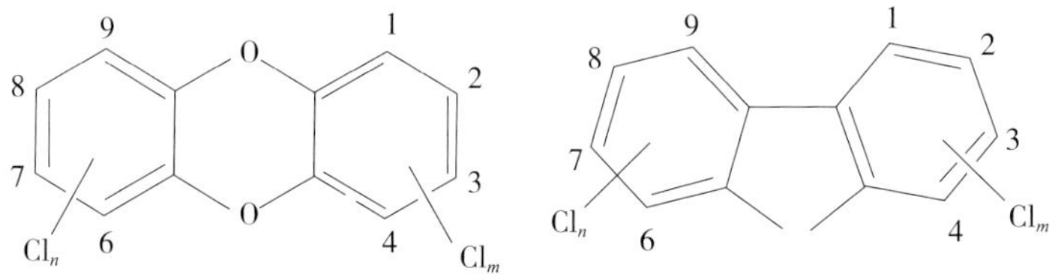

（a）PSDDs （b）PCDFs

图 5-8-1 二噁英分子结构式

1950 年，人们发现 DDT 对哺乳类动物和鸟类有雌激素活性。

---

1 孟山都公司（Monsanto Company）是 1901 年由约翰·奎尼在美国成立的公司，用他妻子的名字奥尔加·孟山都命名。该公司是一家跨国公司，总部在美国密苏里州的圣路易斯，它在 150 多个国家和地区开设了很多制造工厂和研究中心，制造并经营化工、农业产品及医药等，雇用员工约 50 000 人。在越南战争时，它也是为美军生产橙色落叶毒剂的主要厂家。该公司目前也是转基因种子的领先生产商。

2 二噁英（dioxin），又称二氧杂芑，是一种白色无味、毒性严重的脂溶性物质，其分子量 321.96，是环境内分泌干扰物的代表。在自然界中几乎不存在，只有通过化学合成才能产生，是目前人类创造的最可怕的化学物质，被称为“地球上毒性最强的毒物”，它的毒性是氰化物的 130 倍、砒霜的 900 倍，有“世纪之毒”之称，万分之一甚至亿分之一克的二噁英就会给健康带来严重的危害。二噁英实际上是二噁英类（dioxins）化学物的简称，它包括 210 种化合物，是结构和性质都很相似的两大类有机化合物：全称分别是多氯二苯并二噁英（polychlorinated dibenzo-p-dioxin，PCDDs）和多氯二苯并呋喃（polychlorinated dibenzofuran，PCDFs）。PCDDs 有 75 种异构体，PCDFs 有 135 种异构体。其中有 17 种（2、3、7、8 位被 Cl 取代的二噁英）对人类和生物危害最为严重，被称为 2,3,7,8- 四氯二苯并 - 对 - 二噁英（TCDD）。

3 USEPA.2000. Exposure and human health reassessment of 2,3,7,8-tetrachlorodibenzo-p-dioxin and related Compounds. Draft Final.National Center for Environmental Assessment，U.S. Environmental Protection Agency，Washington，D. C.

1958 年，美国修改包装法，明确规定在包装肉类油性食品时禁止使用聚氯乙烯材料。

8.3 环境内分泌干扰物研究的崛起

1962 年，美国生物学家卡逊的《寂静的春天》（*The Silent Spring*）出版，该书指出农药可引起内分泌紊乱，引起公众的广泛关注。

20 世纪 60—70 年代，美国在越南战争期间大面积喷洒橙色落叶毒剂[1]，目的是让丛林落叶，持续 8 年之久，喷洒量超过 4 200 万 L。1978 年因化学落叶剂患各种疾病死亡的事件开始受到关注。到现在为止，越南还有数以千计的儿童因化学落叶剂直接、间接的毒害作用而成为先天畸形（图 5-8-2）。美国使用橙色落叶毒剂，给至少 300 万越南无辜平民带来严重后果和巨大创伤，同时，也给美国参战士兵及其家庭和后代带来危害。

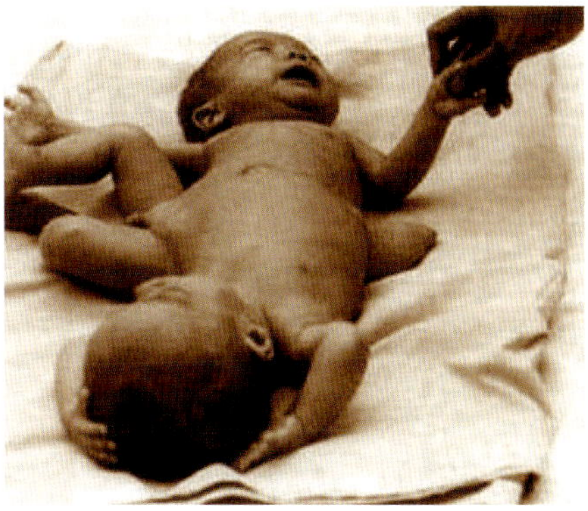

图 5-8-2 含二噁英的落叶剂引起的先天畸形

1968 年，日本九州发生由于 PCBs 污染引起的米糠油事件，造成 1 867 人中毒，30 人死亡；同年发现 DDT 对哺乳类动物和鸟类有内分泌干扰作用。

20 世纪 70 年代初期，开始研究二噁英的形成和在环境中的释放规律，确定了众多二噁英类化合物的污染来源，为控制其污染提供了科学依据。此外还发现二噁英类化合物有 210 种，其中有 17 种（2、3、7、8 位被 Cl 取代 ）对人类和生物危害最为严重，被称为 2,3,7,8- 四氯二苯并 - 对 - 二噁英（TCDD），二噁英经过食物链的积累而达到高浓度，从而使人类健康受到危害。

1970 年，美国开始禁止使用二噁英类化合物 2,4,5-T，并实施许多环境控制措施以减少 TCDD 的释放。

1970 年，随着对 TCDD 的评论和禁用含有 TCDD 微量污染农药的形势之下，美国 EPA 开始进行二噁英潜在健康危害的评估。

1970 年，DDT 的使用达到最高峰期；首次报道二噁英对动物有致畸性。

1971 年，发现妊娠女性服用己烯雌酚（DES）后，生出的女婴日后阴道癌发生异常增高；北欧各国制定多氯联苯 PCB 控制法规，日本也开始进行 PCB 污染调查。

1972 年，美国提出有害物质限制法案，开始禁止使用 DDT；日本开始限制使用和停止生产 PCBs。

---

1 橙色落叶毒剂（又名橙色剂、落叶剂）是一种工业合成的以 2,4-D 和 2,4,5-T 为主要成分但含有二噁英的液体化学物，可毁坏硬木树和其他落叶树，以及木薯与香蕉树。

1973 年，经济合作与发展组织（OECD）环境委员会通过《限制多氯联苯保护环境决议》，规定了除特殊用途外，必须禁止使用多氯联苯；日本建立化学物质审查控制法，指定多氯联苯为特定化学物质。

1975 年，美国弗吉尼亚州对受到杀虫剂污染的 14 名工人的精子分析结果表明，精子运动低下和异常精子出现率增加。

1976 年，意大利塞韦索（Seveso）发生农药工厂爆炸事故，排放出的 34 kg 以上的二噁英类，使该地 25 km^2 受到污染。

1976 年，美国禁止生产 PCBs，发现二噁英对动物有致癌性；荷兰从城市垃圾焚烧炉的排气中检出二噁英。

1978 年，再次证明垃圾焚烧可产生二噁英。

1978 年，在纽约的尼亚加拉瀑布地区的爱情运河居民点（the Love Canal site）由于二噁英污染而撤离。美国拉夫运河（Love Canal）地下填埋场大量有害化学物质（包括苯、二噁英等含氯化合物）的泄漏，使五大湖受到污染。为此，美国总统作了非常事态宣言。

1979 年，中国台湾地区使用多氯联苯对米糠油进行脱色和脱味，由于泄漏造成污染，发生与日本类似的由 PCBs 污染引起的米糠油事件，多达 2 000 人中毒，称之为台湾油病。早期出现的病症为指甲和皮肤色素沉着、睑板腺分泌增加而致视力下降。孕妇自发性流产增加，其后出世的新生儿皮肤色素沉着明显增加，出生缺陷也增多。

20 世纪 80 年代以后，世界各地观察到野生生物的生殖发育异常，如雄性雌性化、雌雄同体等。与此同时，越来越多的研究证实，许多环境化学污染物对生物体的内分泌功能有干扰作用。

1982 年，美国开始进行二噁英污染调查。

1983 年，美国密苏里州时代海滩小城（the Town of Times Beach）由于二噁英污染而发的撤离事件。同年，从日本城市垃圾焚烧厂查出二噁英污染。

1985 年，美国国家环境保护局发布了第一个二噁英的健康危险度评估文件。

1986 年，据报道，TCDD 在人体中的半衰期为 5 ~ 11 年，平均长达 7 年，不易消除，因此这些化合物进入人体后其水平不会快速改变。

1987 年，美国国家环境保护局查出纸制品中的微量二噁英。

1991 年，美国国家环境保护局开始重新评估二噁英，加快了 TCDD 科学评估健康风险知识的积累。世界卫生组织发表 TCDD 及相关化合物的每日耐受摄入量的评估。在美国威斯康星州召开的世界自然基金会（World Wildlife Fund For Nature）学术会议上，首次提出内分泌干扰物（endocrine disruptor）一词。

1991—1993 年，中国对江苏省某地的调查表明，在 30 多年前施用五氯酚杀灭钉螺的地区各类环境介质、饮用水以及食物中均可检出五氯酚。中国从 20 世纪 60 年代早期开始，为杀灭血吸虫的中间宿主钉螺，曾在血吸虫病流行区大量使用五氯酚。五氯酚具有环境内分泌干扰作用，其工业产品中还含有较高比例的 TCDD。

1992 年，丹麦发表调查结果："在过去 50 年，男性精子数减少了一半。"

1994 年，美国国家环境保护局发布对二噁英评估的草案。

8.4 控制环境内分泌干扰物的国际行动

1995 年，美国和西欧开始使用最大可控制技术（MACT），使得 1995—2000 年二噁英排放量降低了 100 倍。

1996 年 3 月，由美国人西奥·科尔伯恩（Theo Colborn）、黛安娜·杜迈洛斯基（Dianne Dumanoski）和约翰·彼得森·迈尔斯（John Peterson Myers）撰写的《我们被偷走的未来》（*Our Stolen Future*）或《失窃的未来——生命的隐形浩劫》）出版后，各国政府、工业界、学术界和公众对环境内分泌干扰物的关注进一步高涨。

1997 年，英国人黛博拉·卡布里（Deborah Cadbun）撰写的《雌性化的自然》（*The Feminization of Nature*）出版；国际癌症研究机构（IARC）将二噁英（2,3,7,8-TCDD）确定为人类致癌物。

1998 年 3 月，世界卫生组织国际化学品安全规划署（IPCS）和经济合作与发展组织（OECD）专家委员会给出环境内分泌干扰物的定义：能改变健康生物及其子孙或者其群体的内分泌功能、对他们的健康产生不良影响的外源性物质或混合物为环境内分泌干扰物。

1998 年，世界卫生组织重新发表对 TCDD 及相关化合物每日耐受摄入量的评估。

1999 年，比利时肉鸡饲养场，含二噁英的废机油污染鸡饲料引发"污染鸡"事件，导致当时的比利时政府辞职，经济损失超过 10 亿欧元。

1999—2001 年，美国疾病控制中心（CDC）通过全国健康和营养检查调查（NHANES）进行血清取样分析，提供更多人体二噁英的负荷数据。

2001 年 5 月 22—23 日，在联合国环境规划署的召集下，127 个国家的代表在瑞典首都斯德哥尔摩签署《关于持久性有机污染物的斯德哥尔摩公约》，公约提出首批控制 12 种持久性有机污染物，即 DDT、多氯联苯、六氯苯、多氯代二苯并对二噁英、多氯代二苯并呋喃、艾氏剂、狄氏剂、异狄氏剂、灭蚁灵、氯丹、毒杀芬、七氯。这些污染物都属于环境内分泌干扰物，它们能在环境中持久地存在，通过食物链进行生物富集，并能够在环境长距离迁移进而对人和生物的健康以及生态环境产生严重的危害。

2001 年，我国发布《危险废物焚烧污染控制标准》（GB 18484—2001）。其中，二噁英的排放标准是 0.5 $ngTEQ/Nm^3$（读作：纳克毒性当量值每标准立方米）。

2004 年，乌克兰总统候选人尤先科（Viktor Yushchenko）因食物中毒住院。后来证实，他的病因是二噁英类中毒，其血中二噁英的含量高达正常人的 1 万～10 万倍。

2008 年 12 月 9 日，葡萄牙检疫部门在从爱尔兰进口的猪肉中检测出二噁英。

2011 年 1 月，德国多家农场用含二噁英类的工业用脂肪酸配制鸡饲料，使动物饲料受到二噁英污染，引发德国的"污染蛋"事件，导致德国当局关闭了近 5 000 家农场。

2011 年，我国卫生部等六部委发布关于禁止双酚 A（bisphenol A，BPA）用于婴幼儿奶瓶的公告（卫生部公告　2011 年第 15 号），禁止生产、进口和销售聚碳酸酯婴幼儿奶瓶和其他含双酚 A 的婴幼儿奶瓶。

2014 年，我国发布《生活垃圾焚烧污染控制标准》（GB 18485—2014），二噁英的排放标准降为 0.1 ngTEQ/Nm^3。

8.5 二噁英类污染源和排放量的变化历程

8.5.1 二噁英类污染源的变化

20 世纪 50 年代至 1995 年，二噁英类化学物的污染源发生了很大变化。

20 世纪 50—80 年代中期，二噁英的来源主要是含有微量二噁英污染的除草剂的使用、含铅汽油燃烧以及垃圾填埋场、建筑垃圾、生活垃圾的无控制露天焚烧。

20 世纪 80 年代中期以后，二噁英排放量最大的来源是市政和医疗垃圾焚烧炉，1987 年和 1995 年的总量分别超过总排放量的 85% 和 65%。此外，其他重要二噁英的来源还有水泥窑、森林和丛林大火以及次生铜冶炼。

目前，在我国，二噁英的主要污染源是化工冶金工业、垃圾焚烧、造纸以及生产杀虫剂等产业。日常生活所用的胶袋、聚氯乙烯（PVC）软胶等物都含有氯，燃烧这些物品时便会释放出二噁英，其可吸附在颗粒物上而悬浮于空气中。

8.5.2 二噁英类排放量的变化

20 世纪 30 年代至 1995 年，二噁英的排放量变化很大。

20 世纪 30 年代，二噁英排放到环境中的水平非常低。

20 世纪 30—40 年代，二噁英的排放量不断上升。

20 世纪 60 年代末至 70 年代初，二噁英的排放量达到顶点。

20 世纪 80 年代中期开始，二噁英的排放量迅速减少。根据毒性等效性，二噁英的排放总量在 1987 年大约为 14 000 g，1995 年为 3 300 g，1987—1995 年大约减少近 80%。这一现象可能与逐步淘汰含铅汽油有关。

8.6 二噁英健康危害的典型历史案例

8.6.1 二噁英的健康危害

二噁英是环境内分泌干扰物的代表，它的性质非常稳定，极难溶于水，可以溶于大部分有机溶剂，是无色无味的脂溶性物质，所以非常容易在生物体内积累，对人体危害严重。它们在土壤中的半衰期为 12 年，气态二噁英在空气中光化学分解的半衰期为 8.3 天，在体内的半衰期估计为 7 ~ 11 年。

二噁英能干扰机体的内分泌功能，产生广泛的健康影响。二噁英能引起雌性动物卵巢功能障碍，抑制雌激素的作用，使雌性动物不孕、胎仔减少、流产等。低剂量的二噁英能使胎鼠产生腭裂和肾盂积水。

二噁英可使雄性动物精细胞减少、成熟精子退化、雄性动物雌性化等。流行病学研究发现，在生产中接触二噁英（2,3,7,8-TCDD）的男性工人血清睾酮水平降低、促卵泡激素和黄体激素增加，表明它可能有抗雄激素（antiandrogen）和使男性雌性化的作用。

此外，二噁英具有致癌作用，国际癌症研究中心已将其列为人类一级致癌物。因此二噁英污染是关系到人类存亡的重大问题。

8.6.2　环境内分泌干扰物引发健康危害的典型历史案例[1]

案例一——日本米糠油事件

1968 年 6—8 月，日本福冈地区集中出现不明原因的皮肤病患者，症状表现为眼睛分泌物增多、眼睑红肿、痤疮样皮损、毛孔扩张以及指甲、皮肤和黏膜的色素沉着。此外，患者还有多种神经系统症状，如头痛、肢体麻木、感觉迟钝等症状。经过医学检查和调查发现，该疾病呈现家庭聚集性，患者都食用过 1968 年 2 月以后生产或上市的某一品牌米糠油。10 月，当地卫生部门宣布，该疾病的暴发与食用米糠油有关。米糠油事件的患者以日本福冈、长崎两地最多，涉及 28 个地区。截至 2008 年 12 月，官方认定的患者人数是 1 924 名。

在生产米糠油时，多氯联苯作为导热油被用于米糠油的脱臭过程。据推测，由于加热管出现裂缝或孔隙，多氯联苯混进了米糠油中。之后的分析显示，米糠油中含有 1 000 mg/L 左右的多氯联苯。此外，油中还检出 5 mg/L 左右的多氯代二苯并呋喃，是多氯联苯加热后转化而来。对米糠油事件中死者组织的检测显示，多氯联苯主要蓄积在脂肪中，含量高达 13 ~ 76 mg/kg 湿重。

据记载，这起被多氯联苯污染的米糠油被 14 000 多人食用，受害者中有 13 名孕妇，其中 2 胎死产，11 胎活产中竟有 10 个成为“黑娃娃”。其表现为全身皮肤发黑，体重轻而瘦小、乳齿早现、头盖骨早钙化、眼球突出等畸形现象。[2]

案例二——意大利塞维索化学污染事故

1976 年 7 月 10 日，位于意大利米兰以北 30 km 的塞维索（Seveso）小镇附近的伊克梅萨（Icmesa）化工厂（图 5-8-3A）的一个生产 2,4,5- 三氯酚（2,4,5-trichlorophenol，TCP）的反应釜突然发生爆炸，包括反应原料、生成物以及二噁英类等杂质在内的化学物质冲入空中形成一个污染云团，随东南风扩散至下风向的塞维索等地区。受影响

1　三个案例资料来自：郭新彪 . 2018. 第 11 章　环境内分泌干扰物（电子资料）// 孟紫强 . 环境毒理学 . 3 版，北京：高等教育出版社，213-230.

2　殷海昌 . 1993. 日本米糠油事件与“黑娃”医学文选（2）.

地区的树木和植被枯萎，鸟类和家禽死亡（图 5-8-3）。污染地区的居民中出现恶心、头痛、眼部刺激以及皮肤红肿等症状和体征。据估计，受此次污染事故影响地区的人口约为 20 万人。7 月 23 日，拥有该工厂的瑞士罗氏集团（Roche）总部医学研究负责人首次披露，污染云团中含有二噁英类，事故的健康影响极为严重，应采取紧急预防措施。之后，当地政府宣布，工厂附近的居民应立即撤离所居住的地区。据后来的估计，该事故排放出 34 kg 以上的二噁英类，使方圆 25 km^2 的地区都受到了污染，严重污染区域表层土壤二噁英类的含量为 15.5 ~ 580 $\mu g/cm^2$。

意大利塞维索化学污染事故给当地居民的健康造成多方面的不良影响。事故当时就有 193 名 15 岁以下的儿童被诊断患有氯痤疮。对其中居住在重污染区儿童的血清检测显示，二噁英类浓度范围为 1 688 ~ 56 000 ng/L。20 年后这一人群的血清二噁英类质量浓度仍然高于 10 ng/L。对污染地区妇女的追踪研究发现，血清二噁英类浓度与不育、子宫内膜异位、自发性流产、先天缺陷出生率增加以及乳腺癌发生的风险有关。癌症死亡率和发病率监测表明，与对照区相比，污染区人口的淋巴和血液系统肿瘤显著增高。

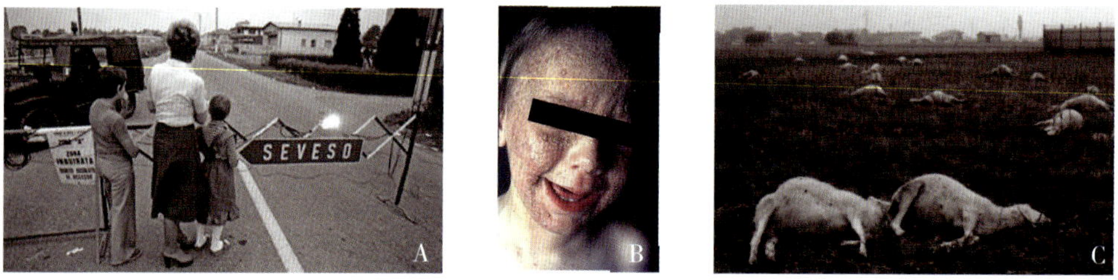

图 5-8-3 伊克梅萨化工厂（A）；事件引起儿童烧伤，脸面出现水泡（B）；事件引起羊死亡（C）

案例三——尤先科二噁英中毒事件

2004 年 9 月 5 日，正在忙于竞选活动的乌克兰总统候选人维克多·安德烈耶维奇·尤先科（Viktor Yushchenko）在晚餐之后 3 小时左右，突然感到身体不适，出现恶心、剧烈的头疼和腹痛的症状（图 5-8-4）。第二天，全身症状加重，不能行走。几天后，他被送往奥地利维也纳的鲁道夫英内豪斯医院治疗。在医院的检查显示，尤先科的血液血白细胞数目增加，有胰腺炎的体征，同时出现肝脏肿大、肠道肿胀和溃疡等。9 月 17 日，医院公布了初步检查结果，认为他的病因可能是化学中毒。第二天，尤先科出院回国。之后的几天，尤先科的耳部、眼睑和其他部位的皮肤逐渐出现氯痤疮，面部肿胀呈暗绿色，左面部麻痹伴有左眼充血和分泌物增加，背部出现剧烈疼痛。10 月 1 日，尤先科再次被送往鲁道夫英内豪斯医院接受检查和治疗。10 月中旬，尤先科的头发、血液和指甲样品被送往美国弗吉尼亚大学的一个毒理学实验室进行毒物检测。11 月上旬公布检验结果，没有检出已知的生化武器毒剂。11 月 23 日，根据媒体发表的图片和信息，英国伦敦圣玛丽亚医院的毒理学家约翰·亨利提出，尤先科的病情很像是二噁英中毒。12 月 7 日，一家荷兰的生物检测公司从鲁道夫英内豪斯医院获得了 11 月下旬采集的尤先科的血液样本，采用生物检测法对血中的二噁英类物质进行了筛查。12 月 10 日，血样中检出高浓度的二噁英类，并初步排除了二噁英类多氯联苯的可能性。12 月 11 日，鲁道夫英内豪斯医院宣布，尤先科的病情是二噁英中毒所致。12 月 17 日，两家独立的实验室采用气相色谱质谱法，确定了尤先科血中的二噁英类几乎都是二噁英，即 2,3,7,8-TCDD，其含量高达 110 ng/g，是正常人血中浓度的 1 万 ~ 10 万倍。

之后的研究和样本检测显示，中毒时尤先科体内的二噁英类含量估计为 2 mg。中毒 11 个月和 23 个月之后，其体内的二噁英类含量分别仍然有 940 μg 和 740 μg。他体内二噁英类的半减期约为 15.4 个月，主要排泄途径是粪便，其中可检出两种二噁英类的羟基化代谢产物。吸收入体内的二噁英类约 60% 以原型、40% 以两种代谢型排出体外。从这起中毒病例估计，2,3,7,8-TCDD 对人的经口急性毒性 LD_{50} 为 50 ~ 1 000 μg/kg。

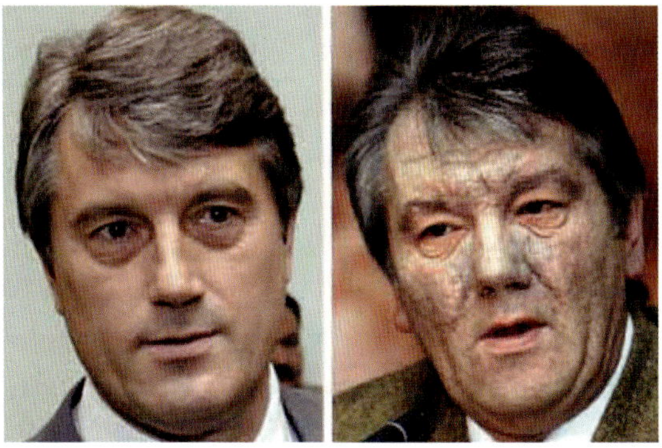

图 5-8-4 尤先科在二噁英中毒前后对比

8.7 环境内分泌干扰物引发的典型生态毒理学历史事件

8.7.1 20 世纪 40—60 年代

1947 年，在美国牛发生了一种皮肤变厚（角质增厚）的奇怪疾病，称为“X”病，后来发现是由于具有二噁英样活性的氯代萘所致。

1957 年，在美国东南部发生鸡水肿病，导致几百万只鸡死亡和被屠宰。经过调查，发现是由于饲料中污染了二噁英样活性物质。

20 世纪 60 年代，在北美大湖地区出现了食鱼鸟类生殖和发育问题：出现胚胎死亡、水肿和畸形综合征，与鸡水肿相似。这些效应也与二噁英毒性效应相一致。北美大湖地区曾经受到许多含氯有机化学品的污染，导致食鱼鸟种类群数量的减少，生殖能力减弱，以蛋壳变薄最为明显，研究发现这与有机氯农药 DDT 的降解产物 DDE 有关。20 世纪 70 年代禁止使用有机氯农药以后，鱼和鸟体内这些化合物的浓度已经降到使蛋壳变薄水平以下。尽管某些食鱼鸟类的种群数量很快增加，但生殖能力受损和生殖器官的解剖缺陷仍然存在。经过研究，认为其中仍然存在二噁英污染的问题。

20 世纪 60 年代，日本九州地区发生的米糠油事件可能就是在米糠油的生产过程中意外污染了二噁英，引起了大量的中毒反应，九州等地有几十万只鸡突然死亡。但这一事件未作为二噁英污染处理，因为对于二噁英的认识是由 20 世纪 70 年代开始的，70 年代后人们认识到其原因是米糠油在生产过程中混入了多氯联苯。

8.7.2 20 世纪 70—90 年代

1971 年，美国发生时代海滩（Times Beach）二噁英污染事件。该事件是由于密苏里州的一次废油处理中，将含 29 kg TCDD 的废渣与废油混合，作为除尘剂使用而造成污染。这一事件最早出现的是马及其他动物发生疾病和死亡。

1973—1974 年，在密歇根州牛饲料中，由于疏忽无意中加入的多溴联苯（某些具有二噁英样活性），成为美国历史上出现的最为严重的污染事故。

1998 年，德国发现从巴西进口的饲料柑橘浆含有高浓度二噁英，该柑橘浆主要用作乳牛饲料，造成德国部分乳产品含有高浓度二噁英。

1999 年 3 月，在比利时突然出现肉鸡生长异常，蛋鸡下蛋少的现象。一些养鸡户要求保险公司赔偿。保险公司也觉得蹊跷，于是请了一家研究机构化验鸡肉样品，结果发现鸡脂肪中的二噁英超出最高允许量的 140 倍，鸡蛋中的二噁英含量也严重超标，而且这一“毒鸡事件”还牵连了猪肉、牛肉、牛奶等数以百计的食品，一时间，一场食品安全危机在全比利时，甚至在全球上演。而这起事件的源头，就是鸡的饲料被二噁英严重污染。

8.7.3 2000 年以来

2008 年 12 月 9 日，葡萄牙检疫部门在从爱尔兰进口的 30 t 猪肉中检测出二噁英。据葡萄牙卢萨通讯社报道，位于葡萄牙北部孔迪镇的科罗德 - 科斯塔 · 罗德里格斯公司 2008 年 10 月和 11 月从爱尔兰进口了 30 t 猪肉，经抽样检测，这批猪肉被二噁英污染。葡萄牙食品安全部门已回收这批猪肉中的 21 t。有关负责人佩德罗 · 皮乔基说，这批进口猪肉可能无法全部回收，因其中一些已经售出。他告诫消费者购买猪肉时注意包装上标注的原产地。

2011 年 1 月，德国多家农场传出动物饲料遭二噁英污染的事件，导致德国当局关闭了将近 5 000 家农场，销毁约 10 万颗鸡蛋，这次污染事件发生在德国的下萨克森邦，被发现当作饲料添加物的脂肪部分遭到二噁英污染，对饲料厂样品进行的检测结果显示，其二噁英含量超过标准的 77 倍多。卫生人员对这些农场生产的鸡蛋进行实验室检验发现，38 次检验当中，有 5 次不合格。有消息称，大量德国鸡蛋疑似受到有毒化学原料二噁英的污染，并且这些鸡蛋已经出口至荷兰。德国农业和消费者保护部门发言人霍尔格 · 艾尔切拉介绍说，2010 年 11—12 月，德国北部的一家公司出售了约 3 000 t 受到含有二噁英等工业残渣污染的脂肪酸。这些脂肪酸是制造鸡饲料的主要原料。

第 9 章 持久性有机污染物研究简史

持久性有机污染物（persistent organic pollutants，POPs）包括的有机物种类繁多，本卷第 8 章所述环境内分泌干扰物中大多数有机物也属于 POPs，它们的研究历史也是 POPs 的研究史。为了避免重复，本章重点论述国际上对 POPs 的认识和禁用历程，这里也包括对那些属于 POPs 的环境内分泌干扰物的禁用历程。

9.1 持久性有机污染物的特性

持久性有机污染物指人类合成的能持久存在于环境中、可通过食物链（网）富集并对人类健康造成有害影响的化学物质。

POPs 具备四种特性：难降解性或持久性、生物积累性、高毒性和半挥发性。从而导致 POPs 全球性分布，对生物圈和人类健康危害很大，其毒性作用是环境毒理学研究的热点。

从生物学功能分析，许多环境内分泌干扰物属于 POPs，例如 DDT、多氯联苯、二噁英等，所以 POPs 的合成、应用及其毒性研究有很久的历史，但是直到近年来才将其归类并提出 POPs 的概念而进行控制。因此，在第 8 章环境内分泌干扰物史中，有一些毒性事件或研究进展也属于持久性有机污染物史的一部分，在此，对 POPs 的论述中将不再重复那些在环境内分泌干扰物中已经描述过的内容。

9.2 禁止 POPs 的国际行动

9.2.1 泛欧国际行动

1998 年 6 月，在丹麦奥尔胡斯召开的泛欧环境部长会议上，美国、加拿大和欧洲 32 个国家正式签署了《关于长距离越境空气污染公约》。该协议书规定，禁止或削减

POPs 物质的排放，并禁止和逐步淘汰某些含有 POPs 产品的生产。协议书中所提出的受控 POPs 共 16 种（类）。

9.2.2 世界范围的国际公约

2000 年，在联合国环境规划署召集下，120 多个国家聚集在南非商讨制定关于抵制 12 种 POPs 的国际公约（比《关于长距离越境空气污染公约》少了六溴联苯、林丹、多环芳烃和开蓬）。这 12 种 POPs 被称为“肮脏的一打”。按其来源和用途分成三类：第一类是杀虫剂，包括滴滴涕、氯丹、灭蚁灵、毒杀芬、狄氏剂、异狄氏剂、七氯、艾氏剂、六氯苯；第二类是工业用化学品，包括六氯苯、多氯联苯；第三类是二噁英和呋喃，是工业过程和固体废物燃烧过程中产生的副产物。

2001 年 5 月 22 日，127 个国家（包括中国）的代表在瑞典首都斯德哥尔摩签署《关于持久性有机污染物的斯德哥尔摩公约》（以下简称《斯德哥尔摩公约》），并于 2004 年 5 月 17 日正式生效，该公约提出首批控制上述 12 种 POPs。这些 POPs 都属于环境内分泌干扰物。

9.2.3 中国政府积极行动

2004 年 6 月 25 日，第十届全国人大常委会第十次会议批准实施《斯德哥尔摩公约》。2004 年 8 月 13 日，中国政府向联合国交存了批准、接受、核准和加入书。《斯德哥尔摩公约》于 2004 年 11 月 11 日正式在中国生效。

9.3 POPs 种类在增加

POPs 名单进一步扩大

2004 年 8 月，欧盟在一份题为《化学污染：委员会想从世界上清除更多肮脏物质》的新闻稿中提议扩大 POPs 名单，拟在《斯德哥尔摩公约》中加入以下新 POPs：开蓬、六溴联苯、六六六（包括林丹）、多环芳烃、六氯丁二烯、八溴联苯醚、十溴联苯醚、五氯苯、多氯化萘（PCNs）和短链氯化石蜡（SCCPs）。另外一些被学术界或非政府组织提名的新 POPs 物质包括毒死蜱、阿特拉津和全氟辛烷磺酸类。

人体内 POPs 水平的检测

2008 年 1 月，西班牙格拉纳达大学放射医学和物理治疗系的科研人员公布的一项最新研究结果表明，在检测的 387 名成年西班牙人志愿者的脂肪组织样品中，100% 都被检出有一种以上的持久性有机污染物，主要有 DDT 的代谢物滴滴伊（检出率 100%）、多氯联苯 PCB-153（检出率 92%）、六氯苯（检出率 91%）、多氯联苯 PCB-180（检出率 90%）、多氯联苯 PCB-138（检出率 86%）、六六六（检出率 84%）等。

同期，在北京采集的 300 多位孕妇的乳汁里，有 90% 检出多氯联苯或者有机氯农药等 POPs，有 10% 的人处在比较危险的水平。

POPs 的种类不断增多，毒性研究不断深入

至今，POPs 的种类仍然在不断增加中。近年来的研究发现，POPs 可引起新生儿出生体重降低，具有神经毒性、生殖毒性和诱发癌症等严重的毒性作用，所以对 POPs 的控制和毒理学研究是环境毒理学学科长期而艰巨的任务。

Volume Ⅵ. Epidemic History of Plague by Environmental Biological Poison—Pathogenic Microorganism

第六卷

环境生物毒物——致病微生物引发的瘟疫流行史

本卷主编 **孟紫强**

杨振华

李瑞金

李君灵

引言

现代毒理学奠基人奥尔菲拉将引发人群疾病的微生物列为“毒物”之一。本书将引发人群疫病流行的致病微生物定义为“环境特殊生物性毒物”进行论述。因此，环境特殊生物性毒物史就围绕致病微生物引发人类传染病流行和防治的历史而展开。

从古至今，自然环境中可以引发人类疾病的微生物有多种，包括致病的细菌、病毒、真菌和寄生虫等。但是，在微生物发现之前的古代或近代初期，人们对微生物还不了解，对于这个时期的环境生物性毒物史的研究，只能从当时人们对疫病流行的记载资料和人类对疫病的观念去历史性地论述。

自工业革命开始以来，人类生产、生活活动产生的化学物成为环境主要污染物。人们对环境毒物的研究也由古代的以探索环境天然毒物（有毒动物、植物及矿物质）为主发展到现代研究环境污染物为主的方向上来。但是，致病微生物对环境的危害，特别是细菌和病毒对环境的危害，即环境特殊生物性毒物引发人群传染病流行的问题，始终是人类面临的主要环境问题之一。因此，环境毒物学在重视环境化学污染物研究的当下，一定要更加重视环境特殊生物性毒物——致病微生物的研究，尤其要重视致病细菌和病毒对人类健康与生态环境的危害及其防护的研究。

自 2019 年 12 月开始，新型冠状病毒（2019-nCoV）感染引起的新型冠状病毒性肺炎（简称新冠肺炎）暴发，并快速在世界各国流行，其患病人数之多、死亡率之高，被称为人类百年不遇之传染病大流行。世界卫生组织（WHO）将 2019-nCoV 引发的疾病命名为“2019 冠状病毒病”（corona virus disease 2019，COVID-19）。自 2019 年 12 月至今，新冠病毒已经在全球快速传播了两年多，而其结束流行的日期仍然难以预测。据世界卫生组织统计，截至 2022 年 4 月 17 日，确诊的感染人数已经突破 5 亿人，死亡人数达 621 万余人，且至今每日仍在以数十万新增感染者的速度攀升，是有记录以来人类历史上继 14 世纪的鼠疫（黑死病）和 20 世纪初的流感（西班牙流感）之后的第三次全球性大瘟疫。除了中国在 2020 年 4 月已经对该病的流行基本控制之外，而全球至今仍然在高发流行，对世界的政治 - 经济格局造成了难以预测的影响。这再次给人类敲响了必须重视对环境致病微生物研究的警钟。

第 1 章 古代瘟疫流行史

古代时期人们将引发瘟疫流行的原因归于某种神秘的力量或瘴气，但是瘴气的本质是化学物还是致病微生物，在古代并不知道。当时人们甚至认为瘟疫的暴发是妖魔或病魔作祟而降祸于人，而基督教会及其信奉者则认为是上帝对人类的不忠或罪恶的惩罚。因此，对环境毒物史的研究只能从古代瘟疫流行的历史记录中，探讨这类环境特殊生物性毒物——引起传染病流行的致病微生物，对古代人类健康的危害。

1.1 世界古代瘟疫流行史

1.1.1 古希腊瘟疫流行

西方文明发展的转折点

古代希腊历史学家修昔底德（Thucydides）记述了一场从非洲开始、传播到波斯，并在公元前 430 年到达希腊雅典的瘟疫流行情况，史称雅典瘟疫或希腊瘟疫（图 6-1-1），直到公元前 426 年，流行了 4 年才结束。根据描述的症状，主要是鼠疫、天花、麻疹、斑疹伤寒等传染病的流行。修昔底德认为这场瘟疫在最初就导致雅典军队 25% 的军人死亡，4 年流行引起城市人口 25% 的死亡。从此，希腊走向衰落，导致在公元前 2 世纪，罗马人攻占了希腊，欧洲进入罗马帝国时代。因此，有些历史学家认为，这次希腊瘟疫的大流行改变了世界历史的进程，使这一时期成为西方文明史上的一个转折点。

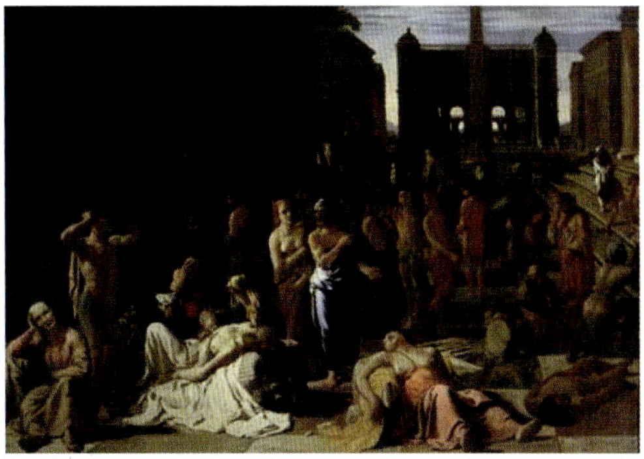

图 6-1-1　古希腊鼠疫流行

大火防止瘟疫

当时的一位名医，即被后世尊为西方医学之父的希波克拉底（Hippocrates，公元前460或前459—前355或前365)，发现全城的人都面临死亡的威胁，而铁匠铺的人却不得病。于是，他判断："高温也许能治疗瘟疫。"随后，他在雅典城到处点燃一把把熊熊大火，不久鼠疫果然停止了。从此，人们相信大火能驱逐病魔、防止瘟疫流行。

最早的海岸检疫制度

在鼠疫流行时，一些地中海国家为了防止本国国民受到感染，对于新进入该国的人先送往某个海岛，隔离一段时间，如果不发病，才获准进入。这个制度有效避免了瘟疫的传播，并一直延续至今，称为海岸检疫制度。

1.1.2 古罗马帝国发生的5次大瘟疫流行

随着人类社会经济的发展、人口的增加、各国的征战不断、国家间的分分合合，使环境中的病原体四处传播的机会大为增多，由不同病原体引发的多种瘟疫在世界各国也开始频繁地暴发和流行。其中，鼠疫[1]是这些瘟疫中最为严重的一种。

古罗马第一、第二次大瘟疫

随着罗马的征伐，罗马帝国把马其顿和希腊（公元前146年）、塞琉古王朝的亚洲部分（公元前64年）以及非洲的埃及（公元前30年）纳入自己的版图，同时也打通了不同地区致病微生物交流的障碍。

79年，罗马发生第一次瘟疫大流行，引起大量军人和平民死亡，具体死亡数字缺乏详细记载。

125年，罗马发生了第二次瘟疫大流行，称俄罗希阿斯（Orosius）瘟疫，军人死亡数万人，平民死亡百万余人。

古罗马第三次大瘟疫——安东尼瘟疫

165—180年，相当于中国的东汉末年，罗马帝国发生了第三次瘟疫大流行。由于疫情发生在罗马帝国的第16位皇帝马库斯·奥里略·安东尼（Marcus Aurelius Antoninus，121—180年，图6-1-2）在位期间，世人就将这次瘟疫称为安东尼瘟疫（或黑死病，图6-1-3）。当时罗马大将卡西乌斯（Gaius Avidius Cassius，130—175年）率领的东征军队，在叙利亚与安息帝国作战，攻占了塞琉西亚和泰西封这两座城市，但因受到当地瘟疫的影响被迫撤军。回来的士兵把病原微生物带回意大利，使瘟疫席卷整个罗马帝国。根据古罗马著名医学家盖伦（Galenus，129—约200年）的记载，推测本次瘟疫可能由斑疹伤寒、腺鼠疫、天花等引起。根据当时人的记载，高峰时罗马城内每天有2 000人死于瘟疫，且以军队死亡人数为多。由于缺乏可靠资料，历史学家对死于这场瘟疫的人数争议很大，一般认为为350万～500万人，也有推测认为这场瘟疫死亡人数占全国人数的15%～30%。

---

1 鼠疫是鼠疫杆菌引发的烈性传染病，是在野生啮齿动物间广泛流行的一种自然疫源性疾病。主要传播媒介为鼠、蚤，通过"啮齿动物→蚤→人"的方式传播，也可以通过呼吸道飞沫按照"人→人"的方式传播，造成鼠疫大流行；此外，也可以通过皮肤接触、消化道感染而传播。临床表现为发热、严重毒血症症状、淋巴结肿大、肺炎、出血倾向等。鼠疫在世界历史上曾有多次大流行，死者以千万计，我国在1949年前也曾发生多次流行，病死率极高。

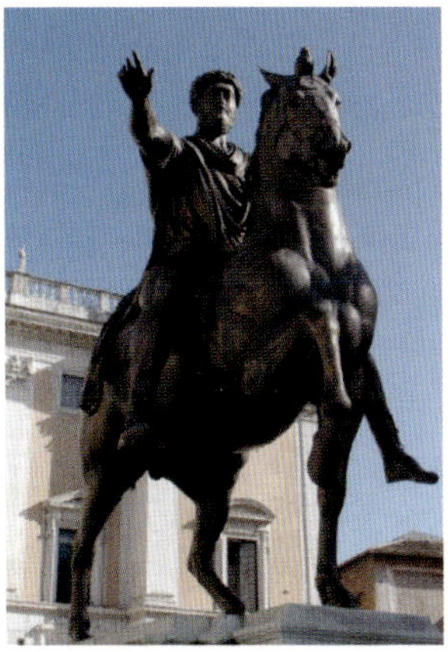

图 6-1-2　罗马街头的奥里略 · 安东尼雕像

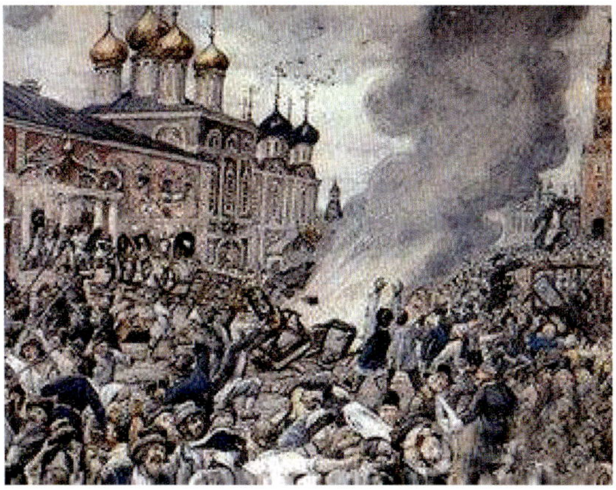

图 6-1-3　安东尼瘟疫

古罗马第四、第五次大瘟疫——西方文明发展的再次转折

250—266 年，罗马帝国发生了第四次大瘟疫流行，灾难再次降临到罗马人头上。这场瘟疫因由基督教的一位主教西普里安（Cyprian）的记载，而被称为西普里安瘟疫。这次大瘟疫，遍及全国，仅罗马城每天就有 5 000 余人死亡，根据当时记载的病症，可能是由天花引起。

312 年，罗马发生了第五次瘟疫大流行，死亡人数不计其数，根据当时记载的病症，可能也是由天花引起。

罗马帝国中后期经过多次大瘟疫的流行，国力衰退，社会出现了普遍的信仰危机，为基督教的发展与壮大提供了有利的契机，最终罗马帝国皈依基督教，在一定程度上改变了欧洲社会甚至人类历史的发展走向。西方文明史因此又发生了新的转折。

这些瘟疫流行导致的惨状表明，古代希腊和罗马对于这些恶性环境生物性毒物还缺乏有效的应对之策（图 6-1-4）。对于这些环境生物性病原体的问题，实际上直到 19 世纪中期以后，科学家发现了微生物并建立了微生物学之时，才真正开始了对这些恶性生物性毒物进行卓有成效的研究。

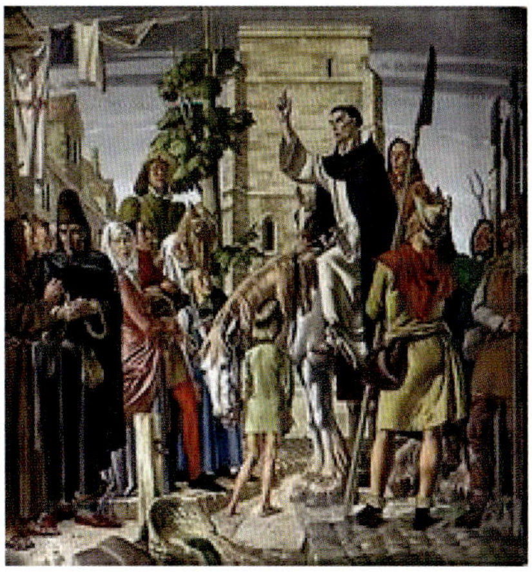

图 6-1-4　在欧洲古代时期，对于传染病缺乏有效医药，宗教性治疗很兴盛

1.1.3　中世纪世界性鼠疫大流行

第一次世界性鼠疫大流行——查士丁尼瘟疫

541 年，在查士丁尼（Justinian）皇帝统治下的东罗马帝国暴发了世界性的瘟疫，史称查士丁尼瘟疫（Plague of Justinian），推测由鼠疫传播引起，是有记录的第一次世界性鼠疫大流行。这次鼠疫的流行始于东罗马帝国的属地——埃及，542 年便迅速传

播到了帝国的首都——君士坦丁堡，几乎摧毁了该座城市。这场鼠疫使东罗马帝国的人口丧失了 1/4，而后又传播到了西欧。此后，又在地中海地区肆虐了 2 个世纪之久才告罢休。有学者认为，这场鼠疫的流行对东罗马帝国的灭亡与阿拉伯文化的兴起起到了间接促进作用。

第二次世界性鼠疫大流行——黑死病

1347—1350 年，又一次鼠疫流行袭击欧洲，这是第二次世界性鼠疫大流行，导致欧洲人口急剧下降。由于感染者的皮肤出现很多黑斑，所以被称为“黑死病”。据估计，仅欧洲就有有 2 500 万人死于此病，约占欧洲人口的 1/3。而欧、亚、非三洲则共有 5 500 万 ~ 7 500 万人在这场疫病中死亡。

这是多么可怖的一幕，这个人类历史上空前阴森凄惨、耸人听闻的浩劫，给人们留下了至今难以抹去的记忆。在当时，除鼠疫以外，白喉、霍乱、天花、伤寒等多种传染病都在猖獗地吞噬着无数宝贵的生命（图 6-1-5）。

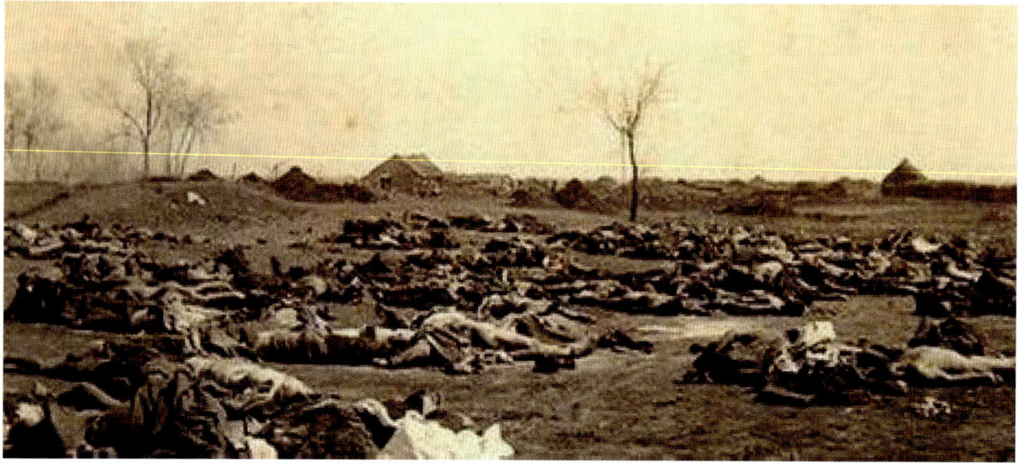

图 6-1-5　黑死病袭击欧洲（1347—1350 年）

在整个古代时期，没有有效的治疗药物，只好采用隔离的方法阻止疫情蔓延。之后，在十五六世纪黑死病多次侵袭欧洲，但死亡率和严重程度逐渐下降。这次鼠疫流行直到 1360 年以后才慢慢平息下去，1800 年才告结束。

这次鼠疫的幸存者断言，没有经历过黑死病的人永远也不能理解灾难的严重性。14 世纪的医生们写了数百篇关于鼠疫及其预防和治疗建议的论文。这次鼠疫流行的幸存者、文艺复兴时期的杰出人物乔万尼·薄伽丘（Giovanni Boccaccio，1313—1375 年）对黑死病破坏性的记述最为引人注目，影响最大，他在其名著《十日谈》的序言里记述，当意大利一半的人死于鼠疫时，佛罗伦萨变成了一座死城，不论有无医疗保障，绝大部分病人在 3 天内就死了，几乎没有病人康复。据说《十日谈》中的故事就是 10 个离开佛罗伦萨试图逃避鼠疫的青年男女讲的。

黑死病改变了欧洲的历史进程？

一些历史学家把黑死病看作结束中世纪的事件，从此，西方文明史又发生了新的转折：欧洲进入文艺复兴时代。他们认为，这场黑死病的流行严重打击了欧洲传统的社会结构、经济和政治秩序，削弱了封建主义与教会势力的统治地位，间接促成了后来的欧洲文艺复兴与宗教改革。而其他人认为，这种看法混淆了因果关系的顺序，甚至对鼠疫造成的死亡率也有异议。

伦敦大瘟疫与科学史上的“奇迹年”

伦敦大瘟疫发生在1665—1666年，根据有记录的患者症状分析应属于淋巴腺鼠疫。疫情高峰期，在伦敦地区每周有7 000多人死于瘟疫，估计死亡总数近10万人，约为伦敦人口的1/5。引起科学家关注的是，由于受到伦敦大瘟疫的影响，距离伦敦很近的剑桥大学城被迫关闭，为此牛顿刚完成本科学业就不得不离开三一学院回到家乡伍尔索普避疫。在此期间，他完成了微积分、光的解析以及万有引力定律三大科研成就，致使1666年被称为是科学史上的“奇迹年”。由此有人认为科研人员终日为任务受困、忙于发表论文，未必能有重大科学成果；而休闲宁静、专心思考往往可以激发科学灵感，产生意想不到的重大发现。对此，不同的人可能会有不同的感受，不过在科研中劳逸结合一定是一个不错的选择。

第三次世界性鼠疫大流行

19世纪末，第三次鼠疫大流行首先发生在中国云南，而后扩散到南亚、美洲和澳大利亚，而欧洲幸免于难。估计中国和印度有约1 200万人死亡。此次全球大流行一直持续到1959年方才结束。在本次鼠疫流行中，微生物学家A. 耶尔森（A. Yersin，1863—1943年）发现了鼠疫杆菌，流行病学家发现了鼠疫传播途径，这使大部分医学史家和历史学家认为，在14—16世纪肆虐欧亚的黑死病，是鼠疫的一次大流行。然而，古代对流行病症状的记述常常是不精确的，甚至是模糊混乱的。这就使现代对鼠疫临床和实验室诊断与古代及中世纪对鼠疫或黑死病的描述进行比较时，存在很多固有的困难。近年有研究认为，黑死病只有部分特征与第三次大流行的鼠疫相近，怀疑真正导致14世纪黑死病的，可能是另一种仍未被发现的病原体。

瘟疫与环境生物毒物研究

鼠疫和麻风病不仅在中世纪流行，而且在中世纪之前或之后均有严重流行，不过在中世纪发生的查士丁尼鼠疫及黑死病是全世界经历过的最具毁灭性的两次瘟疫大流行，在中世纪医学史中非常突出。在古代，占星术家认为土星、木星及火星的一次恶毒联结导致了人间鼠疫的大流行。

近现代的微生物学家和流行病学家发现鼠疫的流行是由于鼠疫杆菌、跳蚤及老鼠的灾难性联合所导致的。为了揭示从古至今鼠疫的流行规律以预防鼠疫的再度暴发，对微生物、跳蚤、啮齿动物以及人类之间的复杂的生态毒物链关系进行深入研究是非常必要的。这无疑是环境毒理学、生态毒理学等环境毒物学科领域里的重要任务。

1.1.4　古代欧洲另一种恐怖传染病——麻风病

古代欧洲另一种令人恐怖的传染病是麻风病，麻风病又称汉森氏病，因为挪威医生杰拉尔德·汉森（Gerhard Hansen，1841—1912年）发现麻风病是由麻风杆菌所引起而得名。中世纪医学家和宗教家认为，麻风病传染性很强，麻风病人看一眼，或者站在上风向都能传染。实际上，麻风病的传染性很轻，不过今天的证据并不能证明中世纪的麻风病没有更强的传染性。

在中世纪之前，麻风病在欧洲似乎很少。6世纪，麻风病开始向地中海地区传播，“十字军东征”（11世纪和12世纪）为疾病的传播提供了条件。到12世纪末，每200个欧洲人中就有1人感染了麻风病。然而，麻风病在13世纪达到顶峰以后，就几乎从欧洲消失了。之后，直到20世纪，麻风病继续在非洲和亚洲的少部分国家流行，其他国家发现的麻风病人几乎都是在疫区感染了的移民。

1.2 中国古代瘟疫流行史

中国是世界上最早诞生文明的国家之一，有近5 000年的历史。中国古代史包括以下三个阶段：原始社会阶段（距今约170万年前—约公元前2070年）、奴隶社会阶段（约公元前2070—前475年）和封建社会阶段（公元前475—1840年）。

中国历代先哲和名医对传染性疾病的防治做出了很大努力，但由于科学发展水平和时代限制，古代中国对于很多恶性传染性疾病的病原还缺乏认知，尚处于哲学推理阶段，对传染病的预防和治疗缺乏精准特效的方法或对策。直到中国近代时期，1910年，东北鼠疫大流行，死亡6万余人，伍连德博士应用近现代医学理论和技术，确定引起此次瘟疫流行的病因是一种环境恶性生物毒物——鼠疫病毒，并采用消毒、隔离、焚烧尸体、交通管制等方法，很快控制了瘟疫，结束了古代对瘟疫防治的哲理阶段。这是中国历史上第一次在认清环境生物毒物——鼠疫病毒的基础上进行的瘟疫控制，从此，中国对于环境恶性生物毒物的研究和防治进入近现代时期。

1.2.1 中国古代瘟疫流行和防治概述

这一部分主要记载由未知传染病或多种传染病联合作用而引发的瘟疫。

（1）远古时代

教民熟食　高温消毒

在中国远古时代，距今约5万年，中华始祖燧人氏发明了“钻木取火”，继而又发明“燧石取火”的方法，教民熟食，从而减少了消化道传染性疾病的发生（图6-1-6）。这也是最原始的高温杀菌消毒的方法。东汉时期的历史学家班固编撰的《汉书》，也有“教民熟食，养人利性，避臭去毒”的记载。

古代名医荟萃

炎帝神农氏发展原始农业，辨百谷、尝百草、分气味之良毒以疗伤疾，是我国防治疾病的始祖。后经黄帝、岐伯、伯高、雷公、少俞、少师、仲文等历代先哲与名医的总结和提高，我国古代医药事业有了很大发展。以后有春秋战国时期的长桑君、扁鹊，西汉的公乘阳庆等名医的努力，中国医药学又有了进一步的发展。

甲骨文对瘟疫的记载

中国古代殷墟甲骨文已有“虫”“蛊”“疟”“疾年”等文字的记载。“疠”字可见于《尚书》《山海经》和《左传》。

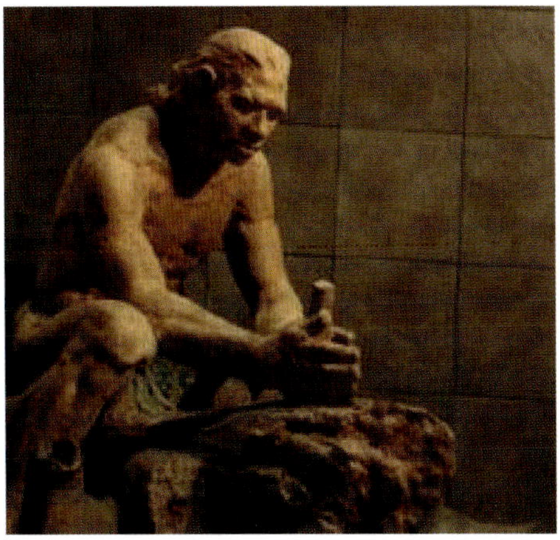

图 6-1-6　燧人氏塑像

［河南省博物院里的燧人氏塑像。被尊为三皇（天皇燧人氏、人黄伏羲氏、地黄神农氏）之首。主要成就：首创姓氏“风姓”，创造“钻木取火”等十项发明］

（2）汉朝时期

西汉时期记载，在 2 年，青州大疫，汉平帝诏曰：“民疾疫者，舍空邸第，为置医药。”

古代医书中已出现不少有关温病（传染性疾病）的名词术语，如“民疠温病”“温病乃作”等。可见瘟疫流行在中国流行的历史悠久。

东汉瘟疫流行《伤寒杂病论》问世

东汉许慎在《说文解字》中解释说：“疫，民皆疾也。”

东汉名医张仲景在《伤寒杂病论》中说，“余宗族素多，向逾二百，自建安以来，犹未十年，其亡者三分之二，伤寒十居其七”。可见在东汉时期在中国流行的伤寒等传染性疾病非常猖獗，而《伤寒杂病论》就是一部用中医药防治瘟疫的医学巨著，在该书中张仲景提出“时行之气”有传染性，是瘟疫的病因。

东汉瘟疫常有流行，例如史书记载，东汉延熹五年（162 年），陇右军中发生瘟疫流行，死者十之三四，皇甫规（104—174 年）将军（今甘肃灵台县人）亲赴军中探视（图 6-1-7）。

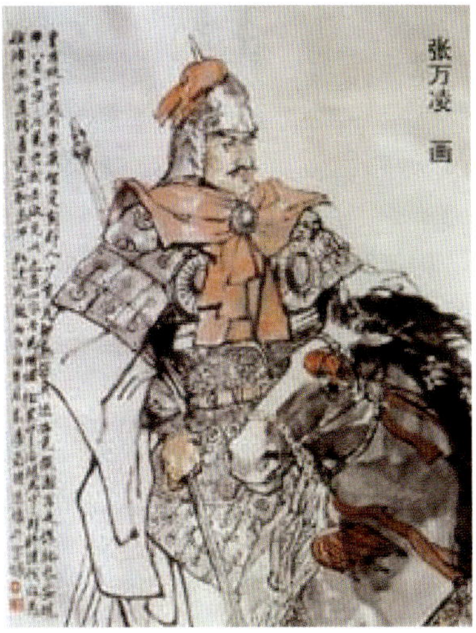

图 6-1-7　皇甫规画像

东汉末年，瘟疫大流行，黄巾军起义的领导人张角便是治疗瘟疫的医生。在治病的同时，他宣扬道教教义，将自己神化，在民间传统医术的基础上，加以符水、咒语，为人治病。民众认为他就是神仙下凡，徒众达数十万人。

（3）三国时期

建安二十二年（217 年）冬天，北方瘟疫流行，建安七子之中竟有五人死于传染病。曹操的儿子曹植在《说疫气》中描述当时疫病流行的惨状说：“建安二十二年，疠气流行，家家有僵尸之痛，室室有号泣之哀。或阖门而殪，或覆族而丧。”

220—581 年暴发 76 次大瘟疫

从 220 年曹魏建国到 581 年隋朝建立，这 362 年间共暴发过 76 次大瘟疫，平均不到 5 年就要大规模来一次。西晋时葛洪曾说过，他经历过很多次瘟疫，一旦瘟疫流行，就控制不住，一个县的人往往要死亡一半。用现代传染病学的观点分析，在没有积极干预措施的情形下，人群中达到 50%～60% 的人发病之后，即达到群体免疫之后，才能终止传染病的流行。

（4）魏晋南北朝时期

西晋惠帝光熙元年（306 年），据《资治通鉴》记载：“宁州频岁饥疫，死者以十万计。五苓夷强盛，州兵屡败，吏民流入交州者甚众。”

西晋怀帝司马炽永嘉年间（307—312 年），据《晋书·食货志》记载，战乱频仍，雍州以东，“又大疾疫，兼以饥馑，……流尸满河，白骨蔽野。”（注：雍州指今陕西、宁夏全境及青海、甘肃、新疆、内蒙古部分地区）。

东晋隆安元年（397 年），据《北史·魏本纪》记载，八月北魏大疫，人与马牛死者十有五六。

东晋安帝司马德宗义熙元年（405 年），益州大族谯纵盘踞四川，自称成都王。刘敬宣率兵五千人伐蜀，其间瘟疫流行，死者大半，回兵到建康时，士兵十不存一。

东晋已采用隔离措施

356 年（东晋永和十二年），我们的祖先就对传染病实行隔离措施进行防治，据史书记载：“凡朝臣有时疾，染疫三人以上者，身虽无病，百日不得进宫。”

（5）隋唐时期

590 年，隋文帝杨坚开皇十年，京城大兴城（唐长城）发生瘟疫。

612 年，隋炀帝杨广大业八年，山东、河南发生严重水灾，不久瘟疫流行。

763 年，唐广德元年，江东发生瘟疫大流行，“大疫，死者十七八，城郭邑居为之空虚，而存者无食，亡者无棺殡悲哀之送。”

（6）宋朝

北宋时代，虽然经济繁荣，但对瘟疫的防治水平仍然有限，导致每逢灾荒之后，必有瘟疫相随。特别是宋朝与辽、夏、金、蒙古之间征战频繁，增加了瘟疫的传播，因此，虽然宋朝经济文化发达，但瘟疫的发生远远多于唐代时期。有学者统计，两宋时期发生过 200 多起大型传染病流行。

1048 年，北宋庆历八年，河北地区发生大水灾，第二年三月就暴发瘟疫。又据《宋史》记载：“建炎元年（1127 年）三月，金人围汴京，城中疫死者几半。”据此，有的历史学家认为，瘟疫促进了金人对北宋的灭亡，改变了中国文明史的历程。传说，女词人李清照的丈夫赵明诚就是在这次瘟疫流行时期赴任浙江湖州途中感染疫病而亡，给词人造成青灯孤影，终身之痛（图 6-1-8）。

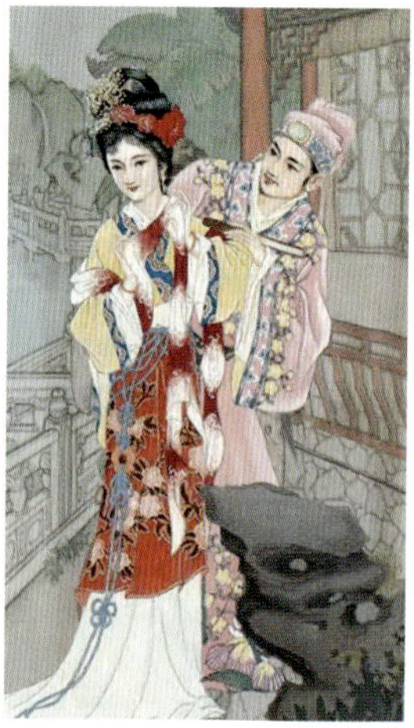
图 6-1-8　李清照与丈夫赵明诚（李吉会绘画）

1208 年，南宋嘉定元年，江淮一带大疫，死去甚众。1271 年，南宋度宗咸淳七年，浙江永嘉地区大疫，死者不可胜数。这一时期元兵展开了灭亡宋朝的攻势，其主力直奔京都临安（今杭州），凡所到之处，瘟疫流行。

1276年，南宋德佑二年闰正月，元军包围了临安，德佑二年闰三月，临安被攻破，国家破亡，疫病再次凶猛降临。从此，宋亡元立，中国的文明史再次发生转折。

北宋和南宋相继被北方游牧民族所灭，中原的文明史发生改变，其主要原因是封建统治者的残酷压榨、腐败无能，但瘟疫流行也起到了推波助澜的作用。

（7）金、元时期

金、元时期（1115—1368年），二者是中国历史上首次由少数民族建立的王朝。在这个时期，中医药对温病的认识有了进一步的发展，但水平仍然有限，瘟疫流行频繁。《元史·五行志》记载，元朝（1271—1368年）的至大元年（1308年）春，南方瘟疫流行。皇庆二年（1313年）冬，京师（今北京）瘟疫大流行。《元史·文宗纪》记载，至顺二年（1331年），衡州连岁大旱，又发生疫灾，死者十九。

1344年，蒙古人西征时，将瘟疫传至欧洲各处，造成1347年欧洲黑死病大流行。

1359年，至正十九年春夏，莒州沂水、日照二县和广东暴发瘟疫大流行。

（8）明代

在明代（1368—1644年），瘟疫经常流行，例如，据记载在嘉靖二十年（1541年），大旱，瘟疫流行，死人甚多。

1580年，万历八年，山西"大同瘟疫大作，十室九病，传染者接踵而亡"。潞安"是岁大疫，肿项善染，病者不敢问，死者不敢吊"。

明朝最后一个皇帝——崇祯皇帝在位期间（1628—1644年），从崇祯六年（1633年）到崇祯十七年（1644年）的11年间，发生有记载的瘟疫流行达7次之多，地点包括山西、河南、陕西、河北、北京、天津等地。疫情多是"瘟疫大作，死者十九，灭绝者无数"。

崇祯十六、十七年，天津暴发瘟疫有记载云："上天降灾，瘟疫流行，自八月至今（九月十五日），传染至盛。有一二日亡者，有朝染夕亡者，日每不下数百人，甚有全家全亡不留一人者，排门逐户，无一保全。"从此推测，此次瘟疫可能是肺鼠疫流行。

最终明朝被李自成起义军所亡（图6-1-9），继之又被游牧民族的清军所取代。中国文明史再次发生转折。明朝的灭亡，除了统治阶级对人民的残酷压迫、腐败无能，导致农民起义暴发，清军乘势入关，是其主要因素之外；灾荒连年、瘟疫流行、百姓流离失所，也对明朝覆灭起到了推波助澜的作用。

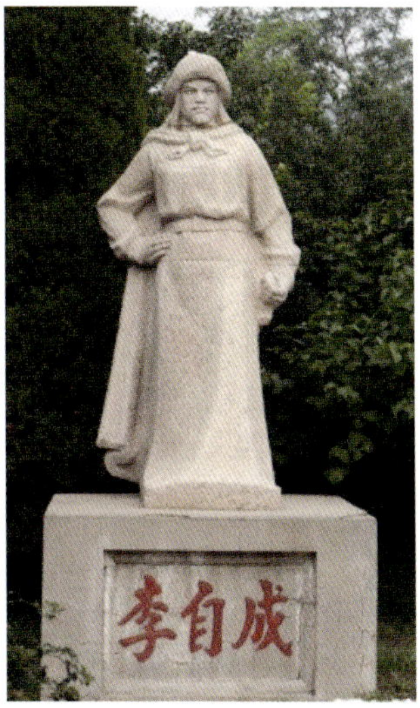

图6-1-9 李自成塑像

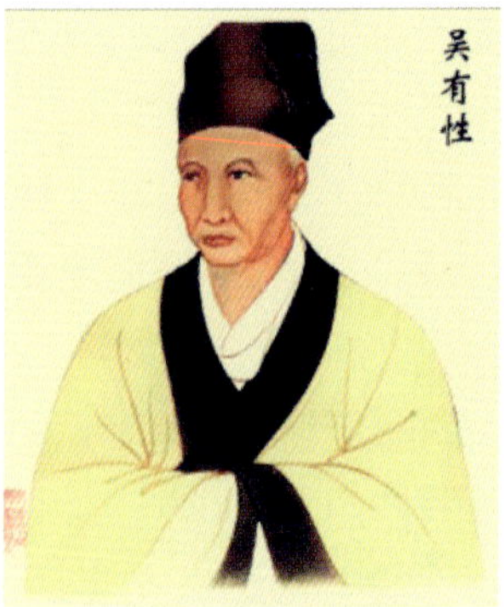

图 6-1-10　吴又可

明代第一部温病专著《温疫论》问世

瘟疫的流行引起医家的关注，明代医家吴又可（1582—1652 年）写出了我国第一部温病专著《温疫论》，指出张仲景所说的“时行之气”不一定是瘟疫的病因，而具有恶性传染的“戾气”“疠气”才是瘟疫的病因，并提出不同于伤寒病治疗的瘟疫治疗方法。这就从病因学和治疗学上将瘟疫与一般外感伤寒病加以区分（图 6-1-10）。

第一部麻风病专著

明代医家沈之问（生卒年不详）经过对麻风病的长期研究，著成《解围元薮》——是我国第一部麻风病专著，现有刊本行世（图 6-1-11）。

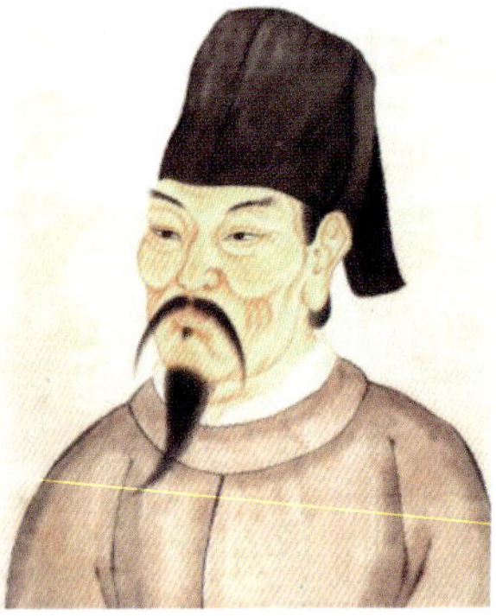

图 6-1-11　沈之问

第一部梅毒学专著

明代名医陈司成（生卒年不详），出身医道世家，对于梅毒有深入了解，首创砷剂治疗梅毒。崇祯五年（1632 年）撰有《霉疮秘录》一卷，是现存最早的梅毒学专著。该书记录二十九例病例，详尽地叙述梅毒症状、传染及遗传，提出“解毒、清热、杀虫”的治疗法则，以砷、汞为主的“生生乳”制剂为药进行治疗（图 6-1-12）。

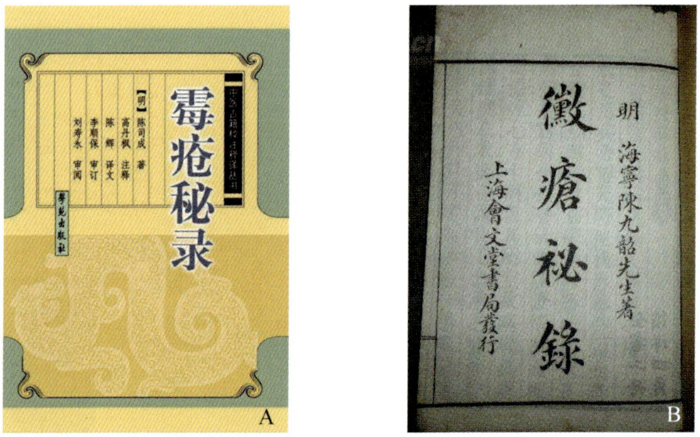

图 6-1-12　陈司成著《霉疮秘录》现代版本（A）、古代版本（B）

蒸气灭菌法

明代医家胡正心于 1641 年著医学著作《万病验方》一书，描述蒸气灭菌法（图 6-1-13）。

（9）清代

清代时期，虽然对温病的中医学研究有很大进展，本草药物治疗也逐渐成熟，但瘟疫的流行依然很频繁。据《清史稿》和各地地方志的不完全记载，从 1644 年清朝建立到 1911 年覆灭的 268 年中，全国各地发生瘟疫流行 120 多起，但对发生的传染病类别，尚无明确的分类。直到19世纪末期，才开始对瘟疫流行的传染病种类有记载。例如，光绪二十年（1894年），《金门县志》记载，“（金门）后浦头，后水头，沙尾等乡，忽发生鼠疫，传染甚速，死数百人，为金门前所未有”。光绪二十八年（1902年），《三千年疫情》记载，“五月，瑷珲霍乱流行，每日抬到城外荒野掩埋的尸体不下七八百具，持续半月之久，死数千人。六月，京津地区大范围暴发疫病，以霍乱为主”。

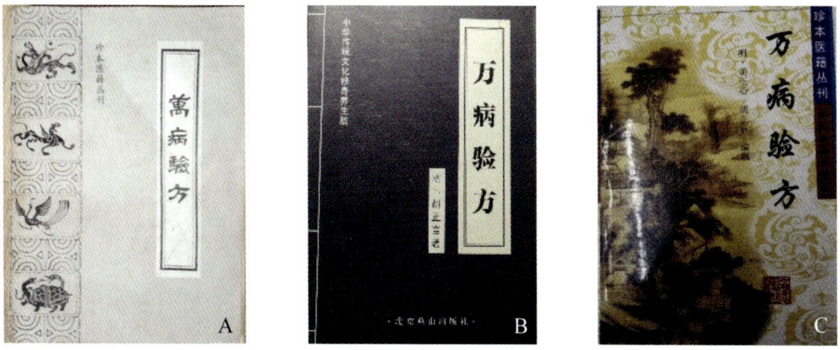

图6-1-13 《万病验方》繁体字版本（A）和简化字版本（B、C）

防治瘟疫的中医药著作

清代是我国在传染性疾病防治方面具有较大发展的时期，先后有吴鞠通著《温病条辩》、陈平伯著《外感温病论》、薛生白著《湿热病篇》、王孟英著《温过经纬》、叶天士著《外感温热篇》等专著。

乾隆二十九年（1764年），桐城瘟疫流行，医学家余霖（1724—1795年）之父染疫而亡。1768年，桐城疫疹（猩红热）流行。余霖决心对瘟疫的治疗方法进行研究，创立了以石膏为君药的清温败毒疗法和经验成方“清瘟败毒饮”，效果甚佳。之后，他总结了30多年的临床经验和感悟，著成《疫疹一得》，于清乾隆五十九年（1794年）刊刻发行。

清代天津医学家寇兰皋于清道光十二年（1832年）撰成《痧症传信方》，集历代温病类著作之大成。

设立医馆治疗疫病

1727年，巫山县潘毓祺设立医馆，用中药防治瘟疫。

发现瘟疫传染的昆虫媒介

1820年，真性霍乱（吊脚痧）传入中国。

清代医学家汪期莲于清道光八年（1828年）撰成《瘟疫汇编》，集历代温病类著作之大成，对伤寒、疟疾、肺结核、天花、白喉、麻疹、麻风、痢疾、血吸虫病等传染病的症状和治疗均有论述。该书记载：“瘟疫大行，有红头青蝇千百为群，凡入人家，必有患瘟而死者。”发现苍蝇是瘟疫“霍乱”传染的昆虫媒介。

1.2.2 中国古代鼠疫流行

（1）12—13 世纪

1127 年，金兵围攻北宋都城汴京，汴京发生大疫。1232 年，来自蒙古草原的元兵围攻金人治下的汴京，城破之后，紧接着也是一场大疫。

《金史》卷 17《哀宗纪》记载：1232 年 4 月，大元兵侵占汴京，5 月，“汴京大疫，凡 50 日，诸门出死者 90 余万人”。医学史家根据对“大疫”流行的记载，推测这些汴京大疫应为鼠疫流行。1232 年，战争之前，汴京人口约为 250 万人，战后为 147 万人，因鼠疫死亡约占全城人口的 40%。由此可知，中国在宋朝时期就有鼠疫流行的记载。

范行准从中医学史的角度指出，在被围困的汴京城中，有著名的医生李杲。李杲不仅医术精良，而且还是中医东垣学派的创始人。李杲著有《内外伤辩惑论》一书，根据他对疫病症状的描述，推测当时流行的是肺鼠疫，但是他把鼠疫错误地视作伤寒。

1232 年的汴京大疫仅仅是 13 世纪中国鼠疫大流行中的一个环节，伴随着蒙古骑兵的征战，中国境内发生大规模的鼠疫流行。蒙古军内和南宋军内包括文天祥部队都有鼠疫流行，这在《元史》和《宋史》中都有疫病流行的记载。

（2）14—16 世纪

元军传来的鼠疫对中国境内鼠疫的流行影响久远，直到明（1368—1644 年）、清（1616—1911 年）及近代时期（1840—1949 年）。据《明实录》记载，明代初年，瘟疫光顾南安。1372 年江西南安三县大疫，1495 年大疫又起，1503 年大疫再次发生。南安府申大庾县老人甘文瑞等呈：“本县城市乡村军民男妇自弘治十六年（即 1503 年）正月中旬以来，多感喉风肿毒急症，辰病午死，或即时死，或在市买卖入即死，一家三五口者有之，六七口者有之，男女痘疹死者不可胜数，家家遍染前灾。”从当时的描述“辰病午死，或即时死，或在市买卖入即死”表明，当时流行的大疫实际是鼠疫。《南安府志》中，还记载有明朝嘉靖二十三年（1544 年）冬天及万历五年（1577 年）秋冬的大疫，仍疑为鼠疫。直到近代，这一地区仍是鼠疫流行的地区。由此可见，南安地区长期存在一个鼠疫自然疫源地，其形成可以追溯至宋代末年元兵的进入。1949 年以后该疫源地才被熄灭。与南安类似，据《福建通志》记载，福建一些地区也由于宋末（1276 年）元兵的进入而带来鼠疫的流行，并形成鼠疫自然疫源地，导致该地鼠疫长期频发，直到 1949 年以后才彻底停息。

（3）19 世纪

19 世纪末发生了第三次鼠疫大流行。1855 年，首先在我国云南发生鼠疫，1894 年在广东暴发，很快传播到香港，并经过航海交通，扩散到南亚、美洲和澳大利亚，而欧洲幸免于难。估计在中国和印度有约 1 200 万人死亡。此次全球鼠疫大流行一直持续到 1959 年，当世界死亡总人数少于 250 人时，方才宣告结束。

（4）自然疫源地考

由中国古代历史记载可知，有证据证明 13 世纪中国鼠疫的流行与蒙古元军对宋、金两朝的战争有关。从欧洲古代历史记载可知，14 世纪欧洲发生的第二次鼠疫大流行也与蒙古元军的征讨有关。从此推测，古代蒙古一带可能是鼠疫的自然疫源地。

有学者认为，东汉末年医学家张仲景所著《伤寒杂病论》中的“伤寒论”就可能包括了对鼠疫的中医治疗。如是，鼠疫在中国的流行就可以推测到在汉朝或之前已经存在，然而其自然疫源地由于缺乏记载而无据可考。但是，历史记载西汉年轻力壮的霍去病将军在征服匈奴之后，不久暴病而死。对其死因，后世学者多有推测，例如有学者推测是霍将军在征途中饮用了某种水源而染病暴死。但是，如果是因饮水导致的地方病而暴死实属罕见，几乎无此可能。另一推测，我们斗胆从鼠疫自然疫源地的角度考虑，提出是否霍将军在匈奴居住的大漠之地感染了鼠疫才导致他暴病而逝。对此进行考证，不仅有一定的历史和军事意义，而且可能对确定古代鼠疫或其他恶性疾病的自然疫源地有一定价值。

1.2.3　中国古代天花流行

数千年以来，天花（Smallpox）到处肆虐逞凶，造成了大量的人口死亡，中国人也深受其害。唐宋以来，中国的天花发病人数逐渐增多。15 世纪之后，由于交通的便利，人员来往更加频繁，天花开始在中国广泛流行。因此，关于天花的记载，史书上也就逐渐多了起来。

（1）东汉时期天花输入中原

在关于天花是从哪里传入中国的问题上，医史界一直有着不同的看法，有人认为这种瘟疫是从西域传来。也有人认为，它是来自中国的邻邦——古代的印度。

据史书记载，东汉光武帝刘秀时期，中国南疆征侧、征贰叛乱，自立为王，建武十八年（公元 42 年），马援率领大军平叛，在南疆的交趾（地名）与叛军交战，经过几天几夜的激战，终于把敌军击退，将征侧、征贰斩首，并抓获了大批俘虏。可是没多久，俘虏中的一种疾病就开始流行开来，这就是天花。因为天花是由战场上的俘虏带来，所以称它为“虏疮”。根据中国最早记述天花的葛洪（284—364 年）在其著作《肘后救卒方》一书中记载过，也认为马援南征交趾把天花最早带入中原。

东汉建武二十年（44 年），马援班师凯旋，发现近一半的官兵因为瘴疫而死亡。而大多数学者认为，当时的“瘴疫”，主要是指天花。也有学者认为，当时马援官兵患的瘟疫是疟疾，自此将疟疾传至中原。

（2）从唐朝到明朝的记载

到了唐朝（618—907 年）和五代时期（907—960 年），被人们称为“豌豆疮”的天花，开始出现在文人墨客的文章和诗篇中。根据《五代史补》记载，五代时期，有一个神童名字叫陈黯，他才思敏捷，聪明过人。不幸的是在他 13 岁的时候，染上了天花，痊愈之后，脸上留下了点点瘢痕。

到了北宋（960—1127 年）之初，天花开始以“痘疮”为名。从这时开始，中医把“痘疮”归属到“小儿科病类”。有人推测，在宋代，天花主要侵袭的对象是儿童，而成人已经具备了免疫力。

早在11世纪，中国就有了“种痘之术”。宋真宗赵恒（998—1022年在位）的宰相王旦子女皆因天花夭折，后又生子王素。传说峨眉山人为王素接种人痘预防天花成功。

南宋（1127—1279年）名医张杲（1149—1227年）于宋淳熙十六年（1189年）著成《医说》10卷，全书49门，记载了宋代以前116位名医的传记，论述了针灸、诊断等内容，涉及面广，内容丰富，对天花与水痘有明确鉴别。

明代（1368—1644年）医学家万全在《痘疹世医心法》中记载：“嘉靖甲午年（1534年）春，痘毒流行，病死者十之八九。”由此可知，天花致死率很高，是中国古代由天花病毒引起的一种令人恐惧的恶性传染病。

（3）清朝时期的记载

隔离和预防

1644年，清政府设查痘章京，发布将天花感染者迁移出京城的政令，采取隔离措施。

1675年，中国渔阳天花流行，有些地方特设坛场（火葬场），将感染天花而夭亡的童尸火化，以控制传染。

1681年，为了预防天花流行，清政府发布命令在全国推行人痘接种。

中国人痘接种术的国际影响

1688年，俄国派人来中国学习人痘接种以预防天花流行。

1717年，中国人痘接种术传入土耳其。英国公使夫人蒙塔古（M. W. Montagu）在土耳其学得人痘接种术，并为子女和皇家子女接种人痘以预防天花，人痘接种术传入英国。

1721年，波尔斯东（Boylston）在美国首先推行中国人痘接种术。

1743年，德国推行中国人痘接种术以预防天花流行。

1744年，中国李仁山在日本长崎专施中国人痘接种术预防天花。

英国牛痘接种术传入中国

1805年，英国皮尔逊（Pearson）著《种痘奇法详悉》一书，该书在广州刊行，牛痘接种术传入中国。

19世纪20年代，英国发明了预防天花病的牛痘疫苗。

1828年，北京设立种痘公局。随后，天津、湖南、河南分别在1852年、1865年、1868年设立牛痘局，牛痘接种术预防天花在中国快速推行。

第 2 章

近代瘟疫流行及病原菌研究史

2.1 近代欧洲的瘟疫流行与预防史

欧洲文艺复兴时期，如同艺术和科学的转变一样，瘟疫流行及其预防模式的转变也引人注目。在这一时期，麻风病尚未完全消失，瘟疫还在持续发作，在中世纪欧洲少见的、未出现或未被认识的疾病，例如梅毒、斑疹伤寒、天花和流感等瘟疫或传染病成了人类健康的主要危害，而引起传染病的致病微生物——病原体也被逐渐揭开了神秘的面纱。致病微生物或病原体属于环境恶性生物性毒物，即使到了现代时期，致病微生物仍然是危害人类健康最可怕的因素。

2.1.1 文艺复兴时期传染病在欧洲的流行

在那个以性解放为骄傲的文艺复兴时期，梅毒和淋病等性传播疾病对健康造成很大危害，梅毒的流行被称为是文艺复兴时期的灾难。许多文艺复兴时期的医生认为在15 世纪结束以前欧洲不存在梅毒，但也有人认为在古代欧洲也曾发生过一次性病的严重流行包括梅毒和淋病。不过一般认为，淋病是一种古老的性病，或许淋病的病名是由盖伦命名的。直到 20 世纪后期，淋病仍然是地球上最普遍的性病和最流行的细菌性疾病。这是因为 20 世纪 70 年代发现的淋病的致病菌——淋球菌对药物包括青霉素产生的耐药性使这种疾病的治愈具有很大麻烦。

最早的梅毒报道发生在 16 世纪。关于梅毒的起源，许多间接证据支持哥伦布理论，即认为梅毒是哥伦布和他的船员从新大陆带到欧洲的。但是也有一种 16 世纪的观点认为，梅毒是由麻风病患者与患有淋病的妓女通过性交产生的。科学家们试图从古代麻风病尸骨中寻找梅毒病变，但目前尚无确切的证据。西班牙医生伊拉（Rodrigo Ruiz Diaz de Isla，1462—1542 年）可能是第一个认为梅毒是由哥伦布的船员由美洲传入欧洲的人，他在 1539 年出版的书里，描述了在 1493 年从美洲回到巴塞罗那的水手所患的一种奇怪的令人厌恶的皮肤病。直到 1905 年，肖丁（Fritzi Richard Schaudinn，1871—1906 年）和保罗·埃里希·霍夫曼（Paul Erich Hoffmann，1868—1959 年）发现了梅毒病原菌，并将其命名为苍白密螺旋体。从此，人们才认识到梅毒是由病原微生物引起的。

2.1.2 预防医学、社会医学的产生

传染病与环境卫生问题的提出

随着文艺复兴运动的深入发展，其所传播的“自由、平等、博爱”的思想对医学界也产生了影响。在英国，最早关心公共卫生的是来自陆军和海军的医生，因为他们担心传染病导致的非战争减员。一些社会改革家也认为居住条件污秽可以引起传染病，而疾病会导致社会不安。这些改革家渴望建立良好的社会秩序和发展科技。最著名的是社会改革家约翰·霍华德（John Howard，1726—1790 年，图 6-2-1），他因曝光监狱的不良卫生条件而名扬全国，他主张医院、监狱和居住社区应当保持整洁。

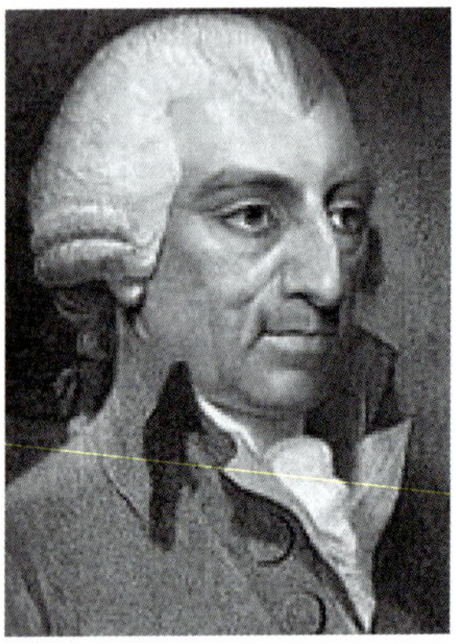

图 6-2-1 霍华德

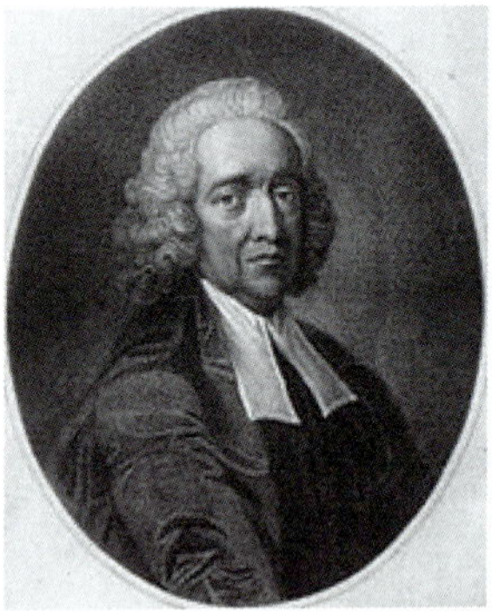

图 6-2-2 斯蒂芬·赫尔斯

18 世纪初期，英国牧师、实验生物学家和发明家斯蒂芬·赫尔斯（Stephen Hales，1677—1761 年，图 6-2-2）[1] 了解到在英国许多监狱的囚犯和航行船中的船员发病率和死亡率很高，发现污浊的空气对健康危害很大。为了改善室内空气状况，他设计了可以安装在矿区、监狱、医院等的屋顶以及船舱顶部的风车式通风器，可使通风良好，改善空气条件。赫尔斯的设计和发现对职业健康研究的影响很大，对于环境卫生条件的改善起到了重要的历史作用。

预防医学和社会医学的先驱——弗兰克

18 世纪的欧洲，贵族、中产阶级和平民构成了不同的社会阶层，绝大多数人生活在社会的最底层。德国医生弗兰克（J. Frank，1745—1821 年）通过对工人和农民生活的研究，呼吁欧洲的君主、医生和哲学家能够了解社会制度与疾病的关系，正是这种制度使平民生活在困苦之中。他在 1777—1817 年陆续发表了《全国医学监督体制》（又译为《完全医学监督体系》）六卷巨著和《人类苦难：疾病之母》（1790 年）一书，认为民众的悲惨生活是疾病产生的温床，只有将政府权力与医学知识结合起来，形成“合理的卫生措施”，才能保证公众健康、繁

1 斯蒂芬·赫尔斯（Stephen Hales）虽然是英国的一位牧师，但是在医学和生物学方面有很多贡献。他除发明了室内通风装置之外，还是最早测量动物血压的人。1711 年，他进行了一项划时代的生理学试验——首次直接测定了马的动脉和静脉的血压。之后，他还发现大动物的脉搏常较小动物快，热水可使血管舒张，而冷水和桂皮、奎宁等药物能收缩血管，导致血流减慢。他在植物生理学研究方面也有惊人的发现。1718 年，他被选为英国皇家学会会员。

衍人口、维持人力资源。为此，他被医学界公认为预防医学和社会医学的先驱。

2.1.3　公共卫生运动兴起

在 18 世纪预防医学的进步仅体现在少数学者的个人努力上，到了 19 世纪，一些先进的社会活动家对工人阶级的卫生状况进行调查和实况公布，资产阶级为了保护自己免受在工人阶级中发生的流行病的侵袭，也需要采取卫生防疫措施。于是，在一些欧美国家开始设立主管预防医学或公共卫生方面的政府部门，并进行有关立法和行政活动。例如，1848 年，英国设立卫生总务部，并颁布了一些预防疾病的法令。这些新法令的实施和公共卫生、流行病学的研究，对当时欧洲霍乱流行的预防起了很大作用。

公共卫生运动与传染病流行的关系

18 世纪末，工业革命兴起，大量农民涌入城市务工，转变为工人。产业革命后，城市人口增多，到 1870 年英国的城市人口达到 66%。但是，当时英、德、法国等国的公共卫生状况很差，工人居住和工作环境非常恶劣，导致各种传染病的流行频发。因此，公共卫生和社会医学的问题受到广泛关注。

此外，19 世纪各种瘟疫大流行在欧洲屡次发生，例如，1831—1832 年欧洲发生了霍乱的严重流行。这些状况均使得 19 世纪公共卫生运动受到广泛支持，也使得政府部门从 19 世纪开始制定有关政策，解决公共卫生问题。

公共卫生运动的科学支持——多种卫生学科的诞生和发展

对公共卫生和社会医学的研究和重视，是 18 世纪医学研究的重大进步。到了 19 世纪，公共卫生和社会医学的研究继续受到关注，例如英国社会改革家查德威克（Edwin Chadwick）在 1842 年发表《大不列颠工人群众的公共卫生状况报告》（*Report of the Sonitary Condition of the Labouring Population of Great Britain*），认为公共环境中的污物引发疾病，而疾病加重卫生支出，提出疾病是贫困的根源、社会不安的祸首的观点。

德国的彼腾科费尔（Max Joseph von Pettenkofer，1818—1901 年，图 6-2-3）采用物理、化学的分析方法研究空气、水、土壤对健康的影响，并著有《卫生学指南》一书，使卫生学成为一门精确的科学。之后，相继出现研究职业病的劳动卫生学、研究食品工业的营养和食品卫生学。到了 19 世纪末至 20 世纪初期，研究公众健康的社会卫生学从卫生学中分出。

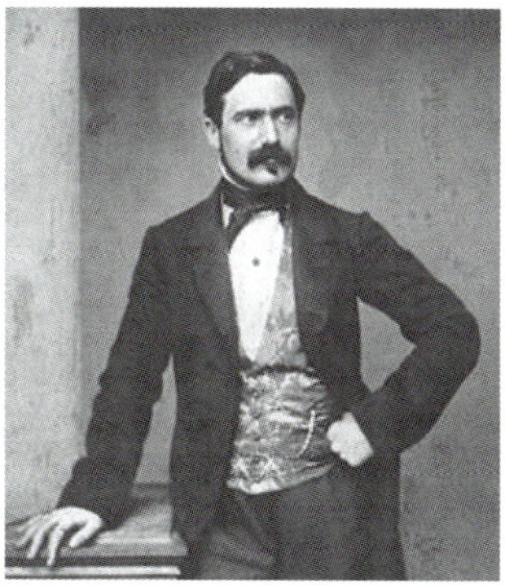
图 6-2-3　彼腾科费尔中年时期

在这个时期，作为公共卫生学和社会医学研究的主要工具——统计学应运而生。1662 年，英国人彼得（W. Petty，1623—1687 年）发表了《对伦敦死亡表的自然，政治的考察》一文，从复杂的调查材料中，分析人口患病率、死亡率，认为政府很有必要成立专门机构，进行统计研究工作。从此之后，统计学逐渐创立和发展。1801 年，英国首先应用统计学进行国事调查，使统计学更为人们所接受。之后，统计学在环境流行病学、预防医学、公共卫生学、环境与健康、环境毒物等的研究中得到了广泛应用，对这些学科的产生与发展起到了很大促进作用。

公共卫生运动在欧洲兴起

公共卫生、社会医学研究的进步以及瘟疫的流行，对欧洲各国公共卫生运动和有关法规的制定起到了推动作用。例如，英国在1848年颁布了《公共卫生法案》（*Public Health Act*），要求监管城市清洁卫生，预防传染病及提供清洁的自来水等。继之，法国、德国等欧洲国家的公共卫生运动也在19世纪开始迅速开展。

2.2 殖民者给世界带来的瘟疫流行

2.2.1 西欧殖民者给世界带来的瘟疫泛滥

从15世纪起，西欧向外扩张达到了顶峰，使其在以后的2个世纪成为世界上多数地区的统治者。在这一时期，葡萄牙人和西班牙人是征服东印度和发现新大陆的先锋。但是，当时葡萄牙和西班牙的城市，像其他文艺复兴中心的城市一样，拥挤、脏乱，是严重传染病的蓄积地，各种疾病泛滥成灾，天花、麻疹、白喉、梅毒、霍乱、结核等传染病，随着商船和征服者的足迹向世界各地四处传播，导致全球性环境生物性毒物——病原体大扩散（图6-2-4）。加之，当时的欧洲人不愿洗澡，衣服肮脏不堪，衣服和人体构成了名副其实的跳蚤、虱子的巢穴，更为病原体的传播提供了条件。

2.2.2 西欧殖民者给美洲带来的瘟疫泛滥

大约在1.25万年之前，在地质学上尚处于新世纪或冰川时代，地球的海平面下降、大陆架露出海面的历史时代，美洲印第安人的古代先民从亚洲通过横跨白令海峡的大陆架进入北美的阿拉斯加。地球冰川时代大约在1万年前开始终止，冰盖融化，海平面上升淹没了大陆架。从此，封锁了那时欧亚大陆与美洲大陆人类的往来。由于那时的人类都是狩猎者和采集者，所以疾病很少，加之经过横跨白令海峡时恶劣环境对体弱有病者的自然淘汰，使到达美洲的古代先人都是身体健康的人。他们到达美洲之后也没有遭遇其他人类及其疾病等问题。直到1492年哥伦布发现美洲大陆

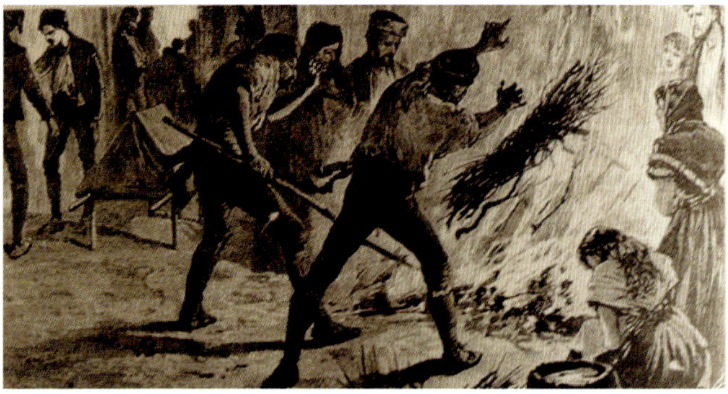

图6-2-4 格拉纳达霍乱流行期间

［在19世纪末之前，霍乱的病因不明，人们采用传统的点燃篝火以净化空气的方法企图把“瘴气”（miasmatics）赶跑以预防霍乱发生。此版画展示了1865年前后在西班牙格拉纳达霍乱流行期间点燃篝火的情景］

以后，才发现美洲印第安人在其文明进步的过程中出现了几种独特的疾病，如由蝉传播的落基山斑疹热（一种美洲立克次氏体病）、在南美洲还有利什曼病（一种由吸血的白蛉传播的原虫类疾病）、卡里翁病（由白蛉传播的严重毁容的一种疾病）及美洲锥虫病（由豚鼠等动物携带的锥虫属原虫引起）。在美洲印第安人（如玛雅人、印加人、阿兹特克人等）进行农业革命的过程中，野生动物的一些疾病也开始感染这些本土居民，如旋毛虫病、土拉菌病。伴随着城市的建立，生活方式的变化，出现了结核病、肠道寄生虫病及肝炎等疾病流行的现象。与欧洲、亚洲、非洲相比，存在于美洲新大陆的疾病是很少的，新大陆对于欧洲的许多疾病病原体来说，尚是从未被侵犯的洁净的环境。

从15世纪起，欧洲殖民者涌入美洲的同时，也把大量传染病病原体带入了新大陆。美国学者克罗斯比（A. Crosby）认为这些疾病包括天花、麻疹、白喉、百日咳、淋巴结鼠疫、水痘、沙眼、伤寒、霍乱、疟疾、黄热病、猩红热、登革热、流感、阿米巴疾病及肠道寄生虫病等。也有学者认为还应当有回归热、麻风病、流行性腮腺炎、丹毒、斑疹伤寒、布鲁菌病、丝虫病及钩虫病等疾病（图6-2-5）。由于美洲土著居民整个人口缺乏对这些疾病的经历，对这些疾病没有免疫力，致使外来疾病频繁袭击原住民，横扫美洲大陆，死亡人口不计其数，导致印第安人口急剧下降。据不同学者对哥伦布发现新大陆时美洲印第安人数的估计，大约为5 000万或1亿人。

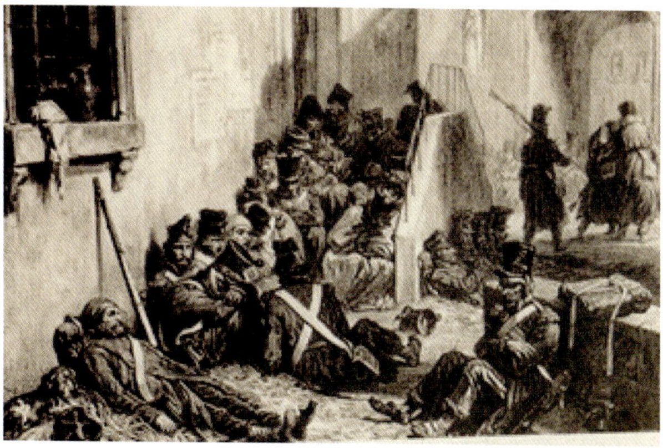

图6-2-5　感染斑疹伤寒的士兵

［在1808—1814年西欧的伊比利亚半岛战争期间士兵感染斑疹伤寒的版画。欧仁（R. Le. Eugene）和拉费（A. Raffet）雕刻］

1493年，美洲第一次瘟疫流行时，90%的印第安人被感染。1518年，天花从欧洲传入加勒比海地区，继之扩散到整个南美和北美，造成美洲天花的大流行，导致无数本土人口的死亡。据报告，到16世纪末，仅墨西哥高原病死人数就高达200多万人。

仅就天花而言，3 000年前人类就有了天花这种恶性传染病，古代中国、印度和埃及都有相关记录。科学家从木乃伊考证发现，公元前1 000年统治埃及的法老拉美西斯头部就有天花疤痕。大约在6世纪，欧洲也出现了天花，16世纪初，欧洲殖民者又把它带到了美洲大陆（图6-2-6）。17世纪和18世纪天花在西半球肆虐，当时欧洲的天花病死率为10%，而美洲高达90%。对于天花瘟疫造成的可怕后果，一个目睹西班牙殖民者征服阿兹特克帝国（位于墨西哥）过程的传教士描述："在一些地方满门皆绝。死者太多，以至无法全部掩埋而臭气漫天，只好推倒死者房屋以作坟墓。"在16世纪初，创造印第安民族辉煌文明之一的、人口达2 500万人的阿兹特克帝国，没有被不足千人的西班牙军队击败，却在天花流行过后消失了。

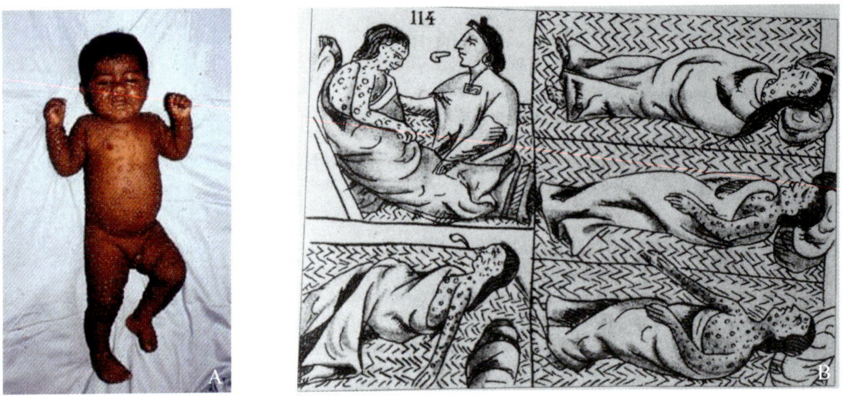

图 6-2-6 《新西班牙通史纲要》中的天花插图

［A. 天花患儿；B. 萨哈冈（F. B. Sahagun，1499—1590 年）的名著《新西班牙通史纲要》（*Historia de las Cosas de Nueva Espana*）（1547—1569 年）中的天花插图］

由于印第安人口的急剧下降引起劳动力严重短缺，欧洲殖民者不得不从非洲贩卖黑奴到达美洲，到 1518 年贩卖奴隶的生意便蓬勃发展起来，这又给美洲大陆的印第安人带来新的巨大灾难。据估计，从 16 世纪早期至 19 世纪，奴隶贸易将 1 000 万非洲人带到了美洲。这种奴隶贸易使欧洲、非洲和美洲的各种病原菌空前大混合，并造成多种疾病及其病原菌的全球性再分布。这些疾病包括麻风、天花、破伤风、黄热病、疟疾、梅毒、沙眼、雅司病、阿米巴痢疾、寄生虫病、昏睡病和其他疾病。

由于几千年来，欧洲、亚洲、非洲之间相互通商所导致的病原体的流动，使欧亚大陆的居民对非洲流行的疾病有一定的免疫力。但是，非洲与美洲的居民在 15 世纪之前从未有过接触，因此美洲本土居民对非洲流行的疾病没有任何免疫力。当欧洲殖民者把大量非洲黑奴贩卖到美洲时，也把非洲的传染病传播到了美洲。例如，非洲的恶性疟疾、黄热病等恶性传染病就是由非洲人带到美洲的。在遭到欧亚大陆和非洲大陆疾病双重感染的美洲地区，其本土居民几乎灭绝。

殖民者对土著人口的危害还有一个突出的例子，1778 年英国航海家库克（J. Cook，1728—1779 年）船长和他的船员到达夏威夷群岛（图 6-2-7）以后，第二年将梅毒病传入该岛，在之后的 1 个世纪里，梅毒、天花及其他疾病的流行，使当地人口减少了 90%。

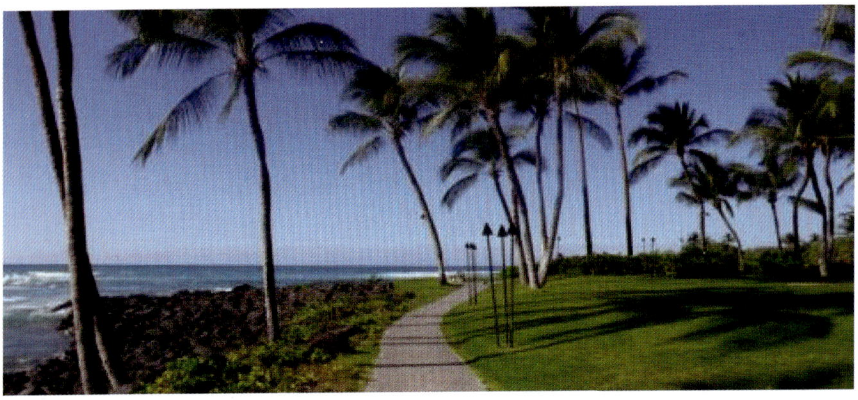

图 6-2-7　夏威夷群岛

2.2.3 西欧殖民者给大洋洲和亚洲带来的瘟疫泛滥

1788 年，英国人开始定居大洋洲之后，第二年，当地土著居民中就暴发了天花流行，加上英国人带来的其他疾病，使当地土著人口急剧下降。随着欧洲殖民者的四处扩张，又将梅毒、白喉以及猩红热传入中国，加上天花、麻疹、疟疾等旧有的疾病，给古代中国人民带来巨大的灾难。

2.2.4 大自然对西欧殖民者的报复

但是，欧洲殖民者也得到了大自然的报复，例如由于贩卖黑奴而传入美洲的黄热病，继而在居住在美洲的欧洲人中严重流行，并被传播到欧洲大陆广为流行，引起大量欧洲人死亡。梅毒是另外一种由西印度（即美洲）传入欧洲的疾病。西印度的统治者瓦尔德斯（Gronzalo Hernandez de Oviedo y Valdez）在 1525 年的报告中说："在美洲感染梅毒的海员在 1494 年加入了围攻那不勒斯的查理七世的法国部队。当 1495 年这支法国军队被赶出意大利时，感染梅毒的军士和随军人员引发了整个欧洲的梅毒流行。"

19 世纪末之前，几百年来由于欧洲人对非洲热带病缺乏抵抗力，疟疾和其他致命疾病阻止了欧洲人侵入辽阔的非洲大陆，非洲被称为是"白人的坟墓"。但是，随着西方医药学的发展，奎宁等治疗热带病药物的发明，欧洲人又开始涌入非洲。欧洲人在非洲开采矿山，破坏生态，使非洲昏睡病大规模流行，并且把结核病也带入非洲，反而使欧洲殖民者变成了黑人的坟墓。

总之，帝国主义的扩张、侵略和掠夺是导致环境恶性生物性毒物——传染病病原体对大自然环境污染的罪恶之源。正如在 1836 年，年轻的达尔文在他撰写的《贝格尔号航行日记》（*Beagle Diary*）一书中写到："欧洲人践踏到哪里，死亡似乎就追踪土著人到那里。"

2.3 近代后期欧洲疫病控制和病原菌研究史

2.3.1 公共卫生研究的转折

在人类的历史中，19 世纪中期之前，致病微生物尚不为人知，人们认为致病的首要原因是不健康的环境带来的有毒的瘴气，这些有害环境包括静止的水源、人口密集的贫民区以及腐败的动植物遗体。

19 世纪中期之后，特别是 1873 年之后，由于微生物学家们的研究和发现，随着微生物学的建立和发展，医学界终于认同传染病是由特殊微生物引起的观点，使公共卫生学研究发生了一个巨大的飞跃或转折：由关注瘴气、饮用水和居住环境的清洁转移到对微生物病原体的关注和研究。人们开始认识到引发人类瘟疫流行的根本原因是致病微生物——一类特殊的环境生物性毒物。致病微生物可以在周围不洁的环境中生存，一旦在环境中繁殖、聚集到一定数量，就可以对人体发起攻击，导致瘟疫的发生和流行。于是，在这个时期研究和发现病原菌就成了近代医学的热点；同时，为了控制环境致病微生物，人们开始重视环境卫生、公共卫生，促进了环境卫生学科的形成和快速发展。

19世纪后期，大学的医学院对细菌研究和鉴定的热情开始高涨，同时政府和慈善机构的投资力度也大为增加。美国巴尔迪摩的约翰·霍普金斯大学（Johns Hopkins University）率先建立了公共卫生学院。法国成立了巴斯德研究所并加大了经费支持。德国也增加了对科赫及其合作者研究微生物学的投资力度。

2.3.2 显微镜的发明和微生物的发现

揭开细菌世界秘密的第一位功臣的荣誉应归于荷兰代尔夫特的显微镜学家、微生物学的开拓者安东尼·列文虎克（Antony van Leeuwenhoek，1632—1723年，图6-2-8）。列文虎克在眼镜店磨制放大镜的启示下，自制了原始简易的显微镜和磨制了400多个透镜，其中有一架简单的透镜，其放大率高达270倍，远远超过同时代人。1673年，他开始用他的放大透镜（即最早的显微镜）观察和描述“非常微小的动物”即细菌和原生动物。1677年，他首次描述了昆虫、狗和人的精子。1684年，他准确地描述了红细胞，证明马尔皮基推测的毛细血管是真实存在的。1702年，他在细心观察了轮虫以后，指出在所有露天积水中都可以找到微小生物；他发现微生物可以附着在微尘而飘浮于空中随风转移。他追踪观察了许多低等动物和昆虫的生活史，证明它们都是自卵孵出并经历了幼虫等阶段，而不是从沙子、河泥或露水中自然发生的。他首次对环境中的微生物进行了观察和描述，所以他也是环境生物毒物——环境中致病微生物研究的开拓者。

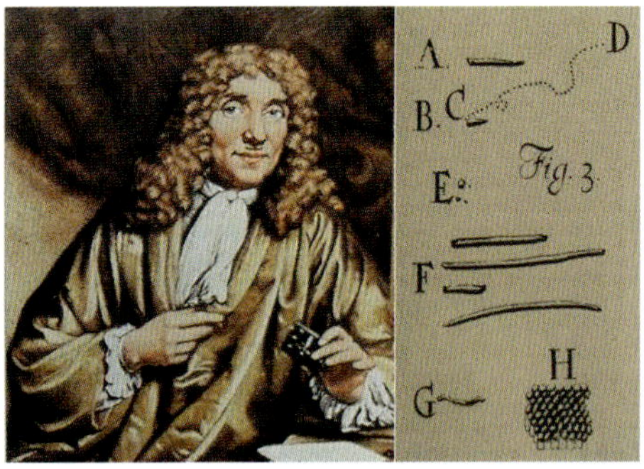

图6-2-8 安东尼·列文虎克

列文虎克是第一个用放大透镜看到细菌和原生动物的人，在人类科学史上他首次发现了微生物。他的划时代的惊人发现，对18世纪和19世纪初期的细菌学和原生动物学研究和发展起了奠基作用。

2.3.3 琴纳与天花的预防

18世纪，欧洲天花严重流行，死亡人数非常多，没有死亡的人也陷入极度恐慌之中。英国乡村医生爱德华·琴纳（Edward Jenner，1749—1823年，图6-2-9A）发现，英国乡村一些挤奶工的手上常常有牛痘，而有牛痘者全都没有患上天花。1796年，他为一名8岁男孩接种了牛痘，此后这个男孩再没有患过天花。这也是人类通过有意识预防接种来控制传染病的首次科学实验（图 6-2-9B）。在更多成功的试验后，琴纳在 1798 年发表了著名论文《接种牛痘的理由和效果探讨》，向世人公布了他发明的牛痘接种法。到 1801 年，接种牛痘的技术已经在欧洲许多国家推广开来。该方法可以有效地预防天花的发生和流行，从而挽救了无数人的生命，琴纳被后人誉为免疫学之父、天花疫苗接种的先驱。

16 世纪，中国已经使用人痘接种法预防天花发生，这一方法在 18 世纪初由土耳其传入英国。琴纳发现牛痘接种与人痘接种相比不但经济、易行，便于推广，而且更为安全，从而为人类消灭天花疾病的流行做出了巨大贡献。自琴纳发明牛痘接种法起，全世界医学工作者经过了 180 多年的努力，终于在全球范围内根除了天花。1980 年第 33 届世界卫生大会宣告，天花已被完全消灭，人类终于彻底征服了这一病魔。一些历史统计认为，天花曾至少造成 1 亿人死亡，另外 2 亿人失明或留下终生疤痕。

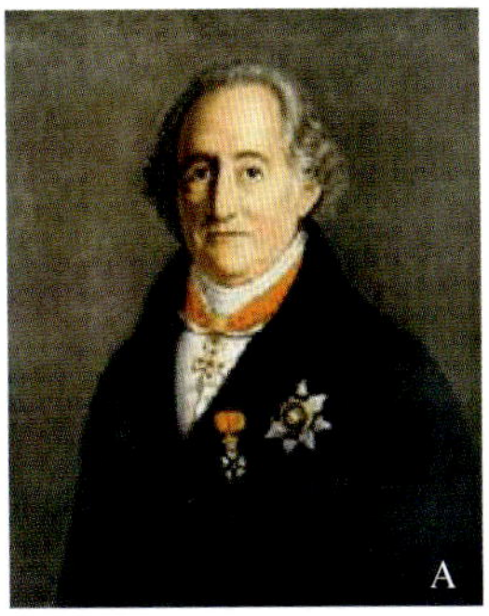

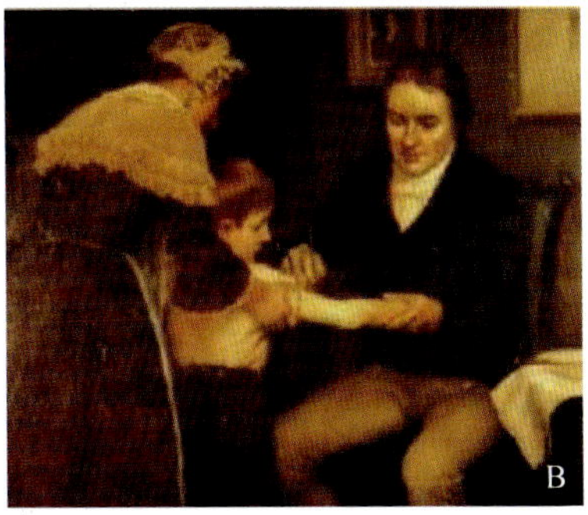

图 6-2-9　琴纳（A）及其为儿童接种牛痘（B）

2.3.4　巴斯德与微生物学的创立

列文虎克对微生物的发现，给人类科学的发展揭开了新的篇章，但是微生物有什么生理代谢作用、微生物是否自然发生、微生物与传染病有何种关系，直到列文虎克研制的显微镜问世 100 多年之后，才有法国著名化学家、微生物学家巴斯德（Louis Pasteur，1822—1895 年，图 6-2-10）开始进行研究。[1]

19 世纪中期，由于发酵工业的需要，以及物理学、化学、生物学的发展和新的生物技术的出现，特别是高倍显微镜的发明，导致对致病微生物的研究应运而生。

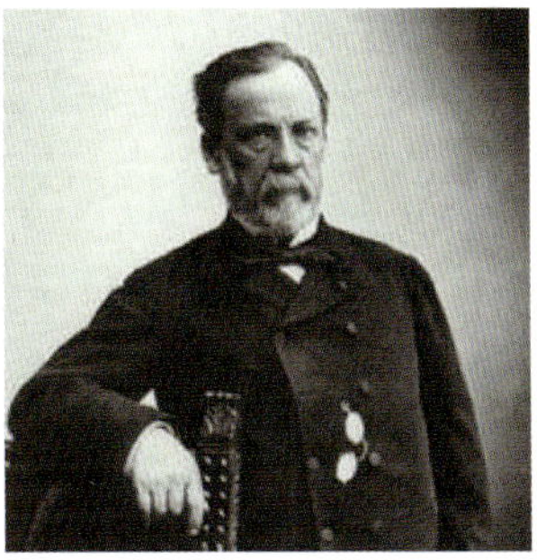

图 6-2-10　巴斯德

由于巴斯德对微生物学的研究挽救了法国的酿酒业、蚕丝业和畜牧业；他对病原菌的发现和免疫疫苗的发明，使医学实践发生了重大改革；他对致病微生物与疾病关系的发现，导致后人把病原菌也列为一类毒物——环境生物性毒物。因此，他被后世誉为微生物学的奠基人，环境生

1　巴斯德（Louis Pasteur）的生平详见本书第七卷。

物性毒物研究的开拓者。

微生物生理学的创立

1854年，巴斯德在一家酒精制造厂的请求下开始研究酒精发酵过程，经过多次实验，他发现了酵母菌，证明发酵时所产生的酒精和二氧化碳（CO_2）气体都是酵母菌使糖分解得来的。从此，他开创了微生物生理学研究的新时代。

1856年，法国里尔一家酿酒厂请求巴斯德帮助寻找啤酒、葡萄酒变酸的原因。他在显微镜下观察，发现乳酸杆菌的发酵作用是使酒“变酸”的原因，并创造了杀死酒里乳酸杆菌的“巴斯德灭菌法”（又称低温灭菌法），这个方法至今仍在使用。

推翻生物自然发生论

巴斯德发现了酵母菌、乳酸菌，但这些微生物是从哪里来的？传统的说法认为许多生物包括微生物是自然产生的。1859年，巴斯德巧妙地采用鹅颈瓶实验发现，细菌是由空气中已有的细菌产生的，而不是自发产生的，因而在这一年生物自然发生论被推翻了。这个发现也启示人们，伤口的腐烂和疾病的传染都是致病细菌在作怪，从而导致消毒与预防疾病的方法在医界盛行起来。

病原菌的最早发现

1865年，巴斯德奉命对蚕病进行研究。他用显微镜观察，发现病蚕和桑叶上的一种很小的、椭圆形的棕色微粒是致病的微粒，且能够传染蚕病。因此，他成了第一个发现病原菌——致病微生物的人。巴斯德还发现引起蚕软化病的细菌寄生在蚕的肠道里，使蚕发黑死亡。他提出了淘汰病蛾的方法，有效遏止了病害的蔓延，挽救了法国的养蚕业。此外，1881年，巴斯德还和其他科学家发现了肺炎链球菌。

医学迈进细菌学时代

1873年，巴斯德用实验证明外科手术伤口化脓症的真正原因是微生物。他建议将外科手术器具放在火焰上烧灼，以杀灭微生物。英国外科医生李斯特据此解决了创口感染问题。从此，整个医学迈进了细菌学时代，得到了空前的发展。

发明免疫疫苗、激发医学变革

1880年，巴斯德发现病菌在特殊培养之下可以减轻毒力而变成防病的疫苗，发明了减毒疫苗预防疾病，例如他发明了鸡霍乱疫苗和炭疽病疫苗。他的致病菌理论和免疫疗法引起了医学实践的重大变革。虽然远在16世纪中国就发明了人痘接种预防天花，1789年英国医生琴纳发明了牛痘接种法，但有意识地培养制造成功免疫疫苗，并广泛应用于预防多种疾病，巴斯德堪称第一人。1881年，因为这个贡献，他获得杰出十字奖章。

1880—1881年，巴斯德对狂犬病疫苗的研发获得成功。1885年，巴斯德用疫苗挽救了一个被狂犬咬伤的男孩的生命。

巴斯德虽不是一名医生，但他对医学的贡献也是无法估量的，他为近现代医学生物学奠定了基础。在巴斯德之前已有基鲁拉、包亨利等提出过病菌致病的假想。但是，巴斯德不仅提出关于病菌的理论，还通过大量试验，证明了他的理论的正确性，从而为人类的保健事业和环境生物性毒物研究做出了巨大贡献。

细　菌

细菌（bacteria）这个词来源于希腊语“βακτηριον”，意为“小棍子”。这个名词最初由德国科学家埃伦伯格（Christian Gottfried Ehrenberg，1795—1876年）于1828年提出，用来指代某种细小的生物。

1878年，法国外科医生塞迪悦（Charles Emmanuel Sedillot，1804—1883年）提出“微生物”的概念，用来描述细菌或者更普遍地用来指所有微小生物体。

因为细菌是单细胞微生物，用肉眼无法看见，所以需要用显微镜来观察。1683年，安东·列文虎克（Antonie van Leeuwenhoek，1632—1723年）最先使用自己设计的单透镜显微镜观察到了细菌，放大200～300倍。19世纪中后期，路易·巴斯德（Louis Pasteur，1822—1895年）和罗伯特·科赫（Robert Koch，1843—1910年）对细菌进行了大量突破性研究，创立了微生物学和病原细菌学等新型学科，为人类科学事业的发展做出了巨大贡献。

细菌是非常古老的生物，大约出现于37亿年前。细菌也是所有生物中数量最多的一类，据估计，其总数约有5×10^{30}个，而科学家研究过并命名的种类只占其中很小部分。细菌的个体非常小，目前已知最小的细菌只有0.2 μm长，因此大多只能在显微镜下看到它们。细菌属于原核生物（prokaryota），一般是单细胞，细胞结构简单，没有明显的核，而具有分散在整个细胞内的核物质，细菌也没有细胞骨架及膜状胞器（如线粒体和叶绿体）。不过，真核生物细胞中的两种细胞器：线粒体和叶绿体，通常被认为是来源于内共生细菌。

细菌广泛分布于空气、土壤和水中，细菌可以通过土壤、空气、水、食物和带菌生物等多种途径使各种生物（包括人类、动物和植物）受到感染。

细菌可与其他生物共生。据估计，人体内及表皮上的细菌总数约是人体细胞总数的10倍。此外，也有部分种类分布在极端的环境中，例如温泉，甚至是放射性废弃物中，它们被归类为嗜极生物，其中最著名的种类之一是海栖热孢菌（*Thermotoga maritima*），是科学家在意大利的一座海底火山中发现这种细菌的。

细菌的营养方式有自养及异养，其中异养的腐生细菌是生态系统中重要的分解者，使碳循环能顺利进行。部分细菌会进行固氮作用，使氮元素得以转换为生物能利用的形式。

细菌也对人类活动有很大的影响。一方面，细菌是许多疾病的病原体，包括鼠疫、破伤风、伤寒、霍乱、肺结核、肺炎、淋病、炭疽病、梅毒和沙眼等疾病都是由细菌引发的。另一方面，人类也时常利用细菌制作乳酪、酸奶、泡菜、酱油、醋、酒等食品，利用细菌制造抗生素如链霉素，利用细菌能降解多种有机化合物的能力进行废水处理等。美国佐治亚州的三氯乙烯和四氯乙烯污染就是用嗜甲烷菌来分解的。

2.3.5 科赫与病原细菌学的创立

从古至今，传染病是人类健康的大敌。鼠疫、伤寒、霍乱、肺结核等许多可怕的病魔夺去了人类无数的生命。而最先发现传染病是由病原细菌感染造成的人是德国医生、细菌学家罗伯特·科赫（Robert Koch，1843—1910年，图6-2-11）[1]和法国化学家、微生物学家巴斯德（L. Pasteur）。科赫几乎是与巴斯德同时代的人，他们在19世纪中后期的辛勤研究，均对微生物学的创立和发展做出了重大贡献，同时也为环境卫生学科的发展和环境生物性毒物的研究做出了巨大贡献。而科赫在对人类传染病致病细菌研究和医疗实践方面的贡献更为突出。

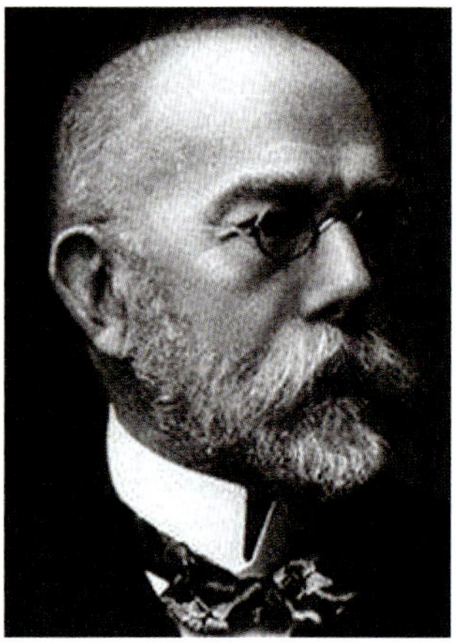
图6-2-11 科赫

病原细菌学的奠基和开拓

1876年，科赫发现炭疽杆菌是炭疽病的病因，并提出每种传染病都有一定的病原菌，纠正了当时认为所有细菌都是一个种的观点，从而兴起了关于疾病病原菌的研究。科赫的一生对病原菌做了大量研究，他证明了一种特定的微生物是特定疾病的病原体，深刻阐明了特定细菌会引起特定的疾病。

科赫不仅发现了许多病原体，发明了近50种医治人和动物疾病的方法，而且许多细菌学研究的基本原则和技术都是他奠定的。科赫发明了固体培养基划线分离纯种细菌法、用苯胺进行染色的细菌染色法以及细菌显微照相技术（带照相机的显微镜）等。因此，他被后人誉为世界病原细菌学的鼻祖、奠基人和开拓者。

科赫原则及百种病原菌被发现

19世纪70年代，科赫根据自己分离致病菌的经验总结出确定病原菌的严格准则——科赫法则，对病原细菌学的发展具有极大的促进作用。

科赫法则主要包括：①一种病原微生物必然存在于患病动物体内，但不应出现在健康动物体内；②此病原微生物可从患病动物分离得到纯培养物；③将分离出的纯培养物人工接种敏感动物时，必定出现该疾病所特有的症状；④从人工接种的动物可以再次分离出性状与原有病原微生物相同的纯培养物。科赫法则的提出不仅为研究病原微生物制定了一套方法，并激发了人们对病原菌培养的研究，促进了对各种传染病防治方法的研究。

在科赫原则的指导下，使19世纪70年代到20世纪的20年代成了发现病原菌的黄金时代。在此期间，先后发现百种以上的病原微生物，包括细菌、原生动物和放线菌等。不仅有人和动物疾病的病原菌，还有植物病原菌。例如，1881年肺炎链球菌被发现，1883—1884年白喉杆菌被发现，1884年伤寒杆菌、破伤风杆菌被发现，1887年脑膜炎双球菌被发现，1894年鼠疫杆菌被发现，1897年痢疾杆菌被发现，

1 罗伯特·科赫（Robert Koch）生平详见本书第七卷。

等等。

科赫对世界传染病及其病原菌的研究和发现

1881 年，科赫创立了固体培养基划线分离纯种细菌法。应用这种方法，传染病病原菌被相继发现。1882 年，科赫发现结核杆菌是结核病的病原菌。1883—1907 年，他在埃及、印度、南非及东非等地研究了霍乱、鼠疫、疟疾、回归热、昏睡病和非洲海岸病等疾病及其病原菌，发现淋巴腺鼠疫的传染媒介是寄生在鼠身上的一种鼠虱，而昏睡病是由采采蝇传播的。

发现病原菌与环境的关系

1883 年，科赫和他的同事一起发现引起霍乱的病原菌霍乱弧菌可以经过水、食物、衣服等途径传播，提出控制霍乱流行的法则。他的这项研究对保护饮用水规划有重大影响，同时也推动了环境卫生学和环境生物性毒物研究的发展。

2.4 中国近代疫病控制和病原菌研究史

2.4.1 中国近代疫病控制史与检疫发展史

在中国近代时期，急性传染病和严重的寄生虫病是对大众健康危害最严重的疾病。对于环境毒物学来说，病原性微生物和寄生虫也属于危害生态环境和人类健康的环境天然生物性毒物。在中国近代时期流行最严重的传染病，主要有鼠疫、天花、霍乱、疟疾、血吸虫病、黑热病、钩虫病、血丝虫病、麻风病等。

中国近代疫病控制史

（1）鼠疫

1910—1912 年，肺鼠疫首先侵入东北三省，而后蔓延至华北、华中一带，患者几乎 100% 死亡，死亡人数约 6 万人。清政府委派伍连德主持防治工作，这是中国第一次进行的大规模防疫工作。他进行尸检后发现，是肺鼠疫流行。1911 年 4 月在奉天（今沈阳）举行国际鼠疫会议，伍连德任主席。会后，设立了东北防疫处。

1917 年，绥远省发生鼠疫，蔓延到晋北大同一带，死亡约 16 000 人。1918 年，疫势平息后，在北京设立中央防疫处，负责传染病防治。

1920—1921 年，东北三省发生第二次肺鼠疫流行，伍连德等负责防堵该病。东北防疫处和俄国的抗鼠疫处共同研究证实这是一种土拨鼠（又名旱獭）动物的流行病（图 6-2-12）。伍连德等发现，土拨鼠身上的跳蚤可对人传播肺鼠疫。

1924—1948 年，在通辽、福建、广东、江西、浙江、云南等地均曾经有腺鼠疫流行。当时采用中央防疫处制发的鼠疫疫苗预防接种效果很好，应用磺胺类药物治疗效果也很好。

20 世纪初期至 1949 年，几乎每年在不同地区都有鼠疫流行，死亡率很高，广大群众苦不堪言。

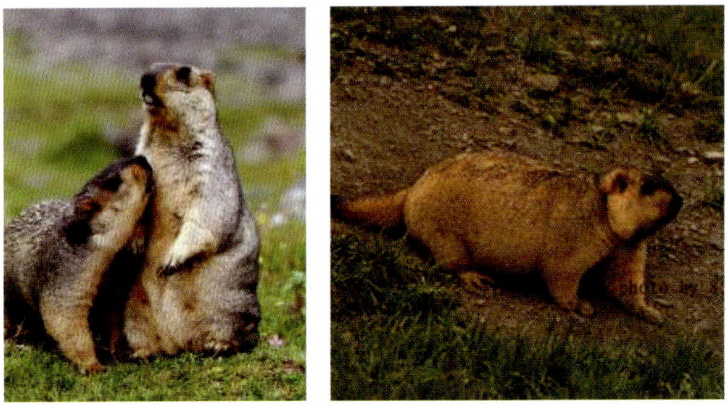

图 6-2-12 土拨鼠（又名旱獭）

（2）天花

天花是由天花病毒引起的一种烈性传染病，患者在痊愈后脸上会留有麻子，“天花”由此得名。天花病毒刚开始也许只是家畜身上一种相对无害的痘病毒，经过逐渐进化和适应后才形成了可引发人类天花的痘病毒。痘病毒这种致命的适应过程可能发生在人类进入农耕时代之后，人们开始驯养新的动物，并和动物生活在一起，而且常常就在同一所房屋。天花也可能起源于人类与野生动物的接触，这就像今天中非地区的少数人被猴痘感染一样。

据史料记载，东汉光武帝刘秀时期，建武十八年（42 年）天花由中国南疆传入中原。到了 15 世纪，由于交通发达、贸易频繁，天花逐渐在全国广泛流行。到了 16 世纪，中国已经发明人痘接种预防天花的方法（不过也有认为早在北宋真宗时期，大约 1000 年，中国就已发明了这种方法），其方法是将痊愈后的天花患者身上的痂皮，研成粉末，吹进健康儿童的鼻子里，用来预防天花。随后，这种人痘接种方法被传至欧亚各国。1798 年，英国医生琴纳发明牛痘接种法，并于 20 世纪由英国传教士皮尔逊传入中国。

1918 年成立的中央防疫处开始为中国政府自制疫苗，供应全国。1937 年，中央防疫处迁至昆明，继续进行痘苗制造，供应西北、西南各省。1934 年，在甘肃兰州成立生物制品制造所，制造痘苗，提供各地使用。但由于对痘苗接种未做到全面覆盖，所以直到 1949 年之前，天花的流行还未能完全杜绝。

（3）霍乱

霍乱是由霍乱弧菌（图 6-2-13）引起的急性传染病。霍乱患者和带菌者使大量霍乱弧菌污染了水源、食物，以及苍蝇为媒介等途径，导致该病在人群中流行。在亚洲，印度是霍乱的疫源地，故中国历年来霍乱的流行多来源于印度。霍乱一般从上海和其他海港侵入，再从沿岸和内地水陆交通线蔓延至各省。

中国近代霍乱的流行始于 1820 年。根据 1932 年海港检疫总管理处下属的中央霍乱局的调查结论，1820—1932 年，上海共发生 46 次轻重不同的霍乱流行。其中，有 10 次向北蔓延到长春之北、向南蔓延到广东。

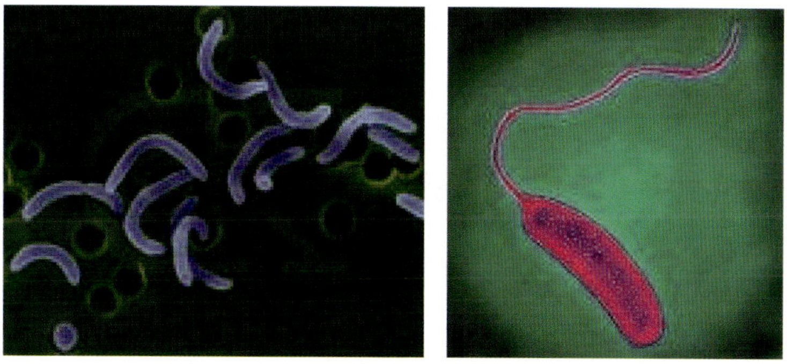

图 6-2-13　霍乱弧菌

1932 年，霍乱在 23 个省 312 个城市流行，患者 10 万人以上，死亡 34 000 余人。由于上海有 1/3 的人口接种了霍乱疫苗，加之有清洁的自来水供应和有效的住院措施，所以上海霍乱患者的死亡率最低（7.4%）。

抗日战争期间，日本军国主义分子发动细菌战，对中国人民犯下了滔天罪行。1937 年日本侵略者曾在浙江、江西、湖南等省交通路线附近的城乡，空投撒播霍乱、肠伤寒活菌及染有鼠疫的跳蚤，致使这一带的民众流行霍乱、伤寒和鼠疫急性传染病。1937 年 9 月，仅在湖南省就有 40 多个县 70 多个乡镇发生霍乱流行，报告的患者为 31 087 人，死亡为 251 人。为此，在多地设立检疫所、隔离医院，并对 400 多万人进行了预防接种。由于采取了这些措施，所以，当随着军队和难民的移动而使这些传染病于第二年（1938 年）在江西、贵州、湖南、广西、昆明、重庆等地流行时，霍乱发生的严重程度比前一年显著降低。

霍乱是由国外传入的急性传染病，严格海关检疫至关重要。在近代时期，最初由外国人控制中国海关的防疫检疫，后期由中国政府收回自办，但是由于始终未能控制霍乱的入侵，所以造成该病在国内流行、死伤者甚多。直到 1949 年以后，这一状况才得到彻底改变。

（4）疟疾

疟疾是疟原虫引起的寒热间发的急性传染病。

1880 年，法国医生拉韦朗（Charles Louis Alphonse Laveran，1845—1922 年，图 6-2-14）发现疟疾是由疟原虫引起的。这是人类第一次发现除了细菌之外的原生动物也可以引起的疾病。1901 年，他发现锥体虫（trypanosomes）引起非洲昏睡病。由于在原生动物方面的研究，他获得 1907 年诺贝尔生理学或医学奖。疟原虫属（*Plasmodium*）生物通称为疟原虫，它是一类单细胞、寄生性的原生动物（图 6-2-15）。

疟疾在中国历史悠久、流行甚广，对民众健康危害惨重。《黄帝内经》著有疟论，《周礼》一书已有记载，可见至少在周朝已有流行。疟原虫在自然界分布极广，种类很多，在脊椎动物的多种禽兽和蛇类的血液中约有 25 种之多。在人类血液中已发现的疟原虫有 10 余种。

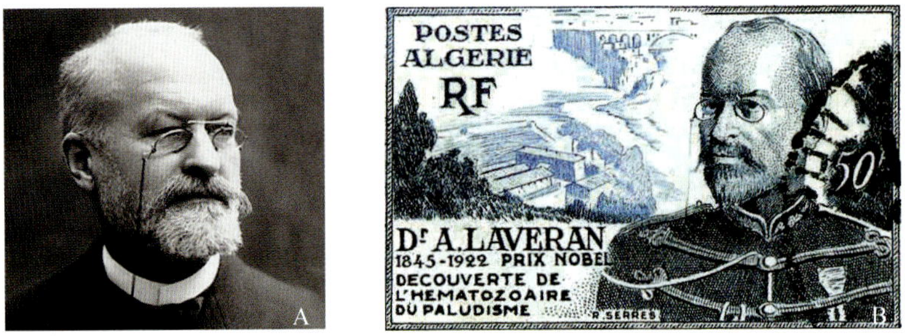

图 6-2-14 拉韦朗（A）、纪念拉韦朗的法国邮票（B）

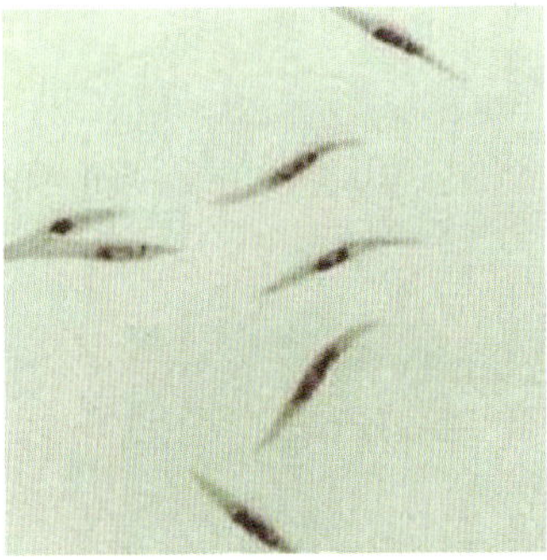
图 6-2-15 疟原虫

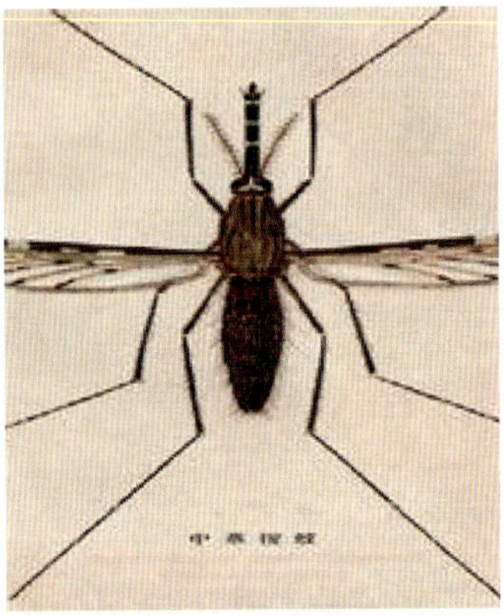

图 6-2-16 中华按蚊

1897 年，英国内科医生 R. 罗斯（R. Ross，1857—1932 年）发现寄生在疟蚊胃中的疟原虫，从而发现了疟原虫的传染途径，他因此获得了 1902 年的诺贝尔生理学或医学奖。后来意大利动物学家 G. B. 格拉西（G. B. Giovanni Battista Grassi）发现疟蚊是唯一可传播疟原虫的蚊子。现已明确，疟疾的传播媒介是按蚊属的蚊，种类很多。据 1935 年冯兰洲统计，我国已知的按蚊有 20 种之多（图 6-2-16）。

1901 年，我国各地大水成灾，长江一带发生疟疾，最严重的地方发病率达 66% 左右。1926 年，美国人浮士德（Fanust）来华调查疟疾的流行，得出结论："疟疾在中国各地普遍可见，尤以东南沿海诸省最为严重，其次为长江一带。"

1931 年，长江下游发生水灾，1932—1933 年疟疾流行，广为蔓延，据当时估计这两年中患疟疾者约有 70 万人。1932 年，我国疟疾专家冯兰洲调查认为，间日疟散布全国，恶性疟疾和三日疟分布于华中、华南，华北较少。

在近代时期，对疟疾的治疗以奎宁、阿的平为特效药，尤以奎宁为主要治疟药物。我国曾在南方试种金鸡纳树，均未成功。到了 21 世纪，疟原虫对奎宁产生了抗药性。20 世纪 60 年代，中国药物学家屠呦呦等从本草药物青蒿中提取出青蒿素，它对治疗疟疾效果甚佳，挽救了数以百万计疟疾患者的生命，她因此获得 2015 年诺贝尔生理学或医学奖。

（5）血吸虫病

在公元前 1200—前 1000 年的木乃伊中，已有人发现血吸虫病的虫卵，推测在古埃及已有此病流行。在近代中国，血吸虫病流行很广泛，是中国最严重的地方病之一，主要在长江流域以及华南、西南各省。

中国近代流行的血吸虫病病原虫是日本血吸虫病属的吸虫类，其中间宿主是罗氏－宫入贝，俗称钉螺（图 6-2-17）。血吸虫的成虫可在人体内存活数年至 10 年以上，虫卵随粪便排出，在水中孵化成毛蚴，再侵入钉螺，大量繁殖后，再次进入水体，与人体皮肤接触时，钻入人体，随血液移动，引起血吸虫病，表现有面黄骨立、腹大肌瘦等症状，致使劳力丧失、良田荒芜、人口稀少、民不聊生。因此，血吸虫病病原虫是一种严重的环境天然生物性污染物。

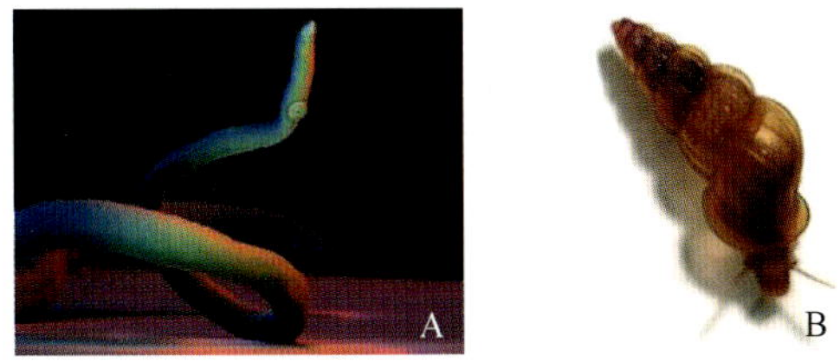

图 6-2-17　血吸虫的成虫（A）和钉螺（B）

1923 年，浮士德等在苏州发现血吸虫的中间宿主——钉螺。之后，李赋京等对 38 个县（居民约 1 300 万人）调查发现，农民约占 80%，患病率达 47.4%。患者大多为农民，其次是船户，其他与涉水、游泳有关的职业者也有感染的机会。

1933 年，姚永政、甘怀杰对浙江平化调查发现，血吸虫病的患病率达 42.65%。

为了彻底消灭血吸虫病的流行，政府必须重视，发动群众、群策群力、杜绝病原、杀灭钉螺，还有加强个人防护等措施。这在近代中国很难实现，以致广大民众长期以来深受其害。直到 1949 年之后，血吸虫病才得到有效控制。

（6）黑热病

黑热病又称内脏利什曼病，分布很广，是一种严重的地方性慢性传染病，它和疟疾、血吸虫病、钩虫病并称为寄生虫病中的四大家族，对人类健康危害极大。主要流行于印度、地中海地区和中国长江以北的广大农村中。该病病原为杜氏利什曼原虫（*Leishmania donovani*，图 6-2-18A），原虫的无鞭毛体主要寄生在肝、脾、骨髓、淋巴结等器官的巨噬细胞内，常引起全身症状，如发热、肝脾肿大、贫血、消瘦、白血球减少、人血白蛋白增加等症状。在印度，患者皮肤常有暗的色素沉着并有发热症状，故又称“kala-azar”，即黑热的意思（黑热病）。该病若不治疗常因并发症而死亡，病死率可高达 90% 以上。一种吸血的双翅昆虫——白蛉（图 6-2-18B）为传播媒介。

古代中医书籍早有对黑热病的记载，可见其在中国的流行瘟疫中有悠久的历史。由于黑热病患者脾脏肿大而形成腹部硬块，故中医称为痞块病。古代中医书中记载较为全面的是江苏淮阴人高映清著的《乳石山房医案》一书，载有若干具有黑热病典型症状的病例记录。近代关于黑热病的记录是光绪初年（1875—1885 年）美国传教士麦克利凡（Mclivan）在 1880 年写给朋友的信中，描述了山东济宁类似黑热病症状的病人。由此推测，中国近代黑热病的流行始于 1875 年左右。1903 年，马尔卡特（Marchard）证实中国有黑热病存在。1906 年，埃耶特（Aird）在汉口一例黑热病患者的脾脏抽提物中发现了利什曼病原虫。

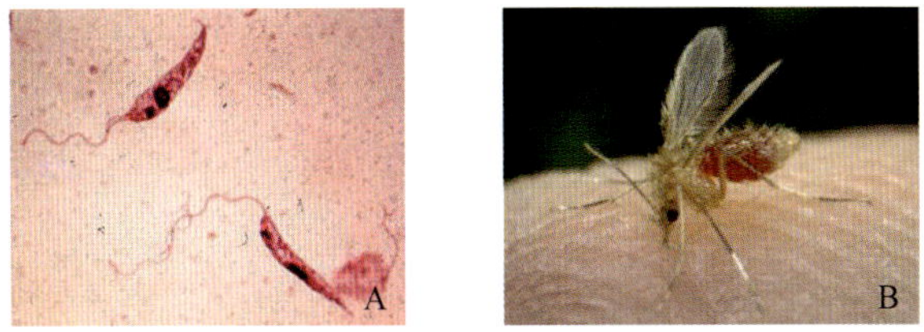

图 6-2-18　杜氏利什曼原虫（A）、白蛉成虫（B）

1911—1914 年，克取兰（Cochran）调查发现河北、山东、江苏、河南、安徽 5 省为黑热病主要流行区。1923 年，北京协和医学院杨氏（Young）发现陕西、甘肃、辽宁也有黑热病发生。1925 年，英国人巴登（Patten）及亨特尔（Hendle）等在山东进行白蛉调查。

自 1930 年起，中国学者开始对黑热病进行调查研究。孙志戎等在清江浦进行了白蛉人工感染利什曼原虫试验。抗日战争期间，姚永政等对白蛉的分布进行了调查。冯兰洲等用中华白蛉进行了黑热病的人工传播试验。1944 年，何观清等对甘肃发生的黑热病进行流行病学调查，发现其与地中海地区的婴儿黑热病类似。1944—1945 年，研究发现，在兰州附近 104 个村中有 44 只犬患利什曼原虫病。此外，一些学者对黑热病的诊断和治疗进行了研究，取得许多经验和成绩。

1947 年初，卫生署再度在江苏淮阴设立黑热病防治处，对各省黑热病患者进行治疗，以葡萄糖酸锑钠为主要药物，治愈率约达 95%。

（7）血丝虫病、钩虫病、麻风病

血丝虫病

血丝虫病是由丝虫寄生于淋巴、皮下等组织所致的寄生虫病。国内流行的是淋巴丝虫病。临床表现早期为淋巴管炎和淋巴结炎，晚期则出现淋巴管阻塞症状，甚至形成下肢象皮肿病（图 6-2-19）。血中有微丝蚴的患者或带虫者是主要传染源，经蚊虫叮咬传播，人群普遍易感。血丝虫病在中国的流行历史悠久，至少有 1 300 年。古代称此病为象皮病或象皮肿，属于中医所述的“流火”“大脚风”“膏淋”一类疾病。巢元方的《诸病源候论》云：“病者自膝以下，至踝及趾俱肿直是也。”古代中医书籍对于阴囊象皮肿、鞘膜积液等也多有记载。

1871 年，传教士医生麦陀（Meudow）报告在宁波常见象皮病。1900 年在苏州、1909 年在广州、1921 年在福建、1926 年在江苏，均发现有血丝虫病发生。

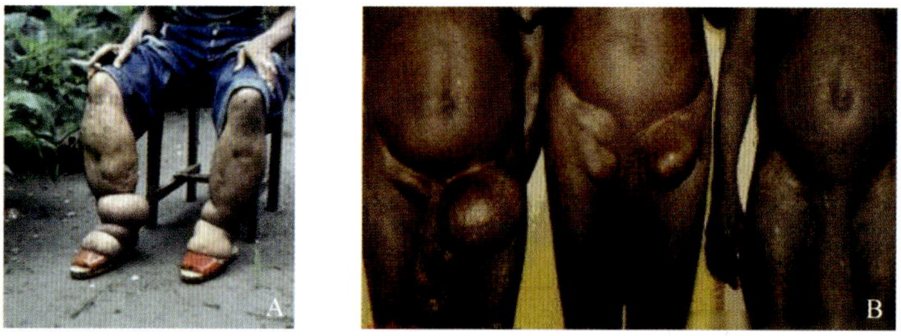

图 6-2-19　下肢象皮肿病（A）、阴囊象皮肿病（B）

钩虫病

钩虫病是由于钩虫（图 6-2-20）寄生人体小肠所引起的疾病，主要为十二指肠钩口线虫或美洲钩口线虫。偶可寄生人体的还有锡兰钩口线虫和犬钩口线虫等。钩虫成虫的口囊特别发达，以口囊吸附在小肠黏膜绒毛上，摄取黏膜上皮及血液，并经常更换吸附部位，还可分泌抗凝血物质，使钩虫吸附的黏膜不断渗血，引起慢性失血和血浆蛋白丢失，从而导致患者出现贫血及与贫血相关的症状。人类的钩虫只能在人体内发育，虫卵随粪排出后，在温暖潮湿的土壤中 1～2 日就可孵化出杆状蚴，然后 5～8 日内转化为细长的丝状蚴。丝状蚴钻入人皮肤后随血流到达肺，然后沿呼吸道爬至会厌再被吞入消化道，幼虫吸附于小肠并发育为成虫，成虫在人体内的寿命为 2～10 年。在寄生人体消化道的线虫中，钩虫的危害性最为严重。

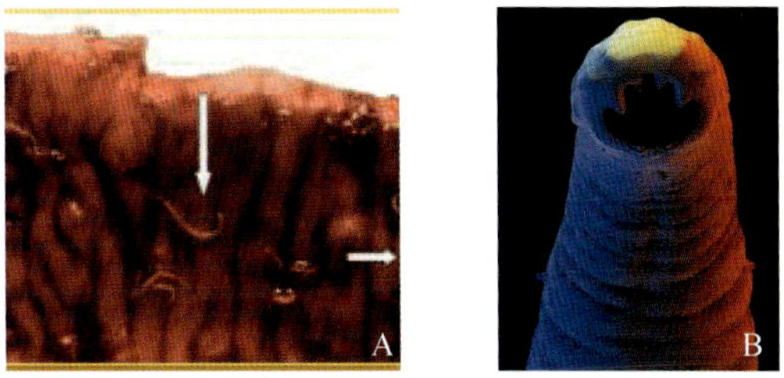

图 6-2-20　狗肠感染钩虫（箭头所指）（A）、钩虫的口囊（B）

1923 年，北京协和医学院设立钩虫病委员会进行全国性钩虫病流行病学调查，发现该病在我国分布极为广泛，当地气候土壤条件及人粪肥料的使用方式与钩虫病的传播密切相关。目前的研究发现，钩虫呈世界性分布，尤其在热带及亚热带地区，人群感染较为普遍。据估计，全世界钩虫感染人数达 9 亿人左右。在我国，钩虫病仍是严重危害人民健康的寄生虫病之一。

麻风病

1874 年，挪威医生杰拉尔德·汉森（Gerhard Hansen，1841—1912 年）发现麻风病是由麻风杆菌所引起的一种慢性传染病，所以麻风病又称汉森氏病（图 6-2-21）。麻风病的主要病变在皮肤和周围神经，临床表现为麻木性皮肤损害，神经粗大，严重者甚至肢端残废。麻风病是一种古老的疾病。据文献记载，印度在公元前 1400 年已有流行，公元前 1350 年在非洲苏丹也已有流行。中国对麻风病记载最早的是周朝，约在公元前 600 年，之后历朝历代均有记载。传说孔子的 3 000 弟子中冉伯牛患有此病。该病在世界上流行甚广，在中国则流行于现在的广东、广西、四川、云南以及青海等省（自治区）。

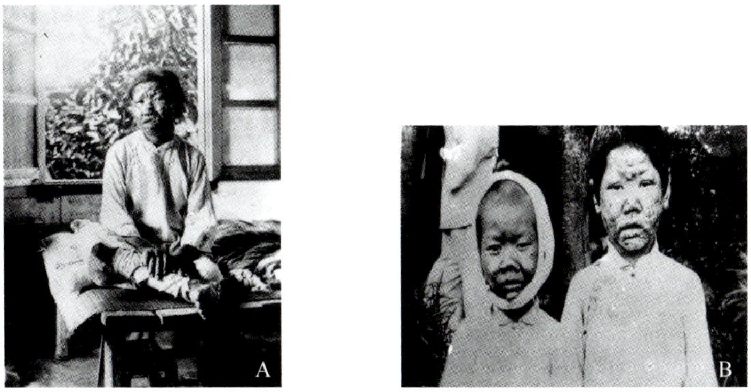

图 6-2-21　广东江门麻风病重症患者（A）、广东江门麻风病儿童患者（B）（1935 年摄）

麻风病的传染源是未经治疗的麻风病人。传染方式主要是直接接触传染，其次是间接接触传染。麻风杆菌侵入机体后，一般潜伏期为 2～5 年，短者数月，长者超过 10 年。

明清时期，对麻风病没有什么防御和治疗措施，视麻风病为洪水猛兽，患者被驱出家门或禁于特设屋内。官家抱以“灭绝”处理的态度，甚至把麻风病人集体收容在深山或孤岛上，使之自生自灭。然而，在清末时期，西方国家麻风病已经灭绝，而中国还有患者达百万人之多。因此，这一状况得到西方医学界的关注，一些传教士医生在发病率最高的华南地区开设麻风病院，收治麻风病患者。

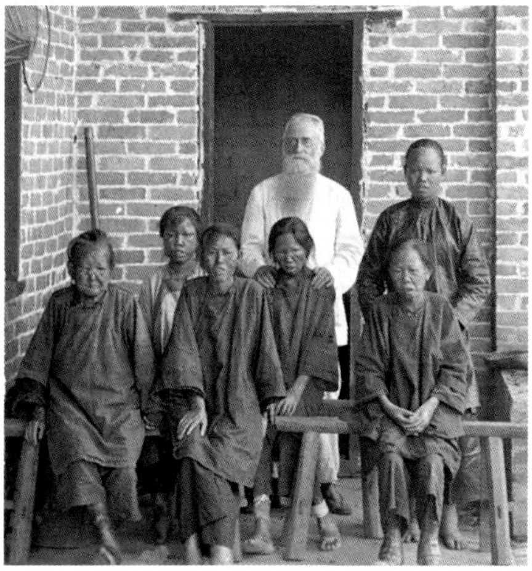
图 6-2-22 广东北海教会麻风医院的医生与麻风病人（1914 年）

1891 年，来自英国的傅特医生请求英国万国麻风救济会帮助，在广东北海伦敦会医院附设了麻风医院（图 6-2-22）。这是中国最早的麻风病院，收容了 100 多个麻风病人。

1905 年，德国长老教会传教士医生柯纳在国际麻风救济会的资助下，在东莞创设麻风院，收容患者有 300 多人，广东省政府按月津贴 500 元。1907 年，天主教康神父也在广州石龙建筑麻风院，到 1913 年因有省政府的津贴得以扩充，收容 700 人，有 30 余幢房子供麻风患者居住，形成一个村落，男耕女织，安于劳作。

民国时期，受到西方先进教育的部分中国精英认为，麻风在中国的流行反映了当时中国政治、社会的落后、无能，象征着民族的羞耻。因此，消灭麻风病不单是医学目标，更是中国雪耻的期许。国民政府基于这种思想压力，开始对麻风病人实行统一管理、积极治疗和预防，推动麻风院的建设，在很多地方建立了公办的麻风病医院。例如，1924 年中国官方在广东汕头办起麻风院；1927 年浙江政府接手原来由教会主办的杭州广济麻风院。这一时期，一些有识之士组织成立起中华麻风救济会，在香港、汕头、福州、厦门设立分会，并于 1926 年发行《麻风季刊》，为拯救麻风患者而努力。1935 年中华麻疯救济会在上海郊区成立了中华麻疯疗养院，主要由上海市政府津贴，英、法租界的两工部局、美国麻疯救济会及中华麻疯救济会共同资助，再加上各方的捐款。疗养院以“吾国惟一新型病院”自居。对于麻风病的治疗，直到 20 世纪 40 年代应用新法之后，才有了治愈或减轻的希望。1949 年之后，由于中国政府长期采取积极防治的方针，麻风病已得到有效的控制，发病率显著下降。

从上述几种具有代表性的传染病和寄生虫病研究和防治发展的历史中，可知这些疾病的病原是一类生物性的环境毒物，这些环境生物性毒物对人群健康具有严重危害，是环境毒物学研究的主要内容之一。研究环境生物性毒物史可以了解人类与环境中的致病生物进行长期斗争的经验、教训，学习前人对致病生物进行突破性研究和发现的哲学思想和方法。

中国近代检疫发展史

1683 年，清康熙开放海禁，在沿海设立 4 个海关：粤海关、闽海关、浙海关和江海关，管理对外贸易事宜。1842 年，中英南京条约签订后，中国被迫开放五口（广州、厦门、上海、宁波和福州）通商，英国侵略者开始了控制中国海关的活动。此后，中国被迫开放的通商口岸越来越多。1858 年，《天津条约》以后，又开放了很多口岸，中国海关的一切职能，包括检疫，均被帝国主义侵略者所把持。海关成为维护列强利益的工具，被称为洋关。

1873 年，印度、暹罗（泰国）等国霍乱流行并向国外传播，上海、厦门先后制定检疫章程，开始施行海港检疫，由海港兼办，委派医官对疫区来船进行检查与卫生处理。1883 年，汕头海关也开始施行检疫。之后，全国各海关也开始进行检疫，有的海关陆续成立了海港检疫所施行海关检疫。海关检疫对国外流行的霍乱、鼠疫等急性传染病向中国的传播起到了重要作用。

上海、厦门两港施行海关检疫以后，不少中外有识之士指出，中国海港检疫是主权问题，应当收回中国。1930 年 7 月 1 日，在上海成立了全国海港检疫管理处，接办了上海海港检疫与蒸熏轮船事务，并建立海港检疫医院。从 1931 年 1 月开始，中国陆续收回所有海港的检疫权限，由卫生部统一领导。

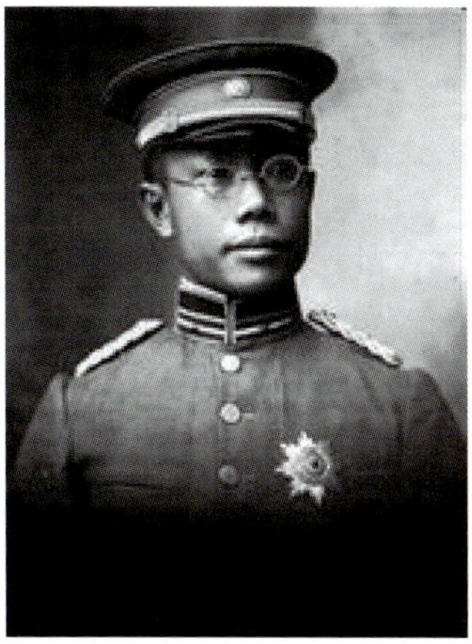
图 6-2-23　伍连德（青年时期）

1930—1932 年，上海霍乱大流行，卫生部在海港检疫管理处下设立防御霍乱事务所，由伍连德（图 6-2-23）负责。此外，管理处还组织技术力量在主要海港对鼠疫、霍乱、天花等检疫传染病开展调查，积累了我国早期有关检疫的宝贵资料。当检疫传染病流行时，各地检疫医院均积极隔离收治病人。这些都为中国近、现代检疫事业的发展奠定了基础，做出了贡献。

1937 年，七七事变后，由于日本侵略军的入侵，全国海港检疫遭到严重破坏。直到 1945 年抗战胜利后，中国再次收回或恢复各地海港的检疫机构，开展检疫工作。1949 年，中华人民共和国成立后，中国的检疫事业才开始快速发展。

2.4.2　中国近代公共卫生与环境卫生发展史

（1）公共卫生

辛亥革命以后，我国的公共卫生事业开始创办。

公共卫生机构成立

1911 年 4 月，国际鼠疫会议在沈阳召开，这是中国第一次举办国际医学会议，伍连德任大会主席。国际著名鼠疫专家应邀参加。会议讨论了鼠疫防治措施，并出版了 50 多页的《奉天国际鼠疫会议报告（1911）》。这次会议促成了中国第一个防疫机构"北满鼠疫防疫处"（有的文献称"东北防疫处"）的建立。

1912 年，广东省卫生处成立，开展传染病防治和死亡登记。之后，在上海、杭州、苏州和北京等地成立了公共卫生机构，开展地方性公共卫生工作，对传染病采取防治措施。

哈尔滨防疫医院（1912 年）、同江隔离医院（1912 年）和牛庄防疫医院（1919 年）相继建立。

1915 年，北京建立了第一所传染病医院。同年，青岛建立了隔离医院。

1919 年 3 月，中央卫生处成立，主要进行传染病研究、讲习及生物制品制造和检查工作。有的文献认为是 1918 年成立中央防疫处。

1920—1921 年，东北发生肺鼠疫第二次大流行，在中央卫生处和“北满鼠疫防疫处”的努力下，控制了鼠疫的蔓延。

城乡公共卫生研究和实践

1934 年，北京协和医学院公共卫生科主任、著名公共卫生专家兰安生（John B. Grant，1890—1962，图 6-2-24）[1] 对我国 19 个 10 万人口以上的城市进行调查，结果表明，城市卫生工作缺乏资金和技术人员，成绩甚微；多数城市对公共卫生工作认识肤浅，只关心清扫街道。他建议公共卫生工作应当重视妇幼卫生、学校卫生、流行病控制等方面的工作。

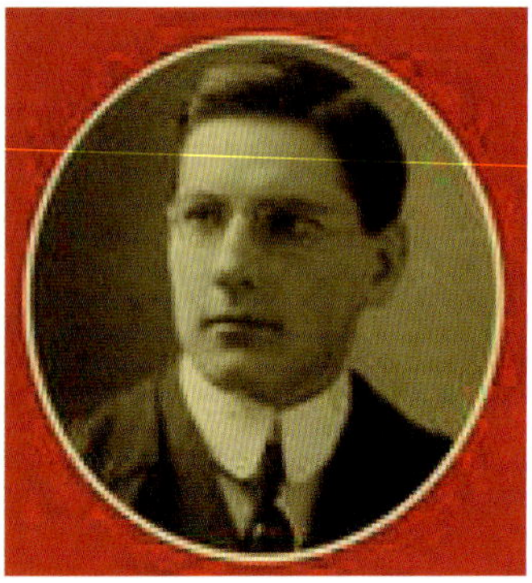

图 6-2-24　兰安生

据报告，1924—1937 年，广州、北京、南京、上海、厦门等少数大城市在公共卫生方面也做出了一定的成绩。例如，成立公共卫生部门、街道清理、自来水供应、传染病防治、隔离病院的建立等。1937 年，有 16 个省开展了学校卫生工作。

近代中国的农村公共卫生非常落后。中国近代时期人口的 85% 是农民，早在 20 世纪 20 年代，一些先进知识分子就认识到农村卫生问题的重要性。1923 年，晏阳初（1890—1990 年）在北京成立了中华平民教育促进会，并于 1929 年选择河北定县（现定州市）作为实验县，研究改善农村生活和卫生的途径。兰安生、陶行知（1891—1946 年）和梁漱溟（1893—1988 年）等都不同程度地进行了乡村建设和公共卫生实验。据李廷安对乡村卫生的调查，到 1934 年，中国仅有乡村卫生机构 17 个，分布在 6 省 11 县，乡村卫生工作仅仅在个别地点作为实验区而摸索前行。在当时积贫积弱，困难重重的条件下，他们依然能够深入到农村，探索乡村卫生的发展道路，实在令后人敬佩，他们积累的资料为以

1　兰安生（John B. Grant，1890—1962 年），著名公共卫生学家，出生于中国宁波的一个加拿大传教士家庭，童年在中国度过，16 岁回加拿大念高中。1913 年考入美国密歇根大学医学院。1918 年进入洛克菲勒基金会国际卫生部，1920 年在约翰斯－霍普金斯医学院获得公共卫生硕士学位。1921 年，受洛克菲勒基金会指派来北京协和医学院出任公共卫生学教授，并首任系主任。1937 年回国，在中国工作 16 年。他在协和医学院任教期间极力主张在中国要特别重视公共卫生教育，并认为在全社会发展公共卫生事业才是解决中国广大人口的医疗卫生问题的最有效的办法，做好这一工作要依靠政府的力量和群众的合作。他创建的北京第一卫生事务所成为城市卫生的楷模。他和晏阳初联合创建的定县卫生实验区成为农村卫生的典范。兰安生对中国现代公共卫生的发展做出了杰出的贡献。他的父亲兰雅谷（James S. Grant，1861—1927 年）是加拿大人，1889 年毕业于美国密歇根大学医学专业。同年，由美来华行医传教，任宁波华美医院院长，逝于宁波，葬于宁波江北白沙路的外人墓地。鞠躬尽瘁 38 年，救人无数、有口皆碑。

后乡村环境卫生的改善提供了重要条件。直到 1949 年中华人民共和国成立以后，农村医疗卫生状况才逐步得到改善。

（2）工厂环境卫生

1924 年，上海成立了工业委员会，丁曼（Dingman）提出改进工厂卫生状况等建议。

1926 年，北京第一卫生事务所对北京地区地毯工业卫生与职工健康进行了调查。据李廷安报道，1924 年，北京有地毯厂 206 家，工人 6 834 名，经过 5 年的观察发现，常见职业病主要有三种：手指的损伤和感染、灰尘刺激引起的咽喉炎和气管炎、炭疽感染。

1929 年和 1931 年，国民政府先后颁布了《工厂法》和《工厂检查法》。

1935 年，吉尔（H. S. Gear）和朱钰宝等对上海市印刷工业环境卫生调查表明，工厂都属家庭式工厂，由民房略加改造，设备简陋，生产空间狭小，空气流动不足。对工人的体检表明，2/3 的人患有各种疾病，职业性铅中毒的比例很高，普遍营养不良。

20 世纪 30 年代，伊博恩（B. Read）、何藤等对上海市电镀工业 51 家工厂的调查表明，工厂都属家庭式工厂，工人的工作环境很恶劣。对镀铬工人体检发现，因工作所致的疾病有结核性胸膜炎和慢性胃溃疡（达 40%）、鼻部溃疡和鼻中隔穿孔（达 13.5%）。

第 3 章 现代传染性疾病及病原微生物研究史

两个重大转折

历史学家大多认为，第一次世界大战开始的 1914 年，标志着人类社会进入世界历史的现代时期。而对于中国来说，一般认为从 1949 年中华人民共和国成立时起，中国历史进入现代时期。本章将依照此历史分期，对现代环境生物性毒物研究的历史进行论述。

世界历史进入 20 世纪，即现代时期之后，环境生物性毒物研究进入有史以来突飞猛进、爆炸性发展的阶段。在现代时期，环境生物性毒物研究发生了两个重大的转折：一是以 19 世纪中后期进行病原菌的发现为热点，转向对病原菌致病机理与抗菌治疗为其重点；二是主要研究领域从对致病细菌的研究扩展到对致病病毒的研究。

为此，我们首先要搞清楚，在形态大小上，细菌与病毒的差别。细菌是一类个体微小的生物，真核细菌的个体为 10 ~ 100 μm，原核细菌的个体为 1 ~ 10 μm，而病毒的个体更小，只有 10 ~ 300 nm。病毒和细菌均属于“微生物”的类群。

总之，在 17 世纪和 18 世纪，放大镜和显微镜的发明，使人类发现了细菌，而到了 19 世纪中期之后，人类才打开了致病细菌的秘密世界。19 世纪末期，人类发现了病毒，而到了 20 世纪电子显微镜的发明，才使人类真正揭开病毒的面纱。

3.1 现代对致病菌致病机理和抗菌药物的研究

3.1.1 病菌致病机理概述

病菌产生毒物

人类社会进入 20 世纪的现代时期，随着现代物理、化学和生物学理论和技术的快速发展，微生物学研究发现致病微生物不但种类很多、繁殖力极强，而且能够产生各种各样毒性各异的有毒物质。研究证明，病原体正是通过它们产生的毒物对人体产生毒性作用而导致各种疾病或中毒的发生。

外毒素和内毒素

在长期生物进化中，微生物在生存竞争中，产生了毒物形成机制，从而通过毒物的作用击败对方而保护自己。20 世纪的研究发现，微生物制造的毒物可分为两类：一类是可以分泌到细菌体外的外毒素，一般是由 100 ~ 1 000 个氨基酸构成的多肽或蛋白质，其中毒性最强的外毒素是破伤风菌毒素和肉毒芽孢杆菌毒素；另一种是存在于菌体内部的毒素，称为内毒素，只有在细菌死亡后才能游离出来，其分子是由多糖和蛋白质构成的复合体，一般仅有革兰氏阴性菌才能产生这类毒素。

抗生素在治疗上的应用

有些微生物产生的一些毒素，其中有的可以杀灭另一种微生物包括对人体的致病微生物。这类毒素可以被人类用以治疗疾病，如青霉素和链霉素，被称为“抗生素”。

人体免疫功能

高等动物包括人类在生物进化过程中也形成了一些抵御毒物危害的机制，有的是非特异的，有的是特异的。例如，当遭到毒物侵袭时，体内免疫系统就产生了抵御机制，若这样的毒物再来侵袭，机体就会启动抵御机制，开始合成被称为抗体的特殊的蛋白质。抗体与毒物结合，可使外来的毒物失去毒性。在免疫学上，毒物又被称为抗原，所以抗体与毒物发生的结合，又称为抗原抗体反应。

3.1.2　细菌性疾病治疗研究简史

20 世纪，现代微生物学家不仅对微生物尤其是病原菌的繁殖生长、生理代谢及其作用机理进行了大量突破性研究和发现，同时对细菌性疾病预防和治疗的研究也有了很大进展。

19 世纪以来，病原菌被认识之后，虽然在预防感染方面做了不少工作，诸如高温消毒、石炭酸灭菌等，这些技术对当时及之后的医学发展起到了不可估量的作用；然而，就医疗方面来说，人类对致病细菌的斗争，主要有以下三个阶段或三个里程碑式的突破。

化学疗法之父

第一个突破，是“606”的问世。1909 年，德国化学家、生物学家埃尔利希（P. Ehrlich，1854—1915 年）和与其合作者日本生物学家秦佐八郎（1873—1938 年）发现有机砷化合物“606”（德文 Salvarsan，胂凡纳明）对梅毒螺旋体有很强的杀伤作用，相对于当时应用的无机汞化合物来说是一大进步。埃尔利希开创了化学治疗的先河，作为第一种抗菌类化学药物的发明者，他被公认为化学疗法之父（图 6-3-1）。

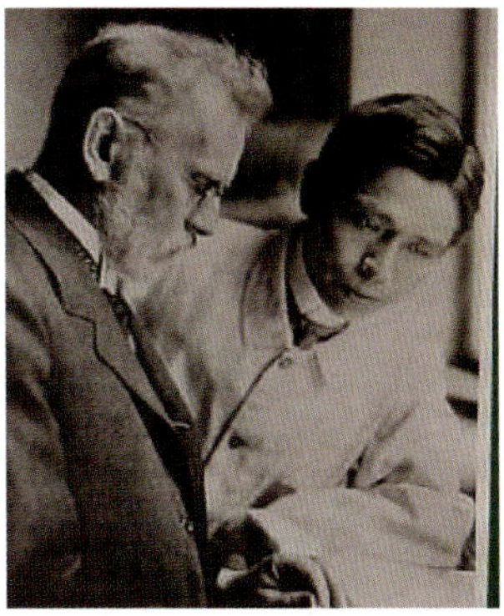

图 6-3-1　埃尔利希（左）和秦佐八郎

磺胺类药物的贡献

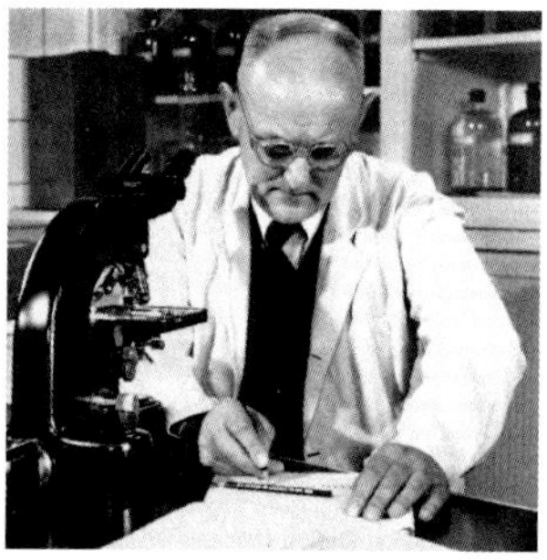

图 6-3-2　多马克在工作

第二个突破，是磺胺类药物的发明。1935 年，德国生物化学家多马克（G. Domahk，1895—1964 年，图 6-3-2）研究发现，磺胺类化学物可以治疗多种细菌引起的疾病，是一种广谱抗菌化学药物，除了链球菌外，还对葡萄球菌、肺炎双球菌、脑膜炎双球菌、淋球菌等有杀伤作用。磺胺类药物的出现对 20 世纪治疗学产生了很大影响。

抗生素的发现和应用

第三个突破，是青霉素的发现和生产。青霉素是人类发现和生产的第一种抗生素。抗生素是一种微生物合成的、对其他微生物具有毒杀或拮抗作用的化学物质。此外，抗生素对人体健康也有毒性作用，因此抗生素既是药物也是环境生物毒物。

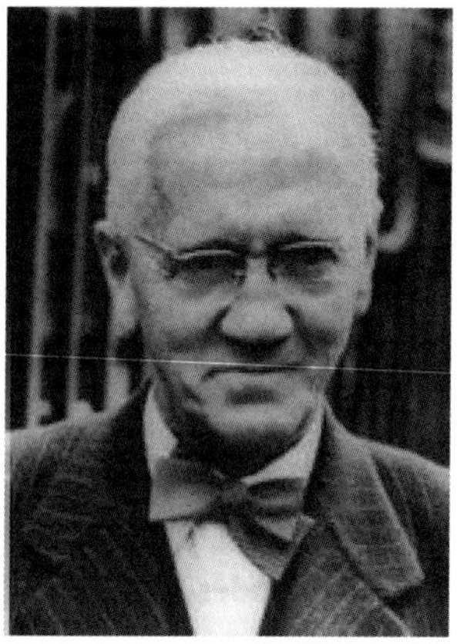

图 6-3-3　弗莱明

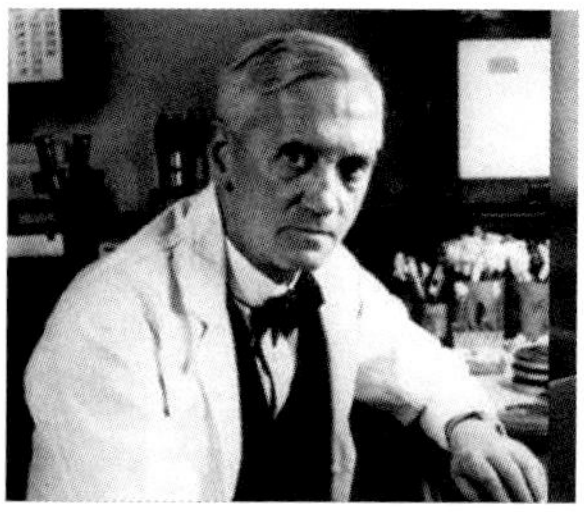

图 6-3-4　弗莱明在实验室

早在巴斯德时代就已经知道空气中的某些细菌能够抑制炭疽杆菌的生长，但没有引起人们的重视。19 世纪 70 年代，人们已认识到青霉菌能抑制细菌生长。著名外科医生和细菌学家李斯特曾用其治疗过一位患者，使该患者康复并存活了多年。之后，有人从一种绿脓杆菌（*Bacillus pyocyaneus*）中提取出一种抗菌物质，并在 20 世纪初的德国市场上销售。然而，由于这些早期的抗生素都很不稳定，难以使用，从而不得不放弃。

1929 年，英国微生物学家弗莱明（A. Fleming，1881—1955 年，图 6-3-3、图 6-3-4）发现霉菌产生的青霉素有杀菌作用，并将其命名为“盘尼西林”。他用青霉菌的粗提取物进行了临床试验，目的是将其作为鉴定细菌的工具，故对其实验价值后人有不同评价。

1939 年，英国病理学家 H.W. 弗洛里（H. W. Florey，1898—1968 年，图 6-3-5A）和德裔英国生物化学家 E. B. 钱恩（E. B. Chain，1906—1979 年，图 6-3-5B）解决了青霉素的浓缩和提纯问题，1941 年临床应用成功，1943 年公开在医疗中使用，1945 年以后青霉素遍及全世界。青霉素对猩红热、梅毒、白喉、脑膜炎、淋病等传染病都有明显疗效。在第二次世界大战中，青霉素起到不容忽视的作用（图 6-3-6）。

青霉素诞生以后，科学家开始大规模寻找各类抗生素。美籍乌克兰人华斯曼（S. A. Waskman，1888—1974 年）按照弗莱明发现青霉素的原理，于 1940 年从土壤微生物中发现了放线菌素，又于 1944 年从土壤微生物中分离出灰链霉菌（属于链霉菌属，是最高等的放线菌；青霉菌属于霉菌，而链霉菌属于细菌），并从灰链霉菌的培养基中分离出一种能比青霉素杀死更多种细菌的广谱性抗生素——链霉素。特别是链

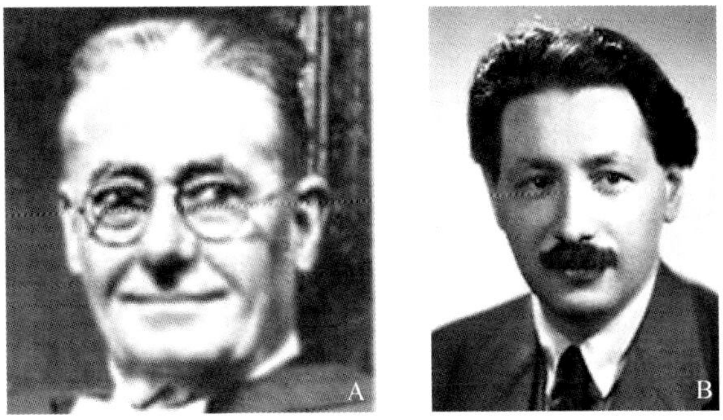

图 6-3-5　弗洛里（B）、钱恩（C）

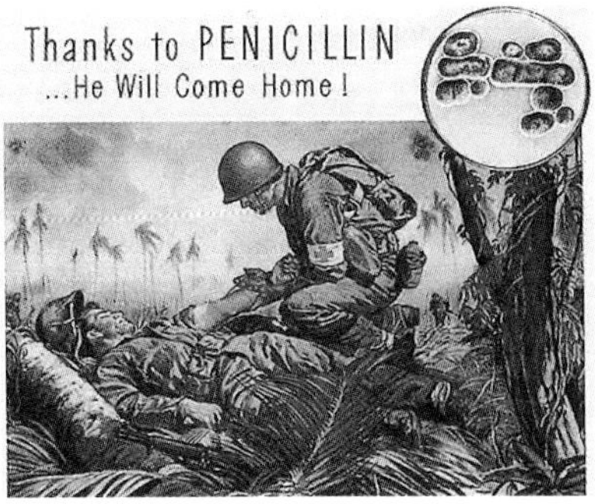

图 6-3-6　第二次世界大战宣传画：感谢盘尼西林，让士兵可以安然回家

霉素可以杀死结核杆菌，使长期困扰人类的结核病终于得以控制。瓦克斯曼也因此获得 1952 年诺贝尔奖。受到青霉素和链霉素成功的鼓舞，人们开始从全世界的土壤细菌中寻找并陆续发现了许多广谱抗生素。例如，1947 年发现了氯霉素、1948 年发现了氯四环素（金霉素）、1949 年发现了氧四环素（土霉素）、1950 年发现了制霉菌素、1952 年发现了红霉素，以及 1958 年发现了卡那霉素等。由于这些抗生素都是由链霉菌属一类土壤微生物所产生的，所以科学家把它们归为“链霉素族”。20 世纪 60—80 年代，抗生素的研究进入高峰期，更多的抗生素被发现并用于临床。不过，不久人们就发现抗生素对人体也具有毒性作用，如链霉素能引起耳聋和持续性眩晕，随着结核菌对链霉素抵抗力的不断增加，链霉素的使用量相应增大，对人的毒性作用也在加大，形成了一个恶性循环。由此可知，抗生素不仅对某些病原菌来说是毒物，对人体来说也是一种毒物。

现在的许多抗生素是人工合成的，而青霉素却很难人工合成。目前人们仅可以对青霉素的化学结构做一些人为改变，故今天临床使用的主要是一些青霉素半合成品。

到了 20 世纪末期，随着抗生素的使用不断增多，引起细菌发生耐药方面的进化，且细菌的耐药基因可以传给后代。由于细菌繁殖能力很强（一个细菌在 24 小时可以留下约 1 677 万个后代），使耐药细菌快速增多，从而加剧了抗生素的用量和滥用。这就导致病菌耐药性越来越严重，甚至出现了对所有已知抗生素均有耐受性的超级细菌。过去以抗生素为主要药物的败血症、腹泻、肺炎、尿道感染等却成为耐药性最普遍的疾病。1995 年世界感染结核菌的人数已达 17 亿人，因结核病死亡的人数近 300 万人，现在由耐药结核菌株引起的结核病约占新病例的 1/7。2014 年，世界卫生组织发布了《抗菌素耐药：全球监测报告》，所调查的 114 个国家都存在抗生素耐药性问题，报告认为抗生素的严重威胁已不是一种预测。由于一种抗生素对耐药菌不起作用，只好同时使用几种抗生素，这不但使各国的医疗费成倍增加，而且还导致抗生素对环境的污染。面对抗生素的耐药性，许多国家采取行动防止抗生素的滥用。1997 年，欧盟成立了跨国微生物感染耐药监测网，指导抗生素合理使用。也有很多国家直接禁止使用抗生素。近年来，中国政府也出台多项规定，制止抗生素的滥用。如今，人类面临新的抗菌药物的发明和研制。

细菌的致病机理

致病过程：细菌对寄主的侵犯，包括细菌吸附于体表，侵入组织或细胞，生长繁殖，产生毒素，乃至扩散蔓延以及抗拒寄主的一系列防御机能，造成机体损伤。

吸附：细菌能以它表面的特殊成分和结构附着于寄主体表或各器官的上皮黏膜，如大肠杆菌的某些菌株借其表面抗原吸附于肠上皮，淋球菌借其表面丝状突出物吸附于尿道上皮，化脓性链球菌借其表面特异性 M 蛋白吸附于咽部黏膜等。

侵入机体：①细菌在表面生长繁殖，释放毒素，毒素进入人体，如破伤风、白喉等；②有些细菌在吸附后，细胞膜上形成裂隙，细菌进入细胞内繁殖产生毒素，使细胞死亡，如痢疾杆菌和沙门氏杆菌；③另有些细菌，通过黏膜上皮细胞进入皮下组织，并进一步扩散，如链球菌所致丹毒及蜂窝组织炎等。

在宿主体内繁殖：细菌在宿主体内的繁殖，要求有适合它生长的营养条件和抵抗寄主的能力，如变形杆菌，由于具有尿素酶，能利用尿素生长，并产生氨而使组织损伤，所以比其他细菌引起更为严重的肾盂肾炎。又如，布氏杆菌能在胎盘绒毛膜和羊水中大量生长，造成流产，因为胚胎组织中有丰富的赤癣醇是布氏杆菌生长的刺激素。

扩散：某些细菌能产生可溶性物质，分解结缔组织基质中的透明质酸，造成皮下扩散，如化脓性链球菌。另外有些细菌如布氏杆菌、鼠疫杆菌，在淋巴结内不被清除，反而能生长繁殖，通过淋巴液扩散至体内其他部位。在机体抵抗力差时，局部感染的细菌可侵入血循环造成菌血症。

对寄主防御机能的抵抗：如链球菌的溶血素、肺炎球菌的荚膜、金黄色葡萄球菌的凝固酶、结核杆菌的抑制和抵抗溶菌酶的作用，有些致病菌还能产生某些物质杀伤吞噬细胞等，这些均能使细菌在机体内存活而发挥致病作用。

3.2 现代对病毒及病毒病的研究简史

病毒是地球生物圈中的一类生物因子，人类对病毒的本质及其生命规律的认识，已经经历了一个世纪。而病毒对人类健康的危害早在古代时期就已经留下了深刻而惨痛的记忆。病毒从古至今都是人类健康的大敌，是最恶性的环境生物毒物。

3.2.1 病毒的特点及其健康危害

病毒的定义

病毒（virus）是指那些化学组成和增殖方式独具特点的、只能在宿主细胞内进行复制的微生物或遗传单位。病毒的体积比细菌小得多，只有 10 ~ 300 nm 大小，可以通过细菌过滤器。“virus”一词源于拉丁文，原指一种动物来源的毒素。病毒能增殖、遗传和演化，具有生命最基本的特征，但至今对它还没有公认的定义。

病毒的特点

1966 年，利沃夫（Lwoff）和杜尼耶（Tournier）总结出病毒不同于其他生物的五个特点：①病毒是分子生物，没有细胞结构；在离体条件下，能以大分子状态存在并可形成结晶。②只有一种类型的核酸（DNA 或 RNA）作为遗传信息的载体；RNA 病毒，全部遗传信息都在 RNA 上编码，这种情况在生物学上是独特的。③繁殖方式很特别，病毒通过复制进行繁殖，不存在个体生长和细胞分裂繁殖方式。④没有功能性核糖体或其他细胞器，缺乏酶和能量合成的完整系统。⑤绝对的细胞内寄生。必须依赖宿主细胞的代谢系统复制自身核酸，合成蛋白质并装配成完整的病毒颗粒，或称病毒体。病毒颗粒是病毒从细胞到细胞或从宿主到宿主传播的主要形式。此外，病毒对一般抗生素不敏感，但对干扰素敏感。所以，病毒感染时不推荐使用抗生素，而干扰素作为处方药，须遵照医嘱使用。

病毒种类多、宿主广

病毒繁殖快、种类多，目前已知的病毒已有 3 个目，73 个科，11 个亚科，289 个属，1 950 个种，5 450 个不同病毒（包括种、亚种、变种）。

病毒的宿主范围很广：①细菌病毒的宿主主要是各种噬菌体，现在主要用于杀灭病菌、控制污染及基因工程。真菌如蘑菇也有病毒，称为真菌病毒，能侵染并裂解真菌菌丝体。②植物病毒现在已知有 1 000 多种，一般为 RNA 病毒，对各种植物均可感染，如烟草花叶病病毒、水稻黄萎病病毒、马铃薯退化病病毒等。③动物病毒是指寄生于脊椎动物和无脊椎动物细胞内的病毒。许多人类疾病是由脊椎动物病毒引起的，感染人的有 300 多种病毒，如艾滋病（ADIS）、非典型肺炎（SARS）、流行性感冒、肝炎、麻疹、天花、黄热病和一些肿瘤等多种病毒。大多数家畜也可感染病毒，如口蹄疫、狂犬病、猪瘟、牛瘟和禽流感等病毒。无脊椎动物病毒主要在昆虫中发现，在昆虫中已发现 1 000 多种病毒。其中，以鳞翅目昆虫病毒为主，双翅目昆虫次之。一些重要经济昆虫一旦感染病毒就会造成很大经济损失，如蜜蜂和家蚕等。但是，有些病毒可以杀死农作物和森林的害虫，所以有的昆虫病毒可以作为生物农药用以防治农业害虫。

健康危害严重

病毒不但可以感染人体，而且可以感染各种动物、植物、微生物，对生态环境和人体健康会造成严重影响。据统计，人类 60% ~ 70% 的疾病（有的说 80%）是由病毒引起的。由于病毒不但种类多、数量大、各种环境都有存在，且易于变异、不断产生新的种类，所以在人类历史上，不论过去、现在或将来，对环境中病毒失衡问题的研究和预防，永远是环境毒理学、生态毒理学及其他环境毒物学学科的重要任务。

3.2.2 病毒的发现

在病毒被发现之前，人们早已观察到许多病毒存在所引起的自然现象。例如，早在公元前 1500 年埃及浮雕画记录了祭司患过小儿麻痹症，现在知道这是脊髓灰质炎病毒引起的疾病。公元前 4 世纪，希腊有记载人被狗咬后患狂犬病的症状——恐水症。公元前 3 世纪，中国也有狂犬病的记载。公元前 2—前 3 世纪的中国和印度就有了关于天花的记录。由于当时历史条件和人们认识水平的限制，无法对这些现象进行合理的解释。到了近代时期，1798 年琴纳发明了牛痘接种技术从而有效地预防了天花的流行，1884 年巴斯德发明了狂犬病疫苗，其也有很好的预防作用。直到 19 世纪末，病毒才开始逐渐得以发现和鉴定。

1884 年，法国微生物学家查理斯·尚柏朗（Charles Chamberland）发明了一种细菌无法滤过的烛形过滤器（滤孔孔径小于细菌的大小），利用这一过滤器可将液体中的细菌除去。

1886 年，在荷兰工作的德国人麦尔（Mayer）把患有花叶病的烟草植株的叶片加水研碎，取其汁液注射到健康烟草的叶脉中，能引起花叶病，从而证明这种病是可以传染的，并且错误地认为是由细菌引起的。

1892 年，俄国生物学家伊万诺夫斯基（Dmitri Iosifovich Iwanowski，1864—1920 年，图 6-3-7）发现，将感染了花叶病的烟草叶的汁液用细菌过滤器过滤后，仍然能够感染正常的烟草。这种现象起码可以说明，致病的病原体不是细菌，但伊万诺夫斯基将其解释为是由于细菌产生的毒素所引起。生活在巴斯德的细菌致病说的极盛时代，伊万诺夫斯基未能做进一步的思考，从而错失了一次获得重大发现的机会。

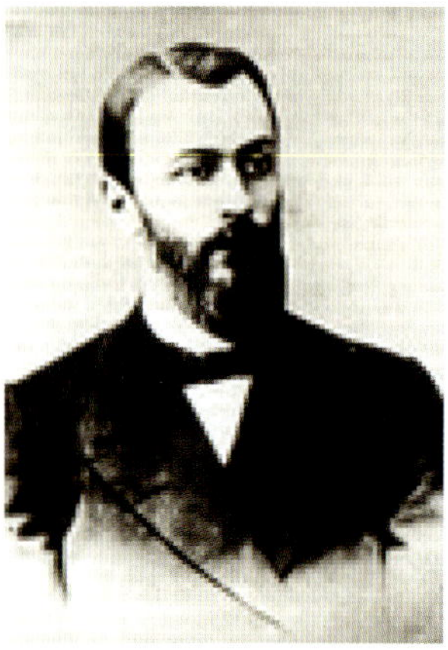
图 6-3-7　病毒学之父——伊万诺夫斯基

1898 年，荷兰微生物学家马丁乌斯·贝杰林克（Martinus Willem Beijerinck，1851—1931 年，图 6-3-8）重复了伊凡诺夫斯基的实验，并进一步发现感染烟草花叶病的物质在琼脂凝胶中以适度的速度扩散，而细菌仍滞留于琼脂的表面。他从这些试验结果得出结论，指出引起烟草花叶病的致病物质有三个特点：①能通过细菌过滤器；②仅能在感染的细胞内繁殖；③在体外非生命物质中不能生长。根据这几个特点他提出这种致病因子不是细菌，而是一种新的物质，称为"有感染性的活的流质"，并取名为"virus"。由于贝杰林克未能观察到病毒实体，所以他认为病毒是以液态形式存在的［这一看法后来被温德尔·梅雷迪思·斯坦利推翻（Wendell Meredith Stanley），他证明病毒是颗粒状的］。

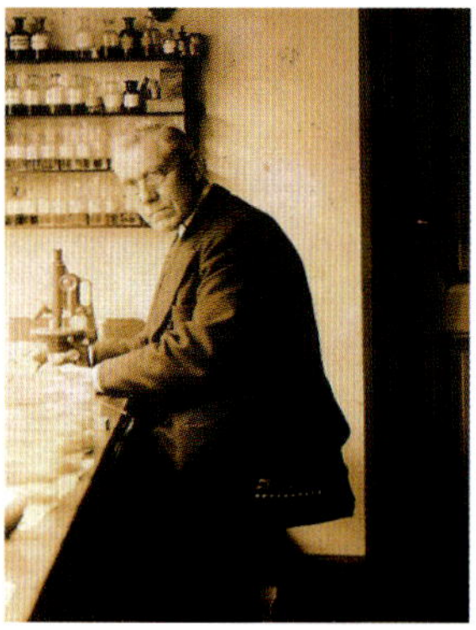
图 6-3-8　病毒学之父——马丁乌斯·贝杰林克

同样在 1898 年，德国细菌学家勒夫勒（Friedrich Loeffler）和费罗施（Paul Frosch）发现患口蹄疫的牛的淋巴液中含有能通过细菌滤器的感染性物质，由于经过了高度的稀释，排除了其为毒素的可能性，从而证明了伊万诺夫斯基和贝杰林克的重大发现。勒夫勒和费罗施推论这种感染性物质能够自我复制。

3.2.3　病毒感染生物学研究

由于病毒太小，用普通光学显微镜不能看到它，所以在发现病毒之后的 10 多年中，人们通过过滤实验法相继发现多种传染病的病原病毒（如鸡瘟病毒、黄热病病毒、狂犬病病毒等）和多种植物病毒（如马铃薯花叶病、黄瓜花叶病、小麦花叶病等病毒）。此外，对病毒的传播媒介也进行了研究，例如，1899 年细菌学家里德（Reed）发现伊蚊可以传播黄热病病毒；随之，日本人高见（Takami）发现叶蝉可以传播水稻萎缩病病毒。

从发现病毒到 20 世纪 30 年代，病毒学研究主要聚焦于分离和鉴定引起病毒性疾病的病毒、病毒对机体的效应、病毒传播方式和感染宿主的范围以及各种理化因素对病毒感染的影响等方面。

3.2.4　病毒研究的生物化学时期

分子生物性研究

1935 年，美国生物化学家和病毒学家温德尔·梅雷迪思·斯坦利（Wendell Meredith Stanley，1904—1971 年，图 6-3-9）首次提纯和结晶了烟草花叶病毒，他认为它是有催化活性的蛋白质。斯坦利的研究对生物学和医学的贡献特别巨大，引导人们从分子水平去认识生命的本质。这为分子病毒学和分子生物学的诞生奠定了基础。他也因此获得了 1946 年诺贝尔奖，他是病毒学领域第一个获此殊荣的科学家。

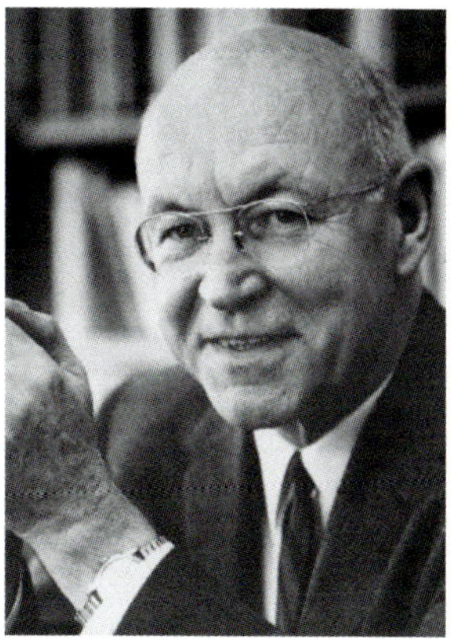

图 6-3-9　斯坦利

1936 年，鲍登（F. C. Bawden）和皮里（N. W. Pirie）进一步证实结晶物为核酸与蛋白质所构成的核蛋白，从而揭露了病毒的本质。1955 年谢弗（Scaffer）和施韦尔特（Schwerdt）结晶出了第一个动物病毒——脊髓灰质炎病毒。

第一次电子显微镜观察

1939 年，德国科学家阚施（G. A. Kansche）首次在电子显微镜下清楚地看到烟草花叶病毒是杆状颗粒。这时距伊万诺夫斯基首次发现烟草花叶病毒已有近半个世纪。

在这一时期，虽然病毒学研究取得了很大的进展，但尚未形成独立学科，对病毒化学本质的了解也比较肤浅，对病毒的概念仍存在很大争议。

3.2.5　病毒研究的细胞时期

噬菌体的发现

1915 年，英国细菌学家特沃特（Frederick William Twort，1877—1950 年，图 6-3-10A）

研究发现可以使培养的葡萄球菌菌落产生透明斑的除菌因子。1917年，法裔加拿大微生物学家代列尔（Félix Hubert D'Herelle，1873—1949年，图6-3-10B）观察到痢疾杆菌的新鲜培养物能被加入的某种污水的无细菌滤液所溶解，从而使混浊的培养物变清澈。若将此澄清液经过无菌过滤，并加到另一敏感菌株的新鲜培养物中，结果同样变清，代列尔将该溶菌因子命名为“噬菌体”。代列尔描述了噬菌体的特性和检验方法：将含有噬菌体的液体加入长满细菌的琼脂固体培养基上，一段时间后会出现由于细菌死亡而留下的空斑。通过计算空斑的数量，再乘以稀释倍数就可以得出试验溶液中噬菌体的个数。

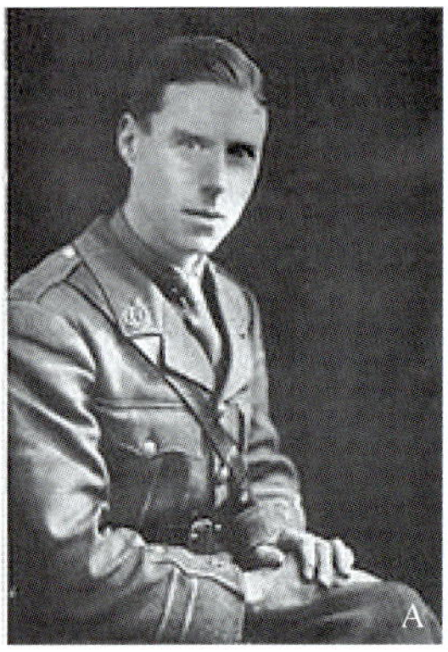

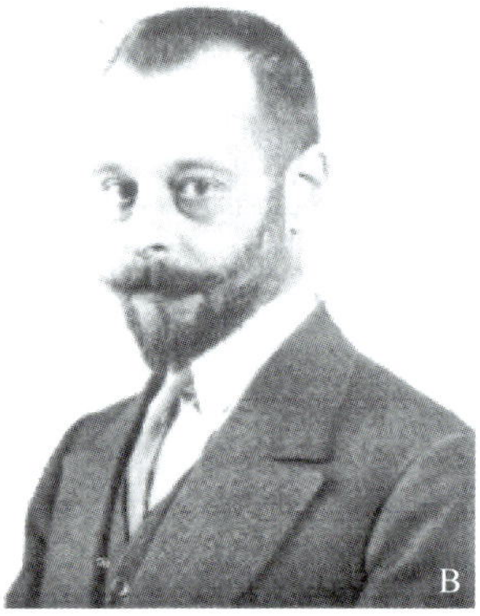

图6-3-10　特沃特（A）和代列尔（B）

由于噬菌体结构简单、基因数量很少、很容易突变，噬菌体可以作为基因工程的载体，其中λ噬菌体可以用来构建基因文库，所以噬菌体是分子生物学和基因工程研究的重要工具。因此，特沃特和代列尔的工作揭开了现代病毒学研究的序幕。

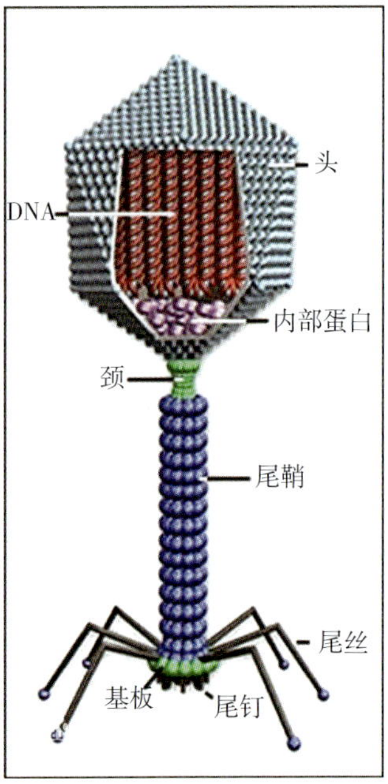

图6-3-11　噬菌体示意图

1962年，卡斯法尔（D. S. D. Casfar）阐明了某些病毒的二十面体结构，明确了核衣壳二十面体的构成规律。这是病毒超微结构研究的重大突破。

病毒学学科形成

这一阶段，通过研究噬菌体和感染细菌之间的相互作用，阐明了噬菌体DNA的感染性、噬菌体的复制周期、诱导形成溶原性噬菌体（图6-3-11）的原理、溶原性噬菌体形成成熟噬菌体颗粒的现象以及组织培养技术的建立，从而拓宽了病毒学的研究范围，加深了对病毒本质的认识。至今，这些技术仍被广泛用于未知传染因子的分离、病毒病的诊断、疫苗生产以及病毒感染和复制的基础研究。在这一时期，对病毒的研究无论理论或实践上都有了很大发展，对病毒有了一个统一、明确的概念。病毒学学科逐步形成，同时也为分子病毒学的建立奠定了基础。

3.2.6 分子病毒学时期

病毒研究的黄金时代

20 世纪的下半叶是病毒研究的黄金时代。这个时期是病毒研究的分子生物学时期。

1953 年，美国生物化学家沃森（J. D. Watson，1928—）和英国生物学家、物理学家克里克（F. H. C. Crick，1916—2004 年）共同提出 DNA 的双螺旋结构模型和理论，生物学开始进入分子时代。20 世纪 50—60 年代是分子生物学的奠基时代，噬菌体和植物病毒研究为此做出了巨大贡献，在分子生物学的发展过程中分子病毒学应运而生。

在这一时期，科学家对病毒的研究主要聚焦于病毒基因组的结构、功能和表达调控机制；病毒蛋白质结构、功能及合成的方式；各类病毒的感染、繁殖和致病机理；病毒与宿主之间的相互作用关系，尤其是肿瘤病毒与肿瘤发生的关系；可疑病毒性疾病的病原体寻找；病毒性疾病诊断、预防和治疗的新技术和新方法。这些研究均取得了很多重要成果。

（1）病毒结构与功能的研究

1956 年，美国学者弗伦克尔 - 库兰特（Fraemkel-Courat）完成了烟草花叶病毒（TMV）的核酸和蛋白质亚基的体外拆开和重建实验，证明了 RNA 也是遗传信息的载体。

1962 年，内森斯（D. Nathans）成功地进行了噬菌体 RNA 的体外翻译。1965 年，施皮格尔曼（S. Spiegelman）成功地在体外复制了 Qβ 噬菌体 RNA，从而打破了病毒必须在活体内才能增殖的传统观念。这些工作对以后阐明 DNA 病毒和 RNA 病毒的繁殖机制起了重要作用。

1971 年，限制性内切酶技术的发明为 DNA 序列分析和病毒基因定位创造了条件，之后利用这一技术陆续为乳头瘤病毒、多瘤病毒、腺病毒、疱疹病毒等构建了酶切图谱。随着基因转移、DNA 印迹（southen blot）等分子生物学方法的发明，病毒特异性基因特别是转化基因的定位和病毒核酸序列分析等研究开始进行。

20 世纪 70 年代，在分子生物学领域中 DNA 重组技术的发明，使一些病毒基因组可以在原核细胞的质粒载体上克隆，并在细菌中得到大量复制和表达产物，使病毒基因组结构和功能的研究开始进行。

1977 年，英国生物化学家桑格尔（F. Sanger，1918—2013 年）完成了噬菌体 φX174-DNA 的全部序列测定，他因此第二次获得诺贝尔奖。在测序研究中，他意外发现病毒基因存在重叠现象。

20 世纪 80 年代，病毒学的深度和广度都有了很大发展。20 世纪 90 年代，PCR（聚合酶链式反应，polymerase chain reaction）技术在分子生物学和病毒学领域得到广泛应用。

PCR是一种用于放大扩增特定的DNA片段的分子生物学技术，能将微量的DNA大幅增加。PCR技术由美国科学家穆利斯（Kary Mullis）于1985年发明，到2013年已发展到第三代。1973年，中国台湾科学家钱嘉韵发现了稳定的Taq DNA聚合酶，为PCR技术发展做出了基础性贡献。1993年，穆利斯因发明PCR技术获得诺贝尔化学奖。

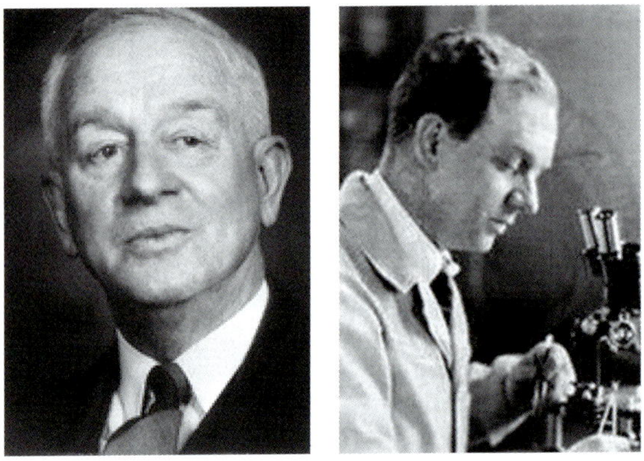

图6-3-12　弗朗西斯·劳斯

（2）原癌基因的发现

1976年，发现动物正常细胞DNA中存在癌基因src。

早在1911年，弗朗西斯·佩顿·劳斯（Francis Peyton Rous，1879—1970年，图6-3-12）就发现，鸡肉瘤无细胞滤液能引起鸡产生新的肉瘤，从而证明病毒能引起动物肿瘤。几十年后，他证实了病原体为劳氏肉瘤病毒（rous's sarcoma virus，RSV），因此获得1966年的诺贝尔奖。1970年特明（H. M. Temin）与巴尔提摩（D. Baltimore）发现RSV是一种反转录病毒。

1976年，哈罗德·艾利洛·瓦尔默斯（Harold Elliot Varmus，1939—，图6-3-13A）和迈克尔·毕晓普（J. Michael Bishop，1936—，图6-3-13B）发现RSV中的致瘤基因是src基因，并命名为“病毒癌基因”（virus ocogene，v-onc）；同时他们发现src的同源物普遍存在于动物细胞（如鸡、鸭、果蝇）中。原来src编码一种胞质酪氨酸激酶，参与细胞增殖相关的信号转导，是细胞的正常组分。由于RSV、鸟类肉瘤病毒（avian sarcoma virus，ASV）等反转录病毒的基因组是整合在宿主基因组上复制的，会将宿主的某些基因复制到自身的基因组中，因此在被这样的病毒感染的细胞中src基因拷贝就增多了，从而引起细胞过度增殖，导致肿瘤的形成。他们二人因此项发现获得1989年诺贝尔生理学或医学奖。

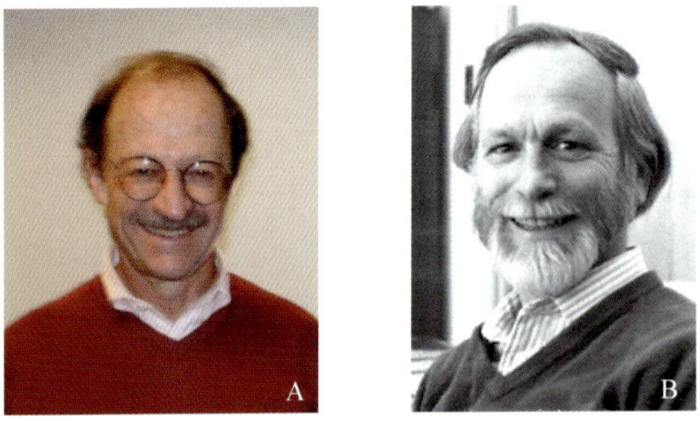

图6-3-13　瓦尔默斯（A）和毕晓普（B）

1981年，毕晓普假设正常细胞内的遗传物质能产生病毒癌基因，称其为原病毒，而后又改称为原癌基因。不过，也有记载在1976年杜贝格（P. H. Dueberg）发现RSV含有癌基因src，而且在正常鸡以及其他脊椎动物和无脊椎动物的DNA中也发现有癌基因src的同源序列存在，推测病毒的癌基因可能来自细胞的正常基因，使人们对肿瘤发生机制有了更深刻的了解。

（3）亚病毒的发现

1971 年，迪内尔（T. O. Diener）在研究马铃薯纺锤形块茎病病原时发现了类病毒（viroids）。类病毒与病毒不同，没有蛋白质外壳，为共价闭合的单链 RNA 分子，呈棒状结构，由一些碱基配对的双链区和不配对的单链环状区相间排列而成。类病毒的分子量为 $0.5 \times 10^5 \sim 1.2 \times 10^5$。一般侵染高等植物，利用宿主细胞中的酶类进行 RNA 的自我复制，引起特定症状或引起植株死亡。类病毒的发现，揭示了有比病毒更简单的生物，且有助于对生命起源的认识。

1962 年，美国科学家卡萨尼斯（Kassanis）发现在烟草坏死病毒（tobacco necrosis virus，TNV）的二十面体病毒颗粒中，有时伴随着一个较小的二十面体颗粒，且只有在 TNV 侵染的植株中才能复制，而单独存在时既无侵染性也不能复制，这种小颗粒被称为卫星烟草花叶病毒，从而开创了病毒学研究的一个新的领域。其实，早在 20 世纪 40—50 年代，卡萨尼斯就已经从烟草坏死病中分离出了这种卫星病毒。1976 年，卡皮尔（Kaper）等又在黄瓜花叶病毒（CMV）的四分段基因中发现了黄瓜花叶病毒伴随 RNA。卫星病毒（satellite）又称卫星 RNA、类类病毒（viroid-like）、拟病毒（virusoids）等。在澳大利亚，1981 年从绒毛烟斑驳病毒（VTMV），1986 年从苜蓿暂时性条斑病毒（LTSV）、莨菪斑驳病毒（SNMV）、地下三叶草斑驳病毒（SCMV）中均分离出这些病毒的卫星病毒。

卫星病毒极其微小，只是一种裸露的、环状单链 RNA（300 ~ 400 个核苷酸）。它的侵染对象是植物病毒。中国学者认为卫星病毒是侵染病毒的病毒。卫星病毒依赖于病毒才能复制，并能干扰或辅助病毒的复制，改变病毒的致病能力，具有维持本身遗传性的株系特异性的性质。卫星 RNA 和卫星病毒可用于病毒病的生物防治，具有广阔的前景。

1982 年，美国生物化学家斯坦利·普鲁辛纳（Stanley B. Prusiner，图 6-3-14）发现引起“羊瘙痒病”（scrapie）的致病因子并不是之前认为的类病毒，而是分子量只有 2.7 万 ~ 3 万道尔顿的一种蛋白质，命名为“朊病毒”（prion）。其实，早在 300 年前，人们已经注意到绵羊和山羊患的“羊瘙痒症”，患病动物奇痒难熬、站立不稳、瘫痪直至死亡。20 世纪 60 年代，英国生物学家阿尔卑斯用放射处理破坏 DNA 和 RNA 后，其组织仍具感染性，因而认为“羊瘙痒症”的致病因子并非核酸，而可能是蛋白质。由于这种推断不符合当时的一般认识，也缺乏有力的实验支持，因而没有得到认同，甚至被视为异端邪说。1996 年春天英国蔓延的“疯牛病”（由朊病毒引起），波及了整个欧洲，加上法国克罗伊茨菲尔德 - 雅

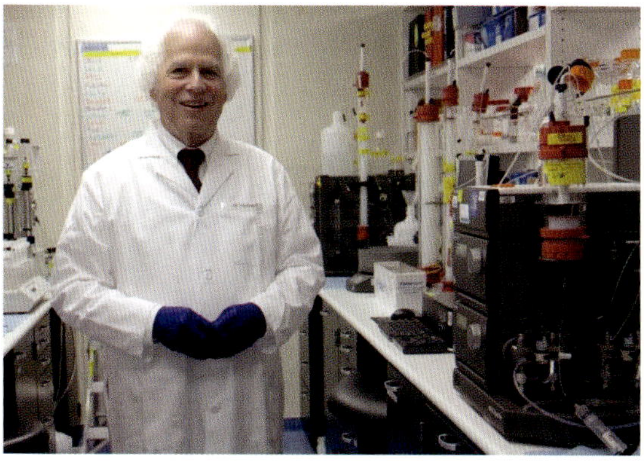

图 6-3-14　普鲁辛纳在实验室

各布氏症（Creutzfeldt-Jacob 氏病，简称克雅氏综合征，人类的一种朊病毒病）患者增多，怀疑是由于食用了患“疯牛病”牛的肉引起，因而引起极大恐慌，家畜朊病毒成为人类关注的焦点。1997 年，普鲁辛纳（S. B. Prusiner）因发现朊病毒，并提出“疯牛病”、克雅氏综合征、库鲁病（Kurmm）等脑退化性疾病是由朊病毒引起的理论而获得 1997 年诺贝尔生理学或医学奖。不过，朊病毒究竟是致病因子或是正常基因突变而形成的异常蛋白质，至今仍处于争论之中。

近期，2019 年，普鲁辛纳团队在《科学转化医学》杂志上发文证明，阿尔茨海默病（AD）患者脑内存在 β 淀粉样蛋白和 tau 蛋白的朊病毒形式。

1983 年，国际上把类病毒（由一些碱基配对的双链区和不配对的单链环状区相间排列而成的 RNA 分子）、卫星病毒（极小的环状 RNA）和朊病毒（仅为一种蛋白质分子）列入亚病毒（subvirus）。而病毒（又称真病毒）由核酸和蛋白质构成。

3.2.7 新病毒和新病毒病的发现和研究

20 世纪下半叶是发现病毒的黄金时代，大多数能够感染动物、植物或细菌的病毒在这数十年间均被发现。

动物病毒的首次发现

1957 年，美国科学家多尔（Doll）等首次从流产的马胎儿中分离出马动脉炎病毒（equine arteritis virus，eAV）。同年，引发牛病毒性腹泻的牛病毒性腹泻病毒（bovine viral diarrhea virus，BVDV）被发现。

（1）乙型肝炎病毒的发现

1966 年，美国医学家布隆伯格（Baruch Samuel Blumberg，1925—2011 年，图 6-3-15）发现了乙型肝炎病毒。20 世纪 40 年代发现血液能传播乙型肝炎后，医学家们就开始寻找引起乙肝的病原微生物，直到 1966 年初，一个偶然的发现使布隆伯格与其合作者开始考虑澳大利亚抗原（现名乙肝表面抗原）与肝炎的关系。经过很多次试验，布隆伯格等在 1966 年年底发表论文，提出澳大利亚抗原与急性病毒性肝炎之间有密切关系，可能通过输血传染。他因此获得 1976 年度诺贝尔生理学或医学奖。布隆伯格等大胆提出用人类血液病毒（乙肝表面抗原）的一个子单位做疫苗的方法，经过多年大量的研究，终于研制成功第一代血源性疫苗，并于 1981 年投入使用。

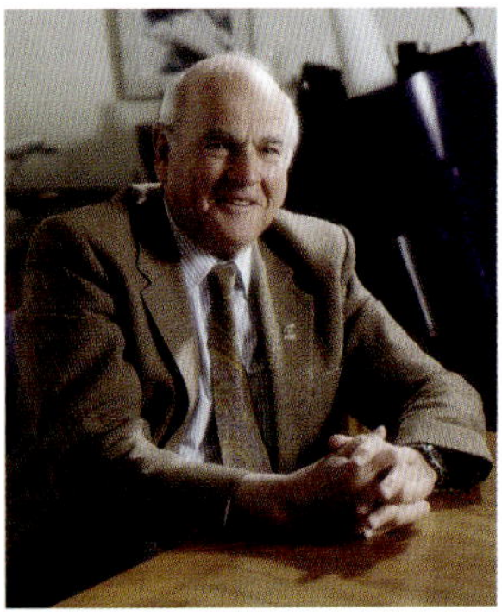

图 6-3-15 布隆伯格

（2）逆转录病毒的发现

1970 年，美国生物学家特明（Howard Martin Temin，1934—1994 年，图 6-3-16A）与巴尔提摩（David Baltimore，1938—，图 6-3-16B）独立地发现，某些主要由 RNA 构成的动物癌症病毒能将本身的遗传物质逆转录为 DNA，该 DNA 可使寄生细胞转化为癌细胞。1970 年他们用两种癌症病毒进行试验，发现它们均含一种酶——逆转录酶，这类病毒被命名为逆转录病毒。逆转录酶能将病毒 RNA 逆转录为 DNA，从而改变了分子生物学的一个法则：遗传信息总是从 DNA 流向 RNA 的。他们因此于 1975 年获得诺贝尔生理学或医学奖。

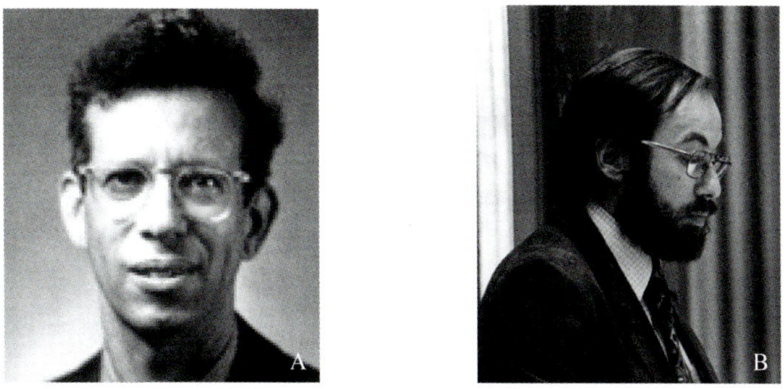

图 6-3-16　特明（A）和巴尔提摩（B）

第一个人类逆转录病毒的发现

1978 年，日本三好康子（Miyoshi）将一例成年男性淋巴细胞白血病（adult t-cell leukemia，ATL）病人的外周血在体外培养，建立了 MT-I 细胞株。1979 年，日沼富田（Hinuma）等报道，在这个细胞株中发现了一种新的 RNA 逆转录病毒，称为成人 T 淋巴细胞白血病病毒（ATLV）。1980 年，美国国立癌症研究所罗伯特·加洛（Robert Charles Gallo，1937—，图 6-3-17）利用皮肤覃样真菌病人的淋巴结也建立了一个白血病细胞株，发现其中有一种 RNA 逆转录病毒，称作嗜人 T 细胞白血病病毒（HTLV）。这是第一个发现的人类逆转录病毒。后来的研究表明，这两种病毒实为同一种病毒，1983 年统一命名为嗜人 T 细胞白血病 1 型病毒（HTLV-1）。随后，罗伯特·加洛又发现了嗜人 T 细胞白血病 2 型病毒（HTLV-2）。

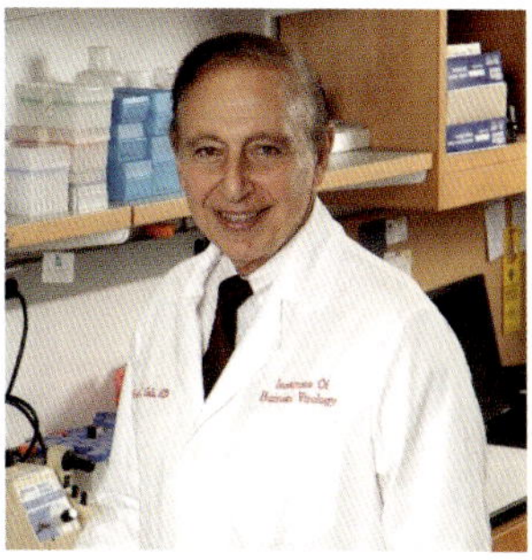

图 6-3-17　罗伯特·加洛

1982 年，萨默斯（J. Summers）等发现乙型肝炎 DNA 复制过程中有逆转录过程。

（3）艾滋病病毒的发现

1983 年，法国病毒学家吕克·蒙塔尼（Luc Montagnier，1932—，图 6-3-18A）和他的同事弗朗索瓦丝·巴尔－西诺西（Francoise Barre-Sinoussi，1947—，图 6-3-18B）首次分离得到了一种逆转录病毒，也就是现在世人皆知的艾滋病病毒（HIV），即人类免疫缺陷病毒（human immunodeficiency virus，HIV），是引起艾滋病（AIDS，人类获得性免疫缺陷综合征）的一种病毒。他们从淋巴结肿大的早期病人的淋巴细胞和晚期病人的血液中确定了病毒复制的机理。他们根据形态、生物化学、免疫特性将这种逆转录病毒定为首个人类已知的慢病毒。HIV 的大量复制和对淋巴细胞的破坏，导致人体的免疫系统被破坏。这一发现对于克隆 HIV-1 基因组成为可能，也使人们可以确认复制阶段的细节和病毒如何与病人交互作用。它还使对被感染者进行诊断、筛查和治疗方法的研发成为可能，导致对该病的预防和治疗成为可能，从而降低了艾滋病的传播，并大幅提高了艾滋病患者的寿命。HIV 的克隆使人们可以对病毒的起源和演变进行研究。现已确定 HIV 基因组比已知的任何病毒的基因组都复杂。这种病毒可能是 20 世纪从西部非洲的猩猩传至人类的，但目前还不清楚这种病毒为何会在 20 世纪 70 年代快速暴发。与先前发现的人类致癌反病毒不同，HIV 并不引发不可控制的细胞增长。鉴于这一病毒已感染了全球人口的 1%，且感染到发病的潜伏期长（一般为 6 ~ 10 年）、死亡率高，所以他们的这一成就具有非常重要的意义。

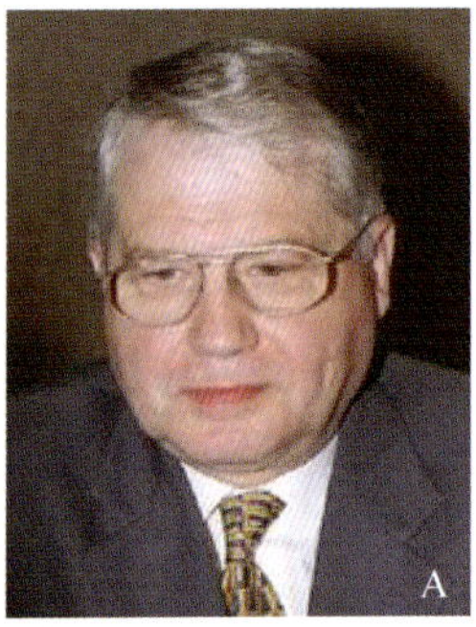
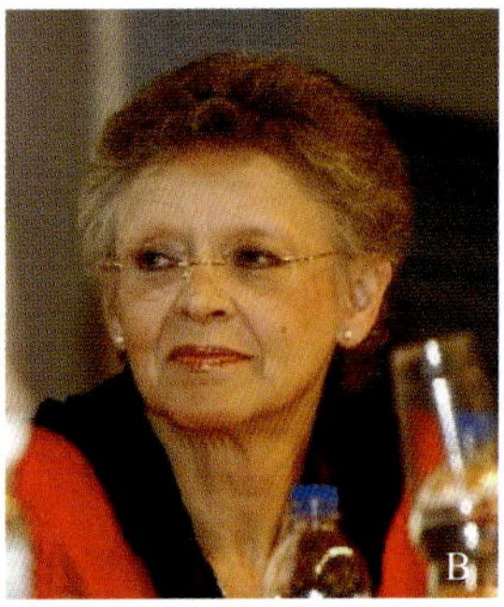

图 6-3-18　吕克·蒙塔尼（A）和弗朗索瓦丝·巴尔－西诺西（B）

值得指出的是，美国科学家罗伯特·加洛（图 6-3-17）虽然对艾滋病毒的发现做出了重要贡献，但诺贝尔奖仅授予蒙塔尼和巴尔－西诺西，加洛却未在获奖名单里，从而引发了一场病毒发现权的争执。加洛是人类逆转录病毒研究的先驱，他第一个分离出人逆转录病毒——人 T 细胞白血病病毒 HTLV，并建立了在体外培养人 T 细胞上培养病毒的方法，这是研究人 T 细胞逆转录病毒的基础。超过 100 名科学家共同签署了反对意见，刊登在《科学》杂志上，以抗议罗伯特·加洛被诺贝尔奖委员会忽视。这一争论直到美、法两国总统协商后才得以解决。因此，在美国的教科书里，蒙塔尼和加洛均为艾滋病病毒（HIV）的发现者。

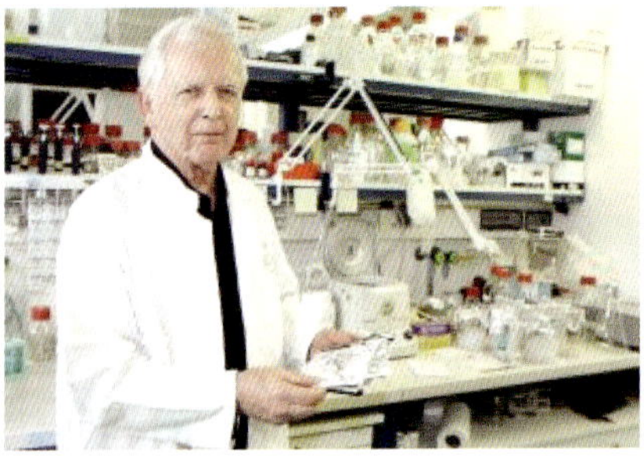

图 6-3-19　哈拉尔德·楚尔·豪森

2015 年 3 月 4 日，多国科学家研究发现，艾滋病毒已知的 4 种病株（M、N、O、P），均来自喀麦隆的黑猩猩及大猩猩，至此人类首次完全确定了艾滋病毒毒株的所有源头。

（4）人乳头状瘤病毒的发现

1983 年，德国病毒学家哈拉尔德·楚尔·豪森（Harald zur Hausen，1936—，图 6-3-19）发现能够导致宫颈癌的人乳头状瘤病毒，这一发现为开发出宫颈癌疫苗打下了基础。他因此与蒙塔尼、巴尔－西诺西分享了 2008 年诺贝尔生理学或医学奖。

（5）甲型肝炎病毒

1988 年 1 月，上海市出现了大规模的流行性甲型肝炎，患者总数达 31 万人，主要原因是人们食用了被甲型肝炎病毒（HAV）污染的毛蚶。甲型肝炎病毒是一种 RNA 病毒，属微小核糖核酸病毒科，是直径约 27 nm 的球形颗粒，由 32 个壳微粒组成对称 20 面体核衣壳，内含线型单股 RNA。HAV 在体外抵抗力较强，在 -20℃条件下保存数年，其传染性不变，能耐受 56℃ 30 min 的温度及 pH 为 3 的酸度。甲型肝炎的传染源主要是患甲型肝炎的病人。为防止甲型肝炎的发生和流行，应重视保护水源，管理好粪便，加强饮食卫生管理，讲究个人卫生，病人排泄物、食具、床单衣物等应认真消毒。

肝炎病毒

从古希腊到 1939 年

有关病毒性肝炎流行的记载可追溯到公元前，在古代由于人们对它的病因不了解，曾给它起过多种名字。由于它的表现多有黄疸，所以认为它是一种胆管的卡他性炎症。因此，古希腊和古罗马一直称其为“卡他性黄疸”。1744—1749 年，地中海西部的一个岛屿上出现了这种病的流行，引起了人们的注意。在 19 世纪初，美国的南北战争中第一次记载了军队中的黄疸病流行，开始被称为“军营黄疸”。1863 年的秋冬季是黄疸病流行的高峰，使人们认识到这种疾病有一定的流行季节。1888 年，斯马特（Smart）医生记录了联邦同盟军中发生的 71 691 例黄疸病例，这些病例的临床表现和流行情况均符合现在的甲型肝炎症状。1912 年，美国医生柯凯因（Cockayne）对美国联邦同盟军士兵中发生的 22 569 例“卡他性黄疸”进行了统计分析，其中有 161 例死亡，病死率为 0.71%。他发现这是一种全身性疾病，能在人群中传染，并造成流行，严重者可导致急性黄色肝萎缩而死亡。因此，柯凯因医生首先把这种疾病称为“流行性黄疸”，后来也有人称其为“传染性黄疸”。1939 年，肝脏病理学的研究证明，这种疾病是肝细胞的炎症和坏死造成的，从此“卡他性黄疸”这一陈旧概念才被彻底废弃。

发现了两种传播途径

自从人们认识到这种疾病的传染性后，就开始寻找它的传播途径。欧洲和美国的一些医生分别在 1937 年和 1939 年提出该病可能通过消化道传播。1942 年，维奥特（Voegt）医生用病人的十二指肠液经口感染人，证实了消化道传播途径。但此时正在研究黄热病的麦凯阿伦（MacCallum）医生却发现接种了一种含有人血清的黄热病疫苗，几个月后，其中的一些士兵出现了肝炎的症状。由此，麦凯阿伦考虑到是否在人的血液中含有引起肝炎的病毒。于是在第二次世界大战期间及战争结束后不久，麦凯阿伦医生和他的同事们发现肝炎不仅可以通过血液传播，也可通过消化道传播。1947 年，麦凯阿伦提出把因粪便污染了食物和水后经消化道传播引起的肝炎称为“甲型肝炎”，因污染血液经输血传播引起的肝炎称为“乙型肝炎”。

从血液中找到的第一个肝炎病毒——乙肝病毒

科学家们怀疑引起这两型肝炎的病原微生物可能是病毒，因为在实验中发现它们可以通过非常小的微孔，可是他们却不能将这些病毒分离培养出来。直到 20 世纪

60 年代，美国内科学和生物化学专家布鲁伯格（Blumberg）和美国疾病预防控制中心的血液学专家阿尔特（Alter）联合攻关，终于在 1965 年发现了澳大利亚土著人的血清中有一种能够和白血病患者血清中的物质产生抗体－抗原反应的神秘蛋白，他们将这种蛋白命名为澳大利亚抗原。这是人类从血液中找到的第一个肝炎病毒的抗原成分，这就是乙肝病毒的表面抗原（HBsAg）。1970 年观察到了完整的乙肝病毒颗粒；1971 年病毒被分离，并展现了病毒的表面和核心；1972 年，发现乙型肝炎 e 抗原（HBeAg）是病毒核心的一部分，与病毒的感染性有关。自此，随着对乙肝病毒研究的不断深入，乙肝疫苗以及抑制乙肝病毒的药物相继被发现和研制成功。

甲肝病毒的发现

虽然对甲型肝炎的研究早于乙型肝炎，但发现其病原体的时间却在乙型肝炎之后。1908 年，麦当劳（McDonald）医生首先认识到甲型肝炎是由一种病毒引起，但一直没有找到这种病毒。直到乙肝病毒发现以后，许多研究者们又将研究目标转向甲型肝炎。1973 年，弗瑞斯特（Feinstone）博士和他的同事们用电子显微镜在病人的粪便中发现了甲肝病毒颗粒，并从感染狨（猴子的一种）的肝组织当中分离纯化出了甲肝病毒。

第二种由血液传播的肝炎病毒——丙肝病毒

乙肝病毒表面抗原被发现以后，人们发现即使经过严格的血液筛查，仍有许多病人染上了输血后肝炎。于是科学家怀疑还有其他种类的肝炎病毒经血液传播，并把这种肝炎称为非甲非乙型肝炎。1974 年 Golafield 首先报告输血后非甲非乙型肝炎。直到 1989 年，美国科学家迈克尔·侯顿（Michael Houghton）利用一种新的技术手段——分子生物学方法，终于找到了病毒的基因序列，克隆出了丙肝病毒，并命名本病及其病毒为丙型肝炎（Hepatitis C）和丙型肝炎病毒（HCV）。从 1990 年开始，随着高敏感性、高效性的丙肝病毒血液检查方法的应用，输血引起的肝炎已下降到十万分之一。虽然目前尚无丙肝疫苗，但是新一代干扰素的出现给治疗丙肝带来了希望。

丁肝病毒的发现

1977 年，意大利胃肠病学专家里兹托（Rizzetto）用免疫荧光方法对慢性乙型肝炎患者的肝细胞进行检查。他偶然发现，病人的肝细胞核中有一种新的抗原，这种抗原的分布与乙肝病毒的核心抗原相似，但又很少与乙肝病毒核心抗原同时存在。因此，他认为这是一种乙肝病毒表面抗原、e 抗原和核心抗原之外的第四种抗原，就按希腊字母顺序命名为 δ 抗原。后来发现，这种 δ 抗原并非乙肝病毒的组成部分，而是一种有缺陷的 RNA 病毒。这种病毒没有外壳，因而必须借助乙肝病毒才能复制与生存，常与乙型肝炎先后重叠感染或同时混合感染，并可使原有的乙型肝炎加重。因此，在 1984 年里兹托提议将 δ 抗原称为丁肝病毒（HDV）。对于 HDV 尚无特效药，长疗程的干扰素治疗有一定疗效。

戊肝病毒的发现

1974 年发现输血后非甲非乙型肝炎后，一些学者对 1955 年印度新德里由水源污染发生的肝炎暴发流行事件当时留取的血清进行检测，发现这些血清内既无甲肝病毒的标志，亦无乙肝病毒的标志。这使人们想到非甲非乙型肝炎除了输血感染以外，还有通过消化道感染的另外一型。1983 年，俄国病毒学家巴拉扬（Balayan）等发现了戊肝病毒颗粒，但未分离到病毒。1989 年，美国雷耶斯（Reyes）博士成功克隆了戊肝病毒。

其他肝炎病毒

至此，世界公认的五种肝炎病毒（甲型、乙型、丙型、丁型、戊型）全部被发现，是否还有其他肝炎病毒至今尚无定论。

1994 年，科学家在研究散发性急性肾功能衰竭时，发现乙型肝炎病毒。但至今尚未被确认。

1995 年，美国科学家发现一种黄病毒样基因序列，称之为庚型肝炎病毒。其致病性还有待于进一步明确。

1997 年 12 月，日本学者在一名输血后肝炎病人体内发现了新的病毒基因克隆，认为是一种新肝炎病毒，命名为“TTV”，即经血传播病毒。但 TTV 的致病性还有待于进一步明确。

（6）冠状病毒的发现

冠状病毒（coronavirus，图 6-3-20）最先于 1937 年从鸡身上分离出来。1965 年，英国医学家泰瑞尔（David Tyrrell）等用人胚气管培养方法，从普通感冒病人鼻洗液中分离出第一株人的冠状病毒非提纯的样品，命名为 B814 病毒，并将此样品交英国电镜专家琼·阿尔梅达（June Almeida，1930—2007 年，图 6-3-21）进行观察。

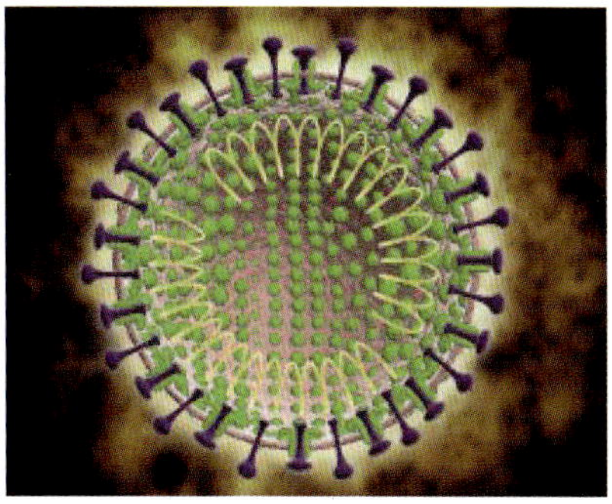

图 6-3-20　冠状病毒在电镜下的形态结构示意图

1966 年，阿尔梅达等在加拿大多伦多的安大略癌症研究所对泰瑞尔提供的样品进行电子显微镜观察发现，该病毒的形状类似中世纪欧洲帝王的王冠，故提出命名这类病毒为冠状病毒。1975 年，病毒命名委员会正式命名了冠状病毒科。

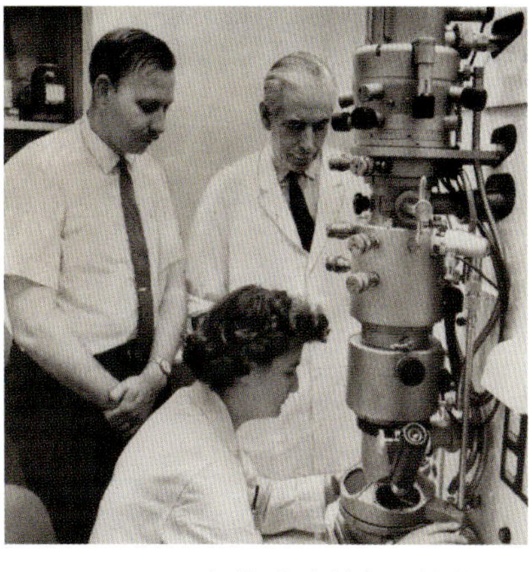

图 6-3-21　阿尔梅达（前）和她的同事在工作

冠状病毒感染在全世界非常普遍，人群中普遍存在冠状病毒抗体，成年人高于儿童。各国报道的人群抗体阳性率不同，我国人群以往冠状病毒抗体阳性率在 30%～60%，苏联的抗体阳性率则在 53%～97%。

在当时，阿尔梅达意识到冠状病毒与传染性支气管炎病毒有关，这种病毒会严重感染鸡。在 2002 年的 SARS 冠状病毒（SARS-CoV）引发严重急性呼吸道综合征流行和2019年的新型冠状病毒（2019-nCoV）引发新型冠状病毒肺炎流行之前，学术界普遍认为冠状病毒对人类不构成重大威胁。

（7）SARS冠状病毒的发现

2002年年底，中国广东出现了多例原因不明的、危及生命的呼吸系统疾病。随后，扩散至东南亚乃至全球，直至2003年中期疫情才被逐渐消灭，是一次全球性传染病重大疫情。2002—2003年，由于这种传染病的暴发，造成了全球8 094人感染和774人死亡。截至2003年8月16日，中国内地累计报告临床诊断病例5 327例、中国香港1 755例、中国台湾665例，分别死亡349人、300人、180人。

世界卫生组织将此疾病命名为“严重急性呼吸道综合征”（severe acute respiratory syndrome，SARS）。随后世界各国的实验室都致力于发现这种疾病的病原体。香港大学最先于2003年3月22日宣布分离出一种未知的冠状病毒。2003年4月12日加拿大BC肿瘤研究所基因组科学中心（BC Cancer Agency's Genome Sciences Center）首先完成了该病毒的全基因组测序。2003年4月16日，WHO在上述各方面研究成果的基础上，正式宣布一个前所未知的冠状病毒的变种，是引起SARS的病原体，并命名为SARS冠状病毒（SARS coronavirus，SARS-CoV）。[1]

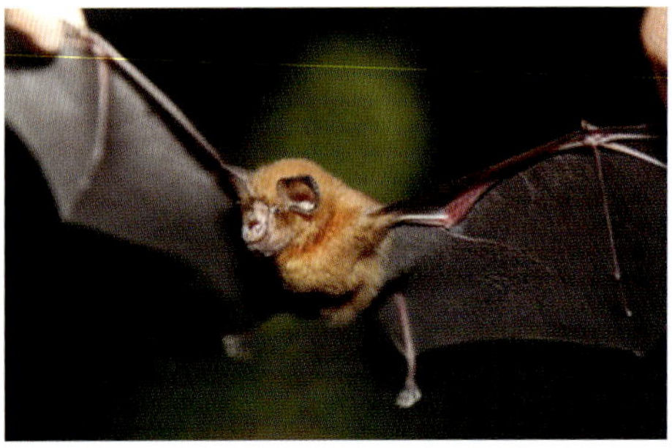

图6-3-22　中华菊头蝠
（属于哺乳纲、翼手目、菊头蝠科的一种中型蝙蝠）

2013年，中国科学院武汉病毒研究所研究员石正丽带领的国际研究团队从中华菊头蝠（*Rhinolophus sinicus*，图6-3-22）分离到一株与SARS冠状病毒高度同源的SARS样冠状病毒，进一步证实中华菊头蝠是SARS冠状病毒的自然宿主。但是，这种从蝙蝠分离的SARS样冠状病毒不能直接感染人，该病毒还需要在中间宿主发生变异或进化，才能感染人。流行病学证据和生物信息学分析显示，野生动物市场上的果子狸是SARS冠状病毒的直接来源，表明SARS样冠状病毒的中间宿主是果子狸。由于在中国尤其是南方，特别是在云南、贵州、广东、广西地区，常食用果子狸，所以医学界许多人士认为人类通过食用果子狸而感染SARS。

虽然在世界各地的蝙蝠体内均发现与SARS病毒相似的SARS样冠状病毒，但这些病毒均不能利用人和果子狸的体内的血管紧张素转化酶2（ACE2）作为受体（ACE2是人SARS病毒的受体），故不是SARS冠状病毒的近亲。研究发现，从果子

1　SARS病毒属于正义单链RNA病毒（positive-sense single-stranded RNA virus，（+）ssRNA virus）。正义单链RNA病毒的基因组为一条正义RNA单链。该正义链进入宿主细胞后，可以直接作为mRNA链指导蛋白质的合成；也可以通过依赖RNA的RNA聚合酶（RDRP）作用，生成负链，再以负链为模板，在RDRP作用下，生成正链。这样就达到了复制的目的。同时，生成的正链也可作为mRNA指导蛋白质的合成。正义单链RNA病毒包括许多很有名的病毒如小核糖核苷酸病毒（包括甲肝病毒HAV、肠道病毒、鼻病毒、脊髓灰质炎病毒、口蹄疫病毒、感冒病毒等）、SARS病毒、丙肝病毒HCV、黄热病毒、风疹病毒等。

狸分离的SARS冠状病毒可以利用人、果子狸和中华菊头蝠的ACE2作为其功能受体，并且能感染人、猪、猴以及蝙蝠的多种细胞。

SARS病毒

2002年冬—2003年SARS的世界性暴发，病毒学界立即掀起了对SARS病毒的研究热潮，在很短的时期内就在分子水平阐明了SARS病毒的形态特征、化学组成、遗传物质及复制周期等。反映了现代分子病毒学包括环境病毒学的高速发展水平。

SARS病毒的形态与膜蛋白

SARS病毒粒子呈不规则形状，直径60～220 nm。病毒粒子外包膜表面有三种糖蛋白：①刺突糖蛋白，是受体结合位点、溶细胞作用位点和主要抗原位点；②小包膜糖蛋白，较小，是与包膜结合的蛋白；③膜糖蛋白，负责营养物质的跨膜运输、新生病毒出芽释放与病毒外包膜的形成。少数种类还有血凝素糖蛋白。

SARS病毒遗传物质

SARS病毒是RNA病毒，其核酸为非节段单链（+）RNA，长27～31 kb，在RNA病毒中其RNA核酸链是最长的，具有正义单链RNA病毒[（+）ssRNA virus]所特有的重要结构特征：即RNA链5′端有甲基化“帽子”，3′端有PolyA“尾巴”结构。这一结构与真核mRNA非常相似，也是其基因组RNA自身可以发挥翻译模板作用的重要结构基础，而省去了RNA—DNA—RNA的转录过程。SARS病毒的RNA和RNA之间重组率非常高，由于这种高重组率使病毒容易出现变异。如果重组后，RNA序列发生了变化，由此核酸编码的氨基酸序列也就改变了，氨基酸构成的蛋白质随之发生变化，使其抗原性发生了变化。而抗原性发生变化的结果是导致原有疫苗失效，免疫失败。流行病学研究发现，SARS病毒可以发生重复感染，表明其存在有多种血清型并有抗原的变异，所以对其免疫较困难。

SARS病毒复制周期

SARS病毒成熟粒子中，并不存在RNA病毒复制所需的RNA聚合酶。当它进入宿主细胞后，直接以病毒基因组RNA为翻译模板，表达出病毒RNA聚合酶。再利用该酶完成负链亚基因组RNA（sub-genomic RNA）的转录、各种结构蛋白mRNA的合成，以及病毒基因组RNA的复制。SARS病毒各个结构蛋白成熟的mRNA合成，不存在转录后的修饰剪切过程，而是直接通过RNA聚合酶和一些转录因子，以一种“不连续转录”（discontinuous transcription）的机制，通过识别特定的转录调控序列（transcription regulating sequences，TRS），有选择性地从负义链RNA上，一次性转录得到构成一个成熟mRNA的全部组成部分。结构蛋白和基因组RNA复制完成后，将在宿主细胞内质网处装配（assembly）生成新的冠状病毒颗粒，并通过高尔基体分泌至细胞外，完成其生命周期。

SARS病毒传播途径

SARS病毒通过呼吸道分泌物排出体外，经口液、喷嚏、接触传染，并通过空气飞沫传播，感染高峰在秋冬和早春。

SARS 病毒疾病预防

对 SARS 病毒的预防有特异性预防，即针对性预防措施（疫苗，疫苗的研制需要时间较长，如何解决病毒繁殖问题是其难题）和非特异性预防措施（如勤洗手，戴口罩，常开窗，避免用手直接接触眼睛、鼻子和嘴巴，勿过度疲劳及勿接触病人，少去人多的公共场所等）。

（8）2019 新型冠状病毒（2019-nCoV）

冠状病毒是一个大型病毒家族，已知可引起上呼吸道感染（如感冒）以及中东呼吸综合征（MERS）和严重急性呼吸综合征（SARS）等较严重疾病。

2019 年 12 月，湖北省武汉市持续开展流感及相关疾病监测，发现多起病毒性肺炎病例。经核酸检测分析，发现这种病毒是以前从未在人体中发现的冠状病毒新毒株。2020 年 1 月 7—10 日，我国不同高等院校和科研单位对该病毒进行核酸检测分析，先后公布了该病毒的全基因序列，为全球疫苗研发做出了中国贡献。2020 年 1 月 12 日，世界卫生组织正式将其命名为“2019 新型冠状病毒”（2019-nCoV），以下简称“新型冠状病毒”或“新冠病毒”；随后，世界卫生组织对新型冠状病毒（2019-nCoV）引发的疾病正式命名为“2019 冠状病毒病”（corona virus disease 2019，COVID-19）。新冠病毒感染可导致新型冠状病毒性肺炎流行。[1,2]

对新冠病毒超微结构和核酸序列的研究

2020 年 1 月 24 日，中国疾病预防控制中心病毒病预防控制所首次发布重要权威信息：他们成功分离我国第一株新型冠状病毒毒种信息及其电镜照片（图 6-3-23）、新型冠状病毒核酸序列和检测引物等，并声明提供共享服务。

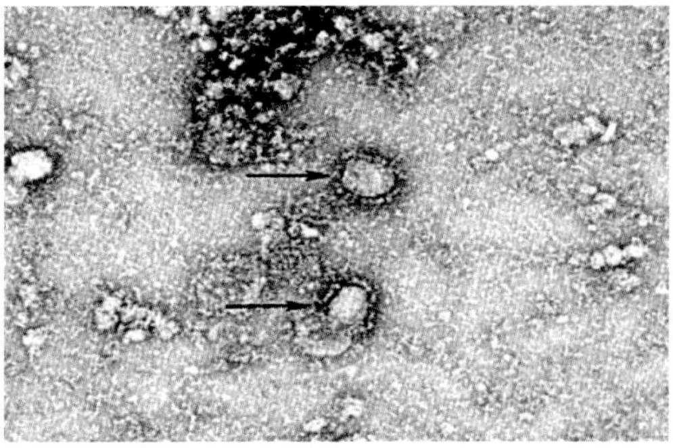

图 6-3-23　我国第一株病毒毒种电镜照片（箭头所指表明为冠状病毒）

2020 年 1 月 25 日，国际知名期刊《新英格兰医学杂志》（*The New England Journal of Medicine*）发表中国团队关于新型冠状病毒研究论文称，通过对新冠肺炎患者的样本进行全基因组测序发现了一种从未见过的乙型冠状病毒属病毒，它成为可以感染人类的冠状病毒科中的第七个成员。其余 6 种分别是 HCoV-229E、HCoV-OC43、HCoV-NL63、HCoV-HKU1、SARS-CoV（引发重症急性呼吸综合征）和

1　张继先 . 最早发现了这不一样的肺炎 . 健康报，2020-02-03，http：//wjw.hubei.gov.cn/bmdt/ztzl/fkxxgzbd grfyyq/yxdx/202002/t20200206_2020334.shtml。

2　Li Q，et al. 2020. Early transmission dynamics in Wuhan，China，of Novel Coronavirus-Infected Pneumonia. New England Journal of Medicine. DOI：10.1056/NEJMoa2001316.

MERS-CoV（引发中东呼吸综合征）。

我国前沿科技门户网站“IT之家”在2020年1月27日报道，国家基因组科学数据中心（NGDC）公开了5株2019新型冠状病毒全基因组序列：GWHABKF00000000、GWHABKG00000000、GWHABKH00000000、GWHABKI00000000、GWHABKJ00000000，相关项目编号为PRJCA002165。

基于新型冠状病毒全基因序列的揭示，可以进行新型冠状病毒和相似病毒的进化分析、新型冠状病毒检测方法的建立、病毒发病机制研究、新型冠状病毒治疗药物及疫苗的研发等。

从全基因序列看，新型冠状病毒与SARS病毒关联密切、类似度很高。首先，新型冠状病毒与SARS病毒同属于冠状病毒的β属，而且两种病毒的基因组序列80%相同，同源性很高。其次，从现有研究看，两种病毒入侵人体细胞的主要受体都是ACE2。最后，新型冠状病毒感染的肺炎发病时间也和SARS相似。

新冠病毒的主要变异情况

2020年1月底至2月初，新冠病毒出现D614G突变。截至2020年6月，该变异株成为全球主要传播的新冠病毒类型。

2020年12月31日晚，世界卫生组织正式通报了新冠病毒自出现以来的主要变异情况，发现了四种在人群中传播力强的“关切变异株”（variant of concern，VOC）。

2020年9月，英国报告一种被命名为“VOC 202012/01”的新冠病毒变异株，最初出现在英格兰东南部。世界卫生组织于2020年12月18日将其定义为“关切变异株”“B.1.1.7”[Alpha（阿尔法）变异株]。截至2020年12月30日，已有英国、法国、丹麦、美国等31个国家和地区发现了此种变异株。

2020年5月，南非检测到一种新冠病毒变异株，出现了N501Y突变，南非将其命名为“501Y.V2”变异株，该变异株在南非三个省迅速传播。截至2020年12月30日，南非以外已有4个国家发现了该变异株。

2020年11月，在巴西检测到一种新冠病毒变异株。世界卫生组织于2020年12月18日将此变异株定义为VOC“P.1”[Gamma（伽玛）变异株]。

研究表明，与初始毒株相比，上述三种变异株具有更强传播力，但不会引起更严重的疾病，也不会影响现有诊断、疫苗等措施的有效性。

世界卫生组织表示，所有病毒都会随时间推移而变化，虽然英国、南非和巴西发现的变异新冠病毒不会增加疾病严重性，但会导致更高的发病率，所以需采取更严格的公共卫生措施来控制变异病毒的传播。

然而，2020年9月在印度发现新冠病毒变异毒株（B.1.617.2），2021年5月，世界卫生组织将其命名为新冠病毒德尔塔（Delta）变异毒株。6月15日报道，德尔塔变异株进一步变异衍生出德尔塔+或AY.1变异株。7月2日，世界卫生组织举行新冠肺炎例行发布会，世界卫生组织总干事谭德塞表示，德尔塔变异株正在很多国家成为主要流行毒株。德尔塔变异株已在至少134个国家和地区出现且在继续变异和进化。德尔塔变异株病毒的传染性和传播能力显著增强，潜伏期或者传代间隔缩短，患者发病以后转为重型、危重型的比例比以往高，而且转为重型、危重型的时间提前，表明患者体内病毒载量高，患者核酸转阴所需要的时间延长。相比未接种疫苗的患者，接种疫苗的患者从确诊到产生抗体阳性的时间短，治愈快，说明疫苗仍然有保护作用。

第 5 种新冠病毒变异株——奥密克戎

2021 年 11 月 9 日，南非首次从病例样本中检测到一种新冠病毒 B.1.1.529 变异株。2021 年 11 月 26 日，世界卫生组织将其定性为最高级别的第 5 种 VOC，取名奥密克戎（希腊字母 Omicron）变异株，该变异株包含大量突变，传播迅猛，很快成为在世界范围广泛传播的毒株。11 月 28 日，除南非外，在以色列、比利时、意大利、英国、奥地利和中国香港等，已监测到该变异株的输入。

2021 年 12 月 1 日，美国宣布在加利福尼亚州发现美国第一例感染奥密克戎毒株的新冠肺炎患者，该患者 11 月 22 日从南非返回加利福尼亚州，11 月 29 日检测呈阳性。截至 2021 年 12 月 14 日，美国已有至少 35 个州报告奥密克戎毒株感染病例。到 2022 年 1 月，奥密克戎感染病例已遍布美国各州，占全美新增病例的 99.9%。

2021 年 12 月，英国报告奥密克戎毒株传播力为德尔塔的 3～4 倍。世界卫生组织数据显示，截至 2021 年 12 月 22 日，在英国、美国等地，该毒株已取代德尔塔毒株成为当地主要流行毒株。

2022 年 1 月 4 日，世界卫生组织表示，已有 128 个国家和地区报告发现了奥密克戎变异株，并正在迅速取代其他毒株成为主要流行毒株；2022 年 2 月，奥密克戎毒株已取代德尔塔毒株成为全球范围内的主要流行毒株，各地近期上报的新冠病毒基因序列中，98.3% 为奥密克戎毒株。亚变体 BA.2 毒株更易传播，其所占比例也逐渐上升，截至 2 月 14 日，该亚变体毒株已在 10 个国家和地区成为主要流行毒株。

2021 年 12 月 9 日，天津市发现一例境外输入新冠病毒奥密克戎变异株无症状感染者，这是中国内地首次发现奥密克戎变异株。一直以来，中国内地为防止新冠病毒（包括奥密克戎变异株）的传播而采取的“外防输入，内防反弹”及“动态清零”的防控策略，非常有效地控制了新冠病毒的传播，堪称世界防疫的典范。

研究表明，奥密克戎毒株主要影响上呼吸道而不是肺部，病例分型主要以轻型和普通型为主，症状也相对较轻，患者影像学改变不典型。在这种情况下，欧美一些国家不顾新冠病毒的疯狂传播对公众健康的严重危害，宣布从 2022 年 3 月起放松对新冠病毒传染的管控措施，瑞典等国甚至宣布“新冠病毒大流行结束了”。与我国当前依然采取的对新冠病毒“动态清零”的严格措施形成鲜明对比。

新冠病毒对健康的危害、预防及疫苗研究

人感染新型冠状病毒后常见体征有呼吸道症状、发热、咳嗽、气促和呼吸困难等。在较严重病例中，可导致新型冠状病毒性肺炎（简称新冠肺炎）、严重急性呼吸综合征，甚至死亡。致死率为 2%～4%。新型冠状病毒感染不仅损害呼吸系统，还包括免疫系统及其他器官，例如心肌损害、凝血功能异常、肾脏损伤、肝脏损害等多脏器损害。

对于新型冠状病毒所致疾病目前还没有特异治疗方法，但可以根据患者临床症状进行对症治疗，从而达到加快康复、避免病情加重、降低死亡率的目的。据中医药治疗报道，在新型冠状病毒性肺炎的治疗中，中医药起到了很好的疗效。

欧美诸国从新冠肺炎暴发以来至今（2021 年 7 月），发病率越来越高，没有得到控制。而中国从新冠肺炎开始流行 4 个月以后，新冠病毒的本土传播就基本被阻断，达到了对疫情的基本控制，国民经济达到正增长。中国的防疫经验和方法值得记载如下：

预防新型冠状病毒感染目前最好的方法是：早诊断、早治疗、早期隔离感染者和密切接触者、实行疫区封闭，以及注意公共卫生和个人卫生，要勤洗手、戴口罩、保持社交距离，避免去人员聚集的地方等。此外，要加强对野生动物的保护，不能随意宰杀、买卖和食用野生动物；对于国外疫区进口食物，特别是冷冻食物及其外包装要加强检疫、严格消毒等。由于该病毒在附着物表面生存时间较长，故可以对接触者造成感染，因此"物—人"传播途径也要引起重视。

新型冠状病毒疫情暴发之后，中、美、德、英、俄等国立即开展新型冠状病毒疫苗的研发，中国、俄国在 2020 年 10 月均公布新冠病毒灭活疫苗研发成功，并已投入生产，将公开用于接种。美国辉瑞制药公司（Pfizer）和德国生物新技术公司（BioNTech）两家公司联合研究的 mRNA 疫苗在 2020 年 12 月 8 日在英国开始接种，随之美国、加拿大在 12 月中旬开始面向公众接种。其他各国也在 2021 年春季开始公开进行新冠病毒疫苗接种，然而欠发达国家的疫苗供应不足。中国政府把本国研发的疫苗无私支援给需要的国家，为全球抗疫做出了巨大贡献。这次新冠病毒疫苗研发时间远比之前疫苗研发缩短，反映了 21 世纪生物医学的进步在疫病预防中的重要作用。

新型冠状病毒的自然宿主

2020 年 1 月 20 日，钟南山院士指出，此次新型冠状病毒来源很大可能是野生动物，具体是什么动物，还不清楚。有人研究推测新冠病毒的自然宿主可能是蝙蝠，或者是蛇，或者是穿山甲，但这些推测的科学依据尚不够充分，有待进一步探讨。

新冠病毒对环境污染的研究

2020 年以来，研究人员发现有些新冠肺炎患者居住的密闭室内或病房空气中的气溶胶、马桶下水道等处的样品中新冠病毒核酸检测呈阳性，这些病毒的核酸片段有没有传染性或传染力有多大尚需进一步研究。此外，从国外新冠肺炎疫区发送到国内的部分冷冻食品外包装的新冠病毒核酸检测呈阳性。据 2021 年 8 月 8 日中央电视台《新闻联播》报道，中国疾病预防控制中心冯子健研究员指出，新冠病毒德尔塔变异株可以通过对物品的污染、密闭室内气溶胶（空气细颗粒物）而传染人。这表明新冠病毒德尔塔变异株可以通过污染局部环境而传播，因此，病毒对环境的污染应受到重视，新冠病毒通过环境污染进行传播的规律和机理有待进一步研究。

据中国疾病预防控制中心的一项研究报道，他们在2020年年初采集自武汉市华南海鲜市场（一个新冠肺炎流行地点）的1 380个环境和动物样本中，73个环境样本（包括3个来自污水井的水样）新冠检测阳性；来自18个物种的457个动物样本均为阴性。从阳性环境样本中分离出的活病毒与武汉早期确诊病例携带的新冠病毒核酸相似性达到99.98%～99.993%。研究者认为，现有证据无法将市场中的动物与新冠病毒关联起来，病毒很可能来自市场中的人；然后，新冠病毒通过涌入市场的顾客和被污染的环境进一步扩散。这项研究进一步证明新冠病毒可以通过污染环境而感染人。

新冠病毒由人向动物传播的研究

2020年3月4日，香港渔农自然护理署发布消息：香港出现全球首例宠物狗低程度感染新冠病毒个案，引发外界广泛关注。

4月5日，美国纽约布朗克斯动物园（Bronx Zoo）表示：该园一只马来亚虎新冠病毒检测结果为阳性，可能是被一名当时已感染病毒但无症状的管理员所传染。这是全球首次发现老虎感染新冠病毒病例。与此同时，武汉病毒所石正丽研究员等发现，猫也可感染新冠病毒。

2021年7月29日，美国国家野生动物研究中心的研究人员在预印本bioRxiv发表论文（图6-3-24）指出，美国东北部超1/3的白尾鹿具有针对SARS-CoV-2的抗体，表明白尾鹿已感染了新冠病毒。这是首次发现野生动物广泛感染新冠病毒。研究人员表示，野生动物大量感染新冠病毒令人担忧，它们之间是否会相互传播，以及是否会跨物种传播给其他动物等问题尚需研究。

New Results

SARS-CoV-2 exposure in wild white-tailed deer (*Odocoileus virginianus*)

Jeffrey C. Chandler, Sarah N. Bevins, Jeremy W. Ellis, Timothy J. Linder, Rachel M. Tell, Melinda Jenkins-Moore, J. Jeffrey Root, Julianna B. Lenoch, Suelee Robbe-Austerman, Thomas J. DeLiberto, Thomas Gidlewski, Mia K. Torchetti, Susan A. Shriner

doi: https://doi.org/10.1101/2021.07.29.454326

This article is a preprint and has not been certified by peer review [what does this mean?].

图6-3-24　白尾鹿感染新冠病毒的论文截图

至今已经发现许多动物可以感染新冠病毒，例如，除了上述的狗、虎、鹿之外，还有猫、仓鼠、雪貂、猪、兔子等。在这些发现中，更大的可能性是新冠肺炎患者把新冠病毒传播给了这些动物，而不是相反的传播模式。

新冠病毒“人—水貂—人”传播模式的研究

2020年欧洲多地发现了人类感染新冠病毒之后可以传染给养殖的水貂。随后，在人类患者中又检测到新冠病毒的水貂突变体高度相似的病毒，形成了“人—水貂—人”的传播链，从而为公共健康安全带来巨大威胁。为了避免新冠病毒在水貂中进一步传播与积累突变而产生对人类更加有风险的突变体并切断传播链，荷兰、丹麦等国开始大批捕杀水貂，使水貂养殖业遭受巨大经济损失。

2020 年 5 月，荷兰卫生部门称该国再次出现水貂传人个案。同期，西班牙卫生部门表示，在六周前一农场数千只水貂的新冠病毒核酸检测结果为阳性，但水貂并没有任何健康不良的迹象。而那里已经有 7 名工人被证实感染了新冠病毒。

又据《镜报》7 月 16 日报道，西班牙阿拉贡地区的一个农场因感染新冠病毒，场内的 9.2 万只水貂被全部执行安乐死。

2021 年中国高福院士团队，通过结合基因组信息与贝叶斯推断，在流行病学模型的框架下推测出新冠病毒的水貂突变体在人与人之间的传播程度。在对丹麦与荷兰的感染人群和水貂发现，多种新冠病毒谱系均可以通过人类传染给水貂，再从水貂传染给人，进一步"人传人"。他们得出结论：新冠病毒水貂突变体仍然保持着可以"人传人"的特性，并且感染新冠病毒水貂突变体的患者中至少有 12.5% 是通过人与人之间传播造成的。

总之，"人—水貂—人"的传播链启示全世界需要时刻警惕新冠病毒由人类传染给其他动物，以及后续可能的继续传染给人类，从而对公共健康造成不可知的威胁。

展望：新冠病毒可能将与人类长期共存

新冠病毒是一种特别易于发生人传人的病毒，而且这种病毒在环境中保持生存的能力很强，它可以隐藏在空气、水液中和附着在固体物品上而生存。人类对这种病毒防不胜防，认为它是一种很狡猾很诡异的病毒，在全球很快蔓延，引起新冠肺炎暴发式流行。自 2019 年 12 月至今，新冠病毒已经在全球快速传播了两年多，而其结束流行的日期仍然难以预测。据世界卫生组织统计，截至 2022 年 4 月 17 日，确诊的感染人数已经突破 5 亿人，死亡人数达 621 万余人，而实际感染和死亡人数可能数倍于此，且迄今每天还在以新增数十万病例的速度急剧上升。科学家们预测，这种病毒可能将会与人类长期共存。因此，新冠病毒将对人类的生活和工作造成长期影响，人类的活动将需要在对新冠病毒预防常态化的方式下运行。

我们一定要认识到自然界还潜伏着难以计数的未知病毒，它们中间会有不少具备随时入侵人类世界、引起一场新的疫情的潜力。为了能够更好地预测和预防下一次传染病大暴发，揭示新冠病毒的来源、进化和传播规律是现在和未来对科学家们的期望和挑战。

（9）流行性感冒病毒

流行性感冒（简称流感）的大流行给人类健康和社会经济带来深重的灾难。据记载，从古希腊时期至今，人类历史上发生过十几次流感大流行。20 世纪以来，有确切证据的流感大流行共发生了 5 次，累计有数十亿人感染和数千万人死亡。这 5 次流感大流行均波及中国多个地区，其中 3 次被认为是从中国开始暴发的。在各种流感病毒中，甲型流感病毒（influenza a virus）为常见流感病毒。甲型流感病毒最容易发生变异，因此多次世界性流感大流行，都与它有关。

流感大流行　死亡数千万

流感流行的特点是经常性的、不可预测的局部流行和少见的全球大流行。流感的流行是由于新的流感病毒株产生和人群缺少防护措施造成的。人类历史上有确切记载的世界性流感大流行均由甲型流感病毒抗原变异所引起。

1889—1891 年，流感大流行于 1889 年 5 月从俄国暴发，当年 10 月传到西欧，1 年内席卷全球，某些城市记载发病率达 40%～50%。流行呈现三个波，第 1 波死亡率最低，第 3 波死亡率最高，死亡者大多数为老年人。据血清学追溯认为，甲 3 型是这次大流行的最可能的病原体。

1918—1919 年初，发生了 20 世纪第一次流感大流行——“西班牙流感”（图 6-3-25）。据记载，1918 年 1 月，流感于美国东部的军营暴发，4 月在法国军队中流行，几乎同时在亚洲、欧洲等国家发生，快速席卷全球，其感染率、致死率和在世界范围内的传播速度都前所未有，导致全世界 2 000 万～4 000 万人死于流感；间接迫使 1914 年暴发的第一次世界大战提前中止。瘟疫大流行又一次影响了人类历史的进程。关于这次大流行的病原，据血清学溯源，认为是由猪型 Hsw1N1（H1N1）流感病毒引起。

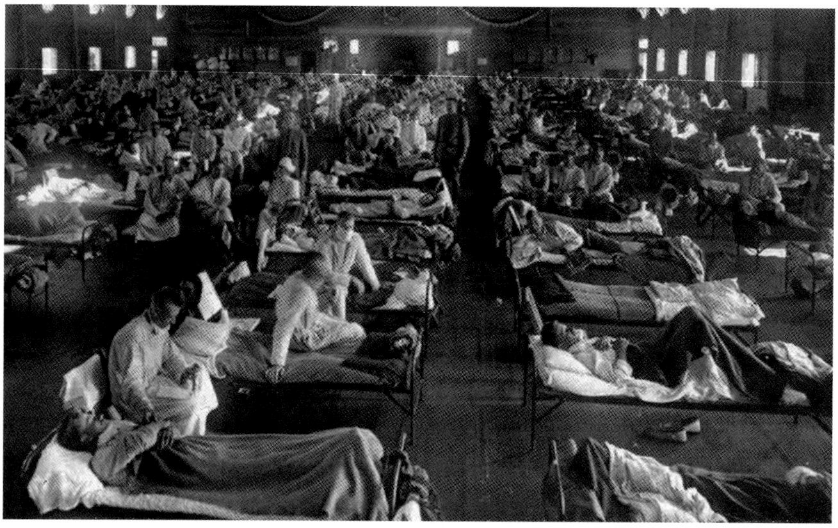

图 6-3-25　1918 年流感大流行时欧洲对流感患者的集中诊治

根据史料记载，我国从南到北多个地区都暴发了疫情，最早出现在南方城市，从 1918 年 5 月开始，广州、上海、温州市等地暴发局部疫情，随后蔓延多地（图 6-3-26）。由于病原不明（流感病毒在 1933 年才被发现），普遍出现“身热咳呛”“周身骨痛”“足软头晕”等症状，所以在一些地方称此次流感为“骨痛病”“五日瘟”“风瘟”等。有些地区死亡人数剧增，导致棺木短缺。到了 1918 年年底，疫情已传播到河北、东北诸省，有些省市的发病率很高，如北京市发病率高达 50% 左右。虽然我国患病率和死亡率远比美国、西班牙等西方国家低，但估计死亡人数仍有 400 万～950 万人。

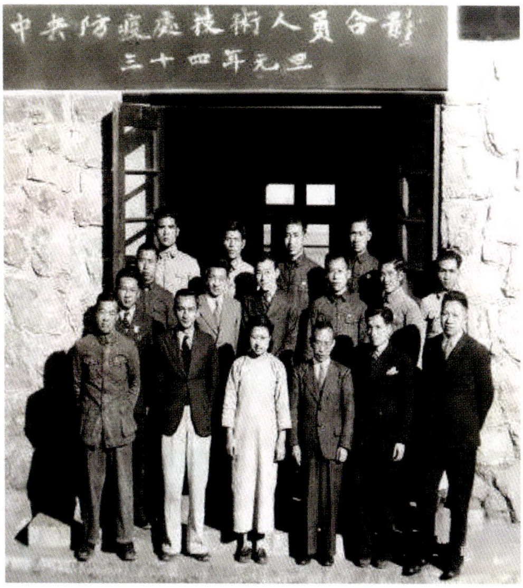

图 6-3-26　1919 年 6 月在北京成立民国政府“中央防疫处”

1957 年，20 世纪第二次流感大流行——“亚洲流感”（H2N2 亚型）暴发，也是 WHO 于 1952 年建立全球流感监测网络后监测到的第一次流感大流行。这次流感大流行在全球造成 100 万 ~ 400 万人死亡。据记载，1957 年 2 月，在我国贵州省出现流感暴发，3 月传播至我国其他省份，4 月蔓延到中国香港地区，引起 25 万人患病。随后经东南亚各国和日本传播到其他国家。我国政府在这一年建立了国家流感中心，并印制《流行性感冒手册》指导流感防控工作。

1968 年，20 世纪第三次流感大流行——“香港流感”（H3N2 亚型）暴发，7 月在中国香港地区出现，向全国扩散，并逐步传入新加坡、泰国、日本、印度和澳大利亚，年底到达北美洲地区，导致全球 100 万 ~ 400 万人死亡。

1977 年，20 世纪第四次流感大流行——“俄罗斯流感”（H1N1 亚型）暴发（图 6-3-27）。11 月，在苏联远东地区出现，并蔓延至欧洲、亚洲、美洲乃至大洋洲地区。由于研究人员发现早在 1977 年 5 月下旬我国已经发生了同一亚型流感疫情，所以推测“俄罗斯流感”的地理起源也应该在中国。

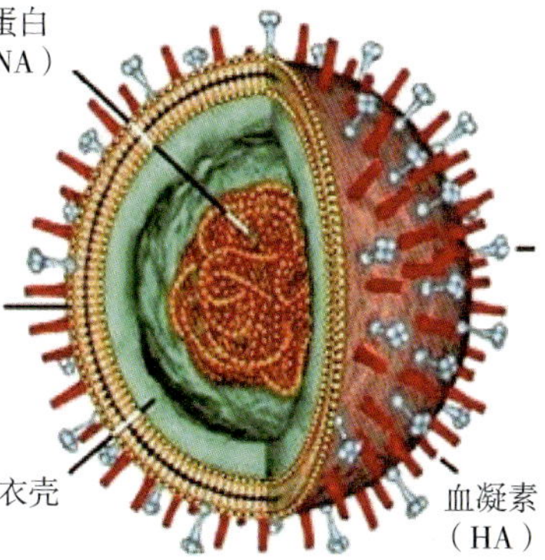

图 6-3-27　H1N1 流感病毒结构示意图

2009 年，20 世纪第五次流感大流行——甲型 H1N1 流感（pH1N1 亚型）暴发。4 月 25 日，WHO 宣布在墨西哥和美国暴发的甲型 H1N1 流感疫情（甲流）为“具有国际影响的公共卫生紧急事态”。我国迅速完成了疫苗研发，并于当年年底前完成了近 5 000 万例的甲流疫苗接种。该次甲流大流行在世界范围内造成了数十万人的死亡，我国因成功地预防应对和医疗救治而有效降低了患病率和病死率，但仍有 3 万多例的超额死亡。

流感病毒及其传播概述

流行性感冒病毒（influenza virus），是正黏病毒科（Orthomyxoviridae）的代表种，简称流感病毒，包括人流感病毒和动物流感病毒。流感病毒可引起人、禽、猪、马、蝙蝠等多种动物感染和发病，是人流感、禽流感、猪流感、马流感等人与动物疫病的病原。因此，流行性感冒是一种人、禽、畜共患性急性呼吸道传染病。这些疫病典型的临床症状是急性高热、全身疼痛、显著乏力和鼻塞、咽痛和咳嗽等呼吸道症状。流感病毒主要通过空气中的飞沫、易感者与感染者之间的接触或与被污染物品的接触而传播。一般秋冬季节是其高发期。

动物流感病毒一般不感染人，人流感病毒一般不感染动物，但是猪比较例外。猪既可以感染人流感病毒，也可以感染禽流感病毒，但它们主要感染的还是猪流感病毒。少数动物流感病毒适应人后，可以引起人流感大流行。例如，一般情况下，禽流感病毒不会感染鸟类和猪以外的动物。但 1997 年中国香港首次报道发生 18 例 H5N1 人禽流感感染病例，其中 6 例死亡，引起全球广泛关注。1997 年以后，世界上又先后几次发生了禽流感病毒感染人的事件。具有高致病性的 H5N1、H7N7、H7N9、H9N2 等禽流感病毒，一旦发生变异而具有人传人的传播能力，会导致人间禽流感流行，预示着禽流感病毒对人类具有很大的潜在威胁。

分子病毒学研究发现，流感病毒呈球形，新分离的毒株则多呈丝状，其直径为 80～120 nm，丝状流感病毒的长度可达 4 000 nm。流感病毒的遗传物质是单股负链 RNA，简写为 ss-RNA。

流感对心、脑、肺疾病的影响

近年来研究发现，流感可引发或加重心、脑、肺疾病，甚至造成继发细菌性肺炎和原发流感病毒性肺炎，对免疫低下的患者可导致死亡。冬季流感可使心脏病和中风的概率增加 1 倍。在呼吸道疾病的头一周内，心脏病和中风概率更增加 2 倍。英国的一项研究显示，感染流感后能导致冠心病暴死增加，死于心脏病的风险上升 1/3。研究发现，流感感染引起的急性肺炎能破坏动脉粥样硬化斑块的稳定。最近马里兰大学所做的研究也显示，流行性感冒可使心脏病恶化，在流感季节里，死于心脏病发作的患者明显增多；仅在美国，每年就高达 9 万人。在美国心脏病学会年会上研究人员指出，注射流感疫苗和在冬季时留在暖和的地方，有助于减少心脏病发作的风险。

流感病毒分型与流感大流行的关系

人流感病毒分为甲（A）、乙（B）、丙（C）三型，是流行性感冒（流感）的病原体。近年来才发现的牛流感病毒将归为丁（D）型。

甲型流感病毒于 1933 年成功分离，乙型流感病毒于 1940 年分离出来，丙型流感病毒直到 1949 年才分离成功。甲型流感病毒最容易发生变异，流感大流行就是甲型流感病毒出现新亚型或旧亚型重现引起的。

乙型流感病毒对人类致病性也比较强，但还未发现引起过世界性大流行；丙型流感病毒只引起轻微的上呼吸道感染，很少造成流行。

抗流感新药研制

最近，美国研究人员说，他们发明了一种抗流感新药可以使那些抗药性病毒毒株停止繁殖。这种新药通过阻断流感病毒表面的一种重要酶（神经氨酸苷酶），而阻止它侵袭其他的细胞。科学家把这种新药叫作 DFSAs，目前尚处于动物试验阶段。

人为制造超级流感病毒遭到猛批

日本学者制出H1N1超级病毒被批疯狂。2014年7月，为了分析流感病毒H1N1的基因变化，日本东京大学兼美国威斯康星州麦迪逊大学教授河冈义裕研制出一种新变种，变种后的H1N1能够绕过人类免疫系统，被认为是超级病毒。一旦这种超级病毒外泄，人类将毫无抵抗能力，可能会酿成巨大的灾难。河冈表示，自己的确已研制出这种超级流感病毒。他表示已把初步研究报告提交给世界卫生组织委员会，并得到好评。但不少科学家认为，河冈从H1N1病毒毒株上提炼出人类无法防御的部分，制造出超级病毒，此举过于疯狂。英国皇家学会前主席罗伯特·梅教授对媒体表示，这一工作"完全疯狂"，整个事件"极度危险"。哈佛大学教授马克·利普西奇同样表示担忧："即便是在最安全的实验室中，这也是危险行为。"

H7N9禽流感病毒的发现

2013年3月底，在上海和安徽两地率先发现H7N9型禽流感患者，病例分布于中国多地。截至2015年1月10日，全国已确诊134人，37人死亡，76人痊愈。这是一种新型禽流感，是全球首次发现的新亚型流感病毒，尚未有疫苗推出。被该病毒感染后均在早期出现发热等症状，尚未证实此类病毒是否具有人传染人的特性。2013年4月初，中国科学院病原微生物与免疫学重点实验室对H7N9禽流感病毒进行基因溯源研究显示，H7N9禽流感病毒基因是由于东亚地区野鸟（携带病毒）在自然迁徙过程中（经由韩国等东亚地区）和中国上海、浙江、江苏的鸭群、鸡群携带的禽流感病毒进行基因重配而产生。而病毒自身基因变异可能是H7N9型禽流感病毒感染人并导致高死亡率的原因。科学家们说，该病毒的基因序列数据分析显示，这一病毒已经发生某些可能使之更易在人类中大流行的变异。

人兽共患病

人兽共患病（zoonosis）是指在脊椎动物与人类之间自然传播的、由共同的病原体引起的、流行病学上又有关联的一类疾病。很多人兽共患病既是畜禽的严重疾病，也是人类的烈性传染病，对公共卫生有严重威胁。它们的病原体宿主谱一般都很宽，许多是自然疫源性疾病，难以控制和消灭。

名称演变：人畜共患病是一种传统的提法，是指人类与人类饲养的畜禽之间自然传播和感染的疾病。20世纪70年代以来，全球范围新出现的传染病和重新出现的传染病达到60多种，其中半数以上是人类与野生脊椎动物之间存在的共患疾病。于是，1979年世界卫生组织和联合国粮农组织将"人畜共患病"这一概念扩大为"人兽共患病"，而"人畜共患病"的概念医学界已不再使用。

人兽共患病的病原体：人兽共患病主要由细菌、病毒和寄生虫这三大病原生物引起，有记载的人兽共患病约250种。其中重要的有细菌（含衣原体、立克次体和真菌）有50余种，病毒有50余种，寄生虫（含原虫类、吸虫类、线虫类和绦虫类等）60余种，这些疾病严重威胁着人类健康和农牧业发展。我国已证实的人与动物共患病约有

90种。

比较熟悉的人兽共患病有：由细菌引起的如结核病、炭疽、布鲁氏菌病、鼠疫、链球菌病、大肠杆菌病、沙门氏菌病、莱姆病、军团菌病、幽门螺杆菌病、空肠弯曲菌病；由病毒引起的如疯牛病、艾滋病、禽流感、埃博拉出血热、尼帕病毒感染、亨德拉病毒病、轮状病毒病、汉坦病毒感染、狂犬病；由寄生虫引起的如旋毛虫病、隐孢子虫病、贾第虫病、埃立克体病、恙虫病。

人兽共患病的流行特征：一方面新病种、新病型陆续出现，另一方面老疫病卷土重来，再度肆虐人畜；流行频次以病毒病为多，损失亦以病毒病为重；以动物源性人兽共患病为主；以自然疫源性疫病为多；以食物、水和虫媒病为多；由机会致病菌引起的疾病在增多。

人兽共患病的传播途径：①通过唾液传播。如患狂犬病的猫、狗唾液中含有大量的狂犬病病毒，当它们咬伤人时，病毒就随唾液进入体内，引发狂犬病。②通过粪溺传播。粪便中含有各种病原体如结核病、布氏杆菌病、沙门氏菌病等，可通过污染食品、饮用水和用物而传播。大多数的寄生虫虫卵存在于粪内，但钩端螺旋体病的病原是经由尿液传播的。③有病的畜禽在流鼻涕、打喷嚏和咳嗽时，常会带出病毒或病菌，并在空气中形成有传染性的飞沫，散播疾病。④畜禽的全身被毛和皮肤垢屑里，往往含有各种病毒、病菌、疥螨、虱子等，其中有的是病原体，而有的是病原体的传播媒介。人与动物接触就有可能染上人兽共患病。

3.3 抗病毒活性物质与病毒疫苗的研究

自法国科学家巴斯德（Louis Pasteur，1822—1895年）于1877年发明了免疫减毒疫苗的制备方法和预防注射的方法而成功预防动物炭疽病和1881年发明狂犬病减毒疫苗预防人患狂犬病以来，通过不同类型的疫苗对病毒致病进行预防的研究取得了很大发展。在此仅对20世纪80年代以来疫苗研究进展简述如下：

1981年，克莱德（D. K. Kleid）应用DNA重组技术制备成功口蹄疫病毒疫苗。

1982年，莫斯（B. Moss）和保莱蒂（E. Paoletti）用痘苗病毒作为载体表达外源基因成功。

1991年，韩（Han）等将Moloney鼠白血病病毒的反义表达序列导入小鼠受精卵中，从而培养成功对该病毒抗性的转基因小鼠。

1995年，对艾滋病毒（HIV）天冬氨酰蛋白酶三维结构的鉴定，使得一些针对病毒蛋白酶活性位点的抑制剂先后问世。

1995年，美国病毒学家罗伯特·加洛发现了能抑制艾滋病毒（HIV）并延缓艾滋病（AIDS）发病的白介素，围绕着白介素发展了许多治疗艾滋病的药物及疫苗。罗伯特·加洛研究所治疗了4 000名在巴尔的摩的艾滋病病人，以及大约100 000名非洲和加勒比海的艾滋病患者。罗伯特·加洛在AIDS领域内做了大量的有实际意义的工作，他第一次建立了在细胞系上培养AIDS病毒的方法，发明了AIDS的血液检测方法，也就是现在普适的直接用血化验即可知道AIDS阳性阴性的方法，极大地推进了艾滋病的科学治疗。此外，罗伯特·加洛发现了第一个人类逆转录病毒——嗜人T细胞白血病1型病毒（HTLV-1）及嗜人T细胞白血病2型病毒（HTLV-2）。他还研究了细胞因子白细胞介素2，1986年研究了幼儿急疹的病原体人类疱疹6型病毒。1982年获拉斯克基础医学研究奖，1987年获盖尔德纳国际奖。因此，虽然他未能获得诺贝尔奖，但是他的重要贡献依然值得赞扬。

1996年，由美籍华人何大一等利用逆转录酶抑制剂与蛋白酶抑制剂配制的“鸡尾酒”式药，能成功地抵抗HIV的感染。因而，1996年被称为AIDS希望年。

2019年12月以来，新型冠状病毒（2019-nCoV）引发的新冠病毒肺炎（COVID-19）在全球大流行，至今除了中国已经基本控制之外，新冠病毒肺炎仍在全球肆虐，已成为21世纪以来人类社会最严重的全球公共卫生事件。

2020年4月13日，一个由全球120多名科学家、医生、资助者和生产商组成的专家组发表公开宣言，承诺在世界卫生组织协调下，共同努力加快新型冠状病毒疫苗（2019-nCoV vaccine）的研发。10月8日，中国同全球疫苗免疫联盟签署协议，正式加入新冠肺炎疫苗实施计划。

全球研发的新型冠状病毒疫苗（以下简称新冠疫苗）主要分为5种类型：灭活疫苗、基因工程重组亚单位疫苗、腺病毒载体疫苗、减毒流感病毒载体疫苗和核酸疫苗。

2020年1月24日，中国预防疾病与控制中心成功分离首株新型冠状病毒毒种；3月16日，中国重组新冠疫苗获批启动临床试验；4月13日，中国新冠病毒疫苗进入Ⅱ期临床试验。

2020年12月10日，美国食品药品监督管理局（Food and Drug Administration，FDA）批准辉瑞制药公司（Pfizer）与德国生物新技术公司（BioNTech）联合开发的mRNA疫苗紧急使用授权。之前，11月9日，辉瑞制药公司宣布，上述新冠mRNA疫苗能有效阻止90%以上的感染；12月8日，英国开始接种上述mRNA疫苗。

2020年12月31日，国务院联防联控机制发布，国药集团中国生物新冠灭活疫苗已获得国家药监局批准附条件上市。数据显示，保护率为79.34%，其安全性、有效性达到世界卫生组织及国家药监局相关标准要求。之前，12月15日我国正式启动了上述国产疫苗对重点人群的接种工作，截至12月30日全国重点人群累计接种已经超过了300万剂次。

截至2021年2月25日，中国附条件上市的新冠疫苗已经达到4个，其中3个灭活疫苗，1个腺病毒载体疫苗。5月7日，中国国药新冠灭活疫苗获世界卫生组织紧急使用认证。6月1日，世界卫生组织宣布将中国科兴集团研发的新冠灭活疫苗列入“紧急使用清单”。

截至2021年6月，我国经世界卫生组织在全球获批并投入使用的新冠疫苗：国药集团2款灭活疫苗、科兴生物灭活疫苗、康希诺公司开发的重组腺病毒载体新冠疫苗（Ad5-nCoV，商品“克威莎”）、康泰生物公司开发的灭活疫苗、智飞生物公司开发的重组蛋白疫苗以及医科院生物研究所研发的灭活疫苗。美国经世界卫生组织在全球获批并投入使用的新冠疫苗有美国辉瑞与德国BioNTech联合开发的mRNA疫苗、美国莫德纳公司（Moderna）与美国国家过敏症与传染病研究所共同研发的mRNA疫苗、美国强生公司开发的腺病毒载体疫苗、美国诺瓦瓦克斯公司（Novavax）研发的重组蛋白疫苗。此外，经世界卫生组织在全球获批并投入使用的新冠疫苗还有英国制药巨头阿斯利康公司与牛津大学共同研发的腺病毒载体疫苗等。

美国约翰斯·霍普金斯大学统计数据显示，截至2021年5月18日，全球新冠疫苗接种总量已超过15亿剂。接种剂量居前三位的国家分别为中国、美国和印度，三国接种总剂数约占全球接种总量的近60%。自2020年12月一些国家陆续启动新冠疫苗接种以来，全球疫苗接种呈加速态势：全球接种总剂数超过5亿剂历时约4个月，从5亿剂增至10亿剂历时不到一个月，从10亿剂增至15亿剂历时仅3个星期。

新冠疫苗接种对于建立人群群体免疫预防新冠肺炎流行具有重要作用。接种了新冠疫苗的个人即使感染了新冠病毒其引起的新冠肺炎也比较轻，不会或很少发展为重度患者，从而使新冠肺炎的病死率下降。实践也表明，尽管新冠病毒在不断发生变异，尤其是最近出现的德尔塔变异株感染力增强，但是上述新冠疫苗对德尔塔变异株感染的预防还是有效的。因此，虽然目前新冠病毒仍然在全球肆虐，但是人类似乎从疫苗的作用看到了战胜新冠病毒的曙光。

3.4 现状与展望

经过长期研究，现已证明病毒是一种病原体，能感染几乎所有的细胞型生物而导致疾病。病毒性传染病是严重危害健康的主要病种之一，对人类的生存至今仍是巨大的威胁。人类的60%~70%的传染病系病毒感染所引起，常见的如感冒、麻疹、腮腺炎、脊髓灰质炎、狂犬病、肝炎、肺炎、各种脑炎，以及流行性出血热、老年性痴呆、艾滋病（AIDS）、多种癌症和多种慢性疾病。由于病毒基因在自然选择和生存竞争中不断发生变异，使某些病毒性传染病的流行不仅未能得到有效控制，反而更加猖獗。例如，甲、乙、丙型肝炎，艾滋病，流行性感冒和多种肠道病毒病的流行仍然很严重。

病毒也能感染家禽、家畜、野生动物、农作物、林木果类及其他许多经济动物、植物和微生物并引起病害，对生态环境和经济发展造成极大危害。

此外，由于某些病毒能侵袭某些对人类有害的生物，所以可以成为生物防治的重要手段。如利用噬菌体对细菌的裂解作用来治疗霍乱、痢疾和伤寒等疾病以及利用昆虫病毒来防治有害昆虫等。病毒还可用作外源基因的表达载体而为人类所利用。

现代病毒学研究，与医学、兽医、环境、农业及工业等多种学科或领域密切相关，已经涌现出多种分支学科。例如，噬菌体学、医学病毒学、兽医病毒学、环境病毒学、植物病毒学及昆虫病毒学等。环境病毒学也是环境毒物学的重要分支学科，主要是从环境的角度研究病毒的特性及其对所有生物特别是对人类健康和生态环境的危害。环境病毒学研究范围包括病毒本质，在生物圈中的传播、感染模式、致病机制，以及预防与治疗研究。

展望未来，经过 100 多年来的发展，环境中的病毒失衡对生态环境和健康的影响越来越受到重视。随着对环境病毒学理论和应用的研究，在病毒基因组复制、基因表达调控、病毒与环境的交互作用、病毒感染方式、病毒致病和致癌的分子机制等方面，均将得到进一步阐明。病毒的基因工程疫苗及抗病毒活性物质的应用等分子病毒学技术也将进一步革新和进步。对病毒的进一步研究，将为控制病毒在生物圈中的失衡肆虐，以及为战胜病毒对人类、动物、植物及其生态环境的危害做出重要贡献。

艾滋病与艾滋病病毒的发现历程

人类免疫缺陷病毒（human immunodeficiency virus，HIV），即艾滋病（AIDS，获得性免疫缺陷综合征）病毒，是造成人类免疫系统缺陷的一种病毒（图 6-3-28）。它是一种感染人类免疫系统细胞的慢病毒（lentivirus），属逆（反）转录 RNA 病毒的一种。HIV 进入寄主细胞后，其反转录酶利用病毒的 RNA 作为模板，反转录出相应的 DNA 分子，然后此 DNA 转移到细胞核，并整合到染色体上，以此作为病毒复制的基地。HIV 通常寄生在 T4 淋巴细胞内，而这种淋巴细胞在免疫系统中起重要作用，一旦受到 HIV 的侵染和破坏，就会引起人体免疫功能的丧失，导致免疫系统瘫痪，从而致使各种疾病在人体内蔓延，最终导致艾滋病。由于 HIV 的变异极其迅速，难以生产特异性疫苗，至今无有效治疗方法，对人类健康造成极大威胁。现今，在全世界范围已导致近 1 200 万人死亡，超过 3 000 万人受到感染。

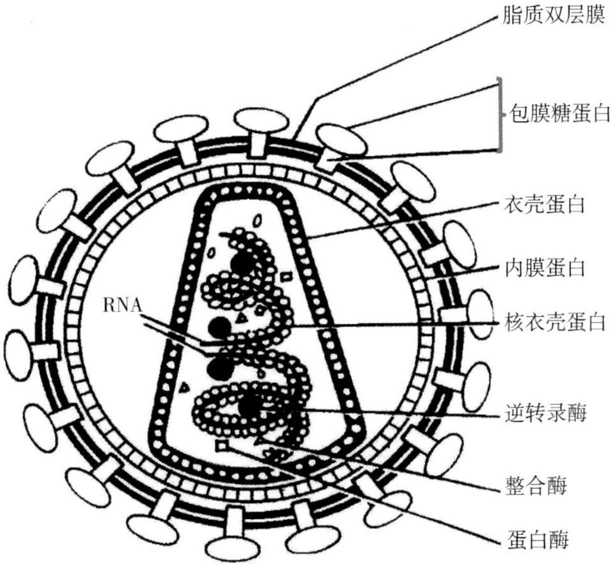

图 6-3-28　HIV 病毒的结构模式图（球形，直径 100～120 nm）

艾滋病的发现历程

1980年10月，加利福尼亚州大学洛杉矶分校的戈特利布（Michelael D. Gottlieb）医生遇到了一位31岁不寻常的年轻患者。他极度疲劳、气急、干咳、高热、大汗，他的口腔和食管发生了严重的白色念珠菌感染，血液中CD4+T淋巴细胞下降至几近于零，进行支气管镜检和支气管肺泡灌洗显示，他患的是一种罕见的肺炎——卡氏肺囊虫肺炎。这种病几乎只发生于器官移植后使用免疫抑制剂或放疗、晚期癌症以及患先天性免疫缺陷病的人中。而这位病人正当青壮年，没有任何已知原因能够解释他这非同寻常的严重免疫缺陷。到1981年年初，在洛杉矶这样的病发现了5例，他们先后死去。戈特利布医生感到了情况的紧迫，向亚特兰大疾病控制中心（CDC）发去报告，并在1981年6月他的发现以《卡氏肺囊虫肺炎——洛杉矶》为题发表于CDC公报第30卷第1期。

与此同时，1981年4月，纽约大学医学院皮肤病学和微生物学教授弗里德曼－基恩（Alvin Friedman-kien）医生向CDC报告了另一种极为罕见的疾病——卡波西肉瘤（kaposi sarcoma）的突然暴发。这是一种血管增生导致的多发性恶性肿瘤，是一种罕见的与免疫抑制相关的疾病，多发生于50岁以上的老年男性，不可能在年轻人中发生。在几天之内，他就搜集到了30多个相同病例，而所有病人都是性欲活跃的年轻男同性恋患者。为什么这些正当壮年的人们会如此不幸呢？

1981年7月，CDC公报发表的弗里德曼－基恩及其同事的《男同性恋者中的卡波西肉瘤和卡氏肺囊虫肺炎》引起了国际医学界的轰动。同年6月，法国克劳德·贝尔纳医院的罗森保恩（W. Rozenbaum）医生在一位法航空中服务员的身上发现了卡氏肺囊虫肺炎，在对既往病毒的回溯中，他又发现好几个类似患者。从此人们开始认识到，这一发生在美国的疾病可能是一个世界性的流行病。

这些病例报告使CDC认识到这一疾病的严重性，为了确定病因，找到正确的对策。CDC决定成立一个特别工作组，负责人为CDC性病研究中心主任、流行病学家柯伦（James W. Curran）医生。他们首先编制了详尽的调查表，开始进行病例对照研究（case control study），在同性恋人群中分为两组：一组患有卡波西肉瘤和卡氏肺囊虫肺炎，而另一组为未患该病（称为对照）作为研究对象，调查他们过去对某些可疑病因（研究因素）的暴露的有或无及暴露程度（剂量）；通过对两组暴露史的比较，推断研究因子作为病因的可能性。

他们对洛杉矶、旧金山、纽约和迈阿密的患者进行了访谈。在这一过程中，他们发现在这些患者的性活动是十分活跃的，多数人有多达数十个甚至上百个性伙伴。这再次加深了他们对这一疾病在传播途径上与性活动关系的认识。另外，与患者的谈话还证实了存在对各种药物和毒品的广泛滥用。特别是一种俗称“激动”（rush）和“爆破者”（poppers）的血管扩张剂，更是引人注目。它可以扩张阴茎和肛门直肠黏膜下的血管，从而激发性欲和延长快感。

调查于1981年10月1日开始，同年12月1日结束。结果发现，较之健康对照者，患者们在性生活上更为活跃，他们拥有的性伙伴数倍甚至数十倍于其他健康同性恋者；最初有关“爆破者”可能是病因的设想是不可靠的（虽然以后的研究发现这种硝酸酯类药物可以干扰免疫功能，有促进卡波西肉瘤发病的作用）。调查得出结论：这是一种性传播疾病（sexually trasmitted disease）。

从 GRID 到 AIDS

性行为只是传播途径而不是致病因子。有充分的理由认为，这是一种由微生物所引起的传染病。根据对细菌检验的结果，不是由细菌引起的。人们自然想到了病毒，当时已知一些病毒可以对免疫系统造成很大影响，如单纯疱疹病毒、巨细胞病毒以及EB 病毒等。然而在经过两个多月的仔细研究后，发现上述所有这些病毒都不是导致病人免疫缺陷的元凶。CDC 越来越相信，这是一种我们一无所知的新病毒所致的疾病。为了称呼这种疾病，CDC 将其命名为“男同性恋相关免疫缺陷综合征”（guy related immuno deficiency，GRID）。至此研究工作几乎陷于停滞，这时，柯伦想到了向美国国立卫生研究院（National Institute of Health，NIH）求援。

NIH 是全美也是全世界规模最大的医疗科研机构，它由 13 个国家级医学机构、1 420 个现代化实验室、一个能容纳 540 张床位的医院及一个世界上最好的医学图书馆构成。1981 年，NIH 的预算费用达 60 亿美元之巨，约为当时联合国预算的 4 倍。其中的 1/4 是专用于癌症研究的，国家癌症研究所也因此而成为 NIH 研究力量最为强大的中心。就在国家癌症研究所，有一位世界上最杰出的病毒学家罗伯特 · 加洛。1980 年，罗伯特 · 加洛博士所领导的小组发现了第一种人类逆转录病毒——人 T 细胞白血病病毒（HTLV）。1982 年 2 月柯伦带着有关的资料前往 NIH 与罗伯特 · 加洛会面，希望他能投入到这场寻找新病毒的战斗中。然而，罗伯特 · 加洛在初次见面时并未接受柯伦的请求。

事情在 3 个月后发生了变化，1982 年 6 月，CDC 发现了新情况：一位 59 岁的血友病患者发生了 GRID。与以往不同的是，他不是同性恋者也不吸毒。由于血友病患者的凝血因子功能障碍，他必须定期接受血液制品输注（凝血因子Ⅷ）。而在这类血液制品的生产中，血液要经过严格的过滤处理，完全除去细菌和其他病原微生物，唯一能通过这些过滤屏障的只有病毒，这就肯定了 GRID 只能是由病毒引起的。同时，也揭示了血液（经输血）传播在 GRID 发病中的作用。接着多例因使用血液制品而发生 GRID 的病例出现了，再将这种疾病称为 GRID 就不恰当了。于是，CDC 提出了“获得性免疫缺陷综合征”这个新名词，即为人所熟知的 AIDS（acquired immune deficiency syndrome）。

同时，一位法国医生在对几位怀疑为 AIDS 的已死亡病人的回顾性调查中发现，这些患者既非同性恋也非血友病，但其中有 3 人在非洲长期生活，并有多个异性性伙伴，另外一人则在海地接受过输血，而研究者已经在一些非洲患者身上证实了 HTLV 的存在，这就为推论 HTLV 或其家族中的某一变异成员是 AIDS 的病原体留下了可能的空间。这些新发现引起了罗伯特 · 加洛对 AIDS 的关注，他开始投入到对病原体的寻找当中，他认为引起 AIDS 的病毒应该就属于他所发现的 HTLV 家族。

巴斯德研究院的发现

此时在法国，罗森保恩（W. Rozenbaum）医生与他们的美国同行们一样也正面临着研究止步不前的烦恼。同样地，法国科学家们也对古怪的同性恋流行病抱着漠不关心的态度。这时罗森保恩的合作者，克劳德·贝尔纳医院病毒学实验室的负责人韦齐尼耶－布龙（Vezinet-Brun）建议他向巴斯德研究院的吕克·蒙塔尼（Luc Montagnier）教授求援，后者是巴斯德研究院病毒学和病毒肿瘤学系主任，韦齐尼耶－布龙的老师，也是世界病毒学界最卓越的专家。于是，1982 年 11 月，吕克·蒙塔尼领导的小组开始了 AIDS 的研究。

由巴斯德亲手缔造的巴斯德研究院建立于 1888 年，是全世界微生物学家和免疫学家心目中的圣地，这里产生过许多杰出的微生物学家和免疫学家。著名传染病学家德布雷（Debre）说“巴斯德确实曾经预言来自非洲的新型病毒的入侵”。

吕克·蒙塔尼考虑到逆转录病毒 HTLV 严重摧毁人的免疫系统，因此他们设想，逆转录病毒可能是致病因子。1982 年 12 月，罗森保恩医生接诊到一名有多个性伙伴的年轻同性恋者，在其颈根部出现了肿大的淋巴结，按现在标准看处于 AIDS 无症状感染期。罗森保恩将淋巴结取下，切割成四块，将其中一块送给吕克·蒙塔尼教授进行培养。1983 年 1 月 3 日，吕克·蒙塔尼的同事弗朗索瓦丝·巴尔－西诺西（Francoise Barre-sinoussi）博士开始进行该淋巴结的细胞培养，两周后在培养基中发现了逆转录酶的踪迹，表明这是一种逆转录病毒。因为逆转录病毒的特征是能产生逆转录酶，使病毒 RNA 逆转录为病毒 DNA，再进行 DNA → RNA →蛋白质的表达过程。因此，只要找到了逆转录酶，就可以肯定逆转录病毒的存在。然而，很快就出现了异常现象：培养的细胞开始大量死亡，这是难以解释的，因为如果这种病毒是 HTLV 的亲戚的话，应当是引起 T 淋巴细胞不受控制的增生，而不是相反。他们设想，这可能是一种根本不同于 HTLV 的全新病毒，可能正是通过导致淋巴细胞的大量死亡来引发艾滋病的。他们通过与美国罗伯特·加洛教授提供的两株 HTLV 进行的比较，证明了他们的设想是正确的。1983 年 2 月 3 日，他们用电子显微镜为他们新发现的可引起 AIDS 的病毒照了第一张相片，并将其命名为“淋巴腺病相关病毒”（lymphadenopathy-associated virus，LAV），发表在 1983 年的《科学》期刊上。

发现权的争议

在 1983 年吕克·蒙塔尼和弗朗索瓦丝·巴尔－西诺西就发现了艾滋病病毒（HIV），但是为什么直到 2008 年他们才获得诺贝尔生理学或医学奖？或许是一直在谁是第一个发现了艾滋病毒这个问题上存在广泛争议的缘故，才导致这一成果问鼎诺奖贝尔被搁置了 25 年之久。

在研究发现 HIV 病毒的领域内，有两位科学家走在了前沿。一个是 2008 年诺奖得主吕克·蒙塔尼，另一个则是和吕克·蒙塔尼争吵了多年的美国国家癌症研究中心（National Cancer Institute）的罗伯特·查尔斯·加洛（Robert Charles Gallo）。他们都宣称是自己发现了HIV，并各自为其命名。

1983年吕克·蒙塔尼在《科学》上发表发现艾滋病毒之后，1984年4月23日，美国卫生部正式宣布“加洛研究小组发现的一种新病毒——HTLV-Ⅲ（human T-lymphotropic virus type Ⅲ），是AIDS的致病因子”。1984年加洛在《科学》上发表了4篇文章，来论证AIDS发病的原因是HTLV-Ⅲ，然而HTLV--Ⅲ的显微镜照片——与法国人的照片惊人的相似。

LAV的病毒是从巴黎医院的病人身上分离的样本；HTLV-Ⅲ是从美国癌症研究中心建立的癌细胞库中提取。发现不同类型的艾滋病病毒，应该也是诺贝尔奖级别的工作。但是，多年来引起剧烈争论的原因是，罗伯特·加洛发现的艾滋病毒与巴黎实验室发现的LAV存在极大的相似性，很有可能其实就是同一个病毒。

1993年，一个华人科学家在《自然》上发表的文章也证明，1983年4月，罗伯特·加洛仍然坚信HTLV是AIDS的病因，他曾要求吕克·蒙塔尼将一些LAV病毒毒株寄送给他，以便证明法国人的错误。然而正是这些LAV病毒污染了加洛的实验室中的培养皿，使得HTLV-Ⅲ是如此地相似于法国人的LAV。这就解释了为什么1984年之后相继发表的HTLV-Ⅲ和LAV的基因测序结果如此相近。

1986年5月，国际病毒分类委员会将艾滋病病毒重新命名为“人类免疫缺陷病毒”（HIV）。这场发现权的争论风波也趋于缓和。这场争论最后终于由美国总统罗纳德·里根和法国总统弗朗索瓦·密特朗谈判达成共识，让两人和其团队在名称上都占有同样的功劳。这也是第一次在生物学上的争论竟上升到政治的层次。1987年3月，里根总统和法国总理希拉克在华盛顿签署协议，最终结束了巴斯德研究院与NIH之间的争论。协议肯定了两个小组对AIDS研究所做出的贡献，却并未指明究竟是谁首先发现了病毒。这就是日后许多美国教科书在提到艾滋病病毒发现者时多采取“美法科学家共同发现说”的来由。不过，在世界病毒学界，更多的人认为该病毒是吕克·蒙塔尼和弗朗索瓦丝·巴尔-西诺西首先发现的。尽管如此，罗伯特·加洛也的确是在世界上第一次建立了在细胞系上培养AIDS病毒的方法，吕克·蒙塔尼培养艾滋病细胞的方法完全是采用了他发明的技术。而且，罗伯特·加洛发明了AIDS的血液检测方法，极大地推进了艾滋病的科学治疗，这也是里程碑式的工作。

Volume Ⅶ. Personage in Environmental Poison History

第七卷

环境毒物史名人传记

本卷主编　**孟紫强**

李君灵

张全喜

引言

在环境毒物研究的发展历程中，环境毒物研究者的作用是非常重要的，特别是每个时代杰出的环境毒物研究科学家对环境毒物发展的进程具有重要推动作用，他们的研究成果甚至是环境毒物史上某个发展阶段的里程碑。因此，在本卷撰写中，我们坚持历史事件、时间、地点和人物同等重要的观点，大多数科学家的生平和贡献已经在环境毒物相关历史事件中做了简要记述。环境毒物史上名家荟萃、名人众多，但限于篇幅，本卷仅收集了63位名人，他们是在历代环境毒物研究上贡献巨大、成果突出、影响广泛的政治家、科学家、发明家、艺术家和工程师。本卷力求对他们的生平、学术活动和在环境毒物研究上的主要贡献予以全面、具体、简洁和准确的记述。通过介绍环境毒物史名人的学术生涯，分析他们的科学思路和成功经验，彰显他们不惧艰险、勇攀高峰的精神，以激励我们和青年一代发奋图强、大胆创新，为振兴中华而奋斗。

第1章
古代环境毒物史名人传记

1.1 医学家

1.1.1 希波克拉底

希波克拉底（Hippokrates，公元前460或459—前355或365年），希腊文为 Ἱπποκράτης，英文为 Hippocrates of Cos Ⅱ 或者 Hippokrates of Kos。他是被西方尊为“医学之父”的古希腊著名医生，西方医学奠基人（图7-1-1）。

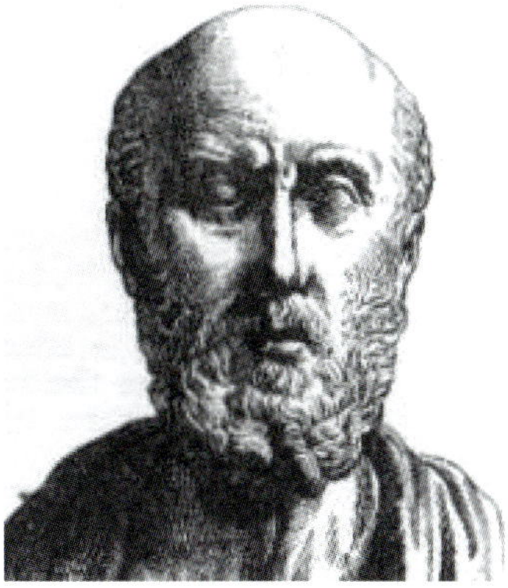

图 7-1-1　希波克拉底雕像

主要贡献

对于环境毒物在医疗上的应用进行了深入研究和实践，提出“不把毒药给任何人”。此外，他提出环境对健康的影响，最早研究了环境铅中毒对健康的危害等。[1]

多方求教　传奇人生

希波克拉底出生于今土耳其西海岸爱琴海中的科斯岛（Cos）的一个医生世家，死于色萨利（Thessaly），葬于拉里萨（Larissa）附近，享年95岁，有的传记作家说他享年104岁。

他的父亲是医生，名叫赫拉克莱德斯（Herakleides），母亲名叫普拉克西泰拉（Praxitela），是显贵家族的女儿。父亲是他的启蒙老师。他从小就跟随父亲学医，对于父亲治病的260多种药方，运用自如。父母去世后，他一面游历，一面行医，去过很

1　希波克拉底（Hippokrates）在西方医学上贡献巨大，本卷不作全面描述，仅对其在环境毒物研究上的贡献作简要介绍，以下对各位名人的介绍均如此。

多地方。为了丰富医学知识，曾拜请许多当地的名医为师，结识了许多著名的哲学家，为他提出“体液（humours）学说”提供了哲学基础。他对很多疾病的预防和治疗都有卓有成效的研究。此外，他对治疗疾病的方法、态度和医生的医德都有精辟的论述。他的医学观点对以后西方医学的发展有巨大影响。他的惊世箴言是“哪里爱人类，哪里就爱医术”，誓言“不把毒药给任何人”。

《希波克拉底誓言》

希波克拉底第一个用文字提出医生对病人、对社会的责任及医生行为规范的誓言，以希波克拉底的名字命名为《希波克拉底誓言》（*ΟΡΚΟΣ/Oath of Hippocrates*），流传 2 000 多年。直至今日，在很多国家很多医生就业时还必须按此誓言宣誓。《希波克拉底誓言》中原文有“我当尊业师亲如父母”“我决尽我所能为病人利益着想而救助之，永不存一切邪恶之念”“决不给任何人以毒药”“保持我之行为与职业之纯洁与神圣”“进入任何人之房舍，皆为病人之利益，绝不存任何谬妄与害人之企图”“凡不应宣泄者，我当永守秘密”。[1] 从此可知，希腊早期医生的医德观念已经达到何等的高度，很值得我们继承和发扬。

希波克拉底医学学说

为了抵制当时流行的“神赐疾病”的谬论，希波克拉底积极探索人体特征和疾病的成因，提出了著名的“体液学说”。他认为复杂的人体是由血液、黏液、黄胆、黑胆这四种液体组成的，四种液体在人体内的比例不同，形成了人的不同体质。疾病的发生是由于四种体液不平衡造成的，而体液失调又是外界因素影响的结果。虽然他的“体液学说”已经被现代医学知识所抛弃，但是我们对它的历史作用不应忘记。

希波克拉底疾病治疗学说

希波克拉底对于疾病治疗的学说：疾病是一个自然过程，症状是身体对于疾病的反应，身体具有自我恢复能力，医生的主要任务是帮助身体的自然力量战胜疾病而恢复健康（图 7-1-2）。他的这一学说长期对医学发展产生了巨大影响，有的医学史家认为或许这就是这位历史上最伟大医生对医学的主要贡献。

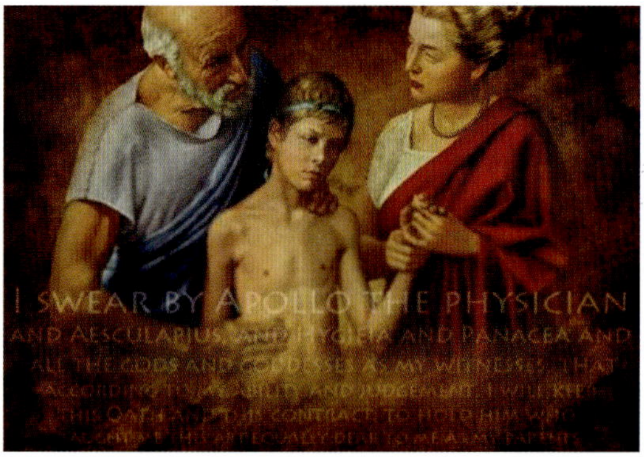

图 7-1-2　希波克拉底在对少年患者进行检查

1　卡斯蒂廖尼 . 2003. 医学史 . 程之范，主译 . 桂林：广西师范大学出版社，115.

环境健康研究的贡献

希波克拉底以其敏锐的洞察力把大宇宙（自然环境）与小宇宙（人体）所发生的现象相互联系起来，认为二者存在直接的因果关系。他认为一个医生进入某个城市首先要注意这个城市的方向、土壤、气候、风向、水源、水质、饮食习惯、生活方式等这些与人的健康和疾病有密切关系的自然环境。

他的《论气、水和地区》（*On Air，Waters and Places*）一书分为两部分：第一部分论述自然环境与疾病的关系，认为季节不同、热风、冷风以及水的性质均会影响疾病的发生；他还具体指出，池沼的水常常引起疟疾，过冷的水可以引起肠疾病，夏季多发间歇热症；第二部分论述欧洲与亚洲气候的区别对人体体质、性格及精神状态的影响。这些论著证明，希波克拉底是最早对医学地理学进行研究的医学家，是自然环境与人体健康之间相关关系研究的先行者。

环境毒物研究的贡献

希波克拉底对多种环境天然毒物的药用价值和毒性作用进行研究，但是由于他发现很多这类物质的毒性很大而属于剧毒物质，所以他常用的药物种类很少，这与他的“决不给任何人以毒药”的理念是一致的。他常用的药物如阿魏、没药、鸦片、明矾和硝石等有毒植物和矿物质，主要作为泻药和镇静药。

此外，公元前 370 年，他第一次记述了采矿作业劳工的铅中毒状况。希波克拉底的这些事迹表明，他为古代环境医学和环境毒物学的探索做出了重大贡献。

后人对希波克拉底的赞誉

亚里士多德在《政治学》（*Politica*）一书中，称他为“伟大的希波克拉底”。柏拉图在《普罗塔哥拉篇》中也给予他极高的评价，把他和波利克利塔（Polycletus）及菲狄亚斯（Phidias）相比拟。盖伦称他为“圣者”，有的还称他为“古圣”“至圣”。他在有生之年就获得了这些盛名，死后则享有更大的赞誉，其原因是一部伟大医学著作《希波克拉底文集》与他有密切关系。最近的医学史家评论认为在该文集中，有些作品是希波克拉底自己写的，而有些作品可能是不同时代和不同学派作者的手笔。由于缺乏确凿的证据，故难以正确评断每篇文章的实际作者。然而，人们相信《希波克拉底文集》主要是他本人所写，即使有其他人的文章，那也是以希波克拉底的学说为基础的。

1.1.2 扁鹊

扁鹊（公元前 407—前 310 年，图 7-1-3），中国战国时期传统中医药学家。

主要贡献

用有毒植物和有毒动物配制“毒酒”并用作外科手术麻醉剂等，拓宽了对环境天然毒物应用的新领域。

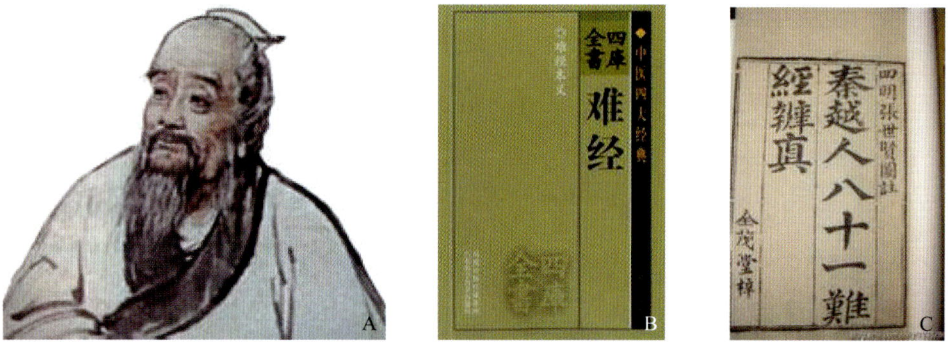

图 7-1-3　扁鹊画像（A）与其著作《难经》和内页（B、C）

医术卓著　誉为神医

扁鹊，姬姓，秦氏，名缓，字越人，又号卢医，战国时期渤海郡郑（今河北沧州市任丘市）人。他游历诸国后，最后来到秦国。有人说，扁鹊的真实姓名是秦越人，而“扁鹊”是传说中上古神医的名字。由于他医术卓著，据说他能洞见五脏病症，且爱民如子，为贫穷的人治病不收费，所以人们用上古神医扁鹊的名字尊称他。

扁鹊居中国古代五大医学家之首（其余四人是华佗、张仲景、孙思邈和李时珍）。他医术高超且全面，善于诊脉，奠定了中医学切脉诊断方法，是中医脉学的创始人。

著书立说　建立中医体系

扁鹊的代表作品有《难经》《脉经》《内经》《外经》《肘后方》等。其中，《难经》是他的传世之作。

扁鹊在疾病诊断中，已经应用了中医的全面诊断技术，他称为望色、听声、写影和切脉，即后来中医的四诊法——望诊、闻诊、问诊和切诊。

毒物为药　首创麻醉剂

扁鹊相信毒物可以驱邪治病，在医疗实践中以毒物为药物。为此他对传统中草药的功效和毒性颇有研究，在治疗上善于应用自然界的有毒植物和动物制剂祛除病症，拓宽了环境天然毒物的应用领域，特别是他用有毒生物研制“毒酒”并用作外科手术麻醉剂，是世界医学史上的首创。这不仅是对世界医学的贡献，也是对世界环境毒物研究的贡献。

1.1.3　盖伦

盖伦（Galenus，图 7-1-4），全名为克劳迪亚斯·盖伦（Claudius Galenus，129—约 200 年），也被称为“帕加玛的盖伦”（Claudius Galenus of Pergamum），希腊人，古罗马时期最著名最有影响的医学大师、动物解剖学家和哲学家，是仅次于希波克拉底的第二个西方古代医学权威。

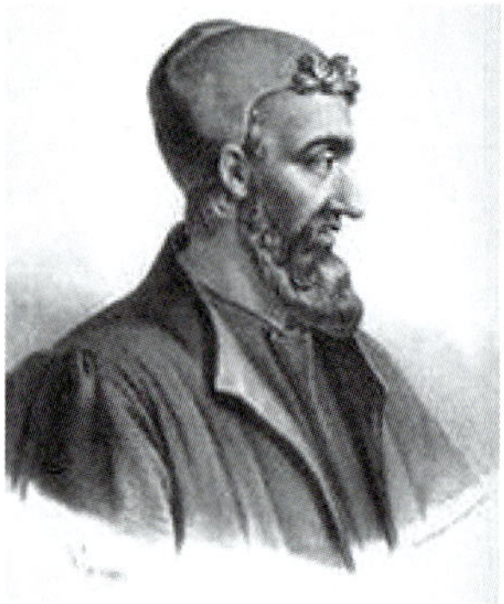

图 7-1-4　盖伦

主要贡献

对多种植物、动物和矿物的药用价值和毒性作用进行了比较深入的研究和论述。

传奇人生　丰富多彩

盖伦于 129 年 9 月 1 日出生在小亚细亚的海岸城市帕加玛（Pergamon，曾是古希腊的殖民地，现属于土耳其，图 7-1-5）的一个建筑师家庭，帕加玛是罗马帝国统治下的一个文化中心。他的父亲尼康（Nikon）是建筑师，拥有大量财富和土地。出身于上层社会的盖伦，从少年时代就在父亲的指导下学习哲学、数学和修辞学，成为他日后在医学方面取得重大成就的重要基础。他对农业、建筑业、天文学、占星术和哲学感兴趣，但后来他将自己的精力集中在医学上。他早年跟随当地柏拉图学派的学者学习，17 岁时跟随一位精通解剖学的医生学习医学知识。20 岁时他成为当地阿斯科勒庇俄斯神庙的一个助手祭司。148 年，他的父亲去世后，他外出求学。他在今天的伊兹密尔、科林斯和亚历山大（当时的医学中心）学习解剖学和医药学长达 10 年。157 年，他返回帕加玛并在当地的一个角斗士学校当了 3 ~ 4 年医生。在这段时间里他获得治疗创伤和外伤的经验。从 162 年开始，他住在罗马并开始教书、写作和介绍他的解剖知识，这使他的名声大振。后来他被任命为罗马皇帝马尔库斯・奥勒里乌斯的宫廷医生，并继续他的写作及对许多动物进行活体解剖的工作。他的一生是处在罗马帝国鼎盛时代的安东尼王朝。他逝世年份不详，根据一部 10 世纪的著作记载应为 200 年，但也有认为他于 199 年、210 年或 216 年逝世。

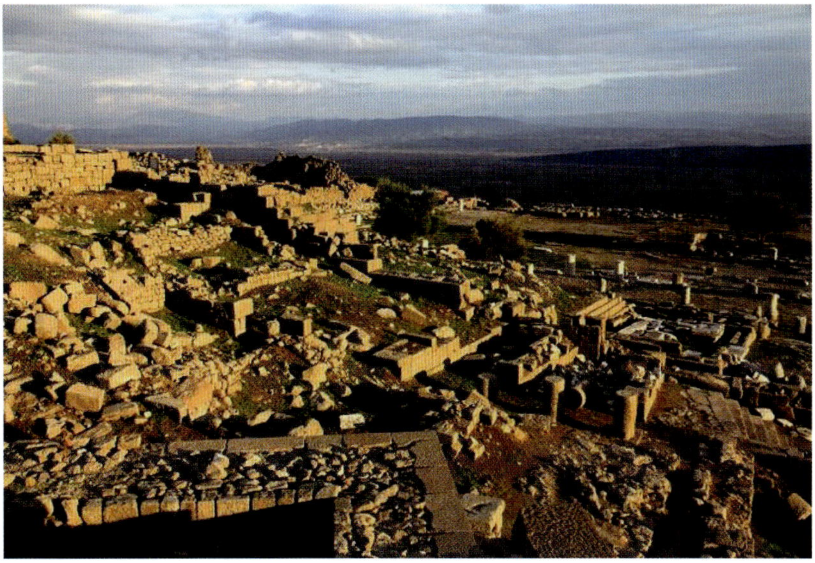

图 7-1-5　帕加玛城遗迹

中世纪的医学教皇

盖伦接受柏拉图认为世界是由造物主建造的观点，同时也接受亚里士多德“在自然界中一切都是有目的的”观点，盖伦认为人体的构造都是为了某种目的而生，执行事先安排好的功能。这一切完全符合“上帝造人”的教义，因此得到中世纪教廷的鼎力支持，被尊为“医学教皇”，并且像保卫《圣经》一样保卫他的著作，任何人不得发表违背盖伦学说的言论。塞维图斯（Michael Servetus，1509—1553 年）由于发表了血液从右心室进入左心室必须通过肺的言论，违反了盖伦的主张，因而被教廷烧死在火刑柱上。

创造医学新理论

盖伦的哲学观点是折中主义的，具有朴素唯物主义的一面，他将希波克拉底的医学理论一直传递到 16 世纪文艺复兴时期。他的著作《希波克拉底的元素》描写了基于四元素说上的四气说的哲学系统，并发展了自己的理论。盖伦提出了气质这一概念，用气质代替了希波克拉底体液理论中的人格，形成了四种气质学说，此分类方式一直在心理学中沿用至今。

此外，盖伦认为人的所有疾病都是由于体液的不平衡造成的，体液分为四种，即黏液、黄胆汁、黑胆汁、血液，因此许多治疗方法就是将有病的体液排泄出来，即放血或服用泻药和催吐剂。对于疾病治疗的体液排泄方法一直沿用到近代时期，例如美国开国总统华盛顿就曾用放血疗法治疗其疾病不愈而逝。

通过动物解剖阐述人体结构

盖伦对人体许多器官的解剖结构进行了系统论述，在医学史上产生了很大的影响。古罗马时期人体解剖是严格禁止的，他通过研究猪、山羊、猴子和猿类等活体动物，在解剖学、生理学及医疗学方面有许多新发现。他看到猴子和猿类的身体结构与人很相似，因而把动物研究中获得的知识应用于人体中。他考察了心脏的作用，并且对脑和脊髓进行了研究，认识到人体有消化、呼吸和神经等系统。

药物药效和毒性作用的研究

他对植物、动物和矿物的药用价值做了比较深入的研究，在他的药物学著作中记载了植物药物 540 种、动物药物 180 种、矿物药物 100 种，并对它们的药效和毒性作用也进行了研究和论述。

盖伦的著作及其传承

盖伦一生著述甚丰，共完成了 300 多部（有说 500 多部）著作，达到了欧洲古代医学史的顶点。其间，他藏书的地方——“和平神庙”发生大火，一部分著作被烧毁，至今仍有 150 多本著作留传下来，最著名的有《论解剖过程》《论身体各部器官功能》等。

欧洲进入中世纪“黑暗时代”以后，医学著作如同其他科技著作一样被统治者宣布为非法。在那个时代，盖伦的著作从东罗马（拜占庭帝国）传入波斯，被阿维森纳（Avicenna，980—1037 年）等翻译为阿拉伯文，并把盖伦学说提升为“盖伦主义”，成为医学的教条，他的著作成为医学教材。11 世纪，阿拉伯医学传入欧洲，使盖伦著作的阿拉伯文版本与其希腊文原著重逢，并被译为拉丁文，成为欧洲的医学经典和医学教科书，其统治地位一直维持到 17 世纪，历时千余年。

盖伦的错误及其纠正

直到 16 世纪，盖伦在欧洲是一个医学绝对权威。医生们不对实物进行观察而相信盖伦已经描述了一切可以描述的事物。后来人们为消除他在解剖学、生理学上的错误影响，曾进行了艰苦的斗争。第一个严肃地改变这个状况的是文艺复兴时期的著名人体解剖学家、年轻的维萨里（Andreas Vesalius，1514—1564 年）。

在盖伦的论述中，还存在其他错误，例如他所说的心间隔上有小孔，血液能通过小孔，往返于心脏左右两边。血液无论是在静脉或是动脉中，都是以单程直线运动方法往返活动的，犹如潮汐一涨一落朝着一个方向运动，而不是作循环的运动。盖伦的这一错误的血液运动理论一直为西方学者所信奉，直到被誉为"现代医学之父"的英国医生威廉·哈维（William Harvey，1578—1657 年）在 17 世纪建立血液循环理论之后才告罢休。

1.1.4 华佗

华佗（约 145—208 年），中国东汉末年（三国时期）医药学家（图 7-1-6）。

主要贡献

对本草药物的毒性作用，特别是麻醉作用有很深刻研究，他不仅发现多种毒物具有麻醉功效，还发现不同毒物适当配制可使它们的麻醉功效更加强大。从而创制麻沸散，用于全身麻醉，为世界医学和毒物学做出贡献。

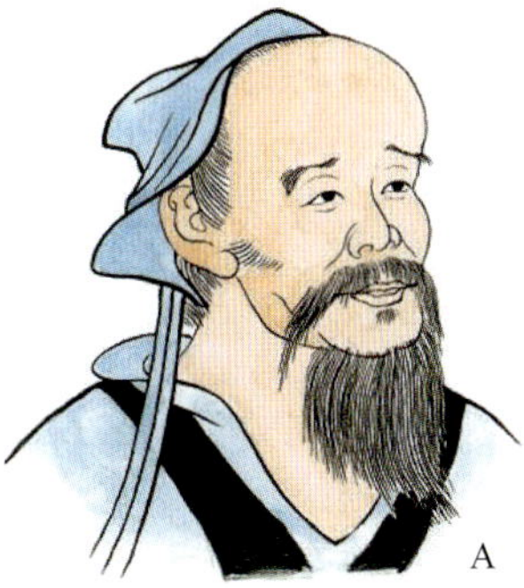

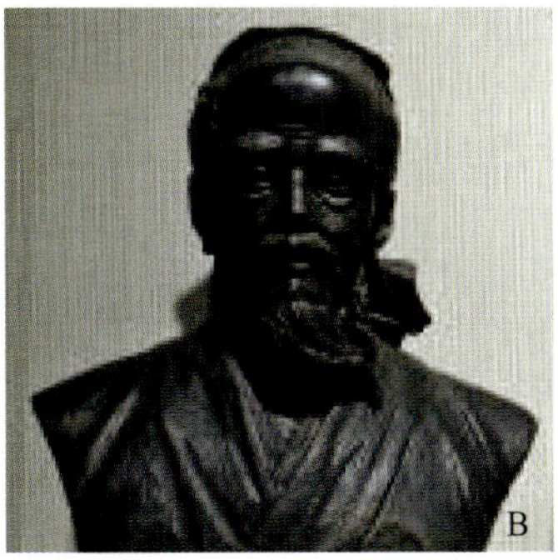

图 7-1-6 神医华佗画像（A）和雕像（B）

四处游学 钻研医术

华佗，字元化，一名旉（拼音：fū），沛国谯（今安徽省亳州市）人。少时曾离家四处访问游学，专心医术而不求仕途，一生行医各地，遍及山东、河南、安徽、江苏等地。他精通内、外、妇、儿、针灸各科，尤其擅长外科，被后人称为"外科圣手""外科鼻祖"。他还发明了"五禽戏"，以适当运动增强体质，防病治病。他在医学上成就卓著，可惜所著医书已经失传，现在的亳州市有华佗庵等遗迹。

晚年被害 惨死狱中

华佗晚年，因拒绝做曹操作私人医生而遭曹操怀疑，被害下狱致死。

全身麻醉 世界首创

传说华佗经过多年收集了一些有麻醉作用的药物，经过多次研制，终于将麻醉药试制成功，取名麻沸散。他把麻沸散浸泡于热酒，使患者服下，令其失去知觉，然后剖开腹腔、割去病灶，再用桑皮线缝合，外涂神膏，四五日便疼痛消除，一月间即可康复。

麻沸散研制的重大贡献

华佗发明麻沸散，在医学史上首创用全身麻醉法施行外科手术，开创了世界上用毒物进行全身麻醉的先例。欧美全身麻醉外科手术的记录始于18世纪初，比华佗晚1 600余年。此外，麻沸散是由多种有麻醉作用的药物混合制剂而成，据日本外科学家考证，麻沸散的组成是曼陀罗花1升，生草乌、全当归、香白芷、川芎各4钱[1]，炒南星1钱。虽然麻沸散的药物组成还有待进一步探讨和论证，但至少说明华佗对本草药物的毒性作用已经有很深刻的研究，他已经了解多种毒物具有麻醉功效，且知道不同毒物适当的配制可使它们的麻醉功效更加强大。

1.1.5 张仲景

张仲景（150至154—215至219年），中国东汉末年（三国时期）著名传统中医药学家，被后世奉为“医圣”（图7-1-7）。

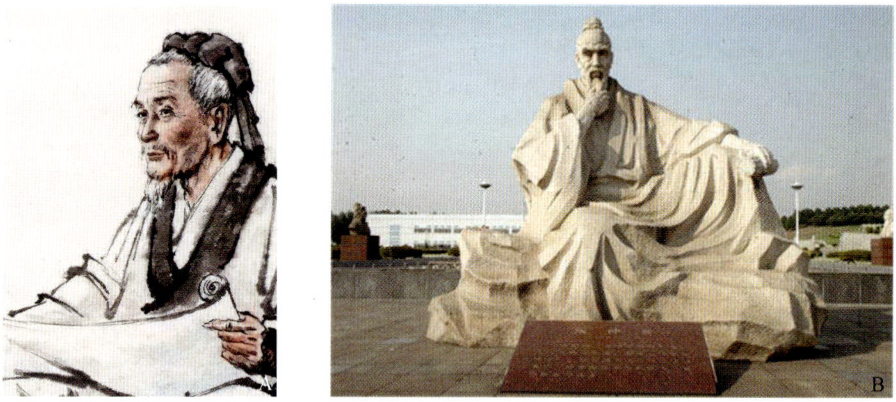

图7-1-7 张仲景画像（A）及其雕塑（B）

主要贡献

张仲景被誉为“经方大师”，他在环境毒物学上的最大贡献是将具有不同毒性的药物组成方剂，通过不同药物之间的相克、相佐的关系，降低药物的毒性作用、增大药物的治疗功效，包含有环境毒物之间毒性作用的相加、协同、拮抗作用的现代环境毒理学思想。此外，张仲景在《伤寒杂病论》中除描述了中药制剂口服之外，还描述了舌下、直肠和呼吸道给药急救的方法，从毒理学试验研究的角度来看，这些方法丰富了环境毒物研究的染毒途径，是对环境毒物学研究的重要贡献。

---

1 1钱=5 g。

少年立志　学医救民

张仲景，名机，字仲景，汉族，东汉南阳郡涅阳（今河南省南阳市，一说今河南省邓州市穰东镇张寨村）人。张仲景出生在没落的官僚家庭，其父亲张宗汉在朝廷做官，因此他从小能够接触到许多典籍。从史书上他看到扁鹊望诊齐桓公的故事，对扁鹊非常钦佩，并对医学产生了浓厚的兴趣。161 年，他 10 岁左右时，就拜同乡名医张伯祖为师，刻苦学习医术。张仲景从小就轻视仕途，怜悯百姓，立志学医救民。

专心研医　华夏医圣

东汉末年连年战乱，政治动荡，官吏腐败，百姓遭殃，张仲景愤而辞官（长沙令），隐居岭南，专心研究医学。他仔细研读古代医籍，《素问》中“夫热病者，皆伤寒之类也”“人之伤于寒也，则为病热”的理论对他影响很大，以至于他根据自己的实践和广泛搜集的古今治病方药，在 211 年著成《伤寒杂病论》16 卷，其中的医学理论和本草药物方剂一直沿用至今，被后人奉为医学上的“圣经”，对《素问》的医学理论做出了突破性发展，是中国传统医学发展道路上的一座丰碑。他认为伤寒是一切热病的总名称，一切因外感而引起的疾病，都可以叫作“伤寒”。他的医药学著作是中国传统医学宝库，博大精深，有待环境毒物研究者进一步挖掘，发扬光大。

张仲景一生愤世嫉俗，远离当朝主流，因此虽然医名大振，但在正史中却没有对他的记载。

1.1.6　阿维森纳

阿维森纳（Avicenna，980—1037 年，图 7-1-8），古波斯[1]医药学家，被誉为“中东医圣”“阿拉伯医学王子”，其与希波克拉底及盖伦并称为西方传统医学三巨匠。

主要贡献

他的名著《医典》等医药学著作吸收了欧洲、中国、印度的毒物学知识，对继承、沟通和发展欧亚各民族的毒物学研究具有重要意义。

阿维森纳，也称伊本·西纳（Ibn Sina），是医学家，也是哲学家、自然科学家。他的阿拉伯原名是 Abǔ Ali el-Hosein Ibn-Abdallah Ibn-Sina，塔吉克人，信仰伊斯兰教。出生于当时穆斯林中心城市之一的布哈拉（Bukhara）附近的小镇（现在的塔吉克斯坦和乌兹别克斯坦毗邻处），享年 58 岁，去世后葬于今伊朗西部的哈马丹（Hamadan）。

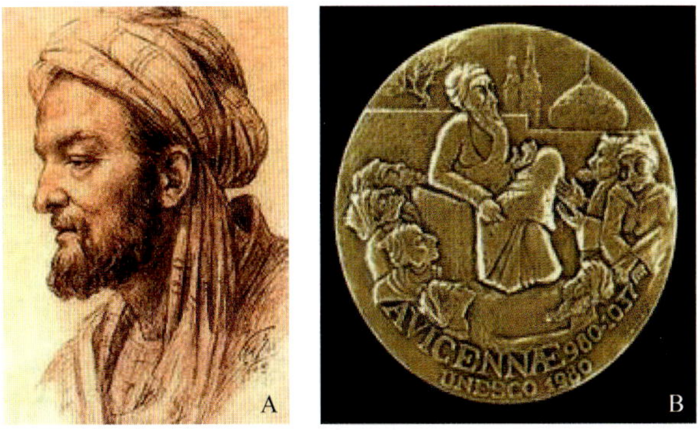

图 7-1-8　阿维森纳画像（A）及其科学伦理奖章（B）

1　现在的伊朗地区。

科学巨匠 《医典》巨著

阿维森纳对医学有精深的研究，是中世纪伟大的医学家，他还通晓哲学、数学、物理、化学、天文学、动植物学、地理、法律、音乐等。他撰写的涉及各种知识的著作达200多种，他的诗写得很好，有8种医书是用诗写的。他最著名的著作之一——《哲学、科学大全》，是当时高水平的百科全书；他最著名的医学著作之一——《医典》，是中世纪医学和阿拉伯医药学最高成就的代表作，直到18世纪西方国家还视为医学权威经典并用作医药学校的教材，至今仍有重要价值。在《医典》中，用很大篇幅论述药物的功能及其毒性作用，不仅采用了欧洲的药物，也采用了中国、印度的药物；书中吸收了盖伦的学说，也吸收了中国、印度的医药学和毒物学知识，对沟通欧亚各民族的医药和毒物学知识具有重要作用。在诊断方面，把脉搏区分为48种，对切脉很重视。在疾病治疗方面，他对药物治疗很重视，同时也采用泥疗、水疗、日光疗法、空气疗法等。

天才少年 帝王提点

阿维森纳一生大都居住在伊朗东部和中部地区。幼年在布哈拉由父亲启蒙教育。他从小聪慧好学，记忆力非凡，被誉为神童，10岁时就能背诵《可兰经》和许多波斯诗歌。他学习逻辑学和形而上学，但不久他的知识水准就超过了老师，于是就开始自学。他废寝忘食地学习伊斯兰律法、自然科学及哲学和形而上学，最后又学医学，16岁开始写医学论文。传说他把亚里士多德的《形而上学》一书读了40遍，最后依靠一本评注书的启发，才彻悟了书中的哲理，从而欣喜若狂，立即奔跑到清真寺去感谢“真主”的启示。

18岁时，他应诏成为波斯人建立的萨曼王朝（Samanid）努赫·伊本·曼苏尔（Nuh ibn Mansur）亲王的侍医。由于他治好了亲王的重病，因此被恩准可以进入藏书丰富的皇家图书馆，博览群书。这使他对当时所有的医学著作都十分通晓，为他以后的研究和著书立说奠定了基础。到21岁时，他已经是一位对哲学、数学、天文学等多门学科都很有造诣的杰出医生，并一度成为王朝的大臣。

王朝覆灭 流离失所

后来，萨曼王朝被突厥首领伽色尼的马哈茂德（Mahmud of Ghazna）推翻，马哈茂德在呼罗珊（Khorasan）地区（伊朗东北部和今阿富汗西部）建立伽色尼王朝。当时新渗入的突厥人正在取代波斯人在中亚地区的支配地位，当地的波斯王朝则试图从巴格达的阿巴斯王朝（在今伊拉克境内）统治下获得独立。伊朗进入在其历史上最混乱的时期，阿维森纳开始过着颠沛流离的生活。他在呼罗珊几个城市漂泊了一小段时期后，为了谋生几经周折他来到波斯白益王朝沙姆斯·道拉（Shams al-Dawlah）亲王统治的哈马丹（Hamadan）地区。

再得重用 著书立说

阿维森纳来到哈马丹地区以后，深得统治者沙姆斯·道拉（Shams al-Dawlah）亲王的宠信，让他担任宫廷医生又兼任行政官员，他开始撰写两部最著名的著作——《哲学、科学大全》和《医典》。他白天忙于朝政，几乎每晚都与学生一道撰写《医典》和其他著作，并进行有关哲学和科学讨论。在这些聚会中常伴有演员和歌妓进行音乐演出和娱乐活动，聚会常延续到午夜，甚至通宵达旦。

然而，1022 年，沙姆斯·道拉亲王逝世，阿维森纳度过一段艰难岁月（包括被囚）后逃到伊斯法罕（距德黑兰约 250 英里），受到统治者阿拉·道拉（Ala al-Dawlah）亲王及其宫廷的敬重，相对平静地度过一生中最后的 14 年。在此完成了他在哈马丹开始撰写的《哲学、科学大全》和《医典》2 部主要著作，他的近 200 篇文献也大部分在此完成。《医典》的撰写表明，他以绝对权威的姿态为医学立法，以宏伟的目标意图建立一个全新的医学知识体系。此外，阿维森纳对脉诊也有深入的研究，除了通过脉搏变化进行疾病诊断外，他还利用脉搏变化作为"测谎器"探讨患者隐藏的想法。

命运多舛　矢志不移

阿维森纳一生是处于阿拉伯世界时局极端复杂多变、战祸连年不断的时代，即使在个别统治者对他宠信的时期，由于朝政或权力的争斗，他也多次遭遇过反对他的阴谋，有时被迫逃亡、躲藏，甚至被驱逐、流放、被捕入狱。但是，阿维森纳身体异常强健，且才智过人，精力充沛，一心专注学术研究，丝毫不受外界纷扰所影响。不论是在逃亡的旅途，还是在随王出征的沙场，他都在专注思考、倾心著述，即使在躲藏和入狱时也继续写作，所以他能在动荡的年代和有限的生命里，写出 200 多部传世之作。例如，他的《论治疗》[简写为《救助书》（*Kitab najat*）] 一书就是在他伴随阿拉·道拉亲王前往战场的途中完成的（图 7-1-9）。

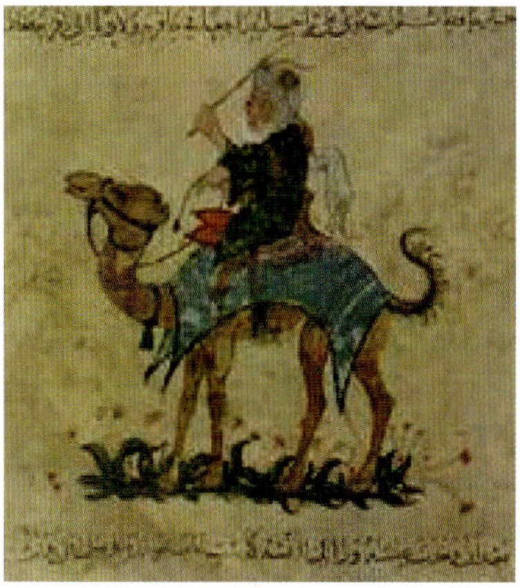

图 7-1-9　阿维森纳在行军的路上也进行医学著述和思考医学问题

阿维森纳不仅勤奋刻苦、热爱学术研究，而且生性豪放、贪图酒色、尽情享受。他经历太多的变迁、坎坷和困苦，加上对生命力的长期透支，使他寿命缩短，英年早逝。1037 年 6 月，阿维森纳在一次伴随阿拉·道拉上战场的途中，突发急症，由于自知无药可治，从而拒绝救治，最后因腹绞痛和衰竭而死。这位对伊斯兰戒律并未认真严守的医学之王临终时将自己的奴仆遣散，全部财产施舍于贫民。

伟大业绩　永垂不朽

阿维森纳虽然死了，但他伟大的业绩使他永垂不朽。12 世纪，意大利人盖拉德（Gerad）将《医典》译成拉丁文，继而犹太人加以注释，迅速传入欧洲，立即被世界医学界奉为"医学经典"。15 世纪随着中国印刷术在欧洲的传播，《医典》被欧洲和中亚各国广为印行。12—18 世纪的 600 年间，欧洲很多大学都采用《医典》作为医学教科书。著名医学教育家奥斯勒博士（1849—1919 年）对《医典》的评价是"被当作医学《圣经》的时间比其他任何著作都要长"，认为《医典》是现代医学产生的重要基础之一。

此外,《医典》也是毒物学包括环境毒物学产生的重要基础之一，只不过由于《医典》在医学发展中的巨大价值掩盖了它在毒物学学科产生和发展中的重要意义而已。现在，相信也在将来，随着环境毒物研究对人与环境的交互作用越来越重视，对环境－基因－效应－疾病之间关系的研究越来越深入,《医典》对环境毒物学产生和发展的价值将会得到进一步发掘,《医典》在健康与自然环境关系上的论述和观点对过去、现在和将来环境毒物研究的意义将会越来越受到广泛的承认和赞誉。

1.1.7 王清任

王清任（1768—1831 年，图 7-1-10），中国清代富有革新精神的医学家和解剖学家。

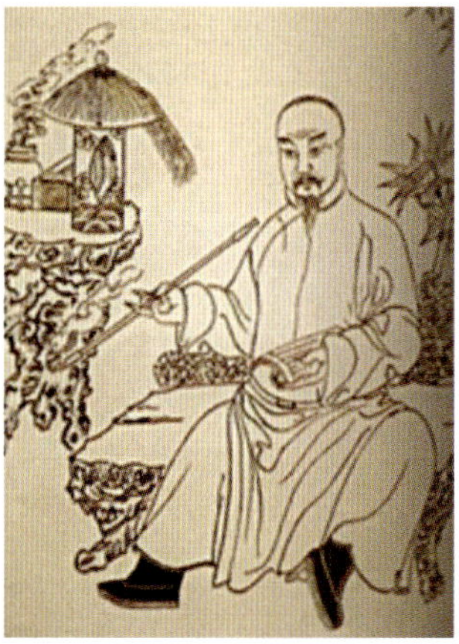
图 7-1-10　王清任

主要贡献

创立针对器官病症的治疗方药，对本草药物或毒物作用的靶器官理论的建立有启蒙作用；亲自进行人体和动物解剖，纠正前人错误，为环境毒物研究提供解剖学依据。

勤于医学　京师名医

王清任，又名全任，字勋臣，清代直隶省（今河北省）玉田县人。他自幼习武，曾为武庠生。受祖上行医影响，少年时期他便勤于学医，并很快就精通了医学理论和医术，对许多药物的性味、功用都很熟悉。20 岁弃武行医，几年间就誉满玉田。30 多岁时，到北京设立医馆“知一堂”，用药独到，治愈不少疑难病症，为京师名医。

主张气虚血瘀病因论　创立针对器官方药

王清任主张大多疾病因气虚血瘀而起，他的名著《医林改错》云：“血管无气，必停留而瘀”“血受寒则凝结成块，血受热则煎熬成块”。王清任善于创建和应用活血化瘀方药，近年来的应用也表明，对活血化瘀的疗效甚佳，对现世和未来传统医药学的发展将有很大影响。他发明的补阳还五汤，就是以大量补气药和活血药合用，生黄芪用量很大，少则 8 钱，多至 4 两；而活血药用量很轻，旨在补元气通血络，在治疗半身不遂及痿症方面，有重要的临床应用价值。他还创立以不同活血化瘀方药，治疗不同部位不同器官的血瘀病症理论，并用于医疗实践。这实际是一种方药（方剂）靶器官理论，用现代毒理学分析，就是化学混合物（方剂）作用的靶器官理论，这对现代毒理学的研究也有重要的启示作用。

尸体解剖　医林改错

王清任读了大量医书，曾说“尝阅古人脏腑论及所绘之图，立言处处自相矛盾”，强调医生了解人体脏腑的重要性，提出“夫业医诊病，当先明脏腑”的观点。他认为“著书不明脏腑，岂不是痴人说梦；治病不明脏腑，何异于盲子夜行”。主张著书立说必亲治其证，反对脱离实际和照抄古书。1797—1828年，他亲身到义冢对弃婴尸体解剖观察，去刑场观察尸体内脏，并与动物解剖相比较，历经40余年，绘成脏腑全图，收入他的代表作《医林改错》（1830年）中。

据说，在嘉庆二年（1797年），王清任在滦县稻地镇行医时，适逢“湿疹痢症”流行，每天有百余小儿病死而被抛尸于义冢。他一连10多天，冒着染病的危险详细解剖观察了30多具小儿尸体，发现古书中的记载与实际不符。为了查清古医书中说的小儿“五脏六腑，成而未全”的真伪，在嘉庆四年（1799年）六月，奉天（今沈阳）有一女犯被判处剐刑（肢体割碎），他亲至刑场观察，发现成人与小儿的脏腑结构并无不同。

王清任还多次进行“以畜较之，遂喂遂杀”的动物解剖观察。经过40年的解剖观察，本着“非欲后人知我，亦不避后人罪我”，“唯愿医林中人……临症有所遵循，不致南辕北辙”的愿望，在1830年，即他逝世的前一年，著成《医林改错》一书。

高度评价　重大贡献

梁启超评论，“王勋臣……诚中国医界极大胆革命论者，其人之学术，亦饶有科学的精神”。范行准所著《中国医学史略》评价王清任：“就他伟大实践精神而言，已觉难能可贵，绝不逊于修制《本草纲目》的李时珍。”唐宗海《中西汇通医经精义》云：“中国《医林改错》中，剖视脏腑与西医所言略同，因采其图以为印证。”100多年来，此书已多次重版刊印。1949年后全国各地介绍王清任，研究《医林改错》的论文、评注，已不下50余篇（册）。

1.2 植物学家、本草药学家

1.2.1 泰奥弗拉斯托斯

泰奥弗拉斯托斯（Theophrastus，公元前约371—约前287年，图7-1-11），希腊文名为θεόφραστος。公元前4世纪的古希腊哲学家、植物学家。他的名字又被译为西奥夫拉斯塔斯，也有说他的生卒年代为公元前370—前285年。

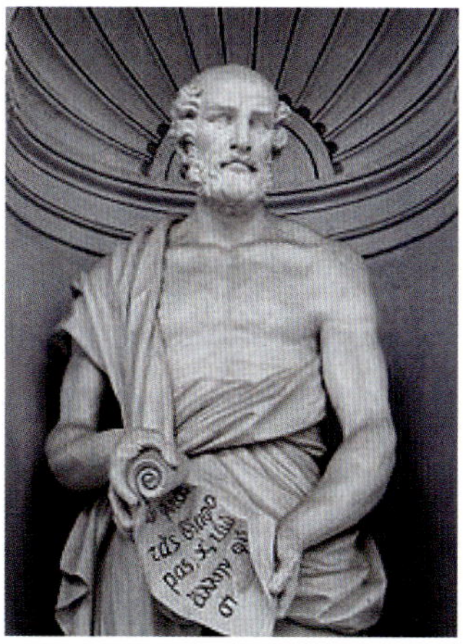

图7-1-11　泰奥弗拉斯托斯塑像

主要贡献

在他的著作中对许多有毒植物进行描述，其中很多植物是食物的来源，因此他被誉为食品毒理学奠基人。

受教先哲　著书传世

泰奥弗拉斯托斯先后受教于柏拉图和亚里士多德，与亚里士多德在雅典创建了哲学逍遥学派——吕克昂学院。后来接替亚里士多德，领导其“逍遥学派”，任吕克昂学院院长。据说亚里士多德见他口才出众就替他起名——“神样的说话者”（θεόφραστος），不过这并非他的真名，更像是老师对学生的爱称而已。泰奥弗拉斯托斯以《植物史志》《植物之生成》《论石》《人物志》等作品传世，《人物志》尤其有名，开西方“性格描写”之先河。

植物学之父　食品毒理学奠基人

公元前 322 年，泰奥弗拉斯托斯担任吕克昂学院院长之后，出版了两本植物学著作——《植物史志》和《植物之生成》，包含了对植物的广泛的观察结果，涉及形态学、解剖学、病理学、育种和嫁接、农作物轮作和医学疗效等方面的知识，其中还最早提到给海枣授粉，并讨论了植物的性别问题。泰奥弗拉斯托斯在书中给大约 500 种植物进行了分类，把许多种类归为现在的属，把植物分为果实植物与无果实植物、显花植物与隐花植物、常绿植物与落叶植物，有些分类到现在还被人们沿用。这两部著作在植物学历史上最具权威性，其影响力持续了 1 500 多年。在书中，他对有毒植物进行了描述，由于很多植物是食物的来源，所以他也被后人誉为食品毒理学奠基人。18 世纪伟大的分类学家卡罗勒斯·林奈对泰奥弗拉斯托斯敬佩不已，称他为“植物学之父”。

1.2.2　狄奥斯科里迪斯

狄奥斯科里迪斯（Pedanius Dioscorides，40—90 年，图 7-1-12），希腊裔古罗马医生、药物和毒物学家、植物学家。

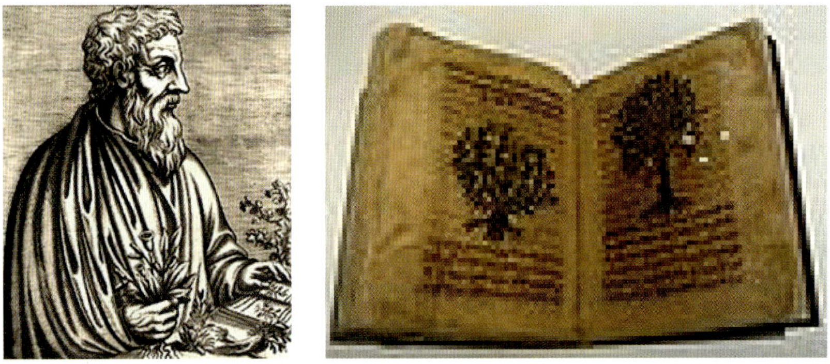

图 7-1-12　狄奥斯科里迪斯画像及其著作 *De Materia Medica*
（12—13 世纪出版，拉丁文，于西班牙发现）

主要贡献

著《论毒物》一书系统描述了本草毒物与解毒方法，并对动物性毒物进行了专论。

生平传奇

狄奥斯科里迪斯又被译为戴俄斯科利提斯。有的说他约在 20 年生于阿那萨布斯（在今土耳其，阿达纳附近），但卒年不详；有的说他生于西里西亚（现在的中欧波兰一带）的阿纳查勃斯（Anazarbos），在塔尔西斯（Tarsis）附近。狄奥斯科里迪斯生活在罗马帝国的尼禄（Nero）统治时期，曾在罗马军队中任外科医生。

著书立说

他在 50—70 年写的《药物论》(*De Materia Medica*)[又叫《医药全书》(*De Universa Medicina*),推测是不同手抄本流传所致]是关于药物的 5 卷本百科全书,后来又增加第 6 卷《论毒物》,描述了毒物与解毒方法,并附有论文《论动物性毒物》(*De Venenatis Animalibus*)。书中列有药物和毒物名单和调制方法,是欧洲医学史上第一部药典。此书作者用希腊文撰写,后译为拉丁文,在欧洲以手抄本流传而导致出现不同的书名,后来为阿拉伯人所藏,对以后的植物学、药物学和毒理学研究有很大影响。在文艺复兴时期,该书于 1478 年才印刷问世。

1.2.3 孙思邈

孙思邈(581—682 年,图 7-1-13),中国唐朝初期医药学家,被后人誉为“药王”。

主要贡献

研究了毒物的药用价值和方法,创立了毒物攻邪治病理论和“以毒攻毒”疗法。

淡泊名利 专攻医术

孙思邈,唐朝京兆华原(今陕西铜川市耀州区)人,生于隋开皇元年(581 年),卒于唐永淳元年(682 年),享年 102 岁。

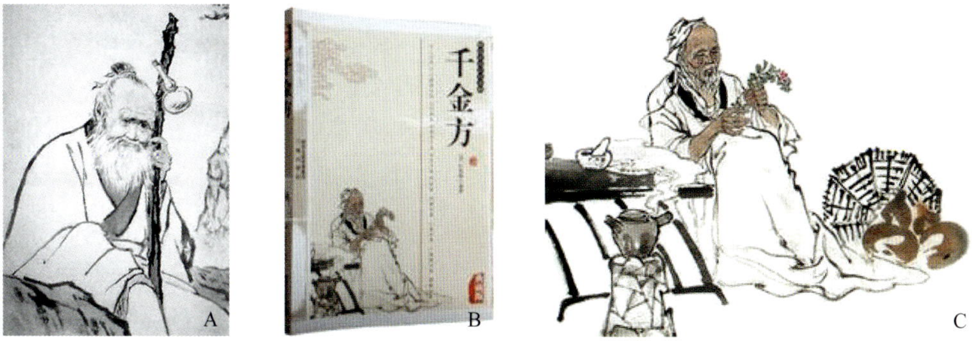

图 7-1-13 孙思邈画像(A)与其著作《千金方》(B)及研究药物(C)

孙思邈出生于一个贫穷农民的家庭,从小就聪明过人,7 岁的时候,就认识 1 000 多字,每天能背诵上千字的文章。长大后开始爱好道家学说,20 岁的时候对《老子》《庄子》以及佛教经典已经无所不通了。

孙思邈 18 岁立志学医,20 岁即为乡邻治病。他淡泊名利,多次推却做官召请。隋文帝时,征召他为国子监博士,唐太宗欲授其爵位,唐高宗欲拜谏议大夫,他都固辞不受,一心致力于中医药研究。为了专心致志研究医药学,他隐居陕西境内的秦岭太白山中。同时,为了研究中草药的生态特性,他走遍深山老林,曾上峨眉山、终南山、下江州等地。他博览众家医书,边行医,边采集中药,边进行医疗试验。他还十分重视民间验方,不断走访,及时记录下来。这为他的治病救人和日后的著书立说积累了大量经验和素材。

隐居深山　专心立著

经过长期对古人医疗方剂深刻研究和亲身医疗实践，不断总结、完善和提炼精髓，孙思邈对内、外、妇、儿、五官、针灸各科都很精通，是继张仲景之后中国第一个全面系统研究中医药的先驱。

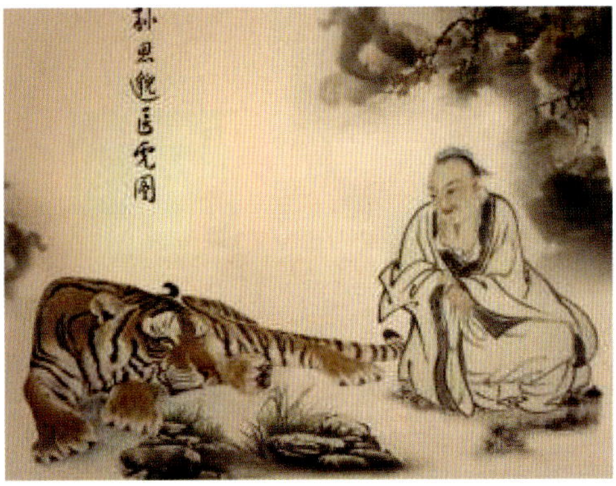

图 7-1-14　孙思邈深居高山，与老虎为邻，传说他曾为虎治病疗伤

孙思邈一生勤于著书，晚年隐居于他的家乡五台山（后改名为药王山）专心立著，直至白首之年，未尝释卷（图 7-1-14）。根据《道藏》文献记载以及陕西省耀县药王山有关碑刻，孙思邈一生著书 80 多种，大多散佚，其中以《千金方》影响最大，药方论 6 500 首。

孙思邈说："人命至重，贵于千金，一方济之，德逾于此。"所以书名为《千金方》。《千金方》由《千金要方》和《千金翼方》各 30 卷组成。它是唐代以前中医药学成就的系统总结，被誉为我国最早的一部临床医学百科全书，对后世医学的发展影响很深远。

我国医德思想的创始人

孙思邈医德高尚。他认为，医生须以解除病人痛苦为唯一职责，其他则"无欲无求"，对病人一视同仁"皆如至尊"。他用毕生精力实现了自己的医德思想，是我国医德思想的创始人，被西方称为"医学论之父"，是与希波克拉底齐名的世界三大医德名人之一。在他的《千金方》第一卷《大医精诚》中说：

"凡大医治病，必当安神定志，无欲无求，先发大慈恻隐之心，誓愿普救含灵之苦。若有疾厄来求救者，不得问其贵贱贫富，长幼妍媸，怨亲善友，华夷愚智，普同一等，皆如至亲之想，亦不得瞻前顾后，自虑吉凶，护惜身命。见彼苦恼，若己有之，深心凄怆，勿避险巇、昼夜、寒暑、饥渴、疲劳，一心赴救，无作功夫形迹之心。如此可为苍生大医，反此则是含灵巨贼。"

孙思邈也是一位地位很高的道教人物，在很多道教宫观里都有"药王殿"用以对他的纪念。

1.2.4　李时珍

李时珍（1518—1593 年，图 7-1-15），信仰道家，中国明朝医药学家。

主要贡献

创立本草药物或环境天然毒物的纲目分类方法；全面系统地研究、总结和论述古代中国本草药物或环境天然毒物的药用价值、毒性作用及其解毒方法，是古代本草药物或毒物的集大成者。

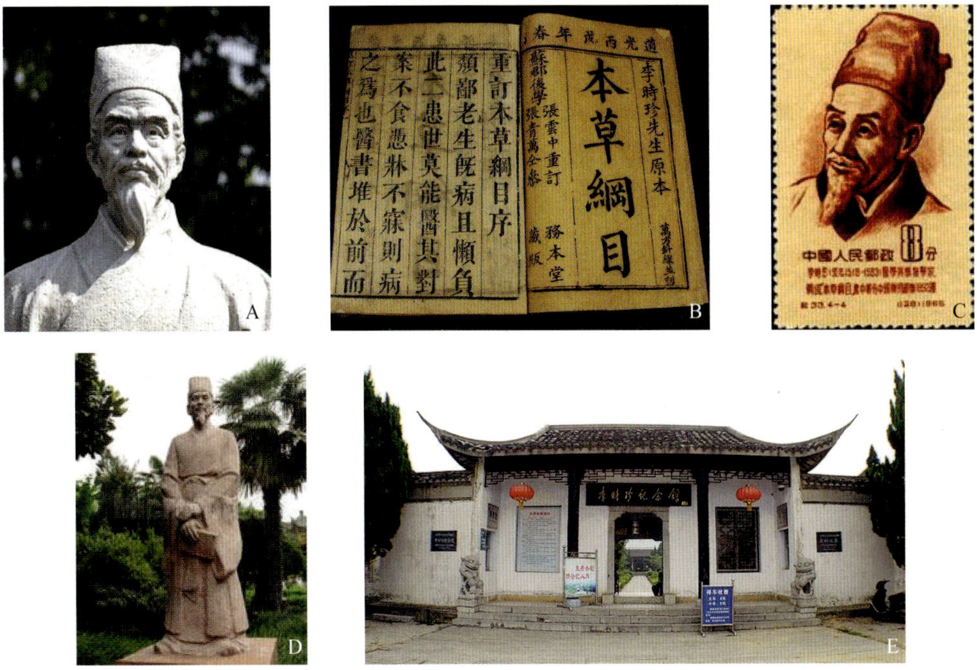

图 7-1-15　李时珍

［A. 李时珍雕像；B.《本草纲目》（清代道光年间刻印本）；C. 纪念邮票；D. 李时珍纪念馆前塑像；E. 李时珍纪念馆］

《本草纲目》 贡献巨大

李时珍，字东璧，晚年自号濒湖山人，湖北蕲春县蕲州镇东长街之瓦屑坝（今博士街）人。代表作品有《濒湖脉学》（1564 年）、《奇经八脉考》（1530 年）、《本草纲目》（1596 年）等。《本草纲目》打破了《神农本草经》的上、中、下三品分类法，把药物分为水、火、土、金石、草、谷、菜、果、木、器服、虫、鳞、介、禽、兽、人共 16 部，包括 60 类。每药标正名为纲，纲之下列目，纲目清晰。书中全面系统地记述了几乎所有当时了解的各种本草药物或毒物的知识，从药物的历史、形态到功能、方剂等，叙述甚详。因此，《本草纲目》不仅为药物学和毒物学的发展做出了重大贡献，而且对医学、植物学、动物学、矿物学、化学的发展也产生了深远的影响，被誉为“东方医药巨典”。

《本草纲目》的出版过程

李时珍完成《本草纲目》的编撰后，为了《本草纲目》的出版，70 多岁的他，从武昌跑到当时出版业中心南京，希望通过私商出版。由于长年的辛苦劳累，李时珍终于病倒在床，病中嘱咐他的孩子们，将来把《本草纲目》献给朝廷，借助朝廷的力量传布于世。可惜李时珍还没有见到《本草纲目》的出版，就与世长辞了，享年 76 岁。不久，明朝皇帝明神宗朱诩钧，为了充实国家书库，下令全国各地向朝廷献书，李时珍的儿子李建元将《本草纲目》献给朝廷。朝廷批了“书浏览、礼部知道”七个字，就搁置一边了。后来在南京的私人刻书家胡承龙的刻印下，在李时珍去世后的第 3 年（1596 年），《本草纲目》出版。1603 年，《本草纲目》又在江西翻刻。从此，在国内得到广泛的传播。据不完全统计,《本草纲目》在国内至今有30多种刻本。

《本草纲目》在世界的影响

1606年,《本草纲目》首先传入日本,后又传入朝鲜。1647年欧洲人将《本草纲目》译成拉丁文流传欧洲。该书先后被译成日、朝、法、德、英、俄等多种文字,不仅在中国而且在世界都产生了很大影响。1596年的金陵胡成龙刻本现藏于中国中医科学院图书馆,并于2010年3月入选世界记忆亚太地区名录,2011年5月入选世界记忆名录。

1.3 思想家及其他科学家

1.3.1 王充

王充(27—约97年),中国东汉时期哲学家、思想家、文学批评家。

主要贡献

提出"天下万物,含太阳气而生者,皆有毒螫"的理念,比帕拉塞尔苏斯(Paracelsus)提出"所有的物质都是毒物"的论点至少要早1 400年。

天才少年 自学成才

王充,字仲任,会稽上虞(今属浙江)人,信仰道家(图7-1-16)。他的祖先从魏郡元城(今河北大名),迁徙到会稽。王充出世时,家道没落,小时候就失去了父亲,因在乡里孝顺母亲而被称赞。他从小聪明好学,18岁时来到京城洛阳,到太学(中央最高学府)里学习,拜扶风(地名)人班彪(汉代著名学者、史学家班固的父亲)为师,正值汉光武二十年。此外,他还广交朋友,博览群书,好博览而不盲目崇拜。由于家里穷,没有书可读,他经常去洛阳街上逛书摊、书铺,阅读人家书摊上卖的书,看过一次后就能记住并背诵。时间久了,他就广泛地通晓了诸子百家的著作。

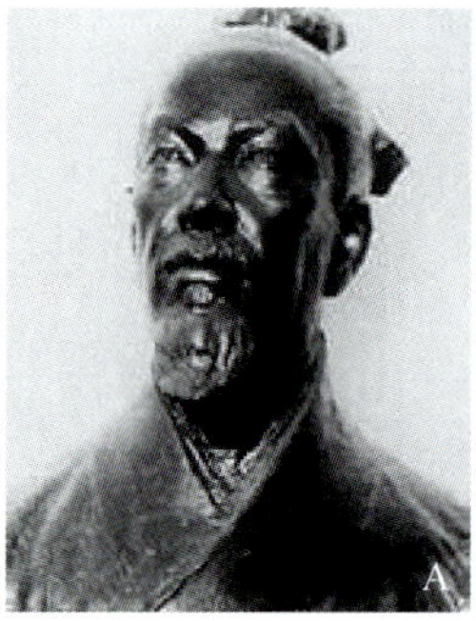

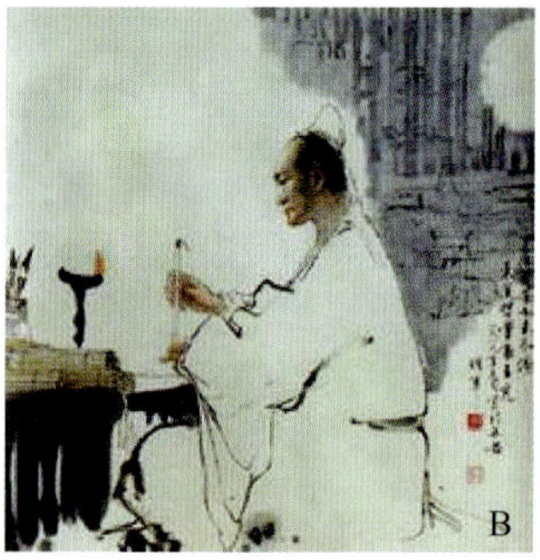

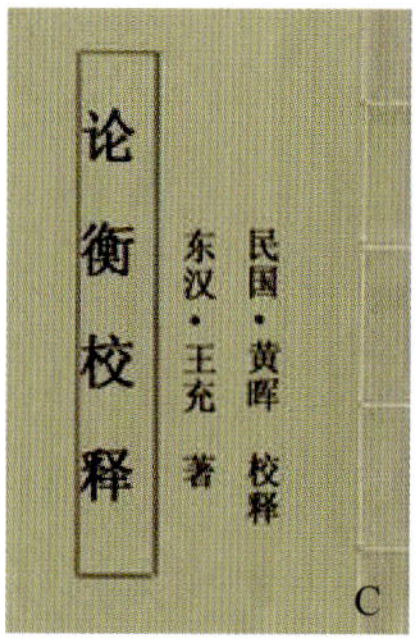

图7-1-16 王充雕像(A)和画像(B)及其著作《论衡》(C)

仕途不畅 著书立说

虽然他知识渊博,久居京城洛阳,但最终也没有得到朝廷赏识,仕途不畅。后来回到家乡,退居在家教书,并著书立说,大约在汉章帝元和三年,即约86年,完成他的代表作品《论衡》。《论衡》共 30 卷，85 篇，是中国历史上一部不朽的无神论著作。

洞察事物本质　发现毒物规律

王充通过对万物与健康关系的仔细观察和研究，在他撰写的《论衡》第 66 篇《言毒篇》中云，“天下万物，含太阳气而生者，皆有毒螫”，“美酒为毒，酒难多饮，蜂液为蜜，蜜难多食”，表达了万物皆有毒和毒害作用与摄入数量有关的观点。这比西方毒理学启蒙时期的代表人物帕拉塞尔苏斯（Paracelsus）提出“所有的物质都是毒物”和“剂量决定毒物”的论点至少要早 1 400 年。由此可知，正确的思想方法对于深刻分析和认识客观现象或事物是非常重要的，要想做一个有成就的科学家必须学习好哲学，培养自己独立思考和洞察事物本质的能力。

1.3.2　宋应星

宋应星（1587—约 1666 年，图 7-1-17），中国明末清初著名科学家。

主要贡献

提出人类要和自然相协调的理念，记述中国古代对砒霜的应用和挖煤排除煤气（瓦斯）的方法等。

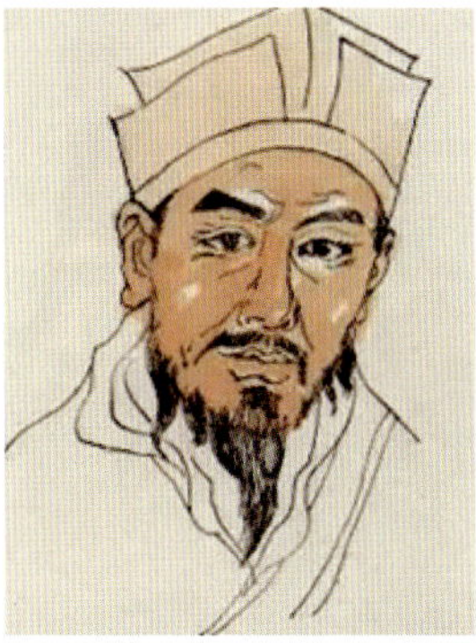

图 7-1-17　宋应星画像

传奇人生　命运多舛

宋应星，字长庚，江西奉新县宋埠镇牌楼村人。宋应星 28 岁时，即明朝万历四十三年（1615 年）中举人。崇祯七年（1634 年）宋应星任江西省袁州府分宜县学教谕，在分宜县任教 4 年。之后，他又出任了福建汀州（今福建省长汀县）推官、亳州（今安徽省亳州）知府。1644 年，明朝灭亡、清朝建立后，宋应星一直过着隐居生活，拒不出仕，在贫困中度过晚年，有说他在清顺治年间（1661 年前后）去世。

淡出科举　著书立说

宋应星考中举人之后，屡次进京会试不中，遂淡出科举。他为了参加会试，多次进京。在跋涉途中，他在田间、作坊了解到许多农业和手工业生产工艺知识。他一生讲求实学，鄙视那些“知其味而忘其源”的纨绔子弟和轻视劳作的士大夫。宋应星在任分宜县学教谕的任教期间，是他一生中的重要阶段，因为他的所有主要著作都发表于此期间。在此期间，他将长期积累的农业和手工业生产工艺方面的知识加以总结整理，著《天工开物》（图 7-1-18）一书，在崇祯十年（1637 年）由其朋友涂绍煃资助刊行。在“序”中，他描写这段

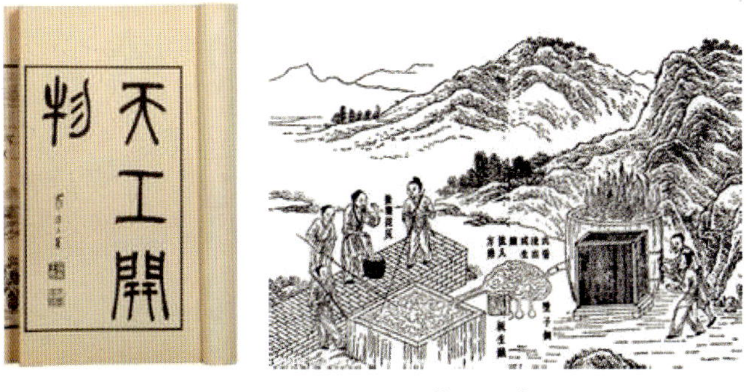

图 7-1-18 《天工开物》和内页

情况时说："伤哉贫也！欲购奇考证，而乞洛下之资，欲招致同人，商略赝真，而缺陈思之馆。"（即想加以验证但缺乏资金，想与同仁们讨论真伪而无适宜的场馆）只能够日夜写书，终至完成，但"大业文人，弃掷案头，此书于功名进取毫不相关也"（即对于追求官位的人来说此书与之毫不相干）。在此期间，他还编撰了《卮言十种》《画音归正》《杂色文》《原耗》《美利笺》《乐律》等著作，但大多已失传。

《天工开物》在国内外的影响

《天工开物》一经出版便流传到日本、朝鲜以及欧洲多国，成为世界著名科学经典著作，受到高度评价。但是，在中国清朝期间，《天工开物》再没有被刻印，也没有被朝廷保存，故在国内很难找到，直到中华民国建立以后，才从日本发现《天工开物》刻本。从此，《天工开物》在中国重见天日，多次出版，至今已印制 30 多次。

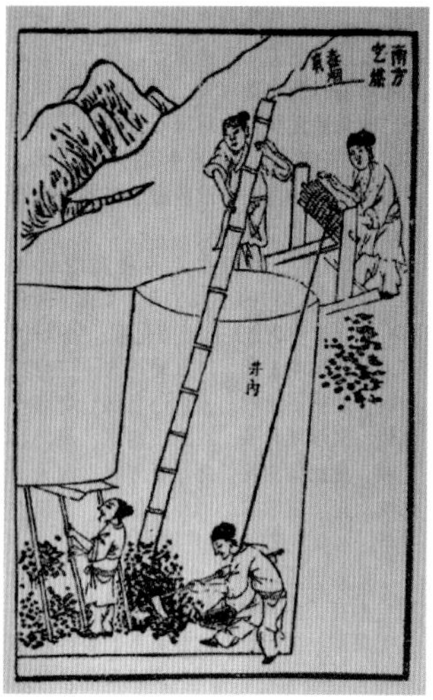

图 7-1-19 《天工开物》中描绘的挖煤排除瓦斯的方法

科学家、思想家和诗人

近年来，在江西省发现了宋应星 4 部著作的明刻本——《野议》《思怜诗》《论气》《谈天》。《野议》是一部议论明末时局的政论著作，《思怜诗》收录作者忧国忧民的 52 首诗作，《论气》和《谈天》是关于自然科学方面的著作，推测是《卮言十种》中的部分篇章。这表明宋应星不仅是科学家，而且也是思想家和诗人。

在环境保护和环境毒物研究上的贡献

宋应星在《天工开物》中强调人类要和自然相协调、人力要与自然力相配合的观点与当代加强环境保护、建设生态文明的思想很一致。在该书中记载了用砒霜在农业上拌种、拌秧，以防病虫鼠害的方法；还记载了挖煤排除煤气（即瓦斯）的方法等（图 7-1-19），反映了古代中国在农业和手工业生产中对环境毒物颇有研究。

第 2 章 近代环境毒物史名人传记

2.1 医学家

2.1.1 帕拉塞尔苏斯

帕拉塞尔苏斯（Paracelsus，1493—1541 年，图 7-2-1），瑞士人，欧洲文艺复兴时期著名炼金术士、医学家和药剂师，被誉为 16 世纪最激进的医学改革家和毒理学启蒙时代的代表。

主要贡献

他是现代毒理学的启蒙者，工业环境毒物研究的先驱。他的化学医疗学说引起西方传统本草医学转向现代西方医学，是现代西方医学之父。

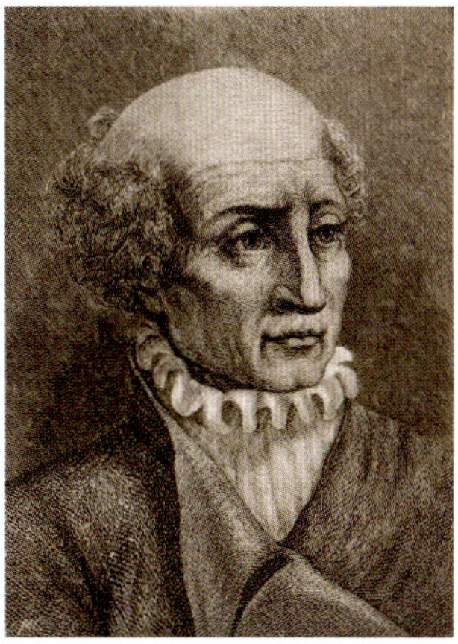

图 7-2-1　帕拉塞尔苏斯

书香之家　矿山为邻

帕拉塞尔苏斯于 1493 年 11 月 11 日出生于瑞士苏黎世附近的霍恩海姆（Hohenheim）。他的中文译名还有帕拉塞尔萨斯、帕拉塞尔斯和帕拉赛塞斯。他的原名是菲利普斯·奥里欧勒斯·德奥弗拉斯特·博姆巴斯茨·冯·霍恩海姆（Philippus Aureolus Theophrastus Bombastus Von Hohanheim），他自称帕拉塞尔苏斯，是因为他自认为他比罗马时代（1 世纪）一位罗马的百科全书家和名医塞尔苏斯更加伟大的意思。他的母亲是当地医院的执事，父亲（W. 冯·霍恩海姆）是从德国移居瑞士的医生和化学家，因此帕拉塞尔苏斯最初的许多医学和化学知识是父亲传授的。在他的出生地附近有一座铅矿，因此他从小对采矿产生兴趣，采矿工人的疾苦也给他留下了深刻的印象，这对他后来关注采矿与疾病的研究和著述方面有很大影响。

出征骑士　游学诸国

1510年，帕拉塞尔苏斯进入瑞士的巴塞尔大学学习医学（有说他在维也纳大学获医学学士学位）。大学毕业之后，这位23岁的青年医生就胸怀大志，开始在欧洲及中东游历行医，他的信条是："医生应当是旅行家，因为他必须研究全世界。"在游医过程中，他头戴天鹅绒帽，肩披长发，腰佩短剑，英姿勃勃，恰似一名出征的骑士，游历各国长达10年之久。其间，在意大利的富有革新精神的费拉拉大学获得医学博士学位，也曾在奥地利的矿区研究矿山劳作与疾病的关系。在游医过程中，他广泛接触民间医生，吸纳不同国家和地区的医学知识，积累了丰富的临床经验，所到之处都以其高超的医术而影响巨大。他深感实践经验对治疗疾病的重要性，鄙视当时的风行：只知背诵医学经典而不顾病人具体情况的学究式治病方法，立志与传统医学决裂，进行彻底改革，建立新的医学。大约在这个时期，他开始为自己取名为帕拉塞尔苏斯。

一举扬名天下知

1526年，帕拉塞尔苏斯来到巴塞尔，恰逢著名出版商约翰·弗洛本尼留斯（Johann Frobenius）腿部受到严重感染而要被截肢，在绝望中，他请帕拉塞尔苏斯为自己治疗。他断然抛弃学究的空论，根据自己的临床经验进行治疗，保住了这位出版商的腿，使帕拉塞尔苏斯的医术享誉整个欧洲。

焚书批旧　挑战权威　医学改革的先驱

巴塞尔是当时欧洲文艺复兴的中心之一，思想比较活跃，因此尽管医学界人士对帕拉塞尔苏斯持怀疑态度，但在1527年市政厅仍坚持决定让他出任巴塞尔城的官医，兼任巴塞尔大学的医学教授。

帕拉塞尔苏斯是一个兴趣多样、才华横溢、决心改革的人，也是一个性格怪异、荒诞不经、狂放不羁的传奇人物，他对当时的一切学问都提出了挑战，对当时的传统医学发起毕生无畏的战斗。他破天荒地不用当时流行的"高贵的"学术性拉丁语讲课，而用"下等的"非学术性的日耳曼语讲课或作报告，遭到许多教授的反对。

帕拉塞尔苏斯自负而又傲慢，藐视当时被人们奉为权威的古代名医盖伦和阿维森纳及他们的学说，对过去和当时的医学权威批评十分尖刻，绰号"大炮"。有一次上课时，他把盖伦的著作连同硫黄和硝石一起放在黄铜盘子里烧了。在1527年"圣约翰节"的一天，正当巴塞尔大学的学生们围绕营火狂欢庆祝节日之时，腰佩短剑的帕拉塞尔苏斯站在营火堆旁，高举盖伦和阿维森纳的医学经典著作扔进火堆烧毁，同时他勇敢地高呼："让旧的去死，让新的诞生！让一切从头开始！"

帕拉塞尔苏斯这些离经叛道、挑战权威的过激行为轰动了整个欧洲医学界，引起了巴塞尔大学一些思想保守僵化的卫道士们的仇恨，他们甚至密谋杀害帕拉塞尔苏斯。1528年，在一片攻击声中，为了人身安全，帕拉塞尔苏斯被迫仓皇逃走，再一次开始他的游医生涯，周游了整个欧洲、中东，有人说他还去过印度。漂泊的生活并没有影响他对医学的刻苦研究和探索，1536年，他发表了《外科大全》，再次在欧洲医学界声名远播。

提倡化学药物　告别本草医药

帕拉塞尔苏斯的医学概念是以化学为主体，认为机体的表现由化学的和生命的法则主宰。他是最早提倡在治疗上应用化学物质的医学家，他记述的药物中有水银、金、铁、铅、铜、砒霜（用以治疗癌症）、硫黄、硼砂以及各种植物提取物。他在药物剂型上也有很多独到的见解。他的这些临床医学上的改革，引导欧洲医药学从古代传统的本草医药学转折到对化学药物的探讨和研究，从而对西方近代医药学的建立和发展具有重要的作用。

创立医疗化学学说和三元素学说

帕拉塞尔苏斯是医生，也是炼金术士。1514 年左右，他曾在一个日耳曼人开设的矿山和冶金工厂工作，他认为冶炼工把矿物变为金属是炼金术士，厨师用肉类和面粉制造食物也是炼金术士。他把医学和炼金术方面的知识交叉融合起来建立了他独创的一种新的医学学说——医疗化学。他反对当时流行的体液学说和气质学说，提出人体本质上是一个化学系统的学说。这个化学系统由汞、硫和盐三种元素（或元质）所组成，疾病是由于这些元素之间的不平衡所引起。正像盖伦派医生们认为疾病是由于体液之间的失调所引起的一样，他认为可以用矿物的药物使平衡恢复，所以他制备了多种含汞、硫、铁、砷、铅或硫酸铜的药物，并且对这些金属药物大胆使用，据说取得了一定疗效。由于时代和当时医学发展的局限性，如同体液学说和气质学说一样，帕拉塞尔苏斯的人体三元素学说显然是把复杂的人体简单化了，金属药物也不可能治疗所有疾病，且长期服用也可能会产生中毒反应。在 16—17 世纪，帕拉塞尔斯的学说在学界有很大的影响，但被禁止在大学里传授，以至于 16 世纪后期，在巴黎和海德尔贝格发生了抗议禁止帕拉塞尔斯学说的学生运动。

在环境毒物研究上的巨大贡献

在环境毒物研究方面，帕拉塞尔苏斯最先摆脱了古代的直观和经验研究模式，提倡通过动物试验并采用分析对比和逻辑推理的方法来观察事物的本质和规律，并取得了前所未有的成就，成为毒理学萌芽期或启蒙期的代表人物。此外，他还在以下几个方面做出贡献：①为环境毒物研究提出新概念，这包括他提出的“所有的物质都是毒物，药物与毒物的区分在于剂量”“毒物是化学物”“剂量反应”及“靶器官”等毒理学基本观念概念。②他是最早发现乙醚具有麻醉作用的学者。③他撰写的《矿工病与矿工的其他疾病》（*On the Miners' Sickness and Other Diseases of Miners*）（他去世后 26 年，即 1567 年才出版）是第一本职业病学著作，也是第一本关于工业环境毒理学方面的著作，该书论述了金属粉尘空气污染和烟雾引起肺病和其他疾病，不仅描述了由于职业接触对矿工引起职业病（矿工病），而且描述了矿山环境污染引起的非职业暴露导致的矿山病。因此，他是描述职业环境污染物扩散到自然环境而引起环境污染并引发疾病的第一人。但他的这种极其超前的环境医学或环境毒物学思想并没有被当时的学者所重视或发展。④他还研究职业环境引起的铅中毒、汞中毒、煤烟和烟尘的毒性危害等，并提出了职业毒理学、法医毒理学和环境毒理学的原始概念。⑤他发现克汀病（cretinism）与地方性甲状腺肿有关。

医学巨人　改革先锋　孤身奋斗　死而后已

帕拉塞尔苏斯是欧洲文艺复兴时期的医学巨人，也是思想巨人。他在医学上的贡献是多方面的，有些甚至是划时代的。他的头脑是产生各种学说和理论永不枯竭的源泉。他提出：自然构成大宇宙，大宇宙的最高发展是人；人与大宇宙是由同样的物质构成的，受同样的法则所支配；在人身上重演自然的全部现象，小宇宙（即人）与大宇宙有不可分割的相互关系，所以大宇宙是“外部的人”（exterior man）。他的这一思想与21世纪当今关于人与环境辩证统一关系的理论有很大相似之处。

1541年9月24日，帕拉塞尔苏斯在萨尔茨堡的客栈逝世，原因不明。他一生以大无畏的精神只身奋斗、除旧立新，死时身边只剩下几枚钱币和几本旧书，但他留给后人的精神财富则是无与伦比，值得我们永远敬仰和发扬光大。

2.1.2　拉马齐尼

拉马齐尼（B. Ramazzini，1633—1714年，图7-2-2），意大利医学家，被后人誉为职业医学之父。

主要贡献

对职业环境中的刺激性化学物、粉尘、多种金属等环境毒物的健康危害进行研究和论述。

从学生到教授

意大利医学家拉马齐尼（贝纳迪诺·拉马齐尼，Bernardino Ramazzini）于1633年11月3日生在意大利摩德纳（Modena）附近的卡皮（Carpi）。早年在帕尔马大学学习医学和哲学，在那里他开始对职业病发生兴趣。1659年获帕尔马大学医学博士学位后，先在罗马郊外的一所医院行医。1671年到刚建立的摩德纳医学院任教，1682年被任命为摩德纳大学理论医学主任并随之被聘为教授。1700年应威尼斯共和国之召，赴帕多瓦大学继承散克托留斯之教职，任医学临床首席教授和医学院院长。

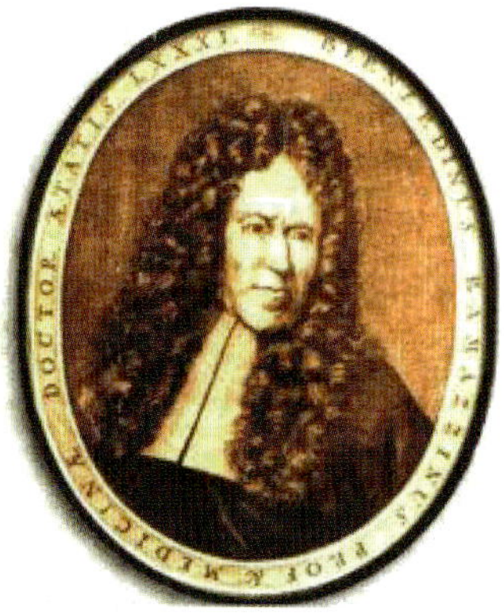

图7-2-2　职业医学之父——拉马齐尼

对职业环境毒物研究的贡献

17—18世纪，欧洲的许多城市手工工场向大机器工业转变，工人们的生产和生活条件非常恶劣，缺乏劳动保护措施，导致许多职业性疾病发生。拉马齐尼深入各种职业进行调查访问，研究不同行业工人的工作情况和健康状态，于1700年在摩德纳出版了他的名著——《职业性疾病》（*De Morbis Artificum Diatriba*，英文为*Diseases of Workers*，又译为《工人的疾病》），于1713年在帕多瓦（Padua）出版了第二版。该书主要论述了多种刺激性化学物、粉尘、多种金属、反复而剧烈的震动、不良姿态或心境，以及其他致病因素对健康的危害，把职业危害的范围从矿工扩展到陶工、漆工、石匠、铁匠、饰匠、农夫、渔民、猎人、医生、助产士、药剂师以及画家、士兵、学者等 52 种行业 42 种职业病，极大地推动了职业医学和工业环境毒理学的发展。这是职业医学和工业环境毒理学的奠基性和开创性的著作，在职业医学的发展中起到了重要作用。

对环境天然毒物研究的贡献

拉马齐尼也是一位出色的临床医师，描述过山黧豆中毒及疟疾在意大利的暴发，写过《流行性传染病》一书。他是第一批支持使用富含奎宁的金鸡纳树皮治疗疟疾的医生之一。当时许多医生特别是支持盖伦主义的保守派医生说奎宁是有毒的和无效的，他积极支持用金鸡纳树皮治疗疟疾的革新，他说："金鸡纳树皮对医学的重要性，如同火药对战争的重要性一样"（"It [cinchona] did for medicine what gun powder did for war"）。他认为单味药剂有医疗价值，主张使用单种药剂治病。他说："不同药物的不适宜的组合会改变药性，在对药物间的禁忌不清楚的情况下，不可将药物合并使用。"从药物学的发展历史来看，对疾病有特效的药物大都是从单味植物药提取的，例如奎宁、麻黄素、黄连素、青蒿素等，他的这一论点对近现代西方医学的发展有重要意义，对环境天然毒物的研究有重要价值，对本草医药的发展也有重要意义。

医疗实践和医学研究密切结合

拉马齐尼坚决反对滥用在当时流行的放血治疗法，他说："看来放血专家似乎是手握无情的刀剑，去毁灭无辜的牺牲者，而不是治疗其疾病。"他认为医生"应当竭尽自己的力量做临床检查，不断地试验，以求解决最重大的和极琐细的医学问题"。他把医疗实践和医学研究密切结合在一起，既是杰出的研究家，又是优秀的临床医生，即使对现代的医学家或医生来说也具有榜样的力量。

他还提出修女患乳腺癌的发病率高于结婚了的妇女是因为修女没有性交活动所致，这种性活动"非自然的"缺乏引起了乳腺组织的不稳定，导致某些修女发育成为乳腺癌。

1714 年 11 月 5 日，拉马齐尼于帕多瓦逝世。

2.1.3 珀西瓦尔·波特

珀西瓦尔·波特（Percivall Pott，1714—1788 年，图 7-2-3），英国杰出的外科学家，职业医学（occupational medicine）研究的先驱。

主要贡献

首先描述了扫烟囱者易患阴囊癌的观察，主张废除大量使用腐蚀剂和烧灼物，认为烟尘是一种致癌物质。

职业生涯

波特于 1714 年 1 月 6 日出生在英国伦敦斯瑞尼德大街（Threadneedle Street），邻近现在的英格兰银行，最初他受到的教育是为了成为一名牧师。他在爱德华·诺斯那里完成了他的学徒生涯，并于 1736 年在 Barbers 的公司实习。1744 年在圣巴塞洛缪医院当助理外科医生，1749—1787 年成为全职外科医生。

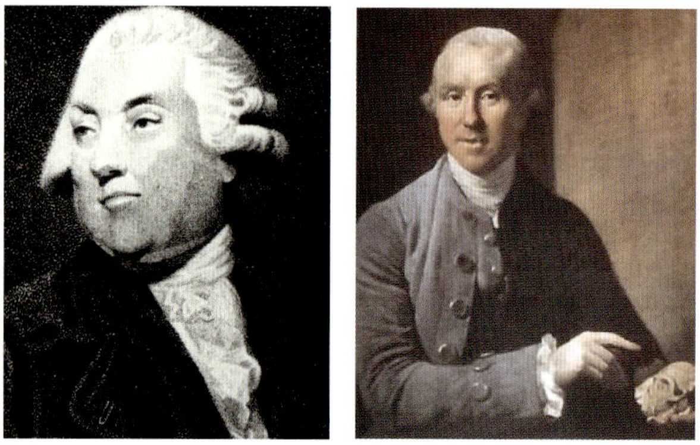

图 7-2-3　珀西瓦尔 · 波特

1756 年，波特从马上跌落，腿部骨折，这是一种后来证明很严重的股骨复合骨折，命名为“波特氏骨折”。当时，他躺在泥里，让人去从附近的一个建筑工地买一扇门板，然后用门板把自己抬回家。外科医生把伤口清理干净后主张做截肢手术。当时，截肢手术失败率非常高（因为它常常导致败血症和死亡）。波特说服他们夹腿，最终完全康复。

1765 年，他当选为外科医生协会的主要负责人，这是皇家外科学院的前身。1768 年波特发表关于骨折和脱臼的著作——*Some Few Remarks upon Fractures and Dislocations*，这本书被翻译成法语和意大利语，在英国和法国有深远的影响。他的名字被写在医学上。这是因为他首先描述了关节炎患者的脊柱结核（脊椎结核病），他还提供了关于麻痹下肢的优秀的临床描述。在他的其他著作中，最值得注意的是有关组织断裂（1756）和外科观察的书——*A Treatise on Ruptures*，*and Chirurgical Observations*。

1775 年，波特发现接触煤烟的烟囱清洁工和阴囊癌发病率高（后来发现是鳞状细胞癌）之间有关联。这是第一个把职业和癌症联系在一起的事例，波特首次证明了恶性肿瘤可能是由环境致癌物引起的。波特早期的调查导致了流行病学科学的发展和 1788 年的扫烟囱法案出台。

1788 年 12 月 22 日，波特爵士因病在伦敦逝世，享年 74 岁。

2.2 毒理学、生理学、药理学家

2.2.1 奥尔菲拉[1]

奥尔菲拉（M. J. B. Orfila，1787—1853，图 7-2-4），西班牙裔法国毒物学家和化

1　贾静涛 .1995. 现代法医学先驱奥尔菲拉及其主要著作 . 中国法医学杂志，10（4）：249-252。

学家，是应用化学方法研究毒理学的先驱，被誉为现代毒理学的奠基人。

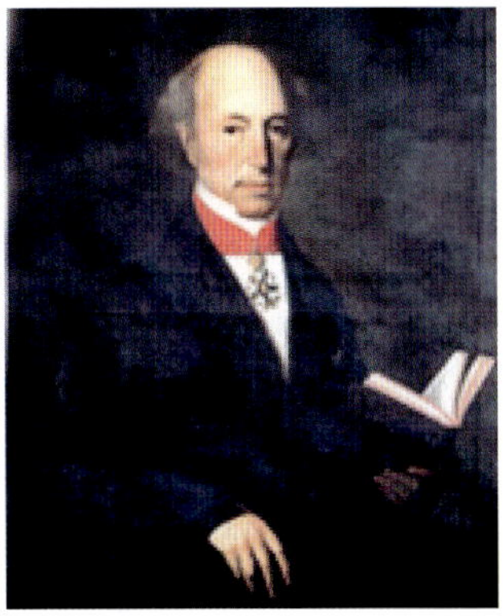
图 7-2-4 奥尔菲拉

主要贡献

他著有《普通毒理学概论》一书，对多种环境毒物进行分类论述，提出毒理学是一门独立的学科。

传奇人生 贡献诸多

奥尔菲拉，全名马蒂厄·约瑟夫·博娜威琼·奥尔菲拉（Mathieu Joseph Bonaventure Orfila），他于1787年4月24日（有说是6月27日）出生在西班牙的巴利阿里群岛米诺卡岛的马翁，其父亲为律师。他在青年时期就对学习医学有浓厚兴趣。1804年到巴伦西西大学学习数学和化学，1806年转学到巴塞罗那大学学习。1807年7月赴巴黎大学学习化学。1811年10月27日，在巴黎大学医学系毕业，获医学博士学位，毕业论文题目是《黄疸尿的新研究》。1812年开始研究生物材料中毒物的化学分析，并通过动物试验发现进入人体的毒物蓄积在一定的组织中，证明对中毒者的毒物检测不仅可以分析胃的内容物，还可以分析其他组织部位。1814年他晋升为马德里大学化学教授。1815年，他与一位有名雕刻家的女儿勒絮尔（A. G. Lesueur）结婚。

1816年，他加入法国国籍，被任命为路易十八的御医。1819年，他任巴黎大学法医学教授，研究法医学近30年。1831年，任巴黎大学医学系主任，直到1848年。1847年巴黎大学的一座比较解剖学陈列馆以他的名字命名。他将12万法郎的巨额财产捐给巴黎大学医学系和巴黎内科医师慈善会，并设立奥尔菲拉毒物学研究奖金。

奥尔菲拉一生获得过多种荣誉，他是巴黎内科医师慈善会的终身会长、巴黎医学科学院院长、荣誉军团司令等。他举止文雅、气度不凡、处事正直、为人和蔼，善于演讲，还善于歌唱，深得学生的爱戴。

1853年3月12日，奥尔菲拉因患肺炎逝世，享年66岁。

《普通毒理学概论》论述多种毒物，创立毒理学科

奥尔菲拉的最著名的著作是他27～28岁出版的处女作《普通毒理学概论》（*Traité de Toxicologie Générale*），在1814—1815年出版，共二卷，每卷分上、下两部，共1 400页。先后被译为英文、德文，在英国、美国和德国出版。在该书中指出了研究毒物效应的新途径和新方法，并首次提出毒理学是一门独立的学科的观念，从而他被誉为毒理学的奠基人。

《普通毒理学概论》一书首次提出毒物的定义：凡是以很小量加入或接触机体便可损害其健康甚至生命的物质即为毒物。这一毒物的定义一直沿用至今。在该书中，他把毒物分为6类：①腐蚀性毒物，包括一些重金属和强酸、强碱；②收敛性毒物，如铅及其制剂；③刺激性毒物，如强酸、氯气以及蓖麻子、乌头等20余种植物；④麻醉性毒物，如氢气、氮气以及月桂树、曼陀罗等10余种植物；⑤麻醉－刺激性毒物，如

CO_2、烟碱以及毛地黄、麦角、发芽马铃薯等多种植物；⑥败血性或感染性毒物，如毒蛇、蝎类及传染病和接触感染的致病因素。该书以动物试验结果、病例观察、组织解剖和毒物分析为依据，从毒物的理化性质、生理与病理作用到临床表现、治疗、解剖特点和毒物分析检验等，对大量来自植物、动物和矿物质的毒物进行论述，是历史上第一部科学的毒物学著作，成为毒理学的奠基之作，他也因此被誉为现代毒理学奠基人、现代毒理学之父。

其他重要贡献

奥尔菲拉作为医学化学学家、毒物学家、法医学家，一生著述甚丰，除了上述《普通毒理学概论》一书外，他先后出版了《医学的化学基础》[共二卷，1 185 页（1817 年）]、《对毒物中毒窒息病人的急救》（1818 年）、《法医学教程》（1817 年）、《论法医学》（1836 年）、《论司法的尸体发掘》（1830 年）等。因此，他是多个科学领域的先驱或奠基人。

他用几千条狗进行动物毒理试验，研究毒物与生物体之间的剂量－效应关系，将毒理学由描述阶段发展进入实验阶段。此外，他还发展了靶器官毒理学概念和法医毒理学。这些成果为现代毒理学包括之后环境毒物学的发展奠定了基础。

在《普通毒理学概论》一书中，他把玻璃粉列为毒物，这与现在对空气颗粒物的认识是一致的；他把传染病的致病因素也列为毒物，预示致病微生物是生物性毒物，这与现代把毒物分为物理性、化学性和生物性毒物的观点是一致的。

2.2.2 克劳德·贝尔纳

克劳德·贝尔纳（Claude Bernard，1813—1878 年，图 7-2-5），生理学家，现代生理学的奠基人之一。

主要贡献

他首次阐明一氧化碳（CO）中毒机制；发现箭毒可阻断神经冲动向肌肉的传递。

贝尔纳对神经系统的功能、各种消化液的作用、肝脏的糖代谢功能以及交感神经对血管运动的作用等进行了系统深入的研究。

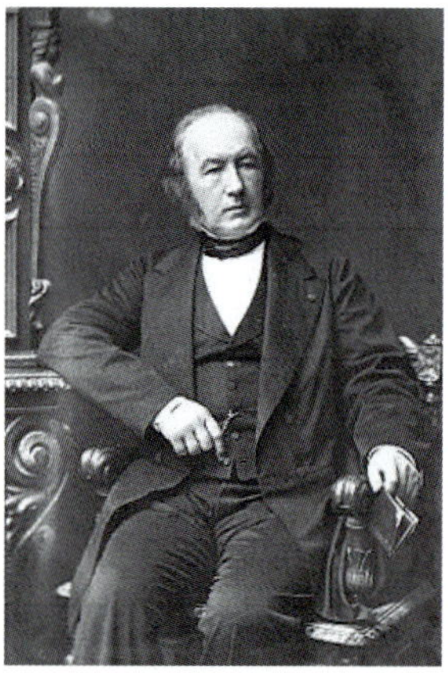
图 7-2-5 贝尔纳

贝尔纳最著名的发现是关于肝脏具有糖原生成作用的发现（1848—1850 年）。贝尔纳还发现胰液对脂肪和蛋白质的消化作用，他是医学史上第一次提出“内分泌”这一概念的人。1865 年，他撰写的《实验医学研究导论》（*Introduction à L' étude de la Medicine Expérimentale*）一书被认为是生理学发展史上的一个里程碑。

他的最伟大的生物学概念是他于 1857 年提出的生物“内环境”的概念，认为内环境的稳定是生命存在的前提；内环境要经常同外环境保持平衡，否则生命现象就要发生紊乱。他的这一学说在当时并未引起足够的重视，而今天它已成为生理学和毒理学最基本的概念之一，对现代生理学和毒理学的发展已产生了重大影响。

在环境毒物研究上，他于 1850—1856 年发现箭毒有阻断神经冲动向肌肉传递的作用；1858 年，他首次阐明了 CO 中毒的机制在于 CO 与血红蛋白结合而使后者失去与氧结合的能力，从而导致组织缺氧。CO 是空气中常见气体污染物，因此贝尔纳也是环境毒理学研究的先驱。

2.2.3　西奥多・沃尔姆利

西奥多・沃尔姆利（Theodore Wormley，1826—1897 年，图 7-2-6），美国毒物学家。

主要贡献

他对多种环境微量化学毒物的毒性作用与试验方法进行了系统研究和阐述。

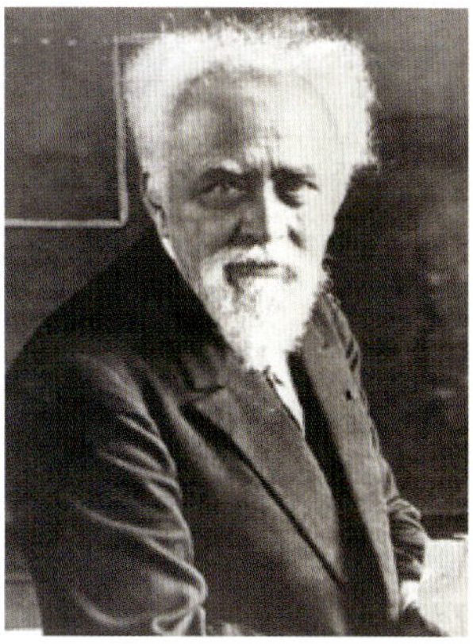

图 7-2-6　西奥多・沃尔姆利

沃尔姆利的全名为西奥多・乔治・沃尔姆利（Theodore George Wormley），他于 1826 年 4 月 1 日生在美国宾夕法尼亚州沃尔姆利斯堡（Wormleysburg，Pennsylvania），医学博士，后来成为宾夕法尼亚大学化学和毒理学教授。他的主要著作《微量毒物化学》（*The Micro Chemistry of Poisons*）是美国第一本毒物学专著。这本书使他成为美国的微量化学毒物方面的著名专家，因此他被邀请在无数次毒物试验中作证。

2.2.4　陈克恢[1]

陈克恢（K. K. Chen，1898—1988 年，图 7-2-7），药理学家，中国近现代中药药理学研究的创始人、20 世纪国际药理学界一代宗师。

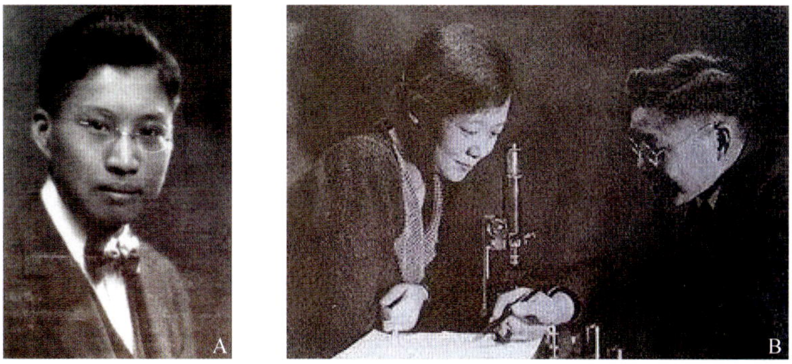

图 7-2-7　陈克恢博士（A，1921 年摄）及其与夫人凌淑浩（B，1930 年摄）[2]

1　魏淑凌 . 2008. 家国梦影：凌叔华与凌淑浩 . 张林杰，译 . 李娟，校译 . 天津：百花文艺出版社

2　陈克恢夫人——凌淑浩，于 1925 年燕京大学毕业后留学美国，1929 年获西留（Western Reserve）大学医学博士。凌叔浩的姐姐凌叔华（1900—1990 年）是 20 世纪二三十年代有名的女作家和画家，其夫陈源（西滢）为北京大学教授，文学批评家。

主要贡献

从多种药用植物和有毒动物中提取毒素特别是麻黄素和蟾蜍毒素，并对其进行药理学和毒理学研究；在化学合成药物和抗生素毒性作用的研究上也取得了重要成就，为这些环境毒物的药用和毒性作用的预防做出了重要贡献。此外，他发明的解除急性氰化物中毒的方法至今仍然被临床应用。

赴美学习中药提取

陈克恢博士于1898年2月26日出生于浙江农村（或上海郊区农村）。5岁时丧父，由舅父周寿南（中医）教他读书写字，学习四书五经，在舅父的影响下，他从小对中药产生了兴趣。他10岁时进入公立学校，1916年中学毕业后，考入当时美国用庚子赔款成立的留美预备学校清华学堂（清华大学前身），两年后毕业，并赴美国威斯康星大学插班于药学系三年级学习。他的导师爱德华·克莱默（Edward Kremers）为满足他研究中药的愿望，从中国进口肉桂叶和枝500磅，教他用蒸馏的办法提取肉桂油。他以这项研究完成了学士论文。导师在这篇论文的署名上，把K. K. Chen作为他的英文名字，因而陈克恢后来发表的文章都如此署名。1920年，陈克恢从威斯康星大学药学院毕业。他感到如回国开展研究工作，还需要较多的生理学、生物化学和药理学知识，所以又进入该校医学院，学了两年医学课程，并在1923年获得生理学博士学位。

提取麻黄素

1923年，陈克恢由于母亲病重而回国，并受聘于北京协和医学院，任药理系助教，开始了他一生中最著名的麻黄素研究。他与舅父交谈中得知麻黄毒性最大、有治疗作用，所以他从数百种常用中药中选了麻黄为第一个研究对象。1924年，他与其协和同事施密特（Carl F. Schmidt）在短时间内从麻黄中分离出左旋麻黄碱，并用动物实验研究麻黄素的药理作用，发现给麻醉了的狗或毁脑脊髓猫静脉注射麻黄碱1~5 mg可使颈动脉压长时间升高，心肌收缩力增强，血管收缩，支气管舒张，也可使离体子宫收缩，对中枢神经有兴奋作用；滴入眼内，可引起瞳孔散大。这些作用与肾上腺素类似，但是麻黄素口服有效，作用时间长，且毒性较低。1924年，他在美国实验生物与医学学会北京分会上作了初步报告，这是关于麻黄碱药理作用的第一次报告，并在权威的美国医学刊物（*Proc. Soc. Exp. Biol. Med.* 21卷及 *J. Am. Med. Assoc.* 87卷）发表了他的研究成果。

1925年，他返回美国后，继续进行了大量研究，并很快进入临床观察阶段，证明它可以治疗过敏性疾病、干草热和支气管哮喘，还可用于脊椎麻醉以防血压下降，口服25~50 mg能抑制巴比妥类安眠药引起的余醉。他还发现只有中国和东南亚地区产的麻黄含左旋麻黄碱。从此，美国礼来药厂从中国进口大量麻黄用于麻黄碱的生产，以满足临床需要。这种情况持续了19年，直到第二次世界大战时，两位德国化学家用发酵法将苯甲醛与甲基胺缩合合成左旋麻黄碱为止。

陈克恢和他的美国同事一起，研究麻黄素及类似化合物的构效关系达30多年，推动了许多交感胺类化合物的合成，对其后很多新的交感神经药物（例如α和β受体阻滞剂）的研发也有推动作用。他在麻黄素方面的研究是从天然产物中寻找先导化合物，进行优化，开发新药的一个典范。麻黄素至今仍被用于治疗过敏性疾病和支气管哮喘等疾病。他的这项研究对开发祖国中医药宝库、推动中国传统医药学现代化有很大启示作用。

提取蟾蜍毒素

1925年，陈克恢回到威斯康星大学医学院，完成了第三年的医学课程，转学到霍普金斯大学医学院，成为著名药理学教授阿贝尔（John J. Able）的助教，同时在该校医院临床实习。1927年，他获得医学博士学位，并晋升为副教授。在霍普金斯大学医学院药理系工作的两年中，可能受从有毒植物麻黄提取麻黄素成功的启发，陈克恢除了继续研究麻黄素外，对蟾蜍毒素医用价值的研究也很有兴趣。1929年陈克恢在美国最大医药公司之一的礼来公司（J. K. Lilly，Sr.& Eli Lilly）担任研发部主任，后定居美国。从1937年起，兼任印第安纳大学医学院药理学教授和印第安那波里斯医学院医事顾问。

陈克恢和他的美国同事一起对中药提取进行了长期研究。例如，在蟾蜍毒素方面，研究长达40多年，在13 800只活蟾蜍的腮腺中提取的化学物中，他发现，其除了含洋地黄样强心甙外，还含有很多其他成分，如儿茶酚胺类、5-羟色胺类及甾体类化合物（包括胆固醇和麦角甾醇等）等多种有效成分。他对400多种强心甙和甾类化合物进行了构效关系的研究，发表了大量文章，丰富了药物化学宝库。他虽未发现可用于临床的新药，但为其他药物的研究提供了宝贵经验。

抗疟药常山和其他中药有效成分提取的研究

在抗疟药常山的研究方面，在第二次世界大战期间，他们根据有关中药常山的抗疟性报道，从常山中提取了常山碱丙（γ-Dichroine），发现其抗疟作用为奎宁的148倍，但致吐作用很强，且可引起肝脏水肿性变性。根据这一结果，美国合成了千种以上的结构类似物，但最终未能找到更好的可用于临床的化合物。此外，陈克恢还对其他中草药进行过研究，如汉防己、元胡、吴茱萸、贝母、百部、夹竹桃和羊角拗等。

发现急性氰化物中毒的解除方法

20世纪30年代早期，陈克恢与其同事发现两种无机盐（亚硝酸钠和硫代硫酸钠）静脉注射可有效地解除急性氰化物中毒。该法至今仍然被临床使用。

进行多种药物功效和毒性作用研究

20世纪40年代，他们在磺胺、麦角[1]、雌激素、维生素、抗甲状腺药物和降血糖药物等方面均做了大量研究和开发工作；20世纪50年代以后，进行多种抗生素如红霉素、万古霉素和环丝氨酸等的药理研究，并研发出一些新药。

1　麦角是寄生在麦穗上的麦角菌（属于真菌类）在籽粒中繁殖生长而成，类似麦粒呈角形。剧毒，可致人死亡，但是也可增强子宫收缩而促进分娩。1808年麦角成为促进孕妇分娩的特效药。到20世纪从麦角分离出多种生物碱，重要的有麦角毒碱等。

贡献非凡　实至名归

陈克恢从事中药研究 50 余年，发表科研论文 350 余篇。曾是中国药学会、中国生理学会和中华医学会的会员，1948 年，他被选为第一届中华民国中央研究院院士；1951 年，任美国药理与实验治疗学会主席；1952 年，任美国实验生物学会联合会主席；1972 年，任国际药理联合会名誉主席。他在 20 世纪 60 年代已退休，但一直到 80 年代中期还积极参加一些重要的学术活动。他一生谦虚热情、平易近人，热爱科学、重视协作。

1988 年 12 月 12 日，他因脑溢血合并感染在美国旧金山去世，享年 90 岁。

2.3 化学家

2.3.1 卡尔・舍勒

卡尔・舍勒（Carl Scheele，1742—1786 年，图 7-2-8），德国和瑞典化学家。

主要贡献

他合成了氰化物和砷的化合物。

卡尔・舍勒的全名为卡尔・威廉・舍勒（Carl Wilhelm Scheele），发现了氧气（约瑟夫・普里斯特雷之前）和氯气（汉弗莱・戴维之前）。他在瑞典的古平（Koping）定居之后，继续对有毒化学物质进行了广泛的研究。他制备了氰化物和砷的化合物，并经常对自己进行测试。他 43 岁英年早逝，推测是由于他长期接触化学毒物，并用自身对化学物的毒性作用进行测试以及实验室通风条件不良所致。

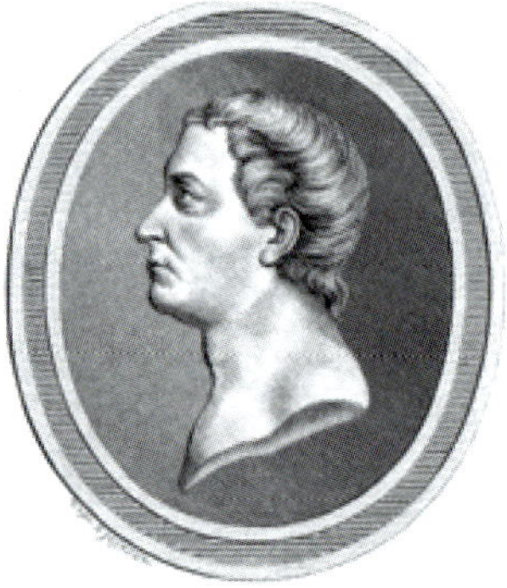

图 7-2-8　舍勒

2.3.2 弗里德里希・塞特纳

弗里德里希・塞特纳（Friedrich Sertürner，1783—1841 年，图 7-2-9），德国药物化学家。

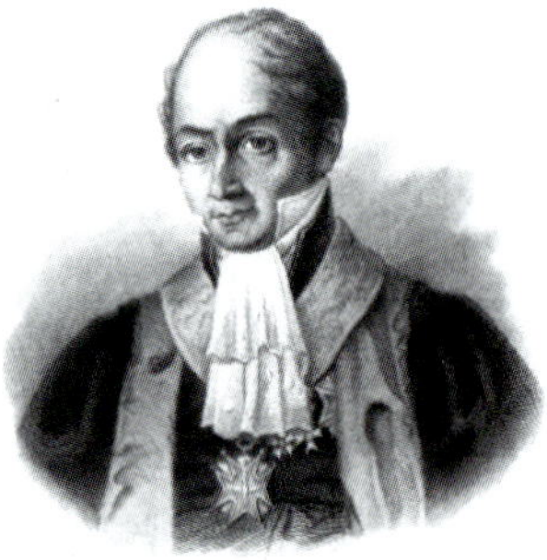

图 7-2-9　弗里德里希・塞特纳

主要贡献

他从植物中分离出第一个生物碱——吗啡。

塞特纳的德文全名为 Friedrich Wilhelm Adam Sertürner，他于 1783 年 6 月 19 日出生在德国帕德博恩（Paderborn）附近的 Neuhaus 小镇，于 1841 年 2 月 20 日去世。作为帕德博恩的一名药剂师学徒，在 1805 年（22 岁），他第一个从鸦片中分离出吗啡。吗啡不仅是第一个从鸦片中提取的生物碱，而且是从所有植物中分离出的第一个生物碱。

吗啡比鸦片的镇痛作用更强。此后，全世界有越来越多的生物碱被科学家提取。

鸦片是从罂粟（其含义是“催眠的”）果实未成熟的子房中获得的汁液经干燥而成的。罂粟在巴比伦、埃及、罗马和希腊的古文明中均被认为是重要的药物，具有镇痛、止泻、治疗失眠的作用。鸦片含有几种生物碱，其中吗啡是最重要的一种。塞特纳分离出吗啡，但他不知其毒性作用，导致他因过量长期服用而死。吗啡经过简单的化学处理后可以生成海洛因，后者药效更大，但因它比吗啡更易于成瘾而名声更糟。

2.3.3 约瑟夫·卡文图

约瑟夫·卡文图（Joseph Caventou，1795—1877 年，图 7-2-10），法国化学家。

主要贡献

他率先采用温和溶剂从环境天然毒物——有毒植物中分离出多种活性成分用于医药，使古代本草药物的毒性研究迈入近现代化时代。

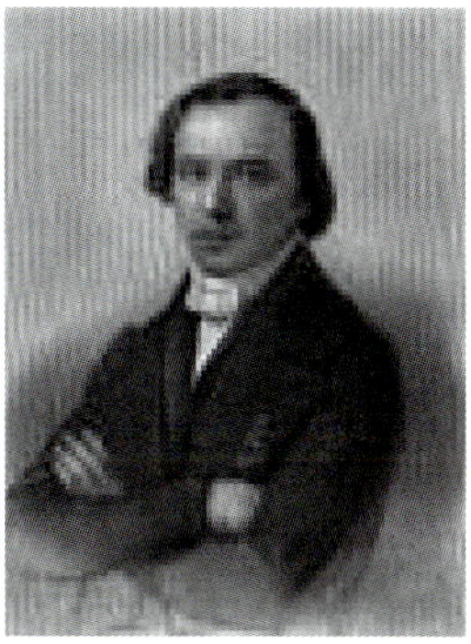

图 7-2-10 约瑟夫·卡文图

卡文图的法文全名为 Joseph Bienaimé Caventou，他曾在巴黎的药学院（Écolede Pharmacie）任教授。

卡文图与佩列蒂耶（Pierre-Joseph Pelletier，1788—1842 年）在巴黎实验室合作。他是使用温和溶剂从植物中分离出多种活性成分的先驱，包括从植物中提取生物碱。他们从金鸡纳树皮中成功分离出了硫酸奎宁，后来被证明是治疗疟疾的重要药物。他们二人没有对这种化合物的发现申请专利，而是将其发布给所有人使用，造福于人类，是科学家的典范。

此外，他们还从植物中提取了秋水仙碱（colchicine）和藜芦精（veratrine）等活性物质。

1823 年，他们在生物碱分子组成中发现了氮。

月球上的卡文图火山口就是以他的名字命名的。

2.3.4 阿斯卡尼奥·索布雷罗

阿斯卡尼奥·索布雷罗（Ascanio Sobrero，1812—1888 年，图 7-2-11），意大利化学家。

主要贡献

他合成了具有血管扩张和强大爆炸力的硝化甘油。

赴法学习化学

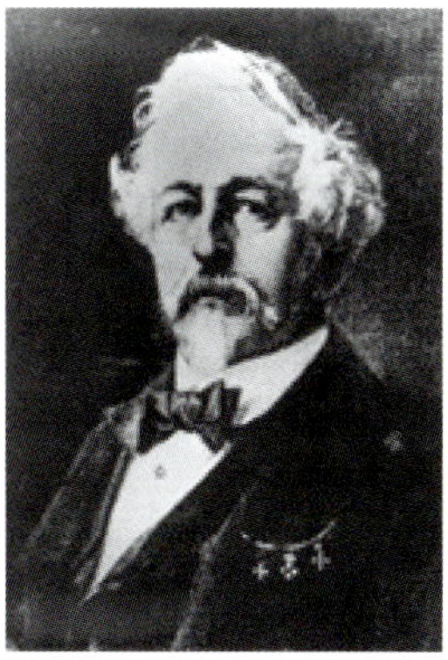

图 7-2-11 索布雷罗

索布雷罗于 1812 年 10 月 12 日生于意大利蒙菲拉托的卡萨勒。他先后在都灵和巴黎学习医学，然后在贾森大学（The University of Gießen）学习化学，是法国化学家法兰西大学教授朱尔斯·佩卢泽（Jules Pelouze）的学生，并于 1832 年获得博士学位。1845 年，他成为图灵大学的教授。1888 年 5 月 26 日卒于图灵（Turin）。

硝化甘油的发明与恐惧

1847 年，索布雷罗在意大利图灵大学的化学实验室，把甘油缓慢地加入硝酸和硫酸的混合液中，合成硝化甘油。他观察到一滴硝化甘油在试管中受热时会发出巨大的爆炸力。索伯雷罗出于对他发现的物质的强大破坏力的担心，于是不肯再去研究它。他起初称他的发现为焦甘油（后来知道是硝化甘油）。索伯雷罗在给佩卢泽教授的信和后来在杂志上发表的文章中都对这种化合物给出严重警告，不只是因为硝化甘油具有巨大的爆炸力，而且还因为对它的爆炸几乎无法控制。实际上，他对自己的发明感到非常恐惧，以至于将其保密了一年多。索布雷罗的发明并没有引起巨大的轰动。

诺贝尔发明炸药

佩卢泽的另一个学生是年轻的阿尔弗雷德·诺贝尔（Alfred Nobel，1833—1896 年，图 7-2-12），全名是阿尔弗雷德·贝恩哈德·诺贝尔（Alfred Bernhard Nobel）。他于 1850—1852 年，在佩卢泽私人训练实验室完成了作为一个化学家的训练。在这个时候，他听说了一种剧烈的炸药——硝化甘油。由于诺贝尔对炸药极其感兴趣——这也是整个家族的兴趣——而佩卢泽不但具有如何制造炸药的第一手资料，而且对索伯雷罗的发现很熟悉，因此推测诺贝尔在当时必然学到了关于硝化甘油的知识。但是制造和控制硝化甘油的困难成为对他的最大挑战。他回到了诺贝尔家族已经停业的军备工厂，并立即开始尝试这种材料。诺贝尔重复了多次极其危险的试验，他把硝化甘油和黑火药混合起来，用普通的导火线点燃。19 世纪 60 年代，诺贝尔基于硝化甘油的爆炸力在混合物、装置和制造方法方面获得了多项全球专利，最终导致了炸药的发明，从而开办工厂，获得大量财富，去世后全部用于创立基金会，并设立了诺贝尔奖。

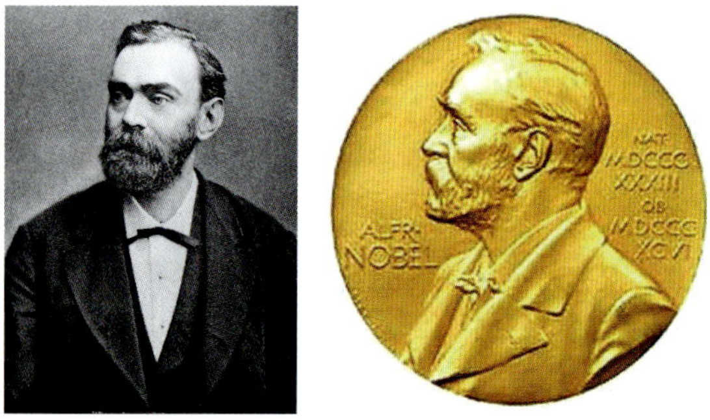

图 7-2-12　诺贝尔和诺贝尔奖章

发明硝化甘油的意义

索布雷罗在环境毒物史上的主要事迹是发明硝化甘油，从而为炸药的发明创造了条件，而炸药在战争和工程建设中的广泛应用，导致新的环境污染的形成。此外，硝化甘油作为心血管疾病的重要药物，其毒性作用也得到广泛研究。

诺贝尔一直承认和赞扬索布雷罗是发明硝化甘油的人，但索布雷罗对炸药的用途以及因其而享有的名利感到失望。

2.4 微生物学家、公共卫生学家

2.4.1 安东尼·列文虎克

安东尼·列文虎克（Antony van Leeuwenhoek，1632—1723 年，图 7-2-13），荷兰显微镜学家、微生物学的开拓者。

主要贡献

他是第一位揭开细菌世界秘密的功臣，也是第一位揭开环境微生物世界，为致病微生物——环境生物性毒物的研究打开大门的先驱。

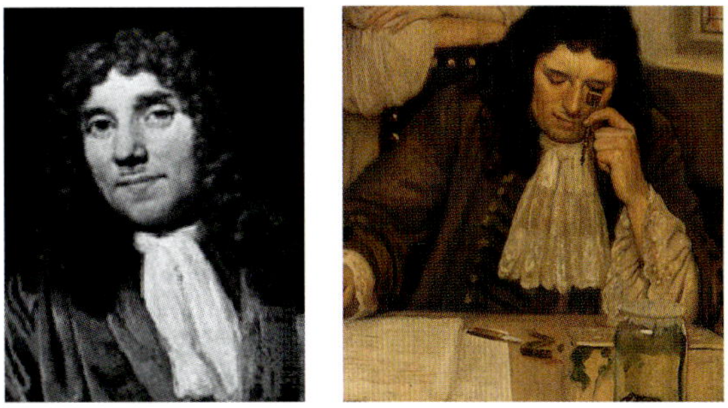

图 7-2-13　列文虎克及其用自制的显微镜观察微生物

出身贫寒　自学磨制玻片技术

列文虎克于 1632 年 10 月 24 日出生在荷兰代尔夫特市的一个酿酒工人家庭。他父亲去世得早，在母亲的抚养下，由于家庭贫寒，只读了几年书。他 16 岁时就被迫退学，来到荷兰首都阿姆斯特丹一家杂货铺当学徒。在杂货铺的隔壁有一家眼镜店，列文虎克从眼镜工匠那里学习到了磨制玻璃片的技术。

创制显微镜　发现微生物

后来，列文虎克返回家乡代尔夫特市，中年才在代尔夫特市政厅当了一名看门人。在当时眼镜店磨制放大镜的启示下，他磨制了 400 多个透镜，其中有一架简单的透镜，其放大率高达 270 倍，远远超过同时代人。1673 年，他开始用他的放大透镜（即最早的显微镜）观察和描述“非常微小的动物”即细菌和原生动物。1677 年，他首次描述了昆虫、狗和人的精子。1684 年，他准确地描述了红细胞，证明马尔皮基推测的毛细血管层是真实存在的。1702 年，他在细心观察了轮虫以后，指出在所有露天积水中都可以找到微小生物，因为这些微生物附着在微尘上、飘浮于空中并可随风转移（图 7-2-14）。他追踪观察了许多低等动物和昆虫的生活史，证明它们都自卵孵出并经历了幼虫等阶段，而不是从沙子、河泥或露水中自然发生的。他首次对环境中的微生物进行了观察和描述，所以他也是环境微生物学的开拓者。

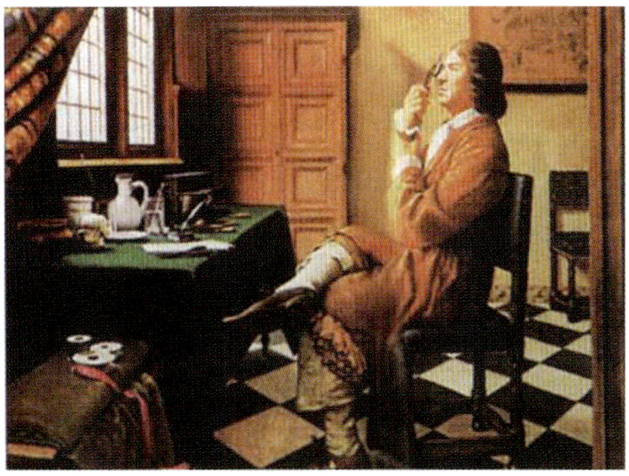

图 7-2-14　列文虎克观察空气中的微小生物

实至名归　终成大家

列文虎克有一个朋友是荷兰著名解剖学家德·格拉夫（Regnier de Graaf），“卵”这个词就是格拉夫首先提出来的。通过格拉夫介绍，列文虎克将他 1673—1723 年的发现陆续以通信的方式报告给英国皇家学会，受到皇家学会的重视，其中绝大多数通信都发表在《皇家学会哲学学报》上；由他提供的第一幅细菌绘图也于1683年在该学报上刊出。他于1680年被选为该学会的会员。他是第一个用放大透镜看到细菌和原生动物的人，在人类科学史上他首次发现了微生物。他的划时代的惊人发现，对18世纪和19世纪初期的细菌学和原生动物学研究及发展起了奠基作用。

1723年8月26日，列文虎克结束了他平凡而伟大的一生，病逝于他的家乡代尔夫特市。

2.4.2 路易斯·巴斯德

路易斯·巴斯德（Louis Pasteur，1822—1895年，图7-2-15），法国著名的微生物学家、化学家。巴斯德是医学史上最重要的杰出人物，是19世纪最有成就的科学家之一。他也是一位爱国科学家，他的名言是：科学没有国界，但科学家有自己的祖国。

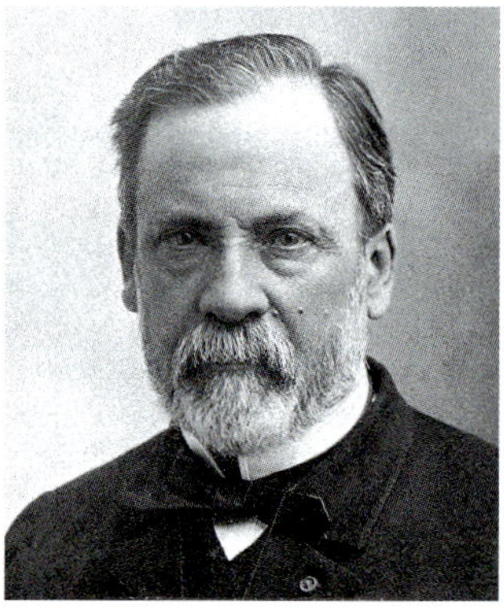

图7-2-15 路易斯·巴斯德

主要贡献

他是工业微生物学、医学微生物学、微生物生理学的奠基人，他的研究使人类战胜了狂犬病、鸡霍乱、炭疽病、蚕病等的危害，使整个医学迈进了细菌学时代，得到了空前的发展。因此，他也是环境致病微生物——环境生物性毒物研究的开拓者。

勤奋的一生 辉煌的一生

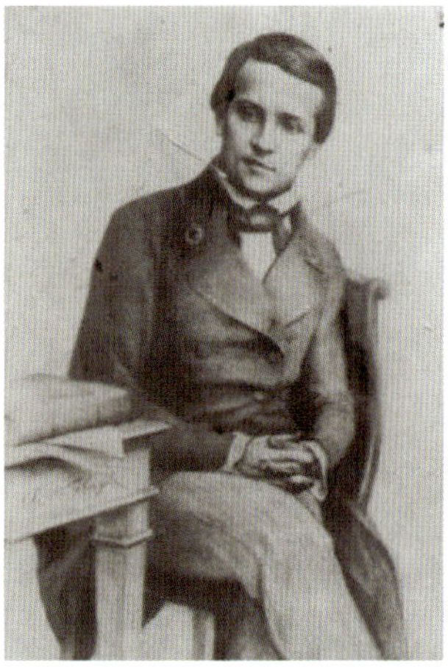

图7-2-16 青年巴斯德

巴斯德于1822年12月27日生在法国东部裘拉（Jura）省的东尔城（Dole）。4岁那年，全家迁往阿尔布瓦（Arbois）。中学时，他在学校表现一般，但很爱问问题，凡事总爱追根究底。1840年8月，中学毕业后，在布山松中学任助教，同时准备大学的入学考试。1843年8月，他考入巴黎高等师范学院，攻读化学和物理的教学法。1846年，大学毕业，直到26岁，进入溴的发现者巴莱的实验室，一方面当助手，一方面成为博士班研究生。1847年，巴斯德取得理学博士学位（图7-2-16）。

1848年，巴斯德被任命为斯特拉斯堡大学（University of Strasbourg）的副教授。

1849年5月29日，巴斯德和玛丽·罗兰（MarieLaurent）结婚（图7-2-17）。他们有5个孩子，其中3个孩子死于伤寒，可能是这个原因驱使巴斯德致力于治病救人。

1854年9月，巴斯德被任命为新创立的里尔大学（The Lille Faculty of Sciences）

化学教授兼总务长。在这个阶段，他发明了巴氏消毒法，发现了酵母菌、乳酸菌，解决了葡萄酒、啤酒变酸的问题。对于巴斯德低温灭菌法即巴氏消毒法，他没有申请专利，而选择把它公开了。他认为利用科研结果获利是学者的耻辱，这种信念，终其一生都没有改变。

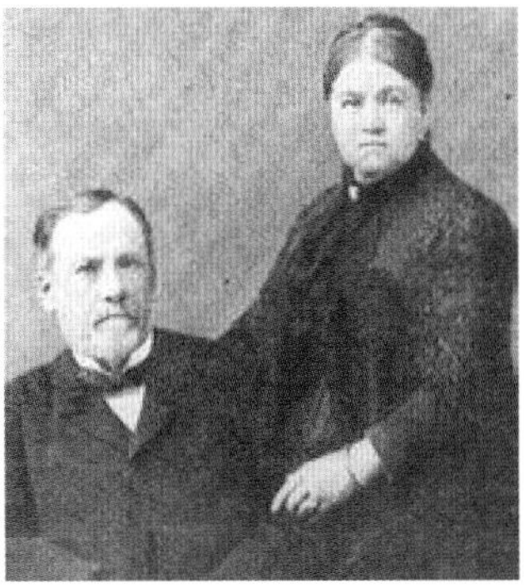

图 7-2-17　巴斯德与妻子罗兰

1862 年，巴斯德当选为法国科学院院士。他正式成为科学院院士的第二天，他和夫人手捧鲜花，来到恩师皮欧墓前，献花默祷，向长眠于地下的恩师报告喜讯。

巴斯德在微生物方面的研究成果不仅成功地挽救了法国处于困境中的酿酒业、养蚕业和畜牧业，而且使他成为微生物学创始人，被后人誉为“微生物学之父”。

巴斯德是最早发现病原菌和研制成功疫苗的学者。他发明的鸡霍乱疫苗、狂犬病疫苗等疫苗不仅挽救了千万患者的生命，而且他的微生物学理论和免疫方法引起了世界医学实践的重大变革，把医学推进到细菌学时代。

1873 年，由于巴斯德的研究否定了生物自然发生论，发现了致蚕疾病的病原菌，证明了外科手术伤口化脓与空气中的微生物有关等杰出科学成就，他被选为法国医学科学院的院士。巴斯德虽然不是医生，但他对医学的贡献也是无法估量的，他为医学生物学的发展奠定了基础。

1882 年，巴斯德被选为法兰西学院（L'Institut de France）院士。这是法国科学家的最高荣誉。

巴斯德由于长年过度工作，积劳成疾，脑卒中后遗症使他行动不便。1887 年 10 月 23 日，他脑溢血又发作了，倒在写字台上，舌头麻痹，再也不能言语。1888 年，巴斯德研究所竣工，法国总统和各界人士都出席了隆重的落成典礼，不能言语的巴斯德感到莫大的喜悦。

1893 年，巴斯德 70 岁生日，法国举行了盛大的庆祝会，巴黎索邦大学的大礼堂，座无虚席，约瑟夫·李士德上前向巴斯德道贺，巴斯德由法国总统搀扶。巴斯德从热烈的人群中走向主席台，受到人们的敬仰，大会送给他一枚纪念章，上面刻着：“纪念巴斯德 70 岁生日，感谢你的法兰西，感谢你的人类。”

1895 年 9 月 28 日，也就是他 72 岁时，他在亲友及学生的环绕中在维伦纽夫·勒伊丹（Villeneuve L'Etang）去世。巴斯德严谨的学风，科学的设计，淡泊名利的高尚情操，为追求真理而不顾个人安危的献身精神将永远留在人们的心中。

巴斯德为微生物学、免疫学、医学做出了不朽贡献，“微生物学之父”的美誉当之无愧（图 7-2-18）。

巴斯德创立微生物学的过程

19 世纪中期，由于发酵工业的需要，以及物理学、化学、生物学的发展和新的生物技术的出现，特别是高倍显微镜的发明，使微生物的研究应运而兴。列文虎克对微生物的发现，为人类科学的发展揭开了新的篇章，但是微生物有什么生理代谢作用？微生物是否自然发生的？微生物与传染病有何种关系？直到列文虎克研制的显微镜问世100多年之后，才由巴斯德开始进行研究。巴斯德对微生物的研究涉及领域很广泛，既包括工业微生物学又包括医学微生物学，既涉及微生物生理学又涉及免疫学，既涵盖基础理论又涉及实际应用。他对微生物学的研究挽救了法国当时的酿酒业、蚕丝业和畜牧业，他对免疫疫苗的发明，使医学实践发生了重大改革，因此，他被后世誉为“微生物学之父”。

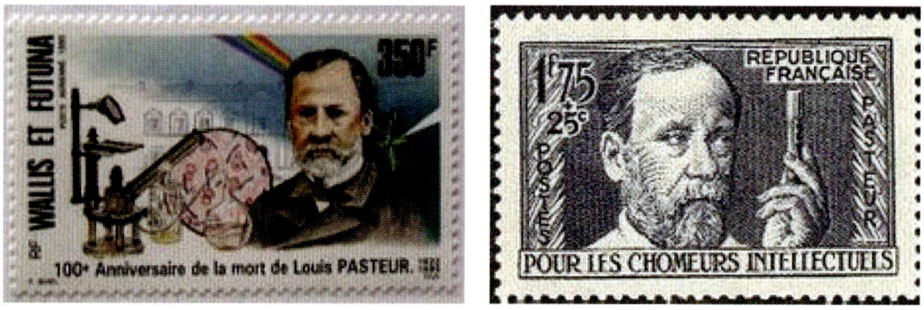

图 7-2-18　法国发行的巴斯德纪念邮票

创立微生物生理学的过程

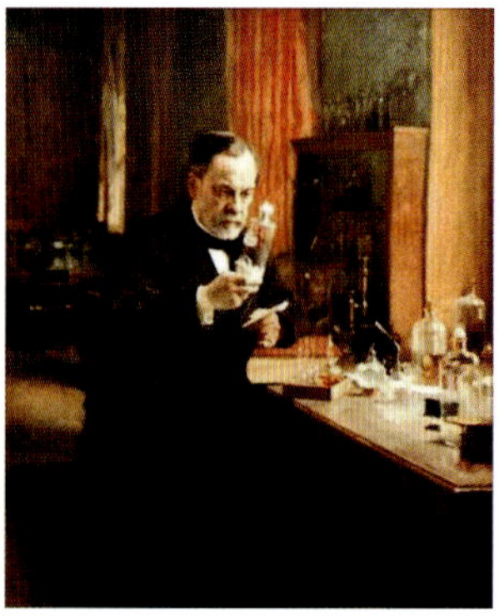

图 7-2-19　巴斯德的凝视

1854年，巴斯德在一家酒精制造厂的请求下开始研究酒精发酵过程，经过多次实验，他发现了酵母菌，证明发酵时所产生的酒精和CO_2气体都是酵母菌使糖分解得来的。从此，他开创了微生物生理学研究的新时代（图 7-2-19）。

1856年，法国里尔一家酿酒厂请求巴斯德帮助寻找啤酒、葡萄酒变酸的原因。他在显微镜下观察，发现乳酸杆菌的发酵作用是使酒变酸的原因，并创造了杀死酒里乳酸杆菌的巴斯德灭菌法（又称低温灭菌法），这个方法至今仍在使用。

1857年，巴斯德发表了《关于乳酸发酵的记录》，提出了以微生物代谢活动为基础的发酵本质新理论。这是微生物学界公认的经典论文。

推翻生物自然发生论

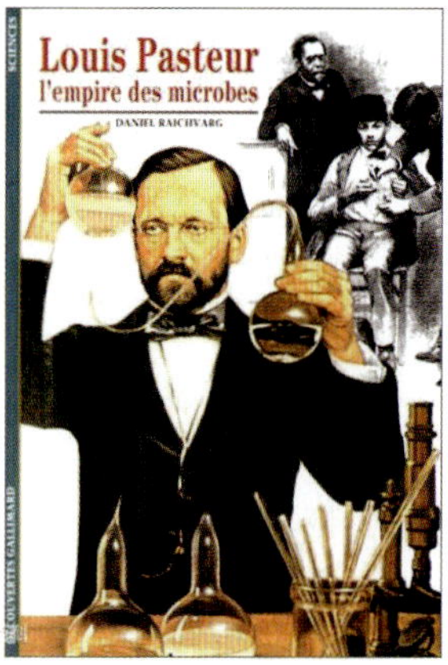

图 7-2-20　巴斯德在工作中

巴斯德发现了酵母菌、乳酸菌，但这些微生物是从哪里来的？传统的说法认为许多生物包括微生物是自然产生的。巴斯德巧妙地采用鹅颈瓶试验（图 7-2-20）发现，细菌是由空气中已有的细菌产生的，而不是自发产生的，从而在1859年推翻了生物自然发生论。这个发现也启示人们，伤口的腐烂和疾病的传染都是致病细菌在作怪，从而使消毒与预防疾病方法的研究在医学界盛行起来。

最早发现病原菌

1865 年，巴斯德奉命对蚕病进行研究。他用显微镜观察，发现病蚕和桑叶上的一种很小的、椭圆形的棕色微粒是致病的微粒，且能够传染蚕病。因此，他成了第一个发现病原菌的人。巴斯德还发现蚕的另一种疾病细菌性软化病，并证明了引起这种蚕病的细菌寄生在蚕的肠道里，致使蚕发黑死亡。他提出了淘汰病蛾的方法，有效地遏止了病害的蔓延，挽救了法国的养蚕业。

巴斯德对致病微生物的发现和理论，也为环境生物性毒物的研究起到了开拓和奠基作用。

发明疫苗的过程

1877 年，法国东部炭疽病蔓延。这时的巴斯德已经成为巴黎索邦大学的教授，他在调查鸡霍乱时，偶然发现致病菌培养几天以后毒性会变弱。他推测这种毒力减弱后的菌可能有免疫作用，可解决炭疽病的流行。于是，他在死于炭疽病动物体内分离出炭疽病菌，再在试管内培养这些细菌，使它们的毒性减得很弱。然后把这些毒性减弱的细菌注射到健康动物的体内。过些时候，又把毒性强的细菌注射到同一只动物身上，结果发现，这只动物居然没有得病。而与这只动物同在一群的其他动物，却有不少得了炭疽病死亡。从此，巴斯德发明了免疫疫苗的制备方法和预防注射的方法，成功地预防了炭疽病的流行。巴斯德是世界上最早成功研制出炭疽病减毒活性疫苗的人。这个方法使畜牧业免受巨大损失。

1881 年，他因这个贡献，获得法国杰出十字奖章。

狂犬病疫苗的发明和巴斯德研究所的建立

巴斯德晚年对狂犬病疫苗的研究是他事业的光辉顶点。狂犬病是一种可怕的传染病，虽不是常见病，但当时的死亡率为 100%。1880 年年底，一位兽医带着两只病犬来拜访巴斯德，请求他研制狂犬疫苗。1881 年，巴斯德组成一个三人小组开始研制狂犬病疫苗，经过多次试验，终于使狂犬病疫苗研发成功。

1885 年，一位母亲带着被狂犬咬伤 14 处的 9 岁小男孩约瑟芬（Joseph Meister），来到了巴斯德实验室，哀求巴斯德救救她的孩子。为了挽救男童的生命，他每天给男童注射一支狂犬病疫苗。两周后，小孩转危为安。消息传开，国内外络绎不绝的患者蜂拥而至。巴斯德和助手日夜忙碌，然而长年的过度工作，严重损害了巴斯德的健康。1887 年 10 月 23 日上午，他脑溢血又发作了，倒在写字台上，说不出话来。此后，在半身不遂的 8 年中，他依然为人类的科学事业勤奋工作。

巴斯德是世界上第一个能从狂犬病中挽救生命的人。为表彰他的杰出贡献，法国政府成立了巴斯德研究所，他亲自担任所长。1888 年，巴斯德研究所竣工，不能言语的巴斯德感到莫大的喜悦，法国总统和各界人士都出席了隆重的落成典礼（图 7-2-21）。

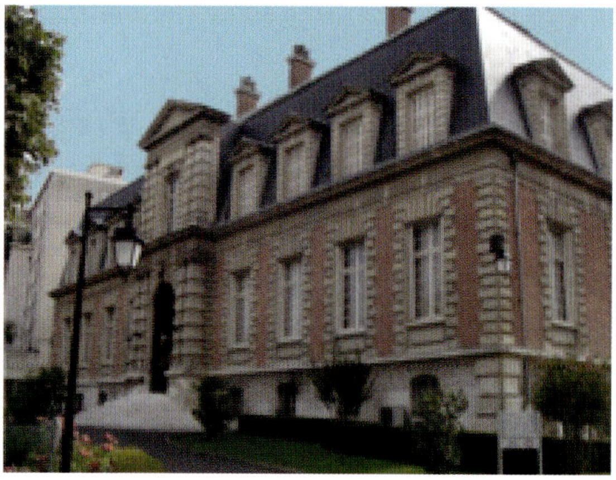

图 7-2-21　巴斯德研究所

（起初该研究所仅作为一个治疗狂犬病和其他传染病的临床中心。今天该所已成为著名的生物医学研究中心，主要方向为抗血清和疫苗的研究与生产）

坚强的科学精神　不朽的爱国名言

巴斯德也是一位热爱祖国的科学家。19 世纪，普法战争爆发后，德国强占了法国的领土，出于对自己祖国的深厚感情和对德国侵略者的极大憎恨，巴斯德毅然决然把德国波恩大学之前授予他的名誉博士学位证书退还给了波恩大学，他说："科学虽没有国界，但科学家却有自己的祖国。"这一掷地有声的话语，充分表达了一位科学家的爱国情怀，并因此而成为一句不朽的爱国名言（图 7-2-22）。

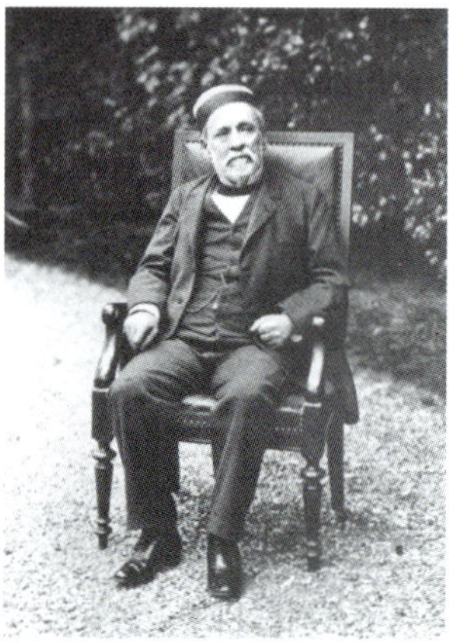

图 7-2-22　巴斯德 72 岁

巴斯德关于成功的一段至理名言是："意志、工作、成功，是人生的三大要素。意志将为你打开事业的大门；工作是入室的路径；这条路径的尽头，有个成功来庆贺你努力的结果……只要有坚强的意志，努力地工作，必定有成功的那一天。"

19 世纪中叶以来，世界大多数地区的人口寿命大约翻了一番，几乎为我们每个人提供了第二次生命。尽管延长生命的功劳并非全部归功于巴斯德，但巴斯德的重要贡献是不可忽视的。巴斯德不仅是人类历史上最具影响力的人物之一，也是最值得所有人尊敬的人。

2.4.3　罗伯特·科赫

罗伯特·科赫（Robert Koch，1843—1910 年，图 7-2-23），著名德国医学家、病原细菌学的奠基人和开拓者。

主要贡献

罗伯特·科赫提出并证明了一种特定的微生物是特定疾病的病原体，阐明了特定细菌会引起特定的疾病，发明了用固体培养基的细菌纯培养法、细菌染色技术和显微镜照相技术，发现了多种病原菌，创立了"科赫法则"。此外，他还发明了多种预防和治疗疾病的方法，为环境卫生学和环境生物性毒物研究做出重要贡献。

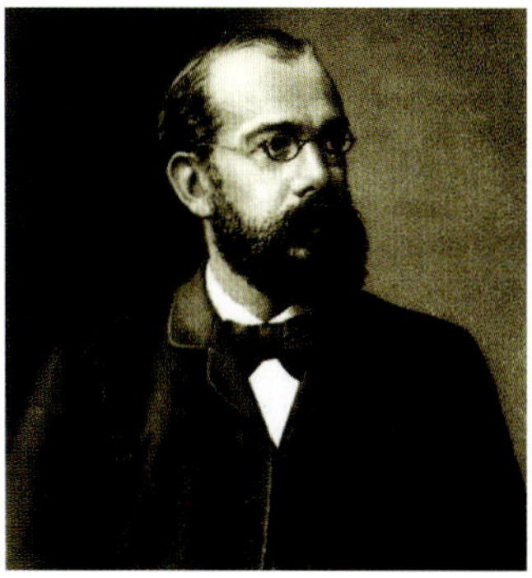

图 7-2-23　罗伯特 · 科赫

从神童到乡村医生

罗伯特 · 科赫于 1843 年 12 月 11 日出生于德国哈茨附近的克劳斯特尔城，是一名矿工的儿子。5 岁时就能自己读书。这预示着他有超凡的智慧与毅力。在高中读书时，他对生物学就有浓厚的兴趣。1862 年，科赫考入格廷根大学学医，并于 1866 年毕业，获医学博士学位。随后，他赴柏林进行为期 6 个月的化学研究。在 1867 年，科赫到汉堡做了一段时间的住院医师，然后先是在军队中当随军医生，普法战争后在东普鲁士一个小镇当医生。

1870 年科赫结婚后，到东普鲁士一个偏僻的小乡村沃尔施泰因当外科医生，节衣缩食在他的家里建了一个简陋的实验室，没有科研设备，也没有图书馆可去查文献。1873 年罗伯特 · 科赫在他 30 岁生日那天，他的妻子用全部积蓄买了一台显微镜送给科赫作为生日礼物。从此他用一台只有一般倍数的显微镜，单枪匹马地开始了病原微生物的研究。他把自己关在实验室里几个星期都不出来，像着了魔似的废寝忘食。有些人说他得了精神病，就连他的妻子也不理解，最终分手了。

发现炭疽病菌　提出一菌一病观点

科赫在沃尔施泰因做乡村医生时，恰好这个地区的牛发生了炭疽病，他便对这种疾病进行了认真细致的研究。他在牛的脾脏中找到了引起炭疽病的细菌，并且把这种细菌移种到老鼠体内，使老鼠相互感染了炭疽病，最后又从老鼠体内重新得到了和从牛身上得到的相同的细菌。1876 年，他到布雷斯劳用 3 天时间以公开表演实验的方式证明炭疽杆菌是炭疽病的病因，并报告了炭疽病菌的生活史是杆菌—芽孢—杆菌的循环，芽孢可以放置较长时间而不死。这是人类第一次用科学的方法证明某种特定的微生物是某种特定疾病的病原，纠正了当时认为所有细菌都是一个种的观点，从而兴起了关于疾病病原菌的研究的热潮。

此外，他用血清在与牛体温相同的条件下，在动物体外成功地培养了炭疽病菌（图 7-2-24）。

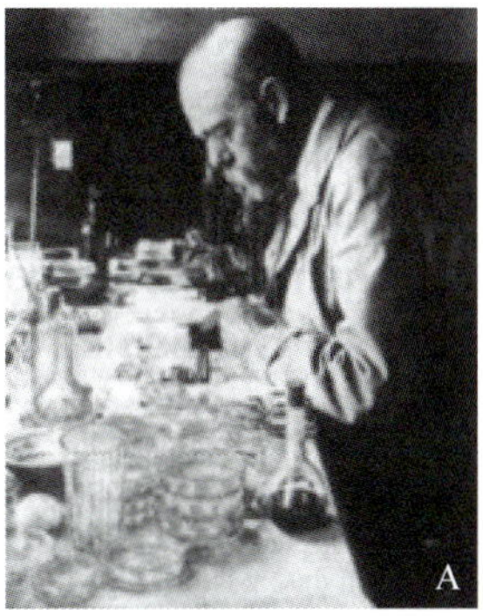

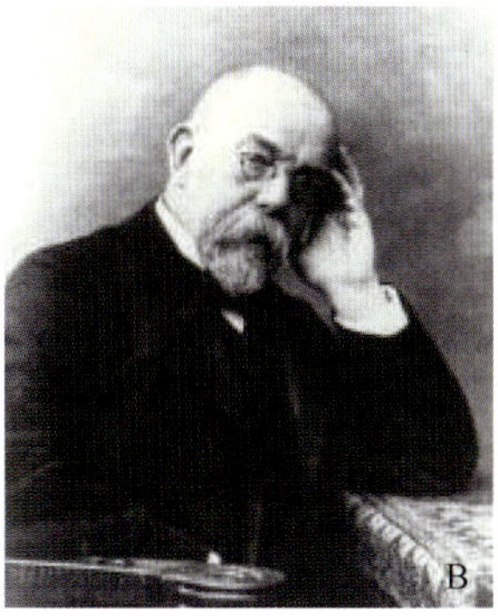

图 7-2-24　科赫在进行细菌培养（A）；科赫的思考（B）

终于出人头地　发现结核杆菌

由于上述研究的重大贡献，科赫在1880年被聘任到德国柏林的皇家卫生局工作，在这里他有了良好的实验室和助手。1881年，他创立了固体培养基划线分离纯种法，利用这种方法，主要的传染病病原菌被相继发现。此后，他转向结核病病原菌研究。他为了大量培养出纯种的结核菌，改用在凝固的血清上接种培养，并将培养出的纯种结核菌制成悬液，进行了通过腹腔注射豚鼠的试验，4～6周后豚鼠死于结核病。1882年3月24日，科赫在德国柏林生理学会上宣布结核杆菌是结核病的病原菌，并研究出纯培养其菌的方法。同年，出版了他有关结核杆菌的经典著作。

哪里有传染病　哪里就有科赫

19世纪80年代以后的岁月里，科赫的大部分时间是在国外、国内之间交替度过的。在近20年的岁月里，为了研究和解除疾病给人类带来的痛苦，他去过埃及、印度、东非、南非等许多地方。不论他走到哪里，都会创造出医学奇迹。1907年，当科赫从东非回到柏林时，人们像迎接英雄一样欢迎这位充满传奇色彩的伟大医学斗士。

1883年，科赫被任命为德国霍乱委员会主席，并被派往埃及调查那里的霍乱暴发流行情况。他和他的同事检查了几十具死于霍乱的尸体后，发现了霍乱病原菌是形如逗号的霍乱弧菌。科赫走出了实验室，在印度下层人群生活的社区：下水道污物堵塞，肮脏的街道到处是蚊蝇，饮用水被严重污染，他发现这些饮用水正是霍乱弧菌孳生的场所，并发现该菌可以经过水、食物、衣服等途径传播，从而成功地找到了控制这种危险疾病的有效办法。回国后，他在许多会议上强调要采取卫生措施来消灭霍乱弧菌，说服了那些坚持旧的传统观念的人们，通过了限制霍乱传播的新卫生条例。从1893年起，科赫控制霍乱的方法一直被各国采用直到今天。他的这项研究对保护饮水规划有重大影响。他为人类环境卫生和医疗保健事业做出了巨大贡献。

在此期间，科赫还发现了阿米巴痢疾和两种结膜炎的病原体。

1885年，他又担任了柏林大学卫生学教授和卫生研究所的所长。1890年，帝国议会任命科赫为新成立的传染病研究所所长。1890年，他发现了结核菌素并用以治疗结核病。1905年，他发表了控制结核病的论文，并获得诺贝尔生理学或医学奖。

1896年，他赴南非研究牛瘟的治疗，使死亡率由90%降到5%，用免疫方法拯救了数百万头牛的性命。1897年，他赴东非的德属殖民地研究淋巴腺鼠疫、昏睡病、疟疾、回归热、马和骆驼的恶性贫血和非洲海岸病等疫病。他发现了淋巴腺鼠疫的传播媒介是鼠虱，昏睡病的传播媒介是一种采采蝇。他的这些成就为热带微生物学的研究开拓了新的领域。1900年，科赫赴亚得里亚海中的布尼俄尼小岛治疗疟疾，他发现了控制疟疾的新方法，即消灭携带致病物的传播者——昆虫媒介，从而挽救了岛上居民的生命。居民为了感激科赫，在岛上为他建立了一个纪念碑。

不朽的医生　细菌学的鼻祖

科赫是个非常认真、细心的人，毕生探索的题目就是《传染病是怎样发生的》。他自学成才，在条件极端困难时，巧妙地设计了许多简单、易行、可靠的方法。

科赫不仅发现了许多病原体，而且许多细菌学研究的基本原则和技术都是他奠定的。为了分离纯种细菌，科赫发明了固体培养基划线培养细菌法；为了清晰地观察细菌的形态，他发明了用苯胺对细菌进行染色的细菌染色法。同时他还发明了带照相机的显微镜。这种能够直接拍摄所看到的细菌的方法，一直相传至今。在科赫身边，差不多每天都有新的细菌奇迹出现，因此，他被后人尊为细菌学鼻祖。

1897 年，他被选为英国皇家学会会员。1903 年，被选为法国科学院院士。

发现病原菌的科赫原则

19 世纪 70 年代，科赫根据自己分离致病菌的经验，提出了一个确定病原菌的重要准则——科赫原则，一直沿用到今天。在科赫原则的指导下，使得 19 世纪 70 年代—20 世纪的 20 年代成了发现病原菌的黄金时代。例如，1883—1884 年白喉杆菌被发现，1884 年伤寒杆菌被发现，1894 年鼠疫杆菌被发现，1897 年痢疾杆菌被发现，等等。在此期间，先后发现百种以上的病原微生物，包括细菌、原生动物和放线菌等。不仅有人和动物疾病的病原菌，还有植物病原菌。

2003 年，经过全球 10 个国家的科学家的共同努力，终于确认了冠状病毒是 SARS 的病原体。而最终判定这种冠状病毒是否是真正的元凶，依靠的正是 100 多年前科赫提出的科赫原则。

科学巨匠　医学泰斗

1910 年 5 月 27 日，科赫因劳累过度，心脏病突发，在德国巴登疗养院安然去世，终年 67 岁。即便这时，他身边仍然带着他那台心爱的显微镜。

科赫是令德国人骄傲无比的医学泰斗，他一生还发明了近 50 种医治人和动物疾病的方法，拯救了千万人的生命。为纪念他的成就，科赫逝世后，他的头像成为德国 10 马克银币上的标志。1907 年，德国政府设立了 100 万马克的科赫基金，奖励在医学研究上做出贡献的科学家。

同时，科赫也是全世界人民敬仰的科学巨匠，在 1982 年，中国发行了“J74 罗伯特·科赫发现结核杆菌一百周年”纪念邮票（图 7-2-25）。

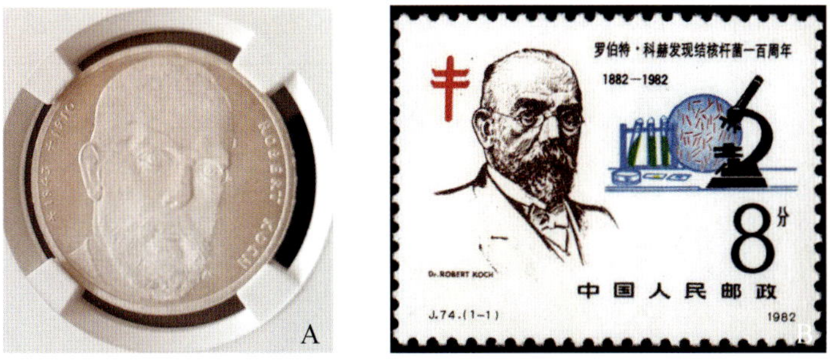

图 7-2-25　德国 10 马克银币上的科赫（A）；1982 年中国发行的《J74 罗伯特·科赫发现结核杆菌一百周年》纪念邮票 (B)

2.4.4 伍连德

伍连德（1879—1960年，图7-2-26），中国近代公共卫生学家，检疫、防疫事业的先驱，杰出的社会活动家，中国卫生防疫事业的奠基人。中华医学会创建人之一，第二、三任会长，北京协和医学院及北京协和医院的主要筹办者，1935年诺贝尔生理学或医学奖候选人。[1]

主要贡献

发现肺鼠疫及其传播途径与控制措施，创建防疫、检疫机构，兴办医院和医学教育，尤其在鼠疫等传染病病原体的研究、控制及预防方面成绩突出。

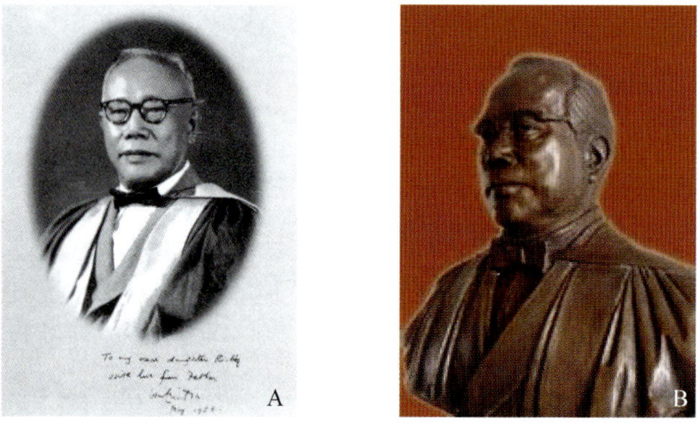

图7-2-26 伍连德（A）及其雕像（B）

赴英留学 报效祖国

伍连德，字星联，马来西亚华侨，祖籍广东新宁（今台山市）。伍连德于1879年3月10日出生在英属海峡殖民地马来亚北部的槟榔屿（今马来西亚的一个州）。他7岁考入当地英国人设立的槟榔屿公学，学习成绩优异。1896—1899年，他考取英国女皇奖学金，留学英国剑桥大学伊曼纽尔学院（Emmanuel College，Cambridge）学医，获文学学士学位。1899—1902年，他考入圣玛丽医院听课和实习，获医学学士学位。1902—1903年，他在英国利物浦热带病学院、德国哈勒大学卫生学院以及法国巴斯德研究所进修与进行实验研究。1903年，他以有关破伤风菌的学术论文，被授予剑桥大学医学博士学位。同时，他获得伊曼纽尔学院研究生奖学金，在吉隆坡医学研究所进行疟疾和脚气病研究。1904年年底，他回到槟榔屿开设私人诊所。

1907年，伍连德接受清政府直隶总督袁世凯的聘请，回国任天津陆军军医学堂副监督（副校长职）一职（图7-2-27）。他由于早年缺少对中文的学习，于是到天津

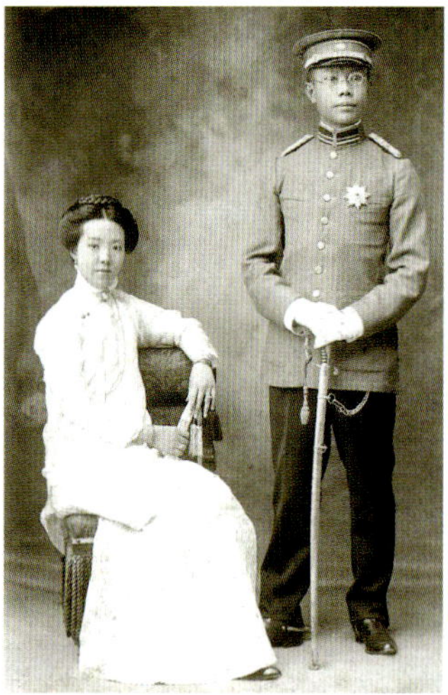

图7-2-27 伍连德与夫人

---

1 王哲.2007.国士无双伍连德.福州：福建教育出版社；史海钩沉.伍连德博士与北京协和医学院.中国经济网.

上任伊始即聘请教师学习中文，很快就学会了用普通话讲课。

扑灭鼠疫流行　主持国际会议

1910 年 10 月，东北发生鼠疫大流行；12 月，清政府任命伍连德为东三省防鼠疫全权总医官，到哈尔滨进行防治（图 7-2-28）。1911 年 1 月，伍连德在哈尔滨建立了第一个鼠疫研究所，并出任所长。当时他年仅 31 岁，仅用 4 个月便扑灭了鼠疫的流行。1911 年 4 月他在奉天（今沈阳）主持召开了万国鼠疫研究会议。

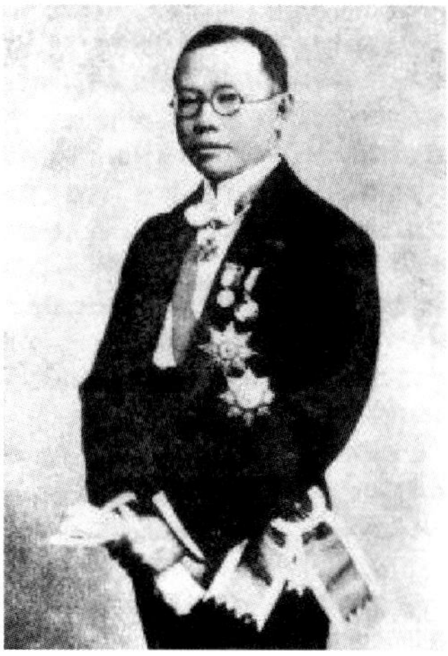

图 7-2-28　全权总医官伍连德

创立中央防疫处　扑灭多次疫病大流行

辛亥革命后的 1912 年，南京临时政府在哈尔滨设立东三省防疫事务总管理处，该处隶属外交部，伍连德任处长兼总医官。1918 年，北洋政府在北京设立中央防疫处，伍连德任处长，从此防疫工作开始进入国家层面的议事日程。1919 年的哈尔滨流行霍乱，1920 年的东北再次发生鼠疫大流行，1926 年的全国霍乱大流行，伍连德均领导防疫机构人员投入到防疫工作中。

兴办医院　防疫治病

伍连德先后主持兴办医院、检疫所、研究所，共计 20 处，床位共计 2 387 张。1912 年在东北多地建立了防疫医院。1916 年，伍连德倡议自行建立北京中央医院，获得政府同意，在阜成市场（位于白塔寺东侧）奠基，1918 年 1 月 27 日开院，伍连德为第一任院长，该院院址现为北京大学医学部人民医院分院。1922 年，受奉天督军张作霖委托建立了东北陆军医院（现中国人民解放军 202 医院）。

建立检疫防疫机构　收回海港检疫主权

积极主张收回中国海港检疫主权，向政府提交书面报告。1930 年担任国家卫生防疫总站站长，并首先在上海建立总部，创建中国最大的上海检疫所，任所长；颁布中国第一部现代检疫法规，结束了西方人把持中国海关检疫的屈辱时代。1930 年以后，在全国海港检疫事务管理处下设的各口岸建立了检疫所和检疫医院等。

创建医学校　培养医学人才

为了培养医学人才，特别是公共卫生人才，伍连德重视创建中国自己的医学校。1926 年 9 月 8 日创建哈尔滨医学专门学校，伍连德为第一任校长，以后发展为现在的哈尔滨医科大学。此外，他还是北京协和医学院及北京协和医院的主要筹办者。

创建医学会　出版医学刊物

伍连德很重视医学学术交流。1915 年 2 月，伍连德、颜福庆等创建中华医学会，并选举颜福庆为首届会长，伍连德为书记。伍连德还受命负责创刊《中华医学杂志》，并任总编辑。1916 年 2 月，在中华医学会第一届大会上伍连德被选为会长，并连任了两届。1937 年，中华医学会公共卫生学会成立，伍连德任首届会长。1933 年，他还与颜福庆等发起成立了中国防痨协会，伍连德任常务理事。

日本侵华　被迫离开祖国

1931 年九一八事变，伍连德坚决不与日本合作，愤然南下，在从哈尔滨赴大连途中被日军诬为间谍，拘留在沈阳，后经英国领事斡旋保释赴沪。1937 年七七事变，伍连德被迫离开上海全国海港检疫事务管理处，举家移居香港。1946 年后，他返回马来西亚，定居怡保市，开设私人诊所。当地显贵多次劝说他出任政府职务，他都以年迈为由谢绝。

1960 年 1 月 21 日，伍连德在马来西亚的槟榔屿逝世，享年 82 岁。

非凡贡献　高度赞誉

伍连德具有爱国思想，是杰出的医学活动家。他大半生的活动丰富多彩、光彩照人，在国内和国际医学界都享有盛名（图 7-2-29）。1907—1937 年的 30 年间，他为中国的预防医学、医学教育事业做出了非凡的贡献。曾发表医学论文 100 余篇，代表作有《鼠疫概论》、《霍乱概论》、《中国医史》（英文）等。梁启超回顾晚清到民国的 50 年历史，发出这样的感慨："科学输入垂五十年，国中能以学者资格与世界相见者，伍星联博士一人而已！"

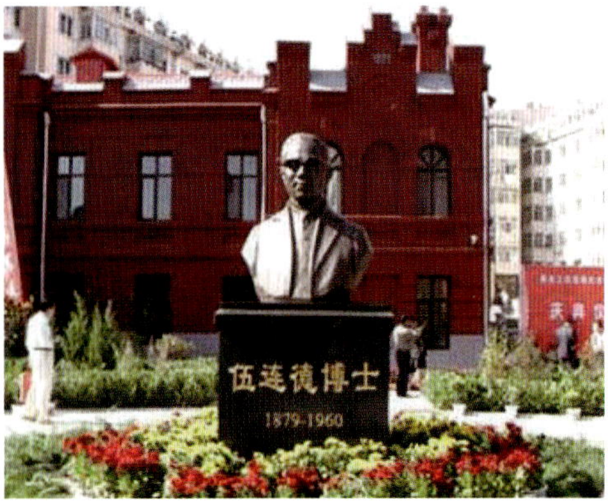

图 7-2-29　伍连德纪念馆

1983 年，在由国际著名流行病学家 J. M. Last 主编的《流行病学词典》中，伍连德是唯一被列入其中的华人科学家。1927 年，日内瓦国际联盟卫生组织（今 WHO 前身）授予他"鼠疫专家"的称号。这些都是对他在医学领域杰出成就的有力肯定。

2.5 其他

2.5.1 斯蒂芬·赫尔斯

斯蒂芬·赫尔斯（Stephen Hales，1677—1761 年，图 7-2-30），英国终生牧师、植物学家、生理学家和发明家。

主要贡献

发明通风装置，并应用通风装置改善室内空气环境、防止环境生物毒物——病原体对室内空气的污染，从而预防传染病的发生。

生平经历

斯蒂芬·赫尔斯于 1677 年 9 月 17 日出生在英国肯特郡

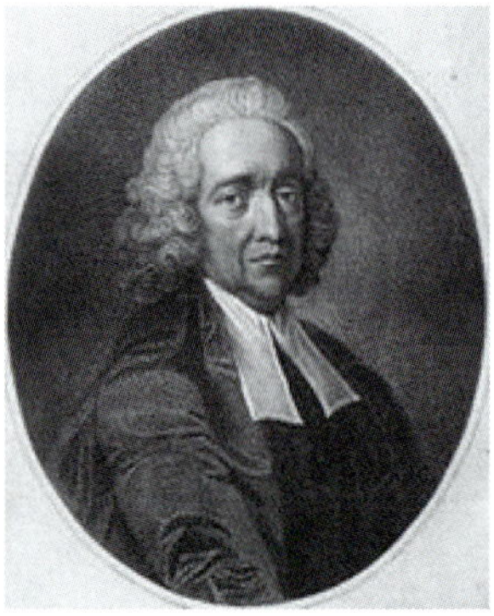
图 7-2-30　斯蒂芬·赫尔斯

（Kent）贝克斯布尔（Beckesbourn）。1720 年结婚，次年其妻因分娩而死，赫尔斯再未结婚，没有子女。1696 年，他为了获得神职而进入剑桥大学一所神学院（Bene't 学院，现在的 Corpus Christi 学院）学习，但他同时也接受数学、自然科学和哲学等课程的学习。1703 年，他获得剑桥大学研究奖学金（fellowship），同年获得文科硕士（master of arts）学位，并被授予神职，同时在剑桥大学继续他的神学和其他科学的学习。其间，他和学医学的学生威廉·斯图克利（William Stukeley）成为最好的朋友，同他一起研究解剖学、生理学和化学等。也就是从此时起，他对植物学、生理学和生物学产生了浓厚兴趣。1709 年，他被任命为米德尔塞克斯郡（Middlesex）特丁顿（Teddington）教区的终生副牧师，同时离开了剑桥大学，不过继续保留他在剑桥大学的研究奖学金直至 1718 年。1711 年他获得神学学士学位，1718 年被选为英国皇家学会会员而成为世界公认的著名科学家，同年他被任命为萨默塞特郡（Somerset）波洛克（Porlock）教区长。1733 年，他成为牛津大学的神学博士。他一生坚守神职。1761 年 1 月 4 日在特丁顿去世，享年 84 岁。

植物生理学和动物生理学贡献

赫尔斯一生热爱科学研究，在植物生理学方面他研究了植物的蒸腾作用，测量根的液体压力，提出植物茎和叶片也可以吸收营养物质等观点。

在动物生理学研究方面，最著名的是他第一次测定了马和其他几种动物的动脉血压，从而开辟了血压计的研究，经过多代人的努力，直到 1905 年才改善成为今天临床检查用的血压计。赫尔斯还发现大体积动物脉搏较小体积动物快，测定动物心脏每分钟搏出血液量，并发现其与动物体积呈正相关，研究骨骼生长类型，证明神经通过电流控制肌肉的活动等。

发明通风装置　预防传染病传播

赫尔斯最重要的贡献是发明通风装置，他是 18 世纪早期发明通风装置的几个人（如 John Theophilus Desaguliers、Samuel Sutton）之一。赫尔斯的通风装置是人工手拉的大风箱或依靠风车推动的排风装置。在 18 世纪，欧洲已经认识到污浊的空气是引起疾病和死亡的原因，容纳过多人的监狱或航船的发病率和死亡率很高就是由于空气质量差引起的。他发明的通风装置非常有效，被广泛安装在航船、监狱、矿山，用于改善空气质量，成功地减少了疾病的发生和死亡率。在法国萨伏依（Savoy）监狱安装这种通风装置之后的 4 年（1749—1752 年）中仅有 4 名囚犯死亡，而之前每年的死亡囚犯高达 50～100 人。此外，他还发明了可以蒸馏海水的设备，清洁和贮存谷物的设施，以及在航船上可以长期贮存肉类的等多种类型的通风装置。他的这些发明对于改善职业环境和室内环境、保护人体健康都有重要作用，时至今日，通风装置依然是各种职业环境和室内环境排出有害污染物、提高空气质量的重要工具和举措。

2.5.2　小厄普顿·辛克莱

小厄普顿·辛克莱（Jr. Upton Sinclair，1878—1968 年，图 7-2-31），美国政治小

说家。

主要贡献

揭露食品环境污染的实际状况，启发社会公众对食品安全的重视，促成食品立法。

文学作品与食品立法

辛克莱的全名为小厄普顿·比尔·辛克莱（Upton Beall Sinclair），他在1906年发表了《丛林》（*The Jungle*）。这本书揭露了芝加哥肉类包装厂的不卫生状况。辛克莱描述了屠宰场宰杀病畜、操作工人肮脏不堪、厂内老鼠四处乱窜的情景，激起了美国公众对食品安全的极大不满。美国总统西奥多·罗斯福读了辛克莱的《丛林》一书之后，起初对作者的描述持怀疑态度，后来他与辛克莱交换意见，确信书中的描写是真实的以后，总统极力主张建立一项肉食检查法。1906年6月30日，罗斯福总统批准了《纯净食品和药品法》，以保证食品和药品的纯洁性。

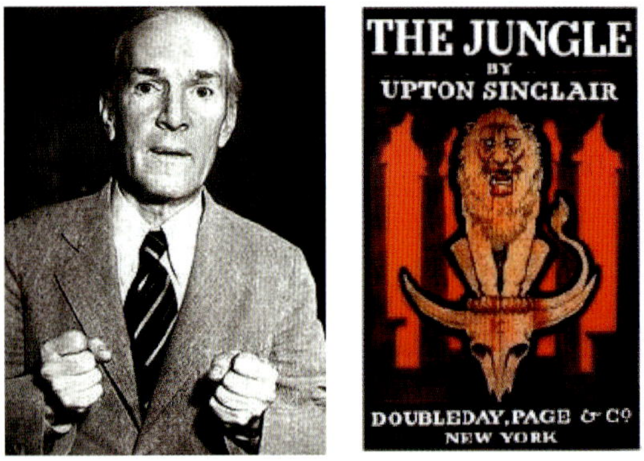

图7-2-31 辛克莱及其著作《丛林》

如同大气、水、土壤一样，食品也是人类重要的外部环境，辛克莱的著作促成了食品立法，使广大公众的健康避免食品毒物的危害，是对环境毒物研究与防止的重要贡献。

第 3 章 现代环境毒物史名人传记

3.1 生物学家

3.1.1 蕾切尔·卡逊

蕾切尔·卡逊（Rachel Carson，1907—1964 年，图 7-3-1），又译为卡森，全名是蕾切尔·路易斯·卡逊（Rachel Louise Carson）。美国女作家、生物学家和环境保护运动的先驱。人们除了将她的作品《寂静的春天》与《汤姆叔叔的小屋》媲美之外，还将她与伟大的科学先驱伽利略和生物学家达尔文、赫胥黎等相提并论。她生长的年代正是美国工业文明负面影响开始表现并日益严重的时期。美国著名刊物《时代》（*Time*）在 2000 年 12 期，即 20 世纪最后一期上，将蕾切尔·卡逊评选为 20 世纪最有影响的 100 个人物之一。在纽约大学新闻学院评选的 20 世纪 100 篇最佳新闻作品中，《寂静的春天》名列第二。《匹兹堡杂志》将卡逊评选为“世纪匹兹堡人”之一，赞扬她对现代环境保护思想和观点的开创性贡献，认为她是现代环境运动之母。她对公众和政府加强对环境的关注和爱护的呼吁，最终导致了美国国家环境保护局的建立和“世界地球日”的设立。1980 年美国政府追授她美国对普通公民的最高荣誉——“总统自由奖章”。

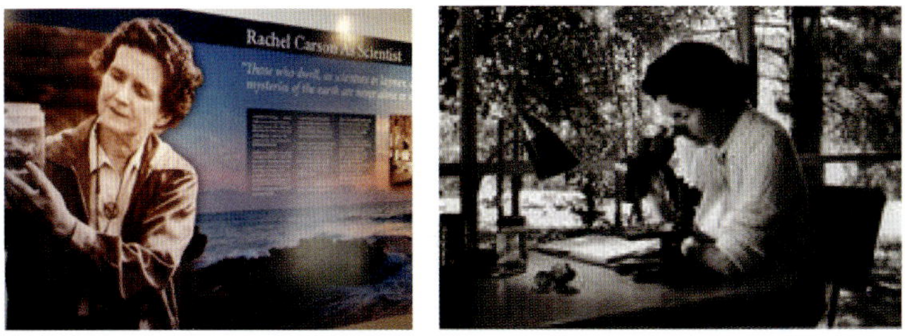

图 7-3-1　卡逊在工作中

（1）卡逊的青少年时代

蕾切尔·卡逊于1907年5月27日诞生在美国宾夕法尼亚州匹兹堡市泉溪镇一条乡间小河畔的农舍里，从小爱好文学，4岁时就在儿童刊物上发表作品。她性格内向，喜爱读书写诗，热爱大自然。中学毕业后进入宾夕法尼亚州女子学院主修英国文学，业余继续写诗。二年级时的一门生物学课唤醒了她对大自然的好奇心，决定主修动物学。1929年，她从宾夕法尼亚女子学院毕业，进入伍兹霍尔海洋生物实验室学习。1932年，卡逊以优异成绩获得约翰·霍布金斯大学动物学硕士学位，毕业后先后在霍普金斯大学和马里兰大学任教，并继续在马萨诸塞州的伍德豪海洋生物实验室攻读博士学位，但由于她父亲去世，老母需人赡养，她的经济条件不允许她继续攻读博士，只得在渔业管理局找到一份兼职工作，为电台专有频道广播撰写科技文章。

（2）职业和业余写作

1936—1952年，她作为海洋生物学家在美国联邦政府所属的渔业管理局［已更名为美国渔业和野生动物管理署（FWS）］任职，同时为《巴尔的摩太阳报》兼职撰写有关海洋生物的专题文章。在此期间，她撰写了一些有关海洋生态方面的科普著作，将这个政府机构的研究成果改写成抒情散文，第一篇是《海洋下面》（*Under Sea*），发表在1937的《大西洋月刊》上。1941年，卡逊的第一本书《在海风的吹拂下》（*Under the Sea-Wind*）出版了，但并未引起人们的注意。1950年，她完成了一部书稿，但15次被不同的杂志退稿，直到1951年被《纽约客》（*The New Yorker*）杂志以《纵观海洋》的标题连载，并以书名《我们周围的海洋》（*The Sea Around US*）出版。

（3）成为著名科普作家

一举成名

卡逊的《我们周围的海洋》一书出版以后，在美国立即引起轰动，连续86周荣登《纽约时代》杂志最畅销书籍榜，该书被《读者文摘》选中，获得美国国家科学技术图书奖和伯洛兹自然科学图书奖，并使卡逊获得两个荣誉博士学位。该书被翻译成32种文字在世界各国出版发行，蕾切尔·卡逊一举成名，她也因此有了经济保证，于是1952年，她从政府机构辞职，开始了她的专业写作生涯。

1955年，她出版了第三部作品《海的边缘》（*The Edge of the Sea*），又成为一本畅销书并获奖和被改编成记录片电影。这些作品构成了关于海洋的传记并使她成为著名的科普作家。虽然卡逊对电影耸人听闻的手法和任意曲解的改变不满，拒绝和电影合作，这部电影仍然获得奥斯卡奖。以后的几年中，她仍然继续为杂志和电视撰写稿件。

（4）自然主义者

自然的世界正在变成人造的世界

在专业写作生涯中，她创作了一些作品，向读者描绘了大自然所蕴含的美丽和有待人类发现的奇迹。例如，在《帮助孩子想象》（*Help Your Child to Wonder*，1956年）与《变换无穷的海岸》（*Our Ever-Changing Shore*，1957年）以及其他所有作品中都认为：人类仅仅是自然的一个组成部分，但是，自然的美正在被人类的丑恶所取代，自然的世界正在变成人造的世界。

对化学物排放的警觉

在《我们周围的海洋》1951年的初版中，她亲切、详尽地描绘着有关海洋的知识，但是在1961年该书修订版的序言中，她特别谈到了人类向海洋中倾倒核废料的问题。她写到："人们长期以来把海洋当作一个排污场，有些核污染的废料也被装入密封桶中沉入海底。但是这些密封桶的寿命有限，而且人类对海洋深处的情况还很不了解，一旦污染物泄漏会有什么后果？"卡逊对此提出了深切的忧虑与警告，指出"深海存放核废料是不安全的，海洋是一个与我们息息相关的生命体，它不能无止境地吸纳各种垃圾。海洋中的微生物会吸收那些污染物质，且微生物会被大生物吞食，大生物又会四处活动，使有毒物质进一步迁移、扩散，而人类最终还要吃各种鱼……"由此可知，她在1960年写这本书的序文的时候，已经开始提醒人们化学物的随意排放将会对环境、对生物包括对人类的健康造成危害。

对杀虫剂的警觉

早在1945年，大量使用化学杀虫剂就引起了卡逊的警觉，特别是DDT对鸟类的影响。她写了一篇文章向著名的《读者文摘》投稿，说明DDT对生态环境的危害，但未被接收。20世纪50年代，在美国联邦农业部计划之下，各种化学杀虫剂被大量生产和使用，其中不少对环境的危害尤甚于DDT，从而造成大批野生动物死亡。最严重的一次是1959年对小红莓喷洒化学杀虫剂，引起全国性的愤怒抗议，迫使农业部下令禁止小红莓上市销售。卡逊回忆说："我知道得越多，就越感到可怕。作为一位自然主义者，所有我感到最重要的事物都受到了威胁。我一定要写一本书，没有什么比这更重要的了。"

（5）《寂静的春天》的出世

乡村宅院　亲身经历

她一生没有结婚，抚养的一个外甥女在36岁就去世了。外甥女留下了一个5岁的儿子，她收养了这个孩子。为了给这个孩子一个良好的成长环境，同时为了照顾她年届90岁的老母亲，她在马里兰州买了一座乡村宅院。她亲身经历过或亲眼看到自己的小院和周围乡村中的小虫小鸟当受到杀虫剂喷洒之后的非死即伤的情景。因此，正是这个事件使她意识到杀虫剂对鸟类的危害，以至于成为她写作《寂静的春天》一书的最初的思想萌芽和写作冲动，对这一划时代名著的出世起到了启示或促进作用。

朋友来信　心潮再起

1958年1月，卡逊接到她的一位朋友，原《波士顿邮报》的作家——奥尔加·欧文斯·哈金斯寄自马萨诸塞州的一封信。奥尔加在信中写到，1957年夏，州政府租用的一架飞机为消灭蚊子喷洒了DDT，归来时飞过她和她丈夫在达克斯伯里的2英亩[1]私人禽鸟保护区上空。第二天，她的许多鸟儿都死了。她说，她为此感到十分震惊。于

1　1英亩≈4 046.856 m^2。

是，哈金斯女士给《波士顿先驱报》写了一封长信，又给卡逊写了这个便条，附上这信的复印件，请这位已经成名的作家朋友在首都华盛顿找找什么人能帮她的忙，不要再发生像这类喷洒的事了。与此同时，马萨诸塞州一位鸟类保护区的管理员给卡逊写了一封信，告诉她 DDT 造成保护区内鸟类濒临灭绝，希望她能利用她的威望影响政府官员去调查杀虫剂的使用问题。加之，早在 1945 年卡逊就写过关于 DDT 危害鸟类的文章而被《读者文摘》拒稿。于是，哈金斯的来信再次激起了她对杀虫剂危害鸟类的关注。但是，她觉得她很难对政府官员能够起到施加影响的作用，最有效的方法还是写文章在杂志上予以揭露、提醒公众。但是，当时的报纸和杂志对此并不感兴趣，于是她决定要写一本书。

调查所得　惊心动魄

在收集写书素材的过程中，她进一步了解到，在 20 世纪 50 年代，美国联邦农业部计划大量生产和使用各种化学杀虫剂，其中不少对环境的危害尤甚于 DDT。1957 年，马萨诸塞州的德克斯堡地区由于使用杀虫剂灭蚊造成大批野生动物死亡；在纽约的长岛东部地区为了扑灭一种飞蛾，竟不顾后果大面积喷洒 DDT 和柴油的混合物；南方各州为了消灭火蚁，大举喷洒杀虫剂，伤害了许多野生动物。最严重的一次是 1959 年对小红莓喷洒化学杀虫剂，导致了全国性的愤怒抗议，迫使农业部在感恩节销售旺季时下令禁止小红莓上市销售。

本来，卡逊起初只是计划用一年的时间来写本小册子。后来，随着资料阅读的增多，她感到问题比她想象的要复杂得多，是并非一本小册子所能够说得清楚和让人信服的。这样，从开始“意识到必须要写一本书”，到尽可能搜集一切资料，阅读了数千篇研究报告和文章，到 1962 年完成以《寂静的春天》（图 7-3-2）之名由霍顿·米夫林出版公司（Houghton Mifflin）出版，卡逊共花去五六年时间。

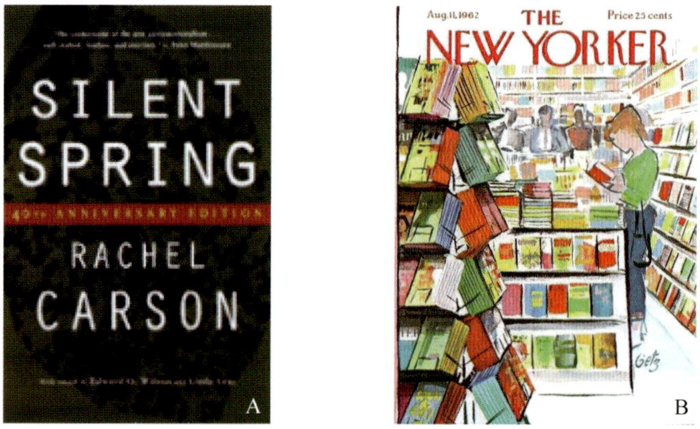

图 7-3-2 《寂静的春天》封面（A）和 1962 年 8 月 11 日出版的《纽约客》

下定决心　抱病笔耕

由于她当时已经是一位有世界影响的科学家和作家，许多生物学家、化学家和昆虫学家愿意为她提供科学资料，使她掌握了许多由于杀虫剂、除草剂的过量使用，造成野生生物大量死亡的证据。她用了4年时间以生动的、文学化的形式完成《寂静的春天》这部不朽之作。不幸的是，在此期间她得了乳腺癌。

醒世之作 轰动全国

1962年6月，卡逊的醒世之作《寂静的春天》开始在《纽约客》[1]摘要连载，同年该书出版。在书中，她以大量的事实对杀虫剂DDT的生产者和推广者误导公众滥用杀虫剂的错误行为予以无情揭发和批评，对政府部门尤其是美国农业部滥用杀虫剂的政策提出挑战和严厉指责，呼吁人们改变对自然界的看法，尊重生物自然平衡法则，放弃对杀虫剂和其他化学物的滥用。该书当年即销售了50万册，成了轰动全国的畅销书，激起了公众的环境保护意识，并引起了广泛的国际反响，至今仍被认为是环境保护主义的奠基石。在琳达·利尔的《自然的见证人》（*Witness for Nature*）[2]一书中对当时的轰动作了详细描写。

（6）坚持真理 勇于斗争

朝野上下 辩论持久

卡逊作品——《寂静的春天》的问世，如石破天惊，震惊全国，美国朝野上下围绕杀虫剂问题展开大规模旷日持久的辩论。杀虫剂的问题，涉及经济、政治，甚至道德问题。滥用杀虫剂导致的食品污染，对每个人的健康都有直接影响，因此公众非常关注这场辩论。在长达数年的辩论中，《纽约时报》《华盛顿邮报》《时代》《生活》《读者文摘》《今日美国》等全美最有影响的报纸杂志、全美收视率最高的哥伦比亚广播公司（CBS）都进行了大量报道。美国联邦最高法院法官威廉·道格拉斯、美国总统肯尼迪也对这场辩论表示关注。在这场辩论中，势力强大的化工界动用各种手段，攻击和诋毁《寂静的春天》及其作者。许多科学家（包括海外学者）和环保主义者挺身而出，捍卫卡逊一书的观点。

攻击诬蔑 控告威胁

在《寂静的春天》中，卡逊向人们揭示了人对自然的冷漠，大胆地将滥用DDT和其他杀虫剂的行为暴露在光天化日之下。在《纽约客》连载期间，卡逊就受到杀虫剂等化工产品生产商和美国农业部支持的各种媒体的攻击和控告的威胁，甚至诬蔑这位极为严谨的科学家是“一个歇斯底里的女人”。美国著名刊物《时代》杂志评论说，“卡逊过分简化，彻头彻尾的错误……有许多可怕的一般化和不实之处”。

1962年，《寂静的春天》出版后，卡逊承受了巨大的来自化学工业界和政府部门的压力和攻击，她被说成是“杞人忧天者”“自然平衡论者”。杀虫剂生产贸易组织全国农业化学品联合会（NACA）不惜耗资50 000美元来宣传卡逊的所谓“错误”，保护自己的经济利益。

---

1 《纽约客》（*The New Yorker*），是美国最家喻户晓的杂志之一，1925年创刊，原为周刊，后改为每年42期周刊加5个双周刊。美国纽豪斯家族属下的康德·纳斯特出版公司主办。该刊属综合文艺类刊物，内容涉及政治观察、人物介绍、社会动态、电影、音乐戏剧、书评、小说、幽默散文、艺术、诗歌等方面。

2 琳达·利尔. 1999. 自然的见证人. 贺天同，译. 北京：光明日报出版社.

坚持真理　敢于斗争

在身患重病、面对攻击甚至是人身攻击的巨大压力下，她一直坚持自己的观点，大声疾呼人类要爱护自己生存的环境，要对自己的智能活动负责，要具有理性思维能力并与自然和睦相处。

1963 年，在哥伦比亚广播公司的电视节目中，卡逊和化学公司的发言人进行了一场辩论，这时她的病情已经很严重，但她尽量克制。面对攻击甚至是人身侮辱的巨大压力，身患重病的蕾切尔·卡逊一直坚持自己的观点，保持着从容和自信。她在这次电视访问中说："人类是自然的一部分，对自然宣战必定伤害自己。"她在给朋友的一封信中写到："我企图挽救的生物世界是如此的美丽，这常在我心中占有最重要的地位……我有一种神圣的责任感，要尽我所能去做……现在我相信我至少做了一点点。"

许多利益攸关的大公司施压要求禁止这本书的发行，但没有成功，反而在社会上引起更大的反响，卡逊收到了几百封邀请她去演讲的请柬，这本书成为美国和全世界最畅销的书。

邪不压正　众望所归

在《寂静的春天》的启示下，杀虫剂开始引起全社会的广泛关注。科技界、政界和工业界的许多人都表达了对卡逊的支持，他们认为，卡逊的书和她所提出的重要问题直接关系到科技成果的正直性、道德的引领性和社会的导向性。

卡逊的不屈不挠的斗争赢得了美国大众和社会的认同，在公众的推动下，肯尼迪总统授意科学顾问委员会对杀虫剂问题展开调查，并于 1963 年 5 月 15 日公布了政府的杀虫剂调查报告。报告支持了卡逊的观点，对化工界和农业部的大规模喷药计划持批判态度，并建议："联邦有关各部门和机构开始实行公众宣传计划，向大众说明杀虫剂的用途及其毒性。"尽管势单力薄，但以卡逊为首的生态学家最终还是战胜对手，取得了胜利。

同年，卡逊被邀请参加美国总统的听证会并在参议院调查委员会上作证，她要求政府制定保护人类健康和环境的新政策。这也是她最后一次在公众场合露面。1963 年底，她被选为美国艺术和科学学院院士并获得许多奖项，包括奥杜本学会颁发的奥杜本奖章和美国地理学会颁发的库兰奖章。最重要的是引起了美国政府的重视，进而于 1972 年在美国全面禁止 DDT 的生产和使用，美国的 DDT 生产厂家开始向国外转移，但随后世界各国纷纷效法禁止 DDT 的生产和使用。目前全世界已经几乎没有 DDT 的大规模生产厂了。《寂静的春天》成为促使环境保护事业在美国和全世界迅速发展的导火线。

（7）《寂静的春天》对世界的影响

卡逊的《寂静的春天》发表之后，随即被译成法文、德文、意大利文、丹麦文、瑞典文、挪威文、芬兰文、荷兰文、西班牙文、日本文、冰岛文、葡萄牙文等多种文字，激励着这些国家的环保立法和环境保护运动。卡逊是环境保护运动的创始人，环境保护运动开始于20世纪60年代中期，繁荣于70年代，发展于80年代，直至今天仍然方兴未艾。

1964年4月14日，蕾切尔·卡逊在经过了长时间与乳腺癌的抗争之后与世长辞。她开创的现代环境保护运动、她对真理的不懈追求和崇高的人格魅力激励着后人的理性发展。

促进环境保护理论体系的快速建立

卡逊的《寂静的春天》发表之后，大量有关环保运动作品涌现，为环境保护运动大造舆论。其中不乏影响比较大的著作，例如，美国环境科学家巴里·康芒纳（Barry Commoner）于1971年著《封闭的循环：自然、人和技术》（*The Closing Circle*: *Nature*, *Man and Technology*, Bantam Books, New York，图7-3-3A）；美国学者保罗·艾里奇（Paul R. Ehrlich）和安妮·艾里奇（Anne H. Ehrlich）于1975年著《人口爆炸》（*The Population Bomb*, Rivercity Press, Rivercity, MA，图7-3-3B）；美国麻省理工学院德内拉·梅多斯（Donella H. Meadows，图7-3-3C）等4位年轻科学家于1972年著《增长的极限》（*The Limits to Growth*, Universe Books, New York）；英国经济学家舒马赫（E. F. Schumacher，1911—1977年，图7-3-3D）于1973年著《小即是美》（*Small Is Beautiful*, Vintage Press, London）。这些出版物对未来的预测虽然各有特点，但都指出大致相同的趋势：①几乎在所有地区人口继续增加；②大部分地区经济继续增长；③全球范围内粮食和农产品供应变得不那么充裕，价格更为昂贵；④能源消耗的增长率下降，对能源更加注意节省；⑤水的供应和污染问题越来越大；⑥环境压力增大。

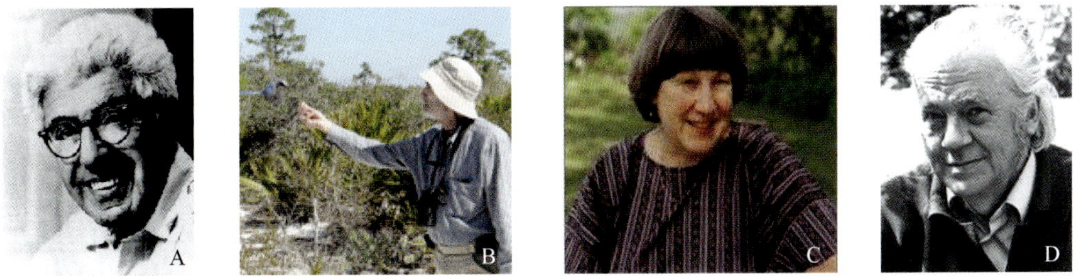

图7-3-3 康芒纳（A）；P. 艾里奇（B）；梅多斯（C）；舒马赫（D）

促进环境保护立法和环保机构的建立

1963年，英国上议院就多次提到她的名字和她这本书，这导致艾氏剂、狄氏剂和七氯等杀虫剂的限制使用。

20世纪60年代后期—70年代早期和中期，环境保护方面的法律开始建立并快速发展。1972年在斯德哥尔摩举行联合国人类环境大会前后，大多数发达国家成立了环境保护部或环境保护机构，制定了许多环境法律，环境已经成为政治论坛上一个强有力的论题。

许多有关环境保护政府部门和群众组织相继成立。例如，1969年，美国设立国家环境质量委员会（Council on Environmental Quality），1970 年 12 月 2 日，美国国家环境保护局（Environmental Protection Agency，EPA）成立。环境运动方面的群众组织例如：1967 年，美国环保协会（Environmental Defense Fund）于纽约成立；1970 年，加拿大环境法协会（Canada Environmental Law Association，CELA）成立；1971 年，于加拿大成立了国际非政府组织——绿色和平组织（Greenpeace），总部设在荷兰阿姆斯特丹。宣称使命为："保护地球、环境及其各种生物的安全及持续性发展，并以行动做出积极的改变。"

促进环境类科学研究和发展

《寂静的春天》的出版既惊醒了公众对环境中化学物危害的认识，又激发了对环境科学学科的兴趣。对环境污染问题研究的经费资助也大为增加，例如，仅在美国关于污染控制的研究，由 1969 年的 80 万美元增加到 1974 年的 420 万美元。许多与环境保护相关的新型学科如雨后春笋般相继涌现，例如，环境科学、环境化学、环境毒理学、生态毒理学、环境工程等相继创立。

（8）巨大贡献、实至名归

1963 年，卡逊在保护环境方面的成绩得到了承认，被授予以著名美国鸟类学家约翰·詹姆斯·奥杜邦的名字命名的"奥杜邦奖章"，她是第一位获此殊荣的美国女性。

即使在卡逊去世之后，赋予她的名声和荣誉仍在继续。1970 年，以她的名字命名的"蕾切尔·卡逊全国野生动物保护地"在缅因州建立；1980 年，美国第 39 任总统杰米·卡特授予她"总统自由奖"；1990 年，她被《生活》杂志选为 20 世纪 100 名最重要的美国人之一。

3.1.2 勒内·萨豪特

勒内·萨豪特（René Truhaut，1909—1994 年），法国生物学家、毒理学家。

主要贡献

创立生态毒理学学科，生态毒理学学科奠基人。

生平和工作简历

勒内·萨豪特的全名为勒内·查尔斯·约瑟夫·萨豪特（René Charles Joseph Truhaut，图 7-3-4），他于 1909 年 5 月 23 日出生在法国旺代省的普佐日（Pouzauges），在旺代省的拉罗什河畔延亨默（the Roche-sur-Yon in Vendée）接受中学教育，之后来到巴黎。1929 年 1 月，他开始在巴黎塞纳河精神病医院寄宿学校学习，同时选择在维勒瑞夫（Villejuif）保罗－布劳斯（Paul-Brousse）医院实习。之后，法国癌症研究的先驱之一——查尔斯（Charles Sannié）教授任命他为刚成立的癌症研究所的实验室

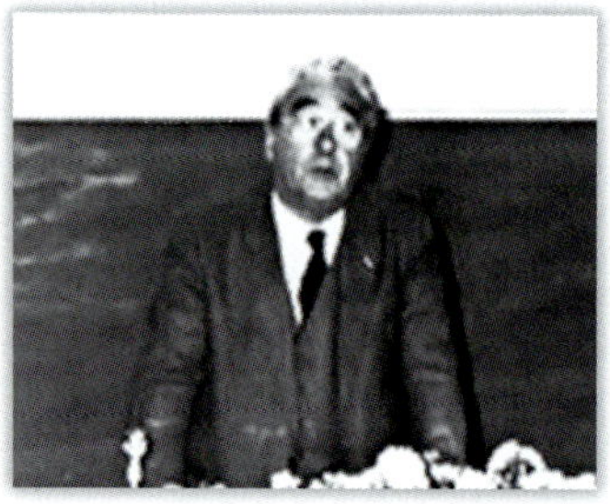

图 7-3-4 勒内·萨豪特

主任，该研究所也就是现在著名的古斯塔夫·鲁西（Gustave Roussy）癌症研究所。1932 年，在获得巴黎医院寄宿学校药剂学专业的理学学士学位后，他就得到法国现代毒理学的创始人之一——勒内·法布尔（René Fabre）院长的注意和赞赏。接着，他被任命为塞纳河精神病医院药剂师。然后，继查尔斯之后，他成为癌症研究所化学和物理部的负责人。1947 年，他完成题为《内源性致癌物质的研究》药学博士论文。接着，他被任命为实际工作的负责人，并在 1948 年成为毒理学副教授。1949 年，他成为美国国家科学院药剂学会会员（1976 年成为该学会主席）。与此同时，他也是巴黎第五大学（勒内·笛卡尔大学）制药和生物科学学院毒物学研究中心的研究人员。1952 年，他获得关于铊的生物学和毒理学研究的自然科学博士学位。1956 年，他提出了每日化学物摄入量的概念。1960 年，他接替勒内·法布尔成为法国毒理学会主席，并一直担任到 1978 年退休。1968 年，成为法国科学院会员；1972 年，成为法国医学科学院会员，1991 年成为法国医学科学学会会长。1978 年，获得美国工业卫生协会的 Yant 奖；1981 年，获得世界卫生组织金奖。1994 年 5 月 10 日，在巴黎去世。

从 20 世纪 50 年代，勒内·萨豪特就经常出现在法国一些主要的国家机构（如法国公共卫生高级委员会、国家农业委员会等）和一些重要的国际机构中［如职业病国际委员会常驻机构、国际劳工局、世界卫生组织、世界粮农组织、欧洲共同体的生态毒理学和毒理学委员会、国际抗癌联盟、国际纯品与应用化学联盟（IUPAC）等］中。他编写的《职业病手册》被重印多次，成为本学科的经典之作，在主要的科学期刊上发表论文 100 多篇。

对生态毒理学的主要贡献

1969 年 6 月，由科学联合会国际理事会（ICSU）的一个特设委员会在瑞典首都斯德哥尔摩召开的一次会议上，萨豪特第一次提出“生态毒理学”（ecotoxicology）这一术语。他将生态毒理学定义为一门描述不同化学物对活的有机体，特别是对生态系统中的种群和群落的毒性效应的学科。

1977 年，萨豪特发表了题为《生态毒理学：目的、原理和展望》（*Ecotoxicology：Objectives，Principles and Perspectives*）[1] 的论文。由于该论文是生态毒理学创立的标志性论文，所以在此对其主要内容介绍如下。

在该论文中，萨豪特介绍了生态毒理学的研究目的和内容，并对该学科的发展提出了展望。他将生态毒理学定义为：从整体关系的角度，研究自然或合成污染物对生态系统组成成分，动物（包括人类）、植物和微生物的毒性效应的科学，它是毒理学的一个分支学科。他认为生态毒理学主要包括以下三个方面的研究：①研究污染物如何散发和进入非生物环境，包括它们的分布和行为；②研究污染物如何进入生物圈及其在生物圈中的行为，尤其是对食物链的污染；③研究化学污染物在一定水平上，对生

1 Rene Truhaut. 1977. Ecotoxicology：objectives，principles and perspectives. Ecotoxicology and Environmental Safety，1：151-173.

态系统的定性和定量的毒性作用，并研究对人类的影响。

关于污染来源，萨豪特认为，除了人工合成的化学污染物外，还有自然界中存在的某些病毒、毒素等污染物。

萨豪特认为，关于生态环境中污染物的释放和行为的探讨，主要研究污染物在生态系统中的化学生物动力学变化。与传统毒理学类似，研究内容主要包括污染物被生物体吸收及其在生物体内的分布，在生物链中的富集和代谢转化，与生物体化学组分的反应等。

关于化学污染物对生态系统组分的有毒效应（包括人类），主要研究内容：①各种污染物毒性作用的表达形式；②由对生物圈中其他生物体的直接生物学作用而间接引起的对人类的损害作用；③各种因素对毒性作用或有害作用表现形式的影响；④建立剂量－效应关系的重要性。

关于生态毒理学的未来，萨豪特认为，生态毒理学研究所涉及的生物种类极为繁多，面临的问题十分复杂而现状却是仅仅研究过少数种类的生物，而且大部分限于急性和亚急性毒性研究。低剂量、长期暴露的慢性研究进行得很少，实验室研究与野外工作相结合的研究还仅仅是开始。要从事这一艰巨任务必须有各个学科之间的大协作。首先是生态学和毒理学各分支学科之间的协作。这种大协作还要求在世界范围内进行。在这种协作工作中，分析科学工作者将起到特别积极的作用，因为污染物在环境中受到了极大的稀释，如果没有灵敏的、专一的化学分析方法，就不可能探测到污染物的存在和确定暴露的剂量，也不可能研究污染物及其降解产物通过生态系统的转移、生物学半衰期、排除速率等，更不可能测定污染物在生物圈中的化学生物动力学，因为人们需要在世界范围内调查出一份能够进入环境的污染物的清单，包括其生产规模、使用方法，以及在气、水、土、生物各部分的分布量。

从上述论文可知，萨豪特没有对生态毒理学和前一年已经形成的环境毒理学进行区分，加之他定义的生态毒理学研究范围很宽泛，导致后人长期对环境毒理学和生态毒理学两个学科的概念混淆不清；此外，萨豪特在生态毒理学研究内容方面仅对生物种群、群落或以上水平进行研究，也就是说主要局限于宏观生物水平的研究，而对环境污染物毒性作用机理特别是分子机理方面的研究，即微观研究几乎没有论述。这可能是由于时代限制的缘故。直到 2006 年，科学出版社出版的《生态毒理学原理与方法》（孟紫强主编）一书中才对这两个问题进行了全面论述。

3.1.3 徐道觉

徐道觉（Tao Chiuh Hsu，1917—2003 年，图 7-3-5），美籍华裔遗传学家。

主要贡献

人类和哺乳动物细胞遗传学的开拓者，染色体制作低渗技术的发现者。他的工作推动了环境毒物在细胞遗传毒理学方面的研究和发展。

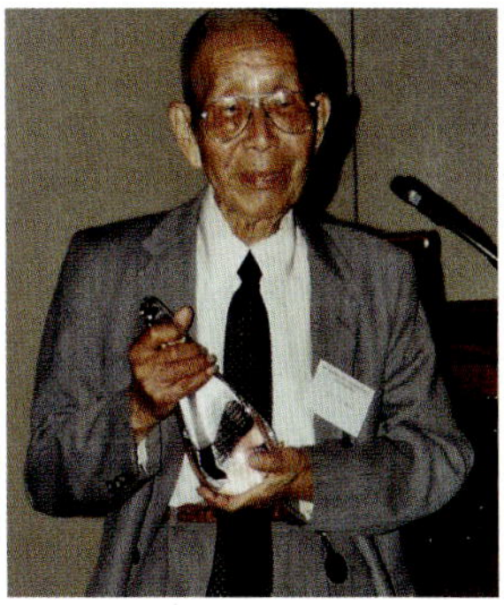
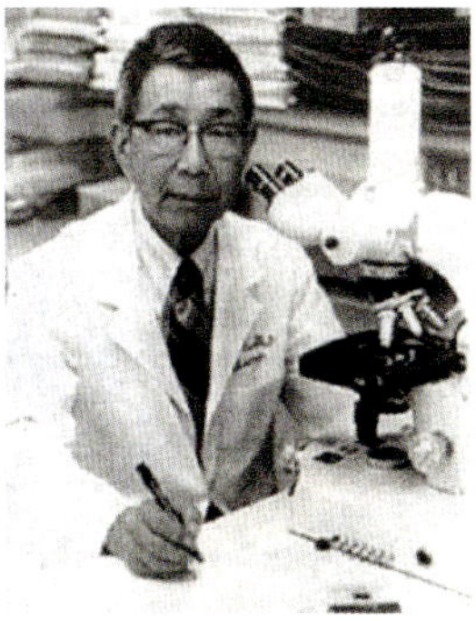

图 7-3-5　徐道觉

生平简介

徐道觉，1917 年 4 月 17 日生于中国浙江绍兴。1936 年毕业于浙江大学代办高级农业职业学校，1941 年在浙江大学毕业后，在遗传学家谈家桢（图 7-3-6）指导下获理科硕士学位后留校任教，1948 年赴美，1951 年在美国得克萨斯大学获博士学位后，在加尔维斯敦得州大学医学分部［The University of Texas Medical Branch（U.T.M.B.）in Galveston］从事博士后研究工作，1953 年被聘为助理教授。1955 年，在休斯敦市的安德森医院和肿瘤研究所任实验细胞学研究室主任、副教授，1961 年晋升为教授；1980 年被聘为该中心首席教授。1973—1974 年被选为美国细胞生物学会主席。2003 年 7 月 9 日，徐道觉病逝于美国得克萨斯州休斯敦市，享年 86 岁。

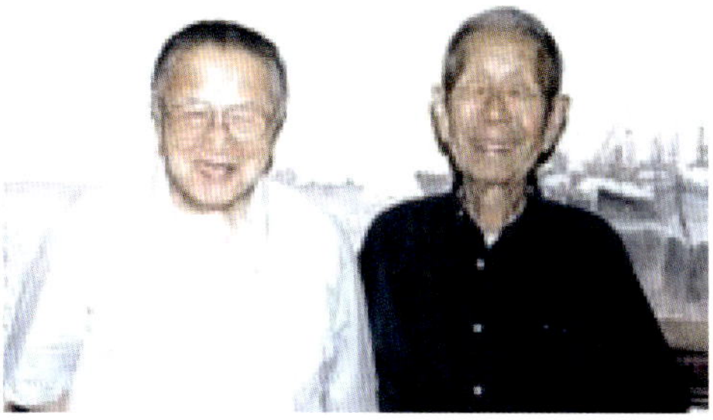

图 7-3-6　徐道觉（右）与他的老师谈家桢

创新性研究

徐道觉一生的科研成果累累，发表了近 400 篇论文。1995 年《美国医学遗传学杂志》刊登他的长篇自传时列出了他发表的 338 篇论文和著作题录。他的主要原创性贡献为：发现在人类染色体制片过程中采用低渗溶液预处理能得到分散得非常好的中期染色体（1952 年）；成功地诱导染色体特定位点的断裂，是最早报告的染色体“脆性位点”（1961—1963 年）；创建显示组成型异染色质的方法即染色体 C 显带技术（1971 年）；提出诱变剂敏感性与环境致癌作用相关的假说并用实验证明（1983—1989 年）；创建测量抗氧化剂效率的方法（1992 年）。

染色体制作低渗技术发现的经过

实验室收到几份来自治疗性流产的胎儿组织样本以后，徐道觉开始对皮肤和脾脏组织细胞进行培养、固定和苏木精染色。当时他在显微镜下看到在这些细胞中一些分散得非常清楚的染色体时，简直不敢相信自己的眼睛。因为当时的染色体制片技术所获得的染色体图像都是相互重叠、黏结不清的，为什么他们这次制作的染色体图像如此奇迹般地清楚呢?

他用了约3个月的时间尝试着去改变能想到的每一种因素：培养液的成分、培养的条件、培育的温度、秋水仙素的添加、固定的步骤、染色的方法等，一次只改变其中之一，但还是没有得到清楚的染色体图像。1952年4月他尝试改变平衡盐溶液的浓度（即渗透压）。平衡盐溶液是在固定组织细胞之前用以漂洗这些组织细胞的。当他用蒸馏水与原平衡盐溶液混合降低其浓度时，奇迹又重新出现了。

很明显，那第一批呈现极其清楚的有丝分裂染色体图像的人脾脏培养物在固定之前一定是有人意外地用低渗溶液漂洗过了。唯一合乎逻辑的解释是某一位技术员在配制平衡盐溶液时读错了刻度，以致在完全不知情的情况下配成了低渗溶液。由于已过去了将近4个月，已无法查出是谁实际上配制了那瓶不同寻常的液体。这一偶然的错误之所以促使低渗技术的发现，是与徐道觉的长期学术积累和科学的探索精神分不开的。机遇并不是人人都能抓住的。

徐道觉的遗憾

当摩尔根发现染色体就是遗传基因的载体之后，遗传学家们最感兴趣的问题之一就是人类细胞有多少条染色体。但由于当时染色体制备技术的限制，在显微镜下许多染色体重叠在一起难以分辨，所以学者们难以获得人类染色体的准确数目。1923年，美国遗传学权威、得克萨斯大学校长潘特（Paint，1889—1969年）提出人体的染色体数目为 $2n$=48之后，就成了一条定论，并出现在各种教科书和百科全书。直到1956年，美籍华裔学者蒋有兴（J. H. Tjio）和瑞典学者莱文（Levan）才首先正确鉴定了人类染色体是 $2n$=46条，而不是48条。但实际上首先观察到46条染色体数目的是美籍华裔科学家徐道觉。由于受到潘特的人类48条染色体结论的影响，徐道觉未敢确认自己所观察到的46条染色体的事实；或者他确认了，可是面对权威也不敢发布，也许是认为条件未成熟不肯轻易发布，总之他最终没有发布。于是，46条人体细胞染色体的发现权便属于敢于向权威挑战的华裔科学家——蒋有兴，而不属于在他之前的发现者——徐道觉。

这对于徐道觉个人来说，实在是一个莫大的遗憾，而对于后人则是一个值得深思的经验教训：作为一个科学家不但要严谨，还要敢于挑战学术权威。

3.1.4 蒋有兴

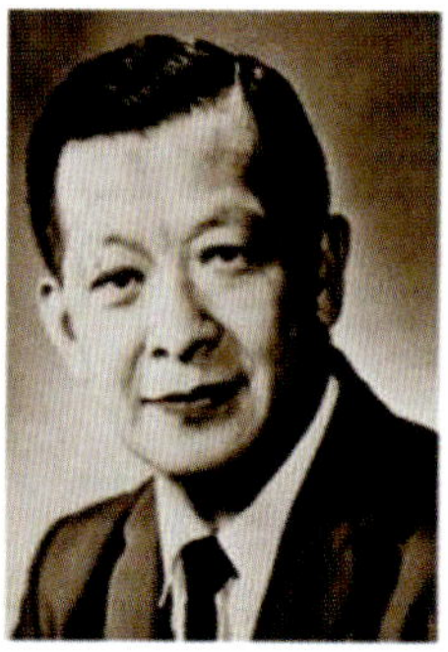
图7-3-7 蒋有兴

蒋有兴（Joe Hin Tjio，1919—2001年，图7-3-7），美籍华裔农学家和生物学家。

主要贡献

发现人类二倍体细胞的染色体数目为46。他的工作推动了环境毒物在人类细胞毒理学方面的研究和发展。

生平简介

蒋有兴于1919年2月11日出生在荷属东印度群岛（现印度

尼西亚）爪哇岛的一户华人家庭。

1940 年，他在茂物农业学院毕业后，在当地从事马铃薯育种工作。1942 年，日本侵略军占领爪哇，蒋有兴被关进集中营达 3 年之久。1945 年第二次世界大战结束后，在瑞典隆德大学遗传学研究所所长莱文（A. Levan）的实验室工作，从事细胞遗传学研究。1948 年，他应邀到西班牙主持一项植物品种改良项目，但每年的节假日期间仍回瑞典隆德大学遗传学研究所研究哺乳类的细胞遗传学。

1955 年 12 月 22 日，他在瑞典隆德大学莱文的实验室发现人类二倍体细胞的染色体数目不是已统治了 32 年之久的 48 条，而是 46 条（图 7-3-8）。他根据这一观察结果写成的论文《人类的染色体数》迅速发表在《遗传》（*Genetics*）杂志上（1956 年 1 月 26 日），从而开创了人类细胞遗传学的历史。1962 年，他因此获得美国肯尼迪总统授予的杰出成就奖。

1957 年，蒋有兴移居美国。1960 年，他获得科罗拉多大学博士学位后到美国国立卫生研究院（NIH）从事白血病和智力低下的研究，直到 1992 年退休，但之后仍在实验室继续工作至 1997 年。

1966 年，他加入美国国籍。他还分别于 1984 年和 1989 年获日本科协科学研究人员创新奖。他是美国、德国和法国多所大学的顾问。1990 年，中国人民解放军第三军医大学聘请他为名誉教授。

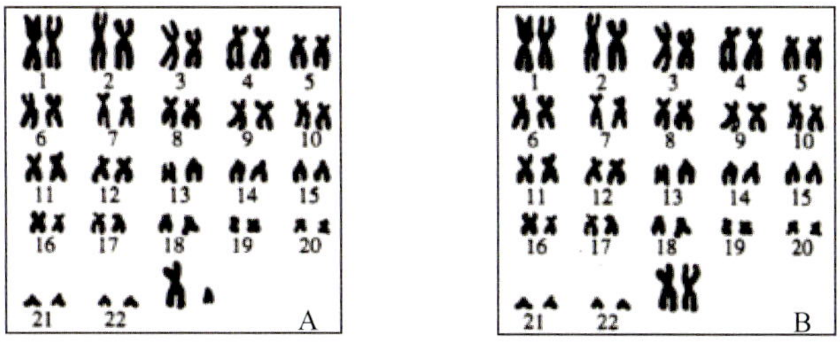

图 7-3-8　男性（A）和女性（B）体细胞二倍体染色体图谱

蒋有兴的夫人英伽（Inga）是冰岛原住民，1947 年在瑞典隆德大学攻读博士学位时与蒋有兴相遇，两人于 1948 年结婚，成为终身伴侣。

2001 年 11 月 27 日，蒋有兴因呼吸衰竭在美国马里兰州去世，享年 82 岁。

3.1.5　张宗炳

张宗炳（1914—1988 年，图 7-3-9），中国近现代著名昆虫毒理学家，教育家。北京大学生物系教授，我国昆虫毒理学奠基人之一。

主要贡献

张宗炳在昆虫抗药性机制和治理的研究上取得了重大成果，完成中国第一部《昆虫毒理学》专著，他首先发现昆虫体内产生神经毒素——酪胺，首先提出黏虫迁飞假说，为中国昆虫科研事业做出了卓越贡献。

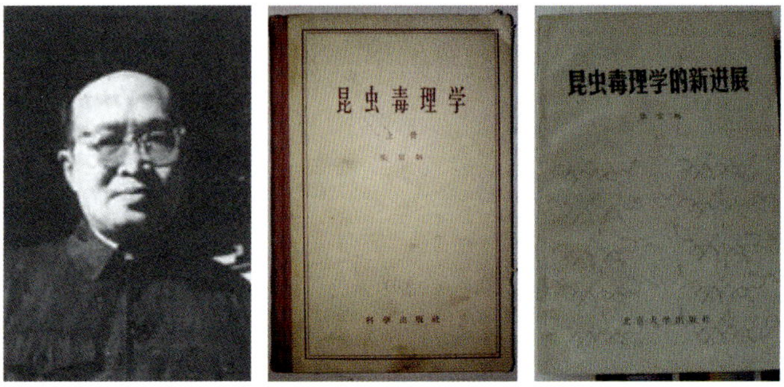

图 7-3-9　张宗炳及其著作

生平简介

张宗炳于 1914 年 7 月 17 日出生在浙江杭州，是著名哲学家、政治活动家张东荪的长子。1930 年，张宗炳 16 岁考入燕京大学生物系，主修昆虫学，1934 年毕业获学士学位，同年得到中华文化教育基金会资助，研究河北定县（现定州市）梨树害虫及其防治，遂以此作为硕士论文题目；1936 年完成论文，获硕士学位，同年，考取仅有的一名生物学庚款赴美留学奖学金后，进入美国康奈尔大学攻读昆虫生态学；1938 年完成题为《周期性温度波动对春尺蠖滞育的影响》的论文，获得博士学位，同年，在麻省理工学院短期进修后回国。

1938 年，在抗日战争期间，张宗炳回国后应邀在上海东吴大学生物系任教。当时上海虽已沦陷而被日本侵略军侵占，但由于东吴大学地处租界，师生尚能勉强苟安。在之后的 4 年中，他历任讲师、副教授、教授并曾兼任生物系主任。1941 年 12 月太平洋战争爆发，上海租界也全部沦于日军铁蹄之下。张宗炳则随东吴大学南迁到广东曲江。数月后，他应聘到成都任燕京大学教授兼生物系主任。

1946 年，抗日战争胜利后，张宗炳随燕京大学迁回北平，并转到北京师范大学任生物系教授。

1949 年，中华人民共和国成立后，张宗炳一直在北京大学任教，先是任动物系教授；1952 年高等学校院系调整，北京大学的动物系、植物系和清华大学、燕京大学生物系合并组成北京大学生物系，他在生物系继续担任教授。1952—1988 年，曾兼任中国科学院动物研究所研究员、国家海洋局第一海洋研究所研究员和浙江农业大学植保系顾问教授。此外，他还担任过中国养蜂学会特邀理事、顾问，中国农药学会理事、顾问，中国粮油贮藏学会顾问，中国粮油学会粮油贮藏专业学会名誉理事长，农业部农药检定所学术委员会委员，以及《海洋学报》编委等职。

1988 年 1 月 10 日，他因病逝世于北京。

我国昆虫毒理学的奠基人之一

昆虫毒理学在 20 世纪 30 年代尚未形成一门独立的学科。

20 世纪 40 年代初，随着 DDT 等有机杀虫剂的问世，迫切需要研究各种科学的使用方法，以便迅速推广应用，于是昆虫毒理学逐渐发展起来。1942 年，到燕京大学任教后，他便将自己的研究方向转到杀虫药剂学的研究，进而转到昆虫毒理学上，开始研究DDT对卫生害虫的防治。抗日战争胜利后，他在北京师范大学任教，得到英国帝国化学公司的资助，开展了DDT、六六六杀虫剂毒理研究，陆续发表论文多篇。其中代表性论文有《DDT毒理的研究》(英文)、《DDT、六六六、Chlordan及Toxaphen 4种杀虫药剂对榆叶虫的毒性比较》。

1952年，他作为兼职研究员参加了中国科学院昆虫所毒理室的研究工作。在抗美援朝战争中，为了防止因美军使用细菌武器而引起细菌在我国东北地区的传播的情况，他提出培养对DDT有抗性的家蝇，以便研究消灭细菌办法的课题。经过3年的努力，终于培养出了一个抗DDT的家蝇品系。

1962年，张宗炳开展了昆虫不育性药剂方面的研究，希望从这里开辟害虫防治的新局面。他与各医学院、研究所等联系，收集了200余种新的化合物质（多数为抗癌药剂），进行筛选，发现其中有两三种对昆虫有效，特别是抗癌药——噻替派（Thio-Tepa）的效力极强。这是我国首先发现的有效昆虫不育剂，并在家蝇、黏虫等进行了防治实验，收到了一定效果。但因这些不育剂都具有诱使基因突变，甚至有致癌的危险，从而终止深入进行研究与筛选。

1978年，张宗炳开始进行昆虫抗药性研究。农业化学防治中害虫抗药性的问题，一直引起学者们的关注。他领导北京大学生物系的教师进行研究，结果显示，几种不同药剂合理混用能延缓甚至阻止害虫抗性的产生和发展。这方面的成果，当时在国内属于领先地位。

张宗炳一生单独或与助手等合作发表了180余篇科研论文和综述，出版了20余部专著和10余部译作，撰写了《昆虫毒理学》(科学出版社，1958年、1964年)、《昆虫毒理学的新进展》(北京大学出版社，1982年)、《杀虫药剂的分子毒理学》(农业出版社，1987年)、《杀虫药剂的毒理测定：原理、方法、应用》(科学出版社，1988年)、《杀虫药剂的环境毒理学》(农业出版社，1989年)等。这为我国昆虫毒理学发展奠定了基础，为赶超世界先进水平做出了重要贡献。

科学贡献

1952年，张宗炳发现昆虫在物理及化学压力下体内会产生一种物质，对神经产生毒害；1964年，他们初步鉴定该物质为一种芳香胺类。1980年，张宗炳指导研究生继续进行这一研究，首次鉴定出这种芳香胺类为酪胺。酪胺正常时以微量存在，但超量时即可引起神经兴奋甚至阻断传导。同时，他们又发现酪胺之所以大量产生是由于在某种化学压力下（如DDT处理），酪氨酸脱羧酶活性大为提高，从而大量酪氨酸脱羧成为酪胺。酪胺在昆虫体内很不稳定，有一种单胺氧化酶可使它降解为无毒的对羟基扁桃酸，这样昆虫就有可能从中毒中恢复。因此，加入杀虫脒（一种单胺氧化酶抑制剂）就可以阻止酪胺被降解，从而增加了毒性。他们还发现一部分酪胺可以被β-羟化成章鱼胺。章鱼胺也是一种神经递质、神经激素和调节因子，超量时也会产生不良副作用。在研究酪胺及章鱼胺的形成过程中，他们同时发现有环腺苷酸（cAMP）产生，这是由于这两种胺对腺苷酸环化酶都有激活作用，因而使大量 ATP 形成了 cAMP。在研究上述神经毒素的同时，他们首先证明了昆虫体内也有神经节苷脂存在，并证明神经节苷脂有保护神经膜不受上述两种胺以及 DDT、菊酯类毒剂的伤害作用。但由于昆虫体内的神经节苷脂数量极少（仅为脊椎动物的 1/1 000 ~ 1/300），因此以前未被测出，且难以产生有效的保护作用。这一研究成果分别在 1984 年的第 17 届国际昆虫学会、1986 年的第 6 届国际杀虫药剂会议、1987 年的第 2 届国际神经学会议上宣读，引起与会者极大的兴趣和好评。科研成果——《昆虫神经毒素的研究》获 1988 年国家教委科技进步二等奖。

1979 年，张宗炳指导一些教师开展蜂王浆中核酸含量及其功能的研究。之后又转向东方蜜蜂和西方蜜蜂血淋巴蛋白质的差别和卵黄原蛋白的研究，以及蜜蜂属的鉴定。他采用同工酶分析、分子分类的方法，从生化和遗传的角度肯定了中国蜂属有 6 个种。这一结果得到养蜂界的肯定。蜂王浆是蜜蜂用于喂饲蜂王和幼虫的分泌物，有着特殊的生理功能，但对其生理活性成分尚不十分清楚。在张宗炳的指导下，1987 年，组织有关人员开展了这方面的研究，并初步分离出有抑菌活性的几个组分，它们可能是小蛋白质或肽类物质。

1958 年，中国科学界的研究重点转向解决生产中的问题。当时北京大学生物系昆虫专业的部分教师与中国科学院昆虫所（1962 年与动物所合并为动物所）合作，组成一个黏虫研究协作组，张宗炳是该组的主要成员之一。当时我国东北地区黏虫为害严重，常常在春夏之交突然大面积暴发，但冬季当地却找不到越冬的虫卵或蛹。因此我国北方黏虫虫源问题，是协作组研究的重点课题。本来张宗炳研究的课题是寻找糖醋酒混合液诱捕黏虫蛾的代用品。为了测定各种引诱剂的诱蛾能力，协作组在吉林公主岭的一片空地上设立了 20 个诱蛾盘，每天定时观察记录捕到的蛾数。从 1959 年 4 月 1 日开始，他每天早上都要亲自去检查一次。开始一段时间内都没有发现蛾群，偶尔也只有一两只。4 月 30 日突然刮起了 10 级西南风，路上沙尘扑面，当时大家都认为这种情况下不会有蛾了。但张宗炳不愿丢失一个数据，顶着大风走很远的路去观测。令他吃惊的是，在 20 个盘中竟捕到 600 多只蛾，第二天风小了，仍捕到 200 多只，第三天降为 10 余只，以后又很少见到蛾了。这一事实给他留下了深刻的印象，但当时还得不到合理的解释。当年 5 月 7 日，又刮起了 7 级西南风，结果诱蛾数量又猛增到 200 余只。在这一事实的启发下，张宗炳开始研究西南风与东北黏虫发生的关系。他查阅了 1955—1958 年这 4 年的气象资料及诱蛾记录，发现春夏之交有南风或西南风发生的后一天，东北地区的诱蛾数量常常急剧增加。据此，张宗炳及其同事在黏虫组 1959 年的哈尔滨工作会议上，正式提出了东北黏虫虫源的假说：黏虫是长距离迁飞的昆虫，可借助风力从数百乃至数千里外的南方迁飞到北方为害。但它在北方当地无法越冬，因此不可能找到越冬虫源。后来经过许多昆虫工作者的多方努力，这一假说终于得到了证实，并进一步发现黏虫并不是直接由长江以南的越冬地迁飞到东北的，而是在早春由湖南、两广等越冬地迁至苏北、河南等处，繁殖一代后，第二代成虫再迁飞至华北、东北等地为害。目前这一理论已成功地应用在我国黏虫预测预报的方案中，并获得国家科委和教委的科研二等奖。

3.1.6　赵善欢

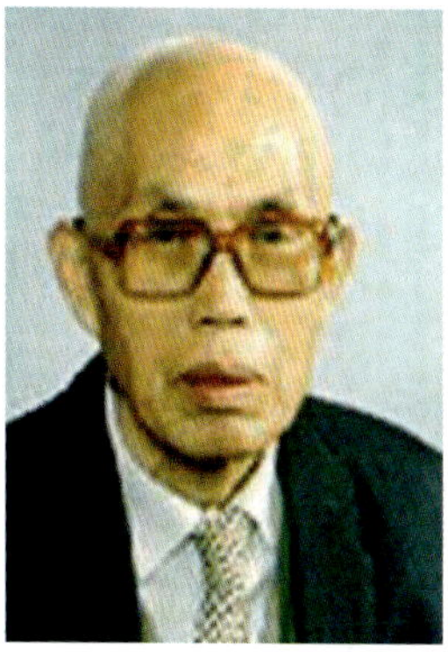
图 7-3-10　赵善欢

赵善欢（1914—1999 年，图 7-3-10），农业昆虫学家，昆虫毒理学家，农业教育家。

主要贡献

对杀虫植物进行调查，开展化学分析、毒力测定和防治试验，发展了植物性杀虫剂科学，开辟防治害虫的新途径；率先提出“杀虫剂田间毒理学”学术观点，发展了昆虫毒理学理论。

一生奋斗　业绩辉煌

赵善欢于 1914 年 8 月 16 日出生于广东省高要县（现为高要区），1929 年考入中山大学农学院农业专门部学习昆虫学，1933 年毕业留校任教。1935 年，他被中山大学农学院选派赴美留学，但是，由于他只是农业专门部毕业，未获得学士学位，按校方规定，须先取得学士学位，才能攻读硕士学位。于是，赵善欢以惊人的毅力，用了不到一年的时间就修完了两年的全部课程，最后以优异的成绩获得了学士学位。1936 年 9 月，赵善欢前往美国康奈尔大学研究生院学习，仅一年就获得了硕士学位。接着他仅用了两年时间便取得了博士学位，他的博士论文《惰性物质的毒理及其对昆虫作用的研究》以及其他几篇论文，先后在美国的学术刊物上发表。1939 年，他受聘兼任康奈尔大学研究院的研究员，尽管待遇丰厚，但面对国内抗日战争激起，报效祖国的热忱使赵善欢毅然辞去康奈尔大学职务，回到战乱中迁至云南澄江的中山大学农学院，任副教授。当时教学条件十分困难，他借助于渊博的知识和勤奋的工作，取得了较好的教学效果。第二年被晋升为教授，这时他年仅 26 岁，是当时中国为数不多的年轻教授之一。

1945 年，抗日战争胜利后，赵善欢被北京大学和台湾大学借聘为教授，并被聘任为台湾农业试验所应用动物系主任。1948 年，应中山大学的要求，他结束借聘回到中山大学继续任教。1952 年任华南农学院（现华南农业大学）副院长，“文化大革命”结束后任院长，直至 1983 年。1957 年，出访苏联，进行合作科研。20 世纪 60 年代初，主持举办全国植物化学保护师资培训班，亲自编写教材和讲授。1986 年，赵善欢应联邦德国基森大学（Giessen University）的邀请，前往肯尼亚参加国际植物性杀虫剂（印楝）会议，并担任大会执行主席。

赵善欢年逾古稀，仍壮心不已，依然活跃在科研、教学第一线。在 20 世纪 80 年代，他提出昆虫生长发育抑制剂可作为第三代杀虫剂的新观点。他带有近 10 名博士、硕士研究生，主持几项重要的科研课题，为着昆虫学事业“生命不息，奋斗不止”。这正是一代老科学家对事业执著追求的写照，值得后人崇敬和学习。

赵善欢于 1957 年加入中国共产党。他是中国科学院生物学部委员（院士），中华人民共和国农业部科学技术委员会委员，第三届全国人民代表大会代表，第五、第六、第七届中国人民政治协商会议全国委员会委员，第四届广东省人民政治协商会议委员会常务委员。

在化学杀虫剂研究上的贡献

自1950年起，赵善欢对化学防治水稻害虫——三化螟进行了大量的研究，对10余种有机农药进行了药效和作用机理试验，发现乐果与西维因混用可作为三化螟杀卵剂。经过将近10年的试验，筛选出呋喃丹等10多种内吸杀虫剂，将其用于水稻根区，可以防治三化螟等水稻害虫。他还提出在晚稻秧苗期施用一次呋喃丹即可控制稻瘿蚊为害的方法。有关稻瘿蚊的研究成果，获得农业部技术改进一等奖。

1960—1965年，他对荔枝蝽象的发生为害规律、自然抗药性特点、生理生化特征等进行了一系列的研究，从而筛选出以敌百虫、敌敌畏等为最佳药剂，并针对荔枝蝽象生理上的薄弱环节，适时进行化学防治，取得了显著效益。这不但丰富了昆虫毒理学的内容，而且也解决了生产实际问题。

对植物性杀虫剂研究的贡献

赵善欢对发展植物性杀虫剂倾注了大量的精力，在加强华南农业大学昆虫毒理研究室科研工作的同时，他还广泛与国内外多个单位合作，索取杀虫植物。为了引进一种高效杀虫植物——印楝，他不辞辛劳，通过国外同行，多次从非洲将印楝种子引进我国，使印楝在我国海南省引种成功，现正逐步推广种植。

赵善欢早年曾对我国西南各省的杀虫植物种类及分布状况做了广泛的调查，并对其中一些植物进行了对各种农作物害虫的毒力测定和防治试验。20世纪50年代，他发现鱼藤酮含量最高（13.5%）的是产于我国海南岛的黄文江鱼藤。他用鱼藤根粉对蔬菜、茶树害虫进行防治试验及大面积推广应用，收到了较好的效果。

20世纪80年代以后，他对楝科等40余种杀虫植物进行防治农业害虫的试验，以及有效成分的分离、提纯、鉴定工作。通过对害虫毒理机制的研究，发现产于我国的川楝、苦楝等楝科植物对水稻三化螟、稻瘿蚊、黏虫、斜纹夜蛾、玉米螟等多种农业害虫具有内吸毒杀、忌避、拒食和抑制昆虫生长发育的作用。由于植物性杀虫剂不仅对害虫具有较高的防治效果，而且不污染环境，无残留毒性，害虫不易对其产生抗药性，具有良好的经济效益、生态效益和社会效益。

提出"昆虫田间毒理学"新观点

1961年，在中国昆虫学会学术讨论会上，赵善欢在论文——《杀虫药剂及昆虫毒理学的发展方向》中，首先提出了"昆虫田间毒理学"的观点，把昆虫毒理学和生态学紧密结合起来。他指出：昆虫毒理学的研究对象主要来自田间，来自生产实际。因此，昆虫毒理学的研究应当着眼于整个农田生态系统，协调好化学防治和生物防治的关系，注意保护好害虫的天敌。他这一观点为农药的制造和合理使用提供了理论依据。20世纪90年代末期，他进一步认为昆虫毒理学的研究，除了必须与昆虫生态学相结合外，还要运用生理生化、分子生物学和分子毒理学的理论及现代分析仪器和方法来进行，才能有所突破，从而发展了他的昆虫田间毒理学观点。

从21世纪我国出版的《生态毒理学原理与方法》专著（2006年）[1] 和《生态毒理学》教材（2019年）[2] 中的“昆虫生态毒理学”章节和观点来看，赵善欢提出的“昆虫田间毒理学”与“昆虫生态毒理学”在很多方面是一致的。

著书立说 发展农业昆虫学

赵善欢不仅重视教学、科研和解决植物保护的世纪问题，而且注重对研究成果的系统性总结，发表论文和撰写著作，以满足教学和社会对农药研究的需要，发展昆虫毒理学学科。他的主要代表作有《农业昆虫学》（农业出版社，1961年）、《植物化学保护》（北京人民教育出版社，1976年）、《植物化学保护》（农业出版社，1983年）、《昆虫毒理学原理》（英文版，广东科技出版社，1992年）、《昆虫学研究论文集》（广东科技出版社，1994年），这些汇集了他60年来科研成果的精华（图7-3-11）。

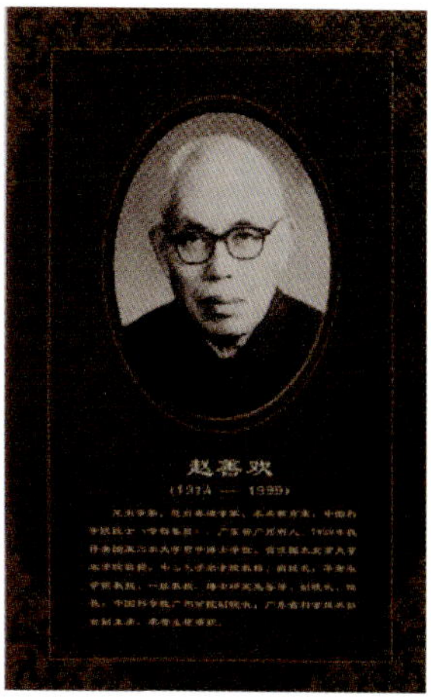

图7-3-11 《昆虫学研究论文集》扉页

与世长辞 后世怀念

1999年12月2日，赵善欢教授患脑血管疾病在广州与世长辞，享年85岁。一年后，赵教授的生前好友和学生集资建造的赵教授的铜像矗立在由他建立的、陪伴他度过40多个春秋的杀虫植物园中。半身铜像1.5 m高，直立在刻有“赵善欢院士”五字的大理石基座上，他深邃的目光凝视着开创了他的事业的这块土地，关注着继续他的事业的人们（图7-3-12）。

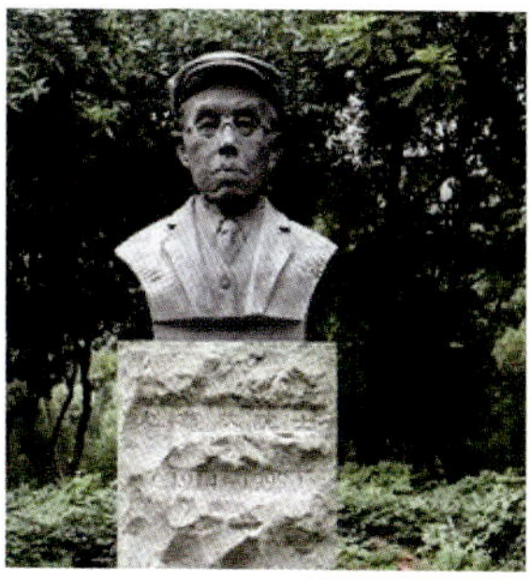

图7-3-12 赵善欢院士铜像

3.2 毒理学家和药理学家

3.2.1 阿诺德·雷曼

阿诺德·约翰·雷曼（Arnold John Lehman，1900—1979年），毒理学家，美国毒理学研究的先驱。

主要贡献

雷曼与其他科学家合作一起创造了首个食品中的化学品毒性鉴定程序；也是毒理学协会及其杂志《毒理学与应用药理学》（*Toxicology and Applied Pharmacology*）的共

1 孟紫强. 2006. 生态毒理学原理与方法. 北京：科学出版社.
2 孟紫强. 2019. 生态毒理学. 北京：中国环境出版集团.

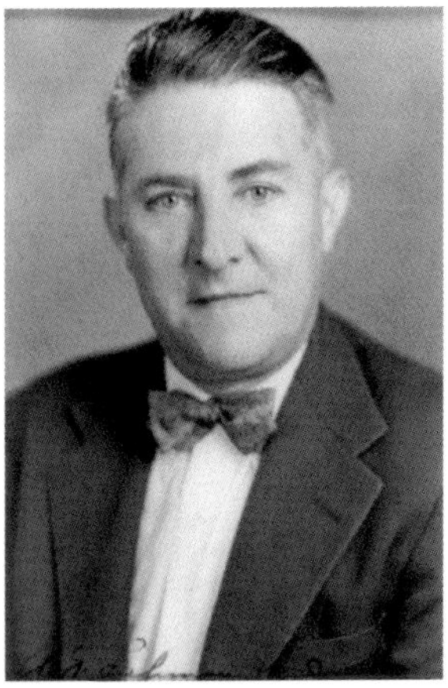

图 7-3-13　阿诺德 · 约翰 · 雷曼

同创始人。

生平简介

雷曼于 1900 年 9 月 2 日出生在美国明尼苏达州古德桑德尔镇（Good Thunder）的一个普通家庭，虽然出身贫寒，但非常努力。他在华盛顿大学受到了良好的教育。他分别在 1925 年、1926 年、1930 年获得了药理学学士、硕士、博士学位。之后，他又决定读医学，并于 1936 年拿到斯坦福大学医学硕士学位。他的第一个学术任职是在俄克拉何马州，被任命为乔治 · 华盛顿大学医学院药理学副教授。一年后，他到位于美国密歇根州底特律市的韦恩州立大学（Wayne State University）医学院任副教授，并在 1944 年成为北卡罗来纳大学药学系教授和主席。1946 年，美国食品药品监督管理局（FDA）成立了药理学部，由 22 人组成，他任主任，直到他退休。

雷曼于 1979 年 7 月 10 日在美国弗吉尼亚州麦克林因病去世，留下他的妻子哈瑞特 · L. 雷曼和两个孩子。由于雷曼对美国毒理学研究做出了重要贡献，SOT 推出雷曼奖以表彰在毒理学研究中做出重大贡献的个人，对毒理学研究的发展起到推动作用。

毒理学上的圣经

1947 年，美国制造商提出了 500 种化学物质在食品中的使用申请。雷曼开始讨论这些化学品的安全问题，同时他还提出了对包装材料进行审查。他还与食品部合作开始了毒理学研究，使现代毒理学在 FDA 中充分发挥作用。1949 年，他作为主要作者编辑出版了《食品中的化学品毒性鉴定程序》一书，此后该书被称为毒理学上的“圣经”。他反对使用 DDT 以及更剧毒的持久性农药——艾氏剂和狄氏剂。雷曼同时也注重将毒理学知识向社区普及推广。

毒理学会及其会刊

雷曼一生获得过许多荣誉，但是他很珍视 1959 年获得的美国 FDA 威利（Wiley）奖、1967 年毒理协会优秀奖、1959 年健康教育和福利局的杰出服务奖。在任职期间，他是 WHO 和 FDA 专家委员会成员。但是在后半生他真正感兴趣的是毒理学会及其杂志《毒理学与应用药理学》（*Toxicology and Applied Pharmacology*）。

1961 年，他与他人一起成立了美国毒理学会（American Society of Toxicology，SOT）。1961—1962 年，他被推选为名誉会长，1962—1964 年，他仍然担任理事会理事。此后，他担任多种协会组织的理事。他于 1958 年与他人一起创立了《毒理学与应用药理学》（*Toxicology and Applied Pharmacology*）杂志，1961 年 SOT 成立后，该杂志成为 SOT 的正式刊物。

20 世纪 40—60 年代，是雷曼的事业的巅峰期。他在食品研究、营养学杂志、美国食品与药品学会杂志等发表许多文章。

绅士和学者

雷曼喜欢吸雪茄，为人和蔼，愿意帮助任何一个靠近他的人，特别愿意帮助那些在政府、科学和工业领域事业刚起步的年轻人。他是一个乐于奉献的父亲、科学家、管理学和教育家，一个能用哲学眼光看待未来的智者。他爱生活，生活充实，是一个绅士和学者。

3.2.2　弗朗西斯·凯尔西

弗朗西斯·凯尔西（Frances Kelsey，1914—2015 年，图 7-3-14），美国著名的药理学家和美国食品和药品管理局的评审人。

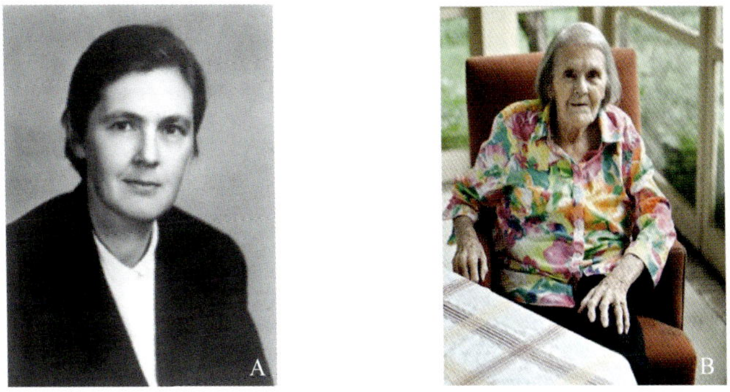

图 7-3-14　凯尔西（A）；100 岁的凯尔西（B）

主要贡献

由于担心沙利度胺（即反应停）的安全性，她使美国食品和药品管理局拒绝批准将该药物投入市场，从而避免了“反应停”致畸作用导致的畸形婴儿出生。

生平简介

凯尔西的全名为弗朗西斯·凯思琳·奥尔德姆·凯尔西（Frances Kathleen Oldham Kelsey），她于 1914 年 7 月 24 日出生在加拿大的大不列颠哥伦比亚省温哥华岛，15 岁高中毕业后进入加拿大维多利亚学院（现维多利亚大学）。不到两年又转入麦吉尔大学攻读药理学，分别于 1934 年和 1935 年获得药理学学士和硕士学位。之后，师从美国芝加哥大学药学系主任尤金·盖林（Eugene Geiling），1938 年她获得芝加哥大学药理学博士学位，随之在芝加哥大学任教。1943 年，她嫁给同事弗里蒙德·凯尔西，育有两个女儿。1954 年，她离开芝加哥大学，去南达科他大学（University of South Dakota）任教，继续教授药理学。她与丈夫和两个女儿便搬到南达科他州的弗米利恩，在那里工作居住，直到 1957 年。

1963 年，凯尔西出任 FDA 药物调查处处长，1968 年升任科学调查办公室主任，她在 FDA 工作了 45 年，90 岁时光荣退休（2005 年）。

2010 年，FDA 以她的名字设立凯尔西奖，此后每年颁布给 FDA 中的一位优秀雇员。

此外，在她的家乡加拿大的不列颠哥伦比亚还有一所以她名字命名的弗朗西斯·凯尔西高中。为表彰她的贡献，小行星6260也以她的名字命名。2012年6月，凯尔西接受了来自温哥华岛大学的荣誉博士。

阻止“反应停” 促生新药法案

弗兰西斯·凯尔西为人所知的最大贡献是阻止了“反应停”在美国市场的使用。

1960年，46岁的凯尔西受雇于FDA。当时FDA只有7名全职人员和4名年轻的兼职医生负责药物审查。她在FDA的第一项任务就是负责审查“反应停”。“反应停”于20世纪50—60年代初期在全世界广泛使用，它能够有效地阻止女性怀孕早期的呕吐。尽管受到了药品制造商的压力，凯尔西坚持要求厂商补充信息，以解释一项研究中记载的该药物对神经系统的副作用。因此，她驳回了该药物在美国市场的使用申请。1961年前后，正值她与厂商拉锯战之时，在欧洲和加拿大出现了8 000多名畸形婴儿，其原因便是母亲在孕期服用“反应停”。最终“反应停”没能进入美国市场，凯尔西成功阻止了灾难在美国重演。因此她登上了《华盛顿邮报》的封面，文章更是称她为“女英雄”。但是该制药公司已在美国向1 000个医生分发了“反应停”，做初步临床试验。这些药被发到了2万个孕妇手上。尽管FDA后来紧急召回这些药物，但美国还是有17个“反应停”引起的海豹肢畸形婴儿出生。

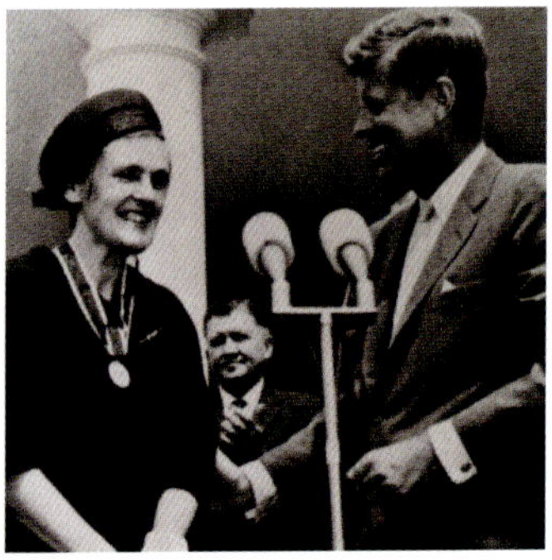

图7-3-15 肯尼迪总统授予凯尔西总统奖章

1962年7月，《华盛顿邮报》的文章刊发后，事件迅速发酵并引发公众对药物监管的强烈抗议。8月，由于在“反应停”事件中的杰出表现，约翰·肯尼迪（John Fitzgerald Kennedy）总统授予凯尔西杰出联邦公民总统奖（President's Award for Distinguished Federal Civilian Service），她成为获得该奖项的第二位女性（图7-3-15）。获奖后，她继续在FDA工作，在推动和执行1962年的修正案中起到关键作用。

1962年10月，美国国会一致通过了柯弗瓦·哈里斯的《联邦食品、药品和化妆品法案》修正案，给新药测试和上市分销增加了更严苛的限制。

3.2.3 玛丽·阿姆杜尔

玛丽·阿姆杜尔（Mary O. Amdur，1922—1998，图7-3-16），毒理学家，空气污染毒理学的开拓者。

主要贡献

最早对美国多诺拉烟雾进行研究，揭示了硫酸雾和颗粒物污染对人和动物肺部的有害影响，她是美国空气污染毒理学研究的先驱。同时，她也是《卡萨瑞特·道尔毒理学：毒物的基础科学》（*Casarett and Doull's Toxicology: The Basic Science of Poisons*）第2～4版的主编之一。

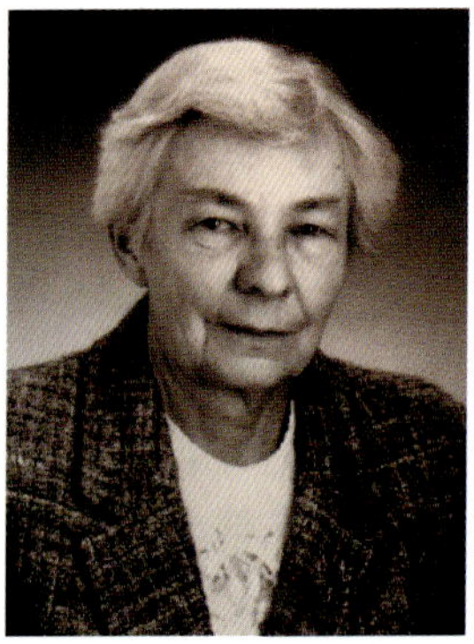

图7-3-16 阿姆杜尔

生平简介

阿姆杜尔生于1922年。1943年于匹兹堡大学化学专业毕业，获学士学位。随后，在康奈尔大学攻读研究生，研究锰和胆碱在大鼠骨质形成中的作用3年，获得博士学位。1949—1977年，在哈佛大学公共健康学院工作；1977—1989年，在麻省理工学院工作；1989—1996年，在纽约大学环境医学研究所工作。1996年退休后，编辑整理她46年来毒理学研究的成果。虽然她在这三个院所的工作成绩突出，研究成果累累，特别是她在哈佛大学工作近30年，但是由于当时美国社会对女性的歧视，她最终也没有获得教授职称。1998年2月16日，她从夏威夷返回的飞机上因心脏病发作逝世。

工作主要业绩

阿姆杜尔于1948年最早对美国宾夕法尼亚州多诺拉烟雾灾难事件中空气污染物的健康影响进行研究，所获得的研究成果对美国空气环境质量标准的制定起到重要作用，对环境政策和法规的制定提供了重要依据。1953年，她与丈夫本杰明·阿姆杜尔自费建立毒理学动物实验模型，进行空气污染物毒性作用的动物试验，并在当年12月美国科学促进会会议上报告了她的实验结果，证明短期呼吸道刺激将会产生长期不良影响。1989年，她在纽约大学环境医学研究所建立了一个研究组（研究人员是从麻省理工学院选择的）继续进行空气污染毒理学方面的研究，在这里她获得高级研究科学家的头衔，但是没有工资。为了毒理学研究，她从不计较个人的得失。

奖励

由于阿姆杜尔对空气污染毒理学研究的科学贡献，她获得很多奖励：1974年获得美国工业卫生协会的卡明斯纪念奖；1984年获得美国工业卫生协会的亨利·史密斯奖；1986年获得美国毒理学会呼吸分会的职业学术成就奖；1989年获得美国工业卫生会议的赫伯特·斯托金奖；1997年获得美国毒理学会优异奖。

1998年，阿姆杜尔逝世。她一生诚实、勤奋、智慧、直爽，她旺盛的求知欲、无私的科学奉献精神和人格魅力为人们所赞赏。

3.2.4　刘毓谷

刘毓谷（1920—2004年，图7-3-17），毒理学家、营养与食品卫生学家、医学教育家。

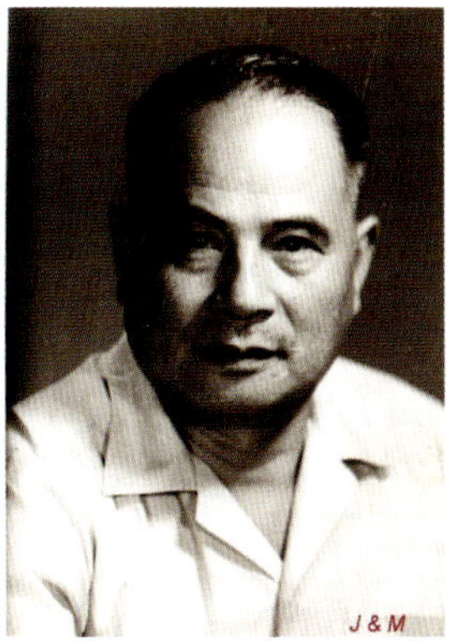

图7-3-17　刘毓谷

主要贡献

主编卫生部规划教材《营养与食品卫生学》（第1版）、《卫生毒理学基础》（第1、第2版）、全国医药院校教材《毒理学》和《中国医学百科全书·营养与食品卫生学》等著作，在我国较早研究拟除虫菊酯类农药的毒性作用机理，在我国医学院校首次开设环境毒理学课程并编写讲义。

生平简介

刘毓谷，同济医科大学教授、博士生导师，享受国务院政府特殊津贴。1920年2月29日生于天津。1939年南开中学毕业后，考入西南联合大学生物学系，后转入同济大学医学院。1946年毕业于同济大学医学院。1947—1953年在同济大学医学院生化学馆、同济医学院生化教研室担任助教、讲师。1951年参加上海市抗美援朝医疗手术队。1952年参加上海市郊血吸虫病防治工作。1954—1956年在北京医学院随同苏联专家学习营养与食品卫生学。1956—1978年在武汉医学院创立了营养卫生学教研室并担任副教授、教授和教研室主任。1978—1992年在武汉医学院、同济医科大学创立了在国内医学院校中最早的环境毒理学研究室和教研室并担任主任、博士生导师。1980年、1985年和1989年三次出国，在联邦德国、瑞士和瑞典等国学习毒理学先进技术和进行学术交流。2004年8月12日，刘毓谷教授在武汉逝世，享年84岁。

担任多种社会兼职

刘毓谷教授曾任国务院学位委员会学科评议组成员、全国预防医学类专业教材评审委员会委员、卫生部标准委员会委员。他是中国环境诱变剂学会的主要创始人之一，曾任该学会副理事长、名誉理事，以及中国毒理学会顾问等职位。

主要著作、科研和人才培养

刘毓谷教授曾主编卫生部规划教材《营养与食品卫生学》（第1版）、《卫生毒理学基础》（第1、第2版）、全国医药院校教材《毒理学》和《中国医学百科全书·营养与食品卫生学》等十多部教材和专著。

1978年，他在武汉医学院首批环境医学培训班主讲《环境毒理学》并编写培训班使用的《环境毒理学》讲义，但由于未正式出版，其在学术界的影响受到限制。

他主持和指导多项国家自然科学基金课题、省部级攻关项目和重点项目的研究。1995—1999年主持我国毒理学领域的第一个国家自然科学基金重点项目“常用农药神经毒作用机理研究”，为拟除虫菊酯类农药中毒的防治提供了重要的理论依据。经国家自然科学基金委组织的专家验收鉴定：此项成果取得了多项创新性进展，为国内领先、国际先进水平。发表科研论文20余篇，其中有4篇被SCI收录。

1978—2000年，他指导培养48名硕士研究生和20名博士研究生。

3.2.5 吴德昌

吴德昌（1927—2018年，图7-3-18），放射毒理学与辐射防护学家，中国工程院院士。

主要贡献

对放射性裂变核素损伤特点及其危害评价，从理论创新与实际相结合上做出重大贡献，并提出一套有效的防护措施，为国家核电站等核设施的安全做出贡献。

生平简介

吴德昌，军事医学科学院研究员，博士生导师。1927年10月22日出生于北京，祖籍江苏武进（今常州市武进区）。1945年从北京的育英中学（又名第八中学）毕业，

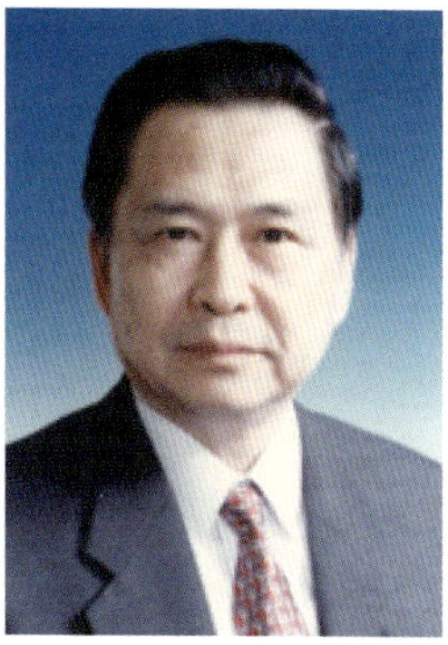
图 7-3-18　吴德昌

接着又以优异成绩被北京大学和辅仁大学化学系录取。1949 年 7 月于北京大学化学系毕业。1949 年 9 月任北京协和医学院助教，之后任讲师。1956 年赴苏联进修，次年回国后，在军事医学科学院放射与辐射医学研究所工作，曾任研究员、所长、军事医学科学院院长。1994 年 10 月获批享受国家政府特殊津贴。1994 年 12 月当选中国工程院院士。由于他在科技领域的杰出贡献，1991 年获国家“七五”科技攻关个人突出贡献奖，1995 年获华光科技基金奖一等奖，他和他的团队获得国家科技进步奖多项。

2018 年 5 月 10 日，他因病在北京逝世，享年 91 岁。

社会兼职与学术交流

吴德昌连续 16 年担任国际放射防护委员会专家委员，并先后担任国际原子能机构、世界卫生组织专家顾问，以及联合国原子能辐射效应科学委员会中国政府副代表，参与国际重要研讨会和重要文件、报告的起草、评审；他曾任中国毒理学会理事长、中华放射医学与防护学会主任委员、辐射防护学会副理事长、国务院科技成果评审委员会成员、国家学位评定委员会评议组成员、总后勤部卫生部医学科学技术委员会常务委员等 20 多个重要学术职务。他在国内 8 次主持国际学术讨论会，出访 10 多个国家进行学术交流 40 余次，在推动国际学术交流与促进相应学科的发展上发挥了重大的作用。

学术贡献

吴德昌从事核能应用与医学防护研究 40 余年，主要研究领域放射毒理学及辐射防护。他和同事首次阐明了核武器落下灰危害的特点，在落下灰危害防护研究方面达到了国际水平；他开创了吸入钚危害及防护的研究，在理论上有重要创新，为保障核工业的安全发展做出了贡献；他在核事故应急医学处理研究中取得了突出成就，在保证我国核电站按时运行及核安全方面成绩显著，研究成果已装备核电站、核潜艇、第二炮兵部队及核试验等核设施，对我国核工业的发展发挥了重要作用。

1958 年，他主持筹建中国第一个放射毒理实验室。20 世纪 80 年代，他组织全国 9 个单位百余名科技人员协同攻关，圆满完成国家“七五”攻关项目“核事故受照射人员的应急医学处理”和“安全法规”的研究。进入 21 世纪，他领导的科研团队紧随辐射致癌国际前沿，在辐射致癌实验模型、辐射致癌相关基因、辐射致癌基因组不稳定性相关机制，以及辐射致癌的相关信号转导机制等方面的研究均取得重要成果。

他参加编写《辐射生物学》等 6 本专著，译有 10 多部英文、俄文专著，发表科研学术论文 100 余篇。他培养的硕士、博士和博士后，已成为中国毒理学和辐射防护学领域的骨干。

3.3 医学家

3.3.1 爱丽丝·汉密尔顿

爱丽丝·汉密尔顿（Alice Hamilton，1869—1970年，图 7-3-19），美国医师、病理学家、美国工业毒理学创始人，哈佛医学院的首位女教员。

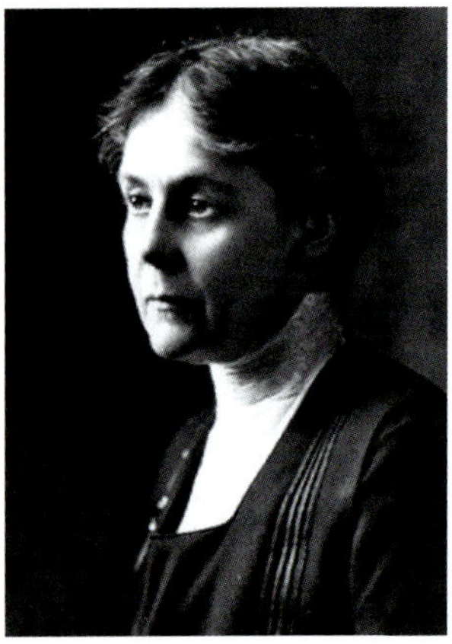

图 7-3-19 汉密尔顿

主要贡献

她发现了许多来自工作场所的危险化学品和疾病之间的联系，特别是铅或橡胶与疾病的关系。她的成就不仅表现在她发现了许多工业化学物的毒性，更重要的是表现在将医学成果和理念转化为法律的制定。

生平简介

爱丽丝·汉密尔顿于 1869 年 2 月 27 日出生于纽约，但在印第安纳州的韦恩保长大。她家有四个女孩，她排行老二。她在一个大庄园里长大，这个大庄园被她的祖父收购，祖父是苏格兰爱尔兰移民，曾在土地和铁路上进行投资。她在家里接受了家庭教育，完成了她的早期教育，后在康涅狄格法明顿的一所女子进修学校读书。

1890 年，汉密尔顿在佛特威尼医学院完成医学预科教育。1893 年，她在美国密歇根大学医学院毕业，获医学博士。之后，她在明尼阿波利斯的西北妇女儿童医院和波士顿的新英格兰妇女儿童医院工作。

1895—1897 年，汉密尔顿前往欧洲慕尼黑和莱比锡大学进行细菌学和病理学研究。回到美国后，她在约翰霍普金斯大学医学院继续她的研究生课程。1897 年，她移居到芝加哥，她居住在赫尔大厦定居点，与工人阶级为邻。在那里她成为西北大学医学院病理学教授。她后来在《探索危险行业：爱丽丝·汉密尔顿的自传》（1943 年）中写到："我生活在工人阶级的住宅区，与劳工们及他们的妻子接触，我不仅听到有关工人面临的危险的故事，例如 CO——大型钢铁厂的毒气，油漆工被铅性麻痹致残，牲畜场里的男人患有肺炎和风湿病，以及伊利诺伊州没有立法为职业引起的事故或疾病提供赔偿等。"从此，汉密尔顿对工业和职业病越来越感兴趣。

1934 年，她从哈佛大学退休后，担任美国劳工部标准司的医疗顾问。1944—1949 年，她担任美国消费者联盟主席。1944 年，她被列入科学美国人的名单。

1969 年，爱丽斯·汉密尔顿庆祝了她的 100 岁生日，得到许多人的祝贺，包括尼克松总统的一封电报，称赞她在工业医学方面的成就。

1970 年 9 月 22 日，汉密尔顿在康涅狄格去世，享年 101 岁。3 个月后，国会通过了《职业安全与健康法》。

1987 年 2 月 27 日，为了纪念她在公共健康方面所做的贡献，美国职业安全及卫生研究所成立了"爱丽丝·汉密尔顿职业安全及健康实验室"。同年，设立"爱丽丝·汉密尔顿奖"，旨在表彰在该领域做出杰出贡献的科学家。

工业毒理学先驱

1903 年，她发表《芝加哥肺炎研究》报告。这是近代工业疾病学研究的一个里程碑。1904 年，她证明了古柯碱为毒品。1907 年，汉密尔顿开始整理国外现有文献，发现工业医学研究在美国很少被关注。她决心改变这一状况，她的研究结果对于改善工人健康提供了科学证据，成为研究工业毒理学的一位先驱。

1908 年，她发现火柴上的白磷可引起火柴厂工人中毒，导致骨骼坏死。

1910 年，她被任命为美国伊利诺伊州职业病委员会主任，研究该州的职业病状况，尤其是由铅以及相关搪瓷工业、橡胶生产、油漆贸易、炸药和弹药等工业毒性而导致的高死亡率。她提出一个新的理念，即"个人有权获得对健康损害的赔偿"，并对"铅中毒"案件进行调查。这个调查闻名世界，影响很大，提高了公众对铅毒性的警觉。那时她虽然只有 40 多岁，但已经成为铅中毒的主要权威和职业病专家小组的一员。同时，汉密尔顿的工作也得到了国际上的认可。

1916 年，她担任美国公共卫生协会工业疾病部主席。1919 年，她发现铜中毒可引起气喘、三硝基苯酚（一种炸弹原料）有毒。1911—1920 年，她担任美国联邦调查局的特别卫生调查员工作，发现涂料中普遍加有白铅或氧化铅，提出建立更安全工作制度的建议，以避免铅中毒。

哈佛大学第一位女教师

1919 年，汉密尔顿在哈佛医学院获得讲解"工业医学"的教员职位。教员的职位有三个规定：不能参加教员俱乐部、不能得到足球票、不能参加毕业典礼。汉密尔顿是哈佛大学教员中的第一位女性，她的学生都是男性，因为哈佛大学仍然不招收女性。在哈佛时，汉密尔顿写了《工业毒理学》，该书是该领域的第一本教科书。汉密尔顿在哈佛大学从未升职，在她的教学生涯中，她一直是助理教授，直到 65 岁退休。

国际卫生组织唯一女性主席

1924—1930 年，她成为国际联盟公共卫生组织唯一的女性成员并任主席。1925 年，四乙基铅会议在华盛顿召开，汉密尔顿严厉批评了四乙基铅汽油的使用。

推动工业安全立法

1926 年，她积极推动《工业安全准则法》的立法工作。此外，她还对苯胺染料、CO、汞、镭（手表业应用）及四乙基铅等的毒性进行研究，引起政府和工业界的重视。著有《美国的工业毒害》一书，推动了工业毒理学的发展。直到 1970 年年底，国会才通过《职业安全与健康法》

3.3.2 奥斯汀·希尔

奥斯汀·希尔（Austin Hill，1897—1991 年，图 7-3-20），英国流行病学家和统计学家。

主要贡献

他用其首创的随机临床试验，与理查德·多尔一起在1950年首次证明吸烟和肺癌之间的联系。

经济学学士

希尔的全名为奥斯汀·布拉德福德·希尔（Austin Bradford Hill），他于1897年7月8日出生在伦敦，他的父亲是一位杰出的生理学家。希尔的一生充满传奇，他在中学期间曾决定往医学方面发展，但因碰巧遇上第一次世界大战而在1916年中断学业，转而进入军队服役，他被分派到英国皇家海军空战单位，接受完训练后就被派往希腊执行任务，1917年，他仍在服役之时，却染上肺结核（当时是不治之症），因而他被送回英国家中等待生命结束。然而在经过人工的气胸手术后，他的病情受到控制并逐渐痊愈。之后，他决定改念经济学并进入伦敦大学经济系就读。在校期间因身体状况仍未完全恢复，他大都只能在病床上度过。最后，竟在仅参加过两次经济学考试情况下，以第二名的优秀成绩取得经济学学士学位。

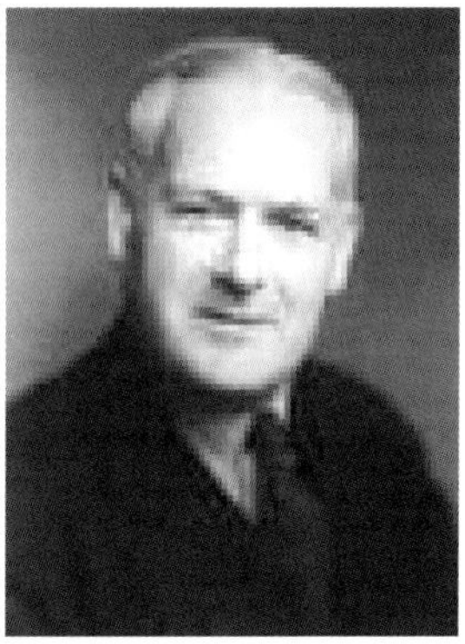

图7-3-20 奥斯汀·希尔

卫生统计研究

希尔虽然喜欢经济学，但他却不想以此为生。在友人格林伍德（Greenwood）的帮助下，他在医学研究学会找到一份工作，研究为何英国某些地区，15～30岁居民有较高死亡率。而他的研究结果是以一个郡为例，认为造成某些地区高死亡率的原因是选择性迁居，因为适合工作的身体强壮的居民会迁往都市居住，而由于身体条件较差导致找不到工作的人则选择留在该郡居住。在这段工作期间他有机会到伦敦大学接触一些统计相关的学士课程，从而拓展了他统计学方面的知识。同时他认识了在伦敦大学任教的生物学家和统计学家卡尔·皮尔生（Karl Pearson，1857—1936年）教授，不仅启发他对统计方法和数学理论的兴趣，而且灌输皮尔生对统计的理想、哲学以及热情。直到1939年，希尔一直与格林伍德一同在医学研究学会的工业健康委员会工作，并同时在伦敦卫生及热带医学学院从事公共卫生及统计方面的研究。

在第二次世界大战爆发后，希尔再次担起保家卫国的重责大任，不过这次他负责研究轰炸对都市居民所造成的影响，在战争后期还进入空军医疗委员会工作。战争结束后，希尔回到他原本的工作岗位，并于1946年成功取代格林伍德原本的职位：在医学研究学会的统计研究单位担任领导人。另外，他也一直担任伦敦卫生及热带医学学院的医学统计教授，并曾在1955—1957年担任系主任。

科研成就

总之，他有三项重要科研成就：其一是他于1937年发表在著名的医学期刊《柳叶刀》（*Lancet*）上的一系列医学统计论文，均被编入《医学统计原理》（*Principles of Medical Statistics*）一书；其二是他提出了一些科学的研究方针，例如关于如何遵循适当试验设计和研究方法以获得有效的数据，进而用这些数据来确认病因与病症之间的因果关系；其三是将随机处理的方法引入医学试验中。

希尔于 1991 年 4 月 18 日病逝于伦敦。

3.3.3　李漪

李漪（1897—1982 年，图 7-3-21），著名医学家、病理学家、实验肿瘤学家、中国近交系小鼠驯化和研究的先驱。

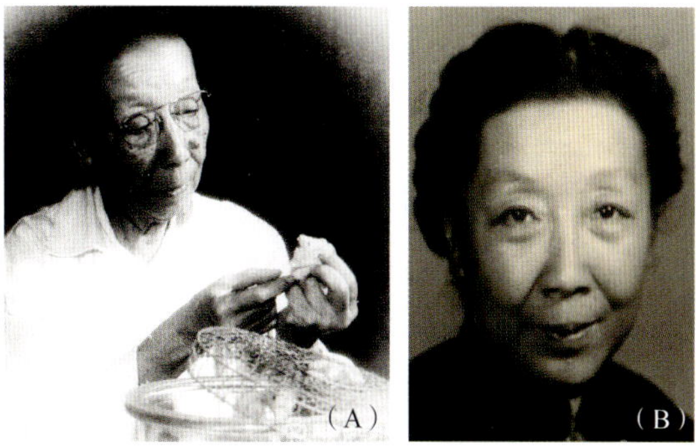

图 7-3-21　李漪教授（A）及其青年时代的照片（B）

主要贡献

首次发现肿瘤可以转移并创立了肿瘤转移的理论，创新性地提出胚胎细胞、体细胞、癌细胞相互转化的“三胞转化理论”，至今仍然对肿瘤学研究具重要指导意义；成功驯化纯系小白鼠——津白Ⅰ系和津白Ⅱ系近交系鼠，为环境毒物整体研究提供了纯系动物；发现片状固体异物可诱发肿瘤及其机理，为颗粒物致癌理论提供了科学依据。[1]

传奇人生

李漪教授，女，曾用名芳瑞、又生，山西平定（今昔阳）人。1897 年 6 月 17 日在广州出生，后随家迁至北平（现北京）。她是 1924 年北平医学专科学校（北京医科大学前身）毕业的第一位女生，曾受聘于北平协和医学院，后又辗转湘雅医学院、南京鼓楼医院、中山医学院、上海医学院、浙江医专、贵阳医学院、四川医学院等多家单位从事临床治疗和病理学研究工作。1941 年，她被国民政府教育部派遣美国留学。1945 年赴加拿大，她先后任大版亭研究所病理部和康诺德体外细胞培养室研究员，进行肿瘤病理学研究（图 7-3-22）。1948 年先后在美国哥伦比亚大学、康奈尔大学继续进行肿瘤病理学并开始纯系动物培养的研究，从此，奠定了她后半生的科学研究工作的基础。

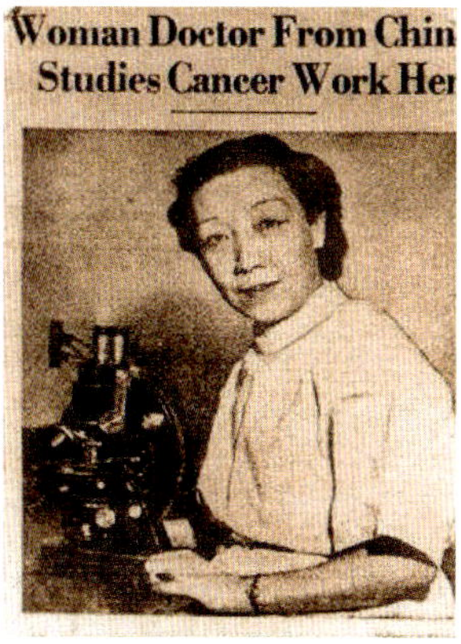
Woman Doctor From Chin
Studies Cancer Work Her

图 7-3-22　加拿大报纸 1946 年的报道

（对李漪教授高度评价：“来自中国的女医生从事癌的研究工作。”）

1954 年，李漪回国后被国家安排在北京中国医学科学院工作。1956 年，在朱宪彝院长力邀下，李漪来到天津医学院，在这里她建立了新中国首个实验肿瘤研究室，历任天津医学院实验肿瘤研究室主任、教授，上海医学院名誉教授。曾担任中华医学会病理学会天津分会主任委员，卫生部医学科

1　王金盾的美篇；天津医科大学编写组 . 2011. 天津医科大学六十年征程；天津日报传媒集团 . 2011. 天津小洋楼 . 天津：天津教育出版社；天津市卫生史志编修委员会 . 1997. 天津市卫生行业高级专业人物志略；中国第一历史档案馆资料 . 北洋女医局卷；民国人物大辞典（上）。

学委员会肿瘤专题委员会委员，中国人民政治协商会议天津市第三、四、五届委员会委员。

李漪教授一生忙于事业，为了人类能战胜癌症病魔，她大半辈子与小鼠结伴，终身未婚，1982 年去世，享年 85 岁。

开创性医学科学研究

李漪教授在她工作的起初 20 年，主要进行临床实践，救治了无数病患，同时在科研上她对病理学情有独钟。在国际医学界她首次发现肿瘤可以转移并创立了肿瘤转移的理论，创新性地提出胚胎细胞、体细胞、癌细胞相互转化的“三胞转化理论”，至今仍然对肿瘤学研究具重要指导意义。

为了满足医学和生物学研究的需要，她大半辈子与小白鼠为伍，从 20 世纪 40 年代在美国、50 年代在中国开始培养纯系实验小鼠，率先在我国成功培养出津白Ⅰ系和津白Ⅱ系两种纯系小白鼠，被国际近交系小鼠标准命名委员会和我国卫生部定为国际通用标准化小鼠，广泛用于国内外医学和生物学研究。她的津白Ⅰ系和津白Ⅱ系近交系鼠的建立及其生物学特性的研究成果，在她辞世以后的 1988 年获天津市科技成果一等奖。

精心培养研究生

1978 年，李漪教授指导孟紫强、王金龙、侯子正等研究生，在我国首次通过玻璃盖玻片碎片对津白Ⅰ号小鼠皮下包埋的方法，研究发现固体片状物可诱发肿瘤。这对揭示颗粒物致癌机理有重要科学价值。20 世纪 70—80 年代，国际上对肿瘤有无免疫性问题还在激烈争论的阶段中，她已经敏锐地认为肿瘤具有免疫性，并指导研究生从事这方面的研究。

创始实验动物学

由于用纯系动物进行生物学和医学研究可以获得准确、可靠的结果，所以医学、生物学界称纯系动物为“生物天平”。李漪教授是我国实验肿瘤学研究的先行者，实验动物学科的创始人，也是中国“生物天平”的创始人。李漪也是国际上最早进行纯系动物培养的科学家，她和美国建立纯系动物的鼻祖 C. C. 勒特教授同样，在国际上享有盛名。

揭癌之密

同时，李漪教授还从事对纯系小白鼠的人工诱发肿瘤和肿瘤机理研究，撰有《片状异物诱发肉瘤机制的实验研究》等论文。参与编译《癌的病理生理学》一书，她被誉为“揭癌之谜的女强人”。

3.3.4 朱宪彝[1]

朱宪彝（1903—1984 年，图 7-3-23），内分泌学家、医学教育家，我国环境健康

---

1 资料来自：王金盾的美篇；天津医科大学编写组 . 2011. 天津医科大学六十年征程；天津日报传媒集团 . 2011. 天津小洋楼 . 天津：天津教育出版社；政协天津市委员会文史资料委员会 . 2002. 近代天津十二大名医 . 天津：天津人民出版社；天津市卫生史志编修委员会 . 1997. 天津市卫生行业高级专业人物志略。

研究的先驱、临床内分泌学的奠基人之一、天津医学院的创建人。

主要贡献

他倡导并主持我国地方性甲状腺肿和克汀病的研究，带领他的团队发现地方性高碘也可引起地方性甲状腺肿，使中国在这一领域跻身于国际先进行列。

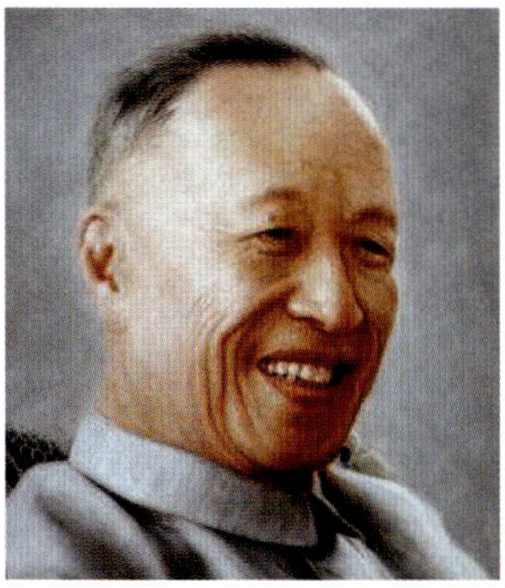
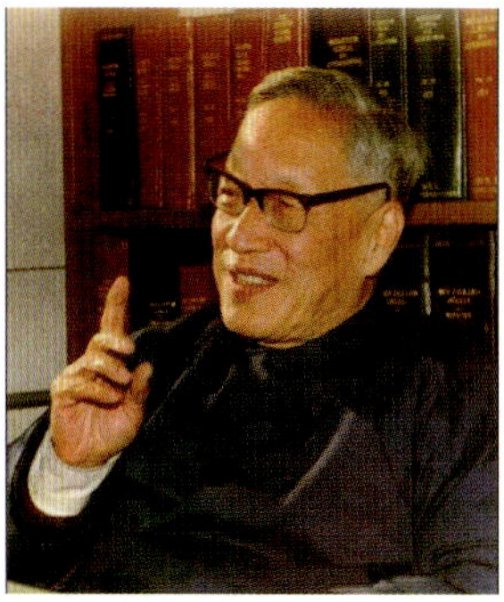

图 7-3-23　朱宪彝

生平简介

朱宪彝，字良初，1903 年 1 月出生于天津市。1930 年北平协和医学院医疗专业毕业获博士学位，1936—1937 年在美国哈佛大学医学院做博士后研究。历任天津医学院院长、天津市内分泌研究所所长、河北医学科学院院长、中国医学会常务理事、中共中央地方病领导小组学术委员会副主任委员、碘缺乏病专家组组长。

1984 年 12 月 25 日上午，朱宪彝教授正在家伏案工作时，心脏病猝发辞世。

科学贡献

他从 1934 年开始在代谢性骨病的研究上一直处于领先水平，他预言维生素 D 的活化需在肾脏进行的观点，20 年后才被美国学者证实。他提出的“肾性骨营养不良”的术语，迄今仍被使用，被国际上尊称为“代谢性骨病的现代知识之父”。

20 世纪 50—80 年代，朱宪彝在碘缺乏病的研究上，提出甲状腺功能“代偿、失代偿、正常”的三种类型的分类和命名标准，推动了碘和脑发育的基础研究。他的碘缺乏病及甲状腺疾病的研究成果，先后获国家科技进步二等奖和三等奖。他发表论文 56 篇，主编《内科学》《内分泌学》《代谢性骨病学》等专著。其中，《内科学》达 300 余万字，被誉为“内科辞海”。

学术故事

在天津医科大学有一个尽人皆知的西哈努克亲王与朱校长的故事。20 世纪 60—70 年代，柬埔寨国王西哈努克亲王因国内发生政变而长期客居中国。几年过去，他发现自己太胖了，以为自己患了肥胖症，就携带他的法国妻子莫尼克公主赶到法国，找到了一位国际有名的内分泌专家为他诊治。当他把病情主诉以后，那位法国专家却回答说，看内分泌疾病，中国的朱宪彝博士比我强，您为何舍近求远呢，还是请他给您诊治吧。于是，西哈努克亲王立即携带夫人返回北京，询问周恩来总理关于就医的事。那个年代，“文化大革命”正在如火如荼地进行中，周总理向有关部门了解后，才知道朱校长早被赶出家门，正在被“造反派”关在“牛棚”劳动“改造”，每天打扫厕所呢。总理立即令工作人员通知天津，马上恢复原职，从牛棚搬回小洋楼住处（当年国家为了照顾高级知识分子特别分配的住居，现在已是天津的文物了），准备接待亲王就诊。西哈努克偕同夫人来到天津拜见朱校长，主诉他的病情之后，怀疑自己患了肥胖症，求诊如何治疗。朱校长从 20 世纪 30 年代起就一直从事内分泌疾病的研究，不但有很高的理论水平，而且有丰富的临床经验。几经诊断，他告诉西哈努克亲王："您没有患肥胖症，是营养过剩，不需要治疗，饮食方面注意一下就可以了。"亲王的担心解除了，非常高兴，此后他每次来天津都要拜访朱校长（图 7-3-24）。亲王逢人便说"中国的饭菜太好，让我太爱吃了，以后我要注意节食了"。而朱校长也说："西哈努克救了我，让我早日离开了牛棚，回到学校继续工作。"这个真实的故事也反映了朱校长的确是一位国际知名的内分泌学家。

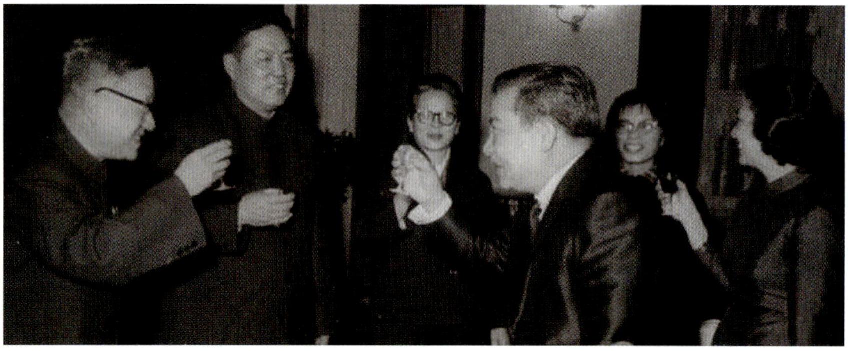

图 7-3-24　西哈努克亲王与夫人莫尼克公主于 1973 年在天津迎宾馆宴请朱宪彝教授（左 1）
（20 世纪 70 年代初，久居中国的西哈努克亲王多次往来天津请朱宪彝教授为他治病，朱宪彝得以从"牛棚"里脱离出来）

3.3.5　吴执中

吴执中（1906—1980 年，图 7-3-25），职业医学家、医学教育家，中国职业医学的奠基人。

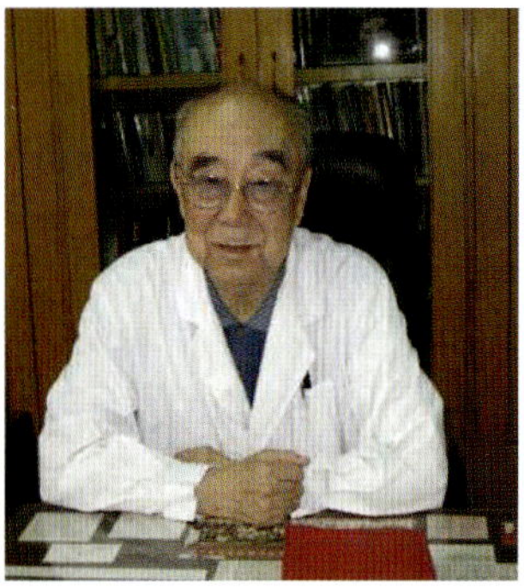

图 7-3-25　吴执中

主要贡献

他长期从事职业病临床研究，对常见的职业病，如尘肺、铅中毒等的防治以及对全国职业病防治网络的建立等做出了重要贡献。他组建了中国第一个劳动卫生与职业病研究所。他主编了大型著作——《职业病》（130 万字）。

生平与工作概况

吴执中，原名吴绍棠，1906 年 3 月 14 日出生于奉天省新民县（今辽宁省新民市）一个满族家庭，年幼时在乡村居住。1931 年，吴执中从奉天医科专门学校毕业后，到协和医学院内科做临床研究生及助理住院医师各一年。1933 年，他返回盛京施医院工作，年底，到英国格拉斯哥大学医学院进修内科，次年，经资格考试获皇家医师学院格拉斯哥市分院院士荣誉称号，随后转赴伦敦大学附属盖氏医院考察。1935 年年初返国，回盛京施医院工作兼任盛京医学院讲师。1937 年 6 月，应聘至长沙湘雅医学院（湖南医科大学前身）任内科讲师，后升为副教授、教授。1941 年，他任医学院教务主任兼内科主任教授。1947 年，他获美国医药援华会的资助赴美考察内科的新进展。

1956年，他受命组建中国第一个劳动卫生与职业病研究所。1956年8月—1958年12月，他在苏联列宁格勒及莫斯科考察内科医学，进修职业病学。1959年3月—1980年10月，他任北京中国医学科学院劳动卫生研究所（1966年改称卫生研究所）副所长、名誉所长。1980年8月12日，吴教授逝世于北京。

社会工作

他先后担任辽宁省人大代表，第二、三届全国人大代表，第五届全国政协委员，中国民主同盟中央委员，中华医学会理事，1978—1980年，他任第一届中华医学会劳动卫生与职业病学会主任委员，《中华卫生杂志》（1978年改称《中华预防医学杂志》）副总编辑、总编辑。他对中国的医学教育、医学发展尤其是职业病防治的开拓做出了重要的贡献。

学术贡献

吴执中在学术上最突出的成就是对中国职业医学的开拓，主编了130万字的巨著——《职业病》一书。他在卫生研究所工作22年，填补并发展了我国预防医学领域中的空缺。1957年，卫生部颁布了职业病范围与管理办法的文件，宣布了职业病专业正式成立。吴执中受命负责中国职业病专业的创立工作。他赴苏联考察学习回国后，根据中国实际需要的现实，从中国最多见的职业病入手，很快在尘肺的防治、铅中毒、苯中毒、汞中毒及农药中毒诊疗规律等方面做出第一批防治成果。他从建设需要中选题，分列若干研究项目，与全国各地职业病防治队伍协作，经过几年努力，在“常见职业病诊断治疗常规”“湖口病病因调查”“铍病诊断”“铀矿开采中粉尘与氡联合作用对尘肺发病的影响”“有机磷农药中毒的防治”“有机汞农药中毒的临床研究”等研究课题上获得了进展。在吴执中的领导下，中国职业病专业水平提高很快，在1980年他辞世前，全国职业病防治网络已基本形成。

3.3.6 顾学箕

顾学箕（1911—2007年，图7-3-26），劳动卫生学家、医学教育家，中国预防医学、职业卫生学主要奠基人之一。

主要贡献

他长期进行工业毒物和农药中毒防治研究，率先开展化学物的危险度评价。主编我国第一部《劳动卫生与职业病学》教材、《中国医学百科全书·毒理学》和《工业毒理学》等大型著作。

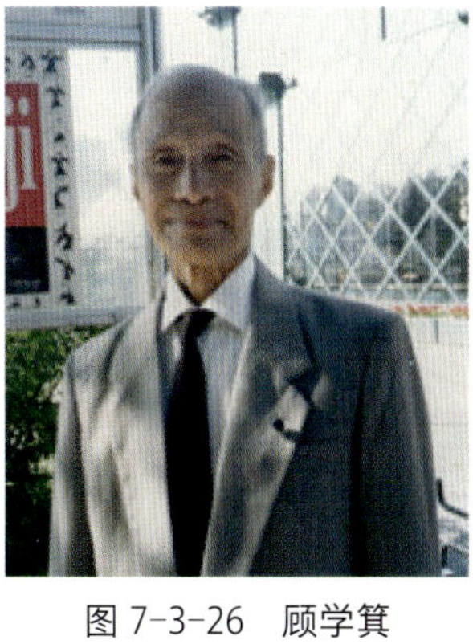

图7-3-26 顾学箕

生平概况

顾学箕，上海医科大学公共卫生学院教授，博士研究生导师。中国民主同盟成员。1911年8月10日出生于江苏青浦县张家村（今属上海市松江区）。1938年毕业于上海医学院。1946—1947 年留学美国哈佛大学，获公共卫生学硕士学位。1947 年回国，任中央大学医学院副教授。1948—1984 年，任国立上海医学院（1952 年改为上海第一医学院，1985 年改为上海医科大学）副教授、教授、妇幼卫生教研室主任、劳动卫生教研室主任、卫生系副主任、代理主任、工农卫生系副主任、预防医学研究所副所长等职。他是由国家教育委员会批准的中国第一批博士研究生导师之一，培养了博士生 10 名、硕士生 8 名。2007 年，职业卫生的一代宗师，病逝于上海。

在学术上，顾学箕一贯坚持科学的立场，不赶时髦，不随声附和；在生活上，他为人正直，平易近人，诚恳待人，对青年人诲之不倦，严格要求，是一位难得的良师益友。

社会工作

原世界卫生组织（WHO）职业卫生合作中心（中国・上海）主任，WHO 职业卫生专家咨询组成员，国家科委预防医学专业组成员，卫生部科学委员会委员，全国卫生标准技术委员会劳动卫生标准分委会主任、顾问，中华医学会中华劳动卫生职业病学会副主任，中华医学会上海分会理事兼劳动卫生职业病分会主任，中华预防医学会上海分会会长、名誉会长等职，还是国际职业卫生协会会员。

教学与科研

顾学箕为我国劳动卫生职业病学发展做出了奠基性贡献，他于 1965 年主编了本学科的第一部《劳动卫生与职业病学》，之后又主编了《工业毒理学》（137 万字）和《中国医学百科全书・毒理学》，它们均为中国劳动卫生学科的重要学术著作。1983 年，他接受卫生部高等医药院校教材编审委员会的委托，与王簃兰合作主编了高等医药院校教材《劳动卫生学》，供卫生专业用。

自 20 世纪 50 年代起，从事女工劳动卫生、尘肺防治、工业毒物和农药中毒防治及高温劳动生理等研究。发表论文 120 余篇，主编专著 7 部。“有机磷农药中毒防治”研究成果获 1978 年国家科技大会奖。20 世纪 80 年代初，率先开展化学物的危险度评价和提出重视职业流行病学研究。根据 WHO 提倡的到 2000 年人人享有卫生保健战略方针，开展乡镇小工业的职业卫生实践研究。在教学工作中倡导以“服务 - 教学 - 科研”模式建立卫生教学基地，获 1989 年国家教委“优秀教学成果国家级特等奖”。

3.3.7 刘世杰

刘世杰（1913—2002 年，图 7-3-27），公共卫生学家、劳动卫生与职业病学家、医学教育家，中国预防医学、劳动卫生学主要奠基人之一。

主要贡献

他长期进行硅肺病防治及其发病机理的研究，开拓了硅肺病综合治疗的新途径。主编中国第一部《劳动卫生学》教材。

生平简介

刘世杰，原名侯扶桑，1913 年 8 月出生于日本东京，祖籍江苏省无锡。北京大

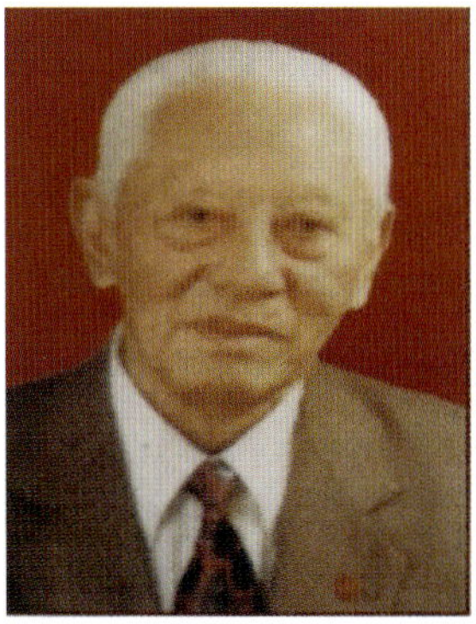
图 7-3-27　刘世杰

学医学部（原北京医科大学）公共卫生学院教授，博士生导师。1935 年毕业于满洲医科大学，1939 年赴日本国立公众卫生院及庆应义塾大学医学部留学，1944 年获医学博士学位。1946 年到晋察冀解放区，任白求恩华北医科大学教授。中华人民共和国成立后，调任中央卫生部保健处处长。1952 年到北京医学院，为卫生系教授，历任劳动卫生学教研室主任、系副主任、主任，公共卫生学院名誉院长。1960 年加入中国共产党。1989 年荣获北京医科大学“桃李奖”。1991 年开始享受国务院颁发的政府特殊津贴待遇。

社会兼职

卫生部医学科学委员会委员，中华医学会劳动卫生与职业病学会主任委员，中华预防医学会副会长，中国劳动保护科学技术学会副事长，卫生部医学科学委员会卫生学科委员会主任委员，全国医学院校医学专业教材编审委员会委员，全国医学院校预防医学专业教材编审委员会主任委员，《中华预防医学》杂志副总编辑，《中华劳动卫生职业病》杂志总编辑等职。

科研与教学

20 世纪 50 年代参与制定中国“十二年科学远景规划”。主持完成“高温车间气象条件卫生标准”研究课题，并写进了国家颁布的《工业企业设计卫生标准》，荣获 1978 年全国科学大会奖。他长期致力于硅肺病防治及其发病机理的研究，证实石英首先损伤肺泡巨噬细胞，提出用可溶性铝预防硅肺病的方法，开拓了硅肺病综合治疗的新途径。获卫生部科技进步二等奖 2 项、三等奖 1 项。1961 年主编中国第一部《劳动卫生学》教材。

3.3.8　蔡宏道

蔡宏道（1918—2006 年，图 7-3-28），环境卫生学家，临床检验学家，医学教育家。

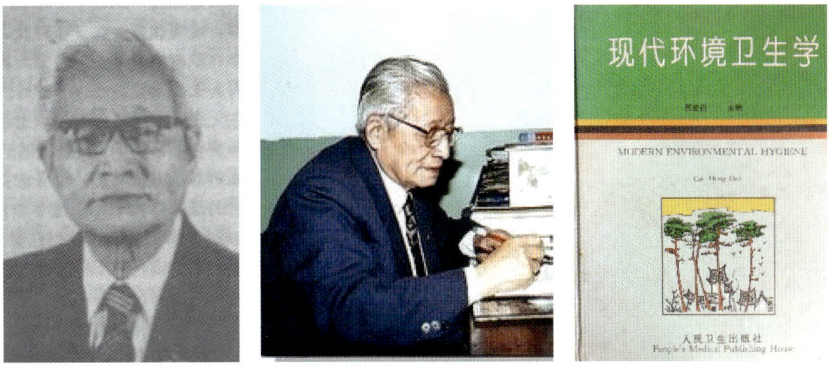

图 7-3-28　蔡宏道及其主编的《现代环境卫生学》

主要贡献

中国现代预防医学和公共卫生学奠基人之一，环境污染与卫生监测的开拓者。主编中国第一部《现代环境卫生学》大型著作。

生平简介

蔡宏道，1918 年 3 月 16 日出生于浙江省东阳市，1939 年毕业于广西柳州军医学校大学部。1946 年留学美国得克萨斯州布鲁克医学中心进修临床检验学，次年回国。曾任广西柳州军医学校细菌系主任、上海国防医学院副教授、同济大学医学院附属中美医院检验科主任。

抗日战争期间，受命研制伤寒、霍乱菌苗和牛痘苗以及青霉素，为广大军民预防传染病、保证抗战胜利做出了贡献。

1955 年，蔡宏道毅然放弃了已使他成名的临床检验学技术岗位，服从组织的安排，走上了新兴的预防医学战线。他先后担任过武汉医学院卫生学总论教研室主任、教授，卫生系系主任兼环境卫生学教研室主任等职长达 30 年，在完善预防医学专业的教学、科研工作等方面做出了突出的成绩。

1978 年，受命在武汉医学院组建我国第一个环境医学系，20 世纪 80 年代创办武汉环境医学研究所，为全国培养了数百名环境医学专业人才，为中国的环境医学事业做出了贡献。

社会兼职

蔡宏道是著名的社会活动家，1956 年加入中国共产党。20 世纪 60 年代被聘为卫生部医学科学委员会委员及卫生学专题委员会副主任委员，1979 年受聘为卫生部卫生标准技术委员会环境卫生标准分委会副主任委员，1982 年被聘为国务院学位委员会第一届学科评议组成员。还先后任中国环境科学学会第二届理事会副理事长、长江三峡工程重大科技攻关项目生态与环境专题专家组专家，中华医学会环境卫生学会副主任委员、中华预防医学会理事、中华预防医学会湖北分会名誉副会长、中华预防医学会武汉分会名誉会长、中华预防医学会环境卫生学会名誉顾问、中华预防医学会卫生检验学会名誉委员，以及《中国卫生检验杂志》等多种学术刊物的主编、编委、顾问等职。

科研与教学

蔡宏道早年从事临床检验工作，1951 年与孔祥云编著《实用临床化学检验》，该书由上海宏文书局出版，是中国最早的系统性临床检验专著；1953—1955 年，他与孔祥云、陈忠等合著了《实用临床检验学》（上海卫生出版社），共 4 册，计 270 万字。这是中国临床检验方法学方面最完善实用的专著，是中国第一本大型临床检验参考书，对我国临床检验学的发展起了巨大的推动作用。

1955 年起，他开始从事环境卫生学的教学和研究工作，尤其对环境污染进行了大量的调查研究。最突出的有：长江武汉段水质系统监测，水质污染指示菌和水体污染致突变性和致癌性研究，长江三峡工程对生态环境与人群健康的影响等。1985 年主持开展了水体非挥发性有机污染物致突变性的研究工作。

1960 年，邵象伊、蔡宏道、谈行健等合著了《卫生学总论》，1964 年，蔡宏道主编了《卫生学与卫生检验技术》。这两本书均由人民卫生出版社出版。1974 年，蔡宏道主持武汉医学院卫生系环境卫生学教研室编著《环境污染与卫生监测》，由武汉医学院医教处印制；到 1981 年，该书由蔡宏道主编并由人民卫生出版社出版。1995 年，主编中国第一部《现代环境卫生学》大型著作（人民卫生出版社出版），至今已经由后人主编出版到第三版。

3.3.9　姚志麒

姚志麒教授（1926—2016 年，图 7-3-29），环境卫生和公共卫生学家，中国预防医学的开拓者。

主要贡献

他长期从事环境卫生和公共卫生教学和科研工作，在大气质量评价领域提出“姚志麒指数”，主编的全国医学院校统编教材《环境卫生学》（第 2、第 3 版）获国家优秀教材奖。

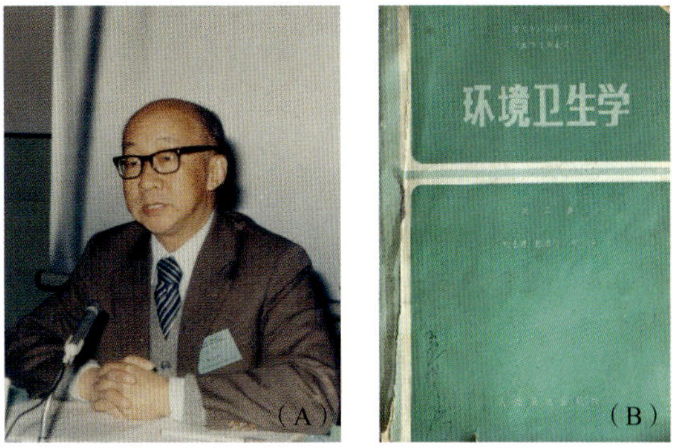

图 7-3-29　姚志麒（A）及其与陈秉衡联合主编的《环境卫生学》（第 2 版）（B）

生平简介

姚志麒，教授，研究生导师，1926 年出生于上海市。1949 年毕业于上海交通大学工学院。1950 年起，在原上海第一医学院（后改名上海医科大学）公共卫生学院（现名复旦大学公共卫生学院）执教，历任助教、讲师、副教授、教授、教研室副主任。1980—1981 年，他任美国马萨诸塞州立大学访问学者。在 40 多年的教学和科研工作中，他一贯兢兢业业，任劳任怨，勤奋执着，积累了丰富的经验，为我国环境卫生学教学和科研事业的发展与进步，以及人才培养贡献了毕生的精力，做出了重要的贡献。他的学生遍布国内外环境卫生及相关学科的研究和教学单位，许多人成为本学科的栋梁之才，并继续为公共卫生事业的发展贡献力量。1991 年退休后，他依然关心学科和教研室的建设和发展，关注着学生们的工作情况和研究进展。

姚志麒教授于 2016 年 1 月 30 日逝世，享年 89 岁。姚志麒教授教书育人，著书立说，辛勤耕耘，为我国的预防医学和高等教育事业奉献出他的才华和精力，做出了很大贡献，在预防医学领域享有较高的声誉和地位。他严谨的治学方法、严肃认真的科学态度和执着追求的工作精神，为后辈们树立了优秀的榜样。

科研工作

姚志麒教授热爱祖国，具有艰苦创业精神，有强烈的事业心和社会责任感。1952—1956 年参加了淮南煤矿、淄博煤矿等工矿的环境卫生调查研究。1953—1955 年参加了浦口号火车轮渡高温机舱降温通风的设计研究。1964—1966 年负责上海高桥化工厂丙烯腈生产废水的生化处理技术研究。1970 年参加海军医学部门关于舰艇的卫生学研究。1972—1974 年参加卫生部组织的《工业企业设计卫生标准》和《生活饮用水卫生标准》的修订研制工作。1973—1974 年负责编制的《上海市工业废水、废气排放标准》，被上海市用于环境管理达 25 年，产生重要的环境、社会和经济效益。1977 年起从事环境质量评价方法学研究，提出了以他本人姓名命名的“姚志麒指数”，在大气质量评价领域被国内许多地区和众多专业书刊引用。1983—1987 年兼任原中央爱卫会全国农村改水项目高级技术顾问，并在世界银行总部任技术工作。1985—1993 年兼任卫生部医院污水消毒处理咨询委员会副主任委员，指导全国医院污水消毒处理技术。

主编教材、著书立说

1987 年，姚志麒教授和陈秉衡教授联合主编了全国统编教材——《环境卫生学》（第 2 版），该教材获得了国家教委优秀教材奖、卫生部科技进步奖；之后他又主编修订了第 2 版。他还参编了《辞海》《中国医学百科全书·环境卫生分卷》《中国医学百科全书·公共卫生工程分卷》《环境质量评价方法》《环境监测的原理和应用》等，译著有《城市卫生设施》《环境影响评价》等。在国内外杂志发表了很多环境卫生专业论文。

社会活动

姚志麒教授曾任中央爱卫会“国际饮水十年：农村改水贷款项目”技术顾问、卫生部科学委员会卫生学专题委员会委员、卫生部重大医药卫生科技成果评审委员会委员、中华预防医学会卫生工程学会副主任委员、中华医学会上海分会环境卫生学副主任委员、上海市高级技术职称评定委员会委员、中国环境科学会理事、上海市环保科技咨询中心专家委员会副主任委员、上海市建委科技委员会委员等社会公职，为环境卫生和公共卫生事业发展提出宝贵的建议。此外，姚志麒教授还曾任卫生部卫生专业教材编审委员会委员、卫生部预防医学专业教材评审委员会副主任委员、《中华预防医学杂志》编委、《中国卫生工程学》杂志顾问、《环境与职业医学》杂志顾问、《上海环境科学》杂志编委等，为学科的建设尽心尽力。

3.3.10 胡汉升

胡汉升教授（1911—1994 年），环境医学、环境卫生和卫生工程学家。

主要贡献

他是中国最早从事环境卫生和卫生工程的专家之一，是中国卫生工程学科创始人和奠基者之一。

生平简介

胡汉升，北京医科大学（现名北京大学公共卫生学院）教授。1911 年出生于安徽芜湖，1937 年毕业于中央大学土木建筑工程系，1948 年赴美国哈佛大学进修，1949 年年初回国。中华人民共和国成立后，1950 年任北京医科大学公共卫生系卫生组负责人，1954 年任环境卫生教研室第一任主任。他十分关心我国卫生工程学科的发展，并培养了大批人才。晚年他深入各地农村，致力于农村建设规划和住宅的研究，制定了我国第一个农村住宅卫生标准。为改善我国农村居住条件、减少疾病做出了贡献。

1994 年 10 月 30 日，胡汉升教授因病医治无效，于北京逝世，享年 83 岁。

教学与科研

胡汉升于 1954 年主编了中国第一本《环境卫生学》教材（北京健康书店出版，图 7-3-30）。他多年从事农村环境卫生工作并取得多项成果，发表了多篇论文，主编了《中国大百科全书·环境科学卷》的环境医学部分，参加了《中国医学百科全书》卫生工程学和环境卫生学的编写工作等。

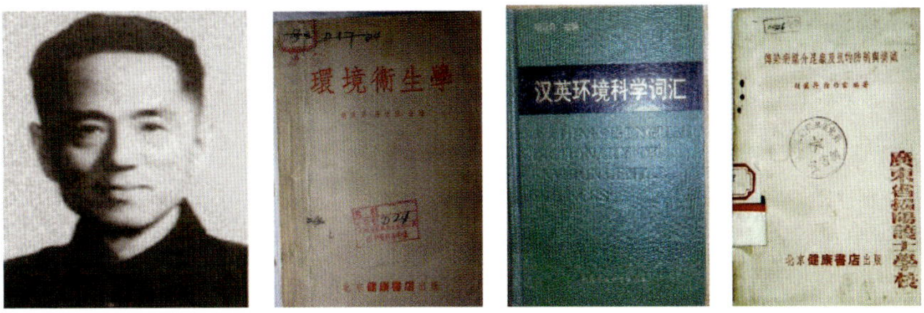

图 7-3-30　胡汉升及其著作《环境卫生学》《汉英环境科学词汇》《传染病媒介昆虫及鼠的防制与扑灭》

20 世纪 70 年代，中国环境保护事业兴起、环境科学开始发展，他组织和指导赴北京石景山地区开展“三废”污染调查和监测，并于 1986 年 6 月主编出版了《环境医学》（中国环境科学出版社），此外他还编写了《汉英环境科学词汇》（中国环境科学出版社）、《传染病媒介昆虫及鼠的防制与扑灭》（北京健康书店出版）等环境卫生和环境医学方面的著作（图 7-3-30）。

社会兼职

胡汉升曾任中华医学会环境卫生学会副主任、中国环境科学学会常务理事及北京环境科学学会副理事长，为推动全国环境卫生学科和中国卫生工程学科发展做出了重要贡献。

3.3.11　何凤生

何凤生（1932—2004 年，图 7-3-31），神经毒理学家，职业医学家，中国职业医学开拓者和中国职业神经病学奠基人，中国工程院院士。

主要贡献

长期进行环境毒物对人体神经系统影响与危害的研究，在烯丙基氯、3- 硝基丙酸等环境毒物研究方面成绩卓著，主编《中华职业医学》（1999 年）大型著作。

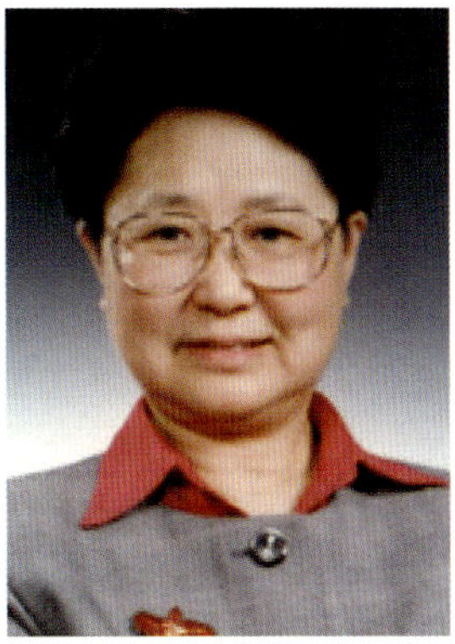

图 7-3-31　何凤生

生平简介

何凤生，女，中国共产党党员，博士生导师。1932 年 6 月 26 日出生于江苏南京市，祖籍贵州省贵定县。1955 年南京前中央大学医学院毕业。1955—1960 年任北京和平医院神经内科住院医师；1961 年以后，先后在中国医学科学院卫生研究所、中国预防医学科学院劳动卫生与职业病研究所、中国疾病预防控制中心职业卫生与中毒控制所任助理研究员、副研究员、研究员，所长、名誉所长。1979—1981 年在英国伦敦大学神经病研究所高访学习。1994 年当选中国工程院院士。曾被授予全国五一劳动奖章以及全国先进科技工作者、首都卫生系统先进个人和国家级中青年有突出贡献专家的称号。

2004 年 11 月 16 日逝世，享年 72 岁。

社会兼职

曾任卫生部职业病诊断标准委员会主任委员，中国认证机构国家认可委员会（CNAB）技术委员会委员，英国皇家内科学院名誉院士，世界卫生组织职业卫生合作中心（北京）主任、顾问，亚洲职业卫生学会主席，国际职业卫生委员会理事，1991—1994 年任世界卫生组织日内瓦总部职业卫生专家顾问委员会委员，担任多个国际和国内专业杂志编委。

科研成就

长期进行环境毒物对人体神经系统影响与危害的研究，在烯丙基氯中毒的流行病学、临床、毒理和神经病理研究中取得独创性成果，荣获西比昂卡古里（Scipione Caccuri）国际奖及国家科技进步奖二等奖。对于国际上从未报道过的变质甘蔗中毒脑病，在查明该病由霉菌节菱孢毒素 3- 硝基丙酸中毒所致后，何院士深入进行了该脑病的发病机制研究，为彻底控制该病做出了重要贡献，荣获了卫生部科技进步奖一等奖及国家科技进步奖三等奖。她完成了国家科技攻关课题“职业中毒性性神经系统疾病的诊断与发病机理研究”，开展了对丙烯酰胺中毒性神经病、急性一氧化碳中毒迟发性脑病、二硫化碳中毒的机制与诊断，以及对常见农药的神经毒作用的机制及防治研究，先后获卫生部科技进步奖三等奖 4 项。由她撰写的《3- 硝基丙酸中毒性脑病》一文，收录于 2000 年美国出版的权威著作——《临床与实验神经毒理学》中。

3.3.12 原田正纯

原田正纯（Harada Masazumi，1934—2012 年，图 7-3-32），日本医学家、环境活动家。

主要贡献

他著有《水俣病》专著，以水俣病研究而闻名于世。

生平简介

原田正纯于 1934 年 9 月 14 日出生于日本鹿儿岛。1959 年熊本大学医学部毕业，获医学博士。1960 年开始研究水俣病。当时，熊本大学医学院研究已确认，水俣病是由于当地居民长期食用含有甲基汞的海产品所致，甲基汞来自当地公司向附近海域排放的废水。原田关于水俣病经过母体遗传的研究成果曾获得“日本精神神经学会”大奖，被誉为水俣病研究和救济第一人。

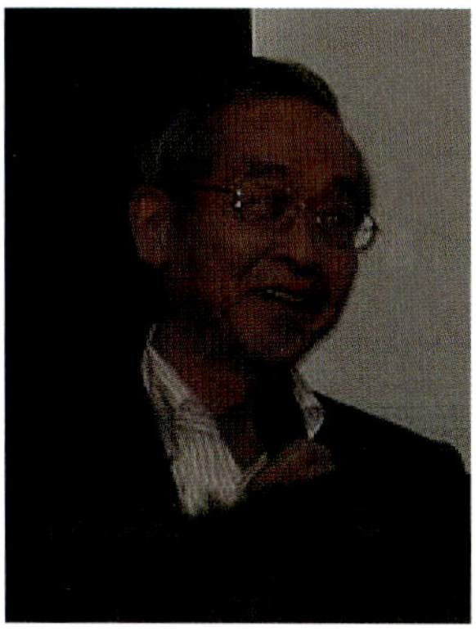

图 7-3-32 原田正纯

1972 年，原田正纯编辑出版《水俣病》专著。1999 年从熊本大学退休。2004 年《水俣病》以英文再次出版。2012 年，因患急性骨髓性白血病在熊本逝世，享年 77 岁。

反公害社会运动

原田正纯教授一生的最大贡献在于不遗余力地为水俣病病人争取权利。他坦陈：“各种问题只能在大规模的社会运动发展过程中才能得到解决。”而他正好赶上了一个左派政治运动在全世界范围内风起云涌的时代。继医生之后，日本法律、经济、社会、文化等各界知识分子纷纷介入帮助水俣病患者，受害者的反抗迅速演变成一场反公害社会运动。

在 1972 年联合国在斯德哥尔摩召开的第一次环境大会之后的一年，即 1973 年，第一批起诉窒素公司的 28 个水俣病患者的家庭获得胜诉。在接下来的 40 年中，日本法院先后判定国家为此承担责任，村山富市、鸠山由纪夫内阁也先后提出两大法案，对患者进行补偿和赔偿。

原田正纯积极参加为水俣病受害者辩护的志愿团体，他在不同年代、不同场合为患者活动提供专业支持，毫不留情地批评行政当局在水俣病发生和认定过程中的种种失误。他给日本医学界留下的名言是：医生必须再次回到患者中去，向患者学习。

你并未真正离开

2012 年 6 月 11 日下午，77 岁的原田正纯去世。葡萄牙著名女歌手亚美莉亚（Amalia Rodrigues）的歌声陪他走过了人生中的最后时刻，那首歌曲《巴科尼格罗》（*Barco Negro*）在最后一句唱道：“我知道亲爱的，你并未真正离开。”他的同事们评论说：“不屈不挠的原田医生一辈子守候在公害事件受害者身边。”

3.4 化学家与生物化学家

3.4.1 保罗·穆勒

保罗·穆勒（Paul Müller，1899—1965 年，图 7-3-33），瑞士化学家。

主要贡献

他由于发现了 DDT 的杀虫（包括疟疾和黄热病的媒介昆虫）功效，而被授予 1948 年诺贝尔生理学或医学奖。[1]

1 杨茂祥，俎浚 .1987. 诺贝尔奖金获得者辞典：1901—1985. 西安：陕西人民教育出版社，154.

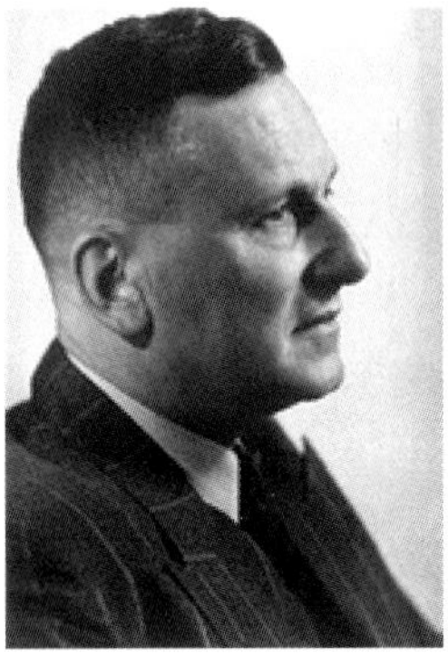

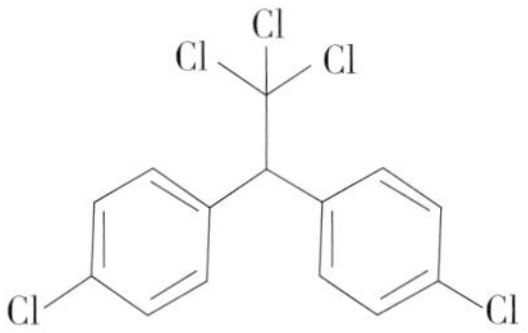

图 7-3-33 穆勒及 DDT 的分子结构

生平简介

穆勒的全名为保罗·赫尔曼·穆勒（Paul Hermann Müller），他于 1899 年 1 月 12 日出生在瑞士索洛图恩州奥尔登。穆勒的父亲是瑞士联邦铁路的一名管理商业事务的职工。他小的时候全家住在阿尔高州兰兹堡，后来迁居巴塞尔。他在 4 个孩子中排名老大。小时候曾去当地免费的新教徒学校上学，后来去上着重理工科的“实科学校”（Realschule）初中和高中，在那里有一个小实验室，可以进行照相和无线电方面的活动。1916 年，他高中毕业后进入德莱弗斯公司做实验室助手，第二年转入伦查电器公司做科学工业实验室的化学助手。1918—1919 年，他再次进入中学并通过了上大学的考试。从 1919 年开始，他在巴塞尔大学读书，主要专业是化学，副专业是物理学和植物学，在弗里德里奇·费科特尔（Friedrich Fichter）教授的指导下研究无机化学。1922 年，他在汉斯·鲁佩（Hans Rupe）教授的有机化学实验室继续他的研究，他担任鲁佩教授的助手，并同时攻读博士学位。1925 年，他以优异成绩获得博士学位。

1925 年，穆勒进入盖基公司工作直到 1961 年退休，从 1946 年开始他是该公司的副总裁。他于 1927 年结婚，有两个儿子和一个女儿。1965 年 10 月 12 日，穆勒逝世于巴塞尔。

研究杀虫剂

从 1925 年 5 月 25 日开始，穆勒开始在巴塞尔的盖基公司的染料研究室任研究化学家。起初他的研究内容是人造的和植物衍生的染料及天然的鞣剂，在此期间他合成了几个鞣剂产品。1933 年，盖基公司开始研究纺织品保护剂和植物保护剂，穆勒对植物保护剂的研究很有兴趣，他希望自己能够开始合成化学的植物保护剂。1935 年，他合成了对细菌和昆虫有抑制作用的两种新的合成化合物并获得专利，随后他试制成功比较安全的非水银的种子消毒剂。获得这些成功之后，公司指派他研究杀虫剂。那时从植物提取的杀虫剂很昂贵；而合成的杀虫剂效果差，有效且价廉的含砷制剂却对人体有毒。在当时，瑞士缺乏粮食，需要防治昆虫对作物的危害，且苏联正在流行一种易于传播且致命的斑疹伤寒症。在此背景下，穆勒从 1935 年开始进行杀虫剂的研究。

发现 DDT 的杀虫作用

穆勒研究了所有能够找到的关于杀虫剂的资料，依据化学性质从大量杀虫剂中筛选适宜的杀虫剂。他进行了 4 年的研究，失败了 349 次，直到 1939 年 9 月他发现二氯二苯三氯乙烷（dichlorodiphenyltrichloroethane，俗称 DDT）是他所要找的那种化学物。他将苍蝇放在预先放置有 DDT 的笼子里，很快苍蝇就死了。DDT 是维也纳药理学家奥斯玛·滋德勒（Othmar Zeidler）[1] 在 1874 年首先合成的，他发表了论文，但是没有研究它的杀虫性质。

穆勒很快就认识到 DDT 正是他一直在寻找的那种杀虫剂。经过瑞士政府和美国农业部的试验，肯定了 DDT 对科罗拉多州棉花甲虫的有效性。进一步的试验证明 DDT 对很多种虫害有效，包括蚊子、虱子、跳蚤和白蛉等，而它们分别传播疟疾、斑疹伤寒、瘟疫以及多种热带病。由于 DDT 用途广泛，效果良好，有人甚至把它和青霉素、原子弹一起誉为第二次世界大战时期的三大发明。他由于发现了 DDT 的杀虫功效，在 1948 年被授予诺贝尔生理学或医学奖。这是首次由非生理学家获此殊荣。

DDT 的功与过

DDT 有效杀虫剂的发现，使 10 亿人 30 年免受疟疾之苦，挽救了数百万人的生命。但是，随着 DDT 在农业上的广泛应用，其对环境的污染非常严重。研究发现，该化合物非常稳定、无所不在，可在环境中持久存在，是典型的持久性污染物（POPs）。DDT 脂溶性强，进入体内后，可在脂肪组织中积累，其“类雌激素特性”使其对野生动物在生殖发育方面产生了长期的灾难性效应，推测对人类的生殖发育也可能会产生类似作用。DDT 对生态环境的严重危害被美国生物学家蕾切尔·卡逊在她的《寂静的春天》揭露以后，促使 1972 年美国国家环境保护局对 DDT 的禁止使用。

3.4.2　小托马斯·米基利

小托马斯·米基利（Jr. Thomas Midgley，1889—1944 年，图 7-3-34），美国机械工程师和化学家。

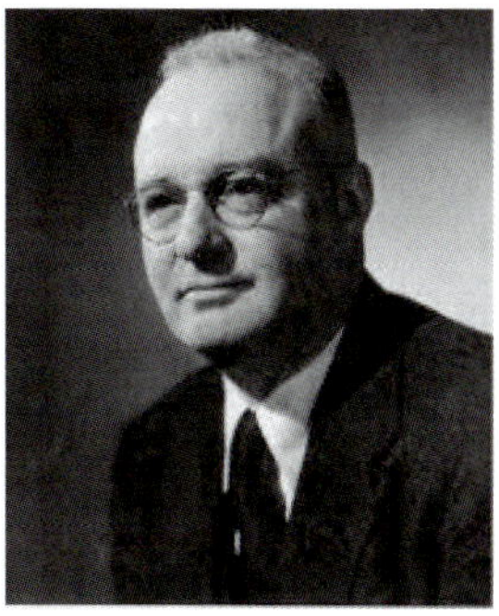

图 7-3-34　米基利

主要事迹

他因发明和应用对环境有巨大破坏作用的、添加到汽油中的四乙基铅（TEL）和氯氟烃（CFCs，氟利昂）而闻名于世。

生平简介

米基利于 1889 年 5 月 18 日出生在美国宾夕法尼亚州的比弗福尔斯。他在俄亥俄州哥伦布长大，1911 年，从康奈尔大学机械工程专业毕业。他是一个发明鬼才，一生中曾有 100 多项发明。他的父亲也是一个发明家。

1941 年，美国化学会授予米基利普利斯特里奖，并于次年授予他吉布斯奖。1944 年，他成为美国化学会的主席。

1940 年，51 岁的米基利患上脊髓灰质炎而成为跛子以后，他自己设计了一套绳索滑轮系统以帮他在床上抬身或翻身。1944 年 11 月 2 日，他被该装置中的滑轮绳索缠

1　对于奥斯玛·滋德勒（Othmar Zeidler）的国籍，有的文献说他是澳大利亚人，有的说是德国人，有的说是奥地利人。

住，窒息而死，终年 55 岁。

发现汽油抗爆剂——四乙基铅

1916 年，米基利加入通用汽车旗下的戴顿实验室，在查尔斯·凯特灵手下工作。由于要研究新的汽油抗爆震剂，因此米基利自学了几年化学。1921 年 12 月，米基利发现了一个优良的汽油抗爆剂——四乙基铅。四乙基铅合成容易，价格便宜，而且汽油中只要加入少量的四乙基铅，就能大大提高汽油的抗爆性能。于是，四乙基铅立即受到当时石油公司和汽车公司的喜爱，特别是当时拥有此项专利的通用汽车公司。

氟利昂的发现与禁止

1930 年，通用汽车公司又给了米基利另一项任务：研制一种能用于家用电器的无毒、安全的制冷剂。于是他和查尔斯·凯特灵一起，发现了一个性能优良的制冷剂——二氯二氟甲烷（dichlorodifluoromethane，俗称氟利昂 -12）。二氯二氟甲烷是氯氟碳化合物（chlorofluoro carbon，CFC）的一员，米基利将这类化合物称为氟利昂，氟利昂是一类无毒、不可燃且容易液化的气体。此后 CFC 很快替代了当时一些有毒或有爆炸性的制冷剂，成为最主要的制冷物质。1937 年，米基利因此被授予珀金奖章。1974 年发现了氟利昂对臭氧层的破坏作用。1987 年签署的《蒙特利尔议定书》限制了氟利昂的使用。1996 年，氟利昂的应用才被全面禁止。

3.4.3 犹大·卡斯特尔

犹大·卡斯特尔（Juda Quastel，1899—1987 年，图 7-3-35），英国裔加拿大生物化学家。

主要贡献

他首次合成 2,4-D，这是一种全身性的或激素类的除草剂，也是对人类健康影响很大的环境毒物。

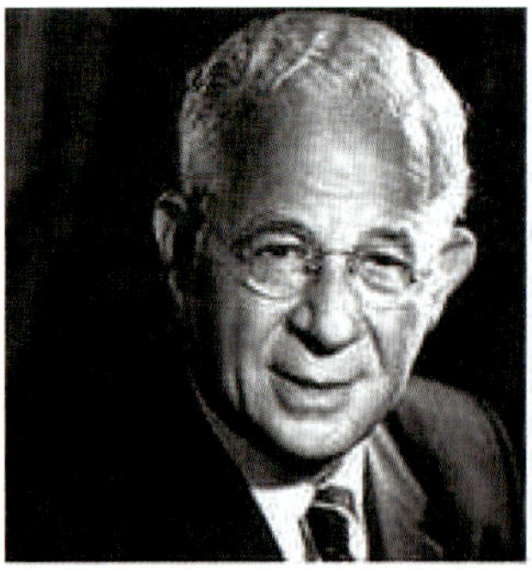

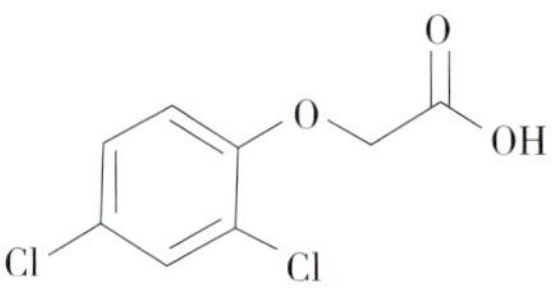

图 7-3-35 卡斯特尔及其合成 2,4-D 的分子结构

青年时期与酶学研究

卡斯特尔也被称为“Harry”或“Q”，他的全名为犹大·赫希·卡斯特尔（Juda Hirsch Quastel）。他于 1899 年 10 月 2 日出生在英格兰谢菲尔德约克郡，并在那里接受了良好的教育。1917—1919 年，他在英国陆军服役，在圣乔治医院担任实验室助

理。1921 年，他获英国伦敦帝国学院学士学位，专业是化学。之后在剑桥大学攻读硕士研究生，并于 1924 年获哲学博士学位。此后不久成为剑桥大学三一学院的研究员。1923—1929 年，他开创了微生物酶学研究。1926 年，他获得剑桥大学科学博士学位。卡斯特尔于 1930 年接受加的夫市精神病院（Cardiff City Mental Hospital）的邀请，成为一名研究室主任。此时，他进行了大脑酶学和代谢的研究。由于这些研究，1940 年卡斯特尔成为伦敦皇家学会院士。

首次合成 2,4–D

1941 年，第二次世界大战期间，卡斯特尔在世界著名的农业研究所——英国洛桑试验站（ Rothamsted Experimental Station，现称 Rothamsted Research，洛桑研究所）工作。由于战争导致粮食紧缺，他受命研究土壤以提高粮食产量。他研究了各种植物激素、抑制剂和其他化学品对土壤中微生物活动的影响，并评估其对植物生长的直接影响。他的工作是保密的，但是战争结束后他的研究成果便有了广泛的商业用途。最有名的是他首次合成 2,4–D，它是一种全身性或激素性的苯氧基除草剂。1946 年开始投入市场，至今仍在使用。2,4–D 是第一种广泛用于控制阔叶植物的除草剂，对现代农业除草起到了重要作用。2,4–D 的使用掀起了一场农业革命，至今仍在世界上的许多地方广泛使用。

教学与科研

第二次世界大战结束后，他于 1947 年接受邀请赴加拿大，成为新成立的蒙特利尔麦吉尔大学综合医院研究所（McGill University–Montreal General Hospital Research Institute）所长。在此期间，他在麦吉尔大学工作 19 年，培养了 70 余名博士研究生，发表了 300 多篇科学论文，包括微生物的代谢、土壤生物化学、神经生化、神经营养药物、麻醉、肿瘤生物化学、酶抑制、营养和跨膜离子运输等方面。1966 年，他达到麦吉尔大学的退休年龄，而接受英属哥伦比亚大学精神病学系的邀请成为神经化学教授。

获得多项荣誉

他一生获得多项荣誉，最重要的是 1970 年他获得加拿大最高荣誉——加拿大骑士团的友谊（The Companionship of the Order of Canada）。同年，他获得耶路撒冷希伯来大学名誉博士学位。1969 年，他获得麦吉尔大学名誉科学博士学位。1983 年，他获得爱丁堡皇家学会的名誉研究员。

卡斯特尔一生育有 3 个孩子。1987 年 10 月 15 日，他在温哥华逝世。

2,4–D 的毒性作用

暴露和代谢途径

2,4-D 可通过呼吸道、消化道、皮肤和眼睛等途径进入人体。在人体内只有少量与糖或氨基酸形成结合物。几天之内，主要通过尿液，以及胆汁、粪便排泄原形的 2,4-D。

在植物中，2,4-D影响双叶植物而不是单叶植物，所以它对阔叶植物具有选择性杀灭作用。2,4-D被植物的叶子吸收并最终进入植物的分生组织。从分生组织中，2,4-D充当生长素，增加细胞壁的可塑性，促进蛋白质合成和乙烯的产生，从而导致细胞分裂，使植物疯狂生长，导致组织损伤并最终死亡。

对人类健康的影响

据报道2,4-D对内分泌系统（特别是甲状腺和性腺）和免疫系统有负面影响。研究发现，男性精子数量少、精子异常百分率高和尿液中2,4-D水平高之间存在很强的相关性；2,4-D在乳腺癌细胞中的作用类似于雌激素；2,4-D降低了几种对免疫系统功能至关重要的蛋白质的活性；2,4-D使胸腺中的T细胞减少，使小鼠骨髓中产生抗体的细胞也减少了。最近几项人体研究表明，暴露于2,4-D与增加的肿瘤形成风险之间存在关联。动物试验发现，2,4-D可引起肝脏肿瘤基因表达增加、血淋巴细胞分裂增加。美国国家环境保护局将2,4-D归为D类致癌物（尚缺乏充分证据证明其为人类致癌物）。但是需要注意2,4-D产品被强致癌物二噁英（2,3,7,8-TCDD）污染的问题。

急性毒性

2,4-D的酸或盐对眼睛有严重刺激性，高剂量时可引起手臂和腿部僵硬、不协调、嗜睡、厌食和昏迷等神经系统症状；同时还可引起呼吸困难、咳嗽、烧灼感、头晕和暂时失去肌肉协调性。此外，2,4-D中毒可引起炎症、瘙痒和头痛。2,4-D的主要靶器官是眼睛、甲状腺、肾脏、肾上腺、卵巢和睾丸。

3.4.4 阿尔伯特·霍夫曼

阿尔伯特·霍夫曼（Albert Hofmann，1906—2008年，图7-3-36），瑞士著名化学家。

主要事迹

他因合成了致幻剂——麦角酸二乙酰胺（LSD），从而催生了20世纪60年代欧美青年人的嬉皮运动而闻名于世。

青年时期与幻觉研究

霍夫曼于1906年1月11日出生在瑞士北部城镇巴登，是家中4个孩子中的老大。他的父亲没有受过高等教育，在当地一家工厂从事工具制造工作。之后，霍夫曼在苏黎世大学攻读化学专业，他的主要兴趣在于研究动物及植物结构内的化学成分。1929年，他凭借对蟹壳化学成分的研究而获得博士学位，并成为瑞士巴塞尔市一家生产精神科用药的制

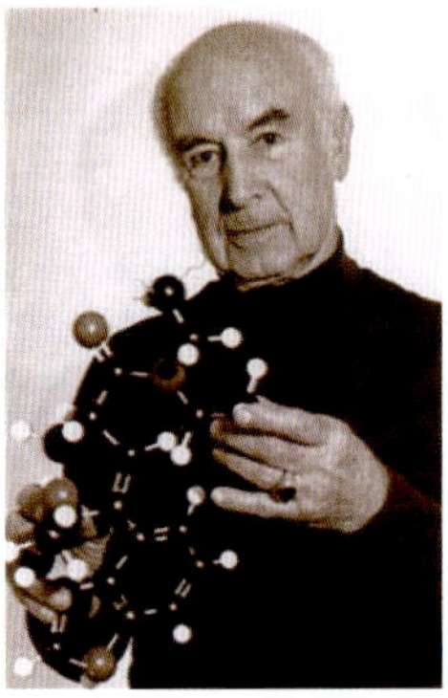

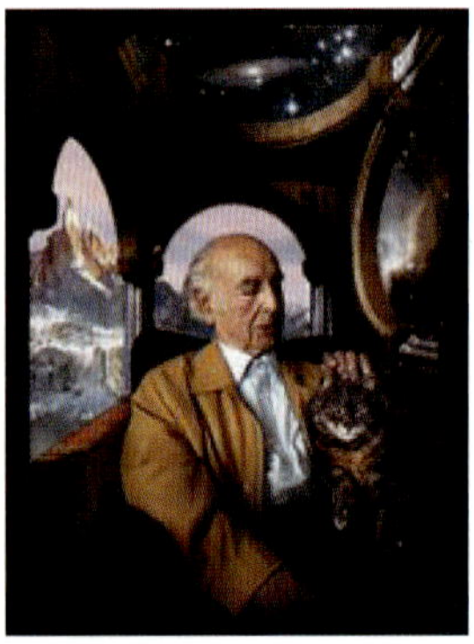

图7-3-36 霍夫曼

药公司山德士（Sandoz）实验室（现为诺华制药公司）的药剂师，从事真菌、麦角等生物内源性化学物对幻觉产生机理的研究。该实验室一直在研究麦角酸（一种从变质黑麦中产生的麦角菌分泌的物质），希望开发一种治疗疲劳的药物。

最强致幻剂的发现

1938 年，他在研究一种可以刺激呼吸和循环系统的药物时，意外合成了麦角酸二乙酰胺（lysergic acid diethylamide，LSD），但是当时他并没有发现它的致幻效果。直到 1943 年 4 月 16 日，霍夫曼在实验室工作时不小心将一些 LSD 药粉洒到了手上，随后他很快出现迷幻状态，大约过了 2 小时后这种状态才渐渐消失。1943 年 4 月 19 日，霍夫曼有意服用了非常小剂量（只有 0.25 mg）的 LSD，30 分钟后迷幻状态再次出现，无法再继续工作的他于是骑自行车飞奔回家，直到医生到来后他的情绪才逐渐平静下来。后来，LSD 的狂热追捧者将 4 月 19 日定为“自行车日”。

欧美青年人的嬉皮运动

能够影响人类精神的药物有很多，大麻、可卡因、某些种类的蘑菇都能让人产生幻觉，但霍夫曼合成的 LSD 是世界上最强烈的致幻剂，一次只需要 0.1 mg，相当于一粒沙子重量的 1/10，就能引起 6～12 小时的幻觉体验。虽然 LSD 不像海洛因那样使人上瘾，但如果长期服用或剂量过大就会对健康造成严重伤害。因此，LSD 也是一种环境毒物。

对 LSD 的狂热追捧

由于催生了 20 世纪 60 年代欧美青年人的嬉皮运动，因此 LSD 被各国禁止，很快从主流视野消失。今天我们难以理解当时年轻人对致幻药物的那种狂热态度。近年来，有一些科学家对 LSD 进行科学研究，探索它对人脑的影响以及医用可能。

百岁愿望

霍夫曼一直希望能摆脱恶名，2006 年过百岁生日时，他许下的生日愿望便是希望 LSD 能够重新被用于医学研究，尤其是精神病药物的研究。

总之，霍夫曼合成的 LSD 可能有一定的药物价值，但如同其他药物一样，它也是一种环境毒物。此外，他还发明了治疗产后出血的甲基麦角新碱（methergine）等药物。

3.5 环境化学家

3.5.1 戴树桂

戴树桂（1927—2013 年，图 7-3-37），环境科学家、环境化学家、环境教育家。

主要贡献

我国环境科学学科的开拓者、环境化学学科主要奠基人之一。他主编了《环境化学》国家级规划教材，担任国家环境类学科评议组召集人，为我国环境科学教育事业和环境类学科建设做出了重要贡献。

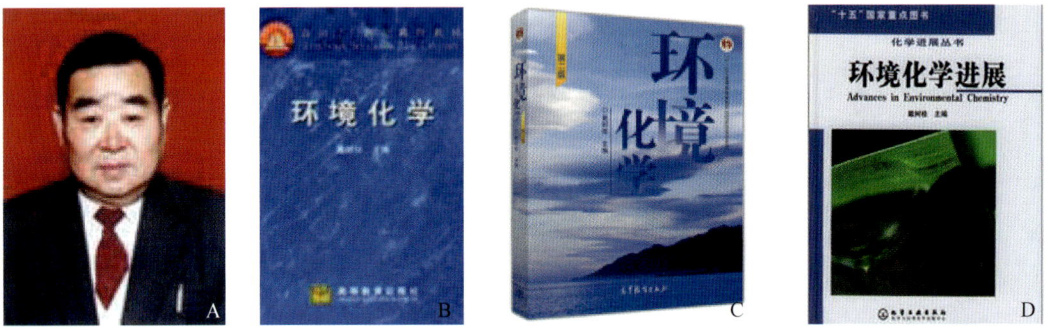

图 7-3-37　戴树桂（A）及其主编的《环境化学》"十五"（B）和"十一五"（C）国家级规划教材（均为高等教育出版社出版）以及《环境化学进展》（D）

生平简介

戴树桂，南开大学教授、博士生导师，中国共产党党员。他出生于 1927 年 9 月 22 日，江苏如皋人。1947—1950 年，于南开大学化学系化学专业学习，获理学学士学位。1954—1956 年，他于北京大学化学系研修仪器分析。1950—1983 年，任南开大学化学系助教、讲师、副教授、常务副系主任；1983—1997 年，南开大学环境科学系教授兼系主任。1987—1996 年，兼任南开大学研究生院第一副院长。1981 年 6 月—1982 年 6 月，于美国辛辛那提大学化学系访问教授。

2013 年 2 月 16 日，戴树桂先生因心脏病突发，于天津逝世，享年 86 岁。

主要社会兼职

戴树桂教授曾任国务院学位委员会环境科学与工程学科评议组召集人，美国纽约科学院院士，国际环境毒理学与化学学会亚太地区执委会委员，中国环境科学学会常务理事，天津市环境科学学会副理事长，天津市政府咨询委员会委员，国务院学位委员会环境科学与工程学科评议组召集人，国家教委高校首届环境科学指导委员会副主任委员等职。

主要学术贡献

多年来从事污染物在生态系统中的环境化学行为及污染控制化学系统方面的研究。先后主持或参加各种科研项目 30 多项，获国家级科技进步二等奖 3 项，省部级一、二等奖 6 项。

主编国内第一本普通高等教育"十五"和"十一五"《环境化学》国家级规划教材（均为高等教育出版社出版）及《环境化学进展》专著（化学工业出版社出版），担任国务院学位委员会环境科学与工程学科评议组召集人，为我国环境科学教育事业和环境类学科建设做出了重要贡献（图 7-3-38）。

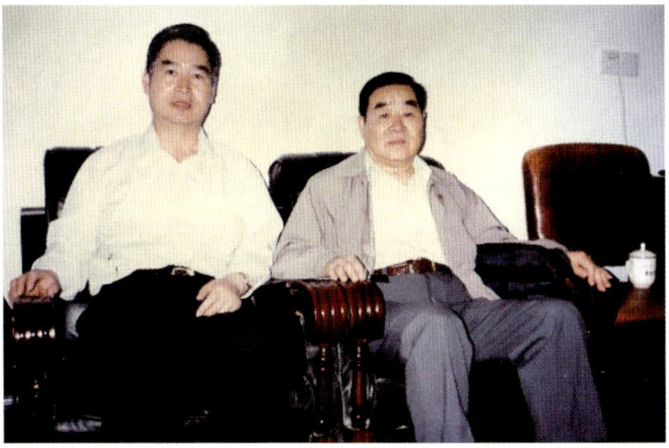

图 7-3-38　本书主编孟紫强教授（左）拜访戴树桂教授（右）合影（1997 年）

3.5.2　徐晓白

徐晓白（1927—2014 年，图 7-3-39），环境化学家、无机化学家，中国科学院院士。

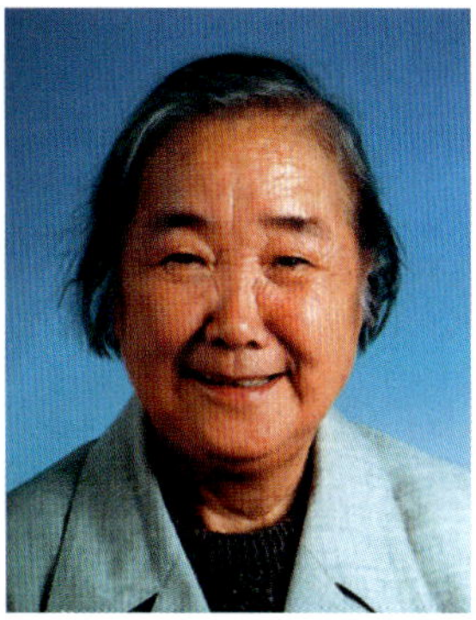

图 7-3-39　徐晓白

主要贡献

中国环境化学学科的主要开创者之一，环境分析化学主要奠基人之一。在发展硝基多环芳烃、多环芳烃等环境有机毒物的痕量分析、环境行为及生态毒理效应研究方面做了大量的开拓性工作。

生平简介

徐晓白，女，中国共产党党员，曾任中国科学院生态环境研究中心研究员、博士生导师、学位评定委员会主任。1927 年 5 月 28 日出生于江苏苏州，1948 年毕业于上海交通大学化学系，毕业后在上海中央研究院化学所任职。1949 年开始先后在中国科学院物理化学所、中国科学院长春应用化学所、中国科学院化学研究所以及中国科学院生态环境中心工作。1975 年以后致力于发展环境有机毒物的痕量分析、环境行为与生态毒理研究。1980—1982 年在美国加利福尼亚州大学伯克利分校作访问学者。1986 年担任中国科学院生态环境研究中心研究员、博士生导师，培养的多位硕士和博士均已成为工作或科研的骨干。1995 年当选为中国科学院院士。

2014 年 3 月 27 日，徐晓白在北京逝世，享年 87 岁。她性格坚毅，作风严肃认真，做事耐心细致，勤奋刻苦，在崎岖的科研道路上取得一个又一个突破，在无机化学和有机化学领域都有所贡献。

社会兼职

徐晓白曾兼任全国环境监测技术委员会委员，中国化学会理事，中国环境诱变剂学会理事，国际环境问题科学委员会（SCOPE）所属的化学品安全性评价方法科研组

（SGOMSEC）[1]成员。1999 年曾被聘任命为持久性有机污染物国家技术协调组成员。

科学成就

徐晓白早期从事无机化学研究：卤磷酸钙日光灯荧光材料、稀土高温化合物和某些铀化物制备。20 世纪 70 年代中期以来，她主要从事多环芳烃及其衍生物（硝基多环芳烃、多氯、二噁英等）分析化学、污染化学和生态毒理学研究。

从 1975 年起，徐晓白所领导的研究组采用色谱和质谱等技术建立多种环境样品中复杂有机物的痕量分析方法，发展中国环境痕量有机分析方法，促进了有机分析方法的规范化。例如，对硝基多环芳烃、PCBs 的分析。

1980—1982 年，徐晓白在美国与加利福尼亚州大学教授合作，首次报道从柴油机颗粒物中检出 2- 硝基芴致癌物的消息，继而又详细报道了 50 多种硝基多环芳烃（NO_2-PAHs）以及含氧 NO_2-PAHs 等直接致突变物。其中，1- 硝基芘、3- 硝基荧蒽、二硝基芘等被其他实验室证明是强动物致癌物。这对大气污染治理和研究有重要参考价值。

1984 年徐晓白等在北京大气飘尘中检出硝基荧蒽、硝基芘等致癌物，又在中国工业碳黑中检出 NO_2-PAHs，其中包括强致癌物——二硝基芘，由此提出了碳黑工艺条件的改进建议，并指出燃煤排烟也是重要的 NO_2-PAHs 污染源。在多环芳烃方面，她研究了北京不同地区大气飘尘中多环芳烃（PAHs）分布与变化规律，PAHs 排放与燃煤炉型和煤种关系的研究结果判定：家用小煤炉是 PAHs 的主要污染源，危害最大。型煤是较好的一种节能减污措施。此外，她还对柴油掺水、氧化沥青尾气治理等措施的 PAHs 排污做了评价。

徐晓白等还从煤加压气化产生的煤焦油中检出 600 余种有机物，发现多环芳烃致突变性约占 2/3，氮杂环多环芳烃致突变活性高于多环芳烃。这些研究结果不仅丰富了环境化学的内容，还对决策部门制定大气质量标准和能源政策以保护环境和人体健康有重要意义。

此外，徐晓白在化学品安全性研究（或称潜在危险性评价）方面进行了较深入的工作。为探寻 NO_2-PAHs 在水生生态系统中的行为规律，她对 NO_2-PAHs 在溶解度、正辛醇 - 水分配系数、液相色谱容量因子、分子连接性指数、生物富集因子等参数间以及与致突变活性之间建立了一系列定量结构活性关系式，由此推算出其他多种 NO_2-PAHs 的水溶解度，并预测其致突变性。同时也开展了 NO_2-PAHs 在模拟水生生态系统中生物富集和归趋等研究，发现 2- 硝基芴对鱼鳃组织损伤严重。此外，在某污染事故地区，对多氯联苯（PCBs）在环境中的分布、DNA 加合物的形成、生物内富集规律与毒性效应等方面进行研究，证明 PCBs 已对该地区生态系统造成污染，并可能通过食物链富集等影响人体健康。

---

1 国际环境问题科学委员会（Scientific Committee on Problems of the Environment，SCOPE）是非政府、跨学科和科学家之间的国际性组织，由国际科学联合会（ICSU）发起，是由关注全球环境问题的自然和社会科学领域的专家组成的综合体。化学品安全性评价方法科研组（Scientific Group on Methodologies for the Safety Assessment of Chemicals，SGOMSEC）为 SCOPE 下属组织。

获奖与学术著作

徐晓白获国家自然科学二、三等奖各 1 项，获国家和中国科学院科技进步奖多项；共发表论文 140 余篇，主编出版论文集两种：《有毒有机物环境行为和生态毒理论文集》（徐晓白主编，中国科学技术出版社，1990 年）和《典型化学污染物在环境中的变化及生态效应》（徐晓白等主编，科学出版社，1998 年）。

3.6 医学史家、摄影师及影视导演

3.6.1　陈邦贤

陈邦贤（1889—1976 年，图 7-3-40），中国医史学家，中国科学史和中国医学史研究的开拓者、医史教育的倡导者。

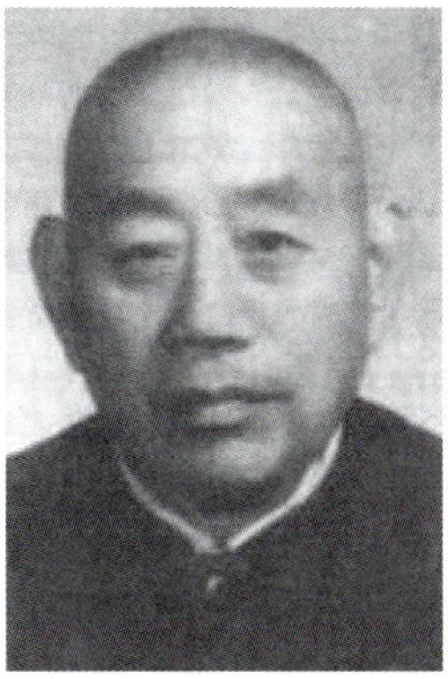

图 7-3-40　陈邦贤

主要贡献

他毕生致力于中国医学史、疾病史、医学家传记、“二十六史”医学史料之研究，为中国古代和近代的环境毒物研究提供了丰富的本草医药和毒物方面的医史资料。

生平与工作简介

陈邦贤，字冶愚、也愚，晚年自号红杏老人，江苏镇江市人，1889 年出生于江苏盐城市沙沟镇的一个知识分子家庭。1976 年 2 月 5 日，他因患急性肺炎治疗无效而逝世。

陈邦贤 6 岁开始读书，13 岁开始攻读中医学。1907 年，他赴江苏省简易师范学习，毕业之后，他致信我国著名医学家丁福保，恳请函授。自 1910 年开始，他一边做医生或教师，一边学习中西医学及医学史，得到了丁福保热情不倦的教导。在丁福保翻译的《西洋医学史》一书的启发下，他萌发了从事中国医学史研究的愿望，并以极大的热情投入此项工作。

1914 年，陈邦贤倡导成立了我国第一个医史研究会。1919 年，他撰写完成了他的第一部《中国医学史》，由上海医书局刻印。遗憾的是，当时我国的医史研究还只是一项开创性的工作，尽管陈邦贤竭力呼吁，但和者甚寡。《中国医学史》于 1920 年刻成，竟鲜得问津，只好自费印刊。

20 世纪 30 年代，他仍在无锡中学、栖霞乡村师范、江苏省立师范学校任校医、生理卫生教员及栖霞医院院长。直到 1934 年，始得兼任江苏省立医政学院卫生教育科中医特别训练班医学史与疾病史教授。至此时，年近半百的陈邦贤才有了兼职从事医史研究的机会。在这一时期内，他克服生活的艰难困苦，完成了他的代表作《中国医学史》。

1939—1943 年，他任教育部医学教育委员会编辑、中医教育专门委员会专任委员兼秘书。迁居四川后，在日本侵略军飞机的空袭骚扰之下，他在茶馆中完成了大部分

的《二十六史医史资料汇编》和《新本草备要》书稿。

1945—1952 年，他兼任国立江苏医学院（今南京医科大学）医学史教授。到此时，他才有较多的时间研究医学史，完成《中外医史年表》《医学史纲要》著作。

1949 年，中华人民共和国成立后，他出任镇江市卫生科科长，兼任江苏医学院医学史教授。1954 年，他奉命调京，在中央卫生研究院中国医药研究所医史研究室从事中国医学史研究工作，时年 69 岁。1955 年，转卫生部中医研究院（即今日中国中医研究院）医史研究室任副主任。此时，他虽年逾古稀，但仍以旺盛的精力投入到医史研究中，三本大型资料汇编性著作（《二十六史医史资料汇编》《十三经医史资料汇编》《诸子集成医史资料汇编》）及《中国医学人名志》相继完成。

1957 年，他修订的《中国医学史》（第三版）出版（图 7-3-41）。另外，他还主持编撰《中国医学史》教材，于 1956 年印行全国后又改编为《中国医学史简编》。在此期间，他为国家培养了年轻一代的医学史研究人员。他曾任第四届全国政协委员、农工民主党中央委员、农工北京市委常委等职，还兼任《中华医史杂志》编委、中华医学会医史学会及北京分会医史学会常务委员、《中医杂志》编委等学术职务。

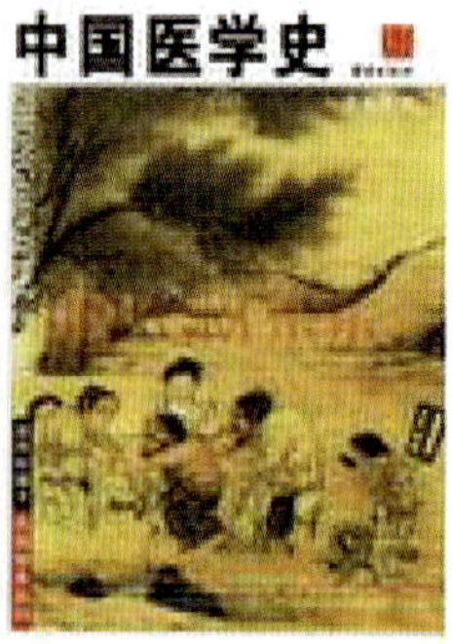

图 7-3-41 陈邦贤的代表作《中国医学史》

20 世纪 60 年代中后期，虽然在“文化大革命”中，他遭到很大的冲击，但他从未停止对医史的研究，完成《中草药汇编》《食疗本草》《食疗方》《简易方》《中国疾病史稿》《中国医史年表》《中国近代史年表》《近代医学书目》等书稿，他一直工作到卧床不起。

学术观点与后世影响

1945 年，陈邦贤提出了“医史学”这一概念，并对医学史与医史学的异同做了清晰的说明。他强调：“研究医学进展的过程，叫作医学史。更研究其文化、学术、政治、社会、经济等背景，叫作医史学。中国人应知人类和社会进化的史迹，研究医学者，更应当知道中国医学的变迁及其进化之理由”，“明白现在关于医学各重要事象的由来，其由来既明，则于未来问题的推索和解决都有把握。其价值亦即在此”。至此，他不仅仅开阔了医史研究的范畴，并进一步明确了医史学的任务在于总结历史经验，更好地了解现在，以利于预见未来。这与今天医史研究的主导思想也是一致的。

他从事医史研究中特别重视历史资料的搜集，强调史料在医史研究中的重要性。他认为观点必须建立在丰富而正确的史料之上，切忌空发议论。他不仅在本人的论著中非常注重史料的引用，并且为了帮助后人的医史研究工作，进行了大量的艰苦的资料汇编工作。其中他编撰的《二十六史医史资料汇编》在他逝世多年后于 1982 年出版。而他编撰的《十三经医史资料汇编》与《诸子集成医史资料汇编》尚需进一步整理。陈邦贤的这些资料汇编，是丰富的医史资料集，也是他留给后人的一份极其宝贵的学术遗产。

陈邦贤是在国际科学史、医学史界具有重要影响的人物。英国研究中国科技史的著名学者李约瑟博士，在其著作中对陈邦贤的医史研究给予相当高的评价。他每次访问中国，都要专程拜访陈邦贤，交流医史研究情况。20 世纪 50 年代以来，随着《中国医学史》的修订，该书更广泛地流传于国内外许多图书馆。即使是近年来国内外学者的医史论著、临床报道或实验研究论文，有很多仍直接引用陈邦贤著作中的资料和论点。

在学术上，陈邦贤是很有影响的一代宗师，在生活中，他具有仁者的人格风范。他为人治病从不收诊金，对求诊者有求必应，且细致耐心地诊治，几十年如一日。

陈邦贤一生为中国医史研究与普及而奋斗，他克勤克俭，坚韧不拔，作为一位研究者，他学而不厌；作为一名教育家，他诲人不倦，为后学留下了丰富的学术遗产。

3.6.2　尤金·史密斯

尤金·史密斯（W. Eugene Smith，1918—1978 年，图 7-3-42），美国著名摄影师，尤以对水俣病的摄影而闻名于世。

生平与工作简介

尤金·史密斯（W. E. Smith）于 1918 年出生在美国堪萨斯州的维契塔。1935 年中学毕业，16 岁就在当地一家名为《维契塔飞鹰》的报纸上发表了第一张照片。1937 年在纽约摄影学院进修，并被《摄影周刊》聘为专职摄影师。1938 年因坚持使用小型相机而离开《摄影周刊》到黑星图片社任摄影记者。1939—1941 年任《生活》杂志专职摄影记者。1944 年为《生活》杂志转战塞班、冲绳等地拍摄了许多战地照片。1945 年在冲绳岛战役中负伤。1947 年康复后进入其摄影采访的旺盛期，直到 1954 年一直为《生活》杂志工作，拍摄了许多影响深远的专题照片。1961—1971 年，在日本见证并记录了那里工业发展及污染的状况，1975 年出版了专题画册《水俣病》，成为著名的环境摄影师。1976 年，在亚利桑那大学艺术和新闻摄影系任客座教授。1978 年 10 月 5 日，因心脏病发作去世。

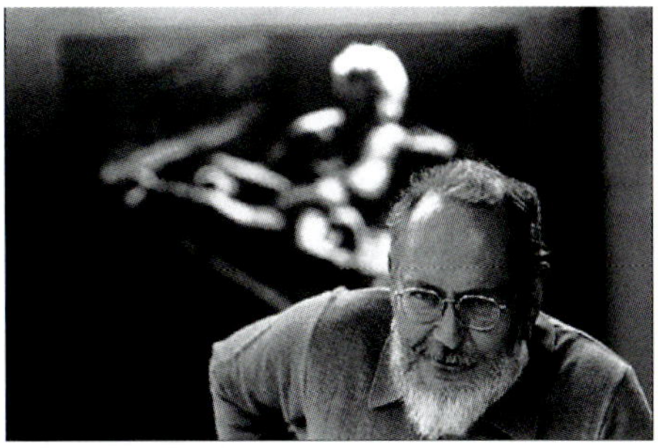

图 7-3-42　摄影师史密斯

1979 年，纽约的国际摄影中心设立了尤金·史密斯奖，以表彰他对人性的信念，并同样鼓励取得突出成就的后来者。1980—2009 年，来自 14 个国家的 32 位摄影师获得了这个荣誉。中国摄影师卢广以《关注中国污染》的专题摄影获得了第 30 届尤金·史密斯人道主义纪实基金摄影奖。

妻子艾琳

尤金·史密斯的妻子艾琳·美绪子·史密斯（Aileen Mioko Smith，1950—，图 7-3-43），美国斯坦福大学（Stanford University）肄业。她的父亲是美国人，母亲是日本人，她与尤金相差32岁。1971年，21岁的艾琳从美国斯坦福大学退学，并开始与丈夫尤金·史密斯在日本水俣市共同拍摄了3年，用影像记录了这场工业污染给人类和环境带来的无尽伤害，这期间也诞生了世界上最著名的一张环境受害者图片——《智子入浴》。

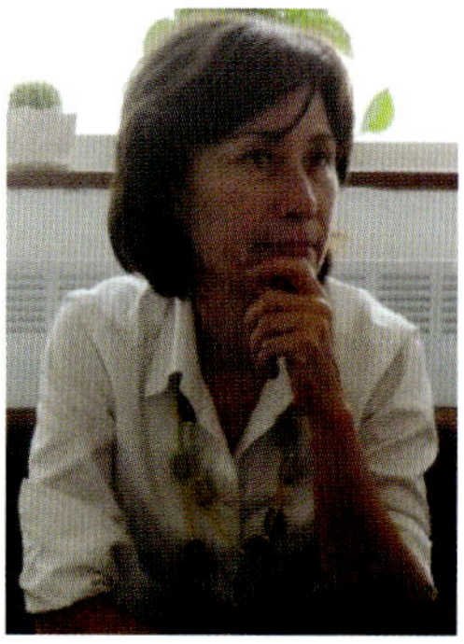

图 7-3-43 艾琳·美绪子·史密斯

3.6.3 洛古雷

洛古雷（Raghu Rai，图 7-3-44），印度著名纪实摄影师。

主要贡献

拍摄和宣传印度博帕尔毒气泄漏事件。

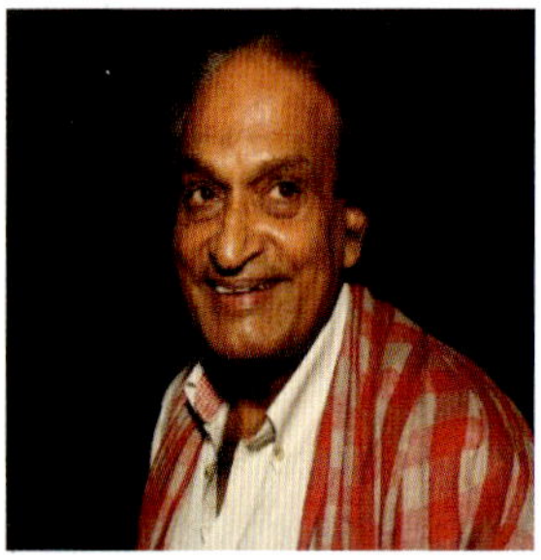

图 7-3-44 洛古雷

生平与工作简介

洛古雷于1942年出生于印度。他最初引起人们注意的作品是他拍摄的一头乡村里的小毛驴，这张作品被英国的一家报纸采用了。从此，奠定了他后来的人生和艺术道路。

洛古雷一生致力于用镜头反映真实的印度社会，由于他热爱印度传统音乐，所以不少印度音乐巨匠成了他的拍摄主角。然而，他却是因为拍摄印度博帕尔工厂毒气泄漏事件而成为名扬世界的著名摄影师。

博帕尔灾难事件

在1984年12月2日午夜，建在印度博帕尔市（Bhopal）的美国联合碳化公司的一个杀虫剂工厂泄漏了40 t剧毒气体，周围40 km^2内的50万居民被毒气所笼罩。到灾难发生后的第3天，死亡人数累计达2万人，震惊了全世界。当时，毒气弥漫，每分钟都有人中毒身亡。可是，灾区却出现了一个背着相机到处奔走的摄影记者，他就是摄影师洛古雷。

多年之后，洛古雷回忆说：“每当回想起博帕尔，眼前就会有这样一幅画面，当时，每分钟都有人中毒死亡。他们的尸体，一具压着一具，数量之大，只能用‘堆砌如山’来形容。所有死尸，最后用卡车一车车运往火葬场和墓地，黄昏时，他们的尸体全部被火化，他们的坟墓，成排成列。”

他说：“来到街上，人和鸡、犬、牛、羊无一幸免，他们的尸体横七竖八倒在不见人迹的街道上；房门没有上锁，主人也不见回来；幸存者无不吓得目瞪口呆，甚至连他们心中的苦痛都无法表达出来；空气中弥漫着一种恐惧的气氛和死尸的恶臭。这是我对灾难头几天的印象，至今无法忘怀。”

宣传环境保护

洛古雷对这些灾难报道的照片先后在世界各地巡回展出长达两年之久，以宣传环境污染灾难事件对人类的严重危害。他为了记录灾难事件的真实情况，不怕牺牲、勇往灾区的忘我精神和他不辞辛劳、宣传环境保护的行为，使他和他的作品声名大噪，他也因此被尊称为“印度最伟大的摄影家”。

3.6.4　土本典昭

土本典昭（Noriaki Tsuchimoto，1928—2008 年），日本电影导演，纪录片大师（图 7-3-45）。

主要贡献

持续一生拍摄系列水俣病影像纪录 17 部，并自主播放进行宣传。

日本纪录电影的丰碑

土本典昭于 1928 年 12 月 11 日出生在日本岐阜县土岐市，2008 年 6 月 24 日因肺癌病逝。他毕业于早稻田大学，早年曾在日中友好协会事务局工作，之后从事纪录片影视工作，他被誉为日本战后纪录电影史上最重要的一座丰碑。在长达 52 年的纪录片生涯里，他制作了 50 余部影像作品。他的处女作是 1963 年拍摄的《蒸汽火车驾驶助理》，获得了柏林电影节青年文化奖，1964 年的《在路上》获得威尼斯电影节评委会奖。他一生的作品涉及的题材包罗万象，均已成为那个时代的重要史料，特别是他的 17 部水俣病系列纪录片，是环境毒物史上的永久记忆。

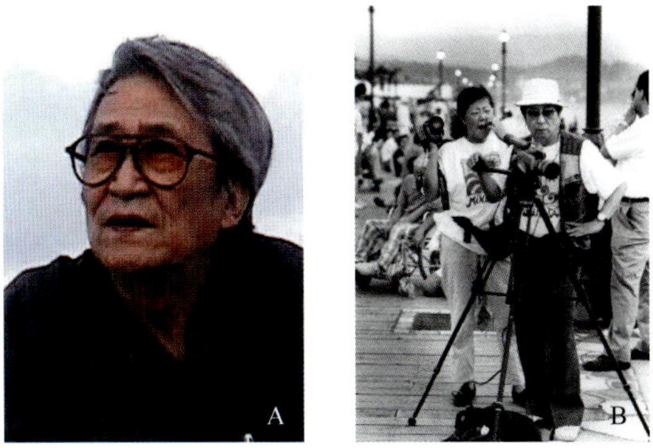

图 7-3-45　土本典昭（A）及其拍摄现场（B）

1965 年，土本典昭确定了他终生纪录的对象——水俣病患者，并制作了第一部水俣病系列的电视纪录片——《水俣病的孩子还活着》。20 世纪 60—70 年代，日本工业高速发展带来的环境和社会问题逐渐显现，其中最严重并广为人知的事件就是水俣病的暴发。当时，位于九州岛的日本氮肥株式会社旗下的一家工厂因污染排放而导致附近海域（不知火海）周边的许多居民汞中毒，在过去 40 年里有 1 000 多人死亡，更多的人肢体变形，终生残疾。从 1965 年开始，土本典昭便以毕生的精力从事水俣病的影像调查，先后拍摄了《水俣病患者的世界》（1971 年）、《水俣报告系列》（1973 年）、《水俣病起义——寻找生命意义的人们》（1973 年）、《医学意义上的水俣病》（1974 年）、《不知火海》（1975 年）、《水俣日记》（1995 年）等 17 部纪录片。为了拍摄该系列的影片，他和妻子搬到当地居住，以常人的眼光观察和影像记录受害者的日常生活。在水俣系列的影像里不仅有哭诉、反抗，更有自然环境的美丽本色和人民大众顽强拼搏的精神。

道路越难走，就越接近真理

由于土本典昭的水俣系列尖锐地触及了日本的社会现实，普通的电影院拒不上映。于是，他们自己拿着片子在全日本各地巡回放映——自主上映，为水俣病受害者伸张正义，讨回公道。他说：“道路越难走，就越接近真理。”

主要参考文献

李时珍 . 1982. 本草纲目 . 北京：人民卫生出版社 .

陈邦贤 . 2005. 中国医学史 . 北京：团结出版社 .

卡斯蒂廖尼 . 2003. 医学史 . 程之范，主译 . 桂林：广西师范大学出版社 .

李经纬，程之范 . 1987. 中国医学百科全书：医学史 . 上海：上海科学技术出版社 .

李经纬，林昭庚 . 2000. 中国医学通史 . 古代卷 . 北京：人民卫生出版社 .

邓铁涛、程之范 . 2000. 中国医学通史 . 近代卷 . 北京：人民卫生出版社 .

傅维康 . 2000. 中国医学通史 . 北京：人民卫生出版社 .

李经纬，等 . 2004. 中医大词典 2 版 . 北京：人民卫生出版社 .

丁福保 . 2007. 西洋医学史 . 北京：东方出版社（据 1914 年上海医学书局出版的丁福保《西洋医学史》重印）.

史志诚 . 2012. 毒物简史 . 北京：科学出版社 .

史志诚 . 2016. 世界毒物全史 . 西安：西北大学出版社 .

孟紫强，等 . 2016. 第 55 卷　环境毒理学史 // 史志诚 . 毒理学分支学科史 . 西安：西北大学出版社，153-188.

张全喜、孟紫强 . 2016. 第 56 卷　生态毒理学史 // 史志诚 . 毒理学分支学科史 . 西安：西北大学出版社，189-228.

中国科学技术协会，中国毒理学会 . 2011. 2010—2011 毒理学学科发展报告 . 北京：中国科学技术出版社 .

孙祖越，周莉 . 2018. 药物生殖与发育毒理学发展史 . 上海：上海科学技术出版社 .

ARIENS E J，等 . 1980. 普通毒理学导论 . 吕伯钦，译 . 北京：人民卫生出版社 .

安之冈 . 1997. 有毒有害物质明解事典 . 台北：台湾浩园文化出版 .

布里特 . 2008. 瘟疫与苦难——人类历史对流行性疾病的影响 . 周娜，等译 . 北京：化学工业出版社 .

蔡宏道 . 1995. 现代环境卫生学 . 北京：人民卫生出版 .

蔡宏道 . 1987. 中国医学百科全书　环境卫生学 . 上海：上海科学技术出版社 .

蔡晓明 . 2000. 生态系统生态学 . 北京：科学出版社 .

操基玉 . 2012. 突发环境污染事件及其应急管理 . 北京：人民卫生出版社 .

曹树基，李玉尚 . 2006. 鼠疫：战争与和平——中国的环境与社会变迁（1230—1960 年）. 济南：山东画报出版社 .

陈邦贤 . 1955. 赵学敏及他著的“本草纲目拾遗”. 中国药学杂志，（9）：380.

陈炳卿，孙长颢 . 2002. 食品污染与健康 . 北京：化学工业出版社 .

陈道章 . 2000. 中国古代化学史 . 福州：福建科学技术出版社 .

陈冀胜，郑硕 . 1987. 中国有毒植物 . 北京：科学出版社 .

陈宁庆 . 2001. 实用生物毒素学 . 北京：中国科学技术出版社 .

陈新谦，张天禄 . 1992. 中国近代药学史 . 北京：人民卫生出版社 .

陈学敏，杨克敌 . 2008. 现代环境卫生学（第二版）. 北京：人民卫生出版社 .

陈学敏 . 2004. 环境卫生学 . 北京：人民卫生出版社 .

陈育人 . 1986. 毒物杂学事典 . 台北：牛顿出版社 .

陈远聪，袁士龙 . 1988. 毒素的研究与利用 . 北京：科学出版社 .

陈志莉，等 . 2016. 突发性环境污染事故应急技术与管理 . 北京：化学工业出版社 .

陈竹丹，叶常青 . 2006. 核与如何应对辐射恐怖 . 北京：科学出版社 .

程俊英，译注 . 1985. 诗经译注 . 上海：上海古籍出版社 .

程胜高，罗泽娇，曾克峰 . 2003. 环境生态学 . 北京：化学工业出版社 .

程元凯 . 1979. 致癌性多环芳烃 . 北京：人民卫生出版社 .

程之范，朱之琪 . 1990. 简明医学史 . 北京医科大学协和医科大学联合出版社 .

成军 . 1997. 程序性细胞死亡与疾病 . 北京：北京医科大学中国协和医科大学联合出版社 .

大木幸介 . 2000. 有毒物质与健康 . 阎树新，译 . 北京：化学工业出版社 .

大学环境类课程报告论坛组委会 . 2007. 大学环境类课程报告论坛论文集 . 2006. 北京：高等教育出版社，319-322.

戴树桂 . 2006. 环境化学 . 2 版 . 北京：高等教育出版社 .

段昌群 . 2004. 环境生物学 . 北京：科学出版社 .

段宪文，译注 . 1998. 诗经 . 西安：陕西人民出版社 .

范行准 . 1952. 中国与阿拉伯医学的交流史实 . 中国药学杂志，（2）：83.

方精云 . 2000. 全球生态学——气候变化与生态响应 . 北京：高等教育出版社 .

冯宗炜，等 . 1999. 酸沉降对生态环境的影响及其生态恢复 . 北京：中国环境科学出版社 .

付开镜 . 2006. 毒药与魏晋南北朝政治斗争和矛盾处理的关系 . 湖北大学学报（哲学社会科学版），33（6）：757-760.

付立杰 . 2001. 现代毒理学及其应用 . 上海：上海科学技术出版社 .

高春媛 . 1987. 中医医案发展简史 . 中华医史杂志 . 17（4）：207.

高时良 . 1994. 中国教会学校史 . 长沙：湖南教育出版社 .

高渌纹 . 1992. 实用有毒中药临床手册 . 北京：学苑出版社 .

工业毒理学编写组 . 1976. 工业毒理学 . 上册 . 上海：上海人民出版社 .

工业毒理学编写组 . 1977. 工业毒理学 . 下册 . 上海：上海人民出版社 .

龚纯 . 1995. 毒物在我国古代军事上的应用 . 中华医史杂志，25（4）：216–218.

顾卫民 . 1996. 基督教与近代中国社会 . 上海：上海人民出版社 .

顾学箕 . 1982. 中国医学百科全书・毒理学 . 上海：科学技术出版社 .

顾长声 . 1981. 传教士与近代中国 . 上海：上海人民出版社 .

顾长声 . 1985. 从马礼逊到司徒雷登：来华新教传教士评传 . 上海：上海人民出版社 .

顾祖维 . 2004. 现代毒理学概论 . 北京：化学工业出版社 .

郭新彪，刘君卓 . 2009. 突发公共卫生事件应急指引 .2 版 . 北京：化学工业出版社 .

郭新彪，杨旭 . 2015. 空气污染与健康 . 武汉：湖北科学技术出版社 .

郭新彪 . 2006. 环境健康学 . 北京：北京大学医学出版社 .

郭新彪 . 2010. 环境医学概论 .2 版 . 北京：北京大学医学出版社 .

郭新彪 . 2011. 环境健康学基础 . 北京：高等教育出版社 .

郭振仁，张建鸣，李文禧 . 2006. 突发性环境污染事故防范与应急 . 北京：中国环境科学出版社 .

国家环境保护总局 . 2004. 化学品测试方法 . 北京：中国环境科学出版社 .

国务院办公厅 . 2014. 国家突发环境事件应急预案 .

郝保华，康兴军 . 2002. 论"神农尝百草，一日而遇七十毒"内涵 . 中华医史杂志，32（4）：218–221.

贺争鸣，李冠民 . 2003. 动物实验替代方法概论 . 北京：学苑出版社 .

胡汉升 . 1986. 环境医学 . 北京：中国环境科学出版社 .

华惠伦，等 . 1985. 毒植物致毒及防治 . 上海：上海人民出版社 .

化学品风险相关国家标准汇编 . 2010. 生态毒理学试验方法 . 北京：中国标准出版社 .

环境保护部环境应急指挥领导小组办公室 . 2015. 突发环境事件典型案例选编 . 北京：中国环境出版社 .

黄玉瑶 . 2001. 内陆水域污染生态学 . 北京：科学出版社 .

霍仲厚，等 . 2005. 百年医学科技进展 . 北京：人民军医出版社 .

吉尔，朱钰宝 . 1935. 印刷工业的调查 . 中华医学杂志，21（11）：1143.

季鸿崑 . 2008. 近代医学和营养科学东渐与欧美传教士的作用 . 扬州大学烹饪学报，（1）：44–47.

贾静涛 . 2000. 世界法医学与法科学史 . 北京：科学出版社 .

姜生，汤伟侠 . 2002. 中国道教科学技术史（汉魏两晋卷）. 北京：科学出版社 .

杰伊・罗伯特・纳什 . 1998. 最黑暗的时刻：世界灾难大全 . 北京：商务印书馆 .

金岚，等 . 1992. 环境生态学 . 北京：高等教育出版社 .

金泰廙，等 . 2011. 现代职业卫生与职业医学 . 北京：人民卫生出版社 .

金泰廙 . 2007. 职业卫生与职业医学 .6 版 . 北京：人民卫生出版社 .

科学家传记大辞典编写组 . 1991—1994. 中国现代科学家传记 1 ~ 6 集 . 北京：科学出版社 .

孔繁翔 . 2000. 环境生物学 . 北京：高等教育出版社 .

赖特，韦尔伯恩 . 2007. 环境毒理学 . 朱琳，主译 . 北京：高等教育出版社 .

李 博，杨持，林鹏 . 2000. 生态学 . 北京：高等教育出版社 .

李冀，杨蕾 . 2003. 中药毒性三辨 . 中国医药学报，(31)：21.

李寿祺 . 1987. 卫生毒理学原理与方法 . 成都：四川科学技术出版社 .

李涛 . 1957. 明代医学 (1369—1644) 的成就 . 医学史与保健组织，1：43-63.

李廷安 . 1934. 地毯工业中的职业病 . 中华医学杂志，20 (1)：13.

李廷安 . 1935. 中国乡村卫生调查报告 . 中华医学杂志，21 (9)：1113.

李晓丽，等 . 1997. 毒性中药及其应用 . 山东中医药大学学报，1 (21)：21-25.

梁友信 . 2000. 劳动卫生与职业病学 .4 版 . 北京：人民卫生出版社 .

廖育群 . 1991. 岐黄医道 . 沈阳：辽宁教育出版社 .

林功铮 . 1989. 孙思邈医学思维规律探析 . 中华医史杂志，19 (2)：76-79.

林乾良 . 1984. 医学文字源流论 (一) 论疾病 . 中华医史杂志，14 (4)：197-200.

凌志 . 2002. 灭顶之灾・20 世纪大灾难 . 上海：学林出版社 .

刘建康 . 1999. 高级水生生物学 . 北京：科学出版社 .

刘凌云，郑光美 . 2009. 普通动物学 . 北京：高等教育出版社 .

刘士敬 . 2002. 辨证对待中药毒性 . 医学与哲学，(6)：253.

刘寿山，等 . 1963. 中药研究文献摘要 . 北京：科学出版社 .

刘树铮 . 2006. 医学放射生物学 .3 版 . 北京：原子能出版社 .

刘毓谷 . 1987. 卫生毒理学 . 北京：人民卫生出版社 .

刘征涛，等 . 2015. 环境化学物质风险评估方法与应用 . 北京：化学工业出版社 .

卢嘉锡，路甬祥 . 1998. 中国古代科学史纲 . 石家庄：河北科学技术出版社 .

陆启宏 . 2003. 巫师・人世间的魔鬼 . 上海：上海辞书出版社 .

陆肇基 . 1985. 一代学者丁福保 . 中华医史杂志，(2)：92.

罗伯特・玛格塔 . 2003. 医学的历史 . 北京：希望出版社 .

罗孝俊，麦碧娴 . 2017. 新型持久性有机污染物的生物富集 . 北京：科学出版社 .

吕小明，等 . 2012. 环境污染事件应急处理技术 . 北京：中国环境科学出版社 .

马继兴 . 1992. 马王堆古医书考释 . 长沙：湖南科学技术出版社 .

马堪温 . 1982. 阿拉伯医学 . 中华医史杂志，(2)：104.

玛格纳・L. N. 2009. 医学史 .2 版 . 刘学礼，主译 . 上海：上海人民出版社 .

梅雪芹 . 2004. 环境史学与环境问题 . 北京：人民出版社 .

孟紫强 . 1984. 大骨节病 . 太原：山西人民出版社 .

孟紫强 . 1978. 大骨节病流行病学 . 吉县：中共吉县县委地方病领导小组办公室印 .

孟紫强 . 2000. 环境毒理学 . 北京：中国环境科学出版社 .

孟紫强 . 2015. 现代环境毒理学 . 北京：中国环境出版社 .

孟紫强 . 2003. 环境毒理学基础 . 普通高等教育“十五”国家级规划教材 . 北京：高等教育出版社 .

孟紫强 . 2010. 环境毒理学基础 .2 版 . 北京：高等教育出版社 .

孟紫强 . 2018. 环境毒理学 .3 版 . 北京：高等教育出版社 .

孟紫强 . 2006. 生态毒理学原理与方法 . 北京：科学出版社 .

孟紫强 . 2009. 生态毒理学 . 普通高等教育“十一五”国家级规划教材 . 北京：高等教育出版社 .

孟紫强 . 2019. 生态毒理学 . 普通高等教育“十三五”规划教材 . 北京：中国环境出版集团 .

孟紫强 . 2006. 关于生态毒理学与环境毒理学几个基本概念的见解 . 生态毒理学报，1（2）：97-104.

孟紫强 . 2007. 生态毒理学与环境毒理学课程建设 // 大学环境类课程报告论坛文集（2006）. 北京：高等教育出版社，319-322.

孟紫强 . 2009.“生态毒理学”课程内容及其结构的思考 // 大学环境类课程报告论坛文集（2009）. 北京：高等教育出版社，263-265.

孟紫强 . 1978. 大骨节病病理形态学改变的研究 . 山西医药杂志，（2）：55-59.

孟紫强 . 1981. 带瘤小鼠肝核糖核酸对移植性肿瘤的抑制效应 . 天津医学院学报，（2）：28-38.

孟紫强 . 1986. 小鼠脾细胞受电离辐射后立即合成的核 RNA 与 DNA 杂交反应的变化 . 辐射研究与辐射工艺学报，6（4）：1-7.

孟紫强 . 1987. γ 线照射引起哺乳动物细胞 DNA 单链断裂与重接的研究 . 中华放射医学与防护杂志，7（5）：351-353.

孟紫强 . 1988. 小鼠白血病细胞核 RNA 在与 DNA 杂交反应中的变化 . 遗传，10（1）：17-19.

孟紫强，张连珍，郑卫萍 . 1989. 硫酸厂工人外周血淋巴细胞微核率的研究 . 环境科学学报，9（1）：125-128.

孟紫强，张连珍 . 1989. 二氯化汞对人外周血淋巴细胞的遗传毒性及硒的防护作用 . 环境科学，10（2）：7-9，49.

孟紫强 . 1990. 辐射研究与辐射工艺学术论文集 . 上海：上海医科大学出版社 .

孟紫强，孙恩杰 . 1996. 第 21 章　砷 // 王夔主编 . 生命科学中的微量元素 . 2 版 . 中国计量出版社 .

孟紫强，祝玉珂 . 1997. 太原地区绿化植物受氯气伤害的特征及其抗性的研究 . 城市环境与城市生态，10（3）：4-7.

孟紫强，张连珍 . 1998. 单细胞微凝胶电泳技术及其在人血淋巴细胞 DNA 损伤研究中的应用 . 遗传学报，25（4）：294-300.

孟紫强，桑楠 . 2002. SO_2 代谢衍生物对大鼠海马 CAI 区神经元钠电流的影响 . 生理学报，54（3）：267-270.

孟紫强 . 2003. 氧化应激效应与 SO_2 全身性毒作用研究 . 中国公共卫生，19（12）：1422-1424.

孟紫强，白巨利，秦国华 . 2005. SO_2 对大鼠肝、肺 3 种细胞凋亡相关基因和细胞色素 P450 4 种基因表达的影响 . 毒理学杂志，19（3）增刊：229.

孟紫强，张海飞 . 2005. 二氧化硫衍生物对大鼠离体主动脉血管环的舒张作用 . 应用与环境生物学报，11（1）：64-66.

孟紫强，2009，生活方式与健康 . 北京：科学普及出版社 .

孟紫强 . 2010. 沙尘暴对健康的影响及防护 . 环境与健康展望，118（2C）：2.

孟紫强，李君灵 . 2011. 二氧化硫生物学研究进展：从毒理学到生理学 . 生理学报，63（6）：593–600.

孟紫强，等 . 2012. 二氧化硫生物学：毒理学、生理学、病理生理学 . 北京：科学出版社 .

孟紫强 . 2022. 二氧化硫信号分子研究 . 北京：中国环境出版集团 .

孟紫强，张全喜，杨振华 . 2022. 沙尘天气与健康 . 北京：中国环境出版集团 .

孟紫强，张全喜，杨振华 . 2012. 沙尘暴医学与毒理学 . 北京：中国环境科学出版社 .

南京中医药大学 . 2009. 中医药大辞典 .2 版 . 上海：上海科学技术出版社 .

南京中医药大学 . 2017. 中药大辞典 .2 版 . 上海：上海科学技术出版社 .

纽曼，昂格尔 . 2007. 生态毒理学原理 . 赵园，王太平，译 . 北京：化学工业出版社 .

彭双清，郝卫东，伍一军 . 2003. 毒理学替代法 . 北京：军事医学科学出版社 .

彭双清，CARMICHAEL P L. 2015. 21 世纪毒性测试策略理论与实践 . 北京：军事医学科学出版社 .

任茂棠 . 2012. 历史的情怀——山西大学建设与发展亲历记 . 北京：中国社会出版社，89-97.

尚志钧 . 1999.《神农本草经》书名出现时代的讨论 . 中华医史杂志，29（5）：135-138.

尚志钧 . 2009. 中国本草要籍考 . 合肥：安徽科学技术出版社 .

盛连喜 . 2020. 环境生态学导论 .3 版 . 北京：高等教育出版社 .

史志诚 . 1996. 毒性灾害 . 西安：陕西科学技术出版社 .

史志诚 . 2001. 动物毒物学 . 北京：中国农业出版社 .

史志诚 . 2002. 20 世纪世界重大毒性灾害及其历史教训 . 灾害学，17（1）：76-81.

史志诚 . 2003. 中国古代毒物学史研究进展 . 西北大学学报，33（增刊）：89-95.

史志诚 . 2005.《诗经》中有关毒物与中毒的记载 . 西北大学《毒理学史研究文集》第 4 集 .

史志诚 . 2005. 生态毒理学概论 . 北京：高等教育出版社 .

孙志伟 . 2017. 毒理学基础 . 7 版 . 北京：人民卫生出版社 .

孙祖越，李元春 . 2013. 前列腺药理学 . 上海：上海科学技术出版社 .

松本恒隆 . 1984. 身边的化学现象——日本化学家的探索 . 吴祺，译 . 北京：科学普及出版社 .

宋知行 . 1983. 中医药性学说发展简史 . 中华医史杂志，13（3）：129-132.

苏特（SUTER G W Ⅱ.）. 2011. 生态风险评价 .2 版 . 尹大强，林志芬，刘树深，等译 . 北京：高等教育出版社 .

孙儒泳 . 2001. 动物生态学原理 .3 版 . 北京：北京师范大学出版社 .

孙铁珩，周启星，李培军 . 2001. 污染生态学 . 北京：科学出版社 .

汤浅光朝 . 1984. 科学文化史年表 . 张利华，译 . 北京：北京科学普及出版社 .

王敦清 . 1985.《本草纲目》中几种会致人死命的节肢动物 . 中华医史杂志，15（2）：122-124.

王范之 . 1957. 从山海经的药物使用来看先秦时代的疾病情况 . 医学史与保健组织，3：187-

192.

王焕校 . 2002. 污染生态学 . 北京：高等教育出版社 .

王纪潮 .2003. 中国古代巫、毒关系之演变——战国秦汉简帛材料中有关毒的人类学观察 // 西北大学生态毒理学研究所编印：毒理学史研究文集 .2 集 . 10-18.

王江 . 2005.《新集通证古今算学宝鉴》介绍及作者王文素生平大事略考 . 文物世界，（3）：22-25.

王夔 . 1996. 生命科学中的微量元素 .2 版 . 北京：中国计量出版社 .

王晓蓉 . 1993. 环境化学 . 南京：南京大学出版社 .

王心如 . 2012. 毒理学基础 .6 版 . 北京：人民卫生出版社 .

王育学 . 1985.《山海经》医药记载 . 中华医史杂志，15（3）：192-193.

王振刚 . 2001. 环境医学，北京医科大学出版社 .

王旨富 . 1981. 李珣《海药本草》拾遗（一）. 成都中医学院学报，（4）：61-63.

魏复盛，周宜开，鲁文清 . 2015. 水污染与健康 . 武汉：湖北科学技术出版社 .

夏世钧，吴中亮 . 2001. 分子毒理学基础 . 武汉：湖北科学技术出版社 .

夏寿萱 . 1998. 放射生物学 . 北京：军事医学科学出版社 .

夏治强 . 2008. 化学武器兴衰史话 . 北京：化学工业出版社 .

肖培根 . 1998. 绿色药库的开发利用 . 上海：上海教育出版社 .

谢德秋 . 1992. 医学五千年（外国医学史部分）. 北京：原子能出版社 .

新中国预防医学历史经验编委会 . 1988. 新中国预防医学历史经验 . 北京：人民卫生出版社 .

许嘉林，杨居荣 . 1996. 陆地生态系统中的重金属 . 北京：中国环境科学出版社 .

薛愚 . 1987. 中国药学会史略 . 北京：中国医药科技出版社 .

薛愚 . 1984. 中国药学史料 . 北京：人民卫生出版社 .

严世芸 . 2004. 中医学术发展史 . 上海：上海中医药大学出版社 .

严小青，惠富平 . 2008. 郑和下西洋与明代香料朝贡贸易 . 江海学刊，（1）：180-185.

晏路明 . 2001. 人类发展与生存环境 . 北京：中国环境科学出版社 .

杨宝龙，单镇 . 2006. 中药炮制解毒去毒机理 . 山西中医，（6）：45-46.

杨仓良 . 1993. 毒药本草 . 北京：中医药出版社 .

杨克敌 . 2012. 环境卫生学 . 7 版 . 北京：人民卫生出版社 .

杨言 . 2000. 世界 5000 年神秘总集 . 北京：西苑出版社 .

杨志文 . 1988. 世界百名元首秘闻韵事 . 北京：解放军出版社 .

姚天翼 . 1984. 中国医学史 . 人民卫生出版社 .

姚志麒 . 1981. 环境卫生学 . 北京：人民卫生出版社 .

徐晓白，戴树桂，黄玉瑶 . 1998. 典型化学污染物在环境中的变化及生态效应 . 北京：科学出版社 .

叶常青，任天山，喻名德 . 2009. 核试验环境辐射与人类健康 . 北京：国防工业出版社 .

叶常青 . 1993. 放射毒理学研究的回顾与展望 . 中国毒理学会编印 .

叶舒宪 . 2004. 山海经的文化寻踪 . 武汉：湖北人民出版社 .

医史杂志资料室 . 1952. 元大都回回药物院的遗物 . 医史杂志，(2)：111.

殷浩文 . 2001. 生态风险评价 . 上海：华东理工大学出版社 .

印木泉 . 1993. 遗传毒理学的兴起与发展 . 中国毒理学会编印 .

印木泉 . 2004. 遗传毒理学 . 北京：科学出版社 .

于船，史志诚 . 2003. 中国古代毒物学与畜禽中毒病的防治知识 . 西北大学学报，33 (增刊)：113-115.

于尔根・托瓦尔德 . 1986. 外国著名毒杀案——检毒工作百年史 . 方未之，译 . 北京：群众出版社 .

余刚 . 2005. 持久性有机污染物——新的全球性环境问题 . 北京：科学出版社 .

俞为洁 . 2007. 有毒植物的食用历史 . 农业考古，(4)：194-198.

袁越 . 2007. 寂静的春天不寂静 . 三联生活周刊，23：106-111.

翟中和，王喜忠，丁明孝 . 2001. 细胞生物学 .4 版 . 北京：高等教育出版社 .

张宝莉 . 2002. 农业环境保护 . 北京：化学工业出版社 .

张昌绍 . 1954. 现代的中药研究 . 北京：中国科学图书仪器公司 .

张承道 . 1958. 我国关于职业病的最早文献记载 . 医学史与保健组织，2：146.

张世英 . 2005. 药王孙思邈：古代毒理学的开拓者 // 毒理学史研究文集 (第 4 集) . 西安：西北大学生态毒理研究所 .

张慰丰 . 2000. 医药的起源 . 中华医史杂志，30 (1)：48-51.

张铣，刘毓谷 . 1997. 毒理学 . 北京：北京医科大学中国协和医科大学联合出版社 .

张永春，等 . 2002. 有害废物生态风险评价 . 北京：中国环境科学出版社 .

张云峰，等 . 1994. 城市环境保护——太原市环境污染与防治植物 . 北京：中国科学技术出版社 .

张宗炳 . 1962. 昆虫毒理学 . 北京：科学出版社 .

张宗炳 . 1982. 昆虫毒理学的新进展 . 北京：北京大学出版社 .

赵古麟 . 1995. 孙思邈千金方研究 . 西安：陕西科学技术出版社 .

甄志亚 . 1991. 中国医学史 . 北京：人民卫生出版社 .

中国大百科全书・环境科学编委会 . 2002. 中国大百科全书・环境科学 . 北京：中国大百科全书出版社 .

中国毒理学会 . 2010. 中国毒理学会成立十五周年纪念 . 北京：中国毒理学会 .

《环境科学大辞典》编委会 . 2008. 环境科学大辞典 . 北京，中国环境科学出版社 .

中国科学技术协会 . 1996. 中国科学技术专家传略 . 北京：中国科学技术出版社 .

中国医学百科全书编辑委员会 . 1982. 中国医学百科全书 . 北京：中国科学技术出版社 .

中药简史 . 北京：北京科技出版社，1960.

周启星，孔繁翔，朱琳 . 2004. 生态毒理学 . 北京：科学出版社 .

周秀达 . 1988. 我国古代职业病史初探 . 中华医史杂志，18 (1)：13-15.

周益新，张芙蓉 . 1999. 五石散之治疗作用及毒副作用刍议 . 中华医史杂志，29（4）：230–232.
朱潮 . 1988. 中外医学教育史 . 上海：上海医科大学出版社 .
朱茂祥 . 2006. 放射毒理学的过去、现在和未来 . 中国毒理学通讯，10（4）：1–4.
朱万森 . 2014. 生命中的化学元素 . 上海：复旦大学出版社 .
竺乃恺 . 1993. 分析毒理学的现状与展望 . 中国毒理学会编印 .
祝敏彻，赵浚，刘成德，等，译注 . 1984. 诗经译注 . 兰州：甘肃人民出版社 .
庄志雄 . 2006. 靶器官毒理学 . 北京：化学工业出版社 .
左玉辉 . 2002. 环境学 . 北京：高等教育出版社 .
GLENN W. SUTER Ⅱ . 2011. 生态风险评价 . 2 版 . 尹大强，等译 . 北京：高等教育出版社 .
AHLBOM I C，CARDIS E，GREEN A，et al. 2001. Review of the epidemiologic literature on EMF and health. Environ Health Perspect，109（Suppl 6）：911–933.
ALARIE Y C，KRUMM A A，BUSEY W M，et al. 1975. Long-term exposure to sulfur dioxide，sulfuric acid mist，fly ash，and their mixtures. Arch. Environ. Health，30：254–262.
AMDUR M O，MELVIN W W，DRINKER P. 1953. Effects of inhalation of sulphur dioxide by man. The Lancet，2：758–759.
AMES B N. 1983. Ditary carcinogens and anticarcinogens：oxygen radicals and degenerative diseases. Science，221：1256–1264.
ANDERSON A. 1950. Possible long term effects of exposure to sulphur dioxide. Brit J Ind Med：782–786.
BAAN R，GROSSE Y，LAUBY-SECRETAN B，et al. 2011. WHO international agency for research on cancer monograph working group. Carcinogenicity of radiofrequency electromagnetic fields. Lancet Oncol. 12：624–626.
BALLANTYNE B，MARRS T，SYVERSEN T. 1999.General and applied toxicology（2nd Edition）. New York：Grove's Dictionaries Inc.
BALLANTYNE B，MARRS T，SYVERSEN T. 2009.General and applied toxicology（3rd Edition）. New York：John Wiley & Sons，Ltd.
BARNTHOUSE L W，SUTER G W II，Bartell S M，et al. 1986. User's manual for ecological risk assessment. ORNL Publication No. 2769. Oak Ridge National Laboratory（ORNL），Oak Ridge，TN.
BARNTHOUSE L W，SUTER G W，ROSEN A E. 1990. Risks of toxic contaminants to exploited fish population：influence of life history，data uncertainty and exploitation intensity. Environ Toxicol Chem，9：297–311.
BEYER W N，HEINZ G H，REDMON-NORWOOD A W. 1996.Environmental contaminants in wildlife：interpreting tissue concentrations. Boca Raton：Lewis Publishers.
BOWERS J Z，HESS J W，SIVIN N，et al. 1989. Science and medicine in twentieth-century China：research and education.Ann Arbor，MI：University of Michigan Press.
BOZEMAN J，KOOPMAN B，BITTON G. 1989.Toxicity testing using immobilized algae.

Aqua Toxic，14：345-352.

CALLOW P，SIBLY R M. 1990. A physiological basis of population processes：ecotoxicological implications. Funct Ecol，(4)：283-388.

CALLOW P. 1998.Handbook of Ecotoxicology. Oxford：Blackwell Science Ltd.

COCKERHAM L G，SHANE B S. 1994.Basic environmental toxicology. Boca Raton：CRC Press.

COHEN H J，DREW R T，JOHNSON J L，et al. 1973. Molecular basis of the biological function of molybdenum.The relationship between sulfite oxidase and the acute toxicity of bisulfite and SO_2. Proc Nat Acad Sci，70：3655-3659.

CONNELL D W，Wu R，Lam P，et al. 1999. Introduction to ecotoxicology. Cambridge：Blackwell Science Inc.

DENG F R，GUO X B，Liu H，et al. 2007. Effects of dust storm $PM_{2.5}$ on cell proliferation and cell cycle in human lung fibroblasts. Toxicology In Vitro，21：632-638.

DOCKERY D W，POPE C A，XU X，et al. 1993. An association between air pollution and mortality in six U.S. cities. N Engl J Med.，329 (24)：1753-1759.

DONALDSON H H. 1912. The history and zoological position of the albino rat. Natl. Acad. Sci.，15：365-369.

DORANDI T. 1999. Chapter 2：chronology//ALGRA，et al. The Cambridge history of hellenistic philosophy. Cambridge，52-53.

EPSTEIN J H.1999. Phototoxicity and photoallergy. Seminars in Cutaneous Medicine and Surgery，18 (4)：274-284.

FRANCIS B M. 1994.Toxic substances in the environment. New York：John Wiley & Sons.

GALLO M A. 2007. History and scope of toxicology// Casarett & doull's toxicology：the basic science of poisons. 7th ed (ed by C. D. Claassen). New York：The McGrraw-Hill Companies，Inc. pp 1-10.

GARTE S J. 1994.Molecular environmental biology. Boca Raton：Lewis Publishers.

GOCHFELD M. 2005. Chronologic history of occupational medicine. Journal of Occupational & Environmental Medicine，47 (2)：96-114.

GUNTHER R T. 1934. The greek herbal dioscorides. Oxford：Oxford University Press.

GUTHRIE D. 1946. A history of medicine. Philadelphia：J.B. Lippincott Company.

HAYES A W.1994. Principles and methods of toxicology. 3rd ed.，Raven press.

HAYES A N，GILBERT S G. 2009. Historical milestones and discoveries that shaped the toxicology sciences// Molecular，Clinical and Environmental Toxicology Volume 1. Molecular Toxicology Series：Experientia Supplementum.

HUSSEIN H S，BRASEL J M. 2001.Toxicity，metabolism，and impact of mycotoxin on humans and animals. Toxicology，167：101-134.

HUTT P B，HUTT P B II. 1984. A history of government regulation of adulteration and misbranding of food. Food Drug Cosmet Law J.，39：2-73.

JACOBSEN F M，WEHR T A，SACK D A，et al.1987. Seasonal affective disorder：a review of the syndrome and its public health implications. Journal of Public Health，77：57–60.

JACOBSEN M，RAE S，WALTON W H，et al. 1970.New dust standards for British coal mines. Nature，227：445–447.

KIDD K A，HESSLEIN R H，ROSS B J，et al. 1998.Bioaccumulation of organochlorines through a remote freshwater food web in the Canadian Arctic. Environmental Pollution，102：91–103.

KLAASSEN C D. 2001. Casarett and doull's toxicology：the basic science of poisons. 6th edition. New York：McGraw–Hill Publishers.

LANDIS W G，Yu M H. 1995.Introduction to environmental toxicology：impacts of chemicals upon ecological systems. Boca Raton：CRC Press.

LASKIN S，KUSCHNER M，DREW R T. 1970. Studies in pulmonary carcinogenesis//Inhalation Carcinogenesis（Hanna MG，Jr.，Nettesheim P，Gilbert JR. Eds.），U.S. Atomic Energy Commission，Oak Ridge，Tenn.，321–351.

LIPPMANN M，HWANG J S，MACIEJCZYK P，et al.2005. PM source apportionment for short–term cardiac function changes in ApoE–/– mice. Environ Health Perspect，113：1575–1579.

LIPPMANN M. 2000.Environmental toxicants：human exposures and their health effects（2nd ed.）. New York：John Wiley & Sons.

LIU X L，MENG Z Q. 2005. Effects of airbone fine particle matter on antioxidant capacity and lipid peroxidation in maltiple organs of rats. Inhal Toxical，17（9）：467–473.

LOCK K，JANSSEN C R. 2002.Multi–generation toxicity of zine，cadmium，copper and lead to the potworm Enchytraeus albidus. Environmental Pollution，117（1）：89–92.

LU F C. 1996. Basic toxicology. 3rd ed. London：Taylor and Francis.

MADERA C，GARCIA P，JANZEN T，et al. 2003.Charactersation of technologically proficient wild Lactococcus lactis strains resistant to phage infection. International Journal of Food Microbiology，86：213–222.

MAGNER L N 2005. A history of medicine（second edition）. Taylor & Francis Group，LLC.

MALINS D C，OSTRANDER G K.1994. Aquatic toxicology：molecular and cellular Perspectives. Boca Rato：CRC Press.

MANAHAN S E. 2002.Toxicological chemistry and biochemistry，3rd ed. Boca Raton：CRC Press.

MANIRAKIZA P，COVACI A，NIZIGIYMANA L，et al. 2002.Persistent chlorinated pesticides and polychlorinated biphenyls in selected fish species from Lake Tanganyika，Burundi，Africa. Environmental Pollution，117：447–455.

MARQUARDT H，SCHAFER S G，MCCLELLAN R O，et al. 1999. Toxicology. San Diego：Academic Press.

MEHLMAN M A. 1983. Current toxicological information as the basis for sulfur dioxide standards. Environmental Health Perspectives，52：261–266.

MENG Z Q, QIN G H, BAI J L, et al. 2007. Alterations of gene expression profiles induced by sulfur dioxide in rat lungs. Front. Biol. China, 2（4）: 369-378.

MENG Z Q, QIN G H, ZHANG B. 2005. DNA damage in mice treated with sulfur dioxide by inhalation. Environmental and Molewlar Mutagenesis, 46: 150-155.

MENG Z Q, QIN G H, ZHANG B, et al. 2004. DNA damaging effects of sulfur dioxide derivatives in cells from various organs mice. Mutagenesis, 19 : 465-468.

MENG Z Q, ZHANG L Z. 1990. Chromosomal aberrations and sister-chromatid exchanges of lymphocytes of workers exposed to sulphur dioxide. Mutation Research, 241（1）: 15-20.

MENG Z Q, ZHANG L Z. 1990. Observation of frequecies of lymphocytes with micronuclei in human peripheral blood cultures from workers in a sulphuric acid factory. Environmental and Molecular Mutagenesis, 15（4）: 218-220.

MENG Z Q. 1993. Effects of arsenic on DNA synthesis in human lymphocytes stimulated by phytoheagglutinin. Biol. Tr. Element Res., 39（1）: 73-75.

MENG Z Q. 1999. Polymerases chain reaction based deletion screening of bisulfate（sulfur dioxide）-enhanced gpt mutants in CHO-AS52 cells. Mutation Res., 425: 81-85.

MENG Z Q, et al. 2003. Blood pressure of rats lowered by sulfur dioxide and its derivatives. Inhal Toxicol, 15: 951-959.

MENG Z Q. 2003. Oxidative damage of sulfur dioxide on various organs of mice: sulfur dioxide is a systemic oxidative damage agent. Inhalation Toxicology, 15: 181-195.

MENG Z Q. 1994. Effects of arsenic on DNA synthesis in human lymphocytes//Arsenic in the Environmental, Part 2: Human Health and Ecosystem Effects（ed. By J.O. Nriagu）. New York: John Wiley & Sons, Inc. pp.133-142.

MENG Z Q, WANG R. 2018. Production and signaling functions of ammonia in mammalian cells// Gasotransmitters（ed.by R. Wang）. UK Cambridge: Royal Society of Chemistry, Thomas Graham House, pp.101-144.

MORGAN H W.1981.Drugs in America—a social history 1800-1980. Syracuse NY: Syracuse University Press.

MORIARTY F. 1999.Ecotoxicology: the study of pollutants in ecosystems. 3rd edition. London: Academic Press.

MOSSMAN B T, CRAIGHEAD J E. 1979. Use of hamster tracheal organ cultures for assessing the cocarcinogenic effects of inorganic particulates on the respiratory epithelium. Prog Exp Tumor Res, 24: 37-47.

National Research Council. 1983.Risk assessment in the federal government: managing the process. Washington DC: National Academy Press.

NEEDHAM J. 1954. Science and civilisation in China. Vols.1-7. New York: Cambridge University Press.

NEMMAR A，et al. 2001. Passage of intratracheally instilled ultrafine particles from the lung into the systemic circulation in hamster. Am. J. Respir. Crit. Care Med. 164：1665–1668.

NEWMAN M C. 1998.Fundamentals of ecotoxicology. Boca Raton：Lewis Publishers，CRC Press.

NRIAGU J O. 1994.Arsenic in the environment，part Ⅱ：human health and ecosystem effects. New York：John Wily & Sons Inc.

OLMSTED J M D，MAGENDIE F. 1944. Pioneer in experimental physiology and scientific medicine in XIX century France. New York：Schuman's Companies，Inc.

OVERTURF M D，ANDERSON J C，PANDELIDES Z，et al. 2015.Pharmaceuticals and personal care products：a critical review of the impacts on fish reproduction. Critical Reviews in Toxicology，45（6）：469–491.

PACHTER H M. 1961. Paracelsus：magic into science. New York：Collier Press.

PHILP R B. 2001.Ecosystems and human health：toxicology and environmental Hazards（2nd edition）. Lewis Publishers.

POSTHUMA L，SUTER G W，TRAAS T P. 2001.Species sensitivity distributions in ecotoxicology. Boca Raton：CRC Press.

ROM W N. 1998.Environmental and occupational medicine. 3rd ed. Philadelphia：Lippincott–Raven Publishers.

RUSSELL W T.1924. The influence of fog on mortality from respiratory diseases. Lancet，2：335–339.

GILBERT S G，Hayes. A. 2010. Lessons learned：milestones of toxicology.（www.toxipedia.org.–@2006–2010，S.G.Gilbert）.

SCHÜÜRMANN G，MARKERT B. 1998.Ecotoxicology：ecological fundamentals，chemical exposure，and biological effects. New York and Heidelberg：A John Wiley & Sons，Inc. and Spektrum Akademischer Verlag Co–publication.

SEATON A，MACNEE W，DONALDSON K，et al. 1995. Particulate air pollution and acute health effects. Lancet，345：176–178.

SERVICE R F. 2003. Nanotechnology. Sorting technique may boost nanotube research. Science. 300：2018.

SHAPIRO R. 1977. Genetic effects of bisulfite（sulfur dioxide）. Mutat Res.，39：149–176.

SIVIN N. 1995. Medicine，philosophy and religion in ancient china：researches and Reflections. Brookfield，VT：Variorum.

SPARLING D W，et al. 2010. Ecotoxicology of amphibians and reptiles. CRC Press.

STEENHLF M，et al. 2011. In vitro toxicity of particulate matter（PM）collected at different sites in the Netherlands is associated with PM composition，size fraction and oxidative potential—the RAPTES project. Part Fibre Toxicol.，8：26.

STIRLING D A. 2006. History of toxicology and allied sciences：a bibliographic review and guide to suggested readings. Int J Toxicol，25（4）：261-268.

TAYLOR H J，BELL J N B. 1992.Tolerance to SO_2，NO_2 and their mixture in Plantago major L. populations. Environmental Pollution，76：19-24.

UNSCEAR Report：Health effects due to radiation from the Chernobyl accident. 2007

UNSCHULD P U. 1985. Medicine in China. a history of pharmaceutics. Berkeley，CA：University of California Press.

UNSCHULD P U.1998. Chinese medicine. Brookline，MA：Paradigm Publications.

UNSCHULD P U.2003. Huang Di Nei Jing Su Wen：nature，knowledge，imagery in an ancient chinese medical text. Berkeley，CA：University of California Press.

US Environmental Protection Agency. 1992. Peer review workshop report on a framework for ecological risk assessment. EPA/625/3-91/022. Risk Assessment Forum，US Environmental Protection Agency，Washington DC.

US Environmental Protection Agency. 1983. Testing for environmental effects under the toxic substances control act. Office of Toxic Substances，Washington DC.

VENTURINO A. 2005.Biochemical targets of xenobiotics：biomarkers in amphibian ecotoxicology. Applied Herpetology，2（3）：335-353.

WALKER C H，et al. 2001.Principles of ecotoxicology. 2nd edition. London：Taylor and Francis Ltd.

WATSON K D，et al.2009. Highlights in the history of toxicology//Information Resources in Toxicology. 4th ed. New York：Academic Press.

WELD R J，et al. 2004. Models of phage growth and their applicability to phage therapy. J Theoret Biol，227：1-11.

ZAPP J A Jr，DOULL J. 1993. Industrial toxicology：retrospect and prospect//Patty's Industrial Hygiene and Toxicology，Vol.II，Part A. 4th ed.（ed.by Clayton GD，Clayton FE ）. New York：Willey Press，1-23.

附录1
主编团队对环境毒物研究的主要成果目录

为了使读者了解主编的治学经历和学术思想，特将其主编团队在环境毒物研究中获得的部分科研成果、著作和论文题录附录于此。

1.1 获奖与专利

1.1.1 获奖

1. 获2008年山西省科学技术奖自然科学一等奖（编号：2008-Z-1-001），《典型大气污染物毒理作用的系列研究》（孟紫强、解静芳、张波、李瑞金、张全喜）

2. 获教育部2000年中国高校科学技术奖二等奖（编号2000-122），《煤烟型大气污染物SO_2与TSP毒理学作用的系列研究》（孟紫强、杨文敏、张连珍等）

3. 获教育部1999年科技进步三等奖（编号：98-344），《二氧化硫及其衍生物对哺乳类细胞的致突变作用》（孟紫强）

4. 获2005年国家级教学成果奖二等奖（证书号：2005313），《环境类专业基础理论建立与课程体系整体优化的研究》（左玉辉、叶文虎、朱坦、杨持、孟紫强）

5. 获2004年江苏省教学成果特等奖（1281B06211），《环境类专业基础理论建立与课程体系整体优化的研究》（左玉辉、叶文虎、朱坦、杨持、孟紫强）

6. 获1991年山西省科技进步理论成果二等奖（编号1989-309），《电离辐射对哺乳动物细胞DNA损伤效应的研究》（孟紫强）

7. 获1994年山西省科技进步二等奖（编号92-148），《二氧化硫对人血淋巴细胞遗传损伤效应的研究》（孟紫强、张连珍）

8. 获1995年山西省科技进步二等奖（编号952094），《培养人类细胞中N-乙酰转移酶活性的诱导研究》（孟紫强）

9. 获2011年甘肃省科学技术进步奖二等奖（编号：2011-J2-081-R9），《沙尘暴细颗粒物$PM_{2.5}$的毒理学效应及其对人群健康的影响研究》（牛静萍、孟紫强等）

10. 获 2019 年山西省科学技术奖自然科学二等奖（编号：2019-Z-2-014），《大气主要污染物二氧化硫和沙尘颗粒物对呼吸和心血管系统的毒理效应》（张全喜、杨振华、李君灵、李瑞金、孟紫强）

11. 获 1991 年山西省科技进步应用成果三等奖（编号：1989-115），《太原地区抗污树种及指示植物的筛选与研究》（祝玉珂、谢淑琦、孟紫强、王翠红）

12. 获 1997 年山西省科技进步三等奖，《砷在人血淋巴细胞转化和 DNA 合成中的作用》（孟紫强）

13. 获 1999 年山西省科技进步三等奖，《空气氟化物污染对人血淋巴细胞遗传损伤效应的研究》（孟紫强）

14. 获 2007 年度山西省科学技术奖自然科学类三等奖（编号：2007-Z-3-003），《二氧化硫衍生物对大鼠神经元和心肌细胞几种离子通道的影响》（孟紫强、聂爱芳、桑楠、杜正清、魏彩玲）

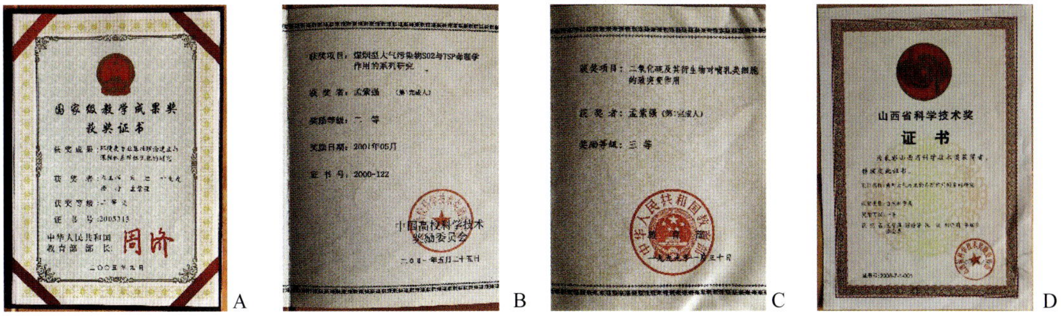

教育部教学成果二等奖（A），科技进步二、三等奖（B，C）和山西省一等奖（D）证书

1.1.2　专利

1. 孟紫强．一种有毒气体动式染毒装置。专利类型：实用新型，专利号：2067422，2012.

2. 孟紫强，耿红，白巨利，等．一种降血压组合物及其制备方法和应用。专利类型：发明，专利号：242183，2005.

3. 耿红，孟紫强，张全喜．一种从动物肺中提取肺泡灌洗液的装置。专利类型：实用新型，专利号：714012，2005.

1.2　出版教材、专著和科普读物

1.2.1　教材

1. 孟紫强．2003. 环境毒理学基础（普通高等教育“十五”国家级规划教材）. 北京：高等教育出版社．

2. 孟紫强 . 2010. 环境毒理学基础（第二版）. 北京：高等教育出版社 .

3. 孟紫强 . 2018. 环境毒理学（第三版）. 北京：高等教育出版社 .

4. 孟紫强 . 2009. 生态毒理学（普通高等教育“十一五”国家级规划教材）. 北京：高等教育出版社 .

5. 孟紫强 . 2019. 生态毒理学（普通高等教育“十三五”规划教材）. 北京：中国环境出版集团 .

6. 孟紫强 . 2022. 生态毒理学原理（普通高等教育“十四五”规划教材）. 北京：中国环境出版集团 .

7. 孟紫强，等 . 2005. 环境毒理学基础（第一版）电子教案 . 北京：高等教育出版社 .

8. 孟紫强，等 . 2013. 环境毒理学基础（第二版）电子教案 . 北京：高等教育出版社 .

9. 李君灵，孟紫强 . 2013. 生态毒理学（第一版）电子教案 . 北京：高等教育出版社 .

1.2.2 专著

1. 孟紫强 . 1984. 大骨节病 . 太原：山西人民出版社 .

2. 孟紫强 . 2000. 环境毒理学 . 北京：中国环境科学出版社 .

3. 孟紫强 . 2015. 现代环境毒理学 . 北京：中国环境出版社 .

4. 孟紫强 . 2006. 生态毒理学原理与方法 . 北京：科学出版社 .

5. 孟紫强，等 . 2012. 二氧化硫生物学：毒理学、生理学、病理生理学 . 北京：科学出版社 .

6. 孟紫强 . 2022. 二氧化碳信号分子研究 . 北京：中国环境出版集团 .

7. 孟紫强，张全喜，杨振华 . 2012. 沙尘暴医学与毒理学 . 北京：中国环境科学出版社 .

8. 孟紫强，张全喜，杨振华 . 2022. 沙尘天气与健康 . 北京：中国环境出版集团 .

9. 孟紫强，张全喜，李君灵，等 . 2011. 环境毒理学学科发展 // 中国科学技术协会 . 2010—2011 毒理学学科发展报告 . 北京：中国科学技术出版社，200-208.

10. 孟紫强 . 1996. 第 21 章　砷 // 王夔 . 生命科学中的微量元素 .2 版 . 中国计量出版社 .

11. 孟紫强 . 1990. 辐射研究与辐射工艺学术论文集 . 上海：上海医大出版社 .

12. 孟紫强，张全喜，李瑞金，等 . 2016. 第 55 卷　环境毒理学史 . 张全喜，孟紫强 . 2016. 第 56 卷　生态毒理学史 // 史志诚 . 世界毒物全史 . 西安：西北大学出版社 .

13. 孟紫强，张全喜，杨振华 . 2015. 第三章　二氧化硫 // 郭新彪，杨旭 . 空气污染与健康 . 武汉：湖北科学技术出版社 .

14. 孟紫强，张全喜，杨振华 . 2015. 第十六章　沙尘暴的健康影响 // 空气污染与健康（郭新彪，杨旭主编）. 武汉：湖北科学技术出版社 .

15. Meng Z Q. 1994. Effects of Arsenic on DNA Synthesis in Human Lymphocytes// Arsenic in the Environment，Part 2：Human Health and Ecosystem Effects（ed. Jerome O. Nriagu），New York：John Wiley & Sons，Inc.，pp.133-142.

16. Meng Z Q，Wang R. 2018.Chapter 5 Production and Signaling Functions in Mammalian Cells// Gasotransmitters（ed. R. Wang）. London：Royal Society of Chemistry. pp.101-144.

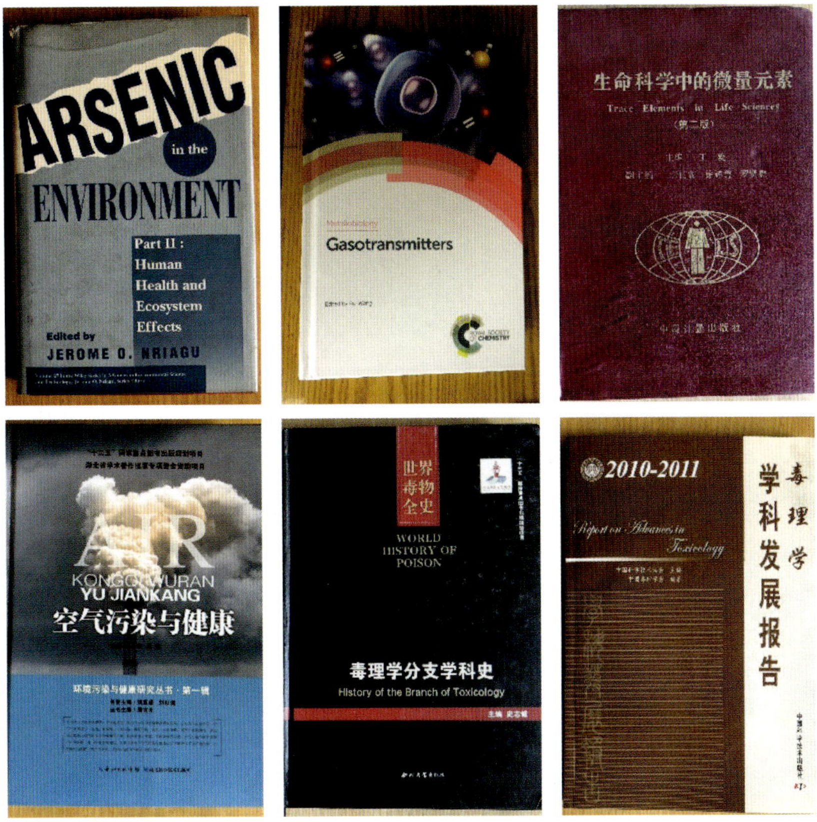

孟紫强参编 6 部学术著作的封面

（孟紫强主编的著作已在本书其他部分出现，故此处略）

1.2.3　科普读物及其他

1. 孟紫强 . 2009. 生活方式与健康 . 北京：科学普及出版社 .

2. 孟紫强 . 2000. 我所遇到的德国军人、女秘书和农民 // 季羡林，李国豪，张维，等 . 旅德追忆 . 北京：商务印书馆，607-615.

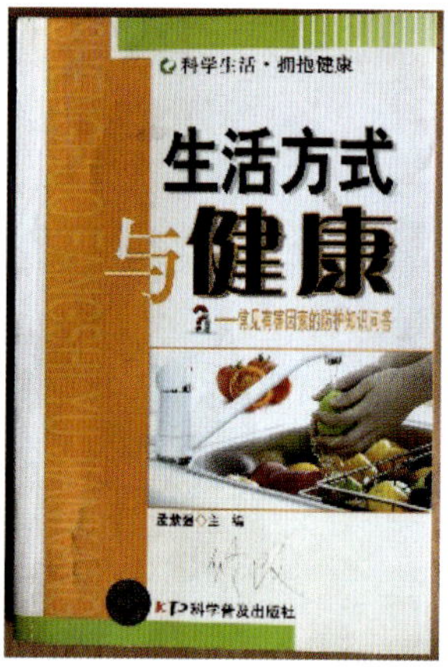

A

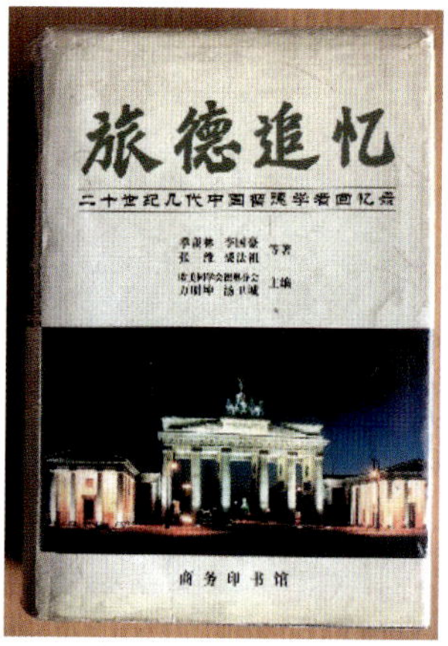

B

孟紫强主编的科普读物（A）和参编季羡林等著的《旅德追忆》（B）

1.3 主要科研论文分类题录

在环境医学、环境毒理学、生态毒理学以及生理学等有关环境毒物研究方面本室公开发表的主要论文题录，分类列表如下。

1.3.1 环境医学毒理学和实验肿瘤学研究

（地方病学、实验肿瘤学及环境与健康方面的一般性论述）

序号	作者、论文题目与期刊或著作	年份
1	孟紫强．大骨节病患者血、尿羟脯氨酸含量的初步探讨．山西医药杂志，（4）：35-37	1977
2	孟紫强．大骨节病病理形态学改变的研究．山西医药杂志，（2）：55-59	1978
3	孟紫强．从大骨节病病理形态和生理生化学改变探讨本病的实质、发病机制及预防治疗．地方病防治研究动态（辽宁省地方病研究所编辑出版），（13）：43-50	1978
4	孟紫强．大骨节病流行病学（山西省吉县地方病办公室印发）	1978
5	孟紫强．带瘤小鼠肝核糖核酸对移植性肿瘤的抑制效应．天津医学院学报，（2）：28-38	1981
6	孟紫强．带瘤小鼠对玻片肉瘤的免疫性．肿瘤防治研究，11（4）：236-238	1984
7	孟紫强．带瘤小鼠肝 RNA 的抑瘤效应．癌症，6（4）：261-263	1987
8	孟紫强．肿瘤免疫肝 RNA 对肿瘤生长动态的影响．肿瘤防治研究，15（2）：63-65	1988
9	孟紫强．小鼠白血病细胞核 RNA 在与 DNA 杂交反应中的变化．遗传，10（1）：17-19 [应用 RNA-DNA 或 DNA-DNA 杂交反应和竞争杂交技术研究白血病小鼠脾细胞]	1988
10	张波，孟紫强．大气生物污染与健康的研究．城市环境与城市生态，8（4）：15-18	1995

序号	作者、论文题目与期刊或著作	年份
11	张波，白巨利，孟紫强．一些致突变剂与致癌剂分子流行病学的研究进展．城市环境与城市生态，14（6）：16-19	2001
12	张波，刘承芸，孟紫强．衰老的分子生物学进展．生命科学研究，6（1）：5-7	2002
13	白剑英，孟紫强．短期二氧化硫吸入的肝脏毒性研究．肝脏，7（4）：243-245	2002
14	白剑英，孟紫强．短期二氧化硫吸入对小鼠免疫器官的损伤作用．中国工业医学杂志，15（6）：325-327	2002
15	张波，白伟，孟紫强．基因多态性与铅中毒关系的研究．环境与健康杂志，19（4）：348-349	2002
16	孟紫强，耿红，刘海龙．6 种吸附材料饮水除氟效果的比较研究．中国地方病学杂志，21（5）：373-376	2002
17	孟紫强，胡敏，郭新彪，等．沙尘暴对人体健康影响的研究现状．中国公共卫生，19（4）：471-472	2003
18	孟紫强．关于生态毒理学与环境毒理学几个基本概念的见解．生态毒理学报，1（2）：97-104	2006
19	张全喜，孟紫强．Research advances on sulfur dioxide toxicology in China. 中日大气污染及健康影响研讨会论文集	2009
20	孟紫强，李君灵．二氧化硫生物学研究进展：从毒理学到生理学．生理学报，63（6）：593-600 本文总结了孟紫强及其研究组创立“二氧化硫生理学”和首先证明二氧化硫是新型生物信号分子的全过程	2011
21	李君灵，孟紫强．我国大气环境毒理学研究新进展．生态毒理学报，7（2）：133-139	2012
22	孟紫强，等．室内环境毒理学及其研究进展．国外医学：医学地理分册，35（4）：261-265 作者在本文首次提出“室内环境毒理学”学术或学科术语，对室内环境毒理学的概念、范畴、研究目的和任务进行介绍，对近年来的学科发展和对室内污染的预防控制措施进行论述	2014

1.3.2 放射生物学与放射毒理学研究

序号	作者、论文题目与期刊	年份
1	孟紫强，赵宝祈．γ 线照射对小鼠甲状腺细胞 DNA、RNA 及蛋白质合成的影响．中华放射医学与防护杂志，6（5）：342-344	1986
2	孟紫强．几种因素对［3］H- 胸腺嘧啶核苷掺入小鼠脾细胞 DNA 的影响．动物学报，32（2）：94-95	1986
3	孟紫强．小鼠脾细胞受电离辐射后立即合成的核 RNA 与 DNA 杂交反应的变化．辐射研究与辐射工艺学报，6（4）：1-7. 发现 γ - 电离辐射可促进小鼠脾细胞 DNA 某些区段的转录，而抑制另一些 DNA 区段的转录，证明电离辐射对基因表达的复杂性	1986

序号	作者、论文题目与期刊	年份
4	Meng Z Q. Complexity of hybridization change of nuclear RNA synthesized after Gamma-irradiation in mouse splenocytes. 3rd China -Japan Bilateral Symposium on Radiation Chemistry，pp.360-367	1987
5	Meng Z Q. Hybridization changes of DNA with nRNA synthesized immediately after gamma-irradiation in mouse splenocytes. Book of Abstracts. European Society for Radiation Biology，22nd Annual Meeting，Brussels，Belgium，September 11-16，pp.110	1989
6	孟紫强．哺乳动物细胞 DNA 单链断裂与重接修复的研究．辐射研究与辐射工艺学报，5（4）：14-18 首次采用羟基磷灰石柱层析法研究 DNA 断裂和修复	1987
7	孟紫强．γ 线照射引起哺乳动物细胞 DNA 单链断裂与重接的研究．中华放射医学与防护杂志，7（5）：351-353	1987
8	孟紫强，张连珍．DNA 碱解旋速率法及其在 DNA 损伤研究中的应用．环境科学学报，8（1）：56-60	1988
9	孟紫强．[60] Co-γ 射线诱发的中国田鼠 V79 细胞和小鼠胸腺细胞 DNA 单链断裂及其修复的研究．辐射防护，8（6）：447-450	1988
10	孟紫强，张连珍．小鼠脾细胞 DNA 合成实验技术及其影响因素的研究．山西大学学报（自然科学版），（3）：109-114	1988

1.3.3 二氧化硫及其衍生物细胞遗传损伤与防护研究

率先研究 SO_2 及其衍生物对人血淋巴细胞、小鼠骨髓细胞及其他细胞株的染色体畸变、微核、姐妹染色单体交换的诱发作用、细胞有丝分裂周期滞后作用等，发现 SO_2 及其衍生物是染色体断裂剂和基因毒性因子。通过对 SO_2 毒性作用的一系列创新性研究创立了“二氧化硫毒理学”。

序号	作者、论文题目与期刊	年份
1	Meng Z Q，et al. Chromosomal aberrations in sulphur dioxie-exposed workers. China Environmental Science，1：90-95（中国环境科学英文版）	1989
2	孟紫强，张连珍，郑卫萍．硫酸厂工人外周血淋巴细胞微核率的研究．环境科学学报，9（1）：125-128	1989
3	孟紫强，等．硫酸厂工人外周血淋巴细胞染色体畸变的研究．中国环境科学，10（5）：360-363	1990
4	Meng Z Q，Zhang L Z. Chromosomal aberrations and sister-chromatid exchanges in lymphocytes of workers exposed to sulphur dioxide. Mutation Research，241（1）：15-20	1990
5	Meng Z Q，Zhang L Z. Observation of frequencies of lymphocytes with micronuclei in human peripheral blood cultures from workers in a sulphuric acid factory. Environmental and Molecular Mutagenesis，15（4）：218-220	1990

序号	作者、论文题目与期刊	年份
6	孟紫强，等．硫酸厂工人外周血淋巴细 SCE 的观察．癌变、畸变、突变，3（1）：52-53	1991
7	Meng Z Q，Zhang L Z. Cytogenetic damage induced in human lymphocytes by sodium bisulfite. Mutation Research，298：63-69	1992
8	孟紫强，张连珍．亚硫酸氢钠（SO_2）对人血淋巴细胞染色体畸变，姊妹染色单体互换，及微核的诱发效应．遗传学报，（1）：1-6	1994
9	孟紫强，杜青平．松胞素 B 对人血淋巴细胞和 CHL 细胞微核率的影响．应用与环境生物学报，6（4）：341-3	2000
10	孟紫强，桑楠．二氧化硫体内衍生物诱发 CHL 细胞染色体畸变的效应．中国环境科学，20（1）：8-12	2000
11	孟紫强，桑楠．二氧化硫体内衍生物诱发小鼠骨髓嗜多染红细胞微核的效应．环境科学学报，20（2）：239-243	2000
12	Meng Z Q. Micronuclei induced by derivatives of sulfur dioxide in mouse bone marrow cells in vivo. Toxicology，164（No，1-3）：100（Abstract）	2001
13	孟紫强，桑楠，张波．二氧化硫体内衍生物诱发中国仓鼠肺细胞微核的效应．环境与健康杂志，18（1）：7-10	2001
14	Meng Z Q, et al. Micronmche induced by sulfur dioxide inhalation in mouse bone-marrow cells in vivo. Inhalation Toxicology，14：303-309	2002
15	Meng Z Q，Sang N，Zhang B. Effects of derivatives of sulfur dioxide on micronuclei formation in mouse bone marrow cells in vivo. Bull. Environ. Contaim. Toxicol，69（2）：257-264	2002
16	孟紫强，阮爱东，等．SO_2 对小鼠骨髓细胞微核的诱发及沙棘油的防护作用．山西大学学报，25（2）：168-172	2002
17	Meng Z Q，Zhang B. Induction effect of sulfur dioxide inhalation on chromosomal aberrations in mouse bone marrow cells. Mutagenesis，17（3）：215-217	2002

1.3.4　二氧化硫致细胞 DNA 损伤研究与单细胞凝胶电泳技术

研究 SO_2 及其衍生物对人血淋巴细胞及其他哺乳类细胞 DNA 损伤，发现 SO_2 及其衍生物可引起多种器官或组织细胞 DNA 损伤。

序号	作者、论文题目与期刊	年份
1	孟紫强，张连珍．单细胞微凝胶电泳技术及其在人血淋巴细胞 DNA 损伤研究中的应用．遗传学报，25（4）：294-300. 在国内最早开展并在多种刊物介绍本研究技术，发现电离辐射、镉、过氧化氢致 DNA 损伤	1998
2	孟紫强，耿红，张波．线粒体 DNA 及其表达的研究进展．生命的化学，21（6）：500-502	2001
3	张波，孟紫强．DNA 连接酶同工酶的研究进展．生物化学与生物物理进展．28（5）：639-641	2001

序号	作者、论文题目与期刊	年份
4	Meng Z Q, et al. DNA damage in mice treated with sulfur dioxide by inhalation. Environmental and Molewlar Mutagenesis，46：150-155	2005
5	孟紫强，秦国华，等．吸入二氧化硫对小鼠脑细胞 DNA 的损伤作用．中华预防医学杂志，36（6）：370-373	2002
6	孟紫强，耿红．线粒体 DNA 突变与线粒体疾病．癌变・畸变・突变，14（3）：253-255	2002
7	孟紫强，白巨利．二氧化硫对大鼠肺泡巨噬细胞 DNA 的损伤作用．环境科学学报，23（6）：825-827	2003
8	孟紫强，白巨利．二氧化硫体内衍生物对小鼠海马神经元 DNA 的损伤作用．中国生物化学与分子生物学报，19（6）：791-794	2003
9	武冬梅，孟紫强．二氧化硫和铅联合染毒对小鼠遗传物质的损伤．中国环境科学，23（5）：526-530	2003
10	Meng Z Q，Qin G H，et al. Damage of sulfur dioxide on DNA in lung cells from mice. Toxicology and Applied Pharmacology，197（3）：239	2004
11	孟紫强，李瑞金，白巨利，等．二氧化硫亚慢性染毒对大鼠肺细胞 DNA 的损伤．应用与环境生物学报，11（6）：726-728.	2005

1.3.5 二氧化硫及其衍生物的氧化应激效应研究

1.3.5.1 脂质过氧化损伤与防护

率先研究 SO_2 及其衍生物对实验动物多种器官或细胞的脂质过氧化损伤、抗氧化物质和多种酶活性的影响，发现 SO_2 及其衍生物是全身性氧化损伤剂。

序号	作者、论文题目与期刊	年份
1	孟紫强，张波，秦国华．二氧化硫对小鼠不同组织器官的氧化损伤作用．环境科学学报，21（6）：768-773	2001
2	孟紫强，张波．二氧化硫吸入对大鼠脑组织细胞的氧化损伤作用．中国环境科学，21（5）：464-467	2001
3	孟紫强，张波．二氧化硫吸入对大鼠血红细胞的氧化损伤作用．环境与健康杂志，18（5）：262-264	2001
4	张波，孟紫强．SO_2 对小鼠脑组织的氧化损伤．中国生物化学与分子生物学报，18（1）：120-124	2002
5	武冬梅，孟紫强．沙棘油对 SO_2 吸入所致小鼠肺氧化损伤的防护效应．环境与职业医学，19（4）：222-224	2002
6	孟紫强．氧化应激效应与 SO_2 全身性毒作用研究．中国公共卫生，19（12）：1422-1424	2003
7	Meng Z Q，Qin G H，et al. Oxidative damage of sulfur dioxide inhalation on lungs and hearts of mice. Environmental Research，93：285-292	2003

序号	作者、论文题目与期刊	年份
8	Meng Z Q，Zhang B. Oxidative damage of sulfur dioxide inhalation on stomachs and intestines of mice. Inhal Toxicol.，15：1256-1266	2003
9	Meng Z Q，Zhang B. Oxidative damage of sulfur dioxide inhalation on brains and livers of mice. Environ Toxicol Pharmacol，13：1-8	2003
10	Wu D M，Meng Z Q. Effect of sulfur dioxide inhalation on the glutathione redox system in mice and protective role of sea buckthorn seed oil. Arch Environ Contamin Toxicol.，45（3）：423-428	2003
11	武冬梅，孟紫强．SO_2 吸入对小鼠抗氧化酶及脂质过氧化的影响．中国公共卫生，19（5）：515-517	2003
12	张波，秦国华，孟紫强．二氧化硫对小鼠肾脏的氧化损伤作用．工业卫生与职业病，30（1）：29-31	2004
13	孟紫强，耿红，秦国华．二氧化硫对小鼠脾脏的氧化应激作用．卫生毒理学杂志，18（1）：1-3	2004
14	Meng Z Q，Bai W. Oxidation damage of sulfur dioxide on testicles of mice. Enrionmental Research，96：298-304	2004
15	刘晓莉，孟紫强．有氧运动抗氧化损伤作用的最新研究．中国临床康复（现代康复），8（9）：1738-1749	2004
16	刘玉香，杜青平，孟紫强．二氧化硫体内衍生物对人血红细胞的氧化损伤及其防护．环境科学学报，26（9）：1520-1523	2006

1.3.5.2　蛋白质氧化损伤

率先研究 SO_2 及其衍生物对实验动物多种器官或组织细胞的蛋白质氧化损伤，发现 SO_2 及其衍生物是全身性的蛋白质氧化损伤剂。

序号	作者、论文题目与期刊	年份
1	孟紫强，耿红．与线粒体分裂有关的蛋白质研究进展．生命的化学，22（2）：118-120	2002
2	解静芳，孟紫强．二氧化硫衍生物对小鼠不同器官组织蛋白质的氧化损伤作用．生物物理学报，22 增刊（405）（摘要）	2006
3	解静芳，孟紫强．二氧化硫衍生物对小鼠脾、胃组织蛋白质的氧化损伤．中国环境科学，26（5）：595-598	2006
4	解静芳，孟紫强．二氧化硫衍生物对小鼠心、肝、肺蛋白质氧化损伤作用．环境科学学报，26（7）：1175-1179	2006
5	Xie J F，Fan R J，Meng Z Q. Protein oxidation and DNA-protein crosslink induced by sulfur dioxide in lungs，livers，and hearts from mice. Inhalation Toxicology，19：759-765	2007
6	解静芳，孟紫强，等．二氧化硫致小鼠脑胃蛋白质氧化损伤作用．中国公共卫生，27（3）：320-321	2011

1.3.5.3 DNA 交联与氧化损伤

率先研究 SO_2 及其衍生物对实验动物多种器官或组织细胞的 DNA 氧化损伤和交联损伤，发现 SO_2 及其衍生物可引起多种器官或组织的 DNA 氧化损伤和交联。

序号	作者、论文题目与期刊	年份
1	孟紫强，张连珍 . 吸烟诱发人血淋巴细胞 DNA 氧化损伤的研究 . 癌变·畸变·突变，13（3）：186-188	2001
2	解静芳，王学峰，孟紫强，等 . SO_2 致小鼠肝蛋白质氧化损伤和 DNA 蛋白质交联作用 . 中国环境科学，27（3）：400-403	2007
3	解静芳，孟紫强，等 . 二氧化硫吸入对小鼠肺和心组织 DNA- 蛋白质交联作用的影响 . 环境与职业医学，26（4）：362-366	2009

1.3.6 SO_2 及其衍生物的生物化学毒理学研究

率先开展 SO_2 及其衍生物生物化学毒理学研究。

序号	作者、论文题目与期刊	年份
1	杜青平，孟紫强 . 二氧化硫对大鼠肺泡细胞和肺泡灌洗液的生化效应 . 环境科学学报，23（6）：828-830	2003
2	杜青平，孟紫强 . 二氧化硫对大鼠肝线粒体的损伤作用 . 中华劳动卫生职业病杂志，21（6）：454-456	2003
3	耿红，孟紫强 . 线粒体融合机制研究进展 . 细胞生物学杂志，25（1）：17-21	2003
4	白剑英，孟紫强 . 二氧化硫体内衍生物对人胚肺细胞的毒性作用 . 中华预防医学杂志，37（4）：300	2003
5	杜青平，孟紫强 . 二氧化硫的大鼠肺细胞膜通透性的损伤效应 . 中国公共卫生，19（7）：783-785	2003
6	解静芳，孟紫强，等 . 荧光法研究二氧化硫衍生物与牛血清蛋白的相互作用 . 分析仪器，（3）：21-25	2007
7	杜青平，孟紫强，等 . SO_2 对大鼠肺泡巨噬细胞膜脂流动性及酶活性的影响 . 中国环境科学，27（3）：391-394	2007
8	Bai J L，Meng Z Q. The effects of sulphur dioxide on activities of fatty acid synthase in livers and lungs. Luminescence，23（2）：59-60	2008

1.3.7 二氧化硫分子毒理学研究

1.3.7.1 SO_2 衍生物——亚硫酸氢钠致细胞突变和基因突变

首先采用细胞克隆和 DNA 序列分析方法研究 SO_2 衍生物的致突变作用，发现 $NaHSO_3$ 可引起 CHO-AS52 细胞株细胞突变和 gpt 基因突变。

序号	作者、论文题目与期刊	年份
1	Meng Z Q. Polymerases chain reaction based deletion screening of bisulfite（sulfur dioxide）-enhanced gpt mutants in CHO-AS52 cells. Mutation Res.，425：81-85	1999

1.3.7.2　SO_2 对大鼠肺基因组表达谱的影响

率先研究 SO_2 吸入对大鼠肺基因组表达谱的影响，发现很多基因表达上调或下调，提出在基因组中存在"环境表达不稳定基因组（群）"，其表达很容易受环境因子的影响。

序号	作者、论文题目与期刊	年份
1	孟紫强，等．二氧化硫吸入后大鼠肺组织基因表达谱的改变．毒理学杂志，19（3）增刊：228	2005
2	孟紫强，等．二氧化硫对大鼠肺基因组表达谱的影响——环境表达不稳定基因组存在的证据．山西大学学报，29（3）：225-236	2006
3	Meng Z Q，et al. Alterations of gene expression profiles induced by sulfur dioxide in rat lungs. Front. Biol. China，2（4）：369-378	2007
4	孟紫强，秦国华．二氧化硫吸入致大鼠肺组织基因表达谱改变．中国公共卫生，22（3）：274-276	2006
5	孟紫强，秦国华，白巨利，等．SO_2 长期吸入对大鼠肺组织基因表达谱的影响．应用与环境生物学报，12（2）：229-234	2006

1.3.7.3　SO_2 及其衍生物对细胞凋亡相关基因表达的影响

率先研究 SO_2 及其衍生物对细胞凋亡相关基因表达的效应及其信号途径。

序号	作者、论文题目与期刊	年份
1	孟紫强，耿红．线粒体 DNA 及其表达的研究进展．生命的化学，21（6）：500-502	2002
2	白剑英，孟紫强．二氧化硫诱导小鼠脾细胞凋亡与谷胱甘肽水平的关系．卫生毒理学杂志，17（1）：42-44	2003
3	白巨利，孟紫强．细胞凋亡抑制蛋白的研究进展．中国公共卫生，19（6）：761-763	2003
4	Bai J L，Meng Z Q. Expression of apoptosis-related genes in livers from rats exposed to sulfur dioxide. Toxicology，216：253-260	2005
5	Bai J L，Meng Z Q. Effect of sulfur dioxide on apoptosis-related gene expressions in lungs from rats. Regulatory Toxicology and Pharmacology，43：272-279	2005
6	孟紫强，白巨利，秦国华．SO_2 对大鼠肝、肺 3 种细胞凋亡相关基因和细胞色素 P450 4 种基因表达的影响．毒理学杂志，19（3）增刊：229	2005
7	白巨利，孟紫强．SO_2 吸入对大鼠肺 p53、bax、bcl-2 mRNA 和蛋白表达的影响．环境与职业医学，23（2）：100-104	2006
8	Bai J L，Meng Z Q. Expression of caspase and apoptotic signal pathway induced by sulfur dioxide. Environ Mol Mutagen，1：112-122	2010

1.3.7.4　SO_2 及其衍生物对原癌基因、抑癌基因及代谢酶基因表达的影响

研究发现 SO_2 及其衍生物可上调原癌基因和 p53 基因表达，下调抑癌基因表达，在基因表达方面与 BaP 有协同作用；SO_2 及其衍生物能抑制 P450 酶活性及其基因对 mRNA 的表达。证明 SO_2 不能通过促进 BaP 在体内生物转化形成终致癌物而起到促癌作用，而可能是通过促进原癌基因表达来发挥对 BaP 的促癌作用的。

序号	作者、论文题目与期刊	年份	备注
1	Qin G H，Meng Z Q. Effect of sulfur dioxide inhalation on CYP1A1 and CYP1A2 in rat liver and lung. Toxicology Letters，160：34-42	2005	大鼠肝和肺代谢酶 CYP1A1 和 CYP1A2 的效应
2	Qin G H，Meng Z Q. The expressions of protooncogenes and CYPIA in lungs of rats exposed to sulfur dioxide and benzo（α）pyrene. Regulatory Toxicology and Pharmacology，45：36-43	2006	SO_2 与 BaP 联合作用对大鼠肺原癌基因和 CYP1A 基因表达的作用
3	Qin G H，Meng Z Q. Effect of sulfur dioxide lnhalation on CYP2B1/2 and CYP2E1 in rat liver and lung. Inhalation Toxicology，18：581-588	2006	SO_2 与大鼠肝和肺 CYP2B1/2 和 CYP2E1 基因表达
4	Qin G H，Meng Z Q. Effects of sulfur dioxide derivatives on expression of oncogenes and tumor suppressor genes in human bronchial epithelial cells. Food Chem Toxicol.，47（4）：734-744	2009	SO_2 对人支气管上皮细胞原癌基因和肿瘤抑制基因表达的效应
5	Qin G H，Meng Z Q. Sulfur dioxide and benzo（a）pyrene modulates CYP1A and tumor-related gene expression in rat liver. Environ Toxicol.，25（2）：169-179	2010	SO_2 与 BaP 联合作用对大鼠肝 CYP1A 和肿瘤相关基因表达
6	Qin G H，Meng Z Q. Expression of oncogenes and tumor suppressor genes in lungs of rats exposed to sulfur dioxide and benzo（a）pyrene. Inhalation Toxicology，22：322-329	2010	SO_2 与 BaP 联合作用对大鼠肺原癌基因和肿瘤抑制基因表达的影响
7	Bai J L，Meng Z Q. Effect of sulfur dioxide on expression of proto-oncogenes and tumor suppressor genes from rats. Environ Toxicol，25：272-283	2010	SO_2 对大鼠原癌基因和肿瘤抑制基因表达的效应

1.3.7.5 SO_2 及其衍生物对哮喘相关基因表达的影响

发现 SO_2 及其衍生物可上调正常大鼠、哮喘大鼠及人支气管上皮细胞中多种哮喘相关基因表达，从分子水平揭示 SO_2 可提高正常人对哮喘因子的敏感性，从而提高哮喘发生率，或使哮喘患者病情加重。

序号	作者、论文题目与期刊	年份
1	Li R J，Meng Z Q，Xie J F. Effects of sulfur dioxide derivatives on four asthma-related gene expressions in human bronchial epithelial cells. Toxicol Lett.，175（1-3）：71-81	2007
2	Li R J，Meng Z Q. Effects of SO_2 derivatives on expressions of MUC5AC and IL-13 in human bronchial epithelial cells. Arch Toxicol.，81（12）：867-874	2007
3	Li R J，Meng Z Q，Xie J F. Effects of sulfur dioxide on the expressions of MUC5AC and ICAM-1 in airway of asthmatic rats. Regul Toxicol Pharmacol.，48（3）：284-291	2007
4	Li R J，Meng Z Q，Xie J F. Effects of sulfur dioxide on the expressions of EGF，EGFR，and COX-2 in airway of asthmatic rats. Arch Environ Contam Toxicol，54：748–757	2008

序号	作者、论文题目与期刊	年份
5	解静芳，孟紫强，等 . 在大鼠哮喘发生中 SO_2 致凋亡相关基因及蛋白质表达的改变 . 环境科学学报，29（3）：613-618	2009
6	Xie J F，Meng Z Q，et al. Effects of sulfur dioxide on expressions of p53，bax and bcl-2 in lungs of asthmatic rats. Inhal Toxicol，21（11）：952-957	2009

1.3.8 二氧化硫衍生物对细胞离子通道研究论文题录（按发表时间排序）

本室在 1998 年率先采用膜片钳技术研究 SO_2 或其衍生物（包括焦亚硫酸钠）对大鼠海马、背根神经元和心肌细胞钠、钾、钙离子通道功能的影响，发表的论文按时序列于下表。此外，在本表最后也列出本室关于镁、铝、铅、过氧化氢等对离子通道影响的研究论文。

序号	作者、论文题目与期刊	年份	备注
1	孟紫强，桑楠 . SO_2 代谢衍生物对大鼠海马 CAI 区神经元钠电流的影响 . 生理学报，54（3）：267-270（接受：2001 年 9 月 18 日）	2002	SO_2 衍生物对海马钠、钾通道的效应
2	桑楠，孟紫强 . 二氧化硫衍生物对大鼠海马神经元外向钾电流特性的影响 . 环境与职业医学，20（1）：1-5	2003	
3	杜正清，孟紫强 . 二氧化硫衍生物对大鼠海马 CA3 区神经元瞬间外向钾电流的影响 . 生物物理学报，9（4）：378-382	2003	
4	Du Z Q，Meng Z Q. Effects of derivatives of sulfur dioxide on transient outward potassium currents in acutely isolated rat hippocampal neurons. Food and Chemical Toxicology，42：1211-1216	2004	
5	Meng Z Q，Nie A F. Enhancement of sodium metabisulfile on sodium current in acutely isolated rat hippocampal CAI neurons. Environ Toxicol Pharmacol，20（1）：35-41	2005	焦亚硫酸对海马钠、钾通道的效应
6	Meng Z Q，Nie A F. Effects of sodium metabisulfite on potassium currents in acutely isolated CAI pyramidal neurons of rat hippocampus. Food and Chemical Toxicology，43（2）：225-232	2005	
7	Nie A F，Meng Z Q. Study of the interaction of sulfur dioxide derivatives with cardiac sodium channel. Biochimica et Biophysica Acta，1718：67-73	2005	SO_2 衍生物对心肌钠、钾、钙通道的效应
8	Nie A F，Meng Z Q. Sulfur dioxide derivatives modulation of potassium channels in rat ventricular myocytes. Archives of Biochemistry and Biophysics，442：187-195	2005	
9	Nie A F，Meng Z Q. Modulation of L-type calcium current in rat cardiac myocytes by sulfur dioxide derivatives. Food and Chemical Toxicology，44：355-363	2006	

序号	作者、论文题目与期刊	年份	备注
10	孟紫强，聂爱芳，等．二氧化硫衍生物对大鼠神经元和心肌细胞几种离子通道的影响．生态毒理学报，1（2）：123-134	2006	综述本室研究成果
11	Du Z Q，Meng Z Q. Modulation of sodium current in rat dorsal root ganglion neurons by sulfur dioxide derivatives. Brain Res，1010：127-133	2004	SO_2 衍生物和焦亚硫酸钠对背根神经元钠、钾、钙通道的效应
12	Nie A F，Wei C L，Meng Z Q. Sodium metabisulfite modulation of potassium channels in pain-sensing dorsal root ganglion neurons. Neurochem Res.，34：2233-2242	2009	
13	魏彩玲，孟紫强．焦亚硫酸钠对大鼠背根节神经元 L- 型钙电流的影响．环境科学学报，30（6）：1250-1256	2010	
14	魏彩玲，孟紫强．焦亚硫酸钠对大鼠背根节神经元钠电流的影响．生物物理学报，27（7）：608-616	2011	
15	Wei H Y，Meng Z Q. Epigallacatechin-3 Gallate protects Na channels in rat ventricular myocytes against sulfite. Cardiovascular Toxicology，10：166-173［亚硫酸盐对心肌细胞钠离子通道的效应及茶多酚的保护作用］	2010	茶多酚对钠通道的保护作用
本室关于镁、铅、过氧化氢、铝等对大鼠海马神经元钠、钾通道效应的研究			
1	桑楠，孟紫强．硫酸镁对大鼠海马神经元瞬间外向钾电流和延迟整流钾电流的抑制作用．药学学报，37（7）：510-515	2002	硫酸镁对海马钠、钾离子通道的影响
2	Sang N，Meng Z Q. Blockade by magnesium of sodium currents in acutely isolated hippocampal CA1 neurons of rat. Brain Research，952：218-226	2002	
3	桑楠，孟紫强．硫酸镁对大鼠海马 CA1 区神经元钠电流的抑制作用．生理学报，37（6）：539-543	2002	
4	杜正清，孟紫强．铅对大鼠海马神经元瞬间外向钾电流和延迟整流钾电流的影响．应用与环境生物学报，9（6）：619-622	2003	铅对海马钾、钠通道的效应
5	杜正清，孟紫强．铅对大鼠海马神经元钠电流的抑制作用．中国药理学与毒理学杂志，18（1）：62-65	2004	
6	Meng Z Q，Nie A F. Effects of hydrogen peroxide on sodium current in acutely isolated rat hippocampal CA1 neurons of rat. Toxicology Letters，147：45-52	2004	过氧化氢对海马钠通道的效应
7	孟紫强，白伟．三氯化铝对大鼠海马 CAI 区锥体细胞瞬间外向钾电流和延迟整流钾电流的影响．生理学报，55（4）：401-404	2003	铝对海马钾、钠通道的效应
8	Meng Z Q，Nie A F，Bai W，et al. Effects of aluminum chloride on sodium current，ransient outward potassium current and delayed rectifier potassium current in acutely isolated rat hippocampal CA1 neurons. Food and chemical Toxicology，42：1453-1462	2004	

注：在无特指的情况下，表中“SO_2 衍生物”指亚硫酸钠和亚硫酸氢钠中性混合液（摩尔质量之比为 3∶1）。

1.3.9 首先提出并证明 SO_2、颗粒物是具有多种毒性作用的全身性毒物

研究和发现 SO_2 和颗粒物是具有多种毒性作用的全身性毒物的科学依据和研究过程。

序号	作者、论文题目与期刊	年份	主要成果
1	Meng Z Q. Oxidative damage of sulfur dioxide on various organs of mice: sulfur dioxide is a systemic oxidative damage agent. Inhalation Toxicology, 15: 181-195	2003	首次发现 SO_2 可引起多种器官脂质过氧化损伤，提出 SO_2 是一种全身性氧化损伤因子
2	Meng Z Q, et al. Sulfur dioxide is a systemic toxic agent. Toxicology, 191 (1): 28	2003	首次明确提出 SO_2 是一种全身性有毒因子
3	Meng Z Q, et al. DNA damaging effects of sulfur dioxide derivatives in cells from various organs mice. Mutagenesis, 19 : 465-468	2004	首次发现 SO_2 衍生物可引起多种器官细胞 DNA 损伤，提出 SO_2 是一种全身性毒物
4	Meng Z Q, et al. DNA damage in mice treated with sulfur dioxide by inhalation. Environmental and Molecular Mutagenesis, 46: 150-155	2005	首次发现 SO_2 吸入可引起多种器官 DNA 损伤，提出 SO_2 是一种全身性毒物
5	常凤滨，孟紫强，王慧阳．二氧化硫体内衍生物对小鼠的显性致死作用．应用与环境生物学报，12 (3): 360-362	2006	首次发现 SO_2 衍生物对小鼠具有显性致死作用
6	王慧阳，孟紫强，常凤滨．二氧化硫体内衍生物对雄性小鼠精子的毒性效应．应用与环境生物学报，12 (3): 363-366	2006	首次发现 SO_2 衍生物引起雄性小鼠精子畸形及活力下降
7	Xie J F, Fan R J, Meng Z Q. Protein oxidation and DNA-protein crosslink induced by sulfur dioxide in lungs, livers and hearts from mice. Inhalation Toxicology, 19: 759-765	2007	首次发现 SO_2 可引起多种器官蛋白质过氧化损伤和 DNA- 蛋白质交联
8	Meng Z Q, Liu Y X. Cell morphological ultrastructural changes in various organs from mice exposed by inhalation to sulfur dioxide. Inhalation Toxicology, 19 (6-7): 543-551	2007	首次发现 SO_2 可引起多种器官细胞的超微结构发生损伤效应，为其全身性毒物提供了形态学证据
9	Liu X L., Meng Z Q. Effects of airbone fine particle matter on antioxidant capacity and lipid peroxidation in multiple organs of rats. Inhalation Toxicology, 17: 467-473	2005	首次发现空气颗粒物 ($PM_{2.5}$) 可引起多种器官脂质过氧化损伤，提出颗粒物是一种全身性毒物
10	Meng Z Q, Zhang Q X. Oxidative damage of dust storm fine particles on lungs, hearts and livers of rats. Environmental Toxicology and Pharmacology, 22: 277-282	2006	发现沙尘暴细颗粒物 ($PM_{2.5}$) 也可引起多种器官脂质过氧化损伤，也是一种全身性毒物
11	孟紫强．关于生态毒理学与环境毒理学几个基本概念的见解．生态毒理学报，1 (2): 97-104	2006	毒理学多种概念的新理解，包括对 SO_2 和颗粒物全身性毒物概念的论述

1.3.10 沙尘暴等沙尘天气及颗粒物医学与毒理学研究

依托国家自然科学基金重点项目，首次对沙尘暴及其他沙尘天气的健康效应进行大规模流行病学调查和毒理学研究，发现沙尘暴及其细颗粒物、可吸入颗粒物具有多种毒性作用和健康影响。

序号	作者、论文题目与期刊	年份
1	孟紫强，耿红，张全喜．沙尘暴细颗粒物对大鼠肺泡巨噬细胞的体外毒作用．毒理学杂志，19（3）增刊：307-308	2005
2	孟紫强，张全喜．大气细颗粒物致大鼠肺泡巨噬细胞 DNA 损伤．中国环境科学，25（1）：15-17	2005
3	刘晓莉，杨东升，孟紫强．大气细颗粒物对大鼠脑组织的氧化损伤效应．中国公共卫生，21（8）：990-991	2005
4	刘晓莉，李红，孟紫强．$PM_{2.5}$ 对大鼠心、肺、睾丸的氧化损伤作用．中国环境科学，25（2）：160-164	2005
5	刘晓莉，宋宪强，孟紫强．$PM_{2.5}$ 对大鼠肝、脾、肾组织的氧化损伤效应．环境与健康杂志，22（5）：326-329	2005
6	Gen H，Meng Z Q，Zhang Q X. Effects of blowing sand fine particles on plasma membrane permeability and fluidity and intracellular calcium levels of rat alveolar macrophages. Toxical Letters，157：129-137	2005
7	孟紫强，张全喜．沙尘暴 $PM_{2.5}$ 对大鼠肺、心、肝组织的氧化损伤效应．卫生研究，35（6）：690-692	2006
8	孟紫强，张全喜．沙尘暴 $PM_{2.5}$ 对大鼠肺细胞 DNA 损伤效应．中国公共卫生，22（12）：1458-1459	2006
9	孟紫强，张全喜，耿红．沙尘暴细颗粒物致大鼠肺泡巨噬细胞 DNA 损伤．环境与职业医学，23（3）：185-188	2006
10	耿红，孟紫强，张全喜．沙尘暴 $PM_{2.5}$ 水溶和有机成分对巨噬细胞的损伤．中国环境科学，26（1）：20-24	2006
11	魏爱丽，孟紫强．沙尘暴细颗粒物对人外周血淋巴细胞的遗传损伤效应．环境与健康杂志，23（4）：291-293	2006
12	Gen H，Meng Z Q，Zhang Q X. In vitro responses of rat alveolar macrophages to particle suspensions and water-soluble components of dust storm $PM_{2.5}$. Toxicology in Vitro，20：575-584	2006
13	Meng Z Q，Zhang Q X. Oxidative damage of dust storm fine particles on lungs，hearts and livers of rats. Environ Toxicol Pharmacol，22：277-282	2006
14	Wei A L，Meng Z Q. Evaluation of micronucleus induction of sand dust storm fine particles（$PM_{2.5}$）in human blood lymphocytes. Environ Toxicol Pharmacol，22：292-297	2006
15	Wei A L，Meng Z Q. Induction of chromosome aberrations in cuetured human lymphocytes treated with sand dust storm fine particles（$PM_{2.5}$）. Toxicology Letters，166：37-43	2006

序号	作者、论文题目与期刊	年份
16	孟紫强，卢彬，等．沙尘天气对呼吸系统疾病日入院人数影响的时间序列研究（1995—2003 年）．环境科学学报，26（11）：1900-1908	2006
17	Meng Z Q，Lu B. Dust events as a risk factor for daily hospitalization for respiratory and cardiorasunlar diseases in Minqin，China Atmospheric Enviornment，41：7048-7058	2007
18	孟紫强，等．沙尘暴对呼吸及循环系统疾病日门诊量的影响．中国环境科学，27（1）：116-120	2007
19	孟紫强，张雷．沙尘暴对暴露儿童健康效应的研究．生态毒理学报，2（4）：390-395	2007
20	孟紫强，等．沙尘天气与呼吸系统疾病日入院人数关系．中国公共卫生，23（3）：284-286	2007
21	Meng Z Q，Zhang Q X. Damage effects of dust storm $PM_{2.5}$ on DNA in alveolar macrophages and lung cells of rats. Food and Chemical Toxicology，45：1368-1374	2007
22	孟紫强，张剑，卢彬．沙尘天气细颗粒物对高血压日门诊人数的影响．环境与职业医学，24（5）：473-476	2007
23	孟紫强，张剑，杨振华，等．沙尘天气细颗粒物对呼吸及心血管系统疾病日门诊人数的影响．环境与职业医学，25（3）：225-231	2008
24	孟紫强，杨振华，等．沙尘天气多发区民勤县发现多例非职业性尘肺病．生态毒理学报，3（4）：337-342.	2008
25	杨振华，孟紫强，等．沙尘地区呼吸与循环等系统疾病现患调查．环境与职业医学，25（1）：8-12	2008
26	孟紫强、张剑、卢彬．沙尘天气颗粒物对呼吸与心血管系统疾病日入院人数的影响．环境与职业医学，25（1）：1-7	2008
27	杨振华，孟紫强．民勤县和甘谷县人群呼吸与循环等系统疾病现患调查．山西大学学报，31（2）：292-296	2008
28	孟紫强，张全喜．Toxicological and epidemiological studies on health effects of sand-storms in China. 中日大气污染及健康影响研讨会论文集	2009
29	杨振华，孟紫强，张全喜．沙尘天气可吸入颗粒物对气管炎门诊就诊数的影响．环境与职业医学，30（2）：88-92	2013
30	杨振华，孟紫强，等．沙尘天气细颗粒物对缺血性心血管疾病日门诊人数的影响．中国药理学与毒理学杂志，27（S1）：37	2013
31	Zhang Q X，Meng Z Q，et al. Impact of $PM_{2.5}$ derived from dust events on daily outpatient numbers for respiratory and cardiovascular diseases in Wuwei，China. Procedia Environmental Sciences，18：290-298	2013
32	杨振华，孟紫强，等．沙尘天气 PM_{10} 对多种心血管疾病日门诊人数的影响．中国环境科学，35（1）：277-284	2015

1.3.11 氟、类金属、重金属、有机毒物的毒理学研究

1.3.11.1 氟、汞、硒等对人血淋巴细胞遗传毒理学研究

发现汞和硒以及空气中的氟化物可引起淋巴细胞遗传性损伤，硒对汞有拮抗效应等。

序号	作者、论文题目与期刊	年份	主要成果
1	孟紫强，张连珍．二氯化汞对人外周血淋巴细胞的遗传毒性及硒的防护作用．环境科学，10（2）：7-9，49	1989	发现汞和硒均可引起遗传损伤，硒对汞引起的细胞周期延迟和 SCE 损伤有防护效应
2	孟紫强，等．氟化物对工人淋巴细胞 SCE 的诱发．中国环境科学，15（1）：68-71	1995	发现磷肥厂接触空气氟化物污染的工人外周血淋巴细胞 SCE 增加
3	Meng Z Q，et al. Sister-chromatid exchanges in lymphocytes of workers at a phosphate fertilizer factory. Mutant. Res.，334：243-246	1994	
4	张波，孟紫强．砷细胞遗传毒理学研究的最近进展．城市环境与城市生态，9（2）：51-54	1996	论述无机砷的细胞遗传损伤效应
5	Meng Z Q，et al. Chromosomal aberrations and micronuclei in lymphocytes of workers in a phosphate fertilizer factory. Mutation Res.，393（3）：283-288	1997	发现磷肥厂接触空气氟化物污染的工人外周血淋巴细胞 CA、MN 增加
6	孟紫强，张波．氟化物细胞遗传毒理效应的研究进展．中国公共卫生学报，17（1）：58-60	1998	论述氟化物细胞遗传毒理效应

1.3.11.2 低剂量刺激效应——砷、汞、镍对 DNA 合成的双相效应

发现砷、汞、镍具有低剂量兴奋效应。

序号	作者、论文题目与期刊	年份	主要成果
1	孟紫强．砷对人血淋巴细胞 DNA 合成的效应．中国环境科学，13（3）：174–179	1993	发现砷对细胞分裂和 DNA 合成的作用均为双相作用：低剂量砷有刺激作用，高剂量抑制作用，且三价砷的作用大于五价的作用
2	Meng Z Q. Effects of arsenic on DNA synthesis in human lymphocytes stimulated by phytoheagglutinin，Biol. Tr. Element Res.，39（1）：73-75	1993	
3	孟紫强，等．砷对人血淋巴细胞转化和 DNA 合成的效应．中国环境科学，14（2）：134-138	1994	发现培养的人外周血淋巴细胞在未经植物血凝素刺激下，无机砷可引起淋巴细胞转化，也为双相效应，三价砷的作用大于五价砷的作用
4	Meng Z Q. Efects of arsenic on DNA synthesis in human lymphocytes. Arch Environ Contamin Toxicol，25（4）：525-528	1993	
5	Meng Z Q. Effects of inorganic arsenicals on DNA synthesis in unsensitized human blood lymphocytes in vitro. Biol.Trace Elem.Res.，42：201-208	1994	

序号	作者、论文题目与期刊	年份	主要成果
6	张 波，孟紫强 . 汞和镍对人血淋巴细胞转化及 DNA 合成的效应 . 中国环境科学，16（6）：452-455	1996	研究氯化汞和羰基镍的低剂量刺激效应
7	Meng Z Q. Effects of arsenic on blast transformation and DNA synthesis of human blood lymphocytes. Chemosphere，41：115-119	2000	近几年来关于砷对 DNA 合成与淋巴细胞转化研究的总结分析

1.3.11.3 酶诱导和金属生物学研究

序号	作者、论文题目与期刊	年份	主要成果
1	Meng Z Q. Effects of four chemicals on N-acetyltransferase activities in human U937 cell line. Acta Pharmacologica Sinica，12（1）：24-27	1991	发现 4 种有机化学物对 N-乙酰转移酶有诱导效应
2	Meng Z Q. The effects of P-aminobenzoic acid on N-acetyltransferase activities in human cultured cells. China Environmental Science，2（2）：182-187	1991	发现对氨基苯甲酸对 N-乙酰转移酶有诱导效应
3	孟紫强 . 对氨基苯酸对人类培养细胞中 N- 乙酰转移酶活性的效应 . 中国环境科学，12（2）：104-107	1992	
4	Meng Z Q. Age and sex related differences in zinc and lead levels in human hair. Biol Trace Elem Res.，61：79-87	1998	发现人发铅和锌水平随年龄和性别变化的规律及二者的拮抗作用

1.3.11.4 砷分子毒理学研究

发现亚砷酸钠可引起细胞突变和 gpt 基因突变。

序号	作者、论文题目与期刊	年份
1	Meng Z Q，Hsie W. Polymorase chain reaction-based deletion analysis of spontaneous and arsenite-enhanced gpt mutants in CHO-AS52 cells. Mutation Res.，356（2）：255- 259	1996
2	孟紫强 . 中国田鼠卵巢细胞 gpt 基因自发和亚砷酸钠诱发突变的分子分析 . 遗传学报，24（5）：403-409	1997
3	孟紫强 . 砷的分子毒理学研究进展 . 癌变 · 畸变 · 突变，9（5）：324-326	1997

1.3.11.5 DNA 加合物研究

序号	作者、论文题目与期刊或著作	年份	主要成果
1	孟紫强 . 应用 P^{32} 后标记技术对苯醌和氢醌处理人血淋巴细胞形成 DNA 加合物的研究 . 中国环境科学，17（3）：272-275	1997	发现苯醌和氢醌可与细胞 DNA 形成加合物

1.3.12 生态毒理学研究

序号	作者、论文题目与期刊	年份
1	祝玉珂，谢淑琦，孟紫强，等．太原地区抗污树种及指示植物的筛选与研究（1986—1989）（科研成果获 1991 年山西省科技进步应用成果三等奖）	1986—1989
2	孟紫强、祝玉珂．太原地区绿化植物受氯气伤害的特征及其抗性的研究．城市环境与城市生态，10（3）：4-7（注：采用开顶式动态熏气法研究发现氯气对多种植物叶片危害的特征）	1997
3	仪慧兰，孟紫强．亚硫酸氢钠对大蒜幼苗生长和有丝分裂的作用．植物研究，21（3）：384-387	2001
4	仪慧兰，孟紫强．SO_2 衍生物对大蒜根尖细胞遗传损伤作用的研究．环境科学学报，21（4）：486-490	2001
5	仪慧兰，马良燕，孟紫强．二氧化硫衍生物对蚕豆幼苗生长和细胞周期的影响．植物研究，22（3）：305-309	2002
6	仪慧兰，孟紫强．Na_2SO_3-$NaHSO_3$ 混合液对大麦幼苗生长和细胞分裂的影响．植物生态学报，26（3）：303-307	2002
7	杜青平，孟紫强，袁保红．SO_2 与 Cl 胁迫对小麦幼苗毒性的研究．农业环境保护，21（4）：328-330	2002
8	仪慧兰，孟紫强．SO_2 对大蒜根尖细胞遗传损伤作用的研究．生态学报，22（5）：709-714	2002
9	杜青平，孟紫强，等．亚硫酸盐对小麦幼苗叶组织生长代谢的影响．西北植物学报，22（6）：1372-1376	2002
10	桑楠，孟紫强，等 .SO_2 衍生物对油菜毒性的研究．农业环境保护，21（5）：410-412	2002
11	仪慧兰，李新锋，孟紫强．SO_2 衍生物诱发蚕豆根尖细胞微核和后期异常的研究．植物研究，23（3）：308-311	2003
12	Yi H L，Meng Z Q. Genotoxicity of hydrated sulfur dioxide on root tips of Allium sativum and Vicia faba. Mutation Research，537：109-114	2003
13	杜青平，孟紫强，等．亚硫酸盐引起小麦幼苗细胞膜透性等改变的机制研究．西北植物学报，23（6）：938-941	2003
14	仪慧兰，李红孩，孟紫强．SO_2 衍生物诱发蚕豆根尖细胞微核．生态学报，24（2）：368-371	2004
15	刘晓玲，李秀芬，白剑英，等．二氧化硫衍生物对玉米种子萌发、幼苗生长和细胞分裂的影响．植物研究，26（4）：465-469	2006
16	Zhang J B，Shang T，Meng Z Q. Changes in soil carbon flux and carbon stock over a rotation of poplar plantations in northwest China. Ecological Res.，26：153-161	2011

序号	作者、论文题目与期刊	年份
17	巩宁，孟紫强，邵魁双，等．水蚤分子生态毒理学研究进展．生态毒理学报，15（2）：11-18	2020
18	巩宁，孟紫强，邵魁双，等．模式生物大型溞在水生生态毒理实验教学中的应用．生态毒理学报，16（3）：355-2021	2021
19	孟紫强．山阴县山阴城公社盐碱地改良研究报告（山西省晋北地区农林局晋北土壤试验站内部刊行）	1960

1.3.13　研究二氧化硫是新型生物气体信号分子

本研究室最早研究并证明 SO_2 是一种新型生物气体信号分子。率先在 1997 年研究 SO_2 及其衍生物——亚硫酸钠与亚硫酸氢钠中性混合液（摩尔质量之比为 3∶1）对大鼠血压的影响，2002 年首次研究该混合液对血管环张力的作用及其信号途径。2007 年本室研究 SO_2 在水或有机溶剂中仍然以分子形态存在，率先采用 SO_2 生理盐水溶液作为 SO_2 供体，发现 SO_2 比 SO_2 衍生物对血管舒张的作用更大：生理浓度或低浓度的 SO_2 便可引起血管舒张和心脏功能显著改变，而 SO_2 衍生物中性溶液只有在高浓度下才可引起心血管功能明显改变，且二者作用机制也有不同。此外，我们首次揭示不同 SO_2 衍生物在低浓度下对血管的作用完全不同：亚硫酸氢钠对血管起舒张作用，而亚硫酸钠起收缩作用，从而揭示了二者的混合物对血管舒张作用弱或不稳定的主要原因。为了说明本室最早研究和证明 SO_2 是新型生物气体信号分子，特将有关论文的题目和公开发表的时间依序列表如下。

序号	作者、论文题目与期刊或著作	年份	备注
1	Meng Z Q, et al. Blood pressure of rats lowered by sulfur dioxide and its derivatives. Inhalation Toxicology，15：951-959PMID：12872180 Doi：10.1080/08958370390215785	2003	首次研究 SO_2 信号分子作用，发现大鼠吸入 SO_2 或腹腔注射其衍生物可引起血压降低
2	孟紫强，张海飞．二氧化硫衍生物对大鼠离体主动脉血管环的舒张作用．应用与环境生物学报，11（1）：64-66 （接受：2004 年 5 月 8 日）	2005	发现 SO_2 衍生物致血管舒张与血管内皮细胞有关，也与对细胞钙水平的影响有关开启 SO_2 信号分子作用离体研究
3	孟紫强，张海飞．二氧化硫衍生物对大鼠离体主动脉环收缩影响．中国公共卫生，21（12）：1412-1414 （接受：2005 年 3 月 17 日）	2005	发现 SO_2 衍生物对血管张力的影响与血管细胞钙通道有关开启 SO_2 信号分子作用离体研究
4	Meng Z Q, Liu Y X, Wu D M. Effect of sulfur dioxide inhalation on cytokine levels in lungs and serum of mice. Inhal Toxicol，17：303-307	2005	发现 SO_2 暴露可引起小鼠肺和血清中细胞因子水平改变

序号	作者、论文题目与期刊或著作	年份	备注
5	Meng Z Q，et al. Levels of sulfite in three organs frome mice exposed to sulfur dioxide. Inhal Toxicol，17（6）：309-313	2005	发现正常情况下小鼠不同器官可内源性生物合成 SO_2
6	李瑞金，孟紫强，李晓芳．二氧化硫染毒小鼠部分脏器中亚硫酸盐的高效液相色谱测定法及毒理学效应．环境与健康杂志，23（5）：405-408	2006	在国内首次建立 SO_2 衍生物灵敏测定方法
7	孟紫强，李屹，张海飞，等．二氧化硫衍生物引起大鼠血管舒张的细胞信号转导途径．应用与环境生物学报，12（1）：52-54 （接受：2005 年 3 月 28 日）	2006	发现 SO_2 衍生物引起血管舒张的信号转导途径：前列环素 - 腺苷酸环化酶（AC）- cAMP
8	Nie A F，Meng Z Q. Modulation of L-type calcium current in rat cardiac myocytes by sulfur dioxide derivatives. Food and Chemical Toxicology，44：355-363 （Received：2005.04.27）	2006	采用膜片钳技术，发现 SO_2 衍生物可通过 L- 钙通道引起心肌细胞内钙水平增加
9	孟紫强，等．SO_2 衍生物对大鼠神经元和心肌细胞几种离子通道的影响．生态毒理学报，1（2）：123-134 （收稿：2006 年 4 月 20 日）	2006	总结本室用膜片钳研究 SO_2 对神经元和心肌细胞钾、钠、钙离子通道影响的成果
10	孟紫强，聂爱芳．二氧化硫衍生物对大鼠心肌细胞膜离子通道的影响．生物物理学报，22 增刊（292）（摘要）	2006	发现 SO_2 衍生物对心肌细胞膜离子通道的生物学效应
11	Meng Z Q，et al. Vasodilatation of sulfur dioxide derivatives and signal transduction. Arch Biochem Biophys.，467（2）：291-296 DOI：10.1016/j.abb.2007.08.028	2007	发现 SO_2 衍生物舒张血管的信号途径：前列环素 - 腺苷酸环化酶（AC）- cAMP- PKA
12	Meng Z Q，Zhang H F. The vasodilator effect and its mechanism of sulfur dioxide-derivatives on isolated aortic rings of rats. Inhalation Toxicology，19：979-986 DOI：10.1080/08958370701515175	2007	发现 SO_2 衍生物舒张血管的机制：通过抑制电压依赖性或受体操纵性钙通道而降低胞外钙内流、或内钙外流，以及通过增加前列环素活性的途径等
13	Nie A F，Meng Z Q. Sulfur dioxide derivatives modulate Na/Ca exchange currents and cytosolic [Ca^{2+}]i in rat myocytes. Biochem Biophys Res Commun，358（3）：879-84 DOI：10.1016/j.bbrc.2007.05.008	2007	采用膜片钳和荧光测定技术，发现 SO_2 衍生物可引起大鼠心肌细胞钙水平增加
14	李屹，孟紫强．二氧化硫及其衍生物对大鼠血管及血浆中前列环素和血栓素 A2 的影响．环境与健康杂志，24（4）：189-191	2007	通过整体动物试验发现 SO_2 信号转导的另一途径
15	孟紫强，吕亚峰．大鼠不同脏器亚硫酸氧化酶活性及其与年龄的关系．生态毒理学报，2（4）：422-426	2007	发现 SO_2 代谢酶亚硫酸盐氧化酶的活性与器官和年龄有关

序号	作者、论文题目与期刊或著作	年份	备注
16	孟紫强，李屹，曹庆玲．cAMP-PKA 信号转导在 SO_2 衍生物舒张血管中作用．中国公共卫生，24（5）：562-564 （收稿：2007 年 8 月 13 日）	2008	发现 SO_2 衍生物舒张血管的信号途径：PGI2-cAMP-PKA
17	张欣，孟紫强．有害因子胁迫对人支气管上皮细胞 SO_2 生物合成的影响．生态毒理学报，3（1）：55-58	2008	提出 SO_2 是生物应激因子
18	孟紫强，郭掌珍．SO_2 在水和有机溶剂中的化学形态及其脂 / 水分配系数：SO_2 生理学研究新模式．生态毒理学报，2009，4（1）：75-80 （收稿：2008 年 9 月 15 日） [这项研究提出亚硫酸钠和亚硫酸氢钠混合液不可以用在 SO_2 供体，颠覆了之前的研究模式]	2008	发现 SO_2 溶液可以作为 SO_2 供体，创建新的 SO_2 生理学研究模式，发现 SO_2 更易于在有机溶剂中物理溶解
19	Li J L，Meng Z Q. The role of sulfur dioxide as an endogenous gaseous vasoactive factor in synergy with nitric oxide. Nitric Oxide – Biology and Chemistry，vol. 20，no. 3，pp. 166–174 DOI：10.1016/j.niox.2008.12.003 （电子版发表：2008 年 6 月 15 日） [首次采用气态 SO_2 或 SO_2 溶液作用于血管组织，并与 SO_2 衍生物的作用进行比较，发现 SO_2 的生物学作用远大于其衍生物——亚硫酸钠和亚硫酸氢钠中性混合液；发现低浓度 SO_2 的信号转导途径与其衍生物的中性混合液不同，证明 SO_2 是一种新型生物气体信号分子]	2009	发现气态 SO_2 或 SO_2 溶液在生理浓度下即可产生显著的血管舒张作用，且是内皮依赖性的，其通过 cGMP 信号途径介导；而在高浓度下引起的血管舒张与内皮无关气态 SO_2 远大于 SO_2 衍生物的作用；发现 SO_2 与 NO 在血管舒张中有协同作用结论：SO_2 是血管活性因子，可与 NO 协同引起血管舒张
20	Zhang Q X，Meng Z Q. The vasodilator mechanism of sulfur dioxide on isolated aortic rings of rats：Involvement of the K^+ and Ca^{2+} channels. European Journal of Pharmacology，602：117-123 （电子版发表：2008 年 6 月 15 日） [首次采用气态 SO_2 或 SO_2 溶液作用于血管组织，并与 SO_2 衍生物的作用进行比较，发现 SO_2 的生物学作用远大于其衍生物——亚硫酸钠和亚硫酸氢钠中性混合液]	2009	首次将气态 SO_2 或 SO_2 溶液直接作用于血管环，首次从离子通道探讨 SO_2 信号传导功能的机理，发现气态 SO_2 对血管的舒张作用与钾、钙离子通道有关
21	Meng Z Q，et al. Vasodilator effect of gaseous sulfur dioxide and regulation of its level by Ach in rat vascular tissues. Inhalation Toxicology，21：1223–1228 DOI：10.3109/08958370902798463 （电子版发表：2009 年 6 月 15 日） [首次采用气态 SO_2 或 SO_2 溶液作用于血管组织，并与 SO_2 衍生物的作用进行比较，发现 SO_2 的生物学作用强度远大于其衍生物——亚硫酸钠和亚硫酸氢钠中性混合物；发现低浓度 SO_2 的信号转导途径与其衍生物的中性混合液不同，证明 SO_2 是一种新型生物气体信号分子]	2009	发现正常大鼠血管和血液的 SO_2 生理浓度值；SO_2 在低浓度下引起的血管舒张是内皮依赖性的，在高浓度下是内皮非依赖性的；SO_2 能在血管组织合成，且主要在内皮细胞合成；ACh、NE 对 SO_2 合成有调节作用，SO_2 代谢为衍生物则活性减少，代谢转化为硫酸盐后则活性丧失

序号	作者、论文题目与期刊或著作	年份	备注
22	张全喜，孟紫强．内源性气态 SO_2 对血管的舒张作用及其机制：细胞离子通道的作用．生态毒理学学报，3（6）：558-562	2008	首次研究和系列报道气态 SO_2 或 SO_2 溶液对血管的舒张作用及其机制，结论性地证明了 SO_2 是一种新型生物气体信号分子
23	孟紫强，等．内源性气态 SO_2 对血管的舒张作用及其机制 Ⅱ：与亚硫酸盐的比较及 SO_2 的内源产生于调节．生态毒理学报，4（2）：203-211	2009	
24	李君灵，孟紫强．内源性气态 SO_2 对血管的舒张作用及其机制 III：信号转导途径．生态毒理学报，4（3）：366-372	2009	
25	李君灵，孟紫强．内源性气态 SO_2 对大鼠血管的舒张作用及其机制 Ⅳ：SO_2 对血压的调节与信号通路．生态毒理学报，6（2）：195-199	2011	
26	孟紫强，等．内源性气态 SO_2 对血管的舒张作用及其机制．生物物理学报，25（增刊）：220-221	2009	介绍 SO_2 对血管的舒张作用及其机制
27	Meng Z Q, et al. The vasorelaxant effect of endogenous gaseous sulfur dioxide on aortic rings and its mechanism: a comparison with sulfite effects and SO_2 biosynthesis and regulation.《中日大气污染及健康影响研讨会论文集》	2009	首次将气态 SO_2 直接作用于离体血管环，发现气态 SO_2 对血管的舒张作用远大于 SO_2 衍生物等
28	Li J L, Li R J, Meng Z Q. Sulfur dioxide upregulates the aortic nitric oxide pathway in rats. European Journal of Pharmacology, 645: 143–150 DOI: 10.1016/j.ejphar.2010.07.034 （Received: 2010.01.13）	2010	发现 SO_2 可提高血管组织 eNOS 基因转录、翻译水平及酶活性，促进 NO、cGMP 合成，通过 NO/cGMP 途径舒张血管
29	孟紫强，李君灵．二氧化硫生物学研究进展：从毒理学到生理学．生理学报，63（6）：593-600 DOI: 10.13294/j.aps.2011.06.006	2011	综述本室 20 余年来在 SO_2 毒理学、生理学和病理生理学的研究历程和发现，表明本课题组首先研究并证明 SO_2 是一种新型气体信号分子
30	Zhang Q X, Meng Z Q. The negative inotropic effects of gaseous sulfur dioxide and its derivatives in the isolated perfused rat heart. Environmental Toxicology, 27: 175–184 DOI 10.1002/tox.20628 Published online 6 July 2010 in Wiley Online Library (wileyonlinelibrary.com) ［首次采用 SO_2 溶液作用于大鼠离体心脏的实验模式］	2012	发现 SO_2 对离体心脏具有负性肌力作用，且远大于其衍生物；低浓度 SO_2 对心脏的作用与 PKC、环氧化酶、cGMP 有关，而与高浓度 SO_2 或其衍生物的作用机制不同

序号	作者、论文题目与期刊或著作	年份	备注
31	Meng Z Q，Yang Z H，Li J L，et al. The vasorelaxant effect and its mechanisms of sodium bisulfite as a sulfur dioxide donor. Chemosphere，89：579–584 DOI：10.1016/j.chemosphere.2012.05.056 ［发现：亚硫酸钠和亚硫酸氢钠对血管张力的作用相反，为二者的中性混合液不可以作 SO_2 供体的观点提出科学依据，并提出亚硫酸氢钠等作为 SO_2 供体的前提条件］	2012	发现亚硫酸钠在低浓度下可引起血管收缩，而在高浓度下引起病理性舒张；相反，亚硫酸氢钠在低浓度下可引起血管舒张，并对其与离子通道、cGMP 信号途径关系进行研究，提出酸性亚硫酸氢钠溶液可作为 SO_2 供体
32	Yang Z H，Zhang Y X，Meng Z Q. The vasodilator mechanisms of sodium metabisulfite on precontracted isolated aortic rings in rats：signal transduction pathways and ion channels. Food and Chemical Toxicology，50：3114-3119 DOI：10.1016/j.fct.2012.06.019	2012	用酸性焦亚硫酸钠溶液作 SO_2 供体的研究结果支持 SO_2 信号分子功能及其机制
33	张全喜，孟紫强．二氧化硫对大鼠离体心脏功能影响的机制研究．环境科学学报，32（4）：968-973 DOI：10.13671/j.hjkxxb.2012.04.003	2012	发现 SO_2 对大鼠离体心脏功能的影响与氧化损伤、ATP 酶、NO-cGMP 信号通路等有关
34	杨振华，张月霞，孟紫强，等．二氧化硫及其衍生物的光谱特征及其应用．环境化学，32（2）：188-194	2013	发现 SO_2 及其衍生物在水或有机溶剂中的一些溶解特性和化学性质，为我们提出的 SO_2 供体提供化学依据
35	Li R J，Meng Z Q，et al. Effect of sulfur dioxide on inflammatory and immune regulation in asthmatic rats. Chemosphere，112：296-304	2014	首次从炎症和免疫调节分析 SO_2 信号分子作用
36	张全喜，孟紫强，等．二氧化硫对血管张力影响的离子通道分子机制．中国药理学与毒理学杂志，27（S1）：375	2013	进一步阐明 SO_2 及焦亚硫酸钠溶液对心脏和血管张力作用的离子通道机制。焦亚硫酸钠溶液是酸性的，可以产生大量 $SO_2+HSO_3^-$。 这些试验结果进一步证明 SO_2 是一种新型生物气体信号分子
37	Zhang Q X，Meng Z Q，et al. Effects of gaseous sulfur dioxide and its derivatives on the expression of KATP，BKCa and $L-Ca^{2+}$ channels in rat aortas in vitro. European Journal of Pharmacology，742：31-41	2014	
38	Zhang Q X，Meng Z Q，et al. Effects of sodium metabisulfite on the expression of BKCa，KATP and $L-Ca^{2+}$ channels in rat aortas in vivo and in vitro. Journal of Hazardous Materials，284：151-162	2015	

序号	作者、论文题目与期刊或著作	年份	备注
39	Zhang Q X, Meng Z Q, et al. Effect of sulfur dioxide inhalation on the expression of KATP and L-Ca^{2+} channels in rat hearts. Environmental Toxicology and Pharmacology, 39: 1132-1138	2015	进一步阐明 SO_2 及焦亚硫酸钠溶液对心脏和血管张力作用的离子通道机制 焦亚硫酸钠溶液是酸性的，可以产生大量 SO_2 + HSO_3^- 这些试验结果进一步证明 SO_2 是一种新型生物气体信号分子
40	Zhang Q X, Meng Z Q, et al. The molecular mechanisms of sodium metabisulfite on the expression of KATP and L-Ca^{2+} channels in rat hearts. Regulatory Toxicology and Pharmacology, 72: 440-446	2015	
41	Zhang Q X, Meng Z Q, et al. The molecular mechanism of the effect of sulfur dioxide inhalation on the potassium and calcium ion channels in rat aortas. Human and Experimental Toxicology, 35（4）: 418-427	2016	
42	孟紫强．一、二氧化硫 // 孟紫强主编《环境毒理学基础》（第二版）“第七章大气环境毒理学第三节有害气体的毒性作用及其机理”．北京：高等教育出版社，152-160（大学教材）	2010	第一次在教科书、史书和不同专著中，以本室关于低浓度或生理浓度 SO_2 或其衍生物对神经元和心肌细胞离子通道的作用，对原癌基因、细胞凋亡相关基因、肺基因组表达的影响，对血管张力作用及其机理等多方面研究成果为依据，全面论述 SO_2 是一种信号分子
43	孟紫强，等．环境毒理学学科发展 // 中国科学技术协会主编，中国毒理学会编著．2010—2011 毒理学学科发展报告．北京：中国科学技术出版社，200-208（专著）	2011.4	
44	孟紫强，等．二氧化硫生物学：毒理学、生理学、病理生理学．北京：科学出版社，1-332（SO_2 专著，全面总结本室关于 SO_2 生物学研究的成果）	2012.5	
45	孟紫强．SO_2 新型生物信号分子的研究历程；二氧化硫信号分子作用．见孟紫强主编《现代环境毒理学》，北京：中国环境出版社，29-30，448	2015	
46	孟紫强，等．第 55 卷　环境毒理学史 // 史志诚．世界毒物史：毒理学分支学科史．西安：西北大学出版社，153-188	2016	

注：在无特指的情况下，表中“SO2 衍生物”指亚硫酸钠和亚硫酸氢钠中性混合液（摩尔质量之比为 3∶1）。

1.3.14　最早采用氨气溶液研究并证明氨、甲醇、甲醛的信号分子作用

序号	作者、论文题目与期刊或著作	年份	主要成果
1	李君灵．二氧化硫对血管张力作用的信号转导机制及其与几种内源物质的联合作用．博士论文，山西大学（导师：孟紫强）	2009	首次采用氨水或乳酸对血管环作用，发现气态氨、乳酸对大鼠主动脉血管环的舒张作用
2	Zhang Q X, Meng Z Q. The inotropic effects of ammonia on isolated perfused rat hearts and the mechanisms involved. Journal of Experimental Biology, 214: 4048–4054	2011	首次发现气态氨对大鼠离体心脏的生理和病理作用

序号	作者、论文题目与期刊或著作	年份	主要成果
3	Meng Z Q，Wang R. Chapter 5 production and signaling functions of ammonia in mammalian cells//Gasotransmitters（ed. R. Wang）. London：Royal Society of Chemistry. pp101-144	2018	首次系统论述氨的内源性产生和信号分子作用及其机制，发现尿素与 NO 代谢的耦合关系，提出并应用氨气水溶液作为氨供体
4	Zhang Q X，Meng Z Q，et al. Formaldehyde regulates vascular tensions through nitric oxide-cGMP signaling pathway and ion channels. Chemosphere，193：60-73	2018	发现甲醛的信号分子作用及其通过 NO-cGMP 和离子通道引起血管舒张的机制
5	Bai Y，Zhang Q X，Meng Z Q，et al. The vasorelaxant mechanisms of methanol on isolated rat aortic rings：Involvement of ion channels and signal transduction pathways. Human and Experimental Toxicology，36（10）：1031-1038	2017	发现甲醇的信号分子作用及其通过信号途径和离子通道引起血管舒张的机制

附录2

一篇对生态毒理学与环境毒理学最早进行系统分析的论文

关于生态毒理学与环境毒理学几个基本概念的见解 [1]

孟紫强 *

山西大学环境科学与工程研究中心、山西大学环境医学与毒理学研究所，太原 030006

摘要： 本文对生态毒理学和环境毒理学的几个基本概念进行了论述。首先，论述生态毒理学和环境毒理学的定义和各自的研究范畴，提出二者区分的条件和方法；其次，对“毒物”和“非毒物”的概念进行论述，否定了“物质即毒物”的论点；第三，论述“靶器官”概念的局限性及其对学科发展的不利影响，提出以“敏感器官”概念代替“靶器官”的见解。

关键词： 生态毒理学；环境毒理学；毒物；非毒物；靶器官；敏感器官

Discussion on Some Essential Concepts of Ecotoxicology and Environmental Toxicology

MENG Zi-qiang

Researching Center for Environmental Science and Engineering，Institute of Environmental Medicine and Toxicology，Shanxi University，Taiyuan 030006

Received 19 April 2006 received in revised form 25 May 2006 accepted 26 May 2006

Abstract：In this paper，some concepts of ecotoxicology and environmental toxicology

---

1　原文刊载于《生态毒理学报》2006 年第 1 卷第 2 期第 97 ~ 104 页。

基金项目：国家自然科学基金资助项目（No. 30230310；No. 20477023）。

作者简介：孟紫强（1939—），男，教授，博士生导师；* 通信作者（Corresponding author），E-mail：zqmeng@sxu.edu.cn；Tel：0351-7011895。

were studied and discussed. Firstly, definiens of "ecotoxicology" and "environmental toxicology" and their respective researching field were described, also some methods/conditions were suggested how to confirm the distinction between ecotoxicology and environmental toxicology; Secondly, the concepts of "toxicant" and "untoxicant" were studied and discussed, the viewpoint of "substance namely toxicant" was negatived; Thirdly, disadvantage of "target organ" concept and its blight to researching and realizing toxic role of toxicant, the view that the "target organ" concept to be replaced by "sensitivity organ" was suggested.

Keywords: ecotoxicology; environmental toxicology; toxicant; untoxicant; target organ; sensitivity organ

生态毒理学和环境毒理学都是新兴的边缘学科。生态毒理学除了是毒理学和生态学相交叉、环境毒理学除了是毒理学与预防医学相交叉之外，它们还均与环境科学、生命科学相交叉。相似相同的交叉学科导致了一些概念的混淆不清。加之，环境科学与生命科学所涉及学科领域的多样性，使得数学、物理、化学、生物、环保、计算机等多种学科的专家、学者积极参加到这两个学科的研究队伍中来了。他们的学术经历和研究背景的极大差异，也是导致对一些概念理解不一的原因。为此，在一些著作、论文、学术总结和报告中，把"生态毒理学"与"环境毒理学"概念相互颠倒甚至用错、把一切物质都视为"毒物"、把毒物的"靶器官"绝对化等，不是时有发生而是屡见不鲜。为此，根据国内外有关著作（孟紫强，1984，2000，2003；李寿祺，1987；刘毓谷，1997；张铣、刘毓谷，1997；周启星等，2004）与国外有关著作（Ballantyne et al.，1999；Calow，1998；Cockerham et al.，1994；Michael et al.，2001；Moriarty，1999；Timbrell，1995；Walker，1999）及我们的科研实践（孟紫强，2003；孟紫强等，2003b；Meng，2003，2004），对这两个学科的几个基本概念及其研究范围进行了研究，提出了自己的见解，供同行参考使用。

一、生态毒理学与环境毒理学概念

生态毒理学是研究有毒有害因子对生态环境中非人类生物及其生态系统的损害作用及其机理的科学。它的主要目的和任务是揭示有毒有害因素包括潜在的有毒有害因素对生态系统损害作用的规律并为保护生态系统提供策略和措施。因此，生态毒理学主要是研究生态系统中有毒有害因素对动物、植物及微生物在分子、细胞、器官、个体、种群及群落等不同生命层次的损害作用，进而达到揭示这些因素对生态系统的影响。在探讨这些损害效应的本质和机理的过程中，从器官水平、组织水平、细胞水平、亚细胞水平，甚至分子水平或基因水平去研究有害因素对生物的作用，是必不可少的。多年来，有些学者一直认为生态毒理学与环境毒理学、传统毒理学的区别在于生态毒理学是研究有害因素对生物群体的损害作用，而环境毒理学、传统毒理学是研究有害因素对生物个体的损害作用（Connell et al.，1999；Klaassen，2001；Lippmann，2000；

Niimi，1996；Wayne et al.，1995；Wiener et al.，1996）。这一认识把个体和群体对立起来、把生物个体与生态系统对立起来，忽略了个体与群体、个性与共性的辩证关系。群体是由个体组成的，而个体又寓于群体之中。因此，把是研究生物个体还是研究生物群体作为环境毒理学与生态毒理学的区分界限从认识论上就是不正确的。实际上，许多生态毒理学家研究生态毒理学问题就是从研究环境污染物对生物个体，甚至对生物细胞及其基因的损伤作用开始的。因为除了进行一般的生物调查或普查之外，在研究一个很大的生态系统或研究一个很大的物种群体时，不可能把整个生态系统或该物种整个群体的每个个体均作为分析研究的对象，这不仅是因为不可能有如此多的时间和经费，且如果对群体中的每个成员都进行分析，这对生态系统或生物群体也是一种伤害。因此，生态毒理学家们不得不采用研究该物种群体的代表性个体，例如有的采用五点取样的方法选择该生物群体中有代表性的个体，进行详细的分析研究。有时甚至不能不采取少数模式实验生物的个体进行实验室研究，以达到推测对群体甚至对生态系统作用的目的。也可能有人会以生物调查（如调查大面积森林受某种环境污染物的损害作用）为例，把生态毒理学界定为是进行“生物群体”研究的。其实，生物调查并不是生态毒理学研究的“专利工具”。因为传统毒理学和环境毒理学沿用多年的“流行病学调查”就是观察有毒有害因素及不利环境因子对人群健康影响的，这种流行病学调查是研究人类群体毒理学问题的经典方法。从上述分析可知，把是否进行生物群体研究来区分生态毒理学与传统毒理学、环境毒理学是不全面的，也是有悖于科研实践的。如今传统的毒理学已经发展为现代的毒理学，生态毒理学和环境毒理学都是毒理学的分支科学。

其实，生态毒理学与环境毒理学最主要的区别是在研究对象和研究目标的不同上，而不在于研究对象的数量上（个体或群体）。环境毒理学的研究目标是探讨和阐明环境有毒有害因素对人体和人群的生物学效应和健康损害及其规律，其主要研究对象是个人和人群，由于以人体为研究对象的局限性，常常采用非人类的实验室模式生物进行毒理学试验如采用哺乳类实验动物、实验植物及实验微生物等；而生态毒理学的研究目标是探讨和阐明有毒有害因素对动物、植物、微生物的个体和群体的生物学效应和健康损害及其规律，其主要研究对象是非人类生物，特别是野生生物，其中包括一些非人类的模式生物如试验用的非哺乳类实验动物、实验植物及实验微生物等。我们常常看到一些科研论文和一些文献检索刊物往往把那些采用非人类的模式实验生物为研究对象的环境毒理学方面的研究论文错误地归属到生态毒理学的目录之下；同样，也有的把生态毒理学方面的研究论文错误地归属到环境毒理学的范畴。作者认为，可以采用以下 7 条标准来判断科研项目、科研工作、论文及成果是属于环境毒理学的领域还是属于生态毒理学的领域：①其观察和研究对象是人，还是非人类生物；②其研究目标是研究环境有毒有害因素对人群或人体健康的影响，还是研究对动物、植物、微生物的个体或群体的毒害作用；③其所研究的环境有毒有害因素的主要直接危害对象是人体或人群，还是非人类生物；④其所观察或研究的生物是实验室模式生物，还是野生生物（包括实验室临时养殖的）；⑤其所观察或研究的实验动物是哺乳类动物如小鼠、大鼠、兔、豚鼠、狗及猴等，还是非哺乳类动物如鱼、虾、贝、蚤等；⑥其所观察或研究的实验生物是环境毒理学常用的实验室模式生物如紫露草、蚕豆（根尖）、拟南芥及 Ames 试验采用的标准菌株 - 鼠伤寒沙门氏菌株 TA98、TA100 等，还是生态毒理学常用的实验室模式生物如赤子爱胜蚓、大型蚤及草鱼、青鱼、鲢鱼及鳙鱼等；⑦其采用非人模式生物所获得的结果主要是用于外推到人以探讨环境污染物对人体健康的危害，或是直接用于探讨环境污染物对非人生物的危害。举例来说，油轮在渤海行驶过程中由于石油泄漏造成海水污染，我们研究这一污染事件对渤海海洋生物如鱼、虾、贝等的危害，这无疑是生态毒理学研究。但是，如果我们研究石油污染对小鼠骨髓细胞微核形成的影响等遗传损伤作用，就应属于环境毒理学研究，因为使用的模式动物——小鼠是哺乳类动物且其研究目的显然是探讨这一污染事件是否能够直接或间接地对人群造成遗传损伤；虽然石油污染对小鼠骨髓细胞微核形成影响的研究结果也可以用于阐明石油污染对哺乳类动物遗传变异的作用，但其实质是生态毒理学对上述环境毒理学研究结果的引用或应用。也可以说这是环境毒理学与生态毒理学的交叉，或说前者对后者的覆盖、后者对前者的引用。如果我们研究石油污染对鱼类细胞微核形成的影响等遗传损伤作用，这应属于生态毒理学研究范围，因为无论在分类学和亲缘关系上还是在生存条件和生理功能上鱼类和人类的差别都太大了，研究结果可以说明这一污染事件对鱼类可能造成的遗传变异作用；虽然环境毒理学工作者可以引用这一研究结果去佐证或推测石油污染对人类遗传损伤的可能性，但其实质是环境毒理学对上述生态毒理学研究结果的引用或应用。也可以说，这是生态毒理学与环境毒理学的交叉，或说前者对后者的覆盖、后者对前者的引用。由此也发现，即使属于在这两种毒理学之间的交叉，在多数情况下也有以哪种毒理学为主和应当归属于哪种毒理学的问题，模糊不清甚至主次颠倒都会影响有关的科学研究、成果应用及学术交流等。

生态系统由生物和非生物、人类和非人类物种共同构成。生态环境是人类和不同生物种群共同生存的空间，他们既相互依存又相互制约。对生态系统的任何干扰都会在整个生态系统中传播、扩展，并发生连锁反应，受到危害的生物不仅是非人类生物种群，而且也会涉及人群，甚至人类。人类在生态系统中的重要位置及其对生态系统的影响和作用越来越被认识和关注。因此，当生态毒理学研究环境污染物危害生态系统并通过连锁反应危及人类安全时，也可能把研究环境有毒有害因素对人体或人群健康的影响作为该研究的一部分（Niimi，1996；Wiener et al.，1996；Richard，2001）。在这种情况下，生态毒理学与环境毒理学之间的研究领域就要发生部分重叠。在这里，它们相互交叉、覆盖，成为它们共有的部分。学科交叉是现代学科的特征，但是绝不能用两个学科存在交叉研究去否定两个是独立的学科。

毒理学是研究物理、化学和生物有毒有害因素，特别是化学有毒有害因素对各种生物体的损害作用及其机理的科学。环境毒理学是研究环境污染物，特别是化学污染物对人体的损害作用及其机理的科学，它的研究重心是环境有毒有害因素对人群和人体的危害。环境毒理学主要研究环境污染物的危害，而毒理学研究的有害因素更为广泛，包括药物、食品添加剂、饲料添加剂、工业用品、农业用品，甚至宇宙射线等，环境污染物也被包括在毒理学研究的有害因素之中。虽然环境毒理学是以研究环境有毒有害因素对人体和人群健康危害为中心的学科，但是由于人类和非人类物种之间相互依存、相互制约，是不可分割的统一体，非人类生物受到环境污染的伤害时也可能通过连锁反应危及人类，在这时环境毒理学的研究势必要涉及环境污染物对非人类生物毒性作用的研究，从而使环境毒理学这一部分研究领域与生态毒理学发生交叉和重叠。例如，为了揭示水俣病的病因和发病机制，除了研究甲基汞对人体的毒性作用外，还要研究当地海水中无机汞污染物在微生物体内如何发生甲基化并转变为甲基汞的转化过程，以及后者如何在鱼体内富集并通过捕食海鱼进入渔民体内的整个过程。此外，在探讨有毒有害因素对人体毒性作用的科学研究中，在不能用人体进行毒物毒性作用试验的情况下，一般采用模式动物、植物及微生物进行毒理学试验。例如，环境毒理学研究中常用的实验动物如猴、兔、狗、豚鼠、大鼠、小鼠及果蝇等，常用的实验植物如紫露草、蚕豆、拟南芥等，常用的实验微生物如进行化学物致突变性检验的 Ames 试验所使用的微生物——鼠伤寒沙门氏菌，用于回复突变试验的大肠杆菌、枯草杆菌等菌株，以及常用的哺乳类动物细胞株如来自中国仓鼠的细胞株 CHO 和 V79、来自叙利亚地鼠胚胎的 SHE 细胞株、来自初生叙利亚地鼠肾的 BHK 细胞株、来自瑞士小鼠的 3T3 细胞株及 BALB/C-3T3 细胞株等。由这些实验生物所获得的研究结果外推到人，以期揭示有害因素对人体的作用，这历来是毒理学和环境毒理学常用的研究方法和技术。对此，从来也没有人怀疑过这不是典型的环境毒理学研究。这些模式生物或细胞的毒理学研究结果，无疑对揭示生态毒理学问题具有更直接的理论和应用价值。因此，在这种情况下环境毒理学的研究对象就与生态毒理学发生交叉和重叠。这时可以根据研究目的而加以判断：如果研究目的是将所获得的结果外推到人以阐明环境污染物对人体健康的影响，就属于环境毒理学范畴；如果研究目的是将所获得的结果用于直接阐明环境污染物对实验生物本身或其他非人生物种类的影响，就应属于生态毒理学范畴。

因此，生态毒理学与环境毒理学两个学科各具有各自明确的研究中心或重心，但是在各自领域的边缘往往相互交叉、相互渗透，甚至重叠在一起，使它们之间没有绝对的界限。简言之，二者中心清楚、边缘模糊。

综上所述，生态毒理学是以研究生态环境中有害因素对非人类生物（包括人类之外的所有动物、植物、微生物）的损害作用及其规律为中心的科学。它的目标在于保护生态系统的健康不受影响。为达到此目的，有时也对人群健康问题进行研究，但这不是生态毒理学的中心，也不是生态毒理学的主流。环境毒理学是以研究环境污染物对人体和人群健康损害作用及其规律为中心的科学，它的目标在于保护人体健康免受环境不利因子的影响。为达到此目的，有时也对非人类生物进行研究，但这并非环境毒理学的中心或重心所在，更不是环境毒理学的主流。毒理学是研究各种因素（包括环境中的和非环境中的）对所有生物（包括人类和非人类）损害作用及其规律的科学，生态毒理学和环境毒理学是毒理学的两个分支科学。所谓传统毒理学是以研究各种有毒有害因素对人体和人群健康损害作用及其规律为核心，以保障人体健康免受各种不良因子影响为目标的科学。虽然传统毒理学并不把非人类生物作为研究对象，但为达到其研究目的，也常常使用非人类的模式实验生物进行试验研究。

表 1　毒理学不同分支学科的定义、研究中心及模式实验生物

Table 1　difiniens，researching field and model experimental life-forms on different branches of toxicology

分支学科	定义	研究中心	模式实验生物
毒理学	研究各种有毒有害因子对人类和非人类生物的毒性作用及其规律	人和非人类生物	人和非人类生物的整体和离体材料（见下述传统毒理学及生态毒理学）
传统毒理学	研究各种有毒有害因子对人体和人群的毒性作用及其规律	人体和人群（常采用非人类模式实验生物进行毒理学研究）	①实验动物：多为哺乳类动物，少量为其他动物（如果蝇）； ②实验植物：紫露草、蚕豆（根尖）、拟南芥等； ③实验微生物：各种致突变试验和 DNA 损伤试验用的微生物菌株； ④实验细胞：多为人和哺乳类动物细胞株或原代细胞
环境毒理学	研究环境污染物对人体和人群的毒性作用及其规律	同传统毒理学	同传统毒理学
生态毒理学	研究各种有毒有害因子对非人类生物，特别是对野生生物的毒性作用及其规律	非人类生物，主要是野生动物、植物、微生物	①实验动物：多为非哺乳类动物，如蚯蚓、鱼、水蚤的某些种类； ②实验植物：种类甚少； ③实验微生物：种类甚少，如发光细菌
环境生态毒理学	研究环境污染物对非人类生物，特别是野生生物的毒性作用及其规律	同生态毒理学	同生态毒理学

在生态毒理学教学和研究中常常要涉及以下几个概念，分清它们的含义并正确地使用，对于生态毒理学研究成果的推广、交流及比对具有重要意义。环境有毒有害因子指环境中对生物有害的各种因子，既包括污染的和非污染的、天然的和人为的，又包括物理的、化学的、生物的等多种因素。环境化学物指环境中天然的和污染的化学物。环境污染物指人类生产、生活活动产生的并释放到环境中的各种因子（物质），且其浓度超过了环境正常水平以至能对不同生物引起损害作用，这些因子包括物理的、化学的、生物的等。环境化学污染物仅指环境污染物中的化学污染物。环境毒物指环境中天然的和污染的毒物，是一类毒性较强的环境化学物。在环境毒理学上常常使用的另一专业术语——外源化学物（xenobiotics），是指不是人体的组成成分，也非人体

所需的营养物质或维持正常生理功能所必需的，但可由人类生存环境通过一定环节和途径与人体接触并进入人体，且产生一定的生物学作用的物质。它们是一类“外来生物活性物质”，又可称为外来化学物，以区别于机体内代谢过程中形成的产物和中间产物——内源化学物。而在生态毒理学上的专业术语——外源化学物的含义就不仅限于人体而是指所有生物体。

由于环境污染，特别是化学物污染是当前全球生态系统所面临的最大问题之一，所以环境生态毒理学已成为当代生态毒理学研究的主流。因此，论述环境污染物特别是环境化学污染物对非人类生物，特别是对野生生物及其生态系统的毒害作用及其规律是当代生态毒理学的中心内容。

二、毒物与非毒物概念

毒物（toxicant/poison）是指在一定条件下，以较小剂量暴露就能引起生物机体功能性或器质性损伤的化学物质。相反，以较小剂量暴露不能引起生物体损伤的化学物质，被称为非毒物。

事实上，自然界存在的所有物质都具有潜在的毒性，因为即使生物需要的营养物质当其进入生物体的量过多时，也能对生物引起不同程度的损害。如我们日常食用的食盐，如食用过量或使用失当，也会引起毒害作用。甚至我们呼吸的氧气，如长期过量地吸入纯氧也会引起伤害。因此，物质的毒性作用和无毒性作用是相对的，是随暴露的剂量而相互转化。然而，不能据此就说所有物质都是毒物。我们认为：只有那些接触很小剂量就可对生物体引起毒害作用的物质才能称之为毒物；对于那些接触很大剂量才产生毒性作用的物质不能称之为毒物，如水、氧气、葡萄糖等。因此，在正常情况下毒物和非毒物是有明确界限的，即毒物和非毒物也有其绝对性的一面；如果不承认其绝对性，却夸大其相对性，就会误导为“物质即毒物”，毒物的概念就失去了意义。

传统的观点认为：“毒物和非毒物没有绝对的界限，只能以中毒剂量的大小相对地加以区别”（Newman，1998；Niimi，1996；Richard，2001；Schüürmann et al.，1998；Wayne et al.，1995；Wiener et al.，1996）。绝大多数有关毒理学的著作和文献认为从传统的观点可推理为：一般环境中的非毒物，甚至生命必需的营养物质，如水、维生素及生命必需的微量元素等，当大量进入生物体时也会引起损害作用而成为毒物；而毒物在极其微量时对生物体不具有毒性作用而成为非毒物（孟紫强，2000，2003；李寿祺，1987；刘毓谷，1997；Richard，2001；Wayne et al.，1995；Wiener et al.，1996）。我们认为，这种传统的观点并不完全正确，而有很大的局限性和不确定性。其理由是：毒物和非毒物虽然没有绝对的界限，但是二者确有绝对的标准和条件，这标准和条件就在于：①毒物在较小剂量下就可以引起中毒，而非毒物只有在大剂量下才可以引起中毒；②在实际情况下，毒物对生物体的中毒剂量很小所以是易于达到的（如三氧化二砷），而非毒物则不易于达到。在实际生活中，毒物和非毒物的界限是清楚的，谁也不会把水、氧气、葡萄糖归为毒物；那种认为“任何物质都是毒物”的观点是不能被实际所接受的。因此，从我们的观点推理认为，对于生命大量必需的营养物质（如水、氧气、食盐等）即使在极大量进入生物体的情况下可以引起损害作用，也不能把它们归在毒物一类，因为所谓毒物是指以较小剂量就能引起生物体中毒的化学物质。把大量进入生物体而引起损害作用的物质（包括营养物质）列为毒物显然是与毒物的概念相违背的；同样，毒物虽然在极其微量时对生物体不具有毒性作用，但是它们仍然属于毒物一类，因为毒物的划分是以“较小剂量”为尺度，而不是以“极其微量”为尺度。因此，认为一切物质都有潜在的毒性是对的，而由此认为一切物质都是潜在的毒物则是错误的；认为毒物和非毒物没有绝对的界限是对的，而由此认为毒物和非毒物没有界限甚至连它们的相对界限也要否定则是错误的。

三、靶器官和敏感器官概念

靶器官（target organ）是指受某外来化学物攻击并引起毒性效应的器官，又称为该化学物的效应器官；与之相对的该化学物未能引起毒性作用的器官就称为非靶器官（孟紫强，2000，2003；李寿祺，1987；刘毓谷，1997；Lu，1996；Michael et al.，2001；Timbrell，1995；Walker，1999）。我们认为某种毒物的靶器官和非靶器官是相对的，并没有绝对的界限，在毒物剂量较低时，该毒物的靶器官可能只有一种，随着剂量的增加该毒物的靶器官可能逐渐增多，甚至成为一种全身性毒物（孟紫强，2003；Meng，2003，2004）。因此，毒物靶器官的种类和数量随毒物剂量的大小而变化，不是不可改变的，该化学物是不是一种全身性毒物主要取决于化学物的剂量。“靶器官”的概念往往误导对毒物作用的全面理解，使对化学物毒性的认识往往局限于它的“靶器官”，而对非靶器官往往忽略而不加考虑。这使毒物毒性作用的全面深入研究和毒理学知识的正确应用受到局限。因此，我们认为在毒理学中（包括生态毒理学和环境毒理学）引入“敏感器官”（sensitivity organ）的概念取代“靶器官”的概念更加科学、合理。因为敏感器官的概念更能科学地描述毒物毒性作用随剂量由低向高的递增，该毒物对不同器官的损害作用就能由最敏感的器官逐渐扩大到一般敏感器官、不敏感器官，甚至发展到全身性毒性作用。在多数情况下由于对该化学物研究深度不够或测试手段灵敏度的限制，对一些器官的毒理学损伤未能发现，也把其归为非靶器官。我们近年来关于 SO_2 和大气颗粒物 $PM_{2.5}$ 的毒理学研究结果，说明了这种以“敏感器官”取代“靶器官”概念的重要性。

众所周知，SO_2 一直被认为是一种以呼吸器官为毒作用靶器官的呼吸毒物。20 多年前，我们也是以此为基础开始对 SO_2 吸入毒理学进行研究的。经过多年研究发现，SO_2 不仅可引起呼吸器官如肺的脂质过氧化损伤、DNA 损伤、基因组表达谱的改变以及细胞超微结构的损伤，而且也能引起动物的非呼吸器官如脑、肝、心、脾、胸腺、肾、胃、肠、睾丸等所有被试组织器官的氧化损伤、DNA 损伤、超微结构损伤及基因表达的改变，有的改变甚至比肺组织的改变还要严重（Meng，2003，2004；Meng et al.，2003a，2003c，2003d，2004；孟紫强等，2005）。此外 SO_2 还可引起血液淋巴细胞和骨髓细胞染色体畸变、微核及姊妹染色单体互换频率增高（Meng，2001；Meng et al.，1990，1992，2002a，2002b，2002c，2005b，2005c）。因此可以看出，SO_2 并不仅对呼吸系统有毒性作用，而是对所有组织器官都具有毒性作用，是一种全身性毒物。研究还发现，随着 SO_2 暴露剂量的增大，SO_2 对全身各种组织器官的作用就更加严重，其全身性毒性作用更加明显。一直以来认为呼吸器官是 SO_2 的唯一靶器官的认识，一方面是由于 SO_2 经由呼吸道进入体内，首先攻击呼吸器官并引起了一系列病理反应，另一方面受研究方法和技术的限制，以及研究深度不足，导致了对 SO_2 毒性作用认识的片面性和局限性。

大气环境的重要污染物——悬浮颗粒物（PM）一般被认为是以呼吸系统作为毒作用靶器官，随着研究的深入发现 PM 也与心血管疾病的发生有关。近年来我们关于大气细颗粒物（$PM_{2.5}$）毒性作用的研究表明，给大鼠肺灌注 $PM_{2.5}$ 悬液后，不仅可引起肺组织器官脂质过氧化水平增高，还可引起脑、心、肝、肾、脾、睾丸等组织器官脂质过氧化水平增高，而且随着 $PM_{2.5}$ 染毒剂量的增加，受影响的组织器官也随之增多，脂质过氧化水平也随之增高（孟紫强等，2003b；刘晓莉等，2005a，2005c；Liu et al.，2005）。这些研究表明，在低剂量暴露下未受到损伤的非靶组织器官，可随着暴露剂量的增加成为受到化学物攻击并引起效应的靶器官，又一次证明了毒物的靶器官是相对的，是受暴露剂量决定的。这也说明对化学物不存在绝对的靶器官和非靶器官之分，只存在不同器官对化学物的敏感性不同之分。对于化学物的毒性作用来说，“靶器官”与“非靶器官”之间的不同是“全与无”“有与无”“是与否”的问题，是质的问题；而“敏感器官”与“非敏感器官”之间的不同是“强与弱”“大与小”“多与少”的问题，是程度不同的问题，即量的问题。因此，用毒物的“敏感器官”概念取代“靶器官”概念，能更容易、更正确地理解毒物对不同器官毒性作用的性质。

（参考文献：略）

后 记

《环境毒物史》书稿的完成，我首先要感谢在我学习和成长阶段的各位老师对我的培养和教导。1955—1958 年，我在运城农业学校学习农业科学，毕业后在晋北地区土壤改良试验站从事盐碱地改良研究工作；1961—1966 年，我在山西大学生物系学习，毕业后在临汾县制药厂和山西省地方病防治研究所进行药剂学和环境与健康研究工作；1978—1981 年，我在天津医学院攻读实验肿瘤学和生物化学研究生，毕业后在中国辐射防护研究院放射生物学研究所从事放射毒理学研究。1986 年，我来到山西大学，开始进行环境医学与健康、环境毒理学和生态毒理学的教学和科研，那些过去学习和实践过的农业科学、生命科学和医学科学方面的知识都为我的环境毒物研究提供了极为有力的支撑。正是这些学科交叉知识的支撑，使我在 1978 年敢于写出我国第一本《大骨节病》专著，也使我敢于在 1986 年率先对环境科学专业本科生开设“环境毒理学”课程、1987 年率先对植物学和生态学研究生开设“生态毒理学”课程，并写出国内第一本关于它们的专著和国家级规划教材。这些综合知识不仅是我从事有关环境与生态、环境与健康方面教学和科研的扎实基础，也是能够完成《环境毒物史》书稿的有力保障。因此，我怀着万分崇敬的心情，首先要把这本书奉献给所有教导过我的各位老师。

在本书的撰写过程中，我对环境毒物研究的起源、人类与环境毒物的依存关系、环境毒物发展的历史性飞跃，以及学习和研究环境毒物史的现实意义等重要问题进行了长期思考，特记录于此。

博大精深的传统中医药学是环境毒物知识的宝库

人类是地球环境发展到一定阶段的产物，人类的生存和发展离不开环境的滋养。自从人类产生的那一刻起，为了自身的生存和繁衍，就开始从其生存环境中寻找食物，从中辨别出存在于自然界中的天然毒物，并从天然毒物中发现了可以医病的本草药物。中国古代神农尝百草的故事就是人类早期辨别食物和毒物真实过程的记忆。早在西周时期（公元前 1046—前 771 年）的《周礼》一书就有“聚毒药以供医事”的记载，于是自古“毒物”和“药物”就没有明确的界限。加之，在古代和近代时期，长期流行着重视医药而轻视毒物的观念，导致对毒物研究获得的知识往往记载于传统中医药学书籍或文献中，因此传统中医药学也是环境毒物的知识宝库。

直到今日，乃至将来，古人类开创的这种从环境生物（植物、动物和微生物）和非生物（矿物质）中了解毒物和发现药物的人类最基本的活动仍然在不断传承和继续，只不过探索或研究的方法在不断改进和完善而已。因此，几千年、几万年或更久以来，中华民族对中医药学积累的知识博大精深，是现代对环境天然毒物或现代药物研究的伟大宝库。研究古代和近代环境毒物史，不仅能使我们感受先人对环境毒物研究的经历、经验和勤奋、忘我的精神，而且能启发我们对传统医药学宝库的敬畏之心和进一步挖掘研究的决心，从而有助于现代科技在环境天然毒物的研究中取得新的成绩和发现。

环境毒物研究与人类文明的脚步相伴而行

经过了漫长的古代时期之后，欧洲的文艺复兴运动把人类带入近代时期。历经了大约6个世纪的近代时期，人类历史才进入现代时期。从古至今，人类社会在加速向前发展，人类对环境毒物的研究也在加速向前奋进。当人类社会进入19世纪、20世纪，工业革命精彩纷呈，技术革新纷至沓来，科学突飞猛进，社会空前进步。随着工业的快速发展和世界人口的急剧增加，大量人造有毒化学物质进入环境，成为新的人为的环境毒物而对生态环境和人类的健康造成严重威胁。20世纪中期以来，伴随现代工业的高速发展，危害人类健康的环境灾难事件不期而至。在大气环境煤烟型污染引发的多起烟雾事件、石油型污染引发的多起光化学烟雾事件、空气中SO_2污染引发的日本四日市哮喘事件、水环境甲基汞污染引发的日本水俣病事件、土壤镉污染引发的日本痛痛病事件、化工厂爆炸引发的印度帕博尔事件、苏联核电站爆炸引发的核污染事件等环境污染灾难事件中，环境毒物造成了数以万计暴露居民的死亡和数十万公众健康的损伤。人类在对环境毒物引发的人群和动植物危害事件的处理中，在对环境毒物毒性作用机理的探索中，积累了丰富的感性认识和理论知识，产生和发展了环境毒理学、生态毒理学、污染生态学等环境毒物类新型学科。这些学科的理论和技术在维护生命安全、环境安全、生产安全和社会安全的广泛实践中均发挥了重要作用，做出了重要贡献。从古至今，人类文明史的发展推动着环境毒物研究的发展，而环境毒物研究的发展又影响着人类历史的进程，因此环境毒物史是人类文明史的一部分。

环境毒物及其研究的三次历史性大飞跃

环境毒物所指的环境，是指人类和其他生物生存的环境，主要包括大气环境、水环境、生物环境、食品环境、土壤环境等。在本书中，环境毒物是存在于环境中天然的和人为的对人类及其他生物的生命和健康具有毒害作用的物质，包括物理性、化学性和生物性有毒有害物质。

人类发展的历史阶段不同，面临的主要环境毒物也有很大变化，环境毒物史的研究内容也随之改变。在古代时期，人类以采摘、打猎及农业生产为主，生产方式处于原始阶段，没有工业生产，更没有化学合成有机物的能力。因此，古代人类所接触的毒物几乎完全是环境天然毒物——有毒或含毒的动物、植物和矿物质。古代人类在“以毒攻毒”医疗理念的指引下，有毒的天然动植物往往被用作治疗疾病的药物。因此，在那个年代，环境天然毒物主要以本草药物的不同剂型摄入人体，并对人类健康造成危害（或说“毒副作用”）。由此可知，在古代时期，人类对环境毒物的研究聚焦于环境中的天然毒物对人体健康的医疗和毒性作用，主要代表作有《神农本草经》《伤寒论》《本草纲目》等。

当人类社会发展到近代时期，随着矿物开采、不同职业作坊或初期工业生产的出现，产生的人为化学物进入职业（或工业）环境而成为新的环境毒物。此外，随着在医学改革中提出的医学化学和化学治疗理论及其发展，人类对环境毒物的研究产生了第一次划时代的大飞跃——由古代对环境天然毒物危害普通居民健康的研究走向（或扩展到）近代职业（或工业）环境中人为化学毒物对职业人群健康危害的研究。限于那时有机化学合成尚不发达，近代时期研究的环境毒物多是无机化学毒物，环境是职业环境，人群是职业人群。这与古代时期对环境毒物的研究有本质上的不同，所以这是环境毒物历史上的第一次大飞跃，主要代表作有帕拉塞尔苏斯的《矿工病与矿工的其他疾病》（*On the Miners' Sickness and Other Diseases of Miners*）、拉马齐尼的《职业性疾病》（*De Morbis Artificum Diatriba*）和奥尔菲拉的《普通毒理学概论》（*Traité de Toxicologie Générale*）等。

当人类社会进入现代时期，现代工业高速发展，特别是有机化学合成工业的蓬勃发展，大量人为工业化学物进入工业环境而且也进入了大自然界，引起环境的普遍而严重的污染，人类对环境毒物的研究发生了第二次划时代的大飞跃——环境毒物研究走向（或扩展到）对环境人为污染物引起的生态环境和公众健康危害的研究，这里环境污染物对生态环境危害的研究包括对动物、植物、微生物及其生态系统危害的研究。这些研究与近代时期有本质的不同，研究的环境从职业环境走向了大自然环境，研究的环境毒物主要是人类生产生活活动产生的废物和人工合成的有机化学毒物；从研究环境毒物作用对象来看，在古代和近代主要研究环境毒物对人类健康的危害，而在现代时期既研究环境毒物对人类健康的危害，又研究环境毒物对动物、植物和微生物及其生态系统的危害，这些研究的深入发展促使环境毒理学学科和生态毒理学学科形成和发展，使其成为现代环境毒物研究的主要标志。由此可知，现代时期在环境毒物作用对象的研究上也发生了方向性转折或扩展。

在现代时期，毒物学已经从医学、药物学分离成为独立的学科。随着科技的快速发展，多种毒理学分支学科相继形成，例如环境毒理学、生态毒理学等，它们就是研究环境毒物的现代毒理学分支学科。因此，对于现代环境毒物史的研究就要比对古代或近代环境毒物史的研究条件更好些。此外，在古代和近代，人们长期抱着一种重医药而轻毒物的观念，所以对环境天然毒物的研究成果多在医学或药物学的著作中描述，而少有专门的毒物学著作。为此，在对古代和近代环境毒物研究史的探讨中，不得不从当时的医学和药物学文献中去查找环境天然毒物研究取得的成果，以论述那个时代环境毒物研究的历史。而在现代时期，虽然人们重视医疗、轻视药物、更轻视毒物的观念仍然残存着，但是这与古代和近代相比已有很大的改变，而且愿将一生贡献给毒物学研究的科学家越来越多，环境毒物学方面的专著也与日俱增。

在现代时期，相比于古代和近代时期，对环境天然毒物的研究也有一个质的飞跃。在环境天然毒物中，一类特别的生物性毒物是微观生物世界的致病微生物。在古代时期和在近代前期，即在显微镜发明之前，虽然致病微生物在人类引发瘟疫流行已有数千年，造成了数千万，或说无数人的死亡，但是人类对致病微生物却一无所知，而是归之于“邪气”或“神”“妖”的作祟。直到19世纪中期，法国巴斯德（Louis Pasteur）等科学家发现致病微生物与疾病的关系以后，这类特殊的环境天然毒物的真面目才被揭开。到了20世纪，电子显微镜的发明才使人们看清楚引起健康危害的、比细菌还要小的各类病毒。现代毒理学创始人奥尔菲拉（M. J. B. Orfila）在他的经典著作《普通毒理学概论》中就已经把有毒的动植物和致病微生物列为毒物。本书专设第六卷对致病微生物引发瘟疫的历史进行了介绍。从古至今，历代瘟疫对人类健康的危害及其对人类社会发展的影响，常常比环境化学性毒物的危害更大、更疯狂。因此，对致病微生物这类特殊的环境生物性毒物发展历史的研究必将越来越受到学术界和社会的重视。

20世纪末，第三次工业革命的蓬勃发展，使人类对环境毒物的研究发生了第三次划时代的大飞跃，研究的环境毒物扩大到对所有环境，包括自然环境、工业环境、办公环境、居住环境、人体内环境（如肠胃环境）等宏观和微观环境中物理性、化学性和生物性毒物的研究，研究方法进入现代分子生物学时代，宏观和微观研究并行发展。随着第三次工业革命的发展，现代新型工业生产产生的新的环境毒物成为环境毒物研究的新对象。

关于环境毒理学史和生态毒理学史

环境毒理学和生态毒理学研究的历史是现代环境毒物史的两个重要支柱。然而，至今仍有一些学者疑惑：环境毒理学与生态毒理学是同一学科，还是两个不同学科？关于这个问题，我从1986年为本科生率先开设环境毒理学、1987年为研究生率先开设生态毒理学这两门课程起，就开始对有关公开发表的国内、外文献进行历史挖掘和系统性分析。历经20年研究，发现它们不仅在研究内容和服务对象上有本质区别，而且在研究的历史轨迹上一直是各自独立地发展，二者是两个完全独立的学科。2006年，在我主编的《生态毒理学原理与方法》（科学出版社出版）一书和同年我在《生态毒理学报》第1卷第2期发表的论文（见本书附录2）中，提出并系统性地论述了环境毒理学和生态毒理学是两个独立的学科。简言之：环境毒理学主要是研究环境污染对人类健康危害的学科，而生态毒理学主要是研究环境污染对非人类生物（动物、植物、微生物）及其生态系统危害的学科。在2016年西北大学出版社出版的《世界毒物全史·毒理学分支学科史》（史志诚主编）和本书中，根据我们对环境毒理学和生态毒理学两个学科发展历史的研究，都是设立两卷分别对二者的历史进行论述。这在国内外尚属首次。可以说，这对环境毒理学与生态毒理学各自的发展及其史学研究均是创新性的。

环境毒物史研究或学习的现实意义

环境毒物充满世界，人类与毒物共存同行。进入21世纪，环境问题不减反增，环境毒物引发的各类环境灾难事件频频发生，全球气候变暖问题更加紧迫，人类面临环境恶劣、资源匮乏的威胁。除了环境物理性和化学性毒物，环境生物性毒物对人类环境和健康的威胁也无时无地无所不在。当前在全球暴发的一种恶性环境生物性毒物——新型冠状病毒引发的新冠肺炎大流行的现实就足以说明环境生物性毒物危害的严重性。

展望未来，在前进的道路上，人类还会不可避免地面临众多与环境毒物有关的重大问题。如何对待社会经济发展和环境毒物引发事件之间的矛盾，如何对环境化学毒物特别是新型化学毒物进行健康风险评价和生态安全评价与防护，如何控制环境致病性微生物特别是病毒引发传染病大流行，如何防止核扩散和生化武器扩散的危害，如何管控转基因技术和基因编辑技术的滥用，如何正确处理科学技术或科学发明的“双刃剑”或两面性问题等，都是人类必须面对的紧迫而重大的环境毒物方面的问题。

意大利哲学家、历史学家克罗齐（Benedetto Croce）曾经指出“死亡的历史会复活，过去的历史会变成现在，这是生命的发展要求它们的缘故”。为了解决当代环境毒物引发的问题，需要通过深入研究环境毒物史，借鉴历史上不同环境毒物引发的事件及其处理的经验，结合当前的具体情况提出创新性的应对策略、措施或方案。

研究或学习环境毒物史的现实意义，除了能够帮助当代人处理好面前的环境毒物引发的事件之外，对于当代环境毒物的研究实践和当代学者科学素质的培养也极具实际价值。对此，限于篇幅，仅举几例阐述如下：第一，从环境毒物史中可以了解环境毒物研究对社会进步的重要作用，从而增强环境毒物研究者的社会责任意识。例如，就 20 世纪中期之后发生的事件来说，正是环境毒物的研究才促使美国生物学家卡逊撰写了《寂静的春天》，在全球掀起了波澜壮阔的环境保护运动。又如，科学家对环境污染物研究的科学结论，推动了诸多环境法和卫生法在各国的创立，推动了联合国保护臭氧层、应对气候变化、应对酸雨等保护环境的世界性行动。所有这些都表明环境毒物研究对全社会发展和进步的重要作用；而反过来，这些环境保护立法和行动又极大地推进了环境毒物研究的快速发展。第二，历史上的环境毒物科学家往往也是哲学家、思想家、热衷于变革的富于创新思想的人物。从环境毒物史中可以了解不同时期哲学思想的特点和变化对环境毒物研究方向的影响，进而明确哲学思想对突破性科研事件发生、发展的影响，从而有助于读者形成独立的科学思维和选择正确的研究方向。第三，在科技发展的长河中，在一定意义上，历史人物往往是某一时段或某一科学发现的引领者，甚至是决定因素。可以说，没有科学家就没有科学。通过对环境毒物史的研究或学习，探讨大师们的性格、信仰、风格、经历、学习和生活诸方面，以及他们的哲学思想、科学思路，敢于发现、敢于创新、不怕困难、不怕打压等素质形成的影响，使读者能够树立正确的人生观和价值观，有意识地养成这些宝贵的品质，敢于向科学权威挑战而大胆创新或实施变革。第四，环境毒物学科不是一个孤立的学科，它与多种学科有着千丝万缕的联系，相互促进、相互依存，形成了一个科学共同体。通过对环境毒物史的研究或学习，进一步了解环境毒物研究的突破往往是通过从另外一个学科引进概念、理论或研究技术实现的，甚至是环境毒物学科之外的学者完成的，从而使我们认识到要想搞好环境毒物研究，必须勤奋努力使自己尽可能做到博学多才而成为跨学科人才，同时要树立科学研究的团队思想，善于与不同学科的学者联合攻关，共同解决当代环境毒物方面的问题。第五，通过对环境毒物史的学习或研究，可以了解到从古至今，任何被当代人看似完美的理论都逃脱不掉被后人更新的理论所替代的命运，认识到在科技史中从未有过“绝对真理”，从而树立起每一代人只是这“科学发展永恒性链条”上的一个环节的理念，担当起自己的历史使命。第六，学习或研究环境毒物史不仅可以使人们通晓和牢记环境毒物的历史，而且可以起到通古知今、通古启今的作用，对于树立“科学发现连续性”的观念，对于科研实践和科研素质的培养来说具有现实意义。从历史发展的知识源泉中不断获取有益的思想和知识，虚心倾听来自远古先哲的声音，给今人和后人以启迪、以共鸣。在探讨新的科学问题的时候，在前人教诲的启发下，可能会使我们萌生出新的研究思路和方向，从而使科学研究的前景凸显光明。1971 年，中国科学家屠呦呦从古代东晋名医葛洪撰写的《肘后备急方》一书关于青蒿治疗疟疾的记载中获得思路，成功提取青蒿素，并用其治愈了数百万例疟疾患者，就是一个众所周知的例子。第七，通过对环境毒物史的学习或研究，可以使我们认识到诸多历史人物的贡献。与他们相比，我们是何等的平凡，从而使自己学会谦卑，使我们对科技历史抱着敬畏的态度，从而激励我们虚心学习、认真继承、大胆创新、发扬光大，努力使学科发展的水平再上一个新台阶，在历史的连续性中做好当代环节的自己。

从 2000 年起，我开始收集资料，编写本书，至今已经有 20 余年了。在此期间，我越来越感觉到我们对环境毒物的研究还比较肤浅，对环境毒物的认识还不全面，对环境毒物历史的了解还很局限，环境毒物发展历史的研究还有很大的空间等待我们去开拓。人类与环境毒物均是地球的成员，环境毒物无时无刻不存在于我们的生活中，人类与环境毒物之间的相互作用永远不会停止，研究环境毒物是人类永恒的命题。

孟紫强

2022 年 4 月 17 日

于太原·山西大学蕴华庄